颅脑肿瘤诊断与治疗精要

主　编　赵世光　陈忠平

主　审　刘恩重　韩风平

编　者（按姓氏笔画排序）

于春江	于洪伟	于圣平	于士柱	王蔄	王峰	王翔
王春雷	王贵怀	王海军	王宏瑜	王开开	王枭雄	毛庆
毛志钢	牛朝诗	尹飞	叶远柱	申忱	兰青	朴浩哲
任铭	朱剑虹	毕云科	刘峰	刘恩重	刘怀奎	刘艳辉
刘耀华	牟永告	李一	李晨光	李文良	李宪锋	杨光
杨宏宽	杨群英	杨学军	杨燕武	杨绮华	吴佳宁	邹慧超
肖建平	汪立刚	张旭	张大明	张东智	张家康	张明山
张伟光	张欣健	张豫滨	陈晓东	陈晓丰	陈银生	陈正和
陈忠平	余太慧	林志雄	范英俊	郑秉杰	钟晨	侯旭
赵洪波	赵世光	章翔	梁若飞	梁碧玲	董军	韩大勇
韩风平	彭飞	游潮	程岗	程子亮	甄云波	滕雷

编写秘书　张欣健

人民卫生出版社

图书在版编目(CIP)数据

颅脑肿瘤诊断与治疗精要/赵世光,陈忠平主编.
—北京:人民卫生出版社,2015
　　ISBN 978-7-117-20756-0

　　Ⅰ.①颅…　Ⅱ.①赵…②陈…　Ⅲ.①颅内肿瘤-诊
疗②脑肿瘤-诊疗　Ⅳ.①R739.41

　　中国版本图书馆 CIP 数据核字(2015)第 148306 号

人卫社官网　www. pmph. com	出版物查询,在线购书
人卫医学网　www. ipmph. com	医学考试辅导,医学数据库服务,医学教育资源,大众健康资讯

颅脑肿瘤诊断与治疗精要

主　　编:赵世光　　陈忠平
出版发行:人民卫生出版社(中继线 010-59780011)
地　　址:北京市朝阳区潘家园南里 19 号
邮　　编:100021
E - mail:pmph @ pmph. com
购书热线:010-59787592　010-59787584　010-65264830
印　　刷:北京华联印刷有限公司
经　　销:新华书店
开　　本:889×1194　1/16　　印张:36
字　　数:1115 千字
版　　次:2015 年 8 月第 1 版　2015 年 8 月第 1 版第 1 次印刷
标准书号:ISBN 978-7-117-20756-0/R·20757
定　　价:238.00 元

打击盗版举报电话:010-59787491　E -mail:WQ @ pmph. com
(凡属印装质量问题请与本社市场营销中心联系退换)

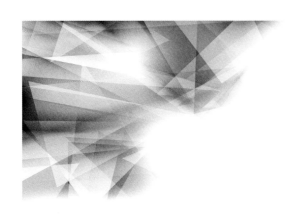

主编简介

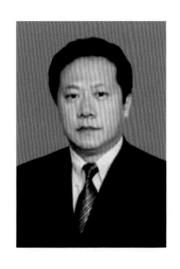

赵世光 教授,主任医师,博士生导师。哈尔滨医科大学附属第一医院神经外科主任、哈尔滨医科大学脑科学研究所所长,中国抗癌协会神经肿瘤专业委员会主任委员,中国医院协会自律维权委员会副主任委员,中国神经科学学会神经创伤与修复分会副主任委员,中华医学会神经外科分会常委,中国医师协会神经外科分会常委,黑龙江省医学会神经外科专业委员会主任委员,黑龙江省医师协会神经外科专业委员会主任委员。

从事神经外科专业 30 余年,在国内率先开展荧光引导胶质瘤切除术,主编《神经外科危重症诊断与治疗精要》,出版《蓝图》系列丛书等译著 13 部,参编"十一五"国家级规划教材《外科学》,在国际、国内核心期刊发表论文 150 余篇,其中 SCI 收录 58 篇,影响因子累计 190.419。获省部级一等奖 2 项、省部级二等奖 5 项,享受国务院特殊津贴,先后获得全国优秀科研工作者、卫生部有突出贡献中青年专家、龙江学者等荣誉称号。

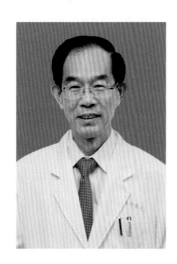

陈忠平 教授,主任医师,博士生导师。中山大学肿瘤防治中心神经外科主任,中国抗癌协会神经肿瘤专业委员会常务副主任委员(前主任委员),广东省抗癌协会神经肿瘤专业委员会荣誉主任委员(前主任委员),广东省神经外科学会副主任委员,卫生部全国肿瘤规范化诊疗专家委员会颅脑肿瘤专家。

从事神经外科医疗、教学和科研工作三十多年,在神经外科疾病的诊断和治疗方面拥有丰富的经验,特别是对脑肿瘤的显微外科手术和综合治疗具有较深的造诣。在胶质瘤耐药分子机制方面的研究成绩突出,强调以手术治疗为主的个体化、系统综合治疗模式。在国际上首先报道人脑胶质瘤内存在血管形成拟态现象。1998 年获加拿大神经科学奖,2006 年获王忠诚中国神经外科医师学术奖。发表学术论文 300 多篇,其中 SCI 收录 60 多篇,主编专著 3 部,参编专著多部。

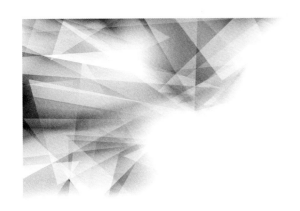

前言

　　《颅脑肿瘤诊断与治疗精要》出版了,本书是中国抗癌协会神经肿瘤专业委员会专家们集体智慧的结晶,是数十名神经肿瘤专家、教授和同道们经过认真撰写及校对完成的,它是"神经外科疾病诊断与治疗精要"系列丛书的第二卷。

　　本书第一篇主要阐述颅脑肿瘤总论的基础知识,掌握这些知识是科学合理的从事和开展颅脑肿瘤诊治工作所必需。而在第二篇各论的各个章节中,既有历史的回顾又有新的研究进展,分别叙述了各种颅脑肿瘤诊断与治疗的内容。每部分的主题是颅脑肿瘤诊治的最新进展和实用神经外科技术,每部分的目标是为了反映整本书的理念,为读者提供颅脑肿瘤处理和手术的临床相关知识。由于本书涉及内容广泛,既有传统基本内容,又有最新研究进展,相信不管是刚刚入门的神经肿瘤医师,还是有些知识积累的中青年医师,都会从书中获益。

　　在年轻医师的临床工作中,尤其是处理颅脑肿瘤患者时,常常需要查阅文献、了解这些疾病的处理方法。从目前情况看,由于文献五花八门,各家描述不一,且有的篇幅冗长,给我们的学习带来困惑和不便。本书言简意赅、深入浅出,提供了我们需要查阅大量文献才能找到的一些重要资料和数据,使我们应用起来更加得心应手。

　　由于本书涵盖面广,难免出现一些不足,希望广大同道及朋友予以指正。

　　最后,再次衷心感谢本书的每一位编者,他们的辛勤劳动都将被未来神经肿瘤领域的发展所铭记。

赵世光　陈忠平

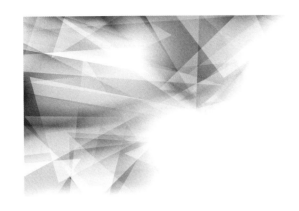

目录

第一篇 总 论

第二篇　各　　论

第一篇　总论

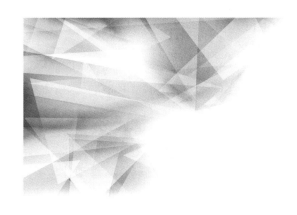

第一章 解 剖 学

第一节 颅脑层次解剖

颅部包括颅顶、颅底和颅腔三部分。

一、颅 顶

颅顶又称颅盖,可分为额顶枕区和颞区两部分。

(一) 额顶枕区

1. 境界 前界为眶上缘,后界为枕外隆凸和上项线,两侧借上颞线与颞区分界。

2. 层次 覆盖于此区的软组织,在解剖学上由浅入深分为五层,依次为:皮肤、浅筋膜、帽状腱膜及颅顶肌(额、枕肌)、腱膜下疏松结缔组织和颅骨外膜。其中,由于皮肤与帽状腱膜之间借致密结缔组织小梁牢固连接,故浅部三层紧密结合不易分离,通常将此三层合称为"头皮",腱膜下疏松结缔组织与骨外膜连接疏松,较易分离(图1-1)。

(1) 皮肤(skin):额顶枕区皮肤厚而致密,并有两个显著特点,一是含有大量毛囊、汗腺和皮脂腺,为疖肿或皮脂腺囊肿的好发部位;二是具有丰富的血管和淋巴管,外伤时出血多。头顶皮肤的再生能力极强,伤口愈合较快,切口缝合一般2~3天即可愈合。发根斜行穿过真皮到达浅筋膜,附于毛囊,手术切口应与毛发的方向一致,以减少对毛囊的破坏。

(2) 浅筋膜(superficial fascia):由致密的结缔组织和脂肪组织构成,有许多粗大而垂直的纤维束,形成许多纵向走行的纤维小隔,使皮肤和帽状腱膜紧密相连,将此层分隔成许多小格,其中充满脂肪,内有血管、淋巴管和神经穿行。此层感染时渗出物不易扩散,所以肿胀局限,早期即可压迫神经末梢引

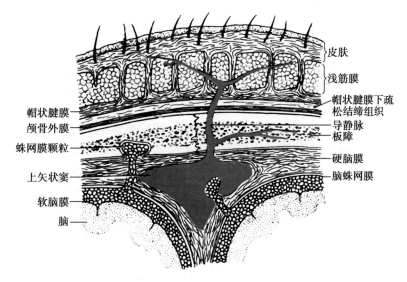

图1-1 颅顶的层次(王忠诚神经外科学,2005)

3

起剧痛。另外,小格内血管的壁与纤维小隔紧密相连,被周围结缔组织紧密固定。当血管损伤破裂时,其断端不易自行收缩闭合,故出血较多,常需压迫或缝合止血。

（3）帽状腱膜（epicranial aponeurosis）及颅顶肌:为一厚而坚韧的腱膜,前连额肌的额腹,后连枕腹。在正中部向后突出附着于枕骨隆凸,在两侧作为耳上肌和耳前肌的起点,并逐渐变薄续于颞浅筋膜附着于颧弓,犹如一顶紧扣在头顶的帽子。

枕额肌为一块具有扁肌腹的二腹肌,前部为额腹,后部为枕腹,额腹前方止于额下皮肤,部分纤维与眼轮匝肌混合;后方在冠状缝稍前方与帽状腱膜相连,收缩时额部产生横纹。

枕额肌的枕腹起自上项线的外侧部行向前上方止于帽状腱膜的后缘,收缩时牵引头皮向后。

帽状腱膜借浅筋膜的纤维隔与皮肤紧密相连,临床将皮肤、浅筋膜和帽状腱膜三层合称为头皮。头皮外伤时,如未伤及帽状腱膜,则伤口裂开不明显;如帽状腱膜同时受伤,由于额枕肌的收缩牵拉则伤口裂开,尤以横向伤口为甚。缝合头皮时一定要将此层缝好,才能减少皮肤的张力,有利于伤口的愈合止血。

（4）腱膜下疏松结缔组织（腱膜下间隙 subaproneurotic space）:是位于帽状腱膜与颅骨骨膜之间的薄层疏松结缔组织。是一个较大的潜在间隙,范围较广,前至眶上缘,后达上项线,两侧到达颧弓。头皮借此层与颅骨外膜疏松连接,故移动性大。开颅时可经此间隙将皮瓣游离后翻起;头皮撕脱伤也多沿此层分离。腱膜下间隙出血或化脓时,可迅速蔓延到整个颅顶形成较大的血肿,瘀斑可出现于鼻根及上睑皮下。此间隙内的静脉,经导静脉与颅骨的板障静脉将颅内的硬脑膜静脉窦与颅外的浅静脉相连通。若此层出血或发生感染化脓,可迅速蔓延扩散至整个颅顶,并经上述途径继发颅骨骨髓炎或向颅内蔓延,故临床上常称此层为颅顶部的"危险区"（dangerous area）。

（5）颅骨外膜（pericranium）:由致密结缔组织构成薄而致密的膜,与颅骨表面相连,二者易于剥离;但骨膜是深入颅缝与颅缝紧密愈着成为骨缝膜,与颅内的硬脑膜外层融合。因此,骨膜下血肿,常局限于一块颅骨的范围内,这一特征易于与腱膜下血肿鉴别。严重的头皮撕脱伤,可将头皮连同部分骨膜一并撕脱。

颅骨外膜对颅骨的营养作用较少。剥离后不影响颅骨的生长。

（二）颞区

1. 境界　位于颅顶的两侧,介于上颞线与颧弓上缘之间,前方至颧骨的额突和额骨的颧突,后方达乳突基部和外耳门。

2. 层次　此区的软组织,由浅入深亦有五层,依次为:皮肤、浅筋膜、颞筋膜、颞肌和颅骨外膜。

（1）皮肤:颞区前部的皮肤较薄,移动性较大,手术时纵行或横向切口易缝合,愈后的瘢痕不明显。

（2）浅筋膜:此层内所含脂肪组织和较少纤维小隔。耳廓前有颞浅血管和耳颞神经,耳廓后有耳后血管和枕小神经。浅筋膜沿颞区自下而上呈放射状向额顶枕区走行。开颅手术时,皮瓣的基部应在下方,即包括上述的血管和神经,保证皮瓣的存活和感觉。

（3）颞筋膜（temporal fascia）

1）颞浅筋膜:为帽状腱膜的延续,较薄弱,向下渐与颞深筋膜相延续。耳前肌和耳上肌起于帽状腱膜,耳后肌起自乳突根上方,三肌均止于耳根。

2）颞深筋膜:上方附着于上颞线,向下分为深、浅两层附着于颧弓上缘的内、外侧面。两层之间夹有脂肪和血管,其中颞中动脉（发自上颌动脉）及颞中静脉由此经过。由于此筋膜非常致密,检查伤口时手指可摸到坚硬的筋膜边缘,可能被误认为是颅骨的损伤。

（4）颞肌（temporal muscle）:呈扇形,起自颞窝的颅骨外膜和颞筋膜深层的深面。前部肌纤维垂直向下,后部肌纤维几乎水平向前;肌纤维逐渐集中,经颧弓深面,止于下颌骨的冠突。由于颞肌和颞深筋膜相连且坚韧厚实,经颞区开颅术切除部分颅骨鳞部后致颅骨部分缺损,然而颞肌和颞筋膜仍可很好保护脑膜和脑组织等颅内结构。临床颞肌下减压术常采用颞区入路。

颞肌深部有颞深血管和神经,颞深动脉来自上颌动脉,颞深神经来自下颌神经,支配颞肌。

（5）颅骨外膜（periosteum）:较薄,与颞区颅骨表面紧密相贴,因而此区很少发生像额顶枕区那样的骨膜下血肿。骨膜与颞肌之间,含有大量脂肪组织,称颞筋膜下疏松结缔组织,并经颧弓深面与颞下间隙相通,再向前则与面颊脂体相连续。因此,颞筋膜下疏松结缔组织中有出血或炎症时,可向下蔓延至面部,形成面深部的血肿或脓肿;而面部炎症,如牙源性感染也可蔓延到颞筋膜下疏松结缔组织中。

（三）颅顶部的血管和神经

颅顶部的血管和神经走行于浅筋膜内，可分为耳前组和耳后组。

1. 颅顶部的血管 耳前组有三对，耳后组有两对。

（1）滑车上动、静脉（supratrochlear a. & v.）：距正中线约2cm。滑车上动脉是眼动脉的终支之一，与滑车上神经伴行，绕额切迹至额部。

（2）眶上动、静脉（supraorbital a. & v.）：距正中线约2.5cm。眶上动脉系眼动脉的分支，和眶上神经伴行，在眼眶内于上睑提肌和眶上壁之间前行，至眶上孔（切迹）处绕过眶上缘到达额部。上述两组动脉和神经的毗邻关系，常是滑车上动脉在滑车上神经的内侧，眶上动脉在眶上神经的外侧。

（3）颞浅动、静脉（superficial temporal a. & v.）：与耳颞神经伴行，穿出腮腺上缘，跨过颧弓到达颞区。颞浅动脉为颈外动脉的两终支之一，起自下颌颈后方，在腮腺深面、耳颞神经前方上行，该动脉的搏动可在耳屏前方触及。在颧弓上方约2~3cm处颞浅动脉分为额支和顶支。额支较粗，外径约1.8mm，通常与垂直线呈15~90°前倾角向前上方斜行，至眶外上角或额结节附近向上至颅顶，行程中向后上方发出2~5条颅顶支，分布于颅顶，分布的面积约99cm²，这些分支中有一支以上的管径超过1.0cm²（82%）。顶支的外径约1.7mm，与垂直线约呈30°后倾角，向后上方至顶结节，分支分布于颅顶，分布面积约53cm²。颞浅动脉位置恒定，管径粗大，且具有较大的扩张性，是在颈内动脉系统缺血作颅内外动脉吻合时理想的供血动脉。颞浅静脉汇入下颌后静脉。

（4）耳后动、静脉（posterior auricular a. & v.）：耳后动脉细小，在腮腺深面起自颈外动脉，沿二腹肌后腹上缘行向后上方，经耳廓后面上行，分布于耳廓外侧面及其后上方皮肤。由于该动脉口径细，不适合做颅内、外吻合术的供血动脉，但其与颞浅动脉及枕动脉之间吻合较多，是耳后区带蒂游离皮瓣的轴血管，也是全额瓣的补充血管。耳后静脉汇入颈外静脉。

（5）枕动、静脉（occipital a. & v.）：枕动脉粗大，起自颈外动脉，沿二腹肌后腹下缘向后行，经颞骨乳突的枕动脉沟至项部，最后于上项线处，在枕大神经的外侧穿出斜方肌和深筋膜，分布于枕部皮肤。枕动脉的外径>1.1mm，体表投影在枕外隆凸下方2~3cm，距中线3~4cm处。由于枕动脉的位置恒定，主干及分支的管径均较粗大，在椎-基底动脉缺血时，常选用枕动脉与小脑下后动脉进行吻合。枕动脉与对侧同名动脉、颞浅动脉和耳后动脉的吻合丰富，吻合点的外径有60%以上为0.3~0.6mm，故枕区头皮也可作为游离皮瓣移植的供区。枕静脉汇入颈外静脉。枕动脉在枕大神经外侧，两者并有一定的距离。

颅顶的血管皆自周围部向颅顶呈辐射状走行，所以开颅手术在此作皮瓣时，皮瓣的蒂应在下方，瓣蒂应是血管和神经干所在部位，以保证皮瓣的营养。而作一般头皮切口则应呈放射状，以免损伤血管神经主干。颅顶的动脉有广泛的吻合，不但左右两侧互相吻合，而且颈内动脉系统和颈外动脉系统也互相联系，所以头皮在发生大块撕裂时也不易坏死。同理，头皮因损伤而出血时，应作环形压迫止血。

颅顶部的静脉与同名动脉伴行，在皮下形成静脉网。此外，头部还存有导静脉构成颅外静脉与颅内硬脑膜静脉窦之间的交通。导静脉有：①顶导静脉（parietal emissary v.）穿过颅顶中点后方矢状线两侧的顶骨孔，连接颞浅静脉与上矢状窦；②乳突导静脉（mastoid emissary v.）穿过乳突孔，连接耳后静脉、枕静脉与乙状窦；③髁导静脉（condylar emissary v.）穿过髁管，连接枕下静脉丛与窦汇；有时还由单一的枕导静脉穿过枕外隆凸，连接枕静脉与窦汇。导静脉无瓣膜，静脉血流方向一般是流向颅外，但在一定的情况下也可逆流入颅内，故颅内、外的感染可直接相互蔓延；头皮微小的损伤，如不及时处理或处理不当，有时可引起严重的颅内感染，例如静脉窦血栓和脑膜炎。

2. 颅顶部的神经 颅顶部的神经有十对，耳前有五对，耳后有五对，其中有一对运动神经和四对感觉神经。

（1）耳前组

1）滑车上神经（supratrochlear n.）：为三叉神经第一支眼神经所发出的额神经的一条终支，距中线2.0mm处经眶上缘上行，分布于近中线处的皮肤。

2）眶上神经（supraorbital n.）：为额神经的另一终支，经眶上切迹到达前额和颅顶，直至人字缝处的皮肤，还发出小支到额窦。

滑车上神经和眶上神经都是眼神经的分支，所以三叉神经痛患者在眶上缘的内、中1/3处有压痛。

3）颧颞神经（zygomaticotemporal branch）：细小。在眶内发自上颌神经的颧支，穿过颧骨额突后方的颞筋膜，分布于颞区前部的皮肤。

4）面神经颞支（temporal branches of facial n.）：经腮腺的前上方走出，发出小支至额肌、耳上肌、耳前肌及眼轮匝肌上部，并有吻合支与三叉神经的颧颞神经相连。

5）耳颞神经（auriculotemporal n.）：是三叉神经第三支下颌神经的分支，于颞下窝发出后，在腮腺上端穿出，紧靠耳廓前方上行，分布于耳廓上部、外耳道、鼓膜前部及颞区和头侧部的皮肤，可在耳轮脚前方进行局部阻滞麻醉。

（2）耳后组

1）耳后神经（posterior auricular n.）：是面神经刚出茎乳孔后立即发出的小支，紧靠耳根后面弯曲上行，分布于枕肌、耳后肌及耳上肌的一部分。

2）耳大神经（great auricular n.）：来自第2、3颈神经，分布耳廓后面、耳廓下方前后面和腮腺表面皮肤。

3）枕小神经（lesser occipital n.）：来自第2、3颈神经，属颈丛的分支，分布于颈上部、耳廓后面及邻近的颅顶皮肤。

4）枕大神经（greater occipital n.）：枕大神经粗大，为第2颈神经后支的皮支，在距枕外隆凸外侧约2.5cm处穿斜方肌腱膜和深筋膜，然后和枕动脉伴行，走向颅顶，分布于头后大部分皮肤。封闭枕大神经可于枕外隆凸下方一横指处，向外侧约2.5cm处进行。

5）第三枕神经（third occipital n.）：细小，是第三颈神经后支的皮支，穿斜方肌，分布于项上部和枕外隆凸附近的皮肤。

颅顶的神经走行于浅筋膜内，彼此间相吻合，分布区互相重叠，故局麻阻滞一支神经常得不到满意的效果，需要再多处注射麻醉药，将神经阻滞的范围扩大。同时要注意局麻时必须将麻醉药注入浅筋膜内，由于皮下组织内有粗大的纤维束，所以注射时会感到阻力较大。如误入腱膜下间隙则达不到麻醉效果。

颅顶部皮肤血管和神经的行径与分布特点具有重要的临床意义：①由于颅顶部的神经分布互相重叠，故在局部麻醉时，如仅阻滞某一支神经，常得不到满意效果，需扩大神经阻滞的范围；②由于血管和神经从颅周围向颅顶走行，在行头皮单纯切开术时，应采取放射状切口，以免损伤血管和神经；③开颅手术作皮瓣时，皮瓣的蒂应在下方，以保护蒂内的血管神经主干，利于皮瓣的成活及感觉功能保留。

（四）颅盖骨

除下颌骨和舌骨外，其他21块头骨都借骨缝或软骨结合，结合成一个牢固的整体，称为颅（cranium）。通常将组成脑颅腔的骨骼称为颅骨。颅骨可分为颅盖和颅底两部分，其分界线为自枕外隆凸沿着双侧上项线、乳突根部、外耳孔上缘、眶上缘而至鼻根的连线。线以上为颅盖，线以下为颅底。

颅盖骨是由内外骨板和两者间的骨松质构成。颅骨厚度不一，在额、顶结节处最厚，颞枕鳞部最薄。在内外骨板的表面有骨膜被覆，内骨膜亦是硬脑膜的外层。在颅骨的穹隆部，内骨膜与颅骨内板结合不紧密，因而颅顶骨折时易形成硬膜外血肿。颅底部内骨膜与颅骨内板结合紧密，故颅底骨折易撕裂硬脑膜，产生脑脊液漏。颅骨板障内的板障静脉有：额、枕、颞前和颞后4对，它们之间借分支吻合成网，并有导血管与颅内、外静脉相通。

1. 颅盖外面　在外骨板表面可见锯齿状的骨缝（在内骨板表面呈直线状）。在顶骨和额骨间为冠状缝，两顶骨之间为矢状缝，后方为人字缝，为颞顶骨与枕骨交界形成的鳞状缝。在额骨前面居两眉弓之间的颅骨中空部分是额窦。

2. 颅盖内面　由于脑回、蛛网膜颗粒、静脉窦和脑膜血管的压迫，使颅盖内面凹凸不平。在正中线有矢状窦的压迹，称矢状窦沟。在前面有呈树状的压迹，为硬脑膜中动、静脉的压迹。硬脑膜中动脉经棘孔进颅中窝；在颞部，分成前后两支。前支粗大向上方走行，在顶骨前下角处（相当于颅外翼点处）多走行于骨性管中，后支较小并走向后上方。若颞骨骨折往往撕断前支造成硬膜外血肿。

二、颅 底

（一）颅底内面

蝶骨嵴和岩骨嵴将颅底内面分为颅前窝，颅中窝，颅后窝。

1. 颅前窝（图1-2）　容纳大脑额叶，由额骨、蝶骨和筛骨组成。以蝶骨小翼后缘与颅中窝分界。鸡冠两侧为筛板，构成鼻腔顶。筛板上有筛孔，有嗅神经穿过，进入颅内连接嗅球；筛板两侧为眶上壁，使颅前窝与眼眶相隔。颅前窝骨质菲薄，易发生颅底骨折；伤及眶板时，易造成眶内或结膜下血肿，伤及筛板时，易造成鼻出血和脑脊液鼻漏，同时可引起嗅觉障碍。

2. 颅中窝　主要由蝶骨、颞骨组成，容纳大脑颞叶和垂体。以颞骨岩部上缘和鞍背与颅后窝分界，垂体位于蝶鞍中央的垂体窝内，窝的前面有交叉

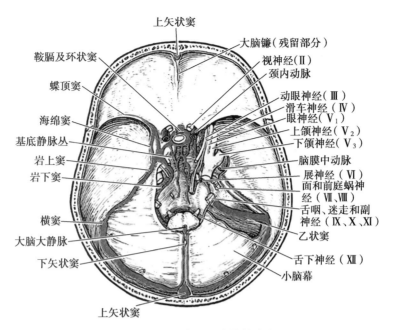

图 1-2　小脑幕及颅底的静脉窦

前沟,该沟的两端经视神经管通眼眶,视神经由眼眶经视神经管入颅腔;窝的后面为鞍背及后床突,管的外侧有前床突。

　　颅中窝两侧部的前上方有眶上裂,第Ⅲ、Ⅳ、Ⅵ对脑神经和第Ⅴ对脑神经的眼神经,都经此裂出入颅腔。眶上裂内侧端的后下方有圆孔、卵圆孔和棘孔,上颌神经穿圆孔、下颌神经穿卵圆孔出颅,脑膜中动脉穿棘孔入颅腔。在颞骨岩部前上面,近破裂孔处有三叉神经压迹,三叉神经压迹后外方为鼓室盖。

　　颅中窝的骨质厚薄不一,有许多孔裂。垂体窝和鼓室盖处的骨质较薄,其下方分别为蝶窦和鼓室。从结构力学分析,这些部位容易发生骨折。鼓室盖骨折,血液和脑脊液可流入鼓室,并可经咽鼓管流入咽腔,如鼓膜破裂,可从外耳道流出;中耳的炎症可向上蔓延,引起耳源性脑膜炎。骨折伤及垂体窝时,血液与脑脊液可经蝶窦流入鼻腔。如伤及眶上裂内四条神经,则会出现眶上裂综合征,表现为患侧眼球固定于正中位不能转动、上睑下垂、瞳孔扩大、角膜反射消失,额部皮肤感觉消失等体征。

　　海绵窦　位于蝶鞍两侧,向前达眶上裂的内侧部,向后至颞骨岩部尖,左、右海绵窦借横支相连。海绵窦内有结缔组织小梁,将窦腔分隔成小的腔隙,形似海绵,故名。海绵窦通过岩上窦和岩下窦,将血液分别引向横窦和颈内静脉。窦的外侧壁内,自上而下有动眼神经、滑车神经、三叉神经的眼神经及上颌神经通过;窦的内侧壁上部与垂体相邻,窦内下方

有颈内动脉通过,外下方有展神经通过。海绵窦因有这些重要的脑神经通过,一旦发生病变或损伤,可出现海绵窦综合征,表现神经麻痹或神经痛、眼结膜充血及眼睑、视神经乳头水肿等(图 1-3)。

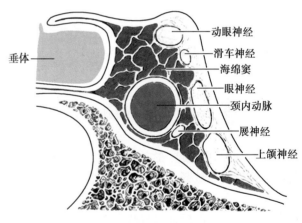

图 1-3　海绵窦(冠状断面)

　　3. 颅后窝　由蝶骨体、颞骨岩部和枕骨共同组成。容纳小脑、脑桥和延髓。颅后窝中部有枕骨大孔,延髓经此孔与脊髓相连,并有椎动脉和椎内静脉丛通过。枕大孔前方为斜坡,承托脑桥和延髓;孔的后上方可见枕内隆凸,为窦汇所在处。横窦起自窦汇,向两侧在同名沟内至颞骨岩部上缘的后端,续于乙状窦。乙状窦沿侧壁下行,继而转向内侧,达颈静脉孔,续于颈内静脉。

　　枕骨大孔的前外侧主要有三对孔:①舌下神经管内口:舌下神经经此管出颅腔;②颈内静脉孔:有颈内静脉、岩下窦及第Ⅸ~Ⅺ对脑神经通过;③内耳

门:有面神经和前庭蜗神经出入颅腔。

颅后窝一旦骨折,因为血肿可压迫延髓出现呼吸抑制而死亡。如伤及颈静脉孔的神经时,可出现颈静脉孔综合征,表现为舌音语言障碍,腭弓麻痹伴有鼻音,声音嘶哑,逐渐发生吞咽困难,导致吸入性肺炎。

（二）颅底外面

颅底前面被面颅遮盖,后部的中央为枕骨大孔。孔的前外侧为枕骨髁,孔的后方为枕外嵴,其上为枕外粗隆,粗隆两侧是上项线。

三、颅 腔

（一）脑膜

颅骨与脑间有三层膜。由外向内为硬脑膜、蛛网膜和软脑膜;三层膜合称脑膜。

1. **硬脑膜** 是一厚而坚韧的双层膜,其外层是颅骨内面的骨膜,仅疏松附于颅盖骨内面,特别是在枕部与颞部附着更疏松,但在颅骨的缝和颅底则附着牢固,很难分离,称为骨膜层;内层较外层厚而坚韧,与硬脊膜在枕骨大孔处续连,称为脑膜层。颅内无硬膜内腔。

（1）硬脑膜的血管:主要来自上颌动脉发出的脑膜中动脉,是营养硬脑膜的重要血管。它从颅底的棘孔入颅中窝,沿颞骨内面的脑膜中动脉沟走行。硬脑膜的血管中,还有来自筛前动脉的脑膜前动脉,来自咽升动脉的脑膜后动脉和椎动脉及枕动脉的脑膜支。

（2）硬脑膜突起:在一定部位,硬脑膜内层在某些部位折叠成皱襞,形成大脑镰,小脑镰等。

（3）大脑镰:形如镰刀。是硬脑膜内层自颅顶正中线折叠并向前后伸展与两半球之间形成。其前端窄,附于鸡冠,后端宽,向下连于小脑幕上面。

（4）小脑幕:小脑幕呈半月形,水平地位于大脑半球与小脑之间,附着于两侧颞骨岩部;前缘游离并向后凹陷,称为幕切迹,与蝶骨鞍背围成小脑幕孔有中脑穿过。小脑幕将颅腔分为幕上、下间隙。幕上间隙又借大脑镰分为左、右两部。当幕上间隙的颅内压增高时,可将海马旁回和海马旁回钩推入小脑幕孔,形成颞叶钩回疝。

（5）小脑镰:后部附着于枕内嵴,前缘游离,呈镰刀状,部分的分割小脑两半球。向上连于小脑幕,下接枕骨大孔边缘。

（6）鞍膈:为环状皱襞,其前方附着于鞍结节和前床突,后方附着于小脑幕游离缘,构成垂体窝的顶。中央有一孔,漏斗从此通过。

2. **蛛网膜** 是一层半透明的膜,位于硬脑膜深部,由很薄的结缔组织构成,分脏、壁两层,其间有潜在性腔隙为硬脑膜下间隙,腔内含有少量液体。蛛网膜跨越脑,被覆于脑的表面,与软脑膜之间有较大的间隙,称为蛛网膜下腔,腔内充满脑脊液。在一定部位,蛛网膜下腔扩展并加深,成为蛛网膜下池。其中最大的是小脑延髓池,它通过正中孔和前侧孔与第四脑室相通,桥池位于脑桥腹侧,脚间池位于脚间凹,交叉池位于视交叉前方。

3. **软脑膜** 是紧贴于脑表面的一层透明薄膜,并伸入沟裂。脑的血管在软脑膜内分支呈网,并进入脑实质浅层,软脑膜也随血管进入至脑实质一段。由软脑膜形成的皱襞突入脑室内,形成脉络丛,分泌脑脊液。

（二）脑

脑位于颅腔内,为胚胎时期神经管的前部,形态功能都很复杂。脑分为大脑、间脑、中脑、脑桥、延髓和小脑。通常把中脑、脑桥和延髓合称为脑干。延髓接续脊髓的延续,在腹侧面它与脑桥间有桥延沟相分隔,脑桥上端与中脑大脑相连脊髓中央管开放于延髓、脑桥和小脑共同形成的室腔。中脑导水管向下通向第四脑室、上通向间脑的第三脑室。导水管的背侧为四叠体的下丘和上丘,腹侧为中脑的被盖和大脑脚。自室间孔到视交叉前部的连线,为间脑和大脑的分界线,自后连合到乳头体后缘的连线为中脑和间脑的分界线。大脑向前、向上、向后扩展,并覆盖间脑、中脑和小脑的一部分。大脑两半球内的室腔为侧脑室,借室间孔与第三脑室相通。

1. **大脑** 包括左、右两个半球及连接两个半球的中间部分,即胼胝体。大脑半球被覆灰质,称大脑皮质,其深方为白质,称为髓质。髓质内的灰质核团为基底神经节。在大脑两半球间由胼胝体二级巨束纤维一相连。

2. **间脑** 位于中脑之上,尾状核和内囊的内侧。间脑一般被分成丘脑、丘脑上部、下丘脑、丘脑底部和丘脑后部五个部分。两侧丘脑和下丘脑相互接合,中间夹一矢状腔隙称第三脑室。第三脑室经其两侧的室间孔与侧脑室相通,向下通过脑导水管室与第四脑室相通。丘脑是间脑中最大的卵圆形灰质核团,位于第三脑室的两侧,左、右丘脑借灰质团块（称中间块）相连。丘脑被丫形的白质板（称内髓板)分隔成前、内侧和外侧三大核群。丘脑的核团及其纤维联系;丘脑前核位于丘脑前结节的深方,它接受发自乳头体的乳头丘脑束,发出纤维投射至扣带回。丘脑内侧核接受丘脑其他核的纤维,发出纤维投射到额叶前部皮质。丘脑外侧核又分为较小的背侧部和较大的腹侧部。背侧部接受丘脑其他核团纤维,发出纤维至顶叶皮质。腹侧部与脊髓、脑干以及小脑有广泛联系(图1-4)。

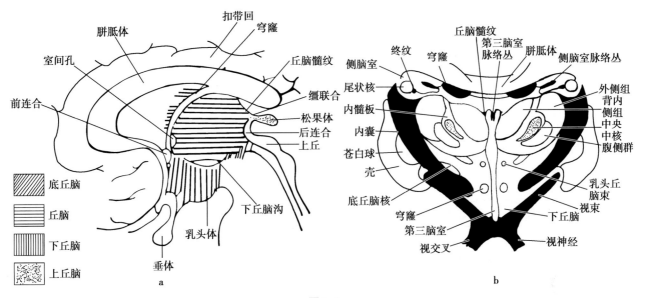

图 1-4
a. 间脑矢状切面解剖;b. 间脑冠状切面解剖

3. 脑干 包括延髓、脑桥及中脑。延髓尾端在枕骨大孔处与脊髓接续,中脑头端与间脑相接。延髓和脑桥恰卧于颅底的斜坡上。

脑干背侧面:延髓可分为上、下两段。下段称为闭合部,其室腔为脊髓中央管的延续,正中沟的两侧为薄束结节和楔束结节,其中分别隐有薄束核与楔束核。脑桥的背面构成第四脑室底的上半部。在第四脑室底具有横行的髓纹,是延髓和脑桥的分界标志。

脑干腹侧面:在延髓的正中裂处,有左右交叉的纤维,称锥体交叉,是延髓和脊髓的分界。正中裂的两侧纵行的隆起,为皮质脊髓束(或锥体束)所构成的锥体。脑桥的下端以桥延沟与延髓分界,上端与中脑的大脑脚相接。

4. 小脑 位于颅后窝内,其上面借小脑幕与大脑的枕叶相隔。小脑借上、中、下三对脚与脑干相连。上脚(结合臂)与中脑被盖相连,中脚(脑桥臂)与脑桥的基底部相连,下脚(绳状体)与延髓相连。小脑在脑干菱形窝的背方,与菱形窝之间的空间为第四脑室。小脑可分为蚓部和半球部。蚓部的下面凹陷,前缘的凹陷称小脑前切迹,与脑干相适应;后缘凹陷称小脑后切迹,内容硬脑膜的小脑镰。根据小脑的发生、功能和纤维联系,小脑被分为几个部分。以小脑的后外侧裂为界,可将小脑分为绒球小结叶和小脑体两部分,小脑体又以原裂分为前叶和后叶。按发生的先后,可将小脑分为古小脑、旧小脑和新小脑三部。小脑表面为一层灰质,叫小脑皮质,其下为大量纤维组成的白质,叫小脑髓质。在髓质内有灰质核团,称为小脑中央核。小脑皮质由神经元胞体和树突组成。由表及里分为分子层、梨状细胞层和颗粒层。小脑髓质主要由进出小脑的纤维组成,即小脑的上、中、下三对脚及小脑皮质与小脑中央核之间的联合纤维。

参 考 文 献

1. 王忠诚.王忠诚神经外科学.武汉:湖北科学技术出版社,2005.
2. 周良辅.现代神经外科学.上海:复旦大学出版社,2001.
3. H. Richard Winn. Youmans Neurological Surgery. 6th ed. Philadelphia:Saunders,2012.

(张欣健 张大明 王枭雄)

第二节 颅脑局部解剖

颅脑由颅顶、颅底、颅腔及其内容物脑组织、脑神经、脑血管、脑脊液等组成。颅顶分为额颞顶枕区,由颅顶软组织和其深面的颅盖骨等构成;颅底有内、外面之分,有许多重要的通道,是神经和血管出入颅的部位。

脑位于颅腔内,为胚胎时期神经管的前部,形态功能非常复杂。脑可分为大脑、间脑、中脑、脑桥和延髓,通常把中脑、脑桥和延髓合称为脑干。小脑幕将颅腔不完全的分割成幕上、幕下间隙,幕上主要为大脑、间脑,幕下为小脑、脑干(图1-5)。

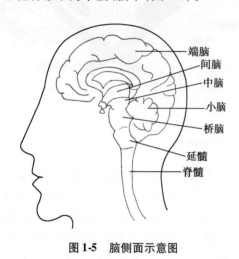

图1-5 脑侧面示意图

一、幕 上

(一)大脑

又称为端脑。幕上间隙借大脑镰分为左、右两部,包括左、右大脑半球及连接两个半球的中间部分。两半球之间为纵行的大脑纵裂,纵裂底面连接两半球的纤维束板称为胼胝体。大脑和小脑之间为大脑横裂。每个半球分为上外侧面、内侧面和下面。上外侧面隆凸,内侧面平坦,两面以上缘为界。下面凹凸不平,和内侧面之间无明显分界,和上外侧面之间以下缘为界。半球内有3条恒定的沟,将每侧大脑半球分为5叶,即额、顶、枕、颞叶及脑岛。外侧沟起于半球下面,行向后上方,至上外侧面。中央沟起于半球上缘中点稍后方,斜向前下方,下端与外侧沟隔-脑回,上端延伸至半球内侧面。顶枕沟位于半球内侧面后部,自距状沟起,自下向上并略转至上外侧面。在外侧沟上方和中央沟以前的部分为额叶;外侧沟以下的部分为颞叶;枕叶位于半球后部,其前界

在内侧面为顶枕沟,在上外侧面的界限是顶枕沟至枕前切迹的连线;顶叶为外侧沟上方,中央沟后方,枕叶以前的部分;岛叶呈三角形岛状,位于外侧沟深面,被额、顶、颞叶所掩盖。

在大脑半球背外侧面,中央沟前方,有与之平行的中央前沟。自中央前沟有两条向前水平走行的沟,为额上沟和额下沟。由上述三沟将额叶分成4个脑回,中央前回居中央沟和中央前沟之间;额上回居额上沟之上方,沿半球上缘并转至半球内侧面;额中回居额上、下沟之间;额下回居额下沟和外侧沟之间。在中央沟后方,有与之平行的中央后沟,此沟与中央沟之间为中央后回。在中央后沟后方,有一条与半球上缘平行的顶内沟。顶内沟的上方为顶上小叶,下方为顶下小叶。顶下小叶又分为包绕外侧沟后端的缘上回和围绕颞上沟末端的角回。在外侧沟的下方,有与之平行的颞上沟和颞下沟。颞上沟的上方为颞上回,自颞上回转入外侧沟内有几条自上外向下内的颞横回。颞上沟与颞下沟之间为颞中回。颞下沟的下方为颞下回。

在大脑半球的内侧面,自中央前、后回背外侧面延伸到内侧面的部分为中央旁小叶。在中部有前后方向上略呈弓形的胼胝体。在胼胝体后下方,有呈弓形的距状沟向后至枕叶后端,此沟中部与顶枕沟相连。距状沟与顶枕沟之间称楔回,距状沟下方为舌回。在胼胝体背面有胼胝体沟,此沟绕过胼胝体后方,向前移行于海马沟。在胼胝体沟上方,有与之平行的扣带沟,此沟末端转向背方,称边缘支。扣带沟与胼胝体沟之间为扣带回(图1-6)。

在大脑半球底面,额叶内有纵行的嗅束,其前端膨大为嗅球,后者与嗅神经相连。嗅束向后扩大为嗅三角。嗅三角与视束之间为前穿质,内有许多小血管穿入脑实质内。颞叶下方有与半球下缘平行的枕颞沟,在此沟内侧并与之平行的为侧副沟,侧副沟的内侧为海马旁回(又称海马回),后者的前端弯曲,称钩。侧副沟与枕颞沟间为枕颞内侧回,枕颞沟下方为枕颞外侧回。在海马旁回的内侧为海马沟,在沟的上方有呈锯齿状的窄条皮质,称齿状回。从内面看,在齿状回的外侧,侧脑室下角底壁上有一弓形隆起,称海马,海马和齿状回构成海马结构。

此外,在半球的内侧面可见位于胼胝体周围和侧脑室下角底壁的一圈弧形结构:隔区(包括胼胝体

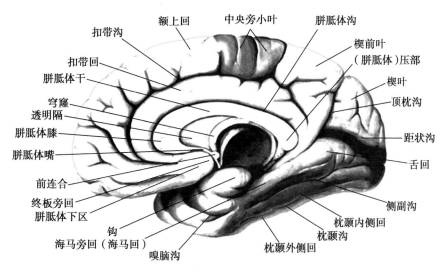

图 1-6 大脑半球内侧面

下回和终板旁回)、扣带回、海马旁回、海马和齿状回等,加上岛叶前部、颞极共同构成边缘叶。

(二)间脑

间脑位于中脑之上,尾状核和内囊的内侧。间脑一般被分成背侧丘脑(丘脑)、上丘脑、下丘脑、后丘脑和底丘脑 5 部分。两侧丘脑和下丘脑相互接合,中间夹一矢状腔隙称第三脑室。第三脑室经其两侧的室间孔与侧脑室相通,向下通过导水管与第四脑室相通。

1. 丘脑 是间脑中最大的卵圆形灰质核团,位于第三脑室的两侧,左、右丘脑借丘脑间粘合(中间块)相连。丘脑间粘合的下方有一不明显的浅沟,称下丘脑沟,为背侧丘脑与下丘脑之间的分界线。丘脑被"丫"形的白质板(内髓板)分隔成前核群、内侧核群和外侧核群。前核群位于内髓板分叉部的前上方,是边缘系统中的一个重要中继站。其功能与内脏活动有关。内侧核群居内髓板的内侧,其中内侧背核较为重要,此核有广泛的纤维联系,可能是联合躯体和内脏感觉冲动的整合中枢。外侧核群位于内髓板外侧,可分为背、腹侧两部分,腹侧部分又称腹侧核群,是背侧丘脑的主要部分,由前向后分为腹前核、腹中间核和腹后核。

2. 上丘脑 位于第三脑室顶部周围,包括丘脑髓纹、缰三角、缰连合、松果体和后连合等。丘脑髓纹起自丘脑前核、隔区、视前区和苍白球,向后传递嗅觉及内脏的冲动至缰三角内的缰核,自此核发出缰核脚间束至中脑。丘脑髓纹后端的膨大突起称为缰三角,左、右缰三角相连的部分为缰连合。缰连合的后方为松果体。松果体是一内分泌器官,又称松果体。

3. 后丘脑 为丘脑枕下外方的两个小隆起,即内侧膝状体和外侧膝状体。内侧膝状体借下丘臂连接下丘,接受上行的听觉纤维,经中继后发出听辐射,经内囊后肢投射到颞叶的听觉中枢。外侧膝状体位于内侧膝状体的外侧,视束的后端,借上丘臂连接上丘。视神经在此更换神经元后,由背核神经元发出新的神经纤维形成视辐射,经过内囊、顶叶及颞叶枕叶,终止于纹状区皮质(视觉皮质中枢)。

4. 底丘脑 位于间脑和中脑被盖的过渡区,内含底丘脑核,与黑质、红核、苍白球有密切联系,属锥体外系的重要结构(图 1-7)。

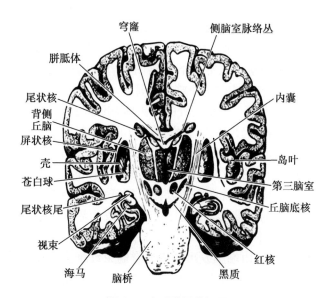

图 1-7 底丘脑冠状切面

5. 下丘脑 位于下丘脑沟的下方,构成第三脑室的下壁和侧壁下部。通常将下丘脑从前向后分为三个区:视上部位于视交叉上方,由视上核和室旁核所组成；视交叉后方为灰结节，向下移行为漏斗，漏斗向下延伸与垂体柄相连；漏斗中间部分隆起为正中隆起；灰结节后方的一对圆形隆起称乳头体。下丘脑具有多方面的功能，对摄食行为、水盐平衡、体温、情绪反应、昼夜节律、生殖和内分泌等活动进行广泛的调节。其损伤常会引起尿崩症、体温调节紊乱、睡眠紊乱和情感改变等症状（图1-8）。

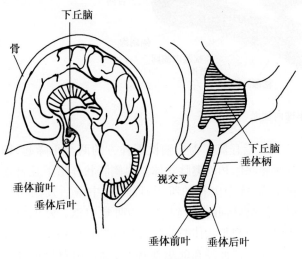

图1-8 下丘脑侧面观

二、幕 下

（一）脑干

脑干是位于脊髓和间脑之间的一个较小部分，自下而上由延髓、脑桥和中脑组成。延髓和脑桥前靠颅后窝的斜坡，背面与小脑相连，它们之间的室腔为第四脑室。此室向下与延髓和脊髓的中央管相续，向上连通中脑的中脑导水管。

1. 延髓 形似倒置的圆锥体，下部与脊髓外形相近，内腔仍为中央管，脊髓表面的诸纵行沟裂向上延续到延髓。上部内腔向背侧开放，形成第四脑室下部。下端在枕骨大孔，第1颈神经根处与脊髓相接。上端与脑桥在腹面以横行的延髓脑桥沟分界，在背面则以菱形窝中部横行的髓纹为界。延髓腹面，前正中裂两侧的纵行隆起，为锥体。在延髓下端，锥体内由端脑发出的皮质脊髓束纤维大部交叉至对侧脊髓侧索下行，形成锥体交叉。此交叉呈发辫状，部分填塞了前正中裂。在延髓上部，锥体背外侧的卵圆形隆起为橄榄，内含下橄榄核。橄榄和锥体之间的前外侧沟中有舌下神经根丝。在橄榄的背侧，可见自上而下依次排列的舌咽、迷走和副神经根丝。在延髓背面，上部构成菱形窝的下半。在下部，

脊髓的薄、楔束向上延伸，分别扩展为膨隆的薄束结节和楔束结节，其深面有薄束核和楔束核，它们是薄、楔束终止的核团。

2. 脑桥 脑桥的腹面宽阔膨隆，称脑桥基底部。其下缘借延髓脑桥沟与延髓分界，上缘与中脑的大脑脚相接。延髓脑桥沟中有三对脑神经根，自内侧向外侧依次为展神经、面神经及前庭蜗神经。基底部正中为纵行的基底沟，容纳基底动脉。基底部向后外逐渐变窄，移行为小脑中脚，两者的分界处为三叉神经根。延髓、脑桥和小脑的交角处，临床上称为脑桥小脑三角，而面神经和前庭蜗神经根恰位于此处。因此该部位的肿瘤能引起涉及这些脑神经和小脑的诸多症状。将小脑与脑干连接处割断，摘去小脑，就能见到延髓上部和脑桥的背面，即第四脑室底，呈菱形，故亦称菱形窝。此窝的上外侧边界为小脑上脚，下外侧边界自内侧向外侧依次为：薄束结节、楔束结节和小脑下脚。窝的外侧角与其背侧的小脑之间为第四脑室外侧隐窝，此隐窝绕小脑下脚转向腹侧。髓纹为横行于菱形窝外侧角与中线之间浅表的纤维束。在室底的正中线上有纵贯菱形窝全长的正中沟，其外侧还有纵行的界沟，将每侧半菱形窝又分成内、外侧部。外侧部呈三角形，称前庭区，深面为前庭神经核。前庭区的外侧角上有一小隆起，称听结节，内含蜗背侧核。界沟与正中沟之间的内侧部称内侧隆起，其髓纹以下的延髓部可见两个小三角区：舌下神经三角靠内上方，内含舌下神经核；迷走神经三角靠外下方，内含迷走神经背核。沿该三角下缘，为一斜行的窄嵴，称分隔索。其与薄束结节之间的窄带，称最后区。此区富含血管，并如同分隔索，均由含长突状细胞的室管膜覆盖。在靠近髓纹上缘的内侧隆起脑桥部有一圆形隆突，称面神经丘，内含面神经膝和展神经核。界沟上端有一在新鲜标本上呈蓝灰色的小区域，称蓝斑，深面为含色素的去甲肾上腺素能神经元群。

3. 中脑 中脑腹面上界为间脑视束，下界为脑桥上缘。腹侧面一对粗大的纵行隆起，称大脑脚底，由大量大脑皮质发出的下行纤维构成。大脑脚底之间的凹陷为脚间窝，窝底称后穿质，有许多血管出入的小孔。大脑脚底的内侧有动眼神经根出脑。中脑背面上、下各有两个圆形隆起，分别为一对上丘和一对下丘。连接上丘与间脑外侧膝状体及连接下丘与间脑内侧膝状体之间的条状隆起，分别称上丘臂和下丘臂。

第四脑室的顶朝向小脑，顶的前部由小脑上脚

及上髓帆构成。后者为二上脚间的薄层白质板，向后下与小脑白质相连，其下部的背面被小脑蚓的小舌覆盖。滑车神经根穿行于其上部，并在其内交叉后出脑。顶的后部由下髓帆和第四脑室脉络组织构成。下髓帆亦为白质薄片，在小脑扁桃体下方延伸，介于小脑蚓的小结与绒球之间。下髓帆的室腔面，衬以一层上皮性室管膜，外面覆以软膜。下髓帆和菱形窝下外侧边界之间的大部分第四脑室顶后部没有神经组织，室管膜后面直接由软膜和血管被覆，它们共同形成第四脑室脉络组织。脉络组织上的一部分血管反复分支缠绕成丛，夹带着软膜和室管膜上皮突入室腔，成为第四脑室脉络丛。菱形窝两下外侧边界之间的圆弧形移行部称闩，位于菱形窝下角尖的背侧，与第四脑室脉络组织相连。第四脑室借脉络组织上的三个孔与蛛网膜下隙相通：第四脑室正中孔不成对，位于菱形窝下角尖的正上方，通向小脑延髓池；第四脑室外侧孔，又称 Luschka 孔，成对，位于第四脑室外侧隐窝尖端。第四脑室脉络丛主要位于中线，向两侧延伸至外侧隐窝，并向腹侧经 Luschka 孔突入蛛网膜下隙。脑室系统诸脉络丛所产生的脑脊液经以上三孔注入蛛网膜下隙。

（二）小脑

小脑位于颅后窝内，其上面借小脑幕与大脑的枕叶相隔。小脑借上、中、下三对脚与脑干相连。上脚（结合臂）与中脑被盖相连，中脚（脑桥臂）与脑桥的基底部相连，下脚（绳状体）与延髓相连。小脑在脑干菱形窝的背方，与菱形窝之间的空间为第四脑室。小脑可分为蚓部和半球部。蚓部的下面凹陷，前缘的凹陷称小脑前切迹，与脑干适应；后缘凹陷称小脑后切迹，内容硬脑膜的小脑镰。根据小脑的发生、功能和纤维联系，小脑被分为几个部分。根据小脑的后外侧裂，可将小脑分为绒球小结叶和小脑体两部分，小脑体又以原裂分为前叶和后叶。按发生的先后可将小脑分为古小脑、旧小脑和新小脑三部。小脑表面为一层灰质，叫小脑皮质，其下为大量纤维组成的小脑白质，叫小脑髓质。在髓质内有灰质核团，称为小脑中央核。小脑髓质主要由进出小脑的纤维组成，即小脑的上、中、下三对脚及小脑皮质与小脑中央核之间的联合纤维。

三、颅底与脑神经

（一）颅底

从外面看，颅底又可分为前部和后部，主要结构：枕骨大孔、枕髁、破裂孔、髁管、颈 V 孔、颈 A 管外口、茎突、茎乳孔、舌下 N 管外孔、下颌窝、枕外隆凸、上项线、骨腭、切牙孔、腭大孔、鼻后孔、卵圆孔、棘孔。

颅底前部主要为面颅骨，前部中央的被称为骨腭的水平薄板由上颌骨与腭骨构成，骨腭前方是牙槽弓，上腭的牙齿排列在此处。骨腭正中的腭中缝后方是供腭大动脉进入鼻腔的切牙孔。其后方为腭大孔，腭大动脉从此出颅再进入切牙孔。腭大孔的位置在颌第 2 磨牙、第 3 磨牙腭侧之间，具体位置则因人而异，主要以第 3 磨牙腭侧为主。再往后是被鼻中隔后缘分成左右两半的鼻后孔。鼻后孔两侧的垂直骨板称为翼突内侧板。翼突外侧板根部后外方排列着卵圆孔和棘孔。前部两侧是属于颧骨的颧弓。颧弓根部后方是与下颌头组成关节的下颌窝。窝前缘有称关节结节的隆起。后部中央，鼻后孔后方为枕骨大孔。25 岁以后，孔前方的枕骨基底部与蝶骨体直接结合（之前通过软骨结合）。枕骨大孔两侧为枕骨髁，枕骨髁同寰椎侧块上关节的关节窝。其后方为髁孔，髁前方外侧为舌下神经管外口。枕髁外侧，位于枕骨与颞骨岩部之间前后依次分布着不规则的颈静脉孔和圆形的颈动脉管外口。两对颈静脉孔和颈静脉窝之间、枕骨大孔前方是咽结节。颈动脉管外口内侧可见蝶骨、枕骨和颞骨围成的破裂孔，颈静脉孔的后外侧是茎突。茎突前外侧是外耳道，茎突根部后方为茎乳孔。再后方为乳突。最后方为枕骨的枕外隆凸及两侧相互平行的上项线与下项线。

从内面看，颅底部又可进一步区分为三个窝室：颅前窝、颅中窝与颅后窝。颅前窝由额骨的眶板、蝶骨体前部、蝶骨小翼和筛骨的筛板构成。体积较小，左右对称，容纳大脑半球的额叶，在凹下的正中央前方是被称为鸡冠的纵形骨嵴，两侧是筛骨的筛板，筛板中有许多筛孔，嗅丝从这里通向鼻腔。筛板外侧颅前窝的底由薄而不平的额骨眶板构成，它同时又是额窦和筛窦的顶以及眶顶。颅中窝形状如蝴蝶，由蝶骨骨体、蝶骨大翼及颞骨岩部构成。分布着除枕骨大孔外几乎所有的开口。颅中窝中间狭窄，凹陷的两侧容纳大脑的颞叶。中间部分是蝶骨骨体，骨体中的空穴称为蝶窦，骨体上方垂体窝及垂体窝后方的骨隆统称蝶鞍，蝶鞍中心凹陷处是容纳脑部垂体的垂体窝，垂体窝两侧与蝶窦仅相隔一薄骨层，大脑垂体位于此处。蝶鞍后方高起的鞍背两侧角称为后床突，蝶骨小翼后缘的内侧端也明显增厚，称为前床突。蝶鞍前方是视交叉沟,沟的两端同时也是视神经管,视神经从此处通向眶腔。垂体窝的外侧是视神经管,视神经从此处通向眶腔。视神经管外侧为眶上裂,动眼神经、滑车神经、三叉神经眼神经支、展神经由此入眶。蝶鞍两侧有颈动脉沟、破裂孔、海绵窦、圆孔、卵圆孔和棘孔。颈动脉沟为一浅沟,向前通入蝶骨大翼、小翼间的眶上裂。破裂孔则续于颈动脉管内口。海绵窦为一空腔,从眶上裂内侧延伸至颞骨岩部尖端。其内有动眼神经、滑车神经、三叉神经眼神经、上颌神经支、展神经。海绵窦外侧壁内,又分别排列有动眼神经、滑车神经、眼神经与上颌神经。圆孔、卵圆孔、棘孔分别是三叉神经上颌神经支、三叉神经下颌神经、脑膜中动脉进入颅腔的通道。颅后窝由枕骨和颞骨岩部构成。容纳脑干和小脑。颅后窝最大的特征为巨大的枕骨大孔,该孔位于颅后窝中央最低处,连接颅腔与脊髓腔-脊髓与延髓在此衔接。大孔后方可见称为横沟的浅沟,横沟前方是容纳小脑的小脑窝。横沟与另一条起自枕骨大孔的纵沟相交汇,交汇处形成称为枕内隆凸的十字形隆起,横沟向上延续与颅顶内面的上矢状窦沟连接,向下通枕内嵴连接,两侧续于横窦沟后又转向前下方同乙状沟相连,止于枕骨大孔外侧的颈静脉孔。颈静脉孔内的乙状窦出颅后成为颈内静脉。颈静脉孔又为舌咽神经、迷走神经和副神经进出颅腔的通道。枕骨大孔前方斜面为斜坡。孔的前方外侧有供舌下神经通过的舌下神经管内口。在颅中窝与颅后窝之间为弓状隆起,而弓状隆起后方同时也是颞骨岩部后面开孔称为内耳门,面神经与位听神经经由此处通往颅腔。

(二)脑神经

脑神经亦称"颅神经"。从脑发出左右成对的神经,共12对。各对脑神经连接着脑的不同部位,并由颅底的孔裂出入颅腔。

1. 嗅神经 为特殊内脏感觉纤维,由上鼻甲以上和鼻中隔上部黏膜内的嗅细胞中枢突聚集而成,包括20多条嗅丝,嗅神经穿过筛孔入颅前窝,进入嗅球传导嗅觉。颅前窝骨折累及筛板时,可撕脱嗅丝和脑膜,造成嗅觉障碍,同时脑脊液也可流入鼻腔。

2. 视神经 由特殊躯体感觉纤维组成,传导视觉冲动。由视网膜节细胞的轴突,在视神经乳头处聚集后穿过巩膜筛板而构成视神经。视神经在眶内长 2.5~3cm,行向后内,穿经视神经管入颅中窝,颅内段长约 1~1.2cm,向后内走行于垂体前方连于视交叉,再经视束连于间脑。当颅内压增高时,常出现视神经乳头水肿,脑膜或视神经的疾患也常沿此途

径互相累及。

3. 动眼神经 含有一般躯体运动和一般内脏运动两种纤维。两种纤维合并成动眼神经后,自中脑腹侧脚间窝出脑,紧贴小脑幕切迹缘和蝶鞍后床突侧方前行,穿行于海绵窦外侧壁上部继续前行,再经眶上裂入眶,立即分成上、下两支。上支较细小,分布于上睑提肌和上直肌;下支粗大,分布于下直肌、内直肌和下斜肌。动眼神经中的内脏运动纤维(副交感)由下斜肌支单独以小支分出,称睫状神经节短根,进入视神经后段外侧的睫状神经节交换神经元后,节后纤维进入眼球,分布于睫状肌和瞳孔括约肌,参与调节反射和瞳孔对光反射。动眼神经损伤后,可致提上睑肌、上直肌、内直肌、下直肌、下斜肌瘫痪;出现上睑下垂、瞳孔斜向外下方及瞳孔扩大,对光反射消失等症状。

4. 滑车神经 为运动性脑神经,起于中脑下丘平面对侧的滑车神经核,自中脑背侧下丘下方出脑,是脑神经中最细者。自脑发出后,绕过大脑脚外侧前行,也穿经海绵窦外侧壁向前,经眶上裂入眶,越过上直肌和上睑提肌向前内侧行,进入并支配上斜肌。

5. 三叉神经 为最粗大的混合性脑神经,由眼支(第一支)、上颌支(第二支)和下颌支(第三支)汇合而成,分别支配眼裂以上、眼裂和口裂之间、口裂以下的感觉和咬肌收缩。其特殊内脏运动纤维起于脑桥中段的三叉神经运动核,纤维组成三叉神经运动根,由脑桥基底部与脑桥臂交界处出脑,位于感觉根下内侧,最后进入三叉神经第3支下颌神经中,经卵圆孔出颅,随下颌神经分支分布于咬肌等。

(1)眼神经:自三叉神经节发出后,穿过海绵窦外侧壁,位于伴行的动眼神经、滑车神经的下方,继而经眶上裂入眶,分支分布于眶、眼球、泪腺、结膜、硬脑膜、部分鼻黏膜、额顶部及上睑和鼻背部的皮肤。

(2)上颌神经:自三叉神经节发出后,进入海绵窦外侧壁,沿其下部向前经圆孔出颅,进入翼腭窝上部,继续前行经眶下裂入眶,延续为眶下神经。上颌神经主要分布于上颌牙齿、口腔和鼻腔黏膜、硬脑膜及睑裂与口裂之间的皮肤。

(3)下颌神经:是三叉神经3大分支中最粗大的一支,是既含一般躯体感觉纤维又含特殊躯体运动纤维的混合性神经。自卵圆孔出颅后,在翼外肌深面分为前、后两干,前干细小,除发出肌支分布于咬肌、鼓膜张肌和腭帆张肌外,还发出一支颊神经。后干粗大,除分布于硬脑膜、下颌牙及牙龈、舌前

2/3 及口腔底的黏膜、耳颞区和口裂以下的皮肤外，还发分支支配于下颌舌骨肌和二腹肌前腹。

6. 展神经 属躯体运动神经，起于脑桥被盖部的展神经核，纤维向腹侧自脑桥延髓沟中线两侧出脑，前行至颞骨岩部尖端，自后壁穿入海绵窦，在窦内沿颈内动脉外下方前行，经眶上裂入眶，分布于外直肌。展神经损伤可引起外直肌瘫痪，产生内斜视。

7. 面神经 由两个根组成，一是较大的运动根，自脑桥小脑角区，脑桥延髓沟外侧部出脑；一是较小的混合根，自运动根的外侧出脑。两根进入内耳门合成一干，穿内耳道底进入与中耳鼓室相邻的面神经管，先水平走行，后垂直下行由茎乳孔出颅，向前穿过腮腺到达面部。

8. 前庭蜗神经 由前庭神经和蜗神经两部分组成。

（1）前庭神经：传导平衡觉。其双极感觉神经元胞体在内耳道底聚集成前庭神经节，其周围突穿内耳道底分布于内耳球囊斑、椭圆囊斑和壶腹嵴中的毛细胞，中枢突组成前庭神经，经内耳门入颅，在脑桥小脑角处，经脑桥延髓沟外侧部入脑，终于前庭神经核群和小脑等部。

（2）蜗神经：传导听觉。其双极感觉神经元胞体在内耳部耳蜗的蜗轴内，聚集成蜗神经节，其周围突分布于内耳螺旋器上的毛细胞，中枢突集成蜗神经，经内耳门入颅，于脑桥小脑角处，经脑桥延髓沟外侧部入脑，终于附近的蜗神经腹侧、背侧核。现已证明螺旋器、球囊和椭圆囊斑及壶腹嵴尚有传出纤维分布，这些纤维可能对传入信息起负反馈作用。

9. 舌咽神经 舌咽神经的根丝，在橄榄后沟上部连于延髓，与迷走神经、副神经同穿颈静脉孔前部出颅。

10. 迷走神经 是行程最长、分布最广的脑神经。迷走神经以多条根丝自橄榄后沟的中部出延髓，在舌咽神经偏后方也经颈静脉孔出颅，在此处有膨大的迷走神经上、下神经节。迷走神经干出颅后在颈部下行于颈动脉鞘内，位于颈内静脉与颈内动脉或颈总动脉之间的后方，下行至颈根部，由此向下，左、右迷走神经的行程略有不同。左迷走神经在左颈总动脉与左锁骨下动脉之间下行，越过主动弓的前方，经左肺根的后方下行至食管前面分成许多细支，构成左肺丛和食管前丛，行于食管下段又逐渐集中延续为迷走神经前干。右迷走神经越过右锁骨下动脉前方，沿气管右侧下行，经右肺根后方达食管后面，分支构成右肺丛和食管后丛，继续下行又集中

构成迷走神经后干。迷走神经前、后干伴食管一起穿膈肌食管裂孔进入腹腔，分布于胃前、后壁，其终支为腹腔支，参与内脏运动神经构成的腹腔丛。

11. 副神经 由脑根和脊髓根两部分组成。脑根起于延髓的疑核，为特殊内脏运动纤维，自橄榄后沟下部，迷走神经根丝下方出脑后，与副神经的脊髓根同行，一起经颈静脉孔出颅，此后加入迷走神经内，随其分支支配咽喉部肌。目前认为组成副神经颅外段的纤维实则来自脊髓根，副神经的脊髓根也是特殊内脏运动纤维，起自颈脊髓的副神经核，自脊髓前、后根之间出脊髓后，在椎管内上行，经枕骨大孔入颅腔，再与脑根一起经颈静脉孔出颅，此后又与脑根分开，绕颈内静脉行向外下方，经胸锁乳突肌深面分出一支入该肌后，终支在胸锁乳突肌后缘上、中1/3 交点处继续向外下后斜行，于斜方肌前缘中、下1/3 交点处，进入斜方肌深面，分支支配此两肌。

12. 舌下神经 主要由延髓的舌下神经核发出后，以若干根丝自延髓前外侧沟出脑，向外侧经舌下神经管出颅，继而在颈内动、静脉之间弓形向前下走行，达舌骨舌肌浅面，在舌神经和下颌下腺管下方穿颏舌肌入舌内，支配全部舌内肌和大部舌外肌。

四、脑 血 管

（一）脑动脉

供应大脑的动脉主要是颈内动脉和椎动脉。以顶枕沟为界，大脑半球的前2/3 和部分间脑由颈内动脉分支供应，大脑半球后1/3 及部分间脑、脑干和小脑由椎动脉供应。故可将脑的动脉归纳为颈内动脉系和椎-基底动脉系。此两系动脉在大脑的分支可分为皮质支和中央支（又称为深穿支），前者营养大脑皮质及其深面的髓质，后者供应基底核、内囊及间脑等。

1. 颈内动脉 起自颈总动脉，自颈部向上至颅底，经颞骨岩部的颈动脉管进入颅内，紧贴海绵窦的内侧壁向前上，至前床突的内侧又向上弯转并穿出海绵窦而分支。按其行程可分为4 段：颈部、岩部、海绵窦部和前床突上部。其中海绵窦部和前床突上部合称虹吸部，常呈"U"形或"V"形弯曲，是动脉硬化的好发部位。颈内动脉在穿出海绵窦处发出眼动脉，颈内动脉供应脑部的主要分支有：

（1）大脑前动脉：在视神经上方向前内行，进入大脑纵裂，与对侧的同名动脉借前交通动脉相连，然后沿胼胝体沟向后行。皮质支分布于顶枕沟以前

的半球内侧面、额叶底面的一部分和额、顶两叶上外侧面的上部;中央支自大脑前动脉的近侧段发出,经前穿质入脑实质,供应尾状核、豆状核前部和内囊前肢。

(2)大脑中动脉:可视为颈内动脉的直接延续,向外行进入外侧沟内,分为数支皮质支,营养大脑半球上外侧面的大部分和岛叶,其中包括躯体运动中枢、躯体感觉中枢和语言中枢。若该动脉发生阻塞,将出现严重的功能障碍。大脑中动脉途经前穿质时,发出一些细小的中央支,又称豆纹动脉,垂直向上进入脑实质,营养尾状核、豆状核、内囊膝和后肢的前部。豆纹动脉行程呈"S"形弯曲,因血流动力学关系,在高血压动脉硬化时容易破裂而导致脑出血,出现严重的功能障碍。

(3)脉络膜前动脉:沿视束下面向后外行,经大脑脚与海马回钩之间进入侧脑室下脚,终止于脉络丛。沿途发出分支供应外侧膝状体、内囊后肢的后下部、大脑脚底的中1/3及苍白球等结构。

(4)后交通动脉:在视束下面行向后,与大脑后动脉吻合,是颈内动脉系与椎-基底动脉系的吻合支。

2. 椎动脉 起自锁骨下动脉第1段,穿第6至第1颈椎横突孔,经枕骨大孔进入颅腔。入颅后,左、右椎动脉逐渐靠拢,在脑桥与延髓交界处合成一条基底动脉,后者沿脑桥腹侧的基底沟上行,至脑桥上缘分为左、右大脑后动脉两大终支。

(1)椎动脉的主要分支有:

1)脊髓前、后动脉:脊髓前、后动脉之间借环绕脊髓表面的吻合支互相交通,形成动脉冠,由动脉冠再发分支进入脊髓内部。

2)小脑下后动脉:是椎动脉最大的分支,通常平橄榄下端附近发出,向后外行经延髓与小脑扁桃体之间,行程弯曲,供应小脑下面后部和延髓后外侧部。该动脉行程弯曲,易发生栓塞而出现同侧面部浅感觉障碍,对侧躯体浅感觉障碍和小脑共济失调等。该动脉还发出脉络膜支组成第4脑室脉络丛。

(2)基底动脉的主要分支有:

1)小脑下前动脉:自基底动脉起始段发出,经展神经、面神经和前庭蜗神经的腹侧达小脑下面,供应小脑下面的前部。

2)迷路动脉:细长,伴随面神经和前庭蜗神经进入内耳,供应内耳迷路。几乎有80%以上的迷路动脉发自小脑下前动脉。

3)脑桥动脉:为一些细小分支,供应脑桥基底部。

4)小脑上动脉:近基底动脉的末端发出,绕大脑脚向后,供应小脑上部。

5)大脑后动脉:是基底动脉的终末分支,绕大脑脚向后,沿海马回钩转至额叶和枕叶内侧面。皮质支分布于颞叶的内侧面和底面及枕叶,中央支由起始部发出,经脚间窝入脑实质,供应背侧丘脑、内外侧膝状体、下丘脑和底丘脑等。大脑后动脉起始部与小脑上动脉根部之间夹有动眼神经,当颅内高压时,海马旁回钩移至小脑幕切迹下方,使大脑后动脉向下移位,压迫并牵拉动眼神经,可导致动眼神经麻痹。

3. 大脑动脉环(Willis 环) 由两侧大脑前动脉起始段、两侧颈内动脉末端、两侧大脑后动脉借前、后交通动脉连通而共同组成。位于脑底下方,蝶鞍上方,环绕视交叉、灰结节及乳头体周围。此环使两侧颈内动脉系与椎-基底动脉系相交通(图1-9)。在

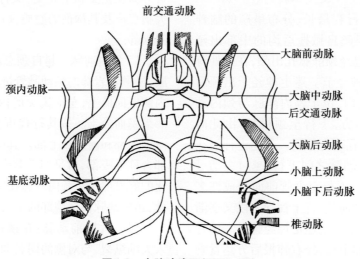

图1-9 大脑动脉环(Willis 环)

正常情况下大脑动脉环两侧的血液不相混合,而是作为一种代偿的潜在装置。当此环的某一处发育不良或被阻断时,可在一定程度上通过大脑动脉环使血液重新分配和代偿,以维持脑的血液供应。不正常的动脉环易出现动脉瘤,前交通动脉和大脑前动脉的连接处是动脉瘤的好发部位。

(二)脑静脉

脑的静脉多不与动脉伴行。它分为浅静脉和深静脉两组。浅组静脉主要收集皮质和皮质下髓质的静脉血,引入邻近的静脉窦。深组静脉主要收集深部髓质、基底核、间脑、脑室等处静脉血,汇集成一条大静脉注入直窦。

1. 浅静脉 可分为三组,即大脑上静脉、大脑中静脉、大脑下静脉。大脑上静脉收集半球外侧面上部和内侧面上部的静脉血,向上注入上矢状窦。大脑中静脉收集外侧裂附近的静脉血注入蝶顶窦和海绵窦。大脑下静脉主要收集颞叶大部和枕叶外侧面的静脉血,向后注入横窦。

2. 深静脉 位于脑深部的静脉,主要收集大脑半球深部髓质、基底神经节、间脑以及脑室脉络丛等处的静脉血。主要的深静脉如下:

(1) 大脑大静脉:在大脑镰和小脑幕相连接处的前端与下矢状窦汇合续为直窦。

(2) 大脑内静脉:该静脉主要收集豆状核、尾状核、胼胝体、侧脑室和第三脑室脉络丛及丘脑等处的血液。

(3) 丘脑纹状体静脉:主要收集丘脑、胼胝体、纹状体和丘脑等处的血液。

(4) 隔静脉:主要收集透明隔、胼胝体嘴部和额叶深部的血液。

(5) 基底静脉:主要收集垂体、基底核、前穿质、后穿质、灰结节、乳头体、岛叶、海马沟回及大脑脚的血液。

五、脑脊液循环

脑脊液(CSF)是充满脑室系统、蛛网膜下隙和脊髓中央管内的无色透明液体,内含各种浓度不等的无机离子、葡萄糖、微量蛋白和少量淋巴细胞,功能上相当于外周组织中的淋巴,对中枢神经系统起缓冲、保护、运输代谢产物和调节颅内压等作用。脑脊液总量在成人约 100 ~ 150ml,其产生的速率为 0.3ml/min,日分泌量在 400 ~ 500ml。脑脊液处于不断产生、循环和回流的平衡状态。

脑脊液可产生于各脑室脉络丛,侧脑室内的脉络丛组织是产生脑脊液的主要结构。脑脊液的流动具有一定的方向性。侧脑室脉络丛产生的脑脊液经室间孔流至第三脑室,与第三脑室脉络丛产生的脑脊液一起,经中脑水管流入第四脑室,再汇合第四脑室脉络丛产生的脑脊液一起经第四脑室正中孔和两个外侧孔流入蛛网膜下隙,然后,脑脊液再沿蛛网膜下隙流向大脑背面。最后经矢状窦旁的蛛网膜颗粒将脑脊液渗透到硬脑膜窦(主要是上矢状窦)内,使脑脊液回流至静脉系统。脑脊液的回流(或吸收)主要取决于颅内静脉压和脑脊液的压力差以及血-脑脊液屏障间的有效胶体渗透压。脑和脊髓的血管、神经周围间隙和室管膜也参与脑脊液的吸收。此外,有少量脑脊液可经室管膜上皮、蛛网膜下隙的毛细血管、脑膜的淋巴管和脑、脊神经周围的淋巴管回流。

若在脑脊液循环途径中发生阻塞,可导致脑积水和颅内压升高,使脑组织受压移位,甚至形成脑疝而危及生命。

(刘耀华 侯旭 钟晨)

第二章　脑肿瘤的分子生物学

第一节　癌症生物学总论

大部分脑肿瘤是散发的,只有少数几种肿瘤同环境和遗传因素明确相关。在促癌环境因素中有一些是已经确定的,比如辐射,而其他因素如:过度使用手机与脑肿瘤的关系仍然存在争议。在儿童中出现的,与良性和恶性脑肿瘤相关的促癌遗传综合征,我们将在这一章节讨论。几个负责调控细胞增殖、凋亡、迁移和其他基本细胞过程的正常基因,累积发生基因调节/活性的改变,从而导致脑肿瘤的发生及进展。从广义上来讲,这些基因的改变,包括增益功能突变或扩增(癌基因-所谓的细胞生长"加速器")和功能丧失的突变或缺失(肿瘤抑制基因,所谓的细胞生长的"刹车系统")(图2-1)。另一个重要观点是,癌症的整体生长及其对治疗的反应不只是肿瘤细胞中主要基因改变的结果,也是这些改变与间质血管内皮细胞,免疫细胞之间相互影响的

结果,以及受到环境表观遗传调控影响的结果(图2-2)。总的来说,这种复杂的基因之间的相互作用,导致了相同肿瘤中分子的异质性以及随之而来的病理改变的异质性。当这些关键生长调节基因的复制指令在功能上变的异常,并且绕过负责清除异常细胞的正常细胞死亡机制(凋亡 apoptosis)的时候,癌症就发生了。分子肿瘤学的目标就是在基因、转录、最终产生的蛋白及基因功能水平上了解这些遗传改变。而了解基因组、转录组和蛋白质组的复杂性呈指数增加(图2-2)。然而,如果我们要开发新的生物靶向治疗方法,必须要有临床医师和基础科学家之间的合作努力(图2-1,表2-5)。我们相信,这是改善 GBM 这样目前无法治愈的癌症之希望所在。

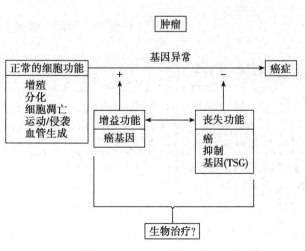

图 2-1　一般分子肿瘤发生示意图

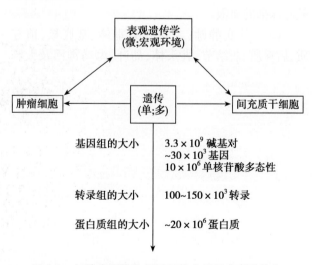

图 2-2　与肿瘤细胞和间质细胞有关的表观遗传和遗传学中的 DNA、RNA 和蛋白的大小和分布

18

第二节　克隆或区域效应和癌症干细胞假说

人们一直在争论,诱发像星形细胞瘤这样癌症的基因改变到底发生在一个星形胶质细胞克隆中还是一片脑区的星形细胞中。而这两种基因改变都将进一步获得额外的突变,从而导致肿瘤进展和异质性,如(图 2-3)所示。多灶性星形细胞瘤和实体大脑胶质瘤(2008 年 Romeike 和 Mawrin)都确实表明,在某些情况下,存在区域诱导效应。然而,这并非是确凿的证据。这是因为,星形细胞瘤细胞的侵袭能力是公认的,因此并不能排除这些星形胶质肿瘤细胞是从一个脑区迁移到另一个脑区的。

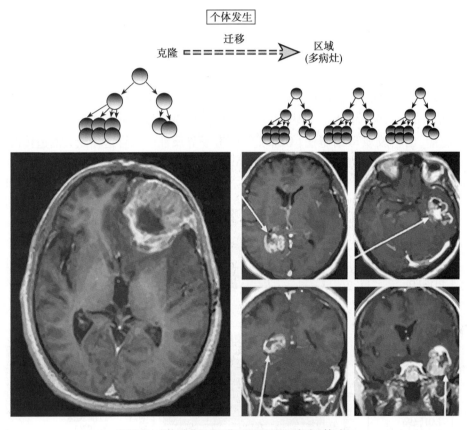

图 2-3　"克隆"和"场"诱导星形细胞瘤(箭头)

最近有证据表明,这种癌变很可能发生在"肿瘤干细胞"中,而不是一个完全分化的细胞中。这种"肿瘤干细胞"现象多年以前就在白血病中被很好地证明了。这些肿瘤干细胞有无限的自我复制的能力(这是所有癌变细胞的前提条件),能够分化成几个细胞系(图 2-4)(Singh 等,2004 年)。事实上,许多正常神经干细胞的生长和抗原特性与癌变细胞有相似之处,比如神经胶质瘤细胞。由此可以假设,正是这些神经干细胞,或其直接后代,转化为了胶质瘤肿瘤干细胞。而这些肿瘤干细胞又发生其他的分子改变,从而引起了不同分级的神经胶质瘤(Cavenee&Kleihues 2000)。这一假说的治疗意义在于,要通过阻止复制彻底消灭肿瘤,就需要针对肿瘤

干细胞上一些更为罕见的分子改变进行治疗,而不是针对肿瘤干细胞那些分化程度更高的子代细胞。事实上,人们关于 GBM 干细胞可能含有不同的分子特征,因而会对放疗和抗血管生成疗法做出反应的假设已经得到了认同。(Singh 等,2004 年)。然而,作为肿瘤细胞癌变的结果而产生的去分化的现象也仍存在很多未知。这使得肿瘤干细胞的这一重要领域还有许多工作有待进行。

正常细胞调节基因的异常改变会导致癌症。这种基因的异常改变既可以是功能缺失突变,也可以是功能增益突变。分子肿瘤学试图阐明这些畸变及它们之间的相互作用和功能,并希望将这些知识转化为生物学疗法。

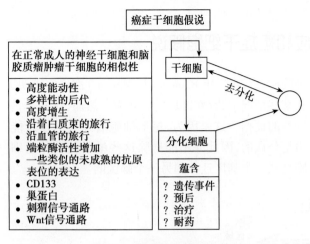

图 2-4 肿瘤干细胞假说

星形细胞瘤（Astrocytoma）被世界卫生组织分为四个等级（Cavenee&Kleihues 2000 年），恶性程度最高的是 4 级星形细胞瘤，也叫胶质母细胞瘤（GBM）。GBM 是最致命的星形细胞瘤。尽管目前治疗方法有遏制其膨胀的根治性手术，外粒子束放射疗法和

随之而来的化疗，但 GBM 的平均生存期仍不到 16 个月。初始状态即为胶质母细胞瘤的 GBM，称为"原发性 GBMs"。从低级别星形细胞瘤进展而来的 GBM，被称为"继发性 GBMs"（图 2-5）。"原发性 GBMS"是否也是由无临床症状的较低级的星形细胞瘤进展而来的问题仍然存在争论。然而，分子特性表明，这些在病理上存在异质性的肿瘤同样是分子异质性的，它们至少在两条引发 GBM 的分子通路上存在不同（图 2-5）。最近，美国国家癌症研究所资助的癌症基因组图谱（TCGA）项目对 GBMS 的筛查早期结果已经显示了大量的主要遗传改变（癌症基因组图谱研究网络 2008 年）。这些发现强调了这种分子异质性。除了这些主要的遗传改变，还存在许多次要的表观遗传学改变。这些表观遗传学改变导致的转录和最终翻译产生的蛋白上的改变也增加了分子异质性。尽管这样庞大的遗传改变可能会让人们放弃用单一疗法治疗 GBMS，它同时也向人们展现了大量的，并仍有待发现的基因和信号通路作为

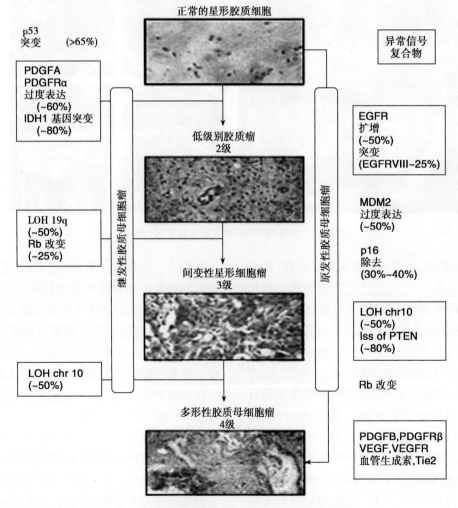

图 2-5 星形细胞瘤的分子发病机制途径示意图

治疗靶点。这使得人们有希望用多疗法策略来减缓肿瘤的生长。

多灶性脑胶质瘤表明，在某些星形细胞瘤中存在"场"的诱导作用，但是这也可能是星形细胞瘤迁移的结果。

和其他癌症一样，大部分胶质瘤是自发的，没有任何明显的遗传或环境风险因素。小部分胶质瘤（<5%）发生在胚系遗传综合征的情况下，例如神经纤维瘤病-1，神经纤维瘤病-2（NF-1，NF-2），Li-Fraumeni 综合征，Turcot 综合征和结节性硬化症，详情如下。这些明确病因类别的脑胶质瘤患者，虽然数量少，但他们对于增加我们关于数量更大的散发胶质瘤的分子发病机制知识发挥了极其重要的作用。因为这些肿瘤存在许多相似的基因的改变。

相对于良好分化的细胞，肿瘤是由一个具有自身复制、多分化潜能的细胞诱导产生的。这一假说

对治疗的关键作用启示可能在于治疗应针对癌症干细胞，而不是已经分化后代。然而，这种假说仍有待证实，因为，作为去分化的结果，已分化的、癌变的 GBM 细胞可以自我复制并能表达许多标志几种神经-胶质细胞系的抗原表位。这个在肿瘤发生上非常重要的假说需要更多的研究。（Singh 等，2004年；Sanai 等，2005）。

两种途径都导致了被称为 GBM 的相同病理实体。人们至少已经描述了两种途径："原发性 GBM"从头发生，多见于老年人，特点是 EGFR 的畸变和基因突变。"继发性 GBM"，通过从低级别星形细胞瘤逐步进展而产生，特点是 p53 突变、IDH 突变和异常激活的 PDGFRa。

和许多癌症一样，GBM 发病过程中存在多种基因的改变，包括功能缺失突变（肿瘤抑制基因）和功能增益突变（癌基因）。这些突变可能会对星形细胞瘤产生和（或）恶性肿瘤的进展发挥作用。

第三节　细胞周期调控通路的异常改变

和大多数的人类癌症一样，p53 和 Rb 的细胞周期调控途径的微小异常改变也发生在人脑肿瘤中，其中也包括神经胶质瘤（图 2-6）。p53 蛋白是一种转录因子。它能抑制细胞周期进程，并在应激或DNA 损伤时诱导细胞凋亡。p53 功能的失活，可能是由于突变和同时发生的 17 号染色体短臂 p53 基因位点的杂合性缺失（LOH）（在 30% ~ 40% 的所有等级星形细胞瘤中都有发现（el-Azouzi 等，1989），也可能是由于 MDM2 过渡表达或 PL9 缺失引起的调节异常。上述突变都会导致这些重要的细胞调节过程的改变（图 2-5）。大约有三分之一的 7 号染色体断臂有缺失的星形细胞瘤中存在 p53 基因突变。具体而言，25% 的 GBM，34% 的 AA 和 30% 的 LGA 中存在 p53 基因突变（Fulci 等，1998）。大多数突变是保守结构域第 5 ~ 8 外显子上的错义突变的。但并没有研究报告明确指出脑癌中特异的基因突变的，除了一项发现第 4 外显子突变在 GBM 中占有优势的研究（Li 等，1998）。有趣的是，存在 EGFR 扩增的 GBM 中很少发现 17 号染色体短臂的杂合性缺失或 p53 突变。而 EGFR 大量扩增与上面曾在图 5 讨论过的"原发性 GBM"密切相关。然而，这些"原发性"p53 功能的改变在 GBM 仍然存在，但是这些突变相对于异常的 p53 调控蛋白，如 MDM2，在癌变中发挥的作用可能次要的（图 2-5，图 2-6）。MDM2 通

过反馈作用限制 p53 基因的活性，这种抑制作用包括抑制 p53 反式激活活性和催化 p53 基因破坏（Haupt 等，1997）。不到 5% 的星形细胞瘤中出现了MDM2 扩增，这些星形细胞瘤中都没有原发的 p53基因突变（Rasheed 等，1999），但是，50% 的过表达MDM2 的 GBM 不存在基因扩增。PL9 通过抑制MDM2 的表达来制约这种 p53 基因的负调控。30% 的 GBM 中发生了 P19 基因的缺失（Rasheed 等，1999），从而导致 MDM2 的异常活化。这为星形细胞瘤中 p53 的调控异常提供了另一种机制（图 2-6）。

包括星形细胞瘤，大多数的人类癌症中出现的两条途径的异常调节，可能与这些通路的直接和间接调节蛋白中的所有或其中一些有关。尤其是在星形细胞瘤，p53 功能的改变可能由直接突变或缺失引起，也可能继发于 MDM2 过表达或 p19 缺失。类似的情况，也存在 pRb 直接的突变或缺失，以及CDK4 的过表达或 CDK 抑制剂如 p16 缺失的间接影响。

类似 p53 通路，p16/cdk4/cyclinD 蛋白/Rb 蛋白细胞周期调控的异常缺失累加起来促进了细胞由G1 向 S 期转换。这些调控异常也普遍出现在大多数的星形细胞瘤中（图 2-6）。原发性 Rb 基因的杂合性缺失或点突变发生在 30% 至 40% 的 GBM 中，

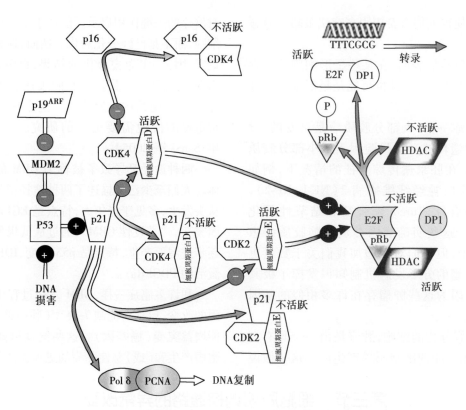

图 2-6　关键的 p53 和 Rb 介导的细胞周期调控通路

而 cdk4 的扩增或过表达发现在 10% 至 20% 的 GBM 中（Reifenberger 等，1994）。由于 *CDKN2A* 基因的纯合性缺失产生的 *p16* 基因失活，发生在 24% 的 AA 和 33% 的 GBM 中（Rasheed 等，1999）。在许多 GBM 中，罕见的 CDKN2A 点突变或更常见的由于 CDKN2A 启动子甲基化产生的转录沉默，也会引起 *p16* 基因失活或功能下调，进而导致细胞在 Ki67 染色中显示出高增殖指数（Ono 等，1996）。有趣的是，与"继发性" GBM 相比，"原发性 GBM" 的 p16 基因缺失比例更高。而 pRb 的 LOH 和 CDK4 扩增发生的频率二者相似。

虽然这些重要的细胞周期调节蛋白改变在 GBM 常见，但这些改变单独可能不足以诱导脑胶质瘤，这一点在小鼠模型已经得到证明（Holland，2001 年）。例如，小鼠缺失 *p25^{Ink4a}* 和 *P19^{ARF}* 或者 *P53* 基因，并不容易出现神经胶质瘤（Holland，2001 年），除非培育出的小鼠还存在其他的细胞信号转导和细胞凋亡基因的改变。这些其他的改变包括引起 P21-ras 介导的信号通路异常活化的 NF-1 突变（神经纤维瘤病-1），或 EGFR 的活化突变（EGFR Ⅷ）。这两种突变在人类的 GBM 中都很普遍。

第四节　生长因子和生长因子受体的异常改变

如图 2-5 中的所示，受体蛋白酪氨酸激酶（RPTK）和相关的下游信号转导通路的异常改变与星形细胞瘤的进展有着明确的联系。在众多的 RPTK 中，人们在星形细胞瘤研究中最感兴趣的是血小板源性生长因子受体（PDGFR）和表皮生长因子受体（EGFR）。

一、PDGFR

PDGFR 有两种异构体，PDGFR-α 和 PDGFR-β。

每个异构体都由一个单独的基因编码（PDGFR-α：4 号染色体；PDGFR-β：染色体 5）（Hart，1988）。PDGF 是一种二聚体的生长因子。它是由 PDGF-α（染色体 7）和 PDGFR-β（第 22 号染色体）组成的同源二聚体或异源二聚体。PDGF-α 仅与 PDGFR-α 结合，而 PDGF-β 可以与两种 PDGFR 结合，但与 PDGFR-β 亲和力更强（Hart 等，1988）。载有 PDGF-B 的致癌形式，即 v-sis 原癌基因的猿猴肉瘤病毒（SSV）的感染能在灵长类动物中引发星形细胞瘤（Deinhardt，1980）。这一研究结果体现了 PDGF 和 PDGFR 的重要性。人类星形细胞瘤中也出现了导致在旁分泌或自分泌生长刺激循环的 PDGF 的配体和其同源受体的过表达（Nister 等，1988）。与 EGFR 不同，PDGF 或 PDGFR 的重排和扩增是罕见的。8% 的 GBM 中检测到了 PDGFR-α 的扩增，而并 PDGFR-β 的扩增还没有检测到（Fleming 等，1992）。然而，24% 的人脑星形细胞瘤中都发现了过渡表达的 PDGFR-α，并且它很可能是肿瘤的早期诱导因子。因为其在所有等级星形细胞瘤中都有发现（图 2-5）。但是，只有较高等级的星形细胞瘤过渡表达 PDGFR 的配体，这提示自分泌刺激环路促进了肿瘤的进展。PDGFR-β 的过渡表达通常发现于较高等级的星形细胞瘤，它可能与其他血管生成特异性细胞因子如血管内皮生长因子和血管生成素一起，促进了 GBM 中丰富的血管结构的形成。PDGFR 功能与肿瘤的相关性已经通过其中和抗体、小分子抑制剂和显性负突变体进行了测试（Shamah 等，1993 年）。这些令人鼓舞的临床前期数据已经引发了以 PDGF 在星形细胞瘤中介导的刺激作用为靶点的临床试验（Rao 和 James，2004）。

二、EGFR

与 PDGFR-α 相反，EGFR 或 ErbB1（染色体 7p11-12）的过渡表达是一个促进 GBM 恶性进展的晚期事件。这种过渡表达通常伴随着基因扩增，常常一起发生的激活突变。只有 3% 的低级别星形细胞瘤，7% 的间变性星形细胞瘤中会检测到 EGFR 的扩增，但在 40% ~ 50% 的 GBM 中都可以检测到这种扩增（Collins，1995）。正常的 170kDa 的表皮生长因子受体通过结合表皮生长因子、转化生长因子-α（TGF-α）、牛痘病毒生长因子和双调蛋白，从而引起受体二聚化和下游信号通路的活化（Heldin，1995）。这种二聚化作用可以形成同源二聚体或与包括 ErbB2，ErbB3 和 ErbB4 在内的表皮生长因子受体家族的其他成员形成异源二聚体（Heldin，1995）。最近发现，EGF 的 5′非翻译区的多态性在胶质瘤发生中发挥了作用（Bhowmick 等，2004）。与 EGFR 的状态无关，-GA 或-GG 基因型的 GBM 患者具有更高的 EGF 水平。这些基因型的 GBM 患者，与常见的-AA 基因型相比，整个无进展生存期显著

缩短。

表皮生长因子受体的致癌突变形式，尤其是 verb-B，已在多种人类癌症中被发现。其他的常见致癌突变形式还有 ErbB2（v-neu），这种突变在乳腺癌尤其普遍。在大量存在 EGFR 基因扩增的 GBM 中，最常被检测到的 EGFR 突变形式是缺失的 140kDa 的 EGFRⅧ和△EGFR。EGFRⅧ的产生是正常的表皮生长因子受体胞外结构域的基因外显子 2-7（由 801 碱基编码第 6-273 号氨基酸）节段缺失的结果。这种突变会导致一种组成形磷酸化（激活）的突变 EGFRⅧ产生（Ekstrand 等，1994）。除了组成性的激活，EGFRⅧ在受体再利用和亚细胞结构中的持续信号传递方面也存在变异。这可能是这种突变受体比正常表皮生长因子受体更易变形的另一种机制（Moscatello 等，1996）。

在实验条件下，表达 EGFRⅧ的 GBM 存在体外和在体的生长优势。但对于它是否是一个患者生存的负性预测指标，答案仍然是模糊的。最近的研究表明，表达 EGFRⅧ的 GBM 患者群体，尤其是那些年龄小于 50 岁的患者，预后较差（Feldkamp 等，1999 年）。有趣的是，GBM 患者中存在 EGFRⅧ突变体的比例可能高于最初通过 GBM 扩增数量预测的比例。因为这种突变体的出现不只是从基因内删除的结果，也可能是 RNA 异常剪接的结果。第二个机制似乎发生在其他已经检测到 EGFRⅧ的人类癌症中（乳腺癌，卵巢癌和非小细胞肺癌），而第一种机制，即基因内删除，只发现于 GBM 中（Moscatello 等，1995）。由于 EGF 和 EGFR 突变在人 GBM 的普遍性和重要性，它已成为一个备受追捧 GBM 生物治疗靶点，这些治疗方法包括中和抗体、小分子抑制剂和免疫毒素在内的多种方法。

虽然上面的讨论是有意聚焦于 PDGFR 和 EGFR，但在星形细胞瘤中也存在其他大量相关的 RPTKs。与正常成人相比，GBM 患者的肿瘤囊液和脑脊液中包括胰岛素样生长因子（IGFs）或促生长因子以及它们的受体（IGFR）在内的 RPTKs 更高（Prisell 等，1987）。也有人指出肝细胞生长因子/离散因子（HGF/SCF）及其受体 c-Met 在 GBM 中比低等级星形细胞瘤中更频繁地共表达，这提示它们在胶质瘤的发病中发挥了作用（Koochekpour 等，1997；Laterra 等，1997 年）。

第五节　异常信号转导通路

肿瘤中的各种信号转导通路异常是由原发性突变引起的,或继发于上述上游受体激活。这些突变促进了星形细胞瘤的增殖、血管生成、侵袭和凋亡的改变,从而导致了肿瘤的整体生长。更多已知的有关途径将在下面进行更详细的讨论。

一、p21-Ras

人类的三个 *p21-Ras* 基因编码了四种蛋白(Ha,N,K4A,K4B)。这些蛋白属于重要的小 G 蛋白介导的信号转导家族。p21-Ras 的激活突变(残基 12,13,61)在超过 30% 的人类癌症中普遍存在。因此它是最常见的人类癌基因(Bos,1989)。人们对于活化的 RPTKs 和其下游效应因子如何调节 *p21-Ras* 基因的活化,进而改变细胞的行为,已经有了很多的了解。p21-Ras 活化需要翻译后修饰来结合到细胞膜内。在细胞膜内面通过核苷因子,如 mSos(SOS1 的哺乳动物的同源物)基因将 GTP 转化为 GDP 基因(James 等,1993 年;Pelicci 等,1992)。正常的 p21-Ras:GTP 结合形式转化为 p21-Ras:*GDPp21* 基因结合形式的过程中需要连接称为 RAS-GAP 的酶家族(GTPase 激活蛋白),其中包括 pl20GAP 和神经纤维蛋白(这种蛋白在 NF-1 肿瘤中发生缺失)。因此,除了原发性的 p21-Ras 的激活突变,理论上这些 RAS:GAP 酶水平的降低,也将导致激活态的 p21-Ras:GTP 水平升高。这一点已被 Feldkamp 等,在 NF-1 相关的外周神经瘤和星形细胞瘤中证明。

活化的 p21-Ras 导致若干下游信号的激活。这些信号最终会聚到细胞核,改变基因转录和由此产生的细胞应答。Raf 的激活和随之而来的 MAP-激酶(ERK1,2)的激活是这些下游信号中的一个,其转移到细胞核产生细胞增殖信号。其他下游信号还包括 PI3 激酶的信号激活(在下面更详细讨论),PLCγ 和 PKC 的激活。

与 30% 的人类癌症不同,原发性致癌 *p21-Ras* 基因突变在 GBM 中并不多见。然而,作者实验室的原始数据和随后其他人的数据都证实,GBM 中异常的 *p21-Ras* 激活很可能是由于过渡表达和突变的受体,如 PDGFR 和 EGFR,产生的异常上游信号引起的。为了证明,活化的 *p21-Ras* 在 GBM 增殖、血管生成和整体生长方面发挥了重要的作用,作者和其

他人使用各种体外和体内模型,其中包括转基因小鼠胶质瘤模型。这些实验通过对活化的 *p21-Ras* 基因进行基因调节进行,但与治疗相关性更强,因为实验使用了目前临床研究中使用的活化 p21-Ras 的小分子抑制剂(Feldkamp 等,1999c)。

二、PI3K-PTEN-AKT

PI3 激酶途径是另一个与胶质瘤发生有关的重要的信号转导通路。PI3-K 可以通过 p21-Ras 依赖或非依赖的机制被激活,与它同时激活的还有 AKT/PKB 和 mTOR(西罗莫司靶蛋白)。这些蛋白激活反过来又激活了众多的引起细胞存活、增殖和构建细胞骨架的下游效应器(Stambolic 等,1998)。在 GBM 中,PI3-K 通路的激活,不仅可以由上游 RPTKs 激活引起,也可由位于染色体 10q23 的主要的负调节因子 PTEN/MMAC 缺失激活(图 5-5)。基因突变,基因缺失或基因失活三者引起的 PTEN 表达的缺失,都是 GBM 中最常见的遗传畸变之一。而且这种异常改变没有在低级别星形细胞瘤被发现过(Stambolic 等,1998;Steck 等,1997)。与"继发性 GBM"相比(4%),"原发性 GBM"中 *PTEN* 基因突变更为常见(32%),且该突变与表皮生长因子受体基因突变或扩增相关(Stambolic 等,1998)。PTEN 蛋白表达缺失的比率高于其基因突变率,在 GBM 中接近 70% ~95%。这表示 PTEN 蛋白表达的缺失还存在其他机制,比如基因失活(Maher 等,2001)。

在 GBM 中,PI3 激酶信号转导的异常改变已被证明具有功能上的高度相关性。因为恢复 PTEN 在人类 GBM 细胞中的正常活性,可以引起肿瘤细胞停滞在细胞周期 G1 期。通过基于 *PTEN* 基因缺失建构的小鼠胶质瘤模型,Maher 实验室和其他实验室也证明了 PTEN 在星形细胞瘤的进展中的重要性。激活的 AKT/PKB 导致了若干下游信号分子的激活和促细胞生存途径的信号转导(Maher 等,2001)。这些下游分子其中之一是参与 MRINA 的翻译的 mTOR 和其下游的靶点 S6。由于 PI3-K:AKT:mTOR 信号通路激活在 GBM 中的普遍性,人们对于设计针对这些分子的特异性的药物有相当大的兴趣。现在这些临床兴趣由于生物利用度和毒副作用的问题而受到限制,因此这是一个活跃的研究领域。AKT/PKB 的药物抑制剂仍处

于临床前期阶段,而基于西罗莫司及其类似物 CCI-779 和 RAD001 的 mTOR 抑制剂目前正在进行针对复发性 GBM 的早期临床试验(Huang&Houghton,2003)。

三、JAK-STAT

由各种细胞因子受体导致的 JAK(Janus 酪氨酸激酶)/STAT(信号转导和转录激活子)信号通路的激活在细胞调节中发挥重要作用(Schaefer 等,2002)。JAK 蛋白家族由四种胞质蛋白组成,即 JAK1、JAK2、JAK3 和 TYK2。这四种蛋白有七个结构域高度同源,这些结构域被称为 JAK 同源结构域(JH1-JH7)。C 末端的 JH-1 结构域编码催化酶,而 N 末端的 JH3-JH7 结构域与受体连接有关。在哺乳动物中已确定了其中 STAT 蛋白(STAT1-4, STAT5A, STAT5B, STAT6)(Kisseleva 等,2002)。JAK 被招募到特定类型的活化受体的胞内结构域,特别是干扰素的受体(IFNRs)。这些受体本身在其胞内结构域被磷酸化并激活。JAK 反过来磷酸化下游底物,特别是 STAT。这些下游底物在磷酸化进而形成同二聚体或异二聚体时,可以成为潜在的细胞质转录调节因子。这些二聚体将被转运到细胞核,并调节基因转录。除了 STAT 以外,JAKS 也可以将其他分子招募至受体,从而激活 MAPK 或 PI3-K 途径。

脑肿瘤中关于 JAK-STAT 的研究尚不完全清楚。一组研究发现 Jak1 和 STAT3 在低级别与高级别胶质瘤中都有升高,而另一组研究发现 STAT3 在神经胶质瘤和成神经管细胞瘤肿瘤存在持续的激活(Schaefer 等,2002)。分析发现,在这些神经胶质瘤中,激活的 STAT3 主要分布于血管内皮细胞,这可能会诱导血管内皮生长因子的转录,从而在胶质瘤血管生成中发挥作用。针对 JAK-STAT 信号通路的新型介质的临床前期研究表明,抑制该途径,对治疗神经胶质瘤存在潜在的治疗价值。

四、PKC

蛋白激酶 C(PKC)是一个大的磷脂依赖性丝氨酸/苏氨酸激酶家族,涉及了各种信号转导途径(Blumberg,1991)。PKC 有许多同工酶,这些同工酶在酶学性质,组织表达和细胞内定位方面有所不同。所有 PKC 同工酶都包括 N-端调控结构域和 C-端激酶结构域。根据同工酶种类,调控结构域的抑制效果可被钙离子,带负电荷的磷脂,二酰基甘油(DAG),或对苯二甲酸(TPA)所抑制,从而激活下游蛋白质。人们根据同工酶被钙离子和 DAG 激活的情况将 PKC 同工酶划分为三种类别(Nishizuka, 1992)。常见的 PKC 同工酶(α、$\beta1$、$\beta2$、γ)的激活依赖于钙。而较新的 PKC 同工酶(δ、ε、η、θ、μ)的激活不需要钙。这两个类同工酶都可以被 DAG 激活。然而非典型同工酶(ξ、λ)的激活既不依赖于钙,也不依赖 DAG。这一系列的同工酶在细胞中表达随着细胞的发展,转化,分化和衰老过程而发生改变(Nishizuka,1992)。

蛋白激酶 C 在正常发育的大脑中高水平表达。它是一个重要的胶质细胞的有丝分裂原和成熟因子(Clark 等,1991;Honegger,1986)。TPA 的应用及激活 PKC 可以诱发肿瘤。此外,PKC 在胎儿和新生儿的中枢神经系统存在高表达。这些范例引起了人们调查 PKC 在脑星形细胞瘤的发病机制中作用的兴趣。恶性星形细胞瘤细胞株和样本中发现了类似胎儿星形胶质细胞的 PKC 表达增加,而这些或许是去分化的结果(Couldwell 和 Antel,1992 年)。此外,GBM 中异常的受体刺激,例如细胞的表皮生长因子受体,不仅导致了 p21-Ras 和 PI3 激酶的活化,也激活了 PKC 介导的信号(Couldwell 和 Antel,1992 年)。然而,在何种级别的星形细胞瘤中 PKC 的哪一型亚型升高的问题,仍然存在争论。一些研究小组通过遗传或药理抑制来抑制细胞生长,从而将 PKCα 的增加与 GBM 联系起来(Couldwell 和 Antel,1992 年)。目前治疗 GBM 的 PKC 的药物抑制剂在临床前研究中已经看到一些前景。但是,他莫昔芬,一种毒性可以接受且广泛用于乳腺癌患者的非特异性 PKC 抑制剂,在临床试验中对于 GBM 的治疗并没有效果(Couldwell 和 Antel,1992 年)。因此人们寄希望于未来开发出更加特异和有效的 PKC 抑制剂。

第六节　星形细胞瘤肿瘤血管生成的调节

恶性星形细胞瘤是血供最为丰富的人类癌症之一。除了数量众多,肿瘤诱导产生的血管也存在形态异常。这些血管没有血-脑脊液屏障(BBB),因此引发肿瘤周围出现水肿。此外,他们往往缺乏正常的毛细血管床,而导致分流和经常性的瘤内出血。与其他实体肿瘤相同,针对星形细胞瘤的单独的或经常与放疗或化疗结合进行的抗血管生成治疗引起了人们浓厚的兴趣。有一些血管生成因子与肿瘤诱导的新血管生成有关。但大多数细胞因子，如PDGF、FGF、TGFβ，除了可以促进血管生成，也具有多效性。然而，血管内皮生长因子（VEGF）和血管生成素（angiopoietin）是两个血管生成特异性的生长因子家族。它们在星形细胞瘤中存在异常表达。GBM细胞中VEGF的高表达主要是肿瘤的缺氧和星形胶质瘤细胞异常表达的细胞因子，如PDGF、EGF等诱导产生的。VEGFR由于缺氧也表达上调。这些使VEGF和VEGFR成为了临床治疗的目标。现在，以VEGF和VEGFR为治疗靶点的药物的临床试验正在进行，如贝伐单抗（Avastin）与血管内皮生长因子相似，由于其几乎特定表达于血管内皮细胞中的受体（Tie2），血管生成素对于血管生成有特异性。我们已经证明了GBM中Tie2的过渡表达和磷酸化。活化的Tie2在GBM血管中的功能，目前还在研究中。从我们的实验室的初步证据来看，它可能是第二个抗肿瘤血管生成治疗的特异性靶点。除了血管内皮生长因子，血管生成素和它们的受体，已知其他的基因也可以直接或间接调节星形细胞瘤血管生成。最近显示，这些血管生成相关转录的表达差异可以作为一个星形细胞瘤的分子标签，它可以区分不同分级和不同亚型（Godard等，2003）。

第七节 星形细胞瘤的代谢调节因子

人们认识到，肿瘤细胞中形成了异常的代谢途径，例如参与糖代谢的途径。因为这些代谢途径提供了大分子来构建如脂类、核酸和蛋白质等物质，从而促进细胞的增殖，并抵抗细胞凋亡（Vander Heiden等，2009年）。本质上，肿瘤和快速增殖细胞从进行糖类的正常氧化变为即使有氧存在的条件下，仍然进行有氧糖酵解。特别是在恶性胶质瘤中，我们最近发现，这种到有氧糖酵解的转变，在很大程度上依赖于己糖激酶1到己糖激酶2的转换。而己糖激酶是葡萄糖进入肿瘤细胞后的第一道入口。（Wolf等，2011年）。此外，TCGA数据（Parsons等，2008年；Wolf等，2011）显示出异枸橼酸脱氢酶1（IDH1）突变存在于很大比例的低级别胶质瘤和由其发展而来的继发性胶质瘤（图2-5）。IDH1参与细胞代谢，但它具体如何促进胶质瘤发生的问题还正在研究中。

第八节 星形细胞瘤侵袭和细胞骨架的调节因子

对于脑胶质瘤来说，局部治疗，如手术或放射治疗的主要障碍是胶质瘤固有的侵袭。这种侵袭性即使在低级别肿瘤仍然存在。肿瘤侵袭需要细胞外基质（ECM）被肿瘤细胞表达的蛋白水解酶所降解。基质金属蛋白酶（MMP，包括胶原酶、溶基质素和明胶）和丝氨酸蛋白酶（包括尿激酶型纤溶酶原激活剂，uPA及其受体，uPAR），在侵袭过程中发挥着重要作用。基质金属蛋白酶及其内源性组织抑制因子（TIMP）的表达和（或）活性之间的不平衡，也对肿瘤细胞的侵袭有一部分作用。这种作用和促血管生成因子和内源性抗血管生成因子通过相互平衡调节"血管生成开关"的作用是类似的（Folkman，1992）。事实上，这些调节肿瘤侵袭的因素也是血管生成级联反应中是一个不可或缺的重要组成部分。

星形细胞瘤中MMP-2、MMP-9和MMP-12的表达水平与肿瘤分级存在正相关（Kachra等，1999）。MMP-2和MMP-9在增殖的血管周围存在共定位，这表明它们在血管生成和肿瘤侵袭中都发挥了作用（Kachra等，1999）。因此MMP-2和MMP-9引起了人们更多的兴趣。血管生成因子直接调节MMP的表达，例如血管内皮生长因子可以诱导MMP-1，-3和-9在血管平滑肌细胞的表达（Webb等，1997）。而肿瘤细胞的侵袭和新的血管的萌发都需要破坏ECM。MMP的内源性负性组织调节因子或TIMP对于星形细胞瘤的侵袭和血管生成也很重要。关于TIMP-1和TIMP-2在星形细胞瘤中的表达的报告仍然没有定论。大多数的早期研究表明降低的TIMP水平伴随着胶质瘤分级的增高。但最近的研究显示，与低级别星形细胞瘤和正常的的大脑相比，GBM中TIMP-1增加（Kachra等，1999）。通过对过表达和低表达TIMP细胞和转基因模型进行临床前研究，可能会帮助我们破译的TIMP的何种亚型与星形细胞瘤中的入侵存在功能的相关性。金属蛋白酶抑制剂的治疗试验还没有反映出临床前期研究的前景，这可能归因于侵袭和血管生成的调节分子复杂的种类。

第九节　细胞凋亡的异常调节

正常细胞到癌细胞的转化不仅需要异常增殖和分化的信号,也改变了细胞死亡机制,或者说是细胞凋亡。在星形细胞瘤中,最常见的扰乱细胞凋亡的原因是:如上面所讨论,异常活化的 PI3-K、Akt、mTOR 途径介导了抗凋亡或促生存通路的激活。其他在星形细胞瘤改变凋亡的调节因子包括了死亡受体家族的成员,如 Fas。人脑胶质瘤中过渡表达 FAS 配体(FasL)、Bcl-2 和 TGF-β2。这些都被认为对细胞凋亡和免疫过程具有调节作用,但其表达与预后无关(Choi 等,2004 年)。已知,对 Fas 介导的凋亡的抵抗作用通过逃避宿主的免疫系统促进肿瘤的生长。肿瘤细胞对 Fas 介导的凋亡存在抵抗作用,而 IFNγ 干扰素能使人脑星形细胞瘤细胞对 Fas 信号敏感。它们的分子机制在对 Fas 信号途径相关的 33 个基因表达的一项研究中进行了探究(Choi 等,2004 年)。除了能以时间和剂量依赖形式增加 Fas 和 TRAIL 的表达,IFNγ 还能使胱天蛋白酶(caspase)1、4 和 7 的 MRNA 表达增加。一项使用特定的胱天蛋白酶抑制剂的研究表明,在 Fas 敏感的人类 GBM 细胞系中,Fas 诱导的细胞死亡是由胱天蛋白酶 1、3 和 8 介导的。有趣的是,IFNγ 能够上调胱天蛋白酶 1,而不是胱天蛋白酶 3 或 8。而且这种改变发生在 Fas 敏感的 CRT-J 细胞中,而不是在 Fas 抵抗的 U373-MG 细胞上(Song 等,2003)。对辐射或化疗诱导的细胞凋亡的抵抗作用是 GBM 治疗中的障碍之一。已有研究表明,GBM 中存在细胞凋亡抑制因子(IAP)家族成员的过渡表达或基因扩增,如生存素、XIAP、cIAP1 或 cIAP2。而这些凋亡抑制因子在非肿瘤细胞中是相当少或不存在的。人们提出,IAP 抗凋亡活性的机制可能是 IAP 对胱天蛋白酶直接/间接的抑制,或通过刺激 NF-KB 对转录的影响作用。最近有报道称,用载有 X-连锁 IAP 的反义 RNA 的腺病毒感染恶性胶质瘤细胞可以耗竭内源性 XIAP,并促进总胱天蛋白酶的激活和细胞凋亡。此外,该腺病毒-XIAP 可以作为基因治疗诱导颅内胶质瘤的细胞死亡,并延长裸鼠生存期,降低致瘤性。这些研究结果都增强了凋亡调节因子作为人脑胶质瘤的治疗靶点的潜力。

第十节　和脑肿瘤相关的癌易感综合征

有不到 5% 的脑肿瘤和一种罕见的易感综合征相关,此类脑瘤患者存在家族聚集性。这种聚集性可能是一种遗传畸变的家族传递,使得存在这种畸变的人更倾向于患脑瘤和其他外周神经肿瘤,也有可能是生殖细胞上出现新突变,并将之传递给后代。散发神经胶质瘤患者的直系家属同样患神经胶质瘤的风险也略高,然而这种风险并没有高到像乳腺癌那样具有显著性。尽管数量较少,学习这种癌易感综合征,并在临床、流行病、病理和分子水平对它进行分析是很重要的,因为这样做能为我们补充更多的这方面的知识,并因此为治疗大量的散发肿瘤患者提供帮助。它让我们可以研究队列,研究表观遗传因素对疾病模式的影响,它常常和散发的相应病例存在共同的分子变异,它还能帮助我们通过调整易感基因建立预临床试验的动物模型,从而开发新药和生物治疗方法等。下面我们将重点讨论一些这样易感综合征,以及它们和脑肿瘤之间的联系。

一、Ⅰ型多发性神经纤维瘤(NF-1)

NF-1 是一种相对常见的常染色体显性遗传病,发生率大约是每 3000~4000 人中存在 1 例(Friedman,1999)。以一个新的 NF-1 患者为例,他从父母中的一个人身上获得这个显性缺陷基因的几率是 50%,另外 50% 的情况是患者自己身上的生殖细胞 NF-1 基因发生了新的突变(通常是精子)(Thomson 等,2002)。NF-1(雷格林沃森病)被意识到是一种临床症状,最初是在 19 世纪末,被雷格林沃森发现,它的特点是出现一系列肿瘤和非肿瘤表现,严重程度和发生率各异(McClatchey,2007)。NF-1 的一个标志是神经纤维瘤的发生,神经纤维瘤是外周神经多种细胞混合组成的良性肿瘤。神经纤维瘤能够长成表皮下和真皮肿瘤,它是良性的,不会引起显著的临床症状,但可能影响美观。

大约有 30% 的 NF-1 患者,其肿瘤的生长为丛状,这是典型的产生于更大的外周神经或神经根的肿瘤（McClatchey,2007）。丛状神经纤维瘤能够导致神经功能紊乱、疼痛，并且大约有 10% 患者的肿瘤倾向于转变为恶性外周神经鞘瘤（MPNST）（McClatchey,2007）。其他肿瘤类型,包括神经胶质瘤,主要以低等级视神经胶质瘤的形式存在于儿童中（Gutmann,2008）,髓细胞样白血病和嗜铬细胞瘤也属于 NF-1 的范围。NF-1 的非肿瘤症状包括皮肤色素异常,例如咖啡斑、认知障碍、虹膜错构瘤（虹膜色素缺陷瘤）、纤维组织发育异常、典型的蝶骨翼、椎骨和胫骨骨骼病变。NF-1 的严重性和开始的症状尽管和年龄有关,但却是无法预测的,即使是在一个患病的家庭内,不同的患者之间也存在很大的不同。由于存在大量的共同和不同的临床症状,NIH 为 NF-1 的临床诊断设立了标准（Cawthon 等,1990;Viskochil 等,1990）（表 2-1）,如果必要,还可以通过分子测试进行补充诊断。

表 2-1 NF-1 和 NF-2 的诊断标准（根据 Stumpf 等,1988）

Ⅰ型多发性神经纤维瘤 满足以下至少两条	Ⅱ型多发性神经纤维瘤 以下任何一条
至少 6 个咖啡斑 青春期前直径>5mm 青春期后直径>15mm	双侧前庭施万细胞瘤（vS）,CT 或 MRI 上看
任何类型至少两个神经纤维瘤 或者一个丛状神经纤维瘤	NF-2 家族史（1 级亲属）以及两个中的任一个
腋窝或腹股沟区斑点	（a） 小于 30 岁诊断的单边 vS
视神经胶质瘤	（b） 以下所列中的两条: 脑膜瘤、神经胶质瘤、施万细胞瘤、少年后囊下的晶状体混浊/少年皮质性白内障
至少两个虹膜色素缺陷瘤（虹膜错构瘤）	满足以下临床症状的个体应该被评估为 NF-2:
明显的骨病变,例如蝶骨翼发育不良或长骨皮质薄弱,有或没有假关节	年龄<30 岁,单侧 vS 加上以下各条中的一条:脑膜瘤、神经胶质瘤、施万细胞瘤、少年后囊下的晶状体混浊/少年皮质性白内障
一位一级亲属（父母、兄妹、子女）通过以上标准诊断为患有 NF-1	年龄<30 岁,诊断出多个脑膜瘤加上单侧 vS,或满足以下各条中的一条: 脑膜瘤、神经胶质瘤、施万细胞瘤、少年后囊下的晶状体混浊/少年皮质性白内障

1990 年,NF-1 的基因通过定位克隆被确定,基因很大（大约 350kb）位于 17 号染色体 qll.21,编码一个同样很大的蛋白,叫做神经纤维瘤蛋白（220-280kDa）（Viskochil 等,1990;Cawthon 等,1990;Wallace 等,1990）。NF-1 基因的进化相当保守,在大部分真核细胞生物中都有同源基因,如果蝇和酵母。从基因上来讲,NF-1 基因可以被归为 TSG,并可以通过遗传或者新的生殖细胞杂合突变使 NF-1 失活,从而影响患者的生存。野生型等位基因的体细胞突变使得基因失去杂合性,从而导致肿瘤的产生。NF-1 突变也出现在散发的属于 NF-1 范围的肿瘤中,例如 MPNST、髓性白血病,这支持了 NF-1 具有一些组织特异性的肿瘤抑制功能这一说法。

大量存在新突变的 NF-1 散发病例可能是由于 NF-1 基因本身很大,而 NF-1 位点的突变率也尤其高。这种情况的发生可能是由于小的缺失或是截位突变,也有可能是其他机制,例如基因转换,其他染色体上的 NF-1 假基因,也可能是重复序列之间的 NF-1 基因内部重排（Thomson 等,2002;Dorschner 等,1999）。NF-1 基因表现度的差异并未显示出强烈的基因型和表型的关系,尽管修饰基因可能会影响 NF-1 患者中出现的表型多样性（Szudek 等,2002,2003）。对于一个散发的 NF-1 患者,他可以从一个存在生殖细胞 NF-1 突变的镶嵌型正常双亲中遗传得到突变基因;也可以是双亲中的一位生殖细胞发生突变,且存在突变的生殖细胞最后参与形成受精卵,从而使该患者得到突变基因;或是双亲生殖细胞形成合子后在早期受精卵发育阶段发生突变,从而使得患者成为体细胞镶嵌型个体（Kehrer-Sawatzki & Cooper 2008）。后一种情况可以导致 NF-1 患者表型的多样性。

对于 NF-1 的肿瘤抑制和生理功能,在小鼠模型中进行了进一步研究。在 NF-1－/－纯和小鼠突变模型中，NF-1 基因失活导致胚胎在第 13.5 天由于心脏缺陷而死亡，这反映了 NF-1 基因在心脏发育时的内皮细胞中的重要性（Gitler 等，2003；Jacks 等，1994）。尽管 NF-1+/－杂合子小鼠有肿瘤易感性，正如在 NF-1 患者中所见到的一样，例如髓性白血病和嗜铬细胞瘤，但它们不能概括所有 NF-1 疾病的所有临床范围。进一步改进 NF-1 小鼠，可以研究 NF-1 在特定组织和特定肿瘤的进展中所扮演的角色。例如，神经元中 NF-1 的组织特异性消除可能会导致大脑皮层的异常发育，这一表型和人类中具有认知障碍的患者是一致的（Zhu 等，2001）；部分细胞带有 NF-1－/－基因，发展为神经纤维瘤的嵌合体小鼠显示，失去野生型 NF-1 等位基因杂合性，对于神经纤维瘤的发生是必要的（Cichowski 等，1999）。将 NF-1+/－小鼠和具有其他肿瘤抑制基因缺陷的小鼠进行杂交，揭示了 NF-1 在肿瘤发生中的基因协作。NF-1+/－；p53+/－小鼠会发生 MPNST 和恶性胶质瘤。这些小鼠中的大部分肿瘤同时失去了 p53 和 NF-1 的野生型等位基因（Reilly 等，2000）。由于 NF-1 和 p53 在人类中处于同一个染色体上（17 号染色体），在小鼠中也处于同一染色体上（11 号染色体），因此这种情况很可能由于失去野生型 11 号染色体发生（Cichowski 等，1999；Reilly 等，2000；Vogel 等，1999）。有趣的是，这一表现的外显率和严重程度则取决于遗传背景和 11 号染色体上的一个印记位点，这和人类疾病中各异的表现度和修饰基因的功能是一致的（Reilly 等，2000；Richards 等，1995）。此外，有证据显示和 NF-1 相关的 p53 的失活对于恶性星形细胞瘤的形成至关重要（Zhu 等，2005）。

NF-1+/－；p53+/－的小鼠主要发展为恶性胶质瘤，在 NF-1 患者中仅偶尔出现，并且不是视神经胶质瘤，这是 NF-1 病的标志，在 15% 的 NF-1 患者中出现。这和 p53 刺激 GBM 中的致病过程中具有的主要作用是一致的（McClatchey，2007）。仅在星形胶质细胞中存在 NF-1 特异性失活的小鼠（NF-1lox/lox；GFAP-Cre 小鼠）在周围细胞有 NF-1+/+背景的情况下，最终不会产生肿瘤（Bajenaru 等，2002）。然而杂合子背景下的 NF-1－/－星形胶质细胞，其周围的中枢神经系统细胞，尤其是神经元是 NF-1+/－的情况下，发展为视神经胶质细胞瘤。同样的，最近研究显示神经纤维瘤的形成不仅需要 NF-1 缺陷的施万细胞，也需要 NF-1 杂合的骨髓细胞（Yang 等，2008），显示了 NF-1 发病机制中微环境的重要性。这些结果显示了微环境在 NF-1 相关肿瘤的致病过程总的重要性。

激活的受体为细胞内信号衔接蛋白，如 Grb2，它提供磷酸化酪氨酸残基，而它自己则和鸟嘌呤交换因子酶，如 Sos 连接，该酶可以将非活性 Ras-GDP 转化为活性 Ras-GTP。激活的 Ras-GTP 能够激活各种后续信号分子或效应因子，例如 Raf，从而传递信号，在细胞核水平调节转录。以上的信号流在多个层次上受到负调控，包括 Ras-GAP，将活性 Ras-GAP 转化为无活性 Ras-GAP。人类中更主要的一个 Ras-GAP 是神经纤维瘤蛋白，也就是 NF-1 丢失的基因产物，通过活性 GTP 导致持续的生长促进信号。消除 Ras-GAP 功能的突变是人类癌症中最常见的致癌突变（图 2-7）。

在细胞水平上，神经纤维瘤蛋白的功能是 Ras 信号通路的负调节因子。它有一个和 Ras 通路的 GTP 酶激活蛋白（Ras-GAPs）同源的区域，通过去磷酸化 Ras-GTP 抑制 Ras 的活性（Bernards & Settleman，2004）（图 2-7）。通过丢失 NF-1 升高 Ras 的活性可能对于 NF-1 肿瘤的致病是关键的（Basu 等，

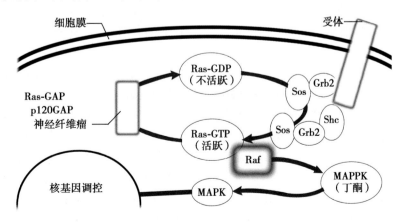

图 2-7　Ras/Raf/MAPK 通路激活示意图

1992），而已被深入研究的 Ras 依赖通路激活，如 RafTMEK、PI3-K/AKT 和 Rac，在 NF-1-/-细胞和肿瘤中上升（Cichowski & Jacks，2001；Basu 等，1992；Guha 等，1996；Lau 等，2000；Woods 等，2002）。此外，NF-1 被显示能够调节果蝇中腺苷环化酶（AC）的活性和 cAMP 的水平，从而可以了解 NF-1 缺陷果蝇（Guo 等，1997；Guo 等，2000）和星形胶质细胞和施万细胞这样的哺乳动物细胞（Dasgupta 等，2003；Kim 等，2001；Tong 等，l 2002）的功能丧失情况。最近，mTOR 被发现作为一个在 NF-1 缺陷细胞中上调的关键因子（Dasgupta 等，2005；Johannessen 等，2004），并依赖于 Ras 介导的信号通路。mTOR 对于肿瘤形成的影响似乎是通过 CyclinDl 介导的，而通过经典的 mTOR 靶点 HIF1 介导的情况则要少一些（Johannessen 等，2008）。西罗莫司和其他相关的 mTOR 抑制因子由此被认为是充满前景的治疗 NF-1 相关肿瘤的药物。

二、Ⅱ型多发性神经纤维瘤（NF-2）

NF-2 的发生率大约是 NF-1 的 1/10，婴儿安全出生率为 1/40 000。它也是常染色体显性遗传的，50% 的新病例是从自己双亲中的一位那里遗传得到，而另外 50% 则是来源于生殖细胞的新突变（McClatchey，2007；Evans 等，1992；Rouleau 等，1993；Trofatter 等，1993）。像 NF-1 一样，失去第二个正常 NF-2 等位基因的杂合性，是施万细胞瘤开始的首先步骤。虽然 95% 的外周神经和颅内施万细胞瘤存在于散发患者中，但是散发的体细胞中两个 NF-2 基因失去表达的突变，几乎在所有的非 NF-2 施万细胞瘤中被发现（Stemmer-Rachamimov 等，1997）。和 NF-1 的临床诊断类似的是，NIH 临床标准在大部分情况下可以用于诊断（表 2-1），尽管由于 NF-2 基因的克隆，如果必要，对患者正常细胞的分子诊断可以确诊。

NF-2 的 TSG 功能在动物模型中已被证明。在小鼠中，NF-2 基因的双等位基因突变会导致胚胎死亡，而杂合子小鼠则发展为各种恶性和转移性肿瘤。施万细胞中靶向 NF-2 失活的转基因小鼠会发展为像人类肿瘤的施万细胞瘤（Giovannini 等，2000）。在小鼠胚胎发育过程中，NF-2 启动子激活的研究已经发现，胚胎外胚层的显著表达以及之后在脑中表达。NF-2 启动子主要在神经管闭合期间在细胞移行的位点，以及听觉和三叉神经这样的接近肿瘤发生的解剖部位（Akhmametyeva 等，2006）表现出活性。进一步的研究显示了美林蛋白（Merlin）在胚胎形成时期组织融合和细胞迁移中的作用，以及美林蛋白在正常施万细胞和成人外周神经轴突之间重要相互影响中的作用，这都显示了美林蛋白在细胞-细胞和细胞-基质黏附中的作用（McLaughlin 等，2007；Nakai 等，2004）。这和美林蛋白的结构是一致的（膜突蛋白-埃兹蛋白-根蛋白样蛋白），它和 ERM 蛋白（埃兹蛋白、根蛋白、膜突蛋白）及其在膜细胞骨架界面的位点（Trofatter 等，1993）强烈相关。美林蛋白同局部黏附复合蛋白，如庄蛋白和局部黏附激酶（Fernandez-Valle 等，2002），以及同其他黏附分子，如 β 整合素和立林（lyillin）（Bono et al 2005）的相互作用支持了它在黏附中发挥作用。除此之外，美林蛋白通过调节肌动蛋白聚合参与了细胞骨架的组织（Muranen 等，2007；Manchanda，2005），并且通过作为 Rac 和 Cdc42 下游的 p21 激活激酶（PAK）的磷酸化靶点，小 GTP 酶分子参与到细胞迁移、黏附和细胞骨架组织中（Hirokawa 等，2004；Kaempchen 等，2003；Kissil 等，2003；Shaw 等，2001）。因此美林蛋白的 TSG 功能-在通过去磷酸化丝氨酸 518 被激活后，能够介导细胞周期停滞和阻断细胞生长-最可能通过生长的联系抑制（Morrison 等，2001）和与不同信号通路的相互作用间接实现。例如，去磷酸化的美林蛋白和一种透明质酸受体 CD44 结合，从而导致生长抑制。除了它的联系和黏附功能，美林蛋白还与几个参与细胞增殖的通路中间分子有直接的联系，包括 Raf/Ras/MABK/MEK/Erk 和 PI3-激酶-Akt（Tikoo 等，1994），这些是生长因子酪氨酸激酶受体（RPTK）的主要信号通路。另一个例子显示，美林蛋白参与到 RPTK 信号通路的过程，是美林蛋白与马基辛蛋白（Magicin）和 Grb2 形成三级复合体-一种协调 RPTK 和 Ras 信号通路的衔接蛋白（Wiederhold 等，2004）（图 7）。此外，美林蛋白能够抑制 Ras 和 Rac 的活性，而两者都是 RPTK 下游信号通路的主要组成部分（Nakai 等，2006；Morrison 等，2007）。其他研究还显示美林蛋白通过控制和协调它们在细胞膜上的可及性，从而调节 RPTK 活性的作用（McClatchey & Giovannini，2005）。最后，和它们与美林蛋白的直接相互作用无关，RPTK 如 PDGF-R，以及 EGFR 和 TGFR-P 家族成员，被发现在施万细胞瘤中水平上升（Cole 等，2008；Curto 等，2007；Doherty 等，2008；Fraen-zer 等，2003）。因此，即使目前已经发现的大量的美林蛋白与其他物质的相互作用也还无法了解美林蛋白相关的信号通路的全景，已经认识到几个可能可以应用于临床的药物靶点。进入Ⅰ期临床试验的有：EGFR（赫赛汀）、Ras/Raf/Mek（索拉非尼）、PI3-K-Akt（OSU3013，西罗莫司）、PDGFR（索拉非尼）。

三、结节性脑硬化

结节性脑硬化是一种多系统的家族性的常染色体显性遗传病，或是TSC1和TSC2基因突变导致的散发性遗传疾病。这个疾病的临床范围包括错构瘤和多个器官的良性肿瘤，主要是脑、心脏、皮肤、眼睛、肾脏、肺和肝脏。结节性脑硬化的各种已发现的症状被归为主要和次要诊断标准（表2-2）。满足两个主要标准，或满足一个主要标准和两个次要标准，即可诊断为结节性脑硬化（Curatolo等，2008）（表2-2）。

表2-2　结节性脑硬化（TSC）的诊断标准

主要诊断标准	次要诊断标准
• 面部血管纤维瘤或前额斑块、牙釉质有坑	• 错构直肠癌
• 非创伤性蹄或甲周纤维瘤	• 骨囊肿
• 低黑色素斑点（至少3个）	• 脑白质发育不良
• 鲨革斑（结缔组织痣）	• 牙龈纤维瘤
• 迁移线	• 非肾异位瘤
• 多发性视网膜结节性错构瘤	• 视网膜无色斑
• 皮质块茎	• 五彩纸屑像病变
• 室管膜下结节	• 多发性肾囊肿
• 室管膜下巨细胞星形细胞瘤	
• 心脏横纹肌瘤	
• 淋巴管性肌瘤病、肾错构瘤	

接近90%的患者均有脑部异常，包括皮层块茎（"块茎"这个术语指的是肥厚和硬化皮质脑回的土豆样外观）；室管膜下结节，它可以被看作错构瘤也可以被看作室管膜下巨细胞星形细胞瘤（SEGA），良性，但其是真性瘤，由室管膜下结节转变而成。大部分脑结构异常在胎儿期便出现，在出生前即可通过胎儿超声或MRI诊断（Curatolo & Brinchi，1993）。临床上，结节性脑硬化的神经症状有癫痫发作、不同程度的智力受损、行为问题和孤独症（Curatolo等，1991）。

在组织水平上，块茎的特点是发育异常的皮层位点，显示出和细胞异常相关的结构异常的神经元和神经胶质结构，例如巨大的神经元细胞和异形的

星形胶质细胞。室管膜下结节主要是位于侧脑室室管膜壁的错构瘤。室管膜下结节可能进展为SEGA（Nabbout等，1999），通常为混合神经胶质系的良性的进展缓慢的肿瘤。大部分情况，SEGA的症状出现是由于门罗孔阻塞导致CSF流通受阻，以及由此导致的脑积水。

结节性脑硬化的遗传因素和TCS1和TCS2基因的突变有关，最初通过连锁分析被发现（Fryer等，1987；Kandt等，1992）。TCS1位于9号染色体q34（van Slegtenhorst等，1997），而TCS2位于16号染色体p13.3（《欧洲人16号染色体结节性脑硬化联合》1993）。大部分散发和家族病例（70%~85%），突变的是TCS2，并和更严重的表型相关。突变包括大的缺失或是小的截断（无义突变、小缺失），TCS1或TCS2上没有明确的突变热点。有趣的是TSC2基因和Ⅰ型多囊性肾病基因PKD1邻近，并且TCS2部位大的缺失可能牵涉PKD1，从而导致不到3%的结节性脑硬化患者同时存在TSC和多囊性肾病。在TSC中，对TSC1或TSC2，一个等位基因的失活足以导致块茎的形成，以及产生显著比例的SEGA，然而肾血管肌脂肪瘤的产生更多和失去杂合性相关，也就是说需要出现第二次体细胞突变（Chan等，2004；Henske等，1997）。

TCS1的基因产物是一种叫作错构瘤蛋白的蛋白质（1164aa，130kDa），而TCS2的产物是一种叫作马铃薯球蛋白的蛋白质（1807aa and 180 kDa），在同一信号通路中通过形成细胞间复合体而发生相互作用（Tee等，2001）。尽管已经发现很多蛋白与错构瘤蛋白和马铃薯球蛋白存在相互作用，TSC中，错构瘤蛋白/马铃薯球蛋白复合体的主要功能被认为是mTOR（哺乳动物的西罗莫司靶点）介导的下游信号的接触面咬合（Tee等，2002；Gao等，2002；Inoki等，2002）。错构瘤蛋白/马铃薯球蛋白激活了一个GTP酶，将GTP从脑ras同源富集（RHEB）中去除，从而导致mTOR的抑制（Astrinidis & Henske，2005；Kwiatkowski & Manning，2005）。由于Akt是错构瘤蛋白/马铃薯球蛋白主要的上游抑制因子，Akt通过抑制错构瘤蛋白/马铃薯球蛋白复合体刺激mTOR，从而能够总结出该信号通路。mTOR是磷酸肌醇3激酶相关激酶家族的一个成员，是几个细胞过程中的主要作用物，例如生长调节、增殖控制和癌细胞的新陈代谢。异常的mTOR信号通路以主要的或次要的地位参与到其他遗传性综合征中，例如黑斑息肉综合征（突变位于LKB1），PTEN突变综合征，例如小

脑发育不良性节细胞瘤和多发性错构瘤综合征,遗传性斑痣性错构瘤病或 NF-1。和 TSC 进展有关的通路中,mTOR 通过磷酸化并使 SE-BP 失活,控制帽依赖的 RNA 翻译,从而抑制翻译初始因子 eIF4E 的活性(Jozwiak 等,2005)。mTOR 一种调节翻译的方法是通过磷酸化 S6K1 实现,S6K1 是一种可以记过核糖体亚基蛋白 S6 的激酶,这种调节方法通过征募负责蛋白翻译的核糖体实现(Jozwiak 等,2005)。除了 mTOR 调节,错构瘤蛋白/马铃薯球蛋白复合体在细胞黏附和迁移中发挥作用,其作用是通过和埃兹蛋白-根蛋白-膜突蛋白以及小 GTP 结合蛋白 Rho 的相互作用实现(Carbonara 等,1996)。一些实验显示良性 TSC 相关损伤存在转移的可能,例如肾血管肌脂肪瘤(Karbowniczek 等,2003;Marcotte & Crino 2006)。

四、遗传性斑痣性错构瘤病

遗传性斑痣性错构瘤病(VHL)是一种常染色体显性多系统遗传障碍疾病,特点是发生不同器官的血管肿瘤(血管瘤)(表 2-3)。这种疾病的原因是 VHL 基因的突变,VHL 是一种 TSG,编码一种参与泛素化和转录因子 HIF(低氧诱导因子)降解的多蛋白复合体的一部分。临床上,遗传性斑痣性错构瘤病的特征是视网膜和中枢神经系统血管瘤的生长,以及神经透明细胞癌、嗜铬细胞瘤、胰岛细胞瘤、女性阔韧带囊腺瘤和男性附睾囊腺瘤的生长。在中枢神经系统中,VHL 导致的血管网状细胞瘤的生长主要在小脑和脊髓中。血管网状细胞瘤是一种高度血管良性肿瘤,和间质细胞一样,被作为表达促红细胞生成素受体,并且失去 VHL 杂合性的原始血管网状细胞瘤(Chan 等,2005;Chan 等,1999;Vortmeyer 等,2003;Vortmeyer 等,1997)。

表 2-3 遗传性斑痣性错构瘤病(VHL)的诊断标准

遗传性斑痣性错构瘤病中的肿瘤
视网膜血管瘤
小脑血管网织细胞瘤
脊髓成血管细胞瘤
肾透明细胞癌
内淋巴囊肿瘤
胰岛细胞瘤
嗜铬细胞瘤
宽韧带和附睾囊腺瘤

VHL 基因首先通过连锁研究被定为在 3 号染色体 p25,这一区域和散发肾癌有关(Seizinger 等,

1988;Seizinger 等,1991),有 6 千碱基(kb)的转录物(Latif 等,1993)。*VHL* 基因包含 3 个外显子,可以合成 4.5kb 的 MRINA。VHL 启动子包括 PAX 的结合位点,核呼吸因子 1(Kuzmin 等,1995)和 TCF4(Giles 等,2006),可以通过甲基化使之沉默(Herman 等,1994)。VHL 蛋白(Pvhl)有两个功能相似的异构体,均具有肿瘤抑制活性,它们是一个包含 213 个氨基酸的 28-30kDa 的蛋白,和一个短一些的蛋白,没有 28-30kDa 蛋白前 53 个氨基酸编码 N 端氨基酸重复区域的 18kDa。pVHL 通过结合延伸因子 C、延伸因子 B、Cul2 和 Rbxl,形成一个多蛋白泛素连接酶复合体。这一复合体接下来可以将靶蛋白带到蛋白酶体进行降解。pVHL 泛素连接酶复合物的主要亚基是 HIF 的 3 个 α 单位。在含氧量正常的情况下,pVHL 复合体轻松地靶定 HIF,并使之在蛋白酶体中降解。然而,当氧浓度下降,或者 pVHL 功能异常,HIF-α 变得稳定,和 HIF-β 形成杂合二聚体(也被称作 ARNT1-芳香烃受体核转位子 1)。然后,该复合体转移到细胞核,激活参与细胞适应低氧的基因转录,这些基因的启动子中包含低氧反应元素(HRE)。这些基因包括血管生成介导因子,如血管内皮生长因子(VEGF),血小板衍生化生长因子(PDGF),还有参与无氧酵解和红细胞生成(促红细胞生成素 EPO)的基因。对氧气浓度敏感的 HIF-α 由 EglN(产卵缺陷九)蛋白介导,于氧浓度正常情况下,在一个保守的脯氨酸残基上羟化 HIF-α。这使得 HIF 和 pVHL 结合,最终启动泛素化过程。缺氧,以及其他因素,如线粒体在低氧条件下产生的活性氧(ROS),以及 NO 抑制 EglN 功能会阻止 HIF-α 的降解。总的来说,VHL 中和血管网状细胞瘤相关的突变,导致 HIF 调节的改变和 HIF 依赖声场因子的过渡产生,如 VEGF、PDGF、TGF-α 和促红细胞生成素,这些都会导致血管肿瘤细胞的增殖。

遗传性斑痣性错构瘤病是生殖系 VHL 位点杂合的常染色体显性疾病(Stolle 等,1998),但是,和大部分遗传性癌症综合征一样,真正的 VHL 突变是隐性的,并且需要体细胞的 VHL 野生型等位基因失活(Pack 等,1999)。大部分有 VHL 的人,具有 VHL 的家族史,尽管也存在 VHL 位点出现新突变的散发病例(Richards 等,1995)。在大约 20% 的情况中,整个 VHL 位点缺失(Pack 等,1999)。新的证据显示,VHL 基因突变类型同临床表型和疾病的生化谱之间存在巨大关系(Chen 等,1995;Crossey 等,1994)。例如,I 型 VHL 病和缺失、无义突变、错义突变导致

的 VHL 等位基因丧失有关,并且和嗜铬细胞瘤的低发生率以及 HIF 和 EglN3 的高表达有关。大部分有嗜铬细胞瘤的患者都为错义突变导致的 II 型 VHL。II 型 VHL 病可被进一步分为 2A(患肾癌的风险低、轻微的 HIF 表达、低 EglN3)、2B(患肾癌风险大、HIF 表达相对低、低 EglN3)、2C(只有嗜铬细胞瘤,没有中枢神经系统和视网膜的血管网状细胞瘤,HIF 表达低,低 EglN3)。

五、格尔林-戈尔茨痣综合征 (基底细胞痣综合征)、成神经 管细胞瘤和刺猬-Gli 通路

这个综合征的是根据罗伯特·格尔林(Robert Gorlin)和罗伯特·戈尔茨(Robert Goltz)的名字命名的,他们在 1960 年描述了这一综合征(Gorlin & Goltz 1960)。该综合征是一种常染色体显性遗传的疾病,患病率大约是 50 000~150 000 人中有 1 例患者(Gorlin,1999)。基底细胞痣综合征(BCNS),或戈尔茨痣综合征(GS)有很高的外显率,但表现度各异(Lo Muzio,2008)。对于这种综合征的第一次报告描述了基底细胞瘤、颌骨囊和分叉类之间的关系(Gorlin & Goltz,1960)。从那以后,越来越多的临床症状被发现和 GS 有联系。目前,通过明确的主要和次要标准对 GS 进行诊断(Kimonis 等,1997)。主要的临床特征和骨畸形影响与肋骨、四肢、脊柱和颅骨有关(Epstein,2008;High & Zedan,2005)。其他系统的异常,例如视觉异常、心血管异常、泌尿生殖系统异常、胃肠系统异常,也可能和格尔林综合征有关。格尔林综合征中发现的肿瘤有:基底细胞癌,这也是本疾病的标志;多纤维性髓母细胞瘤,这种肿瘤代表了一组不同的成神经管细胞瘤(Lo Muzio,2008;Amlashi 等,2003;Herzberg & Wiskemann,1963);卵巢纤维瘤。脑膜瘤、颅咽管瘤、成胶质细胞瘤、横纹肌肉瘤在 BCNS 患者中也有过描述。BNCS 患者的不同表型症状对患者有不同严重程度的影响,BCC 的发生率在不同种族-患有 BCNS 的白人和非裔美国人之间也有显著差异(Goldstein 等,1994)。

和该综合征相关的基因位于 9 号染色体 q22 上,在 20 世纪 90 年代早期通过连锁分析被定位(Gailani 等,1992)。几年后,通过定位克隆发现该基因和果蝇的"布丁"基因具有同源性(Hahn 等,1996;Johnson 等,1995)。*PTCH1* 基因有 23 个外显子,包含 34kb,编码一个含有 1447 个氨基酸的跨膜蛋白,该蛋白有 12 个跨膜区。在 BCNS 患者中,目前已经发现多余 50 个突变,其中包括缺失、无义突变或错义突变和插入(Boutet 等,2003;Chidambaram & Dean 1996;Lench 等,1997;Unden 等,1996)。*PTHC1* 突变主要集中在该蛋白两个大的细胞外环(Wicking 等,1997),*PTCH1* 的重排很常见,最终导致编码出截短蛋白(Epstein 2008)。尽管已经描述了 *PTCH1* 基因的很多不同突变,BCNS 的表型和基因型之间的联系仍不清楚(Lindstrom 等,2006)。

PTCH 已经被广泛地作为果蝇中极性分割的调节因子,同时它在哺乳动物发育过程中的作用也很显著,包括在中枢神经系统中的作用。PTCH 是经典刺猬-Gli(HH-Gli)发育途径的一个关键组成部分。在生理环境中,HH 途径参与多个胚胎和成人的细胞组织稳态的调节。在其他过程中,HH-Gli 控制细胞生命、细胞数量和器官形成的调节。途径的激活因子 HH 是一种分泌的细胞外配体,主要是作为一种形态发生因子发挥作用,以梯度扩散的方式调节组织结构。在神经管的形成中,HH 像分裂素一样发挥作用,促进细胞增生、祖细胞生存和具体成形的腹侧面脊髓(Jiang & Hui 2008;Ruiz i Altaba 等,2003)。HH-Gli 通路在再生和成人组织的完整性上有重要作用,包括上皮器官,如肺、前列腺、胰腺,还有中枢神经系统,其中 HH-Gli 调节祖细胞和肝细胞的维持(Beachy 等,2004b;Fendrich 等,2008;Karhadkar 等,2004;Watkins 等,2003)。因此激活的 SHH-GLI 通路的生物效应是依赖于环境的,并能够在不同的组织和不同类型的细胞中产生不同的生物反应。这种环境依赖性似乎是依靠特异的转录反应实现,而这种特异性的转录反应,又是通过和 HH-Gli 有特异关联的 GLI 转录因子的激活因子和抑制因子之间的平衡实现的(Ruiz i Altaba 等,2007)。在机械水平,HH-Gli 通路的传导流中存在重要的刺猬配体,两个跨膜膜蛋白,PTCH(HH 受体和平滑子 SMO),还有下游转录因子 GLI。熔化抑制子(SU-FU)是该通路的另一重要成员,在信号转导流中作为 Gli 的抑制子发挥作用。在人类中,刺猬因子家族的三个成员已经被描述了:刺猬因子-表达最广泛的基因、印度刺猬因子和沙漠刺猬因子。刺猬因子蛋白是分泌性细胞外蛋白配体,裂变为结合并激活胆固醇的和棕榈酸酯分子的底物。在缺乏分泌性细胞外配体 HH 的情况下,通路被关闭。在这种情况下,PTCH 抑制 SMO 一种有七个跨膜区的蛋白,并阻止它激活下游的 GLI 转录因子。当 HH 存在的时

候,活性 HH 和 PTCH1 第二大的细胞外环结合,由 PTCH 介导对 SMO 产生抑制。这开启了细胞内的信息流,最终导致锌指转录因子的 GLI 家族的激活。有三种不同的 Gli 蛋白:Gli1 和 Gli2 是该通路的激活因子(GLIA),而 Gli3 则主要发挥抑制子的功能(GLIR)(Jiang & Hui,2008;Ruiz i Altaba 等,2007)。该通路的激活是 GLIA 和 GLIR 之间的平衡,最终导致各种其他参与细胞增殖、存活、自我更新、分化、发育模式和血管生成基因的表达。因此,PTCH1 失去功能最主要的后果是 HH-Gli 的过渡激活,导致发育异常和构成 BCNS 谱的肿瘤生长(Lindstrom 等,2006)。PTCH 的突变会导致通路的配体独立组成性激活,并如 BNCS 中看到的一样,促进肿瘤产生(Lindstrom 等,2006)。

髓母细胞瘤是儿童中最常见的恶性脑肿瘤。它们被认为是由发育中的儿童小脑颗粒细胞前体产生,且预后很差,5 年生存率40% ~70%。只有一小部分髓母细胞瘤属于 BNC,但这种联系提示,HH 信号通路中一个基因缺陷足以引起脑部肿瘤的发生(Guessous 等,2008)。在这方面,对基底细胞痣综合征和相关的 HH 信号通路的研究显著提高了我们对于髓母细胞瘤发病机制的认识。我们又一次观察到,基因突变与肿瘤形成之间的直接联系的证据是来自于转基因小鼠模型的。尽管纯合子 PTCH 缺失小鼠在胚胎发生过程中死亡,PTCH 杂合子突变的小鼠(Ptch1+/-)会形成外显率刚超过 10% 的髓母细胞瘤,并呈现出若干可以在 BCNS 中见到的特征(Wetmore 等,2001)。在 PTCH 杂合子的基础上,p53 在无功能的(Ptch1+/-;Trp53-/-)小鼠中,髓母细胞瘤在几乎 100% 的小鼠中形成(Taylor 等,2002),刻画了第二次打击如何可以大幅度地加快肿瘤发生。即使 BNCS 相关的髓母细胞瘤只占所有髓母细胞瘤病例中的一小部分,有证据显示 HH-Gli 信号通路也在散发髓母细胞瘤中发挥重要作用。HH-Gli 信号通路中的若干组成部分如 PTCH、SUFU、SMO 所发生的突变在髓母细胞瘤的子集中有多次报道,但似乎在促纤维增生类型中占优势,其中这一类型占所有髓母细胞瘤的 25%,具有独特的组织学特征,影响年龄大的患者且预后更加良好(Guessous 等,2008)。同样,抑制融合基因(SUFU)的一个胚系突变在一组患有无 BNC 髓母细胞瘤的儿童中发现(Taylor 等,2002)。近期研究提供了髓母细胞瘤的分子分类,具有一定程度的预后意义。能够影响预后,临床行为如肿瘤转移以及患者的人口学特征

的签名基因和通路包含了 HH-Gli,NOTCH,PDGF 和 WNT 信号通路,这些基因一直参与小脑粒细胞前体的发育和维持。其他参与神经元分化,细胞周期,生物合成和感光器分化也在髓母细胞瘤的子分类也起到决定性作用(Kool 等,2008;Thompson 等,2006)。最后,有越来越多的证据显示 HH 通路,甚至在缺乏某些特异的突变的情况下,能够在很多其他人类肿瘤的发病中起到关键作用,包括胃肠道癌、前列腺癌、黑色素瘤、血液恶性肿瘤和胶质瘤(Karhadkar 等,2004;Watkins 等,2003;Stecca 等,2007;Linde-mann 等,2008;Clement 等,2007;Berman 等,2003;Beachy 等,2004a)由于这些肿瘤依赖于配体,它们适合于用一些化学剂如酚磺乙胺,一种 SMO 通路阻断激活的天然阻断剂,或相关的合成化学物(Ruiz I Altaba 2008)

六、李-佛美尼综合征

李-佛美尼综合征(LFS)是一种常染色体显性遗传且易发癌症的综合征,具有一系列早发性癌症的特征。该综合征于 1969 年由 Li 和 Fraumeni 描述(最早包括了患有早发性横纹肌肉瘤的儿童的所属家族),特征是患有 5 种以下癌症:肉瘤、肾上腺皮质癌(ACC)、乳腺癌、白血病以及脑肿瘤,主要是神经胶质瘤和脉络丛癌(Garber 等,1991;Li & Fraumeni 1969a,b)。LFS 外显率高,临床特征具有异质性,女性发病率要高于男性(主要由于女性患者乳腺癌的发生),且与 Tp53 基因或者与 p53 具有功能联系的基因的胚系突变相关(Bell 等,1999;Malkin 等,1990)。如今已经发展出若干标准以确定 Tp53 胚系突变的家族风险。在 Birch 及同事们(1994),Eeles(1995)以及最近期的 Chompret 及同事们(2000,2001,2002)(表 2-4)的贡献之下,LFS 的纳入标准随着时间不断进化。诊断标准区分了经典型 LFS,LF 样或不完整 LFS 变种。重要的是,由 Chompret 定义的诊断标准增强了 p53 胚系突变检测的敏感性,包含了具有典型 LFS 肿瘤(早发性肉瘤、脑肿瘤、肾上腺皮质癌和乳腺癌)但无家族史的患者(Chompret 等,2000,2001;Chompret 2002;Gonzalez 等,2009)。各型 LFS 的根本分子生物学机制都与 p53 通路功能缺失相关。这可能是 p53 基因中的直接突变,占经典 LFS 家族中的 80%,在 LF-样综合征中占 40% 以及在不完整 LFS 中占 6%(Birch 等,1994;Eeles 1995;Chompret 2002)或者是 p53 通路中相关的基因

突变,比如检验点激酶 2（CHEK2,22q12.2）（Bell 等,1999；Bachinski 等,2005）,或者在 1 号染色体 1q23 上确定的基因座（Bell 等,1999）。CHEK2 与 DNA 损伤反应和复制检验点相关。CHEK2 使 p53 磷酸化,导致有丝分裂停止并启动 DNA 修复。TP53

的胚系突变大多数是在 p53 的 DNA 结合区的错义突变,与体细胞突变相似,但突变热点的分布频率不同（Varley 等,1999）。剪接突变也在一些案例中被发现而且发生于生殖系的频率要高于散发病例（Olivier 等,2003）。

表 2-4　李-佛美尼综合征诊断标准

经典李-佛美尼综合征 Li & Fraumeni 1969	• 在 45 岁之前诊断出肉瘤的先证者（以及） 任何一级亲属在 45 以下患有癌症（以及） 任何一级或二级亲属在 45 岁以下患有癌症或在任何年龄患肉瘤
李-佛美尼样综合征（Birch 等,1994）	• 存在任何儿童癌症或肉瘤、脑瘤、或肾上腺皮质肿瘤的先证者（45 岁前诊断出）（以及） 一级或二级亲属在任何年龄患有典型的 LFS 癌（肉瘤、乳腺癌、脑瘤、肾上腺皮质瘤、或白血病）（以及） 一级或二级亲属在 60 岁以下患有任何癌症
不完全李-佛美尼综合征（Chompret et al 2000）	• 36 岁患有肉瘤、乳腺癌、脑瘤、肾上腺皮质瘤的先证者,以及至少一个一级或二级亲属患有癌症（除了乳腺癌,如果该先证者患有乳腺癌的话）在 46 岁以下,或是一个亲属在任何年龄患有多个原发癌症 患有多个原发性肿瘤的先证者,其中两种肿瘤为肉瘤、脑肿瘤、乳腺癌、和（或）肾上腺皮质癌,最早的癌症发生在 36 岁以前,不管家族史 患有肾上腺皮质癌的先证者,在任何年龄发病,不管家族史

针对治疗患有李-佛美尼综合征的患者的临床指南包括了彻底的家族遗传咨询（包括针对受到 LFS 影响的夫妻的产前或者胚胎植入前诊断）,肿瘤发生的早期筛查（即女性患者应当定期做双边乳房 X 线检查并且可以考虑预防性乳房切除术）以及针对如何在日常生活中远离电离辐射和损害 DNA 的产品的建议（Varley 等,1997）。

七、Turcot 综合征

1959 年,Turcot 及同事们描述了一个脑肿瘤与结肠癌之间的家族联系,并且随后也经常出现新病例的报道。Turcot 综合征的分子基础在 1995 年阐明,通过展示在绝大多数家族中突变位于经典的结肠癌相关基因-腺瘤性结肠息肉病基因（APC,位于 5 号染色体 5q21-22）但少数家族在非息肉病相关的错

配修复基因 hMLH1（在 3 号染色体 3p21.3）以及 hPMS2（在 7 号染色体 7p22）,以及形成人遗传性非息肉病性结直肠癌综合征（HNPCC 或 Lynch 综合征）的基因（Hamilton 等,1995）。Turcot 综合征患者中所报道的脑肿瘤主要为神经胶质瘤和髓母细胞瘤,但还报道过一些其他与该综合征相关的肿瘤的散发病例,包括室管膜细胞瘤、淋巴瘤、脑膜瘤、颅咽管瘤和垂体腺瘤（Paref 等,1997）。

记录有 APC 基因突变的 Turcot 综合征患者还具有与家族性腺瘤性息肉病综合征（FAP）一致的发现,例如眼底病变和颌骨病变,但结肠息肉病不如后者明显。

Paraf 和同事们（1997）提议将综合征分为两类:脑肿瘤息肉病 1 型（无 FAP 综合征的个体）具有更高的胶质母细胞瘤患病风险,而脑肿瘤息肉病 2 型（患 FAP 综合征的个体）具有更高的髓母细胞瘤患病风险。

第十一节　临床转化和未来发展方向

有关星形细胞瘤发病机制的分子生物学知识在近二十年已经大有进展。这些发现所带来的临床后果就是过多的、正在不断成熟的、合理有针对性的新型治疗方法（表 2-5）。尽管很多治疗方法

在体内和体外的临床前研究中看起来很有希望,只有少数,如果有的话,在临床试验中显示出疗效。造成这样的原因有很多,包括我们对星形细胞瘤的分子生物学机制缺乏完整的了解;我们用于试验制

剂的临床前模型的限制;生物制剂到达靶点的输送;肿瘤的分子异质性;剂量限制性毒性以及最为

重要的,很多这些生物通路之间的交互作用及冗余性。

表 2-5　胶质瘤中被调查的生物靶点药物

产品	开发者	状态	第一排+TMZ/第二排 SA	审批/投放市场
恩扎妥林	Eli Lilly	Ⅰ/Ⅱ期	-/+	2008
特罗凯	Genentech	Ⅱ期	?	2008
PTK/ZK	Novartis	Ⅱ期	+/-	2009
SARASAR	SP	Ⅰ期	+/+	2008
西仑吉肽	MerckKGaA	Ⅱ期	+/-	2008
109881	Sanofi-Aventis	Ⅱ期	?	NA
247550	BMS	Ⅱ期	-/+	NA

这些障碍应当被更好地研究并且可以被克服,但是可能不会产生一个单制剂的"灵丹妙药"似的治疗方案。在未来的日子中,我们不仅需要从分子上去描述每一个肿瘤,还需要不断重复地去进行这一工作,因为肿瘤的分子遗传学特征随着其生长而改变并且还与基质元素和微环境相互作用(图 2-2)。当然,对脑肿瘤的重复取样通常是不可行的,因此新兴的以生物为基础的非侵入性成像方式是至关重要的。输送药物制剂的问题仍然会存在,因为尽管多形性胶质母细胞瘤中心的血-脑脊液屏障是不

完整的,在充满入侵肿瘤细胞的外周的血-脑脊液屏障相当完整而这可以导致复发。为了绕过这一障碍,新型的输送形式比如对流增强给药技术(CED)很有希望,且目前正在临床上进行测试。尽管有这些措施,在目前标准的手术、放射治疗、化疗的基础上,我们还需要不断变化的鸡尾酒式生物靶向治疗。我们努力提升这些患有胶质瘤的患者的生存质量和延长其寿命的同时,还需要警惕这些多模式治疗的毒性。

(朱剑虹)

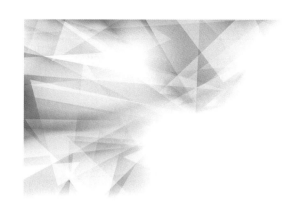

第三章　病理学

第一节　CNS 肿瘤分类和分级与预后的关系

一、WHO CNS 肿瘤分类的历史沿革及意义

在 1979 年版《WHO 中枢神经系统（CNS）肿瘤分类》出版之前，历代神经病理学家基于自己从组织发生、形态学特征及生物学行为等方面对 CNS 肿瘤认识和理解的不同，提出了多种 CNS 肿瘤的命名和分类标准，致使一个肿瘤可有多个名称及同一名称在不同分类系统中代表不同的肿瘤。由于不同国家和地区采用不同的 CNS 肿瘤命名和分类标准，从而导致病例统计的混乱和科研结果的不一致，给文献阅读和学术交流造成极大的困难。为了流行病学调查中病例统计的准确性，以及便于会诊、科研和学术交流，WHO 国际神经病理学家委员会经过长达 15 年的病理学研究和大宗病例的临床随访工作后，于 1977 年在扎依尔首都金沙萨召开 CNS 肿瘤分类会议，在 Zulch 和 Rubinstein 的主持下集体制订了第一

个全世界公认和通用的 WHO CNS 肿瘤命名与分类方案（1979 年公布）。此后，WHO 国际神经病理学家委员会通过 1990 年瑞士苏黎世会议、1999 年法国里昂会议及 2006 年德国海德堡会议，先后对该分类做了三次调整和补充修改，每次都以"蓝皮书"形式公布修改后的新分类及详细说明。WHO CNS 肿瘤分类在全世界范围的广泛应用，对推动现代神经肿瘤病理学的迅速发展起了决定性作用。

二、WHO CNS 肿瘤的分类和分级

最新第 4 版 WHO CNS 分类"蓝皮书"及分类方案于 2007 年正式出版发行。新分类更改了某些 CNS 肿瘤分类及单个肿瘤的命名，不再包括嗅神经母细胞瘤、嗅神经上皮瘤、肾上腺和交感神经系统的神经母细胞瘤、软组织神经束膜瘤，对保留下来的部分 CNS 肿瘤做了重新分类和分组，并增补了一些新的肿瘤实体。WHO CNS 肿瘤最新分类及分级方案详列如下（表 3-1）。

表 3-1　2007 年 WHO CNS 肿瘤新分类和分级方案（2006 年 11 月德国海德堡会议通过）

肿 瘤 分 类	ICD-O	WHO 分级	肿 瘤 分 类	ICD-O	WHO 分级
Ⅰ. 神经上皮组织起源肿瘤			（4）弥漫性星形细胞瘤	9400/3	Ⅱ
1. 星形细胞起源肿瘤			纤维型星形细胞瘤	9420/3	Ⅱ
（1）毛细胞型星形细胞瘤	9421/1	Ⅰ	肥胖细胞型星形细胞瘤	9411/3	Ⅱ
毛细胞黏液样型星形细胞瘤	9425/3*	Ⅱ	原浆型星形细胞瘤	9410/3	Ⅱ
（2）室管膜下巨细胞型星形细胞瘤	9384/1	Ⅰ	（5）间变性星形细胞瘤	9401/3	Ⅲ
（3）多形性黄色瘤型星形细胞瘤	9424/3	Ⅱ●	（6）胶质母细胞瘤	9440/3	Ⅳ

续表

肿 瘤 分 类	ICD-O	WHO 分级	肿 瘤 分 类	ICD-O	WHO 分级
巨细胞型胶质母细胞瘤	9441/3	IV	（11）四脑室形成菊形团的胶质神经元肿瘤	9509/1*	I
胶质肉瘤	9442/3	IV	（12）副节瘤	8680/1	I ★
（7）大脑胶质瘤病	9381/3	III	8. 松果体区肿瘤		
2. 少突胶质细胞起源肿瘤			（1）松果体细胞瘤	9361/1	I
（1）少突胶质细胞瘤	9450/3	II	（2）中等分化的松果体实质肿瘤	9362/3	II～III
（2）间变性少突胶质细胞瘤	9451/3	III	（3）松果体母细胞瘤	9362/3	IV
3. 少突-星形细胞起源肿瘤			（4）松果体区乳头状肿瘤	9395/3*	II～III
（1）少突-星形细胞瘤	9382/3	II	9. 胚胎性肿瘤		
（2）间变性少突-星形细胞瘤	9382/3	III	（1）髓母细胞瘤	9470/3	IV
4. 室管膜起源肿瘤			促纤维增生/结节型髓母细胞瘤	9471/3	IV
（1）室管膜下室管膜瘤	9383/1	I	广泛结节型髓母细胞瘤	9471/3*	IV
（2）黏液乳头状型室管膜瘤	9394/1	I	间变性髓母细胞瘤	9474/3*	IV
（3）室管膜瘤	9391/3	II	大细胞型髓母细胞瘤	9474/3	IV
富于细胞型	9391/3	II	（2）CNS 原始神经外胚层肿瘤（PNET）	9473/3	IV
乳头状型	9393/3	II	CNS 神经母细胞瘤	9500/3	IV
透明细胞型	9391/3	II	CNS 神经节细胞神经母细胞瘤	9490/3	IV
伸长细胞型	9391/3	II	髓上皮瘤	9501/3	IV
（4）间变性室管膜瘤	9392/3	III	室管膜母细胞瘤	9392/3	IV
5. 脉络丛起源肿瘤			（3）非典型性畸胎样/横纹肌样肿瘤（AT/RT）	9508/3	IV
（1）脉络丛乳头状瘤	9390/0	I	II. 脑神经和脊神经根肿瘤		
（2）非典型性脉络丛乳头状瘤	9390/1*	II	1. 施万细胞瘤（神经鞘瘤）	9560/0	I
（3）脉络丛癌	9390/3	III	（1）富于细胞型	9560/0	I
6. 其他神经上皮起源肿瘤			（2）丛状型	9560/0	I
（1）星形母细胞瘤	9430/3	△	（3）黑色素型	9560/0	I
（2）三脑室脊索瘤样胶质瘤	9444/1	II	2. 神经纤维瘤	9540/0	
（3）血管中心型胶质瘤	9431/1*	I	丛状型	9550/0	I
7. 神经元及混合性神经元-神经胶质起源肿瘤			3. 神经束膜瘤		☆
（1）小脑发育不良性神经节细胞瘤（Lhermitte-Duclos）	9493/0	I	（1）神经束膜瘤,NOS	9571/0	I
（2）婴儿促纤维增生性星形细胞瘤/神经节细胞胶质瘤	9412/1	I	（2）恶性神经束膜瘤	9571/3	II～III
（3）胚胎发育不良性神经上皮肿瘤	9413/0	I	4. 恶性周围神经鞘膜肿瘤（MPNST）		○
			（1）上皮样型 MPNST	9540/3	II～IV
（4）神经节细胞瘤	9492/0	I	（2）伴间叶细胞分化型 MPNST	9540/3	II～IV
（5）神经节细胞胶质瘤	9505/1	I	（3）黑色素型 MPNST	9540/3	II～IV
（6）间变性神经节细胞胶质瘤	9505/3	III	（4）伴腺上皮分化型 MPNST	9540/3	II～IV
（7）中枢神经细胞瘤	9506/1	II	III. 脑膜起源肿瘤		
（8）脑室外神经细胞瘤	9506/1*	II	1. 脑膜皮细胞起源肿瘤		
（9）小脑脂肪神经细胞瘤	9506/1*	II	脑膜瘤	9530/0	
（10）乳头状胶质神经元肿瘤	9509/1*	I	（1）脑膜皮型脑膜瘤	9531/0	I

肿瘤分类	ICD-O	WHO分级	肿瘤分类	ICD-O	WHO分级
（2）纤维型（成纤维细胞型）脑膜瘤	9532/0	I	（20）间变性血管外皮瘤	9150/3	Ⅲ
（3）过渡型（混合型）脑膜瘤	9537/0	I	（21）血管肉瘤	9120/3	Ⅳ
（4）砂粒体型脑膜瘤	9533/0	I	（22）卡波西（Kaposi）肉瘤	9140/3	Ⅲ
（5）血管瘤型脑膜瘤	9534/0	I	（23）尤因肉瘤-pPNET	9364/3	Ⅳ
（6）微囊型脑膜瘤	9530/0	I	3. 脑膜原发性黑色素细胞病变		
（7）分泌型脑膜瘤	9530/0	I	（1）弥漫性黑色素细胞增生症	8728/0	◇
（8）富于淋巴细胞-浆细胞型脑膜瘤	9530/0	I	（2）黑色素细胞瘤	8728/1	◇
（9）化生型脑膜瘤	9530/0	I	（3）恶性黑色素瘤	8720/3	#
（10）脊索瘤样型脑膜瘤	9538/1	Ⅱ	（4）脑膜黑色素瘤病	8728/3	#
（11）透明细胞型脑膜瘤	9538/1	Ⅱ	4. 其他与脑膜相关的肿瘤		
（12）非典型性脑膜瘤	9539/1	Ⅱ	血管网状细胞瘤	9161/1	I
（13）乳头状型脑膜瘤	9538/3	Ⅲ	Ⅳ. 淋巴瘤和造血组织肿瘤		
（14）横纹肌样型脑膜瘤	9538/3	Ⅲ	1. 恶性淋巴瘤	9590/3	▲
（15）间变性（恶性）脑膜瘤	9530/3	Ⅲ	2. 浆细胞瘤	9731/3	▲
2. 间叶组织肿瘤（原发于脑膜）			3. 颗粒细胞肉瘤	9930/3	#
（1）脂肪瘤	8850/0	I	Ⅴ. 生殖细胞起源肿瘤		
（2）血管脂肪瘤	8861/0	I	1. 胚生殖细胞瘤	9064/3	※
（3）冬眠瘤	8880/0	I	2. 胚胎癌	9070/3	#
（4）脂肪肉瘤	8850/3	Ⅲ～Ⅳ	3. 卵黄囊瘤	9071/3	#
（5）孤立性纤维性肿瘤	8815/0	I	4. 绒毛膜上皮癌	9100/3	#
（6）纤维肉瘤	8810/3	Ⅲ～Ⅳ	5. 畸胎瘤	9080/1	
（7）恶性纤维组织细胞瘤	8830/3	Ⅳ	（1）成熟性畸胎瘤	9080/0	◆
（8）平滑肌瘤	8890/0	I	（2）不成熟性畸胎瘤	9080/3	▲
（9）平滑肌肉瘤	8890/3	Ⅲ～Ⅳ	（3）伴有恶性转化的畸胎瘤	9084/3	▲
（10）横纹肌瘤	8900/0	I	6. 混合性生殖细胞肿瘤	9085/3	▲
（11）横纹肌肉瘤	8900/3	Ⅳ	Ⅵ. 蝶鞍区肿瘤		
（12）软骨瘤	9220/0	I	1. 颅咽管瘤	9350/1	I
（13）软骨肉瘤	9220/3	Ⅲ～Ⅳ	（1）成釉细胞瘤型	9351/1	I
（14）骨瘤	9180/0	I	（2）乳头状型	9352/1	I
（15）骨肉瘤	9180/3	Ⅳ	2. 颗粒细胞瘤	9582/0	I
（16）骨软骨瘤	9210/0	I	3. 垂体细胞瘤	*9432/1* *	I
（17）血管瘤	9120/0	I	4. 腺垂体梭形细胞瘤	*8291/0* *	I
（18）上皮样血管内皮瘤	9133/1	Ⅲ	Ⅶ. 转移性肿瘤		
（19）血管外皮瘤	9150/1	Ⅱ			

注：

ICD-O　为肿瘤性疾病国际分类和医学分类术语的形态学编码（http://snomed.org）；其中："/0"代表良性肿瘤，"/3"代表恶性肿瘤，"/1"代表交界性或生物学行为不确定的肿瘤，但以上编码代表的肿瘤生物学行为不完全适用于CNS肿瘤，所以与本次CNS肿瘤WHO分类的分级不完全一致。

*　用斜体字表示的形态学编码是为第4版ICD-O提出的暂用编码，预计将编入下一版ICD-O，但其中一些还会有变动。

●　当核分裂≥5个/10个高倍视野和（或）有小灶性坏死时诊断为"有间变特征的多形性黄色瘤星形细胞瘤"，不再使用"间变性多形性黄色瘤型星形细胞瘤WHO Ⅲ级"一词；尽管这种病例预后稍差，但仍为WHO Ⅱ级。

△　因其生物学行为是多变的，由于缺乏足够的临床和病理资料，本次WHO分类未对其作出明确分级，但以往认为该肿瘤可为WHO Ⅱ～Ⅳ级。

★　特指脊髓的副节瘤为WHO I级，多位于马尾终丝，少数位于颈胸段；颅内原发性副节瘤很少见，目前尚无确切分级。

☆　所有神经内和绝大多数软组织的神经束膜瘤是WHO I级；恶性神经束膜瘤仅见于软组织，细胞密度和核染色质明显增加，细胞异型性突出，有较多核分裂者为WHO Ⅱ级；在WHO Ⅱ级基础上出现坏死者为WHO Ⅲ级。

○　与富于细胞的神经纤维瘤相比，细胞密度和核染色质明显增加，核体积超过神经纤维瘤细胞的3倍，可见较多核分裂者为WHO Ⅱ级；异型性更突出，核分裂＞4个/1个高倍视野者为WHO Ⅲ级；在WHO Ⅲ级基础上出现坏死者为WHO Ⅳ级。

◇　本次WHO分类未给出明确分级，但实际上相当于WHO Ⅱ级。

#　本次WHO分类未给明确分级，但实际上相当于WHO Ⅳ级。

▲　本次WHO分类未给这组肿瘤作出明确分级，但实际上该组肿瘤相当于WHO Ⅲ～Ⅳ级。

※　本次WHO分类未给出明确分级，但实际上相当于WHO Ⅱ～Ⅲ级。

◆　本次WHO分类未给出明确分级，但实际上相当于WHO I级。

三、WHO CNS 肿瘤的分级标准

目前组织学分级仍是评估肿瘤生物学行为的主要手段，也是临床确定最佳治疗方案的依据，尤其是选择适当放疗剂量和特定化疗方案的关键参考指标。在 1979 年 WHO CNS 肿瘤分类中，已制定了能反映肿瘤生物学行为和临床预后的组织学分级标准，并涵盖了绝大多数 CNS 肿瘤。该标准的制定主要参考了 Kernohan 和 Zülch 的 CNS 肿瘤组织学分级法，并采纳了以往其他分级系统的合理部分。WHO CNS 肿瘤分级标准的广泛应用，为全世界许多医疗中心提供了促进病理医生、神经外科医生及肿瘤科医生交流和互动的信息，统一了 CNS 肿瘤（尤其是胶质瘤和脑膜瘤）的诊断和治疗标准。然而，随着 WHO CNS 肿瘤分类的不断更新该标准已不能满足实际工作的需要，故在 1993 年又参考 Ringertz 和 St. Anna/Mayo 的 CNS 肿瘤组织学分级法对其进行了修订。2000 年和最新的 2007 年 WHO CNS 肿瘤分类中，CNS 肿瘤的组织学分级标准基本沿用了 1993 年 WHO 分类的标准，仅对个别内容稍作修改。WHO CNS 肿瘤分级是用罗马数字表示的四级分级法，最低为 I 级，最高为 IV 级。尽管 2007 年 WHO 新分级系统涵盖了更多的 CNS 肿瘤、但因一些新发现的肿瘤受例数少的限制，还需经病例积累和长期随访才能确定级别（表 3-2）。

表 3-2　WHO CNS 肿瘤生物学行为和预后的分级标准

WHO 分级	分 级 标 准
I 级（良性）	核无异型性、细胞增生不活跃、无核分裂、无血管内皮细胞增生、无坏死。境界清楚易分离全切，单纯外科手术切除后有被治愈的可能性
II 级（交界性）	核异型性较明显、细胞增生较活跃、偶见核分裂、无血管内皮细胞增生、无坏死。呈浸润性生长、境界不清、不易全切，单纯外科手术切除后易复发，部分病例有向更高级别恶性进展的倾向
III 级（低度恶性）	核异型性明显、细胞增生活跃、可见较多核分裂、无血管内皮细胞增生、无坏死。呈浸润性生长、可侵犯邻近脑组织，无法全切，单纯外科手术切除后复发间隔期比 II 级者更短，部分病例有向更高级别恶性进展的倾向，一旦确诊需接受适当的放疗和（或）化疗，并常死于所患肿瘤
IV 级（高度恶性）	核异型性比 III 级者更突出、细胞增生极度活跃、可见较多核分裂和病理性核分裂，有明确的血管内皮细胞增生和（或）伴周边肿瘤细胞假栅栏样排列的灶性坏死。浸润性生长能力强、常侵犯邻近脑组织、无法全切。术前病史短、病程进展迅速。外科手术切除后即使辅以放疗和化疗，复发间隔期也很少超过 1 年，易在 CNS 中播散，所有病例均死于所患肿瘤

四、WHO CNS 肿瘤分级与预后的关系

WHO CNS 肿瘤分级是将一组用于预测肿瘤对治疗反应及患者预后的评价指标综合起来的评价体系。该评价体系中除组织学评价指标外，还包括：临床发现（如患者的体质状况及肿瘤部位等），影像学特征（如有无强化、强化形式及强化程度等），手术切除的程度，以及分子生物学特征（如增殖指数及遗传学的异常改变等）。对于每个肿瘤而言，在全面评估其预后方面各指标所占的权重常有一定的差异。尽管受这些差异的影响，但典型 WHO II 级 CNS 肿瘤患者的生存期一般在 5 年以上；WHO III 级 CNS 肿瘤患者的生存期约为 2 ~ 3 年；WHO IV 级 CNS 肿瘤患者的预后在很大程度上取决于组织学类型及是否采用了有效治疗措施。绝大多数胶质母细胞瘤患者（特别是老年患者）的生存期不足 1 年，而其他一些 WHO IV 级 CNS 肿瘤患者如给予适当治疗其预后可以明显好于胶质母细胞瘤，例如 WHO IV 级的小脑髓母细胞瘤不治疗会迅速死亡，经适当有效的放、化疗可使其 5 年生存率超过 60%。

第二节 CNS 原发性肿瘤的细胞起源与发生机制

一、CNS 原发性肿瘤的细胞起源

（一）传统细胞起源学说

CNS 原发性肿瘤的命名主要取决于肿瘤的细胞起源，故所有 CNS 原发性肿瘤的命名分类系统都是建立在肿瘤细胞起源的基础上。关于神经上皮组织起源肿瘤的细胞起源原先主要有两种观点，即胚胎残留学说和去分化间变学说，前者的代表人物为 Cushing 和 Bailey，后者的代表人物为 Kernohan。Cushing 和 Bailey（1926 年）认为神经上皮组织起源肿瘤分别由 CNS 不同分化阶段的胚胎残留性神经上皮细胞转化而来，以此解释其细胞发生，并据此将神经上皮组织起源肿瘤分为 16 个类型（表 3-3）。Kernohan 等人则认为所有神经上皮组织起源肿瘤均由 CNS 对应的分化成熟细胞去分化间变而来。这两个学说的建立为以后研究该类肿瘤的细胞起源提供了重要线索。Cushing 和 Bailey 的神经上皮组织起源肿瘤分类对神经肿瘤病理学的发展具有划时代意义，多数命名沿用至今，并被历次 WHO CNS 肿瘤分类采用。

表 3-3　Cushing 和 Bailey 的神经上皮起源肿瘤分类及其细胞发生学设想

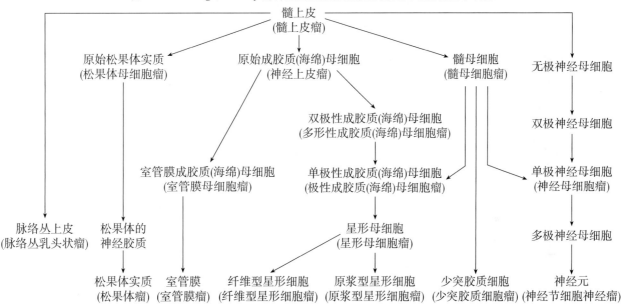

（二）肿瘤干细胞起源学说

随着肿瘤干细胞（Cancer siem cells，CSCs）的发现和研究不断深入，最近又有人提出了 CNS 原发性肿瘤的 CSCs 起源学说。CSCs 具有自我更新的能力，可通过不对称分裂形成与自身相同的子代 CSCs 及非 CSCs 性肿瘤细胞。近来的研究表明，CSCs 是 CNS 原发性肿瘤发生、发展、治疗失败和复发的根源。CNS 的 CSCs 来源仍是未解之谜，从生物学特征近似性推测，CNS 的 CSCs 来自 CNS 正常干细胞，发生肿瘤性转化的可能性更大，该观点和传统的胚胎残留学说一致。而从肿瘤发生的复杂性看，现有证据尚不能排除 CNS 的 CSCs 来自 CNS 分化成熟细胞去分化的可能性，该观点和传统的去分化间变学说一致。实际情况很可能是两种可能性均有，但以前者为主。

二、CNS 原发性肿瘤的发生机制

（一）基因组结构异常与肿瘤形成

肿瘤基因组结构异常分为染色体基因组 DNA 异常和线粒体基因组 DNA 异常，而染色体基因组 DNA 异常是导致 CNS 原发性肿瘤发生、发展的主要原因。CNS 原发性肿瘤常见的染色体基因组 DNA 异常主要包括：①DNA 大片段和小片段的丢失（Loss），可引起多个或单个抑癌基因和抑癌非编码 RNA（ncRNA）基因缺失及不表达。②DNA 大片段和小片段的获得（Gain），可引起多个或单个癌基因和致癌 ncRNA 基因的扩增和过表达。③DNA 大片段和小片段的杂合性缺失(LOH),引起多个或单个基因的功能异常。④DNA 大片段和小片段的异位,可形成致瘤融合蛋白及导致插入位点特定抑癌基因失活或癌基因激活。⑤基因突变引起的抑癌基因失活及癌基因激活。基因突变又分为种系突变(Germline mutation)、新突变(de novo Mutation)和体细胞突变(Somatic mutation)。种系突变是导致家族遗传性肿瘤(如家族性血管网状细胞瘤,室管膜下巨细胞型星形细胞瘤)发生的关键因素。新突变是精子或卵子在减数分裂过程中发生的基因突变,患者父母无基因异常,但患者携带的致瘤性基因突变可传递给其子代,并形成特定肿瘤的新易患家族(如某些神经纤维瘤病患者)。体细胞突变仅发生在肿瘤细胞内,且不遗传给子代。

(二) 表观遗传学异常与肿瘤形成

表观遗传学是指在基因结构正常的情况下,通过启动子甲基化、组蛋白乙酰化等基因转录水平的调控,以及通过 ncRNA(siRNA、miRNA、LncRNA)等转录后水平的调控引起的细胞表型变化。越来越多的证据表明,表观遗传学异常也是导致 CNS 原发性肿瘤发生、发展的重要因素。

(三) 宿主免疫监视异常与肿瘤形成

在 CNS 原发性肿瘤发生的起始阶段,机体可通过天然免疫及获得性免疫将肿瘤细胞清除。如只能选择性免疫杀伤部分肿瘤细胞,但不能将其彻底清除,则使宿主免疫系统与肿瘤细胞暂时处于相互抑制的共生性平衡状态。随残存肿瘤细胞遗传不稳定性的逐渐累积,其对宿主免疫系统的耐受和抑制作用不断增强,并最终逃避宿主免疫监视形成肿瘤。

(四) 微环境异常与肿瘤形成

CNS 原发性肿瘤的形成是微环境因素(间质细胞、免疫细胞、各种分泌因子)失调、表观遗传学异常及种系细胞和体细胞(干细胞、祖细胞、成熟分化细胞)基因组结构异常的综合结果。发生肿瘤性转化的初始细胞经过分子遗传学异常事件的逐步积累成为 CSCs。CSCs 具有自我更新和无限增殖的能力,可通过不对称分裂产生与之性质相同的 CSCs 及不具有再成瘤能力的肿瘤细胞(占肿瘤细胞大部分),并直接参与和间接促进肿瘤间质血管生成,且 CSCs 对放化疗耐受并可逃避免疫监视。虽然 CSCs 是 CNS 原发性肿瘤发生、发展的种子细胞及治疗失败和复发的根源,但 CSCs 所在微环境是维持其生物学特性及肿瘤形成和发展不可或缺的先决条件。即使恶性胶质瘤细胞进入血液循环也很难形成转移瘤,说明微环境在 CNS 原发性肿瘤的发生、发展过程中起重要作用。

第三节　CNS 原发性肿瘤的蔓延、复发和转移

一、神经上皮组织起源肿瘤

所有神经上皮组织起源肿瘤均无包膜。Ⅰ级者生长速度慢,很少侵犯邻近组织,呈推挤性生长,边界比较清楚,手术全切后不复发或复发间隔期>5年。Ⅱ级者生长速度比Ⅰ级者快,常侵犯邻近组织,呈浸润性生长,边界不清,不易全切,单纯手术切除后 3~5 年复发。Ⅲ级者生长速度比Ⅱ级者快,侵袭能力比Ⅱ级者强,几乎都侵犯邻近组织,呈浸润性生长,边界不清,不易全切,单纯手术切除后 1~3 年复发。Ⅳ级者生长速度比Ⅲ级者更快,侵袭能力比Ⅲ级者更强,几乎都侵犯并破坏邻近组织结构,呈高度浸润性生长,边界不清,手术无法全切,单纯手术切除后复发间隔期很少超过 1 年。

在该类肿瘤中,所有Ⅰ~Ⅱ级者只是原位复发,均不发生远隔转移;除胶质母细胞瘤可侵犯对侧脑组织及髓母细胞瘤可沿脑脊液播散和种植转移外,其余Ⅲ~Ⅳ级者也只是原位复发,发生向 CNS 外远隔转移的病例极其罕见。Ⅱ级者复发后可恶性进展为Ⅲ级或Ⅳ级,Ⅲ级者复发后可恶性进展为Ⅳ级,是该类肿瘤的突出特征,以星形细胞起源肿瘤最为常见。

二、脑神经和脊神经根起源肿瘤

神经鞘瘤的普通型、丛状型、黑色素型均为Ⅰ级,有完整包膜,生长速度慢,不侵犯受累神经,呈膨胀性或推挤性生长,手术全切后可治愈。虽然富于细胞型神经鞘瘤手术切除后较易原位复发(30%~40%),但不转移,故 WHO 仍将其定为Ⅰ级。神经纤维瘤和神经束膜瘤无包膜,可侵犯受累神经,手术全切后可治愈,不转移。恶性神经束膜瘤和恶性周围神经鞘膜肿瘤无包膜,可侵犯受累神经及邻近组织,手术切除后易原位复发,很少发生远隔转移。

三、脑膜起源肿瘤

Ⅰ级脑膜瘤均有完整包膜,生长速度慢,不侵犯邻近组织,呈膨胀性或推挤性生长,手术全切后可治愈。Ⅱ级脑膜瘤常突破包膜侵犯邻近组织,不易全切,手术切除后可原位复发,不转移。Ⅲ级脑膜瘤常无完整包膜与邻近组织界限不清,不易全切,手术切除后易原位复发,偶有向 CNS 外转移的报道。原发于脑膜的良性间叶组织肿瘤呈膨胀性或推挤性生长,绝大多数手术全切后可治愈,偶有原位复发,不转移。交界性间叶组织肿瘤可呈膨胀性、推挤性或浸润性生长,手术切除后可原位复发,不转移。恶性间叶组织肿瘤呈浸润性生长,手术切除后多数原位复发,少数可向 CNS 外转移。血管网状细胞瘤无包膜,与邻近组织界限较清,多数手术全切后可治愈,少数因切除不全而原位复发。

四、淋巴瘤和造血组织肿瘤

CNS 原发性淋巴瘤和造血组织肿瘤主要包括:非霍奇金恶性淋巴瘤、孤立性浆细胞瘤、组织细胞性肿瘤及颗粒细胞肉瘤。CNS 原发性非霍奇金恶性淋巴瘤早期位于血管周围,生长迅速并很快呈弥漫性浸润邻近组织,边界不清,手术无法全切,即使在手术切除后给予放化疗原位复发率仍为 100%,90%~95% 的患者复发间隔期仅 10~12 个月,部分病例可沿脑脊液播散和种植转移,但向 CNS 以外转移者极少。

CNS 原发性孤立性浆细胞瘤呈弥漫浸润性生长,侵犯邻近组织,手术无法全切,术后均原位复发,一般不向 CNS 外转移;CNS 内病灶切除后在外周又出现新发病灶者,几乎都是多发性骨髓瘤病例,CNS 的病灶是其多发病灶之一,并非 CNS 原发性孤立性浆细胞瘤向 CNS 外转移的结果。

CNS 原发性组织细胞肿瘤又分为朗格汉斯细胞肿瘤(组织细胞增生症 X)和非朗格汉斯细胞组织细胞肿瘤。组织细胞增生症 X 包括嗜酸细胞肉芽肿、韩-薛-柯病及勒-雪病,该组病变原发于 CNS 内者很少,绝大多数来自邻近骨组织的原发病灶向 CNS 内蔓延;嗜酸细胞肉芽肿是良性病变,手术全切可以治愈;韩-薛-柯病为交界性病变,手术切除后常复发;勒-雪病是发生于 3 岁以下儿童的全身性恶性病变,进展迅速,常于发病后几个月内死亡。原发于 CNS 的非朗格汉斯细胞组织细胞肿瘤,均为良性病变,手术全切可以治愈,复发者少见。

颗粒细胞肉瘤(绿色瘤)很少见,既见于儿童也见于成人,是急性髓系白血病侵犯颅骨和(或)脊椎骨,进而侵犯颅内和(或)椎管内,在硬脑膜和(或)硬脊膜外形成的肿块。CNS 颗粒细胞肉瘤可发生于急性粒细胞性白血病全身临床表现出现的同时或之后,也可极罕见地形成于急性粒细胞性白血病全身临床表现出现之前。手术无法全切,预后很差,多数患者在短期内死亡。

五、生殖细胞起源肿瘤

原发于 CNS 的生殖细胞起源肿瘤多位于第三脑室周围和(或)骶尾部,包括:胚生殖细胞瘤、胚胎癌、卵黄囊瘤、绒毛膜上皮癌、畸胎瘤(成熟性畸胎瘤、不成熟性畸胎瘤、伴有恶性转化的畸胎瘤)及混合性生殖细胞肿瘤。除成熟性畸胎瘤为良性病变外,其余肿瘤均为恶性病变。成熟性畸胎瘤有完整包膜,生长速度慢,一般不侵犯邻近组织,呈膨胀性生长,手术全切可以治愈,但因与邻近组织粘连不能彻底切除者可原位复发。不成熟性畸胎瘤和伴有恶性转化的畸胎瘤生长速度快,常穿透包膜侵犯邻近组织,导致手术不能全切及原位复发。胚生殖细胞瘤、胚胎癌、卵黄囊瘤、绒毛膜上皮癌及混合性生殖细胞肿瘤均无包膜,均呈浸润性生长并侵犯和破坏邻近组织结构,边界不清,手术无法全切,单纯手术切除后均原位复发,但胚生殖细胞瘤对放疗敏感预后较好。部分恶性生殖细胞起源肿瘤(绒毛膜上皮癌最常见)可在 CNS 内播散或沿脑脊液种植转移,但很少向 CNS 外远隔转移。

六、蝶鞍区肿瘤

该组肿瘤包括:成釉细胞瘤型颅咽管瘤、乳头状型颅咽管瘤、颗粒细胞瘤、垂体细胞瘤、腺垂体梭形细胞瘤。两型颅咽管瘤均有包膜,边界较清,生长缓慢,呈膨胀性或推挤性生长,多数手术全切可以治愈,但当包膜破裂后可与邻近组织粘连,导致切除不全和原位复发。颗粒细胞瘤、垂体细胞瘤、腺垂体梭形细胞瘤均无包膜,但边界较清,生长缓慢,呈膨胀性或推挤性生长,手术全切可以治愈,少数复发病例系切除不全所致。该组肿瘤均不转移。

第四节 常见 CNS 肿瘤的病理诊断和鉴别

一、神经上皮组织起源肿瘤

（一）星形细胞起源肿瘤

1. 毛细胞型星形细胞瘤（WHO Ⅰ级） 毛细胞型星形细胞瘤（Pilocytic astrocytoma，PA），主要发生在青年人，特别是儿童的小脑蚓部、视神经、视交叉和脑干部，也有发生在大脑半球的报道。

大体表现：PA 多数质软、切面灰白色、边界比较清楚，常在瘤内或瘤旁有囊腔形成，部分病例的肿瘤以壁结节形式附着于囊壁的内腔面。而位于脑干、视神经和视交叉的 PA 常浸润邻近的软脑膜或白质纤维束。发生于脊髓者可形成跨越几个脊髓阶段的髓内空腔。病程较长的病例可见钙化和含铁血黄素沉积。

组织学表现：PA 主要由伸出细长突起的单极或双极毛发样肿瘤性星形细胞组成，胞浆粉红色，核卵圆形或短梭形，核分裂罕见。肿瘤细胞呈较密集的束状或漩涡状排列，肿瘤细胞间常见香肠状或胡萝卜样嗜伊红 Rosenthal 纤维（变性的胶质纤维酸性蛋白）。部分区域因间质水肿形成微囊变，其中有排列稀疏、多突起、胞浆粉红色、核圆形的肿瘤细胞，并可见嗜伊红颗粒样小体。间质血管增生较明显，甚至呈海绵状血管瘤样改变，但无内皮细胞增生。部分病例可出现少量单核或多核异型细胞，不影响患者预后。

免疫组织化学染色：肿瘤细胞呈胶质纤维酸性蛋白（GFAP）、S-100 蛋白（S-100）强阳性，波形蛋白（Vimentin）部分肿瘤细胞阳性。Ki-67 抗原（MIB-1）标记指数：0~3.9%。

鉴别诊断：PA 组织学表现特殊，易于与其他 CNS 肿瘤鉴别。

2. 室管膜下巨细胞型星形细胞瘤（WHO Ⅰ级） 室管膜下巨细胞型星形细胞瘤（Subependymal giant cell astrocytoma，SEGA）几乎都发生结节性硬化综合征（Tuberous sclerosis complex，TSC）的患者，多发生于 20 岁前。SEGA 最常见于基底核水平的侧脑室壁及三脑室的室间孔附近。患者可有智力发育迟缓、癫痫（最常见）、皮脂腺瘤三联症，肿瘤阻塞室间孔可引起的颅内压增高的症状。

大体表现：SEGA 常呈界限清楚的局限性结节状生长，切面呈灰白色多囊性，如有陈旧或新鲜出血可呈棕黄或红褐色。肿瘤内及邻近脑组织中常有明显的钙化。

组织学表现：SEGA 主要由核偏于一端、胞浆丰富红染的瓜子形肥胖细胞组成，核染色质较稀疏，有 1~2 明确的核仁；还可见胞浆丰富红染的梭形细胞及神经节细胞样肿瘤细胞。虽然部分 SEGA 可见血管内皮细胞增生、坏死、核分裂、明显的细胞多形性，但其生物学行为并未改变，不影响患者预后。SEGA 全切后很少复发，无发生恶性转化的报道。

免疫组织化学染色：梭形细胞全部表达 GFAP；>80% 的肥胖细胞和神经节细胞样细胞表达 β-tubulin Ⅲ，并不同程度表达 NSE、突触素和 NF；所有肿瘤细胞均表达 S-100。MIB-1 标记指数：0.1%~3.8%，说明该肿瘤细胞增殖活性很低。

鉴别诊断：特征性巨细胞的存在及 MIB-1 标记指数低是 SEGA 与巨细胞型胶质母细胞瘤鉴别的要点。室管膜下室管膜瘤，整个肿瘤中均无巨细胞存在，组织图像差异明显。

3. 多形性黄色瘤型星形细胞瘤（WHO Ⅱ级） 多形性黄色瘤型星形细胞瘤（Pleomorphic xanthoastrocytoma，PXA）主要发生于儿童和青年人，偶见于成年人。患者多有药物难以控制的顽固性癫痫。98% 的 PXA 位于幕上，以颞叶最常见，其次为顶叶和额叶，少数病例位于基底核、小脑、脊髓和视网膜。

大体表现：PXA 多位于脑表面，并附着于脑膜，与周围脑组织境界清楚。肿瘤可为实性，但约 50% 的 PXA 有囊腔形成，部分病例的肿瘤为位于囊腔内的壁结节。肿瘤切面呈灰白或灰黄色。累及硬脑膜、呈多中心性生长或沿软脑膜播散仅见于个别病例。

组织学表现：①肿瘤细胞大小、形态不一，可呈梭形、星芒状、椭圆形，有明显的多形性；②部分区域肿瘤细胞呈密集镶嵌的上皮样排列；③部分区域以梭形细胞为主，呈束状或席纹样排列；④上述区域内混有 GFAP 阳性、单核或多核、胞浆富含脂滴呈泡沫状的黄色瘤样巨细胞，其核的体积和染色深浅差异很大，常见核内包涵体；⑤还常见胞浆呈毛玻璃样、含嗜伊红颗粒小体的巨细胞，核被挤压到细胞周边部，使整个细胞呈印戒样；⑥不仅在脑膜反应区有网状纤维，在单个肿瘤细胞周围也有致密的网状纤维包绕；⑦在肿瘤细胞间和小血管周围，有明显的灶性淋巴细胞（偶尔还有浆细胞）浸润。部分 PXA 中可混有"神经节细胞胶质瘤"和（或）"少突胶质细胞瘤"成分，肿瘤周边可出现 Rosenthal 纤维。当 10 个高倍视野核分裂 ≥5 个，有血管内皮细胞增生和（或）小灶性坏死时诊断为"有间变特征的 PXA"，预后较一般 PXA 稍差，但生物学行为仍为 WHO Ⅱ 级。

免疫组织化学染色：肿瘤细胞表达 GFAP、S-100、Vimentin、CD34。含神经节细胞时表达突触素、NSE、NF、β-tubulin Ⅲ 和 MAP2 等神经元标志物。MIB-1 标记指数：<1%。

鉴别诊断：PXA 细胞多形性明显及富含脂质，但核分裂少，MIB-1 标记指数低，可与间变性星形细胞瘤及富于脂质的胶质母细胞瘤鉴别。肿瘤细胞常表达 CD34 对诊断 PXA 有重要参考价值。GFAP 阳性有助于 PXA 与纤维黄色瘤等含有组织细胞的肿瘤鉴别。

4. 弥漫性星形细胞瘤（WHO Ⅱ 级） 弥漫性星形细胞瘤（Diffuse astrocytoma，DA）可以发生在任何年龄，但以 30～40 岁最为多见。DA 可发生于 CNS 任何部位，但 80% 以上位于幕上，以额叶和颞叶最为常见，位于幕下者多见于脑干和脊髓，发生于小脑者少见。

大体表现：DA 呈浸润性生长，边界不清，可能比实际看到的范围要大，但一般不破坏受累的原有组织结构。纤维型质地较硬，原浆型和肥胖细胞型质地较软。切面呈灰白或灰黄色颗粒状，可见大小不等的海绵状多发性小囊腔，个别病例可形成充满清亮液体的大囊腔。

组织学表现：

（1）纤维型星形细胞瘤（Fibrillary astrocytoma）：是 DA 中最常见的亚型，在纤细、粉染的胶质纤维网背景上，有密度中等、分化好的肿瘤性纤维型星形细胞，肿瘤细胞中等大小，核圆形或椭圆形，有轻度异型，染色质含量中等，无核分裂或偶见，肿瘤细胞几乎看不到胞浆，从胞核直接发出纤细分支少的粉染突起，互相交织成网，间质有程度不同的微囊变。

（2）肥胖细胞型星形细胞瘤（Gemistocytic astrocytoma）：与 DA 的组织背景与纤维型相似，但很少有微囊变，肿瘤性肥胖细胞型星形细胞体积大，胞浆丰富、红染、呈卵圆形气球状。核位于细胞一侧，异型性较纤维型明显，无核分裂或偶见。肿瘤中也可见到一定量的纤维型和（或）原浆型肿瘤性星形细胞；只有肿瘤性肥胖细胞型星形细胞占全部肿瘤细胞的 20% 以上时，才能诊断为肥胖细胞型星形细胞瘤。

（3）原浆型星形细胞瘤（Protoplasmic astrocytoma）：是 DA 中少见的亚型，组织背景与纤维型相似，但微囊变更突出，肿瘤细胞密度略高于纤维型。肿瘤细胞体积介于前两型 DA 之间，核较纤维型大，圆形或椭圆形，有轻度异型，染色质含量中等，无核分裂；核周有红染的胞浆，并发出分支多、短粗的粉染突起。常见间质黏液样变性，间质黏液样变性和突出的微囊变是其组织学特征。

免疫组织化学染色：三型 DA 的肿瘤细胞均表达 GFAP 和 S-100，少量肿瘤细胞表达 Vimentin。纤维型还表达 B-晶状体球蛋白（B-Crystallin），肥胖细胞型常表达 p53 和 bcl-2 蛋白，少数原浆型病例表达 p53 和 bcl-2 蛋白及环氧化酶-2（Cyclooxygenase-2）。MIB-1 标记指数：纤维型和肥胖细胞型 <4%，原浆型 <1%。

鉴别诊断：当 DA 组织学上有黏液样变性时与少突胶质细胞瘤鉴别较困难，但少突胶质细胞瘤有蜂巢样结构及表达 OLIG-2 可以作为鉴别点。少突-星形细胞瘤除含有肿瘤性星形细胞，还含有肿瘤性少突胶质细胞，可与 DA 鉴别。

5. 间变性星形细胞瘤（WHO Ⅲ 级） 间变性星形细胞瘤（Anaplastic astrocytoma，AA）可发生在任何年龄，但多发生于 30～60 岁。AA 可发生于 CNS 任何部位，大脑半球为其好发部位，以额叶、颞叶和顶叶多见。

大体表现：AA 呈弥漫浸润性生长，边界不清，不破坏受累的原有组织结构，但常使其明显增大（如邻近脑回、基底核等）。通常 AA 质地较软、不透明、切面呈实性、灰黄或灰白色颗粒状，大体偶见囊性变。肉眼常难与 DA 区分，但因 AA 的细胞密度更高，使其切面与周围组织结构的差别比 DA 更明显，故有时 AA 的肿块比 DA 更易分辨。

组织学表现：由形态和分化程度不一的肿瘤性星形细胞组成，细胞密度明显高于 DA，核异型性显著，可见较多核分裂。区域性或弥漫性细胞密度增加是诊断 AA 的重要指标，但如有足够的核分裂数，即使细胞密度低也应诊为 AA。AA 可以完全由间变性星形细胞组成，也可在的 DA 背景上出现区域性间变。部分 AA 中可出现高度间变区，其肿瘤细胞核的形态、大小相差悬殊，染色质明显增多变粗，核仁增大和（或）数目增加，核分裂进一步增多，甚至

45

出现病理性核分裂和(或)多核瘤巨细胞(诊断 AA 不需要后两项指标),这种病例只要无血管内皮细胞增生及伴假栅栏样排列的小灶性坏死出现仍为 AA。

免疫组织化学染色:AA 肿瘤细胞表达 GFAP、S-100 和 Vimentin。MIB-1 标记指数:5%～10%(一侧与 DA 重叠,另一侧与胶质母细胞瘤重叠)。AA 的 p53 蛋白阳性表达率为 60%。

鉴别诊断:AA 细胞异型性、细胞密度及核分裂明显增加可与 DA 鉴别,无血管内皮细胞增生及伴假栅栏样排列的小灶性坏死可与胶质母细胞瘤鉴别;与 PA 及 PXA 的鉴别在于是否有核分裂,Rosenthal 纤维和嗜伊红颗粒小体的有无也是它们的鉴别点。

6. 胶质母细胞瘤(WHO Ⅳ级) 胶质母细胞瘤(Glioblastoma,GB)占颅内肿瘤的 12%～15%,也是星形细胞起源肿瘤中恶性程度和发病率最高的肿瘤(占 60%～75%)。90% 以上的病例首次发病即为 GB(原发性 GB);不足 10% 的病例首次发病为 WHO Ⅱ级的弥漫性星形细胞瘤或 WHO Ⅲ级的间变性星形细胞瘤,复发时恶性进展为 GB(继发性 GB)。GB 的高峰发病年龄为 45～75 岁,原发性 GB 平均为 62 岁,继发性 GB 平均为 45 岁。GB 多数位于幕上大脑半球,常见于颞叶(31%)、顶叶(24%)、额叶(23%)和枕叶(16%),其中以额-颞叶交界区最为常见。

大体表现:绝大多数大脑半球的 GB 中心位于脑白质内,少数位于脑表面并与软脑膜和硬脑膜相连。肿瘤体积大,常占据一个脑叶的大部分。原发病变多为单侧,位于脑干和胼胝体者可为双侧受累。大体边界不清,切面肿瘤周边部富于细胞区可呈质软的灰色边界或灰色肿瘤组织带,但也可因坏死区紧靠邻近脑组织而无明确边界;中心坏死区可占肿瘤总体积的 80%,可有多少不等的瘤中出血使肿瘤切面呈红、棕、黄混杂的点彩状。肿瘤中可出现囊腔,内含由肿瘤组织液化性坏死形成的混浊液体。

组织学表现:GB 主要由高度间变的肿瘤性星形细胞组成,其形态多样、体积相差悬殊;可为小圆细胞,中等大小的短梭形细胞和多突起细胞,多突起单核瘤巨细胞,以及多核怪异瘤巨细胞;它们具有多少不等的红染或粉染胞浆,核异型性突出,核染色质丰富,核/浆比明显增加,细胞增殖活跃,核分裂随处可见,并可见病理核分裂。GB 中还可见少量胞浆呈颗粒状、CD68 阳性的大细胞和胞浆富含脂质、呈泡沫状的肿瘤细胞,偶见鳞状上皮化生灶。在 GB 中还

可见量多少不等的肥胖细胞型星形细胞瘤细胞(在继发性 GB 更为多见),在肥胖细胞聚集区可见血管周围淋巴细胞浸润。肿瘤细胞可浸润于室管膜下区、神经纤维传导通路及皮层内,后者常围绕残存的神经元呈卫星样排列。显著的间质小血管增生是所有 GB 共有的组织学特征,GB 中增生的小血管是由多层可见核分裂的内皮细胞、平滑肌和(或)外皮细胞共同组成的肾小管样血管丛。增生的肾小球样血管丛常位于坏死灶附近,或排列于肿瘤与脑组织的交界区形成血管墙。

需要特别强调的是诊断 GB 并非靠辨认特定的细胞类型,而是依赖于特有的组织学特征。存在高度间变的胶质细胞、显著的核分裂、间质血管增生和(或)伴假栅栏样排列的小灶性坏死是诊断 GB 必需的组织学指标。当 GB 侵犯脑膜时,可引起邻近脑膜的成纤维细胞增生,后者可穿插于肿瘤细胞之间,将肿瘤细胞分隔成不连续的片块状或与肿瘤细胞混合存在,有人称其为"促纤维增生性 GB(Desmoplasia glioblastomas)"。根据细胞组成,排列方式及组织结构的不同,可进一步将 GB 分为以下四个组织学亚型:

(1) 多形性 GB(Glioblastoma multiforme,GBM):由上述各种高度间变的肿瘤细胞混合而成,肿瘤细胞及其核呈明显的多形性,核异型突出,核分裂多见,有大量多核瘤巨细胞,可见周边有短梭形细胞呈假栅栏样排列的小灶性坏死。

(2) 小细胞型 GB(Small cell glioblastoma,SCG):以排列密集的小圆细胞和短梭形细胞为主,细胞形态相对单一,但核分裂多见,常见周边有小圆细胞和短梭形细胞呈假栅栏样排列的小灶性和(或)地图状坏死,并常见小的钙化灶。

(3) 腺样型 GB(Adenoid glioblastoma):当 GBM 或 SCG 组织中出现呈腺样或缎带样排列、GFAP 阳性的上皮样肿瘤细胞成分时,即为腺样 GB。

(4) 含少突胶质细胞瘤成分的 GB(Glioblastoma with oligodendroglioma component):部分 GBM 或 SCG 中含有灶性少突胶质细胞瘤成分,即为含少突胶质细胞瘤成分的 GB。

免疫组织化学染色:GB 肿瘤细胞高表达 Vimentin,多数肿瘤细胞表达 S-100 和 Leu-7(CD56)。GB 的 GFAP 表达水平明显低于 DA,主要是向星形细胞分化的肥胖瘤细胞及部分多核瘤巨细胞表达 GFAP,绝大多数小圆细胞 GFAP 阴性。GB 还有生长因子及其受体(如 PDGF、PDGFRα、EGFR、IGF、

VEGF、bFGF 等)、端粒酶反转录酶(hTERT)、端粒酶相关蛋白1(hTP1)及 MMP-9 过表达。MIB-1 标记指数:15%～20%。45%～75% 的 GB 因启动子甲基化使 MGMT 表达缺失,这部分 GB 对替莫唑胺敏感,用该药治疗可延长患者生存期。

鉴别诊断:因胶质肉瘤中混有肉瘤的成分,通过免疫组织化学染色能将肉瘤部分标记出来,有助于其与 GB 的鉴别。肿瘤标志的免疫组织化学检测可用于转移性脑肿瘤与 GB 的鉴别。浸润到硬膜的 GB 还需与恶性脑膜瘤及纤维肉瘤鉴别。

7. 巨细胞型胶质母细胞瘤(WHO Ⅳ级) 巨细胞型胶质母细胞瘤(Giant cell glioblastoma, GCG)是一种 GB 的特殊组织学亚型,约占全部 GB 的 5%,主要见于成年人,平均发病年龄 41 岁,最好发于颞叶和顶叶皮层下。

大体表现:大体的突出特征是肿瘤境界较清楚,质地较硬韧,这是肿瘤基质中富含网状纤维的结果。多数 GCG 切面实性,颜色与 GB 相似,少数可见大片坏死和(或)囊腔形成。

组织学表现:GCG 由大量多核瘤巨细胞、体积较小的梭形肿瘤细胞、其他多形性肿瘤细胞及位于各种肿瘤细胞之间的网状纤维网共同组成。多核瘤巨细胞的形态多样极为怪异,胞体直径可大于 500μm,胞浆均匀粉染(也可富含脂质);核的数量从几个到 20 个以上不等,核常呈不规则棱角形,偏于细胞一侧,可有明显的核仁,有时核内可见胞浆突入形成的假包涵体,病理性核分裂多见。常见大片的地图状坏死,伴有肿瘤细胞假栅栏样排列的小灶性坏死较少见。偶见血管周围有套袖样淋巴细胞浸润,很少有微血管增生。

免疫组织化学染色:GCG 的多核瘤巨细胞表达 S-100、Vimentin、β-tubulin Ⅲ、p53 蛋白和 EGFR,但它们的 GFAP 表达变异较大,GCG 中体积小的肿瘤可呈 GFAP 强阳性。MIB-1 的平均标记指数:35%。

鉴别诊断:伴有间变特征的 PXA 多见于年轻人,可表达神经元标志物,核分裂较少,MIB-1 标记指数<1%,可与 GCG 区分。原发性和转移性绒毛膜上皮癌表达 β-HCG,不表达 GFAP,可与 GCG 区分。

8. 胶质肉瘤(WHO Ⅳ级) 胶质肉瘤(Gliosarcoma, GS)是 GB 的另一个特殊组织学亚型,约占全部 GB 的 2%,可发生于任何年龄,但以 40～60 岁最为多见。GS 主要位于大脑半球(发病率依次为颞叶、额叶、顶叶、枕叶),发生于颅后窝或脊髓者极为罕见,已有多灶性 GS 的报道。

大体表现:GS 的境界比 GCG 更清楚,质地硬韧。多数 GS 切面实性,灰白或灰红色,可见大片组织坏死。当 GS 富含纤维结缔组织时,其大体和影像学表现均与转移癌或脑膜瘤极为相似;当 GS 含纤维结缔组织少时,其大体和影像学表现均与一般 GB 相似。

组织学表现:GS 由恶性胶质瘤和肉瘤成分互相穿插间隔而成。胶质瘤区显示星形细胞起源肿瘤的特征,且绝大多数为典型的 GB 细胞;在一些病例的胶质瘤区,可因腺样结构和(或)鳞状上皮化生,出现具有癌特征的上皮分化。肉瘤成分具有恶性转化的特征(核异型性明显,核分裂增加和坏死等),且多为典型的纤维肉瘤,其梭形肿瘤细胞呈长束状密集排列,Masson 染色和网状纤维染色可见肉瘤细胞间有量多少不等的胶原纤维和网状纤维;偶见呈恶性纤维组织细胞瘤表现的 GS;也有 GS 出现软骨、骨、骨样软骨、平滑肌、横纹肌、脂肪等其他间叶组织肉瘤的报道。应用组织化学与免疫组织化学染色相结合的方法,容易区分 GS 的两种细胞成分。

免疫组织化学染色:GS 的肉瘤成分表达相应间叶组织肿瘤的细胞标志物,而胶质瘤区表达的是星形细胞起源肿瘤的细胞标志物。

鉴别诊断:GS 的肉瘤细胞仅表达 Vimentin,不表达 GFAP;而其肿瘤性胶质细胞则既表达 Vimentin,也表达 GFAP;这对 GS 与一般 GB 的鉴别有重要价值。

9. 大脑胶质瘤病(WHO Ⅲ级) 大脑胶质瘤病(Gliomatosis cerebri, GC)是一种罕见的神经上皮细胞起源肿瘤,其特点是呈弥漫性、浸润性生长,不破坏原有组织结构,至少累及一侧大脑半球的 2 个以上脑叶,还可同时累及双侧大脑半球和(或)幕上幕下同时发生,也可累及脊髓。GC 的发病年龄范围从新生儿到 83 岁,高峰发病年龄为 40～50 岁。GC 可累及 CNS 的任何部位,最常累及的部位依次为大脑半球(76%)、中脑(52%)、脑桥(52%)、丘脑(43%)、基底核(34%)、小脑(29%)、延髓(13%),累及下丘脑、视神经和视交叉、脊髓者各占 9%。GC 侵犯大脑半球时都累及半卵圆中心,在这部分病例中仅有 19% 浸润大脑皮层,17% 播散到软脑膜。77% GC 累及双侧大脑半球,并以右侧为主。

临床分型:GC 分为原发性和继发性,原发性 GC 在发病时就已有 CNS 广泛受累;继发性 GC 是先在局部出现 1 个典型的弥漫浸润性胶质瘤,而后逐渐进展为广泛累及 CNS 的弥漫浸润性病变。原发性

GC 又被进一步分为 I 型（经典型，肿瘤细胞呈弥漫性浸润，不形成局限性肿瘤）和 II 型（在肿瘤细胞呈弥漫性浸润的同时形成局限性肿瘤）。

大体表现：尸检和脑叶切除标本的大体表现为受累脑区的组织肿胀、质地较韧、灰白质界限模糊不清，但原有结构保存完整不被破坏。

组织学表现：典型 GC 的组织学特征包括：①体积较小、核呈长梭形的胶质细胞增生；②可见大片的纤维型或肥胖型肿瘤性星形细胞弥漫浸润于大脑灰白质间，其中可见体积较大核呈不规则多形性的肿瘤细胞。部分 GC 可呈少突胶质细胞瘤的组织学特征。在不同病变间及同一肿瘤的不同区域其细胞成分及组织学表现可有明显差异。尽管 GC 中可出现 III 级和（或）IV 级的肿瘤细胞成分，但绝大多数 GC 肿瘤细胞的形态学表现相当于 II 级星形细胞瘤。核分裂多少取决于肿瘤细胞的分化程度，但多数病例较少。当累及白质时，常可见肿瘤细胞沿神经纤维走行排列，并引起邻近髓鞘脱失，但神经元和轴索保存完好。I 型原发性 GC 普遍无微血管增生及坏死，但这两种改变可出现在存活时间较长的继发性 GC。

免疫组织化学染色：大部分 GC 的多数肿瘤细胞呈 GFAP 和 S-100 强阳性。而在部分 GC 中，仅有少数肿瘤细胞表达 GFAP 和 S-100，多数肿瘤细胞不表达这两种标志物。如上所述，不同 GC 病例的肿瘤细胞级别差异很大，故其增殖活性也相差悬殊，文献报道 GC 的 MIB-1 标记指数：1% ~30%。

（二）少突胶质细胞起源肿瘤

1. 少突胶质细胞瘤（WHO II 级） 少突胶质细胞瘤（Oligodendroglioma, ODG）多发生在成年人，高峰发病年龄为 40 ~45 岁。ODG 好发于大脑半球，位于额叶者占 50% ~65%，其次为颞叶、顶叶、枕叶，常累及 1 个以上脑叶或向双侧扩展。少数 ODG 发生在颅后窝、基底核、脑干、脊髓或软脑膜，后者又叫"脑膜胶质瘤病（Leptomeningeal gliomatosis）"。

大体表现：多数 ODG 为边界较清晰、质软的灰粉色肿块，有广泛黏液变性者可呈胶冻状。ODG 位于大脑皮层和白质内，并可向软脑膜浸润。ODG 中常见钙化，使肿瘤组织呈砂粒感。有时伴有囊性变和肿瘤内出血。

组织学表现：ODG 细胞密度中等，主要由形态单一、大小一致、体积中等大小、胞膜清晰的圆形或椭圆形肿瘤细胞组成，核大小一致呈圆形、染色质稍增加、胞浆透明形成核周空晕，它们彼此呈镶嵌状排

列，形成蜂巢样结构。还可见到一些大小不等，类似星形细胞的小肥胖细胞（Minigemistocyte），这些细胞可出现较明显的核非典型，但仅偶见核分裂，不代表间变。肿瘤细胞间可见呈网格样密集分布的枝芽状毛细血管网，毛细血管可将肿瘤细胞分隔成小叶状排列。蜂巢样结构和枝丫状毛细血管网是确定 ODG 诊断的重要病理学指标。除肉眼可见的钙化外，肿瘤内和瘤周组织中常有多少不等的颗粒状小灶性钙化。

ODG 累及大脑皮层可引起下列继发性改变：浸润的肿瘤细胞围绕神经元呈卫星样排列，并可在血管周围及软脑膜下聚集，肿瘤细胞浸润软脑膜可引起局部反应性纤维组织增生。个别病例中可见短梭形肿瘤细胞核呈平行栅栏状排列，成排的肿瘤细胞核间为粉染的肿瘤细胞浆，形成波峰与浪谷相间的图像，即过去所说的"极性成胶质母细胞瘤"。

免疫组织化学染色：ODG 细胞表达对其诊断有特异性的标志物 Nogo-a 和有参考价值的相对特异性标志物 OLIG-1、OLIG-2 和 SOX10，也表达 S-100、CD57（Leu7）和 MAP2，小肥胖细胞表达 GFAP，部分 ODG 可含有表达突触素、NeuN、NF、NSE、TuJ-1、β 微管蛋白等神经元标志物的肿瘤细胞。MIB-1 标记指数：2% ~5%，大于 5% 者预后较差。

分子遗传学与分子生物学：80% 的 ODG 有染色体 1p 和 19q 丢失（Loss），其中绝大多数病例为 t(1；19)(q10；p10) 异位导致的 1p 和 19q 全拷贝丢失，仅个别病例为部分丢失；在 1p/19q 联合丢失的 ODG 常有 MGMT 启动子甲基化和表达缺失，这部分 ODG 对替莫唑胺治疗敏感。

鉴别诊断：蜂巢样结构是 ODG 与其他脑肿瘤鉴别的主要指标。表达 Nogo-a、OLIG-1、OLIG-2、SOX10 及 1p/19q 联合丢失，均有助于 ODG 与透明细胞型室管膜瘤、中枢神经细胞瘤及脑室外神经细胞瘤的鉴别。

2. 间变性少突胶质细胞瘤（WHO III 级） 间变性少突胶质细胞瘤（Anaplastic oligodendroglioma, AODG）多发生在成年人，高峰发病年龄为 45 ~50 岁。AODG 好发部位与 ODG 相同。有染色体 1p/19q 缺失的 AODG 比无 1p/19q 缺失者预后好，对 PCV（丙卡巴肼+环己亚硝基脲+长春新碱）化疗敏感，经适当化疗生存期可达 7 年。

大体表现：AODG 除可有肉眼可见的大片坏死区以外，其余大体表现与 ODG 相似。

组织学表现：多数 AODG 仍部分保留 ODG 的组

织形态学特征。与 ODG 不同的是出现了下列间变特征:肿瘤细胞体积明显增大,细胞密度高,呈弥漫浸润性生长;核体积明显增大、核/浆比明显增加,核异型性突出、富含染色质,核分裂多见;少数病例的肿瘤细胞多形性显著并可见异型性突出的多核瘤巨细胞,或出现分化幼稚的梭形细胞区,部分区域甚至出现肉瘤样表现;分化差的区域可见较多伴有内皮细胞显著增生的小血管;可见小灶性坏死,部分小灶性坏死与出现在胶质母细胞瘤者类似,周边有小圆细胞和(或)短梭形细胞呈假栅栏样排列。

免疫组织化学染色:所有 AODG 的肿瘤细胞都不同程度的表达 Nogo-a、OLIG-1、OLIG-2 和 SOX10,也表达 S-100、CD57(Leu7)和 MAP2,胶质纤维型少突胶质细胞和小肥胖细胞表达 GFAP,AODG 的肿瘤细胞还常表达 Vimentin。MIB-1 标记指数:>5%。

分子遗传学与分子生物学:2/3 的 AODG 有染色体 1p 和 19q 丢失(Loss),其中绝大多数病例为 t(1;19)(q10;p10)异位导致的 1p 和 19q 全拷贝丢失;在 1p/19q 联合丢失的 AODG 常有 MGMT 启动子甲基化和表达缺失,这部分病例对 PCV 及替莫唑胺化疗敏感。

鉴别诊断:在高分化区可找到蜂巢样结构也是 AODG 与其他脑肿瘤鉴别的主要指标。需要与 AODG 鉴别的肿瘤及其他鉴别方法与 ODG 相同。

(三) 少突-星形细胞起源肿瘤

1. 少突-星形细胞瘤(WHO Ⅱ级) 少突-星形细胞瘤(Oligoastrocytoma,OA)是含有少突胶质细胞瘤和弥漫性星形细胞瘤两种成分的混合性胶质瘤。高峰发病年龄为 35~45 岁,发病率由高至低依次为额叶、颞叶、顶叶、枕叶,偶见于脑干,位于小脑者极罕见。

大体表现:OA 呈浸润性生长,大体边界不清,一般不破坏受累的原有组织结构,切面呈灰白或灰粉色,有广泛黏液变性者可呈胶冻状。

组织学表现:OA 的细胞密度中等,无或偶见核分裂,可见小灶性钙化和微囊变。诊断 OA 的关键是识别其肿瘤性少突胶质细胞和星形细胞,前者的形态与 ODG 的肿瘤细胞相同;后者的形态与 DA 的肿瘤细胞相同,可呈纤维型、原浆型或肥胖细胞型 DA 的形态学表现,但纤维型最多见。两种肿瘤细胞可为双相型混合(各自在不同的区域独立存在,彼此不混合),或弥漫型(两种肿瘤细胞弥漫混杂生长,无界限清楚的单一细胞区),绝大多数 OA 为弥漫型。

免疫组织化学染色:OA 兼有少突胶质细胞瘤和星形细胞瘤的抗原表达谱,星形细胞瘤成分表达 GFAP 和 Vimentin,少突胶质细胞瘤成分表达 CD57(Leu7)、MAP2、OLIG-1、OLIG-2 和 SOX10,两种细胞成分均表达 S-100。OA 的 MIB-1 标记指数:<6%。

鉴别诊断:OA 主要需与 ODG 鉴别,肿瘤性星形细胞至少应占全部肿瘤细胞的 25% 以上才能确定其为 OA。应注意不能将含小肥胖细胞和胶质纤维型少突胶质细胞的 ODG 误当成 OA,只有看到真正的 DA 成分才能诊断 OA。即使在真正的 ODG 中也可以出现 GFAP 阳性的细胞,故 GFAP 阳性对二者鉴别没意义。

2. 间变性少突-星形细胞瘤(WHO Ⅲ级) 间变性少突-星形细胞瘤(Anaplastic oligoastrocytoma,AOA)是有组织学间变特征的 OA。高峰发病年龄为 40~50 岁,AOA 好发于大脑半球,一半以上位于额叶,其次为颞叶。而有染色体 1p 丢失者预后好。

大体表现:AOA 的大体表现与其他间变性胶质瘤相似,可见灶性坏死、肿瘤内出血、囊性变区及钙化。

组织学表现:多数 AOA 或多或少保留一些 OA 的组织形态学特征,但与 OA 不同的是出现了下列间变特征:细胞密度明显增加,细胞大小、形态相差悬殊,呈现突出的细胞多形性;核异型性突出、富含染色质,核体积明显增大、核/浆比明显增加,核分裂多见;还可见伴内皮细胞显著增生的间质小血管增生及小灶性坏死。

免疫组织化学染色:AOA 的抗原表达谱与 OA 基本相同,所不同的是其 Vimentin 表达水平较 OA 增加,其他标志物表达相对减少。

鉴别诊断:AOA 主要需与 AODG 鉴别,鉴别要点与 OA 和 ODG 的鉴别基本相同。

(四) 室管膜起源肿瘤

1. 室管膜下室管膜瘤(WHO Ⅰ级) 室管膜下室管膜瘤(Subependymoma,SE)发生在脑室壁,向脑室及脑实质生长。任何年龄均可发生,但最好发于中老年男性,男女之比为 2.3:1。SE 主要位于四脑室(占 50%~60%)和侧脑室(占 30%~40%),少数位于三脑室、透明隔和脊髓。脊髓的 SE 都发生在颈段和颈胸段,绝大多数位于脊髓内,极少数位于脊髓外。

大体表现:SE 为境界清楚、质地较韧的实性肿块,绝大多数病例的肿瘤直径不超过 1~2cm,脑室的 SE 附着于脑室壁并突入脑室腔内,位于四脑室、体积大的 SE 可压迫脑干。

组织学表现:SE 的特点是肿瘤组织中细胞较少,在胶质细胞突起形成的致密胶质纤维基质中,可见散在分布、聚集成簇状、核大小形态一致的肿瘤细胞团。肿瘤细胞体积小,类似于室管膜下胶质,核染色质稀疏,无或罕见核分裂,偶见多形性细胞核。偶见肿瘤细胞突起围绕小血管排列,形成类似室管膜瘤的血管心菊形团。胶质纤维基质中可见微囊变、出血和钙化,部分 SE 可见丰富的间质微血管。

免疫组织化学染色:多数肿瘤细胞的胞浆 GFAP 阳性,个别病例的肿瘤细胞表达 NSE,MIB-1 标记指数:<1%。

鉴别诊断:SE 的组织形态学特征非常特异,不易与其他肿瘤混淆。

2. 黏液乳头状型室管膜瘤(WHO Ⅰ级) 黏液乳头状型室管膜瘤(Myxopapillary ependymoma,MPE)占室管膜起源肿瘤的 9% ~13%,发病年龄范围 6~82 岁。MPE 几乎都位于脊髓圆锥-马尾-终丝区,起源于终丝的室管膜累及马尾神经根,偶尔侵犯骶骨。偶有多灶性 MPE 及发生在其他部位的报道。

大体表现:MPE 大体外观呈灰白色分叶状,质软,通常呈囊性包裹状,一般无浸润性生长的肉眼表现。

组织学表现:MPE 由立方形和(或)高柱状,胞浆粉染的肿瘤细胞围绕血管及其周围的间质轴心呈放射状排列,形成乳头状结构,无核分裂。有些 MPE 可出现微小乳头区或非乳头区,后者由呈束状排列的长梭形肿瘤细胞组成。含有丰富的 Alcian 蓝阳性黏液样基质,聚集在肿瘤细胞与血管之间,也可聚集在小囊腔内。Alcian 蓝阳性的小囊腔是无典型乳头状结构 MPE 的特征性表现。

免疫组织化学染色:肿瘤细胞呈 GFAP、S-100 和 Vimentin 阳性,细胞角蛋白阴性。MIB-1 标记指数:<1%。

鉴别诊断:MPE 易与脊索瘤和产生黏液的转移癌混淆。后两者均表达细胞角蛋白和 EMA,不表达 GFAP,这三种标志物可用于 MPE 与脊索瘤及产生黏液的转移癌的鉴别。

3. 室管膜瘤(WHO Ⅱ级) 室管膜瘤(Ependymoma)占神经上皮起源肿瘤的 2% ~9%,儿童颅内肿瘤的 6% ~12%,3 岁以下儿童颅内肿瘤的 30%,成人脊髓胶质瘤的 50% ~60%。高发年龄:幕下室管膜瘤为 2 个月到 16 岁,脊髓室管膜瘤为 30 ~40 岁,幕上室管膜瘤在儿童和成人均可发生。室管膜瘤最好发于四脑室和脊髓,其次为侧脑室和三脑室,偶见于幕上脑室系统外的脑实质内。在成人幕下和脊髓室管膜瘤的发病率大致相等,但幕下室管膜瘤更好发于年幼儿童,脊髓的室管膜瘤主要发生在颈段和颈胸段。

大体表现:室管膜瘤边界清晰,质软,呈淡红或暗红色,出血和坏死不明显。部分四脑室的室管膜瘤,在充满脑室腔后可通过中间孔或侧孔突入脑室外,经蛛网膜下腔环绕脑干生长,有人称其为"可塑性室管膜瘤(Plastic ependymoma)"。

组织学表现:室管膜瘤的关键组织学特征是"室管膜菊形团和血管心菊形团"。室管膜菊形团表现为柱状肿瘤细胞围绕中心圆形小管腔排列,向管腔内伸出细长胞浆突起,突起末端由内界膜相连,形成腔隙的内侧壁,如管腔呈裂隙状则称其为"室管膜小管"。血管心菊形团表现为肿瘤细胞围绕血管呈放射状排列,并向血管壁伸出纤细的胞浆突起,形成环绕血管的粉染无核带。虽然室管膜菊形团对诊断室管膜瘤最有意义,但仅见于少数病例。对组织学诊断最有帮助的是血管心菊形团,其出现频率明显高于室管膜菊形团。室管膜瘤中常见粉染的纤维性无核区与有核区相间分布,形成豹斑样图像。偶尔出现周边无肿瘤细胞假栅栏排列的地图样坏死灶不代表肿瘤间变。室管膜瘤分为以下四个组织学亚型。

(1) 富于细胞型室管膜瘤(Cellular ependymoma):主要由体积中等大小、胞浆粉染的圆形和卵圆形肿瘤细胞组成,细胞核圆形或卵圆形,核大小形态一致。肿瘤细胞密度高,但异型性不明显,核分裂少见。血管心菊形团数量较少,罕见或无室管膜菊形团,部分区域可见较突出的豹斑样结构,无间变特征。该亚型位于脑室外者比其他亚型更为常见。

(2) 乳头状型室管膜瘤(Papillary ependymoma):其特征是形成典型的乳头状结构,乳头状结构呈张开的手指样排列,中心是小血管,其表面被覆一层立方形上皮样肿瘤细胞。

(3) 透明细胞型室管膜瘤(Clear cell ependymoma):好发于年轻人的幕上部位,呈少突胶质细胞瘤样表现,肿瘤细胞圆形或类圆形,胞浆透明形成核周空晕,细胞核圆形或卵圆形,核大小形态一致。肿瘤细胞聚集成小团或呈条索状排列。

(4) 伸长细胞型室管膜瘤(Tanycytic ependymoma):主要见于脊髓,其肿瘤细胞呈梭形,伸出细长的双极突起,呈宽窄和细胞密度不等的束状排列,细胞核染色质呈椒盐样细颗粒状均匀分布。因其梭形双极肿瘤细胞成分的形态与位于脑室旁,并向室管膜表面伸出细长突起的正常伸长细胞相似,故将该肿瘤命名为伸长细胞型室管膜瘤。

免疫组织化学染色:所有室管膜瘤都表达 S-100 和 Vimentin,绝大多数室管膜瘤表达 GFAP 和 SOX9,部分病例表达上皮细胞膜抗原(EMA)。GFAP 阳性细胞主要位于血管心菊形团的细胞突起内。EMA 阳性信号可见于室管膜菊形团的内腔面,也可呈斑点状位于菊形团外的肿瘤新胞浆内。少数病例可见局灶性细胞角蛋白、甲状腺转录因子-1、Nestin 和 NeuN 阳性细胞。MIB-1 标记指数:≤4%。

鉴别诊断:

(1) 富于细胞型:该型室管膜瘤可见血管心菊形团和室管膜菊形团,易与其他肿瘤鉴别。

(2) 乳头状型:脉络丛乳头状瘤及转移性乳头状癌不表达 SOX9,该型室管膜瘤表达 SOX9,乳头中靠中心小血管一侧的肿瘤细胞突起 GFAP 强阳性,EMA 阳性信号呈斑点状位于肿瘤细胞浆内,均有助于三者的鉴别。

(3) 透明细胞型:该型室管膜瘤表达 SOX9,不表达 OLIG-2 可与少突胶质细胞瘤鉴别,不表达 NeuN 和突触素可与中枢神经细胞瘤及脑室外神经细胞瘤鉴别;该型室管膜瘤表达 S-100 和 EMA 阳性信号呈斑点状位于肿瘤细胞浆内,可与血管网状细胞瘤及转移性透明细胞癌鉴别。

(4) 伸长细胞型:可见不典型血管心菊形团及好发部位不同,有助于该型室管膜瘤与毛细胞型星形细胞瘤的鉴别。

4. 间变性室管膜瘤(WHO Ⅲ级) 间变性室管膜瘤(Anaplastic ependymoma, AE)占所有室管膜瘤的 25.2%,主要发生于儿童颅内(好发年龄为 10 ~ 14 岁),以颅后窝最为常见,发生在脊髓者较少见。

大体及组织学表现:AE 的大体表现与室管膜瘤相似。镜下:AE 除有室管膜瘤的组织形态学表现外,还呈现肿瘤细胞密度显著增高,分化幼稚,核异型性突出,核分裂明显增多等间变的组织学特征。常出现有血管内皮显著增生的小血管增生及周边肿瘤细胞呈假栅栏样排列的小灶性坏死。血管心菊形团是诊断 AE 组织学标志,但其血管周围放射状无核带较窄,无有或罕见室管膜菊形团。多数 AE 的边界清晰,偶见肿瘤细胞向邻近组织浸润。

免疫组织化学染色:AE 的肿瘤细胞不同程度的表达 SOX9、GFAP、S-100 和 Vimentin,上皮性标志物细胞角蛋白及 EMA 染色也可阳性,但 GFAP 阳性肿瘤细胞比室管膜瘤少。MIB-1 标记指数常>7%。

鉴别诊断:AE 表达 SOX9,可见血管心菊形团,无纤维心菊形团,不表达髓母细胞瘤标志物 SOX4 和 SOX11,可与髓母细胞瘤及中枢 PNET 鉴别;AE 不表达 S 抗原,室管膜母细胞瘤和松果体母细胞瘤均表达 S 抗原,有助于 AE 与后两者的鉴别。

(五)脉络丛起源肿瘤

脉络丛起源肿瘤(Choroid plexus tumours CPT)包括:脉络丛乳头状瘤(Choroid plexus papilloma, CPP)、非典型性脉络丛乳头状瘤(Atypical choroid plexus papilloma, ACPP)及脉络丛癌(Choroid plexus carcinoma, CPC)。CPT 的总发病率占所有脑肿瘤的 0.3% ~ 0.6%,CPP 与 CPC 的发病率之比约为 5:1;由于 ACPP 少见其确切发病率目前还不清楚。CPT 主要发生在侧脑室(50%)和四脑室(40%)的脉络丛,5% 发生于三脑室,2 个或 3 个脑室同时受累者占 5%,个别病例原发于四脑室侧孔开口处的小脑脑桥角;偶见原发于脑室外的异位 CPT。80% 侧脑室的 CPT 发生于 20 岁以前,四脑室的 CPT 可发生于各年龄组,但 80% 的 CPC 患者为儿童。

大体表现:CPP 为突向脑室腔的暗红色或红色球形肿块,表面有大量纤细乳头呈菜花状,基底部附着于脑室壁,但与邻近脑组织界限清晰,切面可见颗粒状钙化、囊性变和(或)出血。ACPP 和 CPC 的大体外观与 CPP 相似,但因 CPC 侵犯邻近脑组织使其边界不清,其切面呈实性,可见出血和坏死。

组织学表现

(1) 脉络丛乳头状瘤(WHO Ⅰ级):肿瘤细胞形态和组织结构与正常脉络丛相似,由形态一致的单层立方形或柱状上皮性肿瘤细胞,围绕小血管和疏松结缔组织构成的纤细轴心呈乳头状生长,仅个别乳头表面被覆的肿瘤细胞呈假复层或复层,肿瘤细胞基底面有基底膜。肿瘤细胞核圆形或卵圆形,大小一致,位于基底部,无有或罕见核分裂。肿瘤间质内常见呈同心圆层状钙化的球形砂粒体。

(2) 非典型性脉络丛乳头状瘤(WHO Ⅱ级):当 CPP 的核分裂数≥2 个/10 个高倍视野(每高倍视野相当于 0.23mm^2)时,仅这一项指标即可确定其为 ACPP,故 ACPP 被定义为核分裂增加的 CPP。此外,当 CPP 中出现细胞密度增加,细胞核呈多形性,部分乳头结构模糊不清,肿瘤细胞呈实性生长及小灶性坏死这 4 项指标中的 2 项或 2 项以上时,也可将其诊断为 ACPP。

(3) 脉络丛癌(WHO Ⅲ级):CPC 有明显的恶

51

性组织学特征,主要表现为以下5个方面:①核分裂常见(>5个/10个高倍视野),②细胞密度显著增加,③细胞核呈多形性明显,④乳头结构模糊不清,部分区域肿瘤细胞呈弥漫性大片生长,⑤出现坏死区。在CPP的组织学背景上,出现上述5条中的4条即可诊断CPC。CPC常向邻近脑组织弥漫浸润性生长。

免疫组织化学染色:所有CPP均表达细胞角蛋白、Vimentin、Podoplanin、Kir7.1、STC-1和EAAT1,多数CPP普遍表达S-100及灶性表达GFAP,约70%的CPP表达甲状腺素转运蛋白(Transthyretin)。ACPP和CPC的免疫组织化学染色特征与CPP相似,但CPC的S-100和Transthyretin表达率明显低于CPP并常表达INI1蛋白。所有脉络丛起源肿瘤均不表达EMA。MIB-1标记指数:CPP为0.2%~6%,CPC为7.3%~60%。

鉴别诊断:Kir7.1、STC-1和EAAT1是正常和肿瘤性脉络丛上皮的特异性标志物,其他颅内原发及转移性乳头状肿瘤均不表达这3种标志物,对该类肿瘤与其他乳头状肿瘤的鉴别有重要参考价值。绝大多数CPC表达INI1蛋白,而易与CPC混淆的非典型性畸胎样/横纹肌样肿瘤(AT/RT)不表达INI1蛋白,有助于二者的鉴别。

(六)其他神经上皮起源肿瘤

1. 星形母细胞瘤 星形母细胞瘤(Astroblastoma,AB)为少见肿瘤,主要发生于儿童和青年人,多位于大脑半球,CNS其他部位少见。AB的生物学行为多变,由于其发病率低,缺乏足够的临床和病理资料,故WHO未给出明确分级。但目前倾向于将其分为高分化和间变性两个亚型。

大体表现:AB的大体表现为灰红或棕色、边缘清楚的结节状或分叶状肿块。切面常有大的囊腔形成及灶性坏死和(或)出血,肿瘤可作为壁结节附着于大囊腔的内侧面上。

组织学表现:挤压但不侵入脑组织,与邻近组织界限清晰,不含任何其他星形细胞起源肿瘤和室管膜瘤成分。肿瘤细胞围绕管壁增厚、透明变性的血管呈环形排列,并向血管壁伸出呈放射状、交叉重叠的单极粗短胞浆突起,这种特征性车辐状排列即"星形母细胞结构"(为AB特异性诊断指征),其纵切面则呈缎带样排列的乳头状结构。星形母细胞结构间为密度不等、呈片状分布、核圆形或卵圆形的多角形或梭形肿瘤细胞,染色质粗糙聚集成块。

间变性AB表现为:细胞异型性及核分裂明显增加,部分星形母细胞结构呈坍塌样改变,出现非假栅栏样小灶性坏死。分化更差者还可出现与胶质母细胞瘤类似的小血管增生及伴肿瘤细胞呈假栅栏样排列的小灶性坏死。

免疫组织化学染色:所有AB均不同程度的表达GFAP、S-100和Vimentin,部分肿瘤细胞膜可呈EMA阳性。MIB-1标记指数:1%~18%,该指数高者预后不好。

鉴别诊断:星形母细胞结构与室管膜瘤血管心菊形团中的肿瘤细胞突起不同,其胞浆突起短粗、交叉重叠,不聚集成纤细的血管周围基质。AB还需与所有可形成血管心菊形团的肿瘤进行鉴别,鉴别手段主要靠免疫组织化学染色及超微结构观察。

2. 三脑室脊索瘤样胶质瘤(WHO Ⅱ级) 三脑室脊索瘤样胶质瘤(Chordoid glioma of the third ventricle,CGTV)罕见,好发生于35~60岁。CGTV早期位于三脑室前部,随肿瘤增大可逐渐填充三脑室中部和后部。CGTV呈非侵袭性缓慢生长,但因其位于三脑室并附着于下丘脑和蝶鞍上结构,常不能全切。

大体表现:大体呈灰白或灰红色、边缘清楚的实性肿块,直径2~4cm。切面部分区域灰白色胶冻状,部分区域为灰红色。

组织学表现:典型组织学特征包括:在黏液性基质(常呈空泡状)中有呈簇状或条索状排列的上皮样肿瘤细胞;肿瘤间质中有大量淋巴细胞和浆细胞浸润;并可见大量卢梭氏小体(Russell body)。上皮样肿瘤细胞呈卵圆形至多角形,有丰富的嗜酸性红染胞浆,核中等大小、圆形或卵圆形、形态较一致,无有或罕见核分裂(<1个/10个高倍视野)。多数病例可见部分肿瘤细胞向胶质分化形成粗大的纤维性突起。在邻近脑组织中可见反应性星形胶质细胞增生、Rosenthal纤维、淋巴细胞和浆细胞浸润及卢梭氏小体。

免疫组织化学染色:CGTV的上皮样肿瘤细胞呈GFAP和Vimentin强阳性,部分肿瘤细胞S-100阳性。EMA染色肿瘤细胞局灶性阳性,但间质浸润的浆细胞多数阳性。CGTV的肿瘤细胞还可表达EGFR和NF2基因编码蛋白Merlin。间质浸润的淋巴细胞和浆细胞CD45RO、CD20、IgGλ和IgGκ均阳性,LCA染色仅淋巴细胞阳性。MIB-1标记指数:<5%。

鉴别诊断:脊索瘤样型和分泌型脑膜瘤中均可见典型膜皮型脑膜瘤成分,分泌型脑膜瘤的包涵体样分泌小体 CEA 阳性,富于淋巴细胞/浆细胞型脑膜瘤中无 CGTV 的上皮样肿瘤细胞成分,这些均有助于上述脑膜瘤亚型与 CGTV 的鉴别。肿瘤细胞不表达细胞角蛋白及间质有大量淋巴细胞、浆细胞和卢梭氏小体是 CGTV 与脊索瘤的鉴别要点。

3. 血管中心型胶质瘤(WHO Ⅰ级) 血管中心型胶质瘤(Angiocentric glioma, AG)少见,主要见于儿童和青少年(中位龄 17 岁)。常见于额顶叶交界区(38%)、颞叶和海马区(35%)及顶叶(15%)的大脑皮层表浅部位。特征性临床表现为患者出现药物难以控制、反复发作的局灶性癫痫。

大体表现:AG 为边界较清晰的皮层内实性肿块,并可向皮层下白质蔓延,常使受累皮层的脑回增大,肿瘤切面颜色比正常皮层灰质更深。

组织学表现:AG 的突出组织学特征是形态非常一致的双极梭形肿瘤细胞围绕所有口径的皮层血管,呈单层或多层放射状套袖样排列,并沿中心血管长轴延伸。该结构的横断面类似于室管膜瘤的血管心菊形团,其纵切面显示双极梭形细胞沿中心血管壁垂直排列。双极梭形细胞还常以水平溪流样排列或呈垂直栅栏样矩阵方式聚集在软脑膜下,并可侵犯邻近脑实质形成密度不等、弥漫分布的肿瘤细胞集落。双极梭形细胞核细长,染色质呈颗粒样点彩状。一些病例还可见含较多致密纤维化成分的实性生长区,微小的神经鞘瘤样结节,以及被不规则裂隙或腔隙分隔、呈巢状或片块状分布的圆形上皮样肿瘤细胞。上皮样细胞浆内可见位于核旁的圆形或卵圆形嗜伊红致密体(内含点彩样颗粒),这种胞浆结构相当于免疫组织化学染色 EMA 阳性的微腔隙。

免疫组织化学染色:AG 的梭形和上皮样肿瘤细胞均表达 GFAP、S-100 和 Vimentin。上皮样肿瘤细胞浆的嗜伊红致密体呈斑点样、微腔型 EMA 阳性(与室管膜瘤相似的免疫组织化学特征)。在血管周围和软脑膜下的上皮样肿瘤细胞表面也可呈 EMA 阳性。MIB-1 标记指数:多数 AG<1%,个别病例达到 5%。

鉴别诊断:AG 组织形态特殊,结合部位、临床及影像学表现,易于其他 CNS 肿瘤鉴别。

(七) 神经元及混合性神经元-神经胶质起源肿瘤

1. 小脑发育不良性神经节细胞瘤(WHO Ⅰ级) 小脑发育不良性神经节细胞瘤(Dysplastic gangliocy-toma of the cerebellum, DGC)也叫 Lhermitte-Duclos 病,是 Cowden 综合征的常见表现之一。Cowden 综合征是由 PTEN 基因种系突变(Germline mutation)引起的常染色体显性遗传病。除 DGC 外,该综合征还可出现三个胚层来源组织的多发性错构瘤,以及易患乳腺癌、非髓样甲状腺癌和子宫内膜癌。DGC 发病年龄 3~70 岁,但绝大多数病例是成年人。DGC 可作为 Cowden 综合征的首发病变出现,一旦确诊为 DGC 应对患者进行监控,以便及早发现上述恶性肿瘤。

大体表现:小脑受累部位呈现不连续的脑回粗糙肥大区,病变可延伸到脑回的深层。通常 DGC 病变局限于一侧小脑半球,但偶尔为多灶性,部分病例可有囊性变。

组织学表现:病变区小脑分子层和颗粒层增厚,其内充满体积大小不等、分化良好的神经节细胞,使小脑叶增大、扭曲,但原有组织结构仍被保留,神经节细胞的体积随其所在位置由浅到深逐渐缩小,这是 DGC 的重要组织学特征。在分子层外侧部常可见一层呈平行排列的异常有髓轴索束,有时在软脑膜下或分子层内还可见到形态与颗粒神经元相似的散在细胞。病变区普肯耶细胞数目减少或完全缺失,并常见钙化和位于病变周边的血管。

免疫组织化学染色:DGC 的发育不良性神经细胞表达突触素、磷酸化 AKT 和 S6 激酶,不表达 PTEN 蛋白。仅少数不典型的大神经节细胞表达普肯耶细胞标志物 Leu-4、L7、PEP19 和钙结合蛋白(Calbindin),说明 DGC 的异常神经元仅少数是来自普肯耶细胞。

鉴别诊断:DGC 的组织及细胞形态特殊,结合部位、临床及影像学表现,易于其他 CNS 肿瘤鉴别。DGC 的异常神经节细胞不表达 PTEN 蛋白,是其与神经节细胞瘤及神经节细胞胶质瘤不同的重要鉴别指标。

2. 婴儿促纤维增生性星形细胞瘤/神经节细胞胶质瘤(WHO Ⅰ级) 婴儿促纤维增生性星形细胞瘤(Desmoplastic infantile astrocytoma, DIA)和婴儿促纤维增生性神经节细胞胶质瘤(Desmoplastic infan-tile ganglioglioma, DIG)的总发病率占全部 CNS 肿瘤的 0.1%~0.3%,占婴儿脑肿瘤的 16%。绝大多数病例在出生后 1~24 个月内发病,偶见于年长儿童及青年人。DIA 和 DIG 均位于幕上,额顶叶最常见,其次是颞叶,枕叶少见。

大体表现:DIA 和 DIG 常为横跨 1 个以上脑叶的巨大囊性肿瘤,使邻近脑组织被严重挤压。DIA 和 DIG 均原发于脑表面进而侵犯硬脑膜、软脑膜和浅皮层。它们均由位置表浅的肿瘤实质部分和位于其深部的大囊腔共同组成,实质部分常附着于硬脑膜,质地硬韧似橡胶,切面灰色或白色,无出血坏死。其囊腔可为单房或多房性,内充满清亮或黄色液体。

组织学表现:该类肿瘤主要由以下三种成分组成,并常见钙化。

(1)促纤维增生性软脑膜成分:由成纤维细胞样梭形细胞与胞浆嗜伊红、形态多样的肿瘤性星形细胞和/或肿瘤性神经细胞混合组成,它们均呈走向一致的束状、席纹样或漩涡状排列。网状纤维染色显示每个肿瘤细胞间有丰富的网状纤维网围绕。DIA 的促纤维增生性软脑膜中仅含肿瘤性星形细胞。DIG 的促纤维增生性软脑膜中含肿瘤性星形细胞和肿瘤性神经细胞,但以前者为主,且后者的形态差异较大。

(2)分化幼稚的神经上皮细胞成分:DIA 和 DIG 组织中均可见一种体积小、分化幼稚的神经上皮细胞成分,该种细胞含强嗜碱性小圆细胞核,核周仅有少量胞浆。DIA 和 DIG 中,一些区域无促纤维增生性改变,主要由这种不成熟的神经上皮细胞聚集而成。

(3)肿瘤性皮层成分:在 DIG 中还可见无促纤维增生性改变的皮层成分,这种肿瘤性皮层成分常呈多结节性,且其中一些结节有微囊变。尽管皮层下血管周围间隙内常充满肿瘤细胞,但皮层表面与促纤维增生性肿瘤之间界限非常清晰。

免疫组织化学染色:梭形细胞普遍表达 GFAP 和 Vimentin,多数肿瘤性神经上皮细胞及肿瘤性皮层成分也表达 GFAP,说明 DIA 和 DIG 的肿瘤细胞主要来自星形胶质细胞。间质网状纤维呈Ⅳ型胶原阳性。肿瘤性神经细胞表达神经元标记物(突触素、NF-H、β-tubulin Ⅲ);分化幼稚的神经上皮细胞既表达 GFAP 和 Vimentin,也表达上述神经元标记物和 MAP2。DIA 和 DIG 的 MIB-1 标记指数:0.5%～5%,绝大多数病例不足 2%。

鉴别诊断:DIA 和 DIG 的鉴别主要是根据有无肿瘤性神经细胞及肿瘤性皮层成分。GFAP 阳性可用于 DIA 和 DIG 与间叶组织良性肿瘤和脑膜瘤的鉴别。毛细胞型和纤维型星形细胞瘤无促纤维增生,前者可见 Rosenthal 纤维等有助于它们与 DIA 和 DIG 的鉴别。

3. 胚胎发育不良性神经上皮肿瘤(WHO Ⅰ级)胚胎发育不良性神经上皮肿瘤(Dysembrioplastic neuroepithelial tumour,DNT)的突出临床特征是首发症状为药物难以控制的癫痫。约 90% 的 DNT 患者首次癫痫发作出现在 20 岁以前,而患者经手术切除被诊断为 DNT 时常为 20～30 岁。DNT 可以发生于幕上大脑皮层的任何部位,但 50% 位于颞叶,其余分别位于基底核区、侧脑室、透明隔、侧脑室三角区、三脑室、中脑和顶盖、脑桥、小脑及脑干等部位。

大体表现:DNT 的体积差异很大,可以从直径几毫米到几厘米。位于皮质者,病灶常在皮质浅层,并可向皮质外扩展,但不累及软脑膜。切面表现可反应该肿瘤的复杂组织结构,最典型的特征是切面可见到由胶质神经元成分组成的胶冻样区,并可见质地较韧的多发或单发结节,受累皮层常明显膨胀。

组织学表现:"特异性胶质神经元成分(Specific glioneuronal element)"是对 DNT 有确诊价值的组织学结构,也是单纯型 DNT 的唯一组织成分。其特征包括:由表面被覆少突胶质细胞样小细胞的轴索束,聚集成长轴与皮层表面相垂直的柱状结构;在柱状结构之间有量多少不等的小囊腔,其内含不着色或淡染的基质,可见形态正常的神经元呈浮蛙状漂浮于小囊腔的基质中;特异性胶质神经元成分中可见散在分布的多突起星形细胞。如在特异性胶质神经元成分的基础上,还含有呈弥漫性或结节状分布的星形细胞、少突胶质细胞和(或)神经元,则为复合型 DNT,两型的临床表现和生物学行为相同。80% 的 DNT 可见邻近脑组织的皮质发育不良,肿瘤及发育不良脑组织中均可见钙化。

免疫组织化学染色:特异性胶质神经元成分中的浮蛙状神经元及由其发出并形成柱状结构的轴索呈 NSE、突触素、NF 及 β-tubulin Ⅲ 等神经元标志物阳性,被覆在轴索表面的少突胶质细胞样小细胞呈 S-100 阳性、GFAP 阴性,其中的多突起星形细胞 GFAP 阳性。复合型中特异性胶质神经元成分以外的少突胶质细胞 OLIG-2、S-100 阳性,星形细胞 GFAP 阳性,其神经元表达的蛋白标志物与浮蛙状神经元相同。MIB-1 标记指数:0～8%。

鉴别诊断:复合型 DNT 需与微囊变明显及有间质黏液变的原浆型星形细胞瘤和少突胶质细胞瘤鉴别,鉴别要点是 DNT 有特异性胶质神经元成分及特征性浮蛙(状)细胞。

4. 神经节细胞瘤(WHO Ⅰ级) 神经节细胞瘤(Gangliocytoma,GCM)是单纯由肿瘤性神经元组成的肿瘤。GCM 占全部脑肿瘤的 0.2%,儿童脑肿瘤的 1.7%～7.6%。发病年龄范围为 2 个月～70 岁,中位发病年龄为 8.5～25 岁。可发生于大脑、脑干、小脑、脊髓、松果体、视神经和垂体,但主要见于颞叶,是最常伴发慢性颞叶癫痫的脑肿瘤之一。

大体及组织学表现:GCM 的大体表现与 GGM 相似(详见后面 GGM 部分)。镜下:GCM 仅由呈簇状或小巢状分布、体积大、常具有分化不良特征的多极肿瘤性神经元组成,位于其间的是非肿瘤性胶质成分(这是 GCM 与 GGM 的主要不同点)。与 GGM 相比,GCM 的肿瘤性神经元体积更大,胞浆丰富,具有大的胞核和清晰的核仁,可见长的细胞突起,尼氏染色核周可见蓝染的尼氏体,部分肿瘤性神经元形态类似皮层椎体神经元。

免疫组织化学染色:GCM 的肿瘤性神经元表达 MAP2、NeuN、突触素、NF、NSE,表达嗜铬粒素 A 者较少,也可表达 β-tubulin Ⅲ、蛋氨酸脑啡肽、神经肽Y、亮氨酸脑啡肽、β-内啡肽等。MIB-1 标记指数:0~0.2%。

鉴别诊断:GCM 与 GGM 的主要鉴别点为肿瘤性神经元之间,是否有肿瘤性胶质细胞成分。肿瘤性神经元呈簇状聚集和(或)出现双核,对 GCM 与非肿瘤性神经元异常病变的鉴别有重要价值。

5. 神经节细胞胶质瘤(WHO Ⅰ级) 神经节细胞胶质瘤(Ganglioglioma,GGM)是由肿瘤性神经元和肿瘤性胶质细胞共同组成的肿瘤。GGM 占原发性脑肿瘤的 0.3%。发病年龄范围、中位发病年龄、发生部位均与 GCM 相同,但发生于颞叶的 GGM 多于 GCM,GGM 也是常伴发慢性颞叶癫痫的脑肿瘤之一。

大体表现:GGM 常呈囊性和实性混合存在,部分病例为一个大的囊腔,在囊壁内侧附有一个由实性肿瘤组织构成的壁结节。囊壁内和实性部分均可含钙化成分,囊腔内含黄色水溶性液体。实性部分切面呈灰白色至褐色,与周围脑组织边界清晰。

组织学表现:GGM 由肿瘤性神经元和位于其间的肿瘤性胶质细胞混合组成,在不同病例和同一肿瘤的不同区域中这两种细胞的比例和分布可有明显差异。肿瘤性神经元失去正常组织的排列方式,位于皮质下、呈簇状分布,细胞体积大、有大的细胞核和明显的核仁,尼氏体聚集在细胞膜下,约 50% 的病例可出现双核或多核神经元。肿瘤性胶质成分可类似纤维型星形细胞瘤、少突胶质细胞瘤或毛细胞型星形细胞瘤,可见 Rosenthal 纤维和嗜伊红颗粒小体,偶见核分裂。间质中有丰富的毛细血管网,可见微囊变,黏液样物质和(或)钙化,在血管周围间隙、肿瘤组织内及邻近脑实质内可见广泛的淋巴细胞浸润。

免疫组织化学染色:肿瘤性神经元表达 MAP2、NeuN、突触素、NF、NSE、嗜铬粒素 A、β-tubulin Ⅲ、蛋氨酸脑啡肽、神经肽Y、亮氨酸脑啡肽和 β-内啡肽等;肿瘤性星形细胞和少突胶质细胞表达 GFAP 和 S-100,后者还表达 OLIG-2。70%~80% 的 GGM 高表达 CD34,MIB-1 标记指数:1.1%~2.7%。

鉴别诊断:GGM 常表达 CD34,正常脑组织不表达 CD34,对二者的鉴别很有帮助。星形细胞瘤和少突胶质细胞瘤一般不表达神经元标志物,无呈簇状聚集和(或)出现双核的神经元,这对 GGM 与前两种肿瘤的鉴别有重要价值。

6. 间变性神经节细胞胶质瘤(WHO Ⅲ级) 间变性神经节细胞胶质瘤(Anaplastic ganglioglioma,AGGM)占原发性脑肿瘤的 0.1%,其发病年龄、好发部位与 GGM 相同,也是诱发颞叶癫痫的脑肿瘤。

大体表现:AGGM 的大体表现与 GGM 大致相同,实性部分切面呈灰白色至褐色,很少有出血坏死,与周围脑组织边界清晰,偶可见边界不清的浸润性部分。

组织学表现:AGGM 的肿瘤性神经元形态与 GGM 相同,很少间变,仅有 2 例报道。而恶性表现几乎都发生在肿瘤性胶质成分,可呈间变性星形细胞瘤或间变性少突胶质细胞瘤样改变,个别病例甚至出现胶质母细胞瘤的组织形态学表现。有文献报道在 GGM 被切除的部位发生了恶性胶质瘤。

免疫组织化学染色:在 AGGM 的肿瘤性神经元及肿瘤性星形细胞和少突胶质细胞中,免疫组织化学染色的标志物表达谱与 GGM 相同。MIB-1 标记指数:5%~7%。

鉴别诊断:AGGM 和 GGM 的鉴别主要是看胶质瘤成分是否间变,AGGM 和间变性星形细胞瘤及间变性少突胶质细胞瘤的鉴别要点与 GGM 和星形细胞瘤及少突胶质细胞瘤的鉴别要点相同。

7. 中枢神经细胞瘤(WHO Ⅱ级) 中枢神经细胞瘤(Central neurocytoma,CN)占全部颅内肿瘤的 0.25%~0.5%。平均发病年龄 29 岁。最常见于一侧侧脑室的前部(占 50%,左侧多于右侧),其次是位于侧脑室并扩展到三脑室,少数病例两个侧脑室均有;单独发生于三脑室者罕见;附着于透明隔是 CN 的特征。

大体表现:CN 的大体表现为灰白色,质脆易碎,可有不同程度的钙化,偶有出血。

组织学表现:CN 的肿瘤细胞与少突胶质细胞瘤细胞非常相似,形态一致、圆形、中等大小,核圆形至椭圆形,染色质均匀细腻呈椒盐状,胞浆透明形成核周环状空晕,在细胞密集区可呈蜂巢样表现,偶见分化成熟的神经节细胞。肿瘤细胞呈片状生长或被马蹄形分枝的毛细血管分隔包绕成不完整小叶状,呈现内分泌肿瘤的细胞排列方式,其间可见纤细粉染的丝状神经毡岛。肿瘤细胞还可形成松果体细胞瘤样不规则大纤维心菊形团、室管膜瘤样血管心菊形团,偶见典型纤维心菊形团(Homer-Wright 菊形团),约 1/2 病例有弥漫分布的小灶性钙化。

偶有 CN 出现较多核分裂、微血管增生和(或)小灶性坏死等间变特征的病例报道,有人称其为"非典型性中枢神经细胞瘤(Atypical central neurocytoma,ACN)",但目前对这种 CN 的生物学行为尚缺乏了解。

免疫组织化学染色:突触素是 CN 表达最稳定,且最有诊断价值的标志物,弥漫分布于岛状和带状神经毡及血管周围无核区内。肿瘤性神经细胞还可表达 NeuN、NSE 和 MAP2,仅分化成熟的肿瘤性神经节细胞表达嗜铬粒素 A 和 NF,部分病例中可见 GFAP 阳性细胞。MIB-1 标记指数:CN<2%,ACN>2%。

鉴别诊断:单纯光镜观察与少突胶质细胞瘤鉴别有一定困难,可依据免疫组织化学染色结果并结合年龄、部位、影像学等资料确定诊断,OLIG-2 阴性可排除少突胶质细胞瘤。

8. 脑室外神经细胞瘤(WHO Ⅱ级) 脑室外神经细胞瘤(Extraventricular neurocytoma,EN)是特指发生在 CNS 的脑室外其他部位,并具有中枢神经细胞瘤(CN)组织和细胞学特征的肿瘤。EN 的发病率不详,可发生于 CNS 任何部位的实质内。

大体表现:大体和影像学呈边界清晰、强化明显的病变,且常由囊腔和囊内壁结节组成,这些均与少突胶质细胞瘤不同,有助于二者鉴别。

组织学表现:EN 的组织和细胞学形态可与 CN 完全相同,也表现为细胞密度高和形态较一致;但多数 EN 的细胞密度比 CN 低,且更易见到神经节细胞或小神经节细胞(该细胞比神经细胞体积大、胞浆更透明、有明确核仁);部分区域可呈现类似少突胶质细胞瘤的蜂巢样表现。EN 中可见 GFAP 阳性胶质成分,但尚不清楚其是否为肿瘤性成分;间质中常见透明变性的血管和致密钙化。免疫组织化学染色特征与 CN 基本相同。

鉴别诊断:EN 需与少突胶质细胞瘤鉴别,主要靠 OLIG-1、OLIG-2 免疫组织化学染色,阴性可排除

少突胶质细胞瘤。

9. 小脑脂肪神经细胞瘤(WHO Ⅱ级) 小脑脂肪神经细胞瘤(Cerebellar Liponeurocytoma,CLN)罕见,是由神经细胞和脂肪细胞组成的肿瘤。与 70% 以上发生于儿童的小脑髓母细胞瘤截然相反,CLN 的平均发病年龄为 50 岁(24～77 岁)。CLN 主要发生于小脑半球,其次为小脑蚓部,小脑脑桥角偶见。已有幕上脑室内发生脂肪神经细胞瘤的报道,但其与 CLN 及中枢神经细胞瘤的确切关系还不清楚。

影像学表现:因不同病例组织中脂肪细胞的分布和比例不同,CLN 的 MRI 表现变异较大,但普遍为 T_1 加权像呈不均匀高信号,T_2 加权像呈条纹状高信号,不均匀强化。

组织学表现:呈双相表现,即肿瘤主要由形态、大小较一致的肿瘤性神经细胞及呈灶性分布、形态类似成熟脂肪组织的脂肪细胞组成。CLN 的多数肿瘤细胞与肿瘤性少突胶质细胞相似,核圆形或卵圆形,胞浆透明形成核周空晕;也可见形态类似髓母细胞瘤和透明细胞型室管膜瘤的肿瘤细胞,无或罕见核分裂。

免疫组织化学染色:CLN 弥漫性表达神经元标志物 NSE、突触素和 MAP-2,多数 CLN 可见呈局灶性分布的 GFAP 阳性肿瘤细胞,CLN 的脂肪细胞表达 NSE、突触素、MAP-2 和 GFAP。说明 CLN 的肿瘤细胞主要向神经元分化,也可向星形胶质细胞分化,而脂肪细胞不是被包陷混入的正常脂肪细胞,而是与前两种细胞一样,均由共同的祖细胞朝不同方向异常分化所形成。MIB-1 标记指数:1%～3%。

鉴别诊断:CLN 需与髓母细胞瘤鉴别,CLN 中出现大量表达 NSE、突触素、MAP-2 和 GFAP 的分化成熟脂肪细胞是二者的重要鉴别点。

10. 乳头状胶质神经元肿瘤(WHO Ⅰ级) 乳头状胶质神经元肿瘤(Papillary glioneuronal tumour,PGNT)少见,是易诱发癫痫的脑肿瘤之一。平均发病年龄为 27 岁(4～75 岁)。多位于大脑半球,以颞叶最为常见。

大体表现:PGNT 边界清晰,占位效应不明显,影像学检查为可被强化的肿块。切面可为实性,但常为囊性,并可在靠近脑膜的囊壁内侧有壁结节附着;可见钙化。

组织学表现:PGNT 的突出组织学特征是体积小、形态一致、核圆形、胞浆很少的立方状胶质细胞,围绕管壁增厚透明变性的小血管呈单层或假复层排列,形成义乳头结构。乳头中靠近血管的内层胶质

细胞核染色质丰富深染,乳头外层胶质细胞的核呈空泡状,两种胶质细胞均无异型性或核分裂。乳头间可见片状排列或灶性聚集的神经细胞、胞浆透明的少突胶质样细胞及少量胞浆均一红染、核偏位的小肥胖细胞。神经细胞的大小和形态差异很大,多数为小神经细胞,也可见体积中等的神经节样细胞和(或)大神经节细胞,其间可见呈纤细红染的丝状神经毡。肿瘤周边脑组织内可见散在肿瘤细胞、反应性胶质增生、Rosenthal 纤维、嗜伊红颗粒小体、含铁血黄素及小钙化颗粒,使肿瘤的组织边界模糊不清。

免疫组织化学染色:围绕血管形成乳头的胶质细胞表达 GFAP,部分病例可在该层 GFAP 阳性细胞表面附有 OLIG-2 阳性、GFAP 阴性的胶质细胞,乳头间的小肥胖细胞也高表达 GFAP。而乳头间的小神经细胞、神经节样细胞和大神经节细胞均表达突触素、NSE、β-tubulin Ⅲ 和 NeuN,大神经节细胞还表达 NF,神经毡呈突触素阳性。MIB-1 标记指数:1% ~ 2%。

鉴别诊断:PGNT 需与胚胎发育不良性神经上皮肿瘤(DNT)鉴别,主要鉴别点为 PGNT 的义乳头中心是管壁增厚、透明变性的小血管,而 DNT 中特异性胶质神经元成分的中心是浮蛙(状)神经元发出的轴突。

11. 四脑室形成菊形团的胶质神经元肿瘤(WHO Ⅰ级) 四脑室形成菊形团的胶质神经元肿瘤(Rosette-forming glioneuronal tumour of the fourth ventricle,RGNT)罕见,发病年龄为 12 ~ 59 岁。RGNT 起自中线,占据四脑室和(或)中脑导水管,并可扩展侵犯邻近的脑干、小脑蚓部、松果体或丘脑。

影像学及大体表现:MRI 显示,RGNT 为境界相对清晰的实性肿瘤,T_1 加权像呈低信号,T_2 加权像呈高信号,增强造影呈局部或多灶性强化,可见继发性脑积水。RGNT 均位于四脑室内,附着于小脑和四脑室的侧壁或底部,并可扩展到中脑导水管。

组织学表现:RGNT 由双相分化的肿瘤性神经细胞和胶质成分共同组成。神经细胞体积小、形态一致,核圆形、染色质呈细颗粒状、核仁不明显,胞浆很少、发出纤细的向心性单极胞浆突起。神经细胞可围绕纤细红染的丝状神经毡中心呈环形排列,形成神经细胞性菊形团(RGNT 的特征性组织学表现)。还可见神经细胞及其纤细突起朝向血管壁,形成围绕小血管呈放射状排列的血管心菊形团。这两种菊形团均可位于部分微囊变的黏液性基质中。

RGNT 的主要胶质成分类似毛细胞型星形细胞瘤,肿瘤性星形细胞呈梭形或星芒状,核呈短梭形或卵圆形,染色质中等密度,细胞突起常形成致密或疏松的编织状纤维性背景。部分区域可见含黏液性基质的微囊腔及圆形至卵圆形的少突胶质细胞瘤样胶质细胞,偶见分化成熟的神经节细胞。间质中可见 Rosenthal 纤维、嗜伊红颗粒小体、微小钙化灶及含铁血黄素沉积,并可见薄壁、扩张或透明变性的小血管,也可见有血栓形成和(或)呈肾小球样增生的小血管。

免疫组织化学染色:位于神经细胞性菊形团中心及血管心菊形团血管周围的神经毡呈突触素阳性,肿瘤性神经细胞的胞浆和突起表达 MAP-2 和 NSE,所有肿瘤性胶质细胞均表达 GFAP 和 S-100。MIB-1 标记指数:<3%。

鉴别诊断:因发病部位及组织形态学的特殊性,RGNT 易诊断,不需要与其他肿瘤鉴别。

12. 副节瘤(WHO Ⅰ级) 副节瘤(Paraganglioma)多发生于外周的副神经节,原发于 CNS 者少见,绝大多数位于椎管内马尾-终丝区,占该部位所有肿瘤的 3.4% ~3.8%。偶见于颈胸段椎管内,且多位于硬膜外,常累及椎体。颅内副节瘤通常为中耳鼓室内颈静脉球副节瘤向颅内的扩展,偶见原发于蝶鞍区、小脑脑桥角、小脑实质和额颞叶的颅内副节瘤。马尾-终丝副节瘤的发病年龄 9 ~74 岁(平均 46 岁)。副节瘤为神经内分泌肿瘤,患者除有局部受累的症状和体征外,还可有内分泌异常的表现。

大体表现:绝大多数马尾-终丝副节瘤完全位于硬膜内,附着于终丝或马尾神经根。典型病例有完整包膜,呈卵圆形或呈腊肠样、质软、棕红色,直径 1.5 ~13cm,切面可见囊性变。个别病例可穿过硬脊膜侵犯邻近骨组织。

组织学表现:由分化好,形态类似正常副神经节的肿瘤性主细胞(Ⅰ型细胞)和支持细胞(Ⅱ型细胞)组成。主细胞形态一致,圆形或多边形;核居中,圆形或卵圆形,染色质呈细颗粒椒盐状,核仁不明显,偶有核多型性;胞浆量多少不等,常呈嗜伊红颗粒状,部分病例呈嗜双色或呈不着色透明状。支持细胞呈梭形,伸出光镜下不易看到的长突起。主细胞呈小叶状或巢状排列,其周边有单层支持细胞围绕,间质有丰富的纤细毛细血管网(可显示管壁硬化)分隔包绕上述肿瘤细胞小叶或肿瘤细胞巢。约半数马尾-终丝副节瘤可见分化成熟的神经节细胞及形态介于主细胞和神经节细胞之间的过渡型细胞,部分病例可见血管心菊形团,也有肿瘤主要由梭形细胞组成或含黑色素的病例报道。可见局部出血、坏死及散在的核分裂,无这些表现及核多形性者预后好。

免疫组织化学染色:主细胞表达突触素、嗜铬粒素 A、NF、NSE、5-羟色胺、神经肽(生长抑素和蛋内啡肽)和核旁细胞角蛋白(Paranuclear cytokeratin),但前三者的特异性最好,有诊断价值。支持细胞普遍表达 S-100(能清晰显示其细胞突起)和 GFAP。

鉴别诊断:因发生部位相同,故最需要与之鉴别的是黏液乳头状型室管膜瘤,其次是高分化转移性腺癌,要综合组织学表现及免疫组织化学染色结果来进行鉴别。

(八)松果体区肿瘤

1. 松果体细胞瘤(WHO Ⅰ级) 松果体实质起源肿瘤占松果体区原发性肿瘤的 14%~27%,松果体细胞瘤(Pineocytoma,PC)占松果体实质起源肿瘤的 14%~60%,PC 可发生于任何年龄,但成人多见。PC 位于松果体区,可压迫邻近的中脑导水管、脑干和小脑,也可突入三脑室,大的肿瘤常合并脑积水。

大体表现:大体上 PC 为境界清晰的局限性肿瘤,切面灰褐色、均匀一致或呈颗粒状,可见小囊腔和出血灶。

组织学表现:PC 的细胞密度中等,由形态一致、体积较小、分化成熟、类似松果体细胞的肿瘤细胞组成。肿瘤细胞核呈圆形或卵圆形,核仁模糊不清,染色质呈散在细颗粒状,偶见核分裂(<1 个/10 个高倍视野);胞浆量中等,嗜伊红均匀红染,并伸出末端呈球形膨大的短突起,用 Bodian 法、Bielschowsky 法和碳酸银法等银染色及 NF 免疫组织化学染色均可更清晰的显示短胞突的球形膨大。肿瘤细胞呈片状生长或形成边界不清的小叶状结构,并常形成大纤维心菊形团(松果体细胞瘤性菊形团,Pineocytomatous rosette),这是该肿瘤的组织学特征。松果体细胞瘤性菊形团的数量和体积可有一定差异,菊形团周边有肿瘤细胞核围绕,其中心红染的无核区由丰富、纤细的肿瘤细胞浆突起组成,形态与神经毡相似。肿瘤间质由被覆单层内皮细胞的纤细毛细血管网和少量网状纤维组成,偶见微小钙化灶。

免疫组织化学染色:PC 细胞高表达突触素、NSE、NF、SOX4、TrkA、BTG1、TPH1、HIOMT、RGS16、OPN4 和 CRB3,也可表达 β-tubulin Ⅲ、tau 蛋白、PGP9.5、嗜铬粒素 A 和 5-羟色胺。当肿瘤细胞向感光细胞分化时还可表达视网膜 S-抗原和视紫红质蛋

白(Rhodopsin)。MIB-1 平均标记指数:0.27%。

鉴别诊断:PC 需与中等分化的松果体实质肿瘤及松果体母细胞瘤鉴别,鉴别要点详见松果体母细胞瘤的鉴别诊断部分。

2. 中等分化的松果体实质肿瘤(WHO Ⅱ~Ⅲ级) 中等分化的松果体实质肿瘤(Pineal parenchymal tumour of intermediate differentiation,PPTID)占所有松果体实质起源肿瘤的 20%。PPTID 可发生于任何年龄,主要发生于年轻人。PPTID 位于松果体区,对周围结构的影响与松果体细胞瘤相同。

大体表现:PPTID 大体表现与松果体细胞瘤相似,境界清晰、质软,无肉眼可见的坏死。

组织学表现:PPTID 的肿瘤细胞形态介于松果体细胞瘤与松果体母细胞瘤之间。细胞密度中等,可呈神经母细胞瘤样弥漫性生长或形成边界不清的小叶状结构,有轻到中度核异型,偶见坏死和瘤巨细胞。在 PPTID 中,58% 无核分裂,28% 核分裂 1~2 个/10 个高倍视野,14% 核分裂 3~6 个/10 个高倍视野。多数病例无典型纤维心菊形团(Homer-Wright 菊形团)或神经节细胞。PPTID 组织中可见典型松果体细胞瘤区与弥漫性生长的 PPTID 肿瘤细胞区相互移行的过渡区。

免疫组织化学染色:PPTID 细胞表达突触素和 NSE,部分病例的肿瘤细胞表达 NF、嗜铬粒素 A、视网膜 S-抗原和 S-100。PPTID 细胞还高表达 PRAME、CD24、POU4F2 和 HOXD13。MIB-1 标记指数:3%~10%。

鉴别诊断:PPTID 需与松果体细胞瘤及松果体母细胞瘤鉴别,鉴别要点详见松果体母细胞瘤的鉴别诊断部分。

3. 松果体母细胞瘤(WHO Ⅳ级) 松果体母细胞瘤(Pineoblastoma,PB)约占所有松果体实质起源肿瘤的 40%。可发生于任何年龄,但以儿童和青少年为主(平均 18.5 岁)。PB 位于松果体区,常侵犯视丘、脑干、中脑导水管和三脑室等邻近结构及相应部位的软脑膜,发生脑积水的几率很高。

大体表现:PB 的大体为灰白色、质软易碎,呈浸润性生长边界不清,切面常见出血和(或)坏死,但肉眼可见的钙化罕见。

组织学表现:PB 的组织形态学表现与中枢原始神经外胚层肿瘤相似,高度富于细胞,由无特定排列方式、呈片状密集生长的未分化小蓝细胞组成。肿瘤细胞体积小、边界不清,几乎看不到胞浆,近似裸核状(碳酸银染色可见少量胞浆及数量很少的胞浆

突起),呈现高核/浆比。核圆形或不规则形,染色质丰富,呈蓝色深染,偶见小核仁。PB 一般无松果体细胞瘤性菊形团,但在弥漫性小细胞密集生长区之间可见纤维心菊形团(Homer Wright 菊形团)和(或)空心菊形团(Flexner-Wintersteiner 菊形团),空心菊形团的出现代表 PB 中有视网膜母细胞分化。不同病例的核分裂数可有一定差异,但多数 PB 可见大量核分裂,且常见小灶性坏死。极少数 PB 内可见松果体细胞瘤样分化区,并与 PB 的未分化区交替存在,显示呈双相图像的多形性腺瘤表现。PB 组织中可见微小钙化灶。偶见产生黑色素并有软骨和横纹肌母细胞分化的 PB,被称为"松果体原基肿瘤(Pineal anlage tumours)"。

免疫组织化学染色:PB 细胞也可不同程度的表达突触素、NSE、NF、β-tubulin Ⅲ、嗜铬粒素 A 和 S-100,也高表达 SOX4、TrkA、BTG1、TPH1、HIOMT、RGS16、PRAME、CD24、POU4F2、HOXD13,还可表达 GFAP 和 αB-晶状体球蛋白(αB-Crystallin)。PB 的突出特征是其视网膜 S-抗原的阳性表达率(接近100%)远高于 PC 和 PPTID,并特异性表达 PITX2、Hist1H3D、Hist1H4E、DSG1、TERT。MIB-1 标记指数:6.5% ~27.2%。

鉴别诊断:PC、PPTID 及 PB 的鉴别要点为:①PC 可见松果体细胞瘤性菊形团,核分裂<1 个/10 个高倍视野,MIB-1 标记指数平均 0.27%,可特异性表达 OPN4、CRB3、tau 蛋白、PGP9.5、5-羟色胺和视紫红质蛋白;②PPTID 的组织和细胞形态介于 PC 和 PB 之间,核分裂<6 个/10 个高倍视野,MIB-1 标记指数为 3% ~10%,既不表达上述 PC 特异性标志物,也不表达下列 PB 特异性标志物;③PB 由密集排列、近似裸核的小蓝细胞组成,无松果体细胞瘤性菊形团,但可见纤维心菊形团和(或)空心菊形团,常见小灶性坏死,核分裂常>10 个/10 个高倍视野,MIB-1 标记指数 6.5% ~27.2%,不表达上述 PC 特异性标志物,但特异性表达 PITX2、Hist1H3D、Hist1H4E、DSG1 和 TERT。

4. 松果体区乳头状肿瘤(WHO Ⅱ ~ Ⅲ级) 松果体区乳头状肿瘤(Papillary tumour of the pineal region,PTPR)罕见,是最近新发现的神经上皮肿瘤,10 ~30 岁最为多见(平均 32.4 岁)。仅见于松果体区,因压迫周围结构和(或)阻塞脑脊液循环而出现相应症状和体征。

大体表现:PTPR 体积较大(直径 2.5 ~4cm),与周围组织境界清楚,其余大体表现与松果体细胞瘤相同,单凭肉眼观察无法对两者做出鉴别。

组织学表现:PTPR 的组织学特征是肿瘤细胞呈上皮样表现,由细胞密集区和乳头区混合组成,常见室管膜菊形团和室管膜小管形成(向室管膜分化)。在乳头区,由数层体积大、胞浆淡染至嗜伊红的柱状上皮样肿瘤细胞,呈重叠放射状围绕中央小血管形成乳头状结构。在细胞密集区,上皮样肿瘤细胞浆呈透明或空泡状,胞浆中偶见 PAS 染色阳性的嗜伊红团块。多数肿瘤细胞的核呈圆形或卵圆形,染色质呈点彩状,可见多形核,核分裂数 0 ~10 个/10 个高倍视野。几乎所有 PTPR 中均可见坏死区,常见小血管壁透明变性。

免疫组织化学染色:肿瘤细胞高表达多种亚型的角蛋白(KL1、AE1/AE3、CAM5.2、CK18),乳头状结构的肿瘤细胞表达最强;与室管膜瘤相反,仅有少量肿瘤细胞呈局灶性 GFAP 阳性;PTPR 还表达 Vimentin、S100、NSE、MAP2、N-CAM 和甲状腺素转运蛋白(Transthyretin);可见局部少量肿瘤细胞呈 EMA 阳性(胞膜着色或胞浆点状着色)及突触素和嗜铬粒素 A 弱阳性。MIB-1 标记指数:3% ~10%。

鉴别诊断:PTPR 表达以上亚型的角蛋白,而室管膜瘤不表达任何角蛋白;钾通道蛋白 Kir7.1 和斯钙素-1(Stanniocalcin-1)是脉络丛上皮及其肿瘤高表达的标志物,PTPR 不表达这两种标志物;这些差异是 PTPR 与室管膜瘤及脉络丛起源肿瘤鉴别的重要参考指标。

(九)胚胎性肿瘤

1. 髓母细胞瘤(WHO Ⅳ 级) 髓母细胞瘤(Medulloblastoma,MB)占原发性颅内肿瘤的 2% ~4%,占神经上皮起源肿瘤的 7% ~8%。高峰发病年龄为 0 ~9 岁(占 66.3%),其次为 10 ~19 岁(占24.7%),成人病例 80% 发生于 21 ~40 岁,发生于50 岁以上者极其罕见,男女之比为 1.86:1。MB 均位于小脑,75% 的儿童 MB 位于小脑蚓部,并突入四脑室;随患者年龄增大位于小脑半球的 MB 比例也相应增加,绝大多数位于小脑半球者为促纤维增生/结节型 MB。

大体表现:位于小脑蚓部者肿瘤呈红色或暗红色,广泛浸润于小脑蚓部、四脑室及小脑半球内,易出血;部分病例似有边界,但在切除时发现其境界并不清晰,切面可见出血和坏死灶。位于小脑半球者境界较清晰,有形成结节的倾向,其余大体表现与小脑蚓部的 MB 相同。除促纤维增生/结节型 MB 质地硬韧外,其他组织学亚型的 MB 质地均较软。

组织学表现:MB包括以下七种形态学表现不同的亚型。

（1）经典型MB（Classic medulloblastoma，CMB）：该型最常见，主要由密集排列的小蓝细胞组成，其胞浆很少、呈裸核状，核染色质丰富深蓝色、呈圆形、卵圆形及胡萝卜状;约40%的CMB有常见有显著核多形性及核分裂的纤维心菊形团（Homer-Wright菊形团）;部分区域可见成排的细胞核与由细胞突起组成的无核带相互间隔交替存在，呈现浪峰与浪谷样的节律性栅栏状排，即所谓"成胶质母细胞特征（Spongioblastic features）";还可见细胞相对稀疏的岛状淡染区;肿瘤细胞片块之间穿插有极少量含薄壁血管的纤维结缔组织。肿瘤细胞核的体积和形状可呈一定的多形性，构成其间变特征。常见神经元分化，可见少量神经细胞（Neurocytic cell）及星形胶质细胞分化。多数CMB可见大量核分裂，但约1/4 CMB的核分裂数并不是很多。偶见有周边肿瘤细胞呈假栅栏样排列的小灶性坏死，肾小球样血管增生罕见。当CMB侵犯蛛网膜下腔时可引起明显的促纤维增生反应，增生的胶原纤维中可见被埋陷的肿瘤细胞呈条索状或簇状分布。

（2）促纤维增生/结节型MB（Desmoplastic/nodular medulloblastoma，DNMB）：DNMB是少见的髓母细胞瘤亚型，其镜下特征为肿瘤组织中可见染色浅的肿瘤细胞稀疏区被染色深的肿瘤细胞密集区包绕形成结节状苍白岛;网状纤维染色显示苍白岛的肿瘤细胞间无网状纤维，而其周围细胞密集区的肿瘤细胞间则形成致密的网状纤维网。DNMB细胞密集区的肿瘤细胞形态与CMB相似，增生活跃，核染色质丰富呈深蓝色、有轻度多形性，显示高核/浆比。苍白岛代表向神经元方向成熟分化的区域，由纤维性基质和形态大小一致的神经细胞样肿瘤细胞组成，其肿瘤细胞的核/浆比明显低于周围致密区的肿瘤细胞，核分裂很少，但细胞凋亡明显增加。不能将只有胶原和网状纤维增加，而无结节状苍白岛的不典型CMB误当成DNMB。

（3）广泛结节型MB（Medulloblastoma with extensive nodularity，MBEN）：MBEN曾被叫作"小脑神经母细胞瘤（Cerebellar neuroblastoma）"，主要发生在婴儿，肿瘤组织中可见广泛的结节状结构形成。与DNMB的不同点如下:MBEN的无网状纤维结节区明显变长，且富含神经毡样组织，而形成扩展的小叶状结构;其中可见核圆形的小细胞群，这些小细胞的形态与中枢神经细胞瘤相似，并呈溪流样排列，形

成绣毯样图案。部分区域的结节间成分明显减少。在放疗和（或）化疗后，MBEN偶尔可进一步成熟分化为以神经节细胞为主的肿瘤。

（4）间变性MB（Anaplastic medulloblastoma，AMB）：AMB的特点为肿瘤细胞核多形性显著，细胞与细胞间相互重叠，核呈浇铸样密集镶嵌，可见大量核分裂及病理性核分裂。肿瘤细胞凋亡也很显著。尽管所有髓母细胞瘤均可显示一定的细胞异型性，但AMB的细胞异型性特别显著，且分布广泛，而仅有灶性细胞异型性者不能诊断为AMB。已有从其他亚型进展为AMB的报道。

（5）大细胞型MB（Large cell medulloblastoma，LCMB）：LCMB占全部髓母细胞瘤的2%~4%。LCMB的肿瘤细胞形态单一，有一圆形、空泡状、核仁明显的大细胞核，有量多少不等的嗜伊红胞浆。这些肿瘤细胞间彼此不互相黏着，可见大量核分裂及凋亡肿瘤细胞。LCMB与AMB之间有显著的细胞形态重叠，LCMB中常见间变区，已有LCMB/AMB混合型的报道。

（6）髓母肌母细胞瘤（Medullomyoblastoma）：当上述任何髓母细胞瘤亚型的组织中出现了灶性分布的横纹肌母细胞成分，即为"髓母肌母细胞瘤"。梭形横纹肌母细胞的胞浆均匀红染，呈散在或束状分布于稀疏或密集成簇的卵圆形大髓母细胞之间，偶见有横纹的带状成熟骨骼肌细胞。鉴于其分子遗传学变异背景与别的髓母细胞瘤亚型相同，故现在认为髓母肌母细胞瘤不是一个独立的病理实体，并称其为髓母细胞瘤伴肌源性分化（Myogenic differentiation）。

（7）黑色素型MB（Melanotic medulloblastoma）：当上述任何髓母细胞瘤亚型的组织中出现了含黑色素颗粒的肿瘤细胞，即为"黑色素型髓母细胞瘤"。这种肿瘤细胞形态多样，可呈原始未分化状，也可类似于脉络膜上皮形成小管、乳头或上皮巢。也因其分子遗传学变异背景与其他髓母细胞瘤亚型相同，而被认为不是一个独立的病理实体。现在称其为髓母细胞瘤伴黑色素性分化（Melanotic differentiation）。

免疫组织化学染色:各亚型MB均不同程度的表达SOX4、SOX11和核蛋白INI1。多数MB中可见灶性分布的突触素、β-tubulin Ⅲ、MAP2、NSE和N-CAM阳性肿瘤细胞，CMB的纤维心菊形团和DNMB的苍白岛肿瘤细胞这些神经元标志物表达最强。部分MB中可见GFAP阳性肿瘤细胞。LCMB的突触

素阳性信号呈特征性的圆点状分布,并可表达 NF 和嗜铬粒素 A。髓母肌母细胞瘤的横纹肌母细胞表达 Desmin、肌红蛋白、快肌球蛋白(Fast myosin)。黑色素型髓母细胞瘤的产黑色素细胞表达 S-100。此外,MB 细胞还可表 Vimentin、巢蛋白(Nestin)、神经细胞黏附分子、神经生长因子等,以及视网膜 S 抗原和视紫红质蛋白(Rhodopsin)等光感受器相关蛋白。MIB-1 标记指数:>20% 。

鉴别诊断:MB 各亚型间的鉴别并不困难。MB 特异性表达 SOX4 和 SOX11,不表达 SOX9 有助于与间变性室管膜瘤和室管膜母细胞瘤(均表达 SOX9)的鉴别,不表达细胞角蛋白和 EMA 有助于与转移性小细胞肺癌(表达细胞角蛋白和 EMA)的鉴别。MB 表达 INI1 可与非典型性畸胎样/横纹肌样肿瘤(INI1 阴性)鉴别。

2. CNS 原始神经外胚层肿瘤(WHO Ⅳ级) CNS 原始神经外胚层肿瘤(CNS Primitive neuroecto-dermal tumour,CNS PNET)是一组好发于儿童和青少年,分化幼稚、预后极差的高度恶性肿瘤。包括:CNS/幕上 PNET(CNS/supratentorial PNET)、CNS 神经母细胞瘤(CNS Neuroblastoma)、CNS 神经节细胞神经母细胞瘤(CNS Ganglioneuroblastoma)、髓上皮瘤(Medulloepithelioma)和室管膜母细胞瘤(Ependy-moblastoma)。因后四种肿瘤极其罕见,本部分仅介绍 CNS/幕上 PNET。

CNS/幕上 PNET(PNET)少见,发病年龄为生后 4 周~20 岁(平均 5.5 岁),绝大多数位于大脑半球,偶见于脊髓或蝶鞍上区。

大体表现:PNET 的体积大小不等,位于蝶鞍上者常比位于大脑者小,在脑实质内者可形成边界模糊或境界清晰的肿块,粉红色质软,切面可为实性或有囊腔形成,可见出血坏死。

组织学表现:PNET 由幼稚的未分化小细胞组成,核形态一致,呈规则的圆形或椭圆形,核/浆比高,核分裂多见。因胞浆很少,HE 染色切片的肉眼观为蓝色,故有"蓝色瘤"之称。肿瘤细胞呈弥漫性生长,罕见纤维心菊形团(Homer Wright 菊形团)样细胞排列;部分区域可见肿瘤细胞在粉染纤细的丝状背景中呈溪流样排列,类似广泛结节型髓母细胞瘤的绣毯样图案,但无促纤维增生/结节型髓母细胞瘤那样的结节状苍白岛;还可见肿瘤细胞核与无核区间隔交替的栅栏样排列。常见钙化颗粒,血管及血管内皮细胞增生不明显。

免疫组织化学染色:由于 PNET 分化幼稚,仅在肿瘤组织中见少数单个的 GFAP、突触素、NSE 阳性细胞,多数肿瘤细胞表达 Neuro D。MIB-1 标记指数:>20% 。

鉴别诊断:PNET 表达 Neuro D,不表达髓母细胞瘤标志物 SOX4 和 SOX11,可与髓母细胞瘤鉴别。PNET 不表达 SOX9 和 S 抗原,无血管心菊形团和室管膜菊形团,可与室管膜瘤(表达 SOX9)、室管膜母细胞瘤(表达 SOX9 和 S 抗原)及松果体母细胞瘤(表达 S 抗原)鉴别。PNET 不表达细胞角蛋白和 EMA 可与转移性小细胞肺癌(表达细胞角蛋白和 EMA)鉴别。

3. 非典型性畸胎样/横纹肌样肿瘤(WHO Ⅳ级) 非典型性畸胎样/横纹肌样肿瘤(Atypical tera-toid/rhabdoid tumour,AT/RT)占儿童脑肿瘤的 1% ~2% ,婴儿 CNS 肿瘤的 10% 。绝大多数发病年龄<3 岁,6 岁以上儿童罕见,成人更罕见。位于幕上和幕下者的比例是 1.3:1,偶见于脊髓;位于幕上者多在大脑半球,少数在脑室系统、蝶鞍上区或松果体;位于幕下者可在小脑半球、小脑脑桥角或脑干,且多发生在<2 岁的儿童。AT/RT 可以散发,也可作为横纹肌样肿瘤易患综合征的组成部分发病。

大体表现:AT/RT 的大体表现和髓母细胞瘤相似,常为粉红色质软的巨大肿块,与周围组织境界较清楚;切面有出血坏死,间质组织成分丰富者可见质硬的灰白色区域。位于小脑脑桥角者常包裹周边的脑神经和血管,并侵犯脑干和小脑。

组织学表现:AT/RT 含有多种形态不同的肿瘤性组织成分,不同病例所含肿瘤性组织成分的种类和比例可明显不同,有时单凭 HE 染色难以区分。AT/RT 最显著的组织形态学特征是多数肿瘤组织中含典型的横纹肌样细胞(Rhabdoid cells,RC)。典型 RC 的边界清晰,核位于胞浆一侧,染色质呈空泡状,有清晰的嗜伊红核仁;核旁胞浆内可见明显的球状嗜伊红包涵体。多数 AT/RT 典型 RC 较少,而是以核异型性较轻、胞浆淡染的不典型 RC 为主,其胞浆呈均匀细颗粒状,胞浆内可含边界模糊、粉染的致密包涵体样结构。两种 RC 均可呈巢状和片状混杂排列。绝大多数 AT/RT 或多或少的含具有原始神经外胚层(70%)、间叶(30%)和上皮(25%)组织特征的肿瘤成分。间叶性肿瘤成分由梭形细胞和富含黏多糖或嗜碱性的间质背景组成。上皮性肿瘤成分可为形成腺样或乳头状结构的腺上皮、鳞状上皮岛或为分化差的缎带样条索状原始上皮巢。肿瘤组织中可见大量核分裂,并可见大片地图状坏死和出血。

免疫组织化学染色:RC 均特征性的表达 EMA 和 Vimentin,也可表达 GFAP、NF、突触素和细胞角蛋白,少数表达平滑肌 Actin,且 Vimentin 阳性信号常呈胞浆内球状大颗粒;原始神经外胚层肿瘤细胞可表达 GFAP、NF、NSE、突触素和 Vimentin;间叶性肿瘤细胞可表达 Vimentin、SMA、Desmin;上皮性肿瘤细胞可表达细胞角蛋白和 EMA。不表达核蛋白 INI1 是诊断 AT/RT 的重要免疫学表型特征。INI1 表达缺失是定位于染色体 22q11.2 的 INI 基因突变或缺失的结果(发生率为 90%),INI1 蛋白表达缺失与 AT/RT 的发生密切相关。MIB-1 标记指数 > 50%。

鉴别诊断:AT/RT 易与横纹肌肉瘤、横纹肌样型脑膜瘤、PNET、髓母细胞瘤、恶性畸胎瘤、不成熟畸胎瘤、转移癌及其他梭形细胞肉瘤混淆。除形态学表现外,不表达 INI1 是 AT/RT 与上述易混淆肿瘤鉴别的最可靠指标。当一个儿童 CNS 肿瘤的活检组织仅有原始神经外胚层肿瘤成分,但有 INI1 蛋白表达缺失时应诊断为 AT/RT。

二、脑神经和脊神经根肿瘤

(一) 神经鞘瘤(WHO Ⅰ级)

神经鞘瘤(Neurinoma)也叫施万细胞瘤(Schwannoma),占颅内肿瘤的 8%,小脑脑桥角肿瘤的 85%,脊神经根肿瘤的 29%,好发于 40~60 岁。约 90% 为孤立性散发病例,5% 为多发性散发病例,仅 4% 发生于神经纤维瘤病 Ⅱ 型患者。神经鞘瘤包括四个亚型。

1. 普通型神经鞘瘤 普通型神经鞘瘤(Conventional Neurinoma)是最常见的神经鞘瘤亚型。位于颅内者主要发生在小脑脑桥角的听神经,其次为三叉神经。位于椎管内者绝大多数发生在脊髓外、硬脊膜内的感觉神经根,是椎管内发病率位居第一的肿瘤。

大体表现:为有完整包膜的球形肿块,略有弹性,将其起源神经推向一侧,切面呈灰白色、有光泽、半透明,大的肿瘤呈不规则分叶状,有陈旧性出血者切面可呈棕黄色。

组织学表现:肿瘤细胞呈长梭形,具有长椭圆形的细胞核,核的两端有细长的细胞浆突起,其核呈横行、栅栏状排列,两行核之间为胞浆突起形成的无核区;部分肿瘤细胞模拟触觉小体呈漩涡状排列;以上述图像为主者被称为 Antoni A 型。部分区域可见多

突起的星芒状肿瘤细胞稀疏分布于黏液状间质中,以该种图像为主者被称为 Antoni B 型。常见微囊腔形成、显著的间质血管增生,血管壁透明变性、血栓形成及陈旧性出血和含铁血黄素沉积。部分病例可见量多少不等的泡沫细胞。有时可见核大、含丰富染色质的肿瘤细胞,但这并不意味着肿瘤恶变。

免疫组织化学染色:肿瘤细胞均高表达 S-100,且细胞核与细胞浆均阳性;并常表达 Leu-7、calretinin、Laminin 和 Ⅳ 型胶原。MIB-1 标记指数:0.95%~1.7%。

鉴别诊断:普通型神经鞘瘤需与颅内和脊髓的脑膜瘤及发生在脑膜的平滑肌瘤、纤维瘤等进行鉴别,S-100 蛋白免疫组织化学染色对以上鉴别有意义。GFAP 免疫组织化学染色对该肿瘤与星形细胞瘤的鉴别有意义。

2. 富于细胞型神经鞘瘤 富于细胞型神经鞘瘤(Cellular Neurinoma)少见,好发于椎管内骶尾部、腹膜后及纵隔内,颅内主要在三叉神经。尽管该型神经鞘瘤仍属良性肿瘤,但其术后易复发(30%~40%)。

大体表现:富于细胞型神经鞘瘤的大体表现与普通型神经鞘瘤相似。

组织学表现:肿瘤细胞丰富,几乎完全由 Antoni A 型区构成,无典型的触觉小体样结构。虽然该型神经鞘瘤常有核异型、染色质增加及可见核分裂(< 4 个/10 个高倍视野)和(或)坏死灶,但仍保留着诸如有完整包膜、血管壁透明变性等普通型神经鞘瘤的基本组织学特征。

免疫组织化学染色:该型神经鞘瘤的肿瘤细胞除表达 S-100、Leu-7、calretinin、Laminin 和 Ⅳ 型胶原外,还可表达少量 p53 蛋白。MIB-1 标记指数可高达 6%。

鉴别诊断:富于细胞型神经鞘瘤需与发生在脑膜的高分化平滑肌肉瘤进行鉴别,S-100 蛋白免疫组织化学染色对二者鉴别有意义。

3. 丛状型神经鞘瘤 丛状型神经鞘瘤(Plexiform Neurinoma)是由多个神经束的神经鞘细胞发生肿瘤性增生而形成的神经鞘瘤,大体上呈互相之间复杂交错的葡萄串样多结节性肿瘤。主要发生于皮肤和皮下,CNS 中极为罕见。组织学及免疫组织化学染色表现与普通型神经鞘瘤一样。

4. 黑色素型神经鞘瘤 黑色素型神经鞘瘤(Melanotic Neurinoma)罕见,尽管该型神经鞘瘤绝大多数为良性肿瘤,但约 10% 的病例具有恶性生物学

行为。

大体表现：该型神经鞘瘤大体表现为边界清晰，但无包膜，外观及切面常呈棕褐色。

组织学表现：除含有普通型神经鞘瘤的组织成分外，还可见含黑色素颗粒的梭形肿瘤细胞（电镜证实含有黑色素小体）。该型神经鞘瘤又分为含砂粒体和不含砂粒体两种，有砂粒体者常发生于 Carney 综合征患者（有黏液瘤或内分泌异常的罕见家族遗传性疾病）。

免疫组织化学染色：该型神经鞘瘤的肿瘤细胞除表达 S-100、Leu-7、calretinin、Laminin 和 Ⅳ型胶原外，其含黑色素的肿瘤细胞还表达 HMB-45。MIB-1 标记指数与其生物学行为相关，良性者与普通型神经鞘瘤相似。

鉴别诊断：黑色素型神经鞘瘤需与脑膜原发的黑色素细胞性病变（弥漫性黑色素细胞增生症、黑色素细胞瘤、恶性黑色素瘤、脑膜黑色素瘤病）及转移性恶性黑色素瘤进行鉴别，主要鉴别点是黑色素型神经鞘瘤中可见普通型神经鞘瘤的组织成分。

（二）神经纤维瘤（WHO Ⅰ级）

神经纤维瘤（Neurofibroma），主要见于成人。好发于皮肤神经、深部神经、内脏神经或脊神经根，发生于颅内神经根者极为罕见。发生在脊神经根者多位于椎管内硬脊膜外或经椎间孔横跨椎管内外。孤立性散发神经纤维瘤手术全切可以治愈。多发性和丛状型神经纤维瘤（Plexiform Neurofibroma）常发生于神经纤维瘤病Ⅰ型患者，易恶变为恶性周围神经鞘膜肿瘤，预后不好。

大体表现：皮下和软组织的孤立性神经纤维瘤呈球形，位于大神经干者常包绕神经呈梭形生长，并穿插于神经之内，质软，切面灰白色、实性、胶冻状；丛状神经纤维瘤沿受累神经形成多个串珠状节结，使受累神经束呈蚯蚓状。

组织学表现：肿瘤由神经鞘细胞及量多少不等的神经束膜样细胞和成纤维细胞组成。因细胞密度及胶原纤维或黏液性基质含量不同而呈多样性组织学表现。通常可见细胞核呈弯曲棒状或弯曲梭形的细长肿瘤细胞排列成波纹状。肿瘤组织内可见被包裹的神经束。部分区域可见肥胖的梭形神经鞘细胞呈栅栏状排列或模拟触觉小体呈漩涡状排列。富含黏液性基质的间质内有散在的肥胖细胞。丛状神经纤维瘤的细胞密度高，可见细胞异型性和（或）核分裂增加，提示其有恶性倾向。

免疫组织化学染色：神经纤维瘤的神经鞘细胞 S-100 阳性，成纤维细胞 Vimentin 阳性，神经束膜样细胞可呈 EMA 阳性。MIB-1 标记指数：<2%。

鉴别诊断：神经纤维瘤需与神经鞘瘤鉴别，神经纤维瘤没有明确的包膜，肿瘤组织中无 Antoni A 和 Antoni B 型排列是其与神经鞘瘤的鉴别要点。

（三）恶性周围神经鞘膜肿瘤（WHO Ⅱ～Ⅳ级）

恶性周围神经鞘膜肿瘤（Malignant peripheral nerve sheath tumor，MPNST）少见，1/2～2/3 的 MPNST 是由神经纤维瘤恶变而来（多发生于神经纤维瘤病Ⅰ型的丛状神经纤维瘤），其余直接发生于周围神经或软组织，由神经鞘瘤恶变而来者罕见。散发性 MPNST 好发于 30～60 岁，发生于神经纤维瘤病Ⅰ型者为 28～36 岁。好发部位依次为坐骨神经分布区（臀部和大腿）、臂丛和上肢、脊柱旁神经干，偶见发生于三叉神经或听神经颅内段的报道。

大体表现：低级别 MPNST 的大体表现与神经纤维瘤相似。发生在神经干的高级别 MPNST 为梭形膨大肿块，与神经无关者则为球形软组织肿块，两者均浸润周围组织结构，脑神经和脊神经内的 MPNST 可侵犯神经实质。绝大多数 MPNST 直径超过 5～10cm，无胞膜或形成假包膜，质中等硬度至硬韧，切面呈奶酪色或灰白色，可见出血坏死灶。

组织学表现：MPNST 包括以下五种形态学表现不同的亚型。

1. 普通型　普通型 MPNST（Conventional MPNST）主要由梭形肿瘤细胞组成，其胞核染色质丰富深染、呈伸长弯曲的波浪状，有量多少不等的嗜伊红胞浆。梭形肿瘤细胞可呈密集的鱼骨刺样排列（类似纤维肉瘤）或呈编织状、束状排列，也可弥漫性生长或形成细胞稀疏区。肿瘤细胞在神经束内生长，但常穿过神经束膜和神经外膜侵犯邻近组织，并形成假包膜。常见地图状坏死，核分裂多见（>4 个/10 个高倍视野）。

2. 上皮样型　上皮样型 MPNST（Epithelioid MPNST）占 MPNST 的比例<5%，部分或全部由上皮样细胞组成。该型 MPNST 不发生于神经纤维瘤病Ⅰ型，可由良性神经鞘瘤恶变而来。以表浅部位及深部软组织相对多见，而且位于浅部位者预后更好。

3. 伴间叶细胞分化型　伴间叶细胞分化型 MPNST（MPNST with mesenchymal differentiation）是指在普通型 MPNST 的组织学背景上，出现不同歧异性分化间叶组织及间叶组织肿瘤（横纹肌肉瘤、软骨肉瘤、骨肉瘤等）的 MPNST。含横纹肌肉瘤成分的

MPNST 者叫做"恶性蝾螈瘤（Malignant Triton tumor）"，在该型 MPNST 中最为常见。近60%的恶性蝾螈瘤发生在神经纤维瘤病Ⅰ型患者。

4. 黑色素型 黑色素型 MPNST（Melanotic MPNST）的基本组织图像与普通型 MPNST 相同，只是在肿瘤组织中可见量多少不等的黑色素及钙化颗粒。

5. 伴腺上皮分化型 伴腺上皮分化型 MPNST（MPNST with glandular differentiation）的基本组织图像也与普通型 MPNST 相同，只是在生长密集的梭形肿瘤细胞巢内，可见由分化良好的腺上皮细胞形成的腺管样结构，其细胞形态与肠上皮相似。还常见神经内分泌分化。该型 MPNST 的3/4发生于神经纤维瘤Ⅰ型患者，且死亡率高达79%。

6. MPNST 的组织学分级标准 与富于细胞型神经纤维瘤相比，细胞密度和核染色质明显增加，核体积超过神经纤维瘤细胞的3倍，可见较多核分裂者为 WHO Ⅱ级；异型性更突出，核分裂>4个/1个高倍视野者为 WHO Ⅲ级；在 WHO Ⅲ级基础上出现坏死者为 WHO Ⅳ级。

免疫组织化学染色：50%~70%的 MPNST 表达 S-100，级别越高表达越少，在高级别 MPNST 仅呈灶性或单细胞阳性，而上皮样型 MPNST 常呈弥漫性阳性。多数 MPNST 表达 p53 蛋白（神经纤维瘤常呈阴性）。伴腺上皮分化型 MPNST 的腺上皮细胞表达上皮标记物 EMA、细胞角蛋白和 CEA，神经内分泌细胞表达嗜铬粒素 A、生长抑素和5-羟色胺。蝾螈瘤中的横纹肌成分表达肌红蛋白。MPNST 的 MIB-1 标记指数：5%~65%。

鉴别诊断：普通型 MPNST 表达 S-100 有助于其与纤维肉瘤的鉴别；上皮样型 MPNST 易与滑膜肉瘤及尤因肉瘤-pPNET 混淆，后两者均表达 CD99 是其与前者鉴别的重要指标；伴间叶细胞分化型 MPNST 与横纹肌肉瘤、软骨肉瘤以及骨肉瘤的鉴别主要依赖于免疫组织化学染色；其余两型组织学表现特异，不易于其他肿瘤混淆。

三、脑膜起源肿瘤

（一）脑膜瘤

脑膜瘤（Meningiomas）是一组起源于脑膜皮细胞（蛛网膜帽细胞）的 CNS 原发性肿瘤。WHO 分类根据组织表现和生物学行为不同，将该类肿瘤分为15个亚型（WHO Ⅰ级9型、WHO Ⅱ级3型、WHO Ⅲ级3型）。在颅内和椎管内脑膜瘤的发病率均位居第二，占颅内原发性肿瘤的24%~30%，常见于中老年人。颅内脑膜瘤多位于大脑凸面，尤其是大脑镰和矢状窦旁，也可见于嗅沟、蝶骨嵴、蝶鞍旁和蝶鞍上区、视神经、岩骨嵴、小脑幕及颅后窝。多数椎管内脑膜瘤发生于胸段。非典型性和间变性脑膜瘤最常见于大脑镰和大脑侧凸面。

大体表现：多数脑膜瘤为质地硬韧、富有弹性的分叶状或圆形肿块。肿瘤境界清楚，以广基附着于硬脑膜，硬脑膜下或硬脑膜静脉窦受侵犯相当常见。个别病例穿透硬脑膜累及颅骨，导致局部特征性颅骨肥厚，甚至可透过颅骨浸润邻近头皮。脑膜瘤也可附着于脑动脉或将其包裹，但浸润动脉壁者极其罕见。该肿瘤还可通过颅骨开放通道扩展到眼眶等颅外部位。多数脑膜瘤呈膨胀性生长挤压邻近脑组织，但侵犯脑实质者非常少见。沿蝶骨翼生长的脑膜瘤常呈扁平或地毯样肿块。部分脑膜瘤用刀切时有砂粒感，提示有大量砂粒体存在，有骨形成者则很少见。非典型性和间变性脑膜瘤通常比良性脑膜瘤体积更大，并常有坏死。

组织学表现：

1. 脑膜皮型脑膜瘤（WHO Ⅰ级） 脑膜皮型脑膜瘤（Meningothelial meningioma）的肿瘤细胞呈大小不等的分叶状排列，一些相邻的小叶间有不连续的薄层胶原纤维间隔。肿瘤细胞形态与正常蛛网膜帽细胞非常相似，体积较大，有丰富粉染的胞浆，细胞间边界不清呈合体状，故曾被叫做"合体细胞型脑膜瘤"；细胞核卵圆形、染色质细腻，部分核内可见椭圆形、边缘光滑、中心透明的核窗（胞浆成分挤压核膜共同陷入核内形成的核内胞浆包涵体），核窗是所有类型脑膜瘤共有的组织学特征。部分病例中可见少量核异型性明显的肿瘤细胞（不影响生物学行为），但无有或罕见核分裂。偶见砂粒体和呈漩涡状排列的肿瘤细胞团，但砂粒体明显少于过渡型、纤维型及砂粒体型，而漩涡数量明显少于过渡型。

2. 纤维型脑膜瘤（WHO Ⅰ级） 纤维型脑膜瘤（Fibrous meningioma）的发病率仅次于脑膜皮型，是第二好发的脑膜瘤亚型。多数肿瘤细胞呈梭形、胞浆粉染、核为短梭形，细胞异型性不明显，无有或罕见核分裂。梭形肿瘤细胞主要呈宽束状排列，束内肿瘤细胞间有量多少不等的胶原纤维，形成与肿瘤细胞平行排列的间隔带。也可见梭形肿瘤细胞呈平行和席纹样排列，部分病例的间质胶原成分非常丰富。在纤维型脑膜瘤中能见到或多或少的脑膜皮型脑膜瘤细胞及核窗,但旋涡结构和砂粒体少见。

3. 过渡型脑膜瘤(WHO Ⅰ级) 过渡型脑膜瘤(Transitional meningioma)是常见的脑膜瘤亚型,易见砂粒体。组织学表现介于脑膜皮型和纤维型之间,可见呈弥散片状分布的脑膜皮型脑膜瘤细胞区及呈溪流状排列的梭形肿瘤细胞区,两区相互移行、交错排列,其间可见旋涡结构。过渡型脑膜瘤是含旋涡结构最多的脑膜瘤亚型,而且形成漩涡的肿瘤细胞为梭形、呈环形层状排列,使漩涡结构颇似洋葱切面,漩涡中心有时可见砂粒体。

4. 砂粒体型脑膜瘤(WHO Ⅰ级) 砂粒体型脑膜瘤(Psammomatous meningioma)也是常见的脑膜瘤亚型。特点是肿瘤组织中含大量砂粒体(一种同心圆层状钙化颗粒),其肿瘤细胞可呈现上述任何一型脑膜瘤的形态学表现,但以有旋涡结构形成的过渡型最为常见,同一肿瘤内不同部位的组织学形态可明显不同。肿瘤中的砂粒体常相互融合形成不规则钙化灶,偶尔有骨形成。一些病例的肿瘤组织几乎完全被砂粒体替代,仅在其间有少量不易发现的肿瘤性脑膜皮细胞。该型脑膜瘤最好发于中年女性的胸段椎管内。

5. 血管瘤型脑膜瘤(WHO Ⅰ级) 血管瘤型脑膜瘤(Angiomatous meningioma)的基本组织学背景为典型脑膜瘤(多数为脑膜皮型),其突出特征是肿瘤间质中富含血管。肿瘤内的血管从小血管到中等大小的血管均能见到,血管壁厚薄不均,绝大多数为管壁增厚伴透明变性的小血管。部分病例的肿瘤细胞因退行性变而出现轻微至明显的核非典型性,但仍为良性。

6. 微囊型脑膜瘤(WHO Ⅰ级) 微囊型脑膜瘤(Microcystic meningioma)的大部分区域由核圆形、具有细长胞浆突起的肿瘤细胞构成,这些肿瘤细胞的突起互相连接,围成位于细胞间、含淡染或嗜伊红黏液的微囊腔,微囊腔密集区呈鸡笼样网眼状;所有病例的肿瘤组织中,除上述微囊区之外,都含有一定量的典型脑膜皮型脑膜瘤成分;肿瘤间质血管的管壁明显增厚并伴透明变性。在微囊区中可见量多少不等的多形性肿瘤细胞,但仍为良性。

7. 分泌型脑膜瘤(WHO Ⅰ级) 分泌型脑膜瘤(Secretory meningioma)的组织学特征是在脑膜皮型脑膜瘤的组织背景中,出现了上皮细胞分化灶;其上皮细胞内和细胞间均可见 HE 染色呈嗜伊红被红染、PAS 染色阳性、边界清晰、大小不等(平均直径100μm)的圆形包涵体样分泌小体;肿瘤中还可见肥大细胞浸润。免疫组织化学染色显示,分泌小体呈癌胚抗原(CEA)及其他上皮和分泌细胞标志物阳性,位于该小体周围的肿瘤细胞呈 CEA 和细胞角蛋白阳性。分泌型脑膜瘤可伴有血中 CEA 水平升高,肿瘤切除后下降,复发时可再升高。

8. 富于淋巴细胞-浆细胞型脑膜瘤(WHO Ⅰ级) 富于淋巴细胞-浆细胞型脑膜瘤(Lymphoplasmacyte-rich meningioma)是最少见的脑膜瘤亚型。其特点是在脑膜瘤(多数为脑膜皮型)组织中,有大量广泛分布的淋巴细胞和浆细胞浸润,并可有组织细胞增生和(或)淋巴滤泡形成,部分病例的脑膜瘤成分被大量浸润的炎细遮盖而不易辨认。浸润的淋巴细胞以 B 细胞为主,浆细胞中可见卢梭氏小体(Russell body)。免疫组织化学染色显示,免疫球蛋白 κ 链和 λ 链均阳性,说明浸润的淋巴细胞和浆细胞均为反应性多克隆增生。该肿瘤可伴发多克隆性高免疫球蛋白血症及难治性缺铁性贫血等全身性造血系统异常。

9. 化生型脑膜瘤(WHO Ⅰ级) 化生型脑膜瘤(Metaplastic meningioma)是指肿瘤组织中出现了典型灶性或大面积的骨、软骨、脂肪组织、黄色瘤细胞(泡沫状组织细胞)及黏液样组织化生的脑膜瘤。这些化生的间叶组织成分可单独出现,也可是两种或两种以上同时存在。这些化生性变化可见于脑膜皮型、过渡型和纤维型中的任何一型,但其出现并不意味肿瘤有恶变。

10. 脊索瘤样型脑膜瘤(WHO Ⅱ级) 脊索瘤样型脑膜瘤(Chordoid meningioma)的特征是在丰富的黏液样基质背景中,有核呈类圆形、胞体呈多边形、胞浆红染、常呈空泡状的上皮样肿瘤细胞排列成条索状或小梁状,其胞浆呈空泡状的肿瘤细胞很像脊索瘤中见到的囊泡状细胞。脊索瘤样区之间常可见典型膜皮型脑膜瘤成分。多数的肿瘤组织中可见斑点状淋巴细胞和浆细胞浸润,部分病例的淋巴细胞和浆细胞浸润非常显著。该型脑膜瘤体积大、多位于幕上、次全切后复发率很高。少数病例可伴发造血系统疾病,如 Castleman 病(肝脾肿大、缺铁性低色素性贫血、骨髓浆细胞增生、γ 球蛋白异常血症、发育迟缓、性征发育迟缓等)。

11. 透明细胞型脑膜瘤(WHO Ⅱ级) 透明细胞型脑膜瘤(Clear cell meningioma)罕见,多发于青年人,也可见于儿童和成年人,好发于小脑脑桥角和脊髓马尾部。肿瘤由胞浆富含糖原呈透明状的多角形细胞组成,由于糖原蓄积其胞浆呈淀粉酶消化敏感的 PAS 染色阳性。肿瘤细胞间和血管周围可见大量斑点状、短粗的胶原纤维束。肿瘤细胞无特定排列方式,很少见到漩涡形成等典型脑膜瘤的组织学特征,无砂粒体。该型脑膜瘤侵袭性较强,复发率高,个别病例可发生脑脊液播散。

12. 非典型性脑膜瘤(WHO Ⅱ级) 非典型性脑膜瘤(Atypical meningioma)的组织病理学诊断标准为核分裂增加(≥4 个/10 个高倍视野)或出现下列组织学特征中的三个或三个以上者:①细胞密度明显增加;②具有高核/浆比的小细胞;③有突出的核仁;④肿瘤细胞呈连续无小分叶状结构或片状生长;⑤出现自发的小灶性或地图状坏死。多数病例的肿瘤组织中仍可见到一些与脑膜皮型、过渡型或纤维型脑膜瘤相似的区域。已证实符合上述诊断标准的脑膜瘤比 WHO Ⅰ级脑膜瘤的复发率高8 倍。

13. 乳头状瘤型脑膜瘤(WHO Ⅲ级) 乳头状瘤型脑膜瘤(Papillary meningioma)罕见,好发于儿童和青少年。其组织学特征是以脑膜皮型脑膜瘤的组织结构为背景,在肿瘤的大部分区域出现肿瘤细胞围绕血管生长形成的义乳头状结构。该肿瘤为低度恶性,75% 的病例有局部浸润和侵犯邻近脑组织,复发率高达 55% ,20% 发生远隔转移(主要是肺),其病死率约为 50% 。

14. 横纹肌样型脑膜瘤(WHO Ⅲ级) 横纹肌样型脑膜瘤(Rhabdoid meningioma)罕见,其组织学特征是肿瘤中可见斑片状或大片的横纹肌样肿瘤细胞。该细胞体积大,胞体呈肥胖的圆形、卵圆形或短梭形,细胞核偏位、呈空泡状(染色质聚集于核膜下)、核仁明显,胞浆丰富,核旁可见球状或由漩涡状纤维构成的嗜伊红包涵体样结构,与在肾恶性横纹肌样瘤及脑非典型性畸胎样/横纹肌样肿瘤中见到的横纹肌样细胞相似。该肿瘤为低度恶性,常呈侵袭性生长,复发率高。

15. 间变性(恶性)脑膜瘤(WHO Ⅲ级) 间变性脑膜瘤(Anaplastic meningioma)是组织形态学异常远比非典型性脑膜瘤更为突出的恶性脑膜瘤。其间变(恶性)特征包括:①显著的恶性细胞学表现(与癌、恶性黑色素瘤或高级别肉瘤相似);②核分裂显著增加(≥20 个/10 个高倍视野)。该肿瘤为中度恶性,复发率极高,常导致患者死亡,中位生存期不足 2 年。

免疫组织化学染色:所有组织学类型的脑膜瘤均高表达 Vimentin,绝大多数 WHO Ⅰ级脑膜瘤不同程度的表达 EMA。微囊型脑膜瘤可表达谷胱苷肽-S-转移酶 π。分泌型脑膜瘤的分泌小体及其周围的细胞角蛋白阳性肿瘤细胞特征性的表达 CEA。WHO Ⅰ级脑膜瘤均表达孕激素受体,但非典型性和间变性脑膜瘤常呈阴性,MIB-1 平均标记指数:WHO Ⅰ级脑膜瘤 3.8% ,WHO Ⅱ级脑膜瘤 7.2% ,WHO Ⅲ级脑膜瘤 14.7% 。

鉴别诊断:

(1) 脑膜皮型、纤维型、过渡型、砂粒体型及分泌型脑膜瘤的组织形态学表现特异,前四型均可见砂粒体,不易于其他肿瘤混淆。

(2) 血管瘤型、微囊型、富于淋巴细胞-浆细胞型、化生型、脊索瘤样型、非典型性及乳头状瘤型脑膜瘤中均可见散在或成团的典型脑膜皮型脑膜瘤细胞,可与血管畸形、脂肪瘤、淋巴瘤、其他间叶组织肿瘤、脊索瘤、转移癌及其他乳头状肿瘤鉴别。

(3) 透明细胞型脑膜瘤表达 EMA,但不表达 GFAP、S-100 及 OLIG-2,可与透明细胞型室管膜瘤及少突胶质细胞瘤鉴别。

(4) 横纹肌样型脑膜瘤表达 INI1 蛋白,可与非典型性畸胎样/横纹肌样肿瘤鉴别。

(5) 间变性脑膜瘤易与转移癌、恶性黑色素瘤或高级别肉瘤混淆,鉴别诊断主要靠免疫组织化学染色予以区分。

(二) 脑膜原发性间叶组织肿瘤

所有良性和恶性间叶组织肿瘤均可原发于脑膜,其组织形态学表现与发生在骨或软组织的同类肿瘤相同。良性肿瘤中以脂肪瘤最为常见,其他良性间叶组织肿瘤非常罕见;所有肉瘤占颅内肿瘤的0.1% ~0.2% ,常见者为纤维肉瘤、恶性纤维组织细胞瘤及未分化肉瘤;而血管外皮瘤的发病率居该组肿瘤之首。该组肿瘤可以发生于任何年龄,但横纹肌肉瘤多见于儿童,恶性纤维组织细胞和软骨肉瘤好发于成人。

这些肿瘤绝大多数位于脑膜,偶见于脑实质、脊髓实质或脉络丛内;且绝大多数位于幕上,幕下和椎管内少见;横纹肌肉瘤多位于幕下,软骨肉瘤最常见于颅底。绝大多数良性间叶组织肿瘤可完全切除,预后良好。原发性颅内肉瘤侵袭性强,不易全切,常原位复发和(或)沿软脑膜播散种植,并可发生全身远隔转移,预后差。较常见的脑膜原发性间叶组织肿瘤类型及其 WHO 分级与生物学行为详见表 3-1 和表 3-4,由于篇幅所限该部分仅重点介绍脂肪瘤、血管外皮瘤和尤因肉瘤-pPNET。

表3-4　常见脑膜原发性间叶组织肿瘤的
类型及其生物学行为

组织起源及分组	常见肿瘤类型	
	良性和交界性肿瘤	低度恶性和高度恶性肿瘤
1. 脂肪组织肿瘤	脂肪瘤	脂肪肉瘤
	血管脂肪瘤	
	冬眠瘤	
2. 纤维性肿瘤	纤维瘤病	纤维肉瘤
	孤立性纤维性肿瘤	
	炎性肌纤维母细胞性肿瘤	
3. 纤维组织细胞肿瘤	良性纤维组织细胞瘤	恶性纤维组织细胞瘤
4. 肌源性肿瘤	平滑肌瘤	平滑肌肉瘤
	横纹肌瘤	横纹肌肉瘤
5. 软骨和骨肿瘤	软骨瘤	软骨肉瘤
	骨软骨瘤	间叶软骨肉瘤
	骨瘤	骨肉瘤
6. 血管起源肿瘤	血管瘤	上皮样血管内皮瘤
		血管肉瘤
		卡波西（Kaposi）肉瘤
7. 血管周细胞肿瘤	血管外皮瘤	间变性血管外皮瘤
8. 分化幼稚的肿瘤		脑膜肉瘤病
		尤因肉瘤-pPNET

1. 脂肪瘤（WHO Ⅰ级）　脂肪瘤（Lipoma）占颅内肿瘤的0.4%。位于颅内者多在中线部位（胼胝体前部、四叠体板、蝶鞍上和下丘脑区等）及小脑脑桥角和内听道，骨化性脂肪瘤（Osteolipoma）好发于蝶鞍上和脚间池。椎管内脂肪瘤常位于脊髓圆锥-马尾终丝区及脊髓胸段，且多数在硬脊膜外。

大体及组织学表现：

（1）脂肪瘤：大体脂肪瘤常呈黄色分叶状肿块，位于硬膜外者可有不连续包膜，局部可包裹神经或血管；位于硬膜内者常直接附着于软脑膜并可与脑或脊髓实质粘连；骨化性脂肪瘤含质硬的骨质部分。镜下：病变组织与正常脂肪组织相似，绝大多数病例在低倍镜下能看到脂肪小叶结构，部分病例的脂肪瘤与邻近脑和（或）神经组织的交界处有丰富

的胶原纤维，并常见其呈斑点状透明变性；骨化性脂肪瘤的周边部有成熟骨组织。

（2）特殊类型的脂肪瘤：包括血管脂肪瘤（Angiolipoma）和冬眠瘤（Hibernoma）。血管脂肪瘤几乎都位于椎管内硬脊膜外间隙，有包膜；大体和组织学基本表现与一般脂肪瘤相似，但其肿瘤组织中富含毛细血管样血管，且血管多位于肿瘤包膜下。冬眠瘤是来源于棕色脂肪的罕见肿瘤，由大小一致、核小居中、胞浆呈颗粒或多空泡状的棕色脂肪细胞组成。

（3）脂肪瘤样病变：腰骶部的软膜脊髓脂肪瘤（Lepto myelolipomas），不是真性肿瘤，为脊柱裂合并的瘤样病变，是脊髓圆锥处椎管内组织穿过脊椎裂口与皮下脂肪组织混合生长的结果。镜下：由分叶状脂肪组织组成，常伴有纤维组织、血管增生和平滑肌成分；当其中含有神经胶质组织，特别是含有室管膜成分时则被称为纤维脂肪瘤性错构瘤（Fibrolipomatous hamartoma）。硬膜外脂肪增生症（Epidural lipomatosis）是以脊髓硬膜外弥漫性脂肪组织增生为特征的瘤样病变，多为长期应用类固醇激素所致的脂肪异常堆积。

2. 血管外皮瘤　该类肿瘤包括WHO Ⅱ级的血管外皮瘤（Haemangiopericytoma，HPC）和WHO Ⅲ级的间变性血管外皮瘤（Anaplastic haemangiopericytoma，AHPC）。HPC和AHPC占CNS原发性肿瘤的0.4%，平均发病年龄为43岁，男女之比为1.4∶1。两者几乎都为附着于颅内或脊髓硬膜的单发性肿瘤，主要位于颅内（以枕部和窦汇处最为常见，后者常附着于静脉窦），位于脊髓硬膜者仅占8%。颅内及椎管内的HPC和AHPC预后比发生于CNS以外者差。

大体表现：HPC和AHPC大体表现为质地硬韧、边界清楚、略呈分叶状的球形实性肿块，切面呈鱼肉状、灰白到棕红色，常见出血和许多肉眼可见的血管腔。

组织学表现：HPC是高度富于细胞和含丰富血管的肿瘤，由形态相对单一、排列密集、无固定排列方式的肿瘤细胞组成。肿瘤细胞边界不清、胞浆很少，核呈圆形、卵圆形或短梭形，染色质密度中等、核仁不明显，无脑膜瘤特有的核内假包涵体，不同病例间核异型性及核分裂数有差异。HPC的组织学特征包括：①肿瘤细胞间可见大量单层扁平内皮细胞构成的小血管，小血管内皮细胞与肿瘤细胞间有一层粉染的基底膜间隔；②围绕小血管的肿瘤细胞可挤压血管壁，使管壁凹陷并凸入管腔内形成裂隙样血

管腔;③肿瘤组织中常见壁薄、管腔大、呈分枝状的鹿角样血管;④网状纤维染色可见丰富的网状纤维包绕单个肿瘤细胞及血管。部分区域肿瘤细胞密度低,间质增多和(或)伴有血管周围纤维化,肿瘤组织坏死不常见,无钙化和砂粒体形成。可侵犯邻近骨和(或)脑组织。

当在 HPC 的组织背景上出现核分裂增加(≥5个/10 个高倍视野)和(或)坏死伴有出血、中到高度核异型、中到高度细胞密度这三项指标中的两项或两项以上者,则诊断为 AHPC。

免疫组织化学染色:HPC 的肿瘤细胞表达 Vimentin(85%)、XIII 因子 a(80%~100%)、Leu-7(70%)、CD34(33%~100%)。细胞外基质 Laminin 和Ⅳ型胶原阳性。肿瘤细胞表达血管 VEGF-A,而血管内皮细胞表达 VEGFR-1、VEGFR-2 和酪氨酸激酶受体家族成员 Tie-1。MIB-1 标记指数:1.2%~39%。

鉴别诊断:良性和恶性纤维组织细胞瘤的局部区域可出现 HPC 样图像,但它们的肿瘤细胞常呈漩涡状及席纹样排列,并常出现明显的多形性可与 HPC 和 AHPC 鉴别。部分滑膜肉瘤可出现 HPC 样图像,但表达 CD99 和细胞角蛋白可与 HPC 和 AHPC 鉴别。间叶性软骨肉瘤常有明显的 HPC 结构,但肿瘤组织中有分化较好的软骨小岛可与 HPC 和 AHPC 鉴别。

3. 尤因肉瘤-外周原始神经外胚层肿瘤(WHO Ⅳ级) 尤因肉瘤-外周原始神经外胚层肿瘤(Ewing sarcoma-Peripheral primitive neuroectodermal tumours, EWS-pPNET)罕见,是一种起源于神经嵴,发生于脑、脊髓、交感神经节以外组织的恶性神经上皮肿瘤,也可发生于脑和脊髓的脑膜。EWS-pPNET 有染色体 t(11;22)(q24;q12)异位,导致 22 号染色体的 EWS 基因与 11 号染色体的 FLI-1 基因形成嵌合体基因。

大体及组织学表现:脑膜的 EWS-pPNET 大体形态与脑膜瘤相同。镜下:肿瘤细胞呈分叶状、小梁状密集排列,其间有丰富的分枝状毛细血管网,间质成分很少,常见融合性或条带状坏死。低分化区由圆形或卵圆形小细胞构成,胞浆稀少、淡染,细胞核呈圆形或卵圆形、空泡状、染色质细腻,可见小核仁;部分区域可见体积较大、胞浆透明的肿瘤细胞及分化幼稚、呈裸核状的椭圆形或新月形小蓝细胞。分化相对成熟区肿瘤细胞可见弱嗜酸性胞浆,细胞核呈圆形或卵圆形、染色质粗糙、深染,常见纤维心菊形团和血管心菊形团。

免疫组织化学染色:EWS-pPNET 的肿瘤细胞表达 CD99,NSE、PGP9.5、NF、Leu-7、和突触素,部分肿瘤细胞可呈胞浆斑点状 EMA 阳性。

鉴别诊断:EWS-pPNET 和滑膜肉瘤均表达 CD99,但滑膜肉瘤表达细胞角蛋白有助于二者的鉴别。透明细胞肉瘤表达 HMB-45,弥漫性大 B 细胞性恶性淋巴瘤表达 CD20,上皮样 MPNST 不表达 CD99,均有助于它们与 EWS-pPNET 的鉴别。而 EWS-pPNET 可检测到 EWS-FLI-1 嵌合体基因是其与上述肿瘤鉴别的最可靠指标。

(三)脑膜原发性黑色素细胞性病变

1. 弥漫性黑色素细胞增生症 弥漫性黑色素细胞增生症(Diffuse melanocytosis)罕见,刚出生到 20 岁均可发病,但多见于 2 岁前的婴幼儿,该病变可发生于神经皮肤黑变病(Neurocutaneous melanosis)患者。好发于幕上和幕下软脑膜,并累及相应部位的蛛网膜间隙,可局限于一个部位,但常出现于多部位,最常见的部位是小脑、脑桥、延髓和颞叶。因其常引起脑积水,即使没有恶性组织学表现,预后也较差。WHO 分类未给出明确分级,但实际上相当于 WHO Ⅱ级。

大体表现:软脑膜不增厚,病变区软脑膜可见大片弥漫或斑片状黑褐色区。

组织学表现:肿瘤细胞弥漫性浸润软脑膜,并随血管周围间隙进入脑沟,不侵犯脑实质。肿瘤细胞呈梭形、圆形、卵圆形或立方状,无异型性,无核分裂。细胞内外均可见大量黑色素沉着。

2. 黑色素细胞瘤 黑色素细胞瘤(Melanocytoma)少见。9~73 岁均可发病,但好发于 45~50 岁。多数位于脊髓颈胸段的脊髓外硬膜内,偶见于颅后窝和幕上。黑色素细胞瘤预后好,部分病例术后可原位复发,少数病例可发生恶变。WHO 分类未给出明确分级,但实际上相当于 WHO Ⅱ级。

大体表现:病变呈不均匀黑色、蓝色或深褐色单发的实性肿块,与软脑膜关系密切,个别病例可无色素沉着。

组织学表现:肿瘤细胞呈梭形或卵圆形、无异型性,胞浆黑色素含量多少不等。细胞核呈卵圆形或豆样,可见嗜伊红小核仁,无核分裂。肿瘤细胞常呈密集巢状排列,在瘤巢周边可见含大量含黑色素、呈漩涡状或席纹样排列的梭形肿瘤细胞,也可见肿瘤细胞围绕血管排列或呈片状排列。肿瘤细胞不侵犯周围结构,其间可见黑色素沉着。

3. 恶性黑色素瘤　CNS 原发性恶性黑色素瘤（Malignant melanoma）少见，发病年龄为 15～71 岁（平均 43 岁）。可发生于 CNS 中轴的任何部位，以颅后窝和脊髓更常见。该肿瘤高度恶性，呈侵袭性生长，手术不宜全切，对放疗耐受，可发生远隔转移，预后差。WHO 分类未给出明确分级，但实际上相当于 WHO Ⅳ级。

大体表现：病变呈不均匀黑色、蓝色或深褐色单发的实性肿块，与软脑膜关系密切，个别病例可无色素沉着，切面可见出血、坏死。

组织学表现：恶性黑色素瘤的组织学特征是肿瘤细胞形态多样，异型性显著；可由胞浆黑色素含量多少不等，呈稀疏巢状、束状、片状排列的间变性梭形或上皮样肿瘤细胞组成，可见核怪异的大细胞、大量核分裂和病理性核分裂及红染的大核仁；也可由形态较一致、排列紧密、高核/浆比的梭形肿瘤细胞组成；常见明确的邻近组织侵犯和（或）凝固性坏死；肿瘤细胞可沿蛛网膜间隙弥漫性播散种植，故脑脊液细胞学检查有助于诊断。

4. 脑膜黑色素瘤病　脑膜黑色素瘤病（Meningeal melanomatosis）罕见，多见于 2 岁前的婴幼儿，该病变可发生于神经皮肤黑变病（Neurocutaneous melanosis）患者。好发于幕上和幕下软脑膜，并累及相应部位的表浅脑实质和蛛网膜间隙，可局限于一个部位，但常出现于多部位，最常见的部位是小脑、脑桥、延髓和颞叶。脑膜黑色素瘤病的预后极差，WHO 分类未给出明确分级，但实际上相当于 WHO Ⅳ级。

大体表现：病变区软脑膜弥漫性不均匀增厚，并可见多发性结节，受累软脑膜呈蓝色、黑色或黑褐色，可见灰红色无色素沉着区及出血、坏死。

组织学表现：肿瘤组织和细胞形态学表现与恶性黑色素瘤基本相同；邻近组织侵犯和（或）凝固性坏死更常见；肿瘤细胞更易沿蛛网膜间隙弥漫性播散种植，故脑脊液细胞学检查有助于诊断。

5. 免疫组织化学染色　上述四种黑色素细胞病变的肿瘤细胞均呈 S-100、HMB-45、Melan-A 阳性，Vimentin 和 NSE 部分阳性，GFAP、NF、细胞角蛋白和 EMA 均阴性。MIB-1 标记指数：黑色素细胞瘤为 1%～2%，原发性恶性黑色素瘤平均 8%。

6. 鉴别诊断

（1）弥漫性黑色素细胞增生症仅在软脑膜内弥漫浸润，不侵犯脑实质，不形成局限性肿块，黑色素细胞瘤形成局限性肿块，故二者易于区分；这两种病变的细胞异型性不明显，无核分裂，MIB-1 标记指数 1%～2%，可与恶性黑色素瘤及脑膜黑色素瘤病鉴别。

（2）原发于脑膜的恶性黑色素瘤和脑膜黑色素瘤病很少向 CNS 外转移，而外周的恶性黑色素瘤则常向 CNS 内转移；故如在外周见到恶性黑色素瘤，又在脑膜发现局部浸润性或弥漫浸润性恶性黑色素细胞肿瘤时，CNS 内的病变多为转移性恶性黑色素瘤。

（3）黑色素型髓母细胞瘤位于小脑、细胞分化幼稚，黑色素型神经鞘瘤内有典型神经鞘瘤的组织成分，黑色素型 MPNST 主要由梭形肿瘤细胞组成，均可与上述四种脑膜的黑色素细胞病变区别。此外本组病变还需与 CNS 其他含黑色素的病变进行鉴别。

（四）血管网状细胞瘤（WHO Ⅰ级）

血管网状细胞瘤（Hemangioblastoma），占颅内肿瘤的 1.1%～2.4%，占颅后窝肿瘤的 7.3%～12%。多数为散发性，13%～19.3% 为家族性发病（均发生于冯希培尔-林道病患者）。出生后 3 周到 83 岁均可发病，但多见于 30～40 岁。可发生于 CNS 任何部位，散发者多位于小脑（小脑半球 76.6%，蚓部 18.7%），其中多发病例约占 10%；家族性病例可在小脑、视网膜、视神经、脑干、脊髓和脊神经根多处发生；发生于幕上大脑半球的散发性和家族性病例均罕见。一些病例可合并真性红细胞增多症。

大体表现：血管网状细胞瘤边界清楚无胞膜，可呈囊性、实性或半囊半实性。囊性者腔内充满草黄色或无色透明液体，有出血时囊液可呈血性；囊壁光滑，白色不透明，多数病例有一附着于囊壁内侧面、直径 0.5～5cm 的壁结节；壁结节切面富含血管，呈红色、黄色、红黄相间或棕红色；少数病例可含多个壁结节或无壁结节。实性或半囊半实性者切面表现与囊性者的壁结节相似。

组织学表现：血管网状细胞瘤主要由纤细、管腔狭窄、呈分支状交织成网的薄壁毛细血管和（或）大小不等、管腔不规则的薄壁血窦及位于毛细血管和血窦间的间质细胞（Stromal cells）组成。毛细血管和血窦的内皮细胞肥胖、核呈梭形，紧贴基底膜外侧有一层不连续的外皮细胞。间质细胞呈圆形、卵圆形、多边形或不规则形，大小不等，胞浆呈淡粉染毛玻璃样、无色透明或泡沫状，核呈圆形或卵圆形，位于细胞中央。部分间质细胞核中可见胞浆挤压核膜、突入核内形成的空泡状假包涵体，少数间质细胞有核异型。根据肿瘤组织中间质细胞和毛细血管含量的多少,将该肿瘤分为"毛细血管为主型"、"间质细胞为主型"和介于前两者之间的"混合型"。电镜观察,可在内皮细胞和间质细胞质中见到 Weibel-palade 小体。

免疫组织化学染色:血管网状细胞瘤的间质细胞不同程度的表达 NSE、CD56、Eztin 蛋白、CXCR4、Aquaporin-1、EGFR、VEGF 和促红细胞生成素(EPO);其血管内皮细胞表达Ⅷ因子相关抗原、CD31、CD34、VEGFR-1、VEGFR-2、Tie-1 和 PDGF 受体;其间质细胞、内皮细胞和外皮细胞均高表达 Vimentin。这三种细胞均不表达 GFAP、S-100、NF、细胞角蛋白、EMA、ACT、溶菌酶及 LCA。MIB-1 标记指数:0~2%。

冯希培尔-林道病:冯希培尔-林道病(von Hippel-Lindua disease,VHLD)是一种常染色体显性遗传综合征。

(1)VHLD 的特点:①家族遗传性发病;②都有染色体 3p25-26 的删除缺失及 von Hippel-Lindua 抑癌基因(VHL)结构和功能异常;③颅内和(或)脊髓内单发或多发性血管网状细胞瘤伴发视网膜和(或)视神经血管网状细胞瘤,并同时在全身多器官出现多种不同的肿瘤性和(或)囊肿性病变(详见表3-5)。虽然该综合征组成十分复杂,但对单一病例而言,常仅出现其中几种病变。

(2)VHLD 的诊断标准及意义:①有 CNS 或视网膜的血管网状细胞瘤是诊断该综合征的必备条件;②同时还需存在该综合征可伴发的典型肿瘤和(或)囊肿性病变,或有该综合征的家族史;③有 VHL 基因种系突变。如一个患者有小脑和(或)视网膜血管网状细胞瘤,并小于 50 岁,应做详细的全身影像学检查,以排除该综合征的可能性。认识该综合征的意义是通过其某些征象的出现能及早发现罹患家系,并使患病的家庭成员尽快得到诊治。

(3)分子遗传学与分子生物学:VHL 为抑癌基因,定位于染色体 3p25-26,含 3 个外显子,其编码序列 639bp,编码产物为 VHL 蛋白(pVHL)。在正常大脑皮层的锥体细胞、小脑的普肯耶细胞、四脑室的室管膜细胞、脊髓前角细胞、肾近端小管和前列腺基底上皮细胞均表达 pVHL。已知 VHLD 是 VHL 基因种系突变(Germline mutation)的结果,但 VHL 基因种系突变引起该病发生的确切机制尚不清楚。

表3-5 VHLD 患者体内可出现的病变种类

● 视网膜血管网状细胞瘤
▲△ 周围神经血管网状细胞瘤
● 小脑血管网状细胞瘤(囊性、实性、半囊半实性)
▲ 延髓血管网状细胞瘤
▲ 脊髓血管网状细胞瘤
  幕上血管网状细胞瘤(脑实质、脑室壁、脉络丛、垂体、软脑膜)
  四脑室室管膜瘤
  星形细胞瘤
  脑动-静脉畸形
  脊髓空洞症
  全身多发性毛细血管扩张症
▲ 胰腺囊肿
▲ 胰腺微小囊腺瘤
▲◆ 胰腺神经内分泌肿瘤
  胰腺癌
  肝囊肿
  肝血管瘤
  肝腺瘤
  肝错构瘤
  肝结节病
  肝纤维化
  肝细胞癌
▲ 肾囊肿
  肾血管瘤
  肾腺瘤
●★ 肾细胞癌(单侧或双侧)
  脾囊肿
  脾血管瘤
  肺囊肿
  肺血管瘤
  肺雀麦细胞癌
  腹腔网膜囊肿
  骨血管瘤
  肾上腺皮质血管瘤
  肾上腺皮质腺瘤
● 肾上腺髓质嗜铬细胞瘤
▲ 副节瘤
  附睾囊肿
▲ 附睾囊腺瘤
  卵巢囊肿
▲ 卵巢囊腺瘤
  卵巢癌
  甲状腺腺瘤
  甲状旁腺腺瘤
▲ 内耳内淋巴囊肿瘤

●在 VHLD 中出现频率最高的病变;▲在 VHLD 中经常出现的病变; △最好发于视神经;◆主要为胰岛细胞肿瘤;★主要为肾透明细胞癌

（4）VHLD 的分型：根据 VHL 基因突变类型和患者出现的表型差异将 VHLD 分为 4 个亚型：Ⅰ型：不伴发嗜铬细胞瘤，有编码 pVHL 第 75 位苯丙氨酸的碱基缺失，编码 pVHL 第 161 位精氨酸的密码子突变为终止密码子；Ⅱ型：伴发嗜铬细胞瘤，有编码 pVHL 第 161 位精氨酸的密码子突变为编码脯氨酸的密码子，编码 pVHL 第 98 位酪氨酸的密码子突变为编码组氨酸的密码子；ⅡB 型：伴发嗜铬细胞瘤和肾细胞癌，有编码 pVHL 第 167 位精氨酸的密码子突变为编码色氨酸或谷氨酰胺的密码子；ⅡC 型：伴发嗜铬细胞瘤，有编码 pVHL 第 188 位亮氨酸的密码子突变为编码缬氨酸的密码子。

鉴别诊断：血管网状细胞瘤不表达 OLIG-2、EMA、细胞角蛋白，可与少突胶质细胞瘤、透明细胞型室管膜瘤、透明细胞型脑膜瘤及转移性肾透明细胞癌鉴别。需注意的是当遇到同时患血管网状细胞瘤和肾透明细胞癌的 VHLD 患者，不要将 CNS 内的血管网状细胞瘤误诊为转移性肾透明细胞癌。

四、淋巴瘤和造血组织肿瘤

（一）恶性淋巴瘤

1. 非霍奇金恶性淋巴瘤　CNS 的非霍奇金恶性淋巴瘤（Non-Hodgkin malignant lymphomas，NHL）有原发性和继发性之分，本部分仅介绍 CNS 原发性 NHL（PCNHL）。近 20 年来，因艾滋病流行和器官移植的开展，使 PCNHL 的发病率已从原先占原发性颅内肿瘤的 0.8%～1.5% 上升为 6.6%。艾滋病、接受器官移植者及有先天免疫缺陷者，因易感染 EB 病毒，发病率明显高于其他人群。任何年龄均可发病，免疫功能健全人群以 60～70 岁多见，男女之比为 1.5:1。60% 位于幕上脑实质内，13% 位于颅后窝，1% 位于脊髓。PCNHL 对肾上腺皮质激素治疗敏感，甚至可使肿瘤完全消退，但这种戏剧性效果是暂时的。WHO 分类未给出明确分级，但实际上该组肿瘤相当于 WHO Ⅲ～Ⅳ级。

大体表现：PCNHL 为单发或多发性肿块，质硬脆易碎，切面呈灰白色颗粒状，中心可见灶性坏死和出血，使局部切面呈黄色、灰红色或灰棕色。大脑半球的 PCNHL 多数在靠近脑室系统的深部脑实质内，少数位于表浅部位。它们有的边界清楚像转移癌，有的边界弥散模糊不清像胶质瘤，还有一些形成对称性蝴蝶样病灶。少数 PCNHL 肿瘤细胞弥漫性浸润于大脑实质中，肉眼形态与正常脑组织完全相同，被称为大脑淋巴瘤病（Lymphomatosis cerebri）。脑膜 PCNHL 的大体表现与脑膜瘤或脑膜炎相似，甚至无肉眼改变。

共有的组织学特征：在肿瘤组织周边常见肿瘤细胞围绕血管生长，充填血管周围间隙，刺激网状纤维增生，由于网状纤维分隔使围绕血管的肿瘤细胞呈同心圆环形层状排列，形成以血管为中心的多层肿瘤细胞套袖。血管周围套袖的肿瘤细胞可进一步侵犯邻近脑或脊髓实质，最终融合为细胞密度不等的大片弥漫性生长区。肿瘤组织中常见大片的地图状凝固性坏死，瘤周常有反应性胶质细胞增生及多少不等的反应性炎性细胞浸润。除血管内 B 细胞恶性淋巴瘤不出现血管周围套袖，以及边缘区 B 细胞恶性淋巴瘤中有淋巴滤泡形成外，肿瘤细胞形成血管周围套袖及呈无滤泡弥漫性生长是其他 PCNHL 共有的组织学特征。

常见 B 细胞性 PCNHL 及其免疫表型：92%～98% 的 PCNHL 是 B 细胞性 NHL。按 WHO 分类，最常见者是弥漫性大 B 细胞恶性淋巴瘤（Diffuse large B-cell lymphoma，DLBCL），其次是下面列出的另外几个类型，其他类型少见。

（1）弥漫大 B 细胞恶性淋巴瘤：DLBCL 占 B 细胞性 PCNHL 的 95% 以上。肿瘤细胞圆形、卵圆形，有少量嗜伊红胞浆，核直径 10～15μm、呈明显多形性、有明显的紫红色大核仁。肿瘤间质中可见多少不等的反应性 T 淋巴细胞和组织细胞，并可出现异型性显著的间变表现。肿瘤细胞表达 LCA、全 B 细胞标记物（CD19、CD20 和 CD79a）及单克隆性 sIg 或 cIg，后者多为 IgMκ，其次是 IgGκ，表达单克隆性 λ 轻链者很少。多数病例还表达 BCL-6、BCL-2 和 MUM-1。MIB-1 标记指数：50%～70%，少数病例可高达 90%。

（2）低级别 B 细胞恶性淋巴瘤：CNS 低级别 B 细胞恶性淋巴瘤与发生在 CNS 外者的细胞形态相同，常见者为淋巴细胞-浆细胞恶性淋巴瘤（Lymphoplasmacytic lymphoma），其年龄分布和血管周围浸润与 DLBCL 相似。与 DLBCL 的不同点是预后更好，可长期生存，不生长在脑室周围。肿瘤细胞表达 LCA、全 B 细胞标记物（CD19、CD20 和 CD79a）及单克隆性 Ig。

（3）边缘区 B 细胞恶性淋巴瘤：边缘区 B 细胞恶性淋巴瘤（Marginal zone B-cell lymphoma，MZBCL）

是最常见的颅内低级别 PCNHL，男女之比为 1：4。通常为基底部附着于硬脑膜，大体表现类似脑膜瘤的肿块，个别病例位于脑实质或脑室内。MZBCL 由肿瘤性小淋巴细胞组成，其胞浆透明，有一形态不规则、居中的细胞核，并有不同程度的浆细胞分化。与其他 PCNHL 截然不同的是 MZBCL 中常出现淋巴滤泡和粗大的淀粉样物质沉积。肿瘤细胞表达 LCA、全 B 细胞标记物（CD19、CD20、CD79a）和单克隆性 cIg（κ 或 λ 型），后者多为 IgM，表达 IgMκ 或 IgMλ 的病例各占 50%。MZBCL 患者经规范治疗后可长期存活。

（4）血管内 B 细胞恶性淋巴瘤：血管内 B 细胞恶性淋巴瘤（Intravascular B-cell lymphoma，IBCL）也叫嗜血管大细胞恶性淋巴瘤。IBCL 是同时累及多器官的全身性疾病，累及 CNS 者约占 30%，偶见病变仅局限于 CNS 内的病例。一般无周身淋巴结肿大，也不形成肉眼可见的局限性肿块，病变所在部位有充血水肿，切面可见出血坏死。镜下：病变区的小至中等血管内充满肿瘤性大 B 细胞，导致血管阻塞和弥漫散在的小梗死；肿瘤细胞核大、圆形或卵圆形、部分核有切迹，核膜厚、染色质粗、核仁明显、核分裂易见；肿瘤细胞表达 LCA 和全 B 细胞标记物（CD19、CD20、CD79a），但不表达 Igκ 和 λ 轻链。部分 IBCL 可发展为脑实质内肿块性病变。IBCL 高度恶性，预后普遍较差。

T 细胞性 PCNHL 及其免疫表型：T 细胞性 PC-NHL 仅占全部 PCNHL 的 2%～8%，多为周围性 T 细胞恶性淋巴瘤。特点为多发生在年轻人，以颅后窝更常见，尤其是小脑及软脑膜。其细胞形态学特征是肿瘤细胞核常呈多形性，大小不一致，核形不规则，可见核呈脑回状、麻花状、分叶状的肿瘤细胞，也可见 R-S 样细胞及多核瘤巨细胞等。多数 T 细胞性 PCNHL 表达 LCA，并表达 CD45RO 及 CD3、CD4（OPD4）、CD6 和（或）CD8 等 T 淋巴细胞相关抗原。用分子遗传学方法可证实其 T 细胞为单克隆性增生。

其他少见 PCNHL：CNS 内还偶见属于 B 细胞性 NHL 的滤泡型淋巴瘤和 Burkitt 淋巴瘤，以及间变性大细胞恶性淋巴瘤（Anaplastic large cell lymphoma）和 NK/T 细胞恶性淋巴瘤（NK/T-cell lymphoma）等少见亚型。

鉴别诊断：PCNHL 各亚型间及它们与转移性小细胞肺癌、髓母细胞瘤、CNS PNET、尤因肉瘤-pP-NET、神经母细胞瘤等小细胞恶性肿瘤的鉴别，主要依赖于 PCNHL 各亚型免疫表型标志物及相应肿瘤标志物的免疫组织化学检测，基因重排检测技术已成为 PCNHL 鉴别诊断的有用手段。

2. 霍奇金病 CNS 原发性霍奇金病（Hodgkin disease，HD）非常罕见，其确切的年龄和性别分布均尚不清楚。CNS HD 多数生长于硬脑膜的外侧或内侧面。WHO 分类未给出明确分级，但实际上 HD 相当于 WHO Ⅲ～Ⅳ级。

大体表现：在硬脑膜外侧者边界不清，并常侵犯邻近骨结构；在硬脑膜内侧者大体表现类似脑膜瘤，为有边界的分叶状无蒂肿块，也可浸润邻近软脑膜。

组织学表现：HD 的细胞成分比较复杂，既可见到以诊断性 R-S 细胞为代表的系列肿瘤细胞，又可见背景的反应性细胞。诊断性 R-S 细胞体积大、直径 15～60μm、圆形或卵圆形、边界常不清楚，胞浆丰富、嗜酸或嗜双色性，也可呈淡染透明；双核或双叶核（后者可见核丝相连）圆形或卵圆形，核膜厚而清晰、染色质粗、呈颗粒状或细丝状、位于近核膜处、与核膜垂直分布。各核或核叶中可见圆形或卵圆形、表面光滑、体积巨大的嗜酸或嗜双色性核仁。典型诊断性 R-S 细胞的两个核仁周围有空晕，使 R-S 细胞颇似枭眼或镜影状。还可见单核型、多核型、腔隙型、L/H 型及固缩型 R-S 细胞，但必须见到典型诊断性 RS 细胞方可诊断 HD。诊断性 R-S 细胞表达 CD30 和 CD15（Leu-M1）。

鉴别诊断：CNS HD 与 PCNHL 及其他肿瘤的鉴别主要靠诊断性 RS 细胞及免疫组织化学检测。

（二）浆细胞瘤

浆细胞瘤（Plasmacytoma）为肿瘤性浆细胞单克隆增生性病变。最好发于骨髓内，完全位于骨髓外的 CNS 原发性浆细胞瘤非常罕见，主要累及硬脑膜，位于脑实质者少见（可累及下丘脑），偶见于蝶鞍内。CNS 原发性浆细胞瘤与骨髓浆细胞瘤的主要不同包括：①患者血清 Ig 正常，尿中不出现本周蛋白；②肿瘤为低度恶性，临床进展缓慢，病变局限，很少扩散和转移，对放疗敏感，预后好于骨髓浆细胞瘤，少数病例经手术和放疗可治愈。WHO 分类未给出明确分级，但实际上相当于 WHO Ⅲ～Ⅳ级。

大体及组织学表现与免疫表型：大体表现与脑膜瘤或垂体腺瘤（位于蝶鞍内者）相似。镜下：肿瘤由形态相对单一的肿瘤性浆细胞组成，但大部分病例肿瘤细胞分化较好，彼此之间差异较小，少数病例肿瘤细胞分化稍差。肿瘤细胞多数为单核型,少数为双核或多核型。肿瘤细胞内外可偶见卢梭氏小体(Russell body),核分裂少见。肿瘤性浆细胞表达单克隆性 cIg(κ 或 λ 型),不表达 LCA。

鉴别诊断:浆细胞瘤与浆细胞肉芽肿的鉴别在于,前者表达单克隆性 cIg(κ 或 λ 型),并出现 Ig 重链和轻链基因重组;后者表达多克隆性 cIg(κ 和 λ 型),无 Ig 重链和轻链基因重组。浆细胞瘤细胞具有浆细胞的形态特征,肿瘤内可见卢梭氏小体及肿瘤细胞不表达 LCA 是其与 PCNHL 的主要鉴别点。

(三)颗粒细胞肉瘤

颗粒细胞肉瘤(Granulocytic sarcoma)很少见,为髓系肉瘤的一个亚型。CNS 病变常为全身性疾病的组成部分,偶见单发于 CNS 者,任何年龄均可发病。WHO 分类未给出明确分级,但实际上相当于 WHO Ⅳ 级。

大体表现:为在硬脑膜和(或)硬脊膜外形成肿块,并沿硬脑(脊)膜扩展,压迫脑或脊髓。因肿瘤呈绿色,故又称其为"绿色瘤",绿色与其产生原卟啉有关,通常在空气中被氧化而褪色,用过氧化氢或亚硫酸盐再处理后又可恢复绿色。

组织学表现:病变区内血管中有幼稚的急性髓系粒细胞性白血病细胞淤滞,进而浸润至血管周围间隙和邻近组织中。常混有细胞浆呈红色的未成熟嗜酸性粒细胞,以及成熟的中性粒细胞,可提示病变的性质。当侵犯脑实质,并阻塞和侵蚀血管,可导致出血和脑软化灶形成。预后很差,多数患者在短期内死亡。

鉴别诊断:肿瘤外观呈绿色,病变内见急性髓系粒细胞性白血病细胞,肿瘤细胞表达髓过氧化物酶,是其与 PCNHL 的主要鉴别点。

五、生殖细胞起源肿瘤

(一)胚生殖细胞瘤

胚生殖细胞瘤(Germinoma)是最常见的颅内原发性生殖细胞起源肿瘤(61%~65%)。多数发生在25岁前。位于松果体区者男性明显多于女性,位于蝶鞍上区者男性少于女性。绝大多数位于松果体及第三脑室周围,其次为蝶鞍上区,其他部位少见。在日本占所有颅内原发性肿瘤的 5.6%~9.3%,占所有儿童颅内原发性肿瘤的11%,明显高于其他国家和地区。WHO 分类未给出明确分级,但实际上相当于 WHO Ⅱ~Ⅲ 级。

大体表现:无包膜,边界不清,广泛浸润邻近结构。多为实性,质软易碎,切面棕色至白色,可有小囊腔形成,通常无出血坏死。

组织学表现:肿瘤细胞直径 15~25μm、呈上皮样、形态较一致,呈片状、小叶状或巢状生长。细胞圆形或多边形、边界清晰,胞浆富含糖原、呈透明状或淡粉染细颗粒状。细胞核大、圆形或卵圆形、位于细胞中央、核膜清楚;染色质丰富细颗粒状,部分核染色质稀疏呈空泡状;普遍可见位于核中央的嗜酸性或嗜碱性大核仁。核分裂易见,无出血坏死。肿瘤间质成分少,其中有丰富的淋巴细胞浸润(主要是 T 细胞),浸润的淋巴细胞呈岛状或条索状分布。部分胚生殖细胞瘤中可混有多核的 β-HCG 和 HPL 阳性合体滋养层巨细胞(Syncytiotrophoblastic giant cell)。还可见由朗罕巨细胞和(或)多核异物巨细胞、类上皮细胞、淋巴细胞、浆细胞和组织细胞构成的结核结节样肉芽肿。免疫组织化学染色及鉴别诊断见本章。

(二)胚胎癌

CNS 原发性胚胎癌(Embryonal carcinoma)少见。已报道的 CNS 病例均为儿童和青少年,男多于女。主要发生于松果体区和蝶鞍上区,偶见于顶叶和侧脑室壁。WHO 分类未给出明确分级,但实际上相当于 WHO Ⅳ 级。

大体表现:无包膜,肿瘤呈实性,切面灰白、灰黄至黄褐色,细颗粒状,质脆,常有出血坏死,可见囊性变。

组织学表现:分化幼稚的原始上皮样肿瘤细胞呈实性巢状、片状和条索状排列,也可形成流产型乳头或腔面有不规则被覆细胞的腺管样腔隙。上皮样肿瘤细胞多型性突出,体积大,呈多角形或卵圆形、边界不清;胞浆丰富、略透明,淡嗜伊红或嗜双色;核大深染或呈空泡状,核膜粗糙,核形不规则,异型性明显,有 1~2 个大而突出的核仁,核分裂多见。上皮样肿瘤细胞巢间可见从细胞较丰富至疏松黏液样的胚胎性间质成分,间质细胞形态变化较大、数量多少不等,并可与上皮样肿瘤细胞巢相互移行。肿瘤细胞可特异性模拟早期胚胎结构,形成胚胎样小体,其内充满胚层和羊膜腔雏形。肿瘤组织中可见凝固性坏死区。免疫组织化学染色及鉴别诊断见本章。

(三)卵黄囊瘤

CNS 原发性卵黄囊瘤(Yolk sac tumour)罕见。

迄今为止，文献报道经病理确诊者仅34例，其中26例位于松果体区，8例位于蝶鞍上区。发病年龄为10~30岁，平均14岁，男女为6.7∶1。WHO分类未给出明确分级，但实际上相当于WHO Ⅳ级。

大体表现：肿瘤呈实性、质地软硬不一，切面呈灰白色、淡黄色或红色，部分区域呈黏液样胶冻状，其中可见境界不清的疏松区和大小不等的囊腔，内部可见粗大的营养动脉。

组织学表现：分化幼稚的多形性、星芒状、扁平或不规则形肿瘤细胞形成疏松的网状结构，细胞异型性明显、核大深染、核仁突出，胞浆淡染透明或呈空泡状。网眼中含有PAS及黏液卡红染色阳性物质，肿瘤组织中可见大量不被淀粉酶消化的PAS阳性、圆形嗜酸性玻璃样小球。小血管丰富，有时可见毛细血管内造血灶。网状结构区可移行为不规则相互交通的迷路状腺样和腺泡结构，并可过渡为片状排列、较密集的实性细胞巢。Schiller-Duval体是卵黄囊瘤具有诊断意义的特征性组织结构，典型者中央为纤维血管轴心，围绕着一层立方、矮柱状、鞋钉样或扁平肿瘤细胞，形成乳头状结构，并突入一环形或半月形囊腔，该囊腔被覆扁平细胞，其结构类似于肾小球。免疫组织化学染色及鉴别诊断见本章。

（四）绒毛膜上皮癌

CNS原发性绒毛膜上皮癌（Choriocarcinoma）少见。发病年龄3~22岁，男女为3.9∶1。目前文献报道的CNS内原发病例均位于颅内，其中75%发生于松果体区，15%位于蝶鞍内，其他部位少见。WHO分类未给出明确分级，但实际上相当于WHO Ⅳ级。

大体表现：无包膜、实性、质地较软，切面出血坏死极显著，呈暗红色或紫褐色。

组织学表现：肿瘤由细胞滋养层细胞（朗格汉斯细胞）和合体滋养层细胞组成，呈片状、巢状或条索状排列；细胞滋养层细胞常位于中央，合体滋养层细胞围绕在其周边；也可见两型细胞分别排列或合体滋养层细胞位于细胞滋养层细胞巢中。细胞滋养层细胞圆形、体积较小、边界清，胞浆淡嗜伊红或透明；核较小、居中、圆形、染色质丰富深染、有明显核仁，可见核分裂活跃的大核。合体滋养层细胞体积大、边界不清、呈合体状，胞浆丰富、可见空泡、常呈嗜双色被染成紫红色；有多个染色质丰富的细胞核，位于细胞中央或周边部，可见核仁。肿瘤中

可见大小不等的出血及坏死灶，并可见肿瘤细胞侵蚀血管壁的蚕食现象。免疫组织化学染色及鉴别诊断见本章。

（五）畸胎瘤

在CNS原发性生殖细胞起源肿瘤中，畸胎瘤（Teratoma）的发病率仅次于胚生殖细胞瘤位居第二，占所有颅内肿瘤的0.55%~0.68%，占所有椎管内肿瘤的0.17%~7.97%。主要发生于儿童和青少年，男女为2.06∶1。WHO分类未给出明确分级，但实际上成熟性畸胎瘤相当于WHO Ⅰ级，不成熟性畸胎瘤和伴有恶性转化的畸胎瘤均相当于WHO Ⅲ~Ⅳ级。

大体表现：成熟性畸胎瘤有完整包膜，切面多为囊性，囊腔内充满黏液、脂质；不成熟性畸胎瘤和伴有恶性转化的畸胎瘤均有包膜，但肿瘤组织均可浸透包膜累及邻近正常组织，切面多为实性，也可为囊实混合性，囊内充满黏液、脂质；三种畸胎瘤中均可见毛发、软骨和骨组织，偶见牙齿。

组织学表现：

（1）成熟性畸胎瘤：肿瘤由分化成熟的成人型三胚层组织成分组成，无有或偶见核分裂。常见组织成分为①外胚层：皮肤和皮肤附件（毛囊、毛发、汗腺、皮脂腺），成熟脑组织和脉络丛；②中胚层：骨、软骨、脂肪、平滑肌（较多见）及横纹肌组织；③内胚层：被覆呼吸道上皮或肠上皮的腺腔，有些病例可见胰腺、肝和（或）甲状腺组织。偶见形成内有黏膜被覆，外有肌肉包裹的内脏样结构。免疫组织化学染色及鉴别诊断见本章。

（2）不成熟性畸胎瘤：含有一种或一种以上分化不成熟的胚儿型组织成分（是诊断不成熟性畸胎瘤的关键）。不成熟区可由来自三个胚层的胎儿型组织构成，但最常见者是胚胎性间充质和原始神经外胚层细胞成分。前者富于细胞，核分裂多见；后者可形成神经上皮菊形团和原始神经管样结构，有时颇似髓上皮、PNET、髓母细胞瘤、神经母细胞瘤和室管膜母细胞瘤。也常见被覆黑色素性神经上皮细胞的裂隙样结构，是肿瘤组织呈流产型视网膜分化的表现，有时呈视网膜母细胞瘤样组织学表现。还可见分化幼稚的胎儿型腺体等不成熟成分。

（3）伴有恶性转化的畸胎瘤："伴有恶性转化的畸胎瘤"是指由分化成熟的三胚层组织成分组成的畸胎瘤内，出现了通常发生于体细胞的恶性肿瘤成分。其体细胞型恶性肿瘤成分常为横纹肌肉瘤或

未分化肉瘤,少数为鳞癌或肠型腺癌。

(六) 混合性生殖细胞肿瘤

当在同一个肿瘤中,含有胚生殖细胞瘤、胚胎癌、卵黄囊瘤、绒毛膜上皮癌及畸胎瘤,这五种生殖细胞起源肿瘤中的任何两种或两种以上肿瘤成分时,即为"混合性生殖细胞肿瘤(Mixed germ cell tumours)"。最常见者为胚生殖细胞瘤与其他一种或一种以上生殖细胞起源肿瘤混合,其次是成熟性或不成熟性畸胎瘤与其他一种或一种以上生殖细胞起源肿瘤混合。各种混合成分的组织学形态与相应单一成分生殖细胞起源肿瘤的组织学形态完全相同。WHO 分类未给出明确分级,但实际上混合性生殖细胞肿瘤相当于 WHO Ⅲ ~ Ⅳ 级。

(七) 免疫组织化学染色与鉴别诊断

阳性标志物表达差异对区分不同亚型生殖细胞起源肿瘤(GCT)有重要指导意义(表 3-6)。胚生殖细胞瘤、胚胎癌及卵黄囊瘤的鉴别依靠组织学差异和免疫组织化学染色;绒毛膜上皮癌中含合体滋养层及细胞滋养层细胞可与其他混有合体滋养层细胞的 GCT 鉴别;畸胎瘤含三胚层组织易于其他 GCT 区分。此外,GCT 还需与神经上皮组织起源肿瘤及转移癌鉴别。

表 3-6　不同类型生殖细胞起源肿瘤(GCT)阳性表达标志物的免疫组织化学染色特征

肿瘤类型	阳性表达标志物									
	AFP	β-HCG	HPL	PLAP	CK	CD117#	OCT4◆	CD30	CEA	EMA
胚生殖细胞瘤	-	+▲	+▲	+++	± ~ +▼	+++	+++		+ ~ ++	+ ~ ++
胚胎癌	-	-	-	+++	+++▼	-	++	++ ~ +++	-	-
卵黄囊瘤	+++	-	-	+	+++	-	-	-	-	-
绒毛膜上皮癌	-	+++▲	+++▲	±	+++▲▽	-	-	-	-	-
成熟性畸胎瘤	++ *	-	-	-	+++△	±	-	-	-	+++◇
不成熟性畸胎瘤	++ *	-	-	-	+++△	±	-	-	-	+++◇
伴有恶性转化的畸胎瘤	++ *	-	-	-	+++△	±	-	-	-	+++◇

1. 阳性细胞类型: * 肠型腺体阳性,▲合体滋养层细胞阳性,▽细胞滋养层细胞阳性,▼上皮样细胞阳性,△各种上皮细胞阳性 #肿瘤细胞膜阳性 ◆肿瘤细胞核阳性 ◇内胚层上皮细胞阳性

2. 缩写注解:AFP=甲胎蛋白,β-HCG=β-绒毛膜促性腺激素,HPL=人胎盘催乳素,PLAP=胎盘碱性磷酸酶,CK=细胞角蛋白,CD117=c-Kit 受体,OCT4=八聚体结合转录因子4,CEA=癌胚抗原,EMA=上皮细胞膜抗原

六、蝶鞍区肿瘤

(一) 颅咽管瘤(WHO Ⅰ级)

颅咽管瘤(Craniopharyngioma)占全部颅内肿瘤的 1.2% ~ 4.6%。颅咽管瘤分"牙釉质细胞瘤型(Adamantinomatous type)"和"乳头状型(Papillary type)",前者有 5 ~ 15 岁及 45 ~ 60 岁两个高峰发病年龄段,乳头状型几乎都发生在成年人。颅咽管瘤最常见于蝶鞍上区,少数发生于蝶鞍内。根据肿瘤所在位置可将其分为 4 型:Ⅰ型为蝶鞍前型,Ⅱ型为蝶鞍内型,Ⅲ型为脑室内型(位于第三脑室内,主要为乳头状型),Ⅳ型为蝶鞍后型。

1. 成釉细胞瘤型颅咽管瘤

大体表现:直径 1 ~ 6cm、边界清楚、表面光滑、呈分叶状。包膜厚薄不均,常与周围组织紧密粘连。多数肿瘤发生囊形变,可为单房(约 2/3)、多房或半囊半实性。囊性区包膜常菲薄透明或半透明,囊腔内充满黏稠的棕绿色机油样液体,其中含具有折光性的胆固醇结晶。实性区切面灰白色,呈粗糙颗粒状,可见灰黄色斑点(为镜下湿性角化区)。常见钙化。

组织学表现:肿瘤由分叶状、条索状、桥状及宽的小梁状上皮巢组成,上皮巢被相互吻合的上皮小梁连接在一起。上皮巢周边有呈整齐栅栏状排列的高柱状基底细胞围绕,高柱状基底细胞附着于其外侧的基底膜上。靠近基底细胞的上皮巢边缘区是有细胞间桥呈漩涡状排列的鳞状上皮细胞,上皮巢中央区为排列稀疏的星芒状细胞。上皮细胞巢之间为充满液体或无定形碎屑的小囊腔。最具诊断价值的特征性组织学表现是湿性角化(Wet keratin)团块,由嗜伊红透明变的角化物和角化不全的鳞状上皮细胞组成,角化不全鳞状上皮细胞内保留染色质已溶解的细胞核残影。湿性角化常继发镜下可见的小灶

性钙化。肿瘤间质为富含血管的疏松结缔组织,常有退变和黏液变,并可形成小囊腔;可见炎细胞浸润、纤维化、胆固醇结晶裂隙、泡沫细胞及多核异物巨细胞。瘤周组织中常见明显的反应性胶质增生及大量 Rosenthal 纤维。

免疫组织化学染色:肿瘤性上皮细胞表达细胞角蛋白和 EMA,部分肿瘤性上皮细胞表达生长抑素、雌激素受体、孕激素受体。

鉴别诊断:乳头状型颅咽管瘤由分化好的鳞状上皮细胞呈乳头状生长,细胞巢边缘无栅栏状排列的高柱状基底细胞围绕,无湿性角化;毛细胞型星形细胞瘤中无浸润性上皮细胞团、胆固醇结晶、慢性炎症反应及异物巨细胞形成;Rathke 裂囊肿的囊壁腔面被覆一层纤毛上皮和杯状细胞;这些组织学特征有助于上述病变可与该型颅咽管瘤的鉴别。

2. 乳头状型颅咽管瘤

大体表现:通常为表面光滑,境界清晰,包膜完整的实性肿块。切面灰白色,粗糙颗粒状,可见一些含清亮液体的微小囊腔,不含机油样液体,也无胆固醇结晶,很少发生钙化。多数病例因肿瘤表面光滑,边界清晰,粘连不明显而易被切除。

组织学表现:肿瘤细胞成分单一,由分化好的肿瘤性鳞状上皮细胞组成。鳞状上皮细胞围绕依附于绒毛状纤维血管轴心上形成乳头状结构,是其突出的组织形态学特征。乳头间为大片鳞状上皮细胞形成的实性区。该肿瘤的另一特征是肿瘤中所有区域的鳞状上皮细胞均不形成颗粒层和角化层,肿瘤细胞内无透明角质颗粒,也不出现湿性角化团块。间质中无胆固醇沉积、钙化、炎症反应或纤维化,瘤周组织无明显的反应性胶质增生。

免疫组织化学染色:肿瘤性上皮细胞表达细胞角蛋白和 EMA,部分肿瘤性上皮细胞表达生长抑素、雌激素受体、孕激素受体。

鉴别诊断:该型颅咽管瘤与牙釉质细胞瘤型颅咽管瘤的鉴别见前述;无角化细胞成分是该肿瘤与其他鳞状上皮细胞起源肿瘤的鉴别要点;Rathke 裂囊肿的囊壁腔面被覆一层纤毛上皮和杯状细胞,有助于其可与该型颅咽管瘤的鉴别。

(二) 颗粒细胞瘤(WHO Ⅰ级)

颗粒细胞瘤(Granular cell tumour)罕见,因其沿神经垂体分布,故又叫作"神经垂体颗粒细胞瘤"。几乎都发生于成人(50~60岁),男女之比为1:2。因其好发于垂体柄漏斗部,故多位于蝶鞍上区;发生

在神经垂体者位于蝶鞍内。

大体表现:大体为境界清楚的分叶状肿块,质软富有弹性,切面灰黄色,偶有坏死、囊性变或出血,肿瘤可浸润周围的视交叉、海绵窦。

组织学表现:肿瘤由胞浆富含嗜酸性颗粒(为溶酶体)、密集生长的多角形肿瘤细胞构成,呈结节状、片状或梭形束状排列。胞浆颗粒呈不被酶消化的 PAS 染色阳性,核小圆形、偏于细胞一侧、无异型性、染色质均匀、核仁不明显、核分裂少见。可见小灶性泡沫细胞,血管周围淋巴细胞浸润是常见的特征之一。少数病例核多形性突出,有明显核仁,可见多核细胞及核分裂增加(5 个/10 个高倍视野,MIB-1 标记指数 7%),这些肿瘤被认为是"非典型性颗粒细胞瘤(Atypical granular cell tumour),但其性质尚不清楚。

免疫组织化学染色:颗粒细胞瘤的肿瘤细胞可不同程度的表达 CD68（KP1）、S-100、α-抗胰蛋白酶、α-抗糜蛋白酶和组织蛋白酶 B,个别病例的肿瘤的细胞表达 GFAP。

鉴别诊断:颗粒细胞瘤位于神经垂体,肿瘤细胞浆富含嗜酸性颗粒,表达 CD68、α-抗胰蛋白酶和α-抗糜蛋白酶,是其与腺垂体梭形细胞瘤的鉴别要点。

(三) 垂体细胞瘤(WHO Ⅰ级)

垂体细胞瘤(Pituicytoma)十分罕见,是起源于神经垂体特殊胶质细胞(垂体细胞)的低级别胶质瘤。目前全世界报道了不足 30 例,都发生于成人(40~60岁),男女之比为 1.6:1。该肿瘤发生于垂体柄漏斗部和(或)神经垂体,故肿瘤可单独位于蝶鞍上区、蝶鞍内或同时占据蝶鞍内与蝶鞍上区。

大体表现:垂体细胞瘤为境界清楚的实性肿块,质硬韧、有弹性,直径可达数厘米,囊性变罕见,可与蝶鞍区的邻近结构牢固粘连。

组织学表现:肿瘤组织呈致密实性,几乎完全由伸长的双极梭形细胞组成,这些细胞呈束状编织样或席纹样排列。肿瘤细胞边界清晰,其形态为从肥胖的短梭形至出现成角的长梭形,有丰富均匀的嗜伊红胞浆,胞浆中无颗粒或空泡形成,PAS 染色仅少量细胞弱阳性。细胞核中等大小、卵圆形至短梭形,核边界略不规则,核分裂罕见。血管周围可见网状纤维。

免疫组织化学染色:梭形肿瘤细胞普遍高表达 S-100 和 Vimentin,GFAP 染色可呈弱到中度阳性或斑点状阳性,强阳性或弥漫阳性者少见。EMA 染色

可显示局部肿瘤细胞的胞浆阳性。MIB-1 标记指数:0.5% ~2.0% 。

鉴别诊断:垂体细胞瘤组织中无 rosenthal 纤维、嗜伊红颗粒小体及 Herring 小体,是其与毛细胞型星形细胞瘤及正常神经垂体不同的重要鉴别依据。

(四) 腺垂体梭形细胞瘤细胞瘤(WHO Ⅰ级)

腺垂体梭形细胞瘤细胞瘤(Spindle cell oncocytoma of the adenohypophysis,SCOA)也被译成"腺垂体梭形细胞嗜酸细胞瘤"。SCOA 约占全部蝶鞍区肿瘤的 0.4% ,发病年龄 26 ~71 岁。均发生于腺垂体,可向蝶鞍上区和海绵窦扩展,偶见侵犯蝶鞍底的报道。

大体表现:肿瘤边界不清,绝大多数体积较小,个别病例直径可达 6.5cm。可为质地非常软、呈奶油色、易切除的病变,也可为与周围组织结构粘连的坚硬肿块。

组织学表现:该肿瘤由束状编织样排列的梭形细胞和上皮样细胞组成,肿瘤细胞浆嗜酸性红染,呈嗜酸细胞(Oncocytic)样表现。核呈轻度至中度异型性,局部区域可见显著的核多形性,核分裂少见(<1 个/10 个高倍视野),复发肿瘤可有核分裂增加。肿瘤间质中常见少量淋巴细胞浸润。

免疫组织化学染色:肿瘤细胞表达 Vimentin、S-100、EMA、线粒体抗原 113-1(Mitochondrial antigen 113-1)和 Galectin 3。MIB-1 标记指数:1% ~8%(平均 2.8%)。

鉴别诊断:SCOA 位于腺垂体,其中可见呈束状编织样排列的梭形肿瘤细胞;上皮样肿瘤细胞浆呈均匀一致红染,无嗜酸性颗粒;肿瘤细胞表达线粒体抗原 113-1 和 Galectin 3,不表达 CD68、α-抗胰蛋白酶和 α-抗糜蛋白酶;是 SCOA 与颗粒细胞瘤的鉴别要点。

七、转移性肿瘤

(一) 定义

CNS 的转移性肿瘤(Metastatic tumour)系指脑、脊髓、颅骨或脊柱以外,远隔部位原发性恶性肿瘤的瘤细胞经血道播散进入颅内或椎管内,种植、生长形成的继发性肿瘤。转移性肿瘤不包括颅骨、脊柱及其周围组织结构的原发瘤直接扩展,并进入颅内或椎管内者,因其肿瘤组织仍与原发瘤保持着联系,故此类继发性肿瘤应称为相邻结构向颅内或椎管内扩展的肿瘤,或侵入性肿瘤。

(二) 发病率、年龄与性别

CNS 内转移性肿瘤的发病率为 4.1 ~11.1 例/(10 万人·年),占 CNS 内恶性肿瘤的 50% ,以癌多见。尸检资料证实各种癌患者中,继发脑转移者占 24% ,继发椎管内转移者占 5% 。年龄分布为 0 ~24 岁,0.6 例/(10 万人·年);25 ~44 岁,5.3 例/(10 万人·年);45 ~64 岁,31.1 例/(10 万人·年);≥65 岁,42.7 例/(10 万人·年)。位于脑内者,男女为 1.36∶1,位于椎管内者,男女为 1.16∶1。

(三) 发生部位

CNS 内转移性肿瘤中,颅内是 3.4 ~8.3 例/(10 万人·年),明显多于椎管内 0.7 例/(10 万人·年)。颅内者主要累及脑实质内,其次是硬脑膜,其中 80% 在大脑半球不同动脉供血脑区之间的交界带(Arterial border zones)处,3% 在基底核,15% 在小脑内。大脑内的转移性肿瘤几乎都位于皮层与白质交界区,小脑内的转移性肿瘤主要位于小脑上、下动脉供血区之间的交界带处。颅内转移性肿瘤偶见于软脑膜(脑膜癌病)、垂体、松果体、脉络丛或颅内原先已有的病变中(如原发性肿瘤、梗死或血管畸形等病变)。椎管内的转移性肿瘤绝大多数位于硬膜外腔内,少数位于软脑膜或脊髓内。位于硬膜外腔者一般是肿瘤先转移到邻近椎体或脊柱旁组织,然后随转移性瘤扩展进入椎管内,肿瘤直接转移到硬膜外腔者少见。

(四) CNS 内转移性肿瘤的类型

最常见的转移性肿瘤是肺癌和乳腺癌,转移性肺癌分别占脑内、脊髓内及椎管内硬膜外腔转移性肿瘤的 50% 、40% ~50% 和 15% ,转移性乳腺癌分别占脑内及椎管内硬膜外腔转移性肿瘤的 15% 和 22% 。其次为皮肤恶性黑色素瘤、前列腺癌和恶性淋巴瘤,前者占脑内转移性肿瘤的 10.5% ,后两者各占椎管内硬膜外腔转移性肿瘤的 10% 。绒癌和肾透明细胞癌是原发瘤发病率较低,但更易向 CNS 内转移的肿瘤。其他 CNS 较常见的转移性肿瘤还有消化道癌、卵巢癌、白血病,偶见 CNS 内转移性肾母细胞瘤和腺泡状软组织肉瘤的报道。CNS 内转移性肿瘤中,易沿软脑膜呈弥漫性浸润引起脑膜癌病者,依次为转移性白血病、恶性淋巴瘤、乳腺癌、恶性黑色素瘤、肺癌和消化道癌。约有 11% 的 CNS 内转移性肿瘤不能确定其原发瘤的组织学类型及原发器官或部位。

（五）大体表现

CNS 内转移性肿瘤无论单发还是多发,常为边界较清、周围呈现脑水肿的圆形或不规则瘤块,直径可达数厘米,多发者瘤灶可彼此融合。瘤灶切面因组织起源不同而具差异,可较粗糙、颗粒状或质细,灰白、灰黄或灰红色。常伴坏死和(或)出血,转移性绒癌、恶性黑色素瘤、肺癌及肾腺癌出血比其他转移性肿瘤更常见,也更明显。具有黏液样外观者可为黏液腺癌,有松软之绒毛者可为乳头状腺癌,累及硬脑膜和(或)软脑膜者呈蜡滴状斑块或结节。脑膜癌病是脑内或脊髓内转移性肿瘤直接累及软脑膜或进入脑室系统后沿脑脊液循环通路播散的结果,也可以是经血道转移来的肿瘤细胞直接种植在软脑膜所致。

（六）组织学表现

CNS 内转移性肿瘤多为癌,如鳞癌、腺癌、黏液腺癌、乳头状腺癌、未分化癌或绒癌等;也可为其他恶性肿瘤,如恶性黑色素瘤、恶性淋巴瘤及其他造血系统恶性肿瘤、恶性骨肿瘤或各种软组织肉瘤等。

脑和脊髓实质内转移性肿瘤的组织学特征:瘤灶常与周边正常组织界限清楚;如为转移癌,癌巢间可见残存的脑或脊髓组织,后者中有量多少不等的炎细胞浸润;肿瘤内常出现灶性和(或)大片坏死,有时仅在瘤灶周边和(或)血管周围残留少许可识别的肿瘤细胞,坏死灶内可见较多炎细胞浸润;如为转移性绒癌则可见继发性出血;瘤周及肿瘤内残存的脑或脊髓组织中均可见血管增生,偶尔形成血管屏障和(或)肾小球样结构。

脑膜癌病的组织学形态特征:肿瘤细胞广泛种植在脑和(或)脊髓的软脑膜表面,形成大小不等、弥漫分布的转移灶,转移灶较大且密集时可融合成片;当转移性肿瘤细胞同时侵犯软脑膜和硬脑膜时,局部硬脑膜常可见反应性成纤维细胞增生及单个核细胞浸润;脑膜癌病患者的脑脊液细胞学检查,常可发现脱落的肿瘤细胞。

（七）免疫组织化学染色与鉴别诊断

多数 CNS 内转移性肿瘤,不但其组织学形态多与相应原发瘤相同或近似,而且其免疫组织化学表型也多与相应原发瘤相同或相似。因而 CNS 转移性肿瘤的免疫组织化学表型因其原发瘤各不相同而彼此相异。如原发瘤在大肠的 CNS 转移性腺癌常表达细胞角蛋白、上皮细胞膜抗原(EMA)和癌胚抗原(CEA),故免疫组织化学表型是区分 CNS 转移性

肿瘤组织学类型和推测其原发器官或部位的重要参考依据。然而,也有一部分 CNS 转移性肿瘤因生长环境的改变导致其在以上方面发生变异,而与其原发瘤表现不同,给区分转移性肿瘤的组织学类型和推测其原发器官或部位造成困难,所以有些 CNS 内转移性肿瘤的组织学类型和原发器官或部位不能确定。

参 考 文 献

1. Louis DN,Ohgaki H,Wiestler OD,et al. The 2007 WHO classification of tumours of the central nervous system. Acta Neuropathol,2007,114(2):97-109.

2. Louis DN,Ohgaki H,Wiestler OD,et al,eds. WHO classification of tumours of the central nervous system. Lyon:IARC Press,2007.

3. 于士柱,王虔. 胶质瘤干细胞研究的新进展及展望. 中华病理学杂志,2012,41(4):217-219.

4. Prayson RA. Cyclooxygenase-2, Bcl-2, and chromosome 1p analysis in protoplasmic astrocytomas. Hum Pathol,2004,35(3):317-321.

5. 于士柱,徐小华,张景全,等. 脑肿瘤局部浸润单个核细胞亚群及其免疫功的原位免疫组织化学观察. 中华神经外科杂志,1995,11(2):83-85.

6. 于士柱,黄悦,李莉,等. 胶质瘤细胞 ING1、人端粒酶反转录酶及人端粒酶相关蛋白-1 基因表达的研究. 中华病理学杂志,2003,32(3):215-219.

7. Burger PC,Scheithauer BW,eds. Tumors of the central nervous system. Washington,DC:ARP Press,2007.

8. 于士柱,王虔. 胶质瘤生物学标志的研究进展及其应用前景. 中华病理学杂志,2009,38(3):145-147.

9. Abel TW,Baker SJ,Fraser MM,et al. Lhermitte-Duclos disease:a report of 31 cases with immunohistochemical analysis of the PTEN/AKT/mTOR pathway. J Neuropathol Exp Neurol,2005,64(4):341-349.

10. Blumcke I,Wiestler OD. Gangliogliomas:an intriguing tumor entity associated with focal epilepsies. J Neuropathol Exp Neurol,2002,61(7):575-584.

11. Hasselblatt M,Blümcke I,Jeibmann A,et al. Immunohistochemical profile and chromosomal imbalances in papillary tumours of the pineal region. Neuropathol Appl Neurobiol,2006,32(3):278-283.

12. Biegel JA,Zhou JY,Rorke LB,et al. Germ-line and acquired mutations of INI1 in atypical teratoid and rhabdoid tumors. Cancer Res,1999,59(1):74-79.

13. Versteege I,Sevenet N,Lange J,et al. Truncating mutations of hSNF5/INI1 in aggressive paediatric cancer. Nature,1998,394(6689):203-206.

14. Oviedo A,Pang D,Zovickian J,et al. Clear cell meningioma: case report and review of the literature. Pediatr Dev Pathol, 2005,8(3):386-390.

15. Perry A, Stafford SL, Scheithauer BW, et al. Meningioma grading: an analysis of histologic parameters. Am J Surg Pathol,1997,21(12):1455-1465.

16. Kasashima S,Oda Y,Nozaki J,et al. A case of atypical granular cell tumor of the neurohypophysis. Pathol Int,2000,50 (7):568-573.

17. Brat DJ,Scheithauer BW,Staugaitis SM,et al. Pituicytoma:a distinctive low-grade glioma of the neurohypophysis. Am J Surg Pathol,2000,24(3):362-368.

18. Vajtai I,Sahli R,Kappeler A. Spindle cell oncocytoma of the adenohypophysis:Report of a case with a 16-year follow-up. Pathol Res Pract,2006,202(10):745-750.

（于士柱）

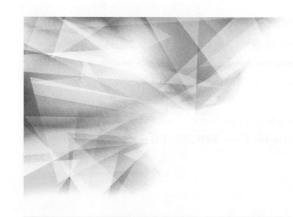

第四章　流行病学

世界卫生组织国际癌症研究中心（IARC/WHO）2008 年最新评估的数据表明,2008 年全球共有为 1270 万人患恶性肿瘤,760 万人死于癌症,其中 56% 新诊断的患者与 63% 的死亡病例发生在欠发达地区。我国癌症的发病率、死亡率及患病率分别是 20.3%、23.8% 与 12.7%,是我国十大常见疾病之一。随着各种环境污染的加剧及人口结构的老龄化,癌症的发病率和死亡率均呈明显上升趋势,对人类的健康造成了极大的危害。（图 4-1）

颅脑肿瘤占全身肿瘤的 2% 左右,死亡率约为 4/10 万,居全身因癌症死亡的前十位。了解脑肿瘤的流行病学特点,对于脑肿瘤的预防具有重要的意义。

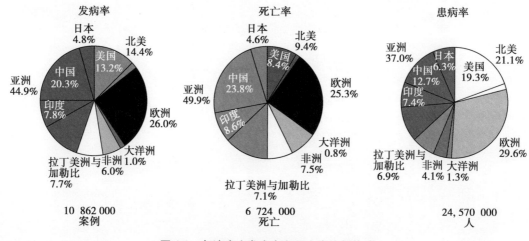

图 4-1　各地癌症发病率和死亡率比例构成

第一节　流 行 病 学

在美国每年有 1.3 万人死于原发性脑肿瘤,年发病率 18.71/10 万人,其中恶性脑肿瘤占 38.43%（18.71/10 万人）,良性脑肿瘤占 61.57%（7.19/10 万人）。在儿童之中,每 1300 人中就有一人患有脑肿瘤,儿童脑肿瘤占全身癌症的发病率的 23%,因癌症死亡的儿童中有 25% 死于恶性脑肿瘤。脑肿瘤占全身成人新诊断肿瘤的 1%,占癌症死亡患者的 2%。

1. 发病率　原发性脑肿瘤和中枢神经系统肿瘤的年发病率为 20.59/10 万人。20 岁以下人群中原发性脑肿瘤与中枢神经系统肿瘤的年发病率为 5.13/10 万人,占总发病人数的 7%。成人原发性脑肿瘤与中枢神经系统肿瘤的年发病率为 26.81/10 万人,占总发病人数的 93%。男性患者占 42%,女性占 58%。

2. 肿瘤发生部位　肿瘤最常见的发病部位为硬脑膜,占全部神经系统肿瘤的 35%。其次为额叶、颞叶、枕叶及顶叶,共占 21%。大脑、脑室、小脑与脑干占 7.5%,脊髓与脑神经占 10%,脑垂体与松果体占 16%。最常见的良性肿瘤是脑膜瘤,占 35%,垂体与神经鞘瘤占 25%,胶质母细胞瘤占 15%。在所有神经鞘瘤中听神经瘤占 65%。胶质瘤占所有肿瘤的 30%,占恶性肿瘤的 80%,60% 发生在大脑半球内部。胶质母细胞瘤与星形细胞瘤占所有胶质瘤的 76%(图 4-2)。

3. 年龄 在美国,原发性脑肿瘤的平均发病年龄为 54 岁。不同类型的脑肿瘤之间其发病年龄存在差异,如胶质母细胞瘤与脑膜瘤的平均发病年龄是 62 岁。发病年龄与肿瘤的类型直接相关,如脑膜瘤的发病率随着年龄的增长而逐渐增加,星形细胞瘤与胶质母细胞瘤的发病高峰为 65~74 岁,少突胶质瘤的发病高峰为 35~44 岁(图 4-3)。

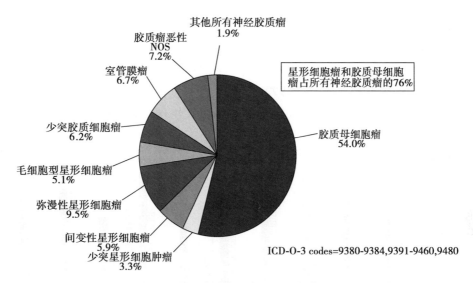

图 4-2 胶质瘤分类及比例构成

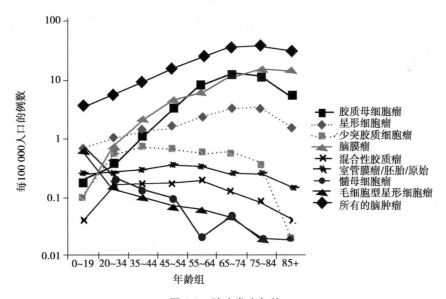

图 4-3 肿瘤发病年龄

发病率最高的年龄段为 85 岁以上(75.27/10 万人),发病年龄最低的年龄段为 19 岁以下(5.13/10 万人)。但是,并非所有肿瘤的发病率与年龄都成正向或负向关系,如生殖细胞瘤、胚胎瘤在青年人中发病率最高,然后随着年龄的增长而降低,而脑膜瘤的发病率则随着年龄的增长而增高。

4. 性别 脑膜瘤、垂体瘤及脑神经肿瘤的发病率女性明显高于男性,而脑叶、小脑及脑干肿瘤的发病率则男性高于女性。

原发性脑肿瘤与中枢神经系统肿瘤在女性中的年发病率为 22.25/10 万人,男性中为 18.8/10 万人。不同类型肿瘤发病率的性别差异也不尽相同,如神经上皮肿瘤其男性发病率是女性的 1.4 倍,而脑膜瘤则女性是男性的 2.2 倍。

胶质瘤在男性的发病率为 7.16/10 万人,高于女性的 5.06/10 万人。淋巴瘤与胚胎瘤的发病率无性别差异。

5. 死亡率的地区差异及变化趋势　脑肿瘤的死亡率在不同国家或地区之间存在差别。在美国,脑肿瘤的死亡率为 4.28/10 万人,而在中国则为 3.13/10 万人。中国东、中及西部地区的死亡率分别为 3.60、3.14 及 2.49/10 万人。在美国,芝加哥、华盛顿及纽约的死亡率分别为 4.31、3.47 及 3.7/10 万人。

原发性脑肿瘤与中枢神经系统肿瘤的病死率在逐年增加。我国在流行病学调查中发现,在 1973～1975 年间,脑肿瘤的死亡率为 1.13/10 万人,1990～1992 年期间脑肿瘤的死亡率为 1.89/10 万人,而到

了 2004～2005 年间,脑肿瘤的死亡率则达到 3.13/10 万人,脑肿瘤的死亡率明显增加。

6. 种族与地理差异　脑肿瘤的发病率在不同种族及不同地理环境之间存在差异。在日本,恶性脑肿瘤的发病率为北欧的 1/2。在美国,白人患有胶质瘤的几率明显高于黑人,而脑膜瘤的发病率则几乎相等。

7. 预后　患者的生存期与肿瘤的组织类型及年龄有着直接的关系。如胶质母细胞瘤患者的预后最差,而年轻患者的预后明显好于老年患者。在儿童,三岁前发病的患者其预后不如在 3～14 岁之间发病的患者,14 岁以下发病的原发性恶性脑肿瘤患者其 5 年存活率为 72%(图 4-4)。

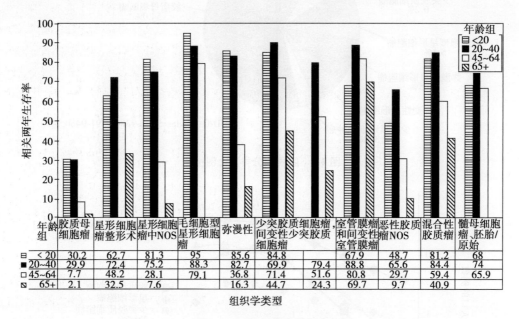

年龄组	胶质母细胞瘤	星形细胞瘤整形术	星形细胞瘤中NOS	毛细胞型星形细胞瘤	弥漫性	少突胶质细胞瘤间变性少突胶质细胞瘤	室管膜瘤和间变性室管膜瘤	恶性胶质瘤NOS	混合性胶质瘤	髓母细胞瘤、胚胎/原始
<20	30.2	62.7	81.3	95	85.6	84.8		67.9	48.7	81.2	68
20~40	29.9	72.4	75.2	88.3	82.7	69.9	79.4	88.8	65.6	84.4	74
45~64	7.7	48.2	28.1	79.1	36.8	71.4	51.6	80.8	29.7	59.4	65.9
65+	2.1	32.5	7.6		16.3	44.7	24.3	69.7	9.7	40.9	

组织学类型

图 4-4　不同年龄组生存率

第二节　风险因素的分析研究

目前,很难明确确定影响原发性脑肿瘤性质及严重程度的危险因素。这些肿瘤在组织结构上存在高度异质性,不同的研究对它们的定义和分类往往也不同,再加上在回顾性研究中暴露出的危险因素和无法确定的潜伏期,造成了我们无法明确定义哪些为潜在的危险因素。同样,由于以上原因的限制,我们也很难对这些因素进行比较研究。表 4-1 概括了不同种类危险因素和原发性脑肿瘤之间的关系,但实际上很难简单地概括某些因素是否与原发性脑肿瘤的发生确实有关。

1. 遗传因素　研究发现脑肿瘤的发病与遗传

和家族因素有关。有证据表明,某些遗传性的基因可能会在很大程度上影响原发性脑肿瘤的发生。继承了这种基因的人,其患肿瘤的风险大大提高。一些遗传综合征,如结节性硬化症、神经纤维瘤病 1 型和 2 型、痣样基底细胞癌瘤综合征、腺瘤性息肉病综合征等会增加脑肿瘤的易感性。

2. 家族史　尽管家族性疾病的发病可能是几个关键的遗传基因在起作用,但家庭成员共同暴露于某种环境也可能会影响疾病的发生发展。研究报告显示,脑肿瘤患者家庭其他成员患有脑肿瘤的风险是其他人的 1 至 10 倍。

表4-1 与原发性脑肿瘤相关的危险因素

遗传性综合征:结节性硬化症,神经纤维瘤病1型和2型,痣样基底细胞癌综合征,腺瘤性息肉病综合征,李弗劳明综合征($p53$基因突变)

脑肿瘤家族病史

多态性:谷胱甘肽转移酶,细胞色素P450 2D6和1A1,N-乙酰转移酶,ERCC1和ERCC2,其他致癌物质代谢,DNA修复与免疫功能的基因

淋巴细胞诱变剂敏感性:γ-射线

癌症病史

感染或免疫反应:病毒(普通感冒病毒,流感病毒,水痘带状疱疹病毒,BK病毒,JC病毒等),弓形虫

变态反应

头部创伤

癫痫,惊厥或抽搐

药物

饮食和维生素:亚硝胺/亚硝酸胺/硝酸盐/亚硝酸盐代谢物,饮食频率,腌腊食品

吸烟

饮酒

染发剂和喷剂

与交通有关的空气污染

职业和行业:合成橡胶制造业,氯乙烯,石油炼制/生产工作,农药制造及播散工作,农业工作,暴露在相关工作环境中

电离辐射:放疗,诊断性辅助检查(CT、X射线透视等)及其他

手机

其他无线电

高频电磁场

一项研究将约600名患有神经胶质瘤患者的基因与其家属进行了对比。研究结果显示,对该肿瘤的发生最好的解释是一种多基因遗传模式。对297名脑肿瘤患者的2141名一级亲属进行分析的结果也符合多基因遗传模式,其中最常见的是常染色体隐性遗传模式。据该研究估计5%的神经胶质瘤患者具有家族性基因。

3. 基因多态性(常见变异)与相关癌症发病的因果关系及预防 鉴于现有证据表明,只有一小部分的原发性脑肿瘤可能是由于遗传了少见的突变基因,研究者开始把注意力转向基因的多态性上。基因的多态性可能会影响人群在其所暴露环境下的脑肿瘤易感性。哪些影响氧代谢、解毒、DNA稳定性及修复或免疫反应的基因改变,都可能把基因易感性转变为脑肿瘤和其他癌症。对基因多态性及其对致癌风险的影响的研究,主要聚焦在吸烟导致的癌症上,近期基因技术的进步使得对基因多态性和其他相关癌症(包括胶质瘤)的流行病学评估成为可能。研究表明细胞色素P4502D6和谷胱甘肽转移酶会显著增加患脑肿瘤的风险。此外,还有许多学者对基因多态性和癌症发病率之间的关系进行了研究,但样本例数均较小。现在还不能确定基因多态性是否与患者的预后有关。我们需要进一步的工作来证实或反驳以上这些研究的结果。可能我们需要进行更大样本例数的研究,因为在样本量较小的时候,机会性发生事件可能导致研究结果的错误。

4. 对诱变剂的敏感性 不管在体内还是体外,患者对癌症的易感性与其DNA修复能力和细胞对辐射的敏感性相关。Bondy发现患者淋巴细胞对γ射线诱变剂的敏感性与患神经胶质瘤的风险明显相关。胶质瘤发生率和个体对诱变剂敏感性的关系还需要进一步的研究,对不同种类诱变剂的敏感性是评估其脑肿瘤易感性的重要指标。我们尚需进行大量研究来建立遗传多态性与脑肿瘤发生发展之间的联系,特别是以流行病学研究的观点来研究这些问题。

5. 既往癌症病史 在直肠癌和乳腺癌患者中,其患脑膜瘤的风险增加。患有小细胞肺癌和腺癌的人发生脑肿瘤的几率分别比正常人大三倍和两倍。

6. 感染 在动物体内实验研究表明,许多病毒,包括SV40病毒、腺病毒、反转录病毒等都会导致脑肿瘤的发病。一项德国的研究表明,接受了被SV40病毒污染脊髓灰质炎疫苗的儿童患有恶性胶质瘤、成神经管细胞瘤及少见脑肿瘤的几率明显增加。最近的研究也表明,感染SV40病毒的人群比其他人群患有室管膜瘤高37%。

7. 外伤 长期以来,人们一直认为脑外伤与一些脑肿瘤的发生有关,流行病学研究也报告了某些类别的肿瘤发病与外伤有关。很多证据证明颅脑损伤与脑膜瘤或其他脑肿瘤如听神经瘤可能存在联系,一项国际性的研究,其中包括1178例成人胶质瘤患者,330例脑膜瘤,和2236例对照组患者。研究结果显示受过头外伤的男性患脑膜瘤的风险提高了,尤其是在伤后15到24年这一时间段内,而女性头外伤和脑膜瘤的关系不大。无论男女,胶质瘤与头外伤的关系不大。有一些调查发现,与对照组的儿童相比,出生时受过产伤或头部损伤的儿童更易

患脑肿瘤。

8. 癫痫发作 胶质瘤患者与对照组相比更易有癫痫发作病史，有些胶质瘤患者在确诊肿瘤之前多年有癫痫发作史。Pace 等研究发现 83% 星形胶质瘤患者、46% 间变性星形细胞瘤患者、36% 胶质母细胞瘤患者在术前都有癫痫发作。虽然癫痫患者患胶质瘤的数量比预期的高，但两者之间明确的因果关系还有待于进一步研究，因为癫痫发作通常是诊断胶质瘤症状之一。即便癫痫发作出现在肿瘤确诊之前多年，也无法确定是癫痫本身还是治疗癫痫时的药物导致脑肿瘤的发病率增加。

9. 饮食与维生素 亚硝基化合物已经在动物实验中被证实具神经致癌性，亚硝酸胺比亚硝基化合物具有更强的神经致癌性。患者暴露于含有这些化合物的环境中，可能导致 DNA 损伤，从而诱发脑肿瘤。肿瘤的发生发展，只有在暴露于存在亚硝基化合物的环境中经过很长时间，才会逐渐显现。判断亚硝基化合物的暴露情况是很困难的，因为无论在体内还是体外，亚硝基化合物都普遍存在，甚至也存在于食物中。亚硝酸盐含量较高的蔬菜同时也含有维生素，其可阻断亚硝基化合物的形成。由食物来源分解形成的氨基酸，可由亚硝基化试剂转变为亚硝基化合物，如各种腌制肉类制品中的亚硝酸盐。

一项回顾性研究认为，饮食中的亚硝基化合物，体内的抗氧化应激物，或一些特殊的营养物质都会影响儿童和成人患脑肿瘤的风险。一项前瞻性研究结果显示，妊娠妇女妊娠期间摄入过多的植物油脂，儿童在婴幼儿时期摄入更多的植物油脂都相对于对照组有着更高的脑肿瘤发病率。胶质瘤患者，尤其是男性，与健康人对比，其饮食中含有更多的腌制食品，摄入更少的富含维 C 的水果和蔬菜。

10. 吸烟 尽管烟草中的一些致癌物质不能穿过血-脑脊液屏障，但亚硝基化合物能通过血-脑脊液屏障，现已认定其与肿瘤发生的有关。然而，一个 META 分析和回顾性研究发现，患儿母亲在妊娠期间的烟草摄入量与婴儿患有脑肿瘤的风险没有明确的联系。在成人吸烟与脑肿瘤发生的关系目前未有定论。

11. 酒精 母亲摄入酒精与孩子患脑肿瘤之间有关系，但并不紧密。国内的一项研究发现，对比健康儿童，出生时就患有脑肿瘤的儿童的父亲，大部分在患儿母亲妊娠前有大量饮酒的习惯，患脑膜瘤或胶质瘤的成人，其啤酒或其他酒类的摄入量高于健康人。然而，有研究结果显示有喝啤酒习惯的人患

胶质瘤的风险降低，并非增加。

12. 个人居住环境和暴露于化学物质 加拿大的一项研究发现，使用过发胶和染发剂的成人更易患脑肿瘤。母亲使用含亚硝基化合物的化妆品与儿童脑肿瘤的风险无关。而关于居住环境和环境中化学物质的研究，主要关注在儿童产前与产后周围环境中杀虫剂的使用与小儿脑肿瘤的关系。最近 Zahm 总结了杀虫剂与儿童脑肿瘤之间的关系，大部分实验发现杀虫剂污染与脑肿瘤发病有关。一项以苯和 NO_2 作为交通环境污染指标的研究发现，空气污染程度与儿童脑肿瘤的患病风险无关。Iowa 研究发现饮用经氯处理的水的男性更容易患胶质瘤。

13. 职业 在很多种职业中，工人需要暴露于含神经毒性或致癌物质的环境中，这些物质包括润滑油、有机溶剂、甲醛、丙烯腈、酚类和紫锥菊多酚、多环芳香烃等。其中一些化合物可以在实验动物身上诱导肿瘤发生。动物的脑肿瘤是被一些化合物诱导的，比如，多环芳香化合物。但这种诱导只能通过直接种植或经胎盘，而不是通过吸入或皮肤的暴露（而这两种方式则与职业环境相关）。而且，工人经常暴露于不止一种化学物质，而且化学物质之间的反应会增加或减少其与人体之间的相互作用。因此，即便是已知的或是有争论的致癌物，也尚无其与脑肿瘤发病之间明确关系的报道。

14. 电离辐射 治疗性的电离辐射是诱发脑肿瘤的一个重要的危险因素。用来治疗头皮癣和皮肤血管瘤的低剂量辐射与脑肿瘤发病有关，神经鞘瘤的相对危险度是 18，脑膜瘤的相对危险度是 10，胶质瘤的相对危险度是 3。研究发现胶质母细胞瘤患者发病之前接受过治疗性电离辐射的比率为 17%，而且当患者在儿童时期因急性淋巴细胞性白血病接受过辐射治疗的时候，成年后其患胶质瘤或其他脑肿瘤的风险增加。而儿童时期因癌症（不包括白血病）而接受辐射治疗的患者，其并发原发脑肿瘤或复发脑肿瘤的风险增加。一项关于广岛原子弹爆炸生存者的调查发现，大脑受辐射的剂量和脑膜瘤的发病率相关，离爆炸中心越近，发病率越高。辐射性的诊断设施，如 X 线，与患胶质瘤的风险无关。但有研究发现 X 线照射会增加患脑膜瘤的风险，而且辐射发生时的时间离现在越远，作用越明显，这一点提示辐射诱发的脑膜瘤存在潜伏期，并且过去的辐射剂量较大。从事与核设施或与核原料生产有关工作的人群，其脑肿瘤患病率提高 15%。既往观点认为，暴露于宇宙射线会提高脑肿瘤的发病率。然而，无

论是宇航员或是飞行员,研究结果皆显示,宇宙射线不会影响脑肿瘤的发病率。

15. 无线电话 对使用无线电话会影响健康的担心,促进了人们对于无线电话使用和脑肿瘤风险之间关系的研究。Muscat 发现手机使用的时间和脑肿瘤发病率无联系。然而,脑肿瘤通常发生在惯用于接听手机的耳朵的同侧大脑。虽然现在的报告都显示手机使用与患脑肿瘤风险无联系,但是继续在此领域的研究仍然很重要,因为手机使用正逐渐变得普遍,脑肿瘤的发生需要很长的时间,因此需要长周期的研究(表 4-1)。

参 考 文 献

1. J. Ferlay, H. R. Shin, F. Bray, et al. Estimates of worldwide burden of cancer in 2008: GLOBOCAN 2008. Int J Cancer 127 (2010) 2893-2917.

2. D. M. Parkin, F. Bray, J. Ferlay, et al. Global cancer statistics, 2002. CA Cancer J Clin 55 (2005) 74-108.

3. Q. T. Ostrom, J. S. Barnholtz-Sloan, Current state of our knowledge on brain tumor epidemiology. Curr Neurol Neurosci Rep 11 (2011) 329-335.

4. T. A. Dolecek, J. M. Propp, N. E. Stroup, C. Kruchko, CB-TRUS statistical report: primary brain and central nervous system tumors diagnosed in the United States in 2005-2009. Neuro Oncol 14 Suppl 5 (2012) v1-49.

5. M. Wrensch, Y. Minn, T. Chew, et al. Epidemiology of primary brain tumors: current concepts and review of the literature. Neuro Oncol 4 (2002) 278-299.

(陈晓丰 申忱 王开开)

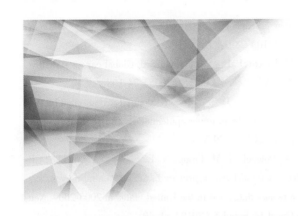

第五章　影像学

第一节　方法与选择

一、CT(计算机断层扫描摄影)

颅脑病变的检查是 CT 最早应用的领域。对于颅脑肿瘤常用的检查方法包括平扫、增强扫描及动态增强扫描、CT 脑灌注成像、CT 血管成像(CT angiography,CTA)和 CT 三维重建,脑池造影及脑室造影扫描,后面两种方法目前已非常少用。多层螺旋 CT 获得的大容量图像数据能用于各种重建和进行后处理,使得 CT 图像的时间分辨力、图像空间分辨力明显提高,有利于微细结构的显示,有利于发现早期病变的血流动力学改变,明显提高了 CT 的诊断能力。

1. CT 平扫　不用对比剂的 CT 扫描称 CT 平扫,是 CT 的基本检查方法。绝大多数 CT 检查都需要先行 CT 平扫,对于颅脑肿瘤更是如此,它可以为肿瘤的定位及定性提供重要信息,尤其对肿瘤内钙化、出血及肿瘤累及的骨质结构改变的显示具有独到的优势,同时又是 CT 增强扫描、动态增强扫描及其他扫描方式的基础,可为其提供病变准确的定位,又是评价病灶强化程度的根据。扫描方位多采用横断层面。基准线定位于听眦线,且与地面垂直(图5-1);对于鞍区肿瘤病变,可以通过三维重建后处理,显示冠状和矢状图像,必要时可加用冠状位及矢状位扫描。

2. CT 增强扫描和动态增强扫描　因为 CT 平扫仅能反映病灶的密度与正常组织之间的 X 线自然密度对比的差别,有些疾病的病灶密度与正常组织非常接近,平扫往往不易分辨,CT 增强扫描可进一步发现病灶和鉴别病变性质,以及肿瘤病变的良、恶

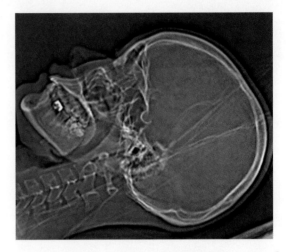

图 5-1　头部 CT 定位图,听眦线

性。CT 增强扫描和动态增强扫描就是在扫描前或扫描中通过静脉注入碘对比剂后再行扫描。对比剂注入的方法通常为快速推注(又称团注法),根据不同的扫描目的、不同的器官及 CT 扫描条件的限制,可以使用不同的对比剂注射方案。对于了解一个期相就足够的病变,如脑动脉瘤,可以使用单期动脉期增强扫描。对于多数脑实质性病变,如颅脑肿瘤或肿瘤性病变,最好能进行多期相扫描以充分了解病变的血流动力学改变。CT 动态增强扫描就是在对比剂通过靶器官的动脉期、静脉期及实质期分别进行扫描,比 CT 普通增强扫描提供的诊断信息量多,它除反映对比剂进入病灶内的量,还反映了对比剂在病灶内的浓聚和廓清的过程,对鉴别病灶的性质,了解病变的良恶性程度和血供的情况都有很大帮助。正常脑组织有血-脑脊液屏障,对比剂无法通过,不会产生明显的增强效应;而没有血-脑脊液屏

障的组织结构如垂体、脉络丛是可以增强的;大多数肿瘤,特别是恶性肿瘤破坏血-脑脊液屏障,对比剂能通过破坏的血-脑脊液屏障进入病灶,病灶可见到异常增强。由于肿瘤存在血供异常,肿瘤因子的作用而产生大量新生的畸形肿瘤血管,这样就使肿瘤的血供异常丰富,而且血液在这样的血管内滞留时间延长。动态增强扫描中,恶性脑肿瘤多显示为血供丰富的病变,在静脉期和实质期表现为持续强化(图5-2);在良性肿瘤或肿瘤性病变中,动态增强扫描多表现为动脉、静脉和实质期持续低水平强化或不强化;而脑转移瘤的延迟增强扫描对转移灶的检出率更高。

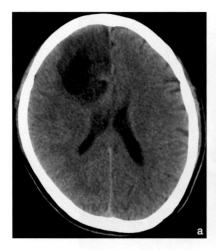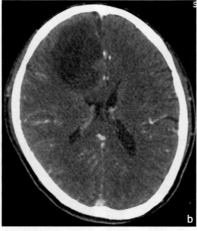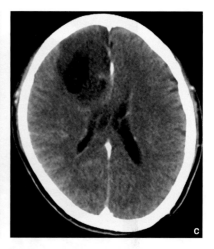

图 5-2 恶性脑肿瘤的 CT 表现

男性 48 岁,右侧额叶星形细胞瘤Ⅱ级。a 图为平时,b 图为动脉期,c 图为静脉期,可见肿瘤边缘呈持续强化,周围可见多发斑点状、条带状异常血管影,中央可见片状液化坏死区

3. CT 脑灌注成像 随着多层螺旋 CT 的临床广泛应用及计算机软件的发展,CT 灌注技术不断发展完善,目前在脑部的应用已相当成熟。CT 灌注成像是指在静脉注射对比剂的同时,对选定的感兴趣区(ROI)进行连续多次扫描,以获得该层面内每一个像素的时间-密度曲线(TDC),用于了解局部组织的血流动力学改变。CT 灌注扫描要求注药快,扫描间隔时间短的连续快速扫描采集,对颅脑肿瘤与炎症性病变及脑缺血梗死病变的鉴别有一定意义,而且对肿瘤良、恶性鉴别也有帮助。有作者研究认为脑胶质瘤 CT 灌注成像不但可以反映肿瘤内的、而且可以反映肿瘤间的不同程度的新生血管状况和血-脑脊液屏障破坏情况,为肿瘤分期诊断提供依据。

4. CT 血管成像 血管成像(CTA)是经外周静脉快速注入碘对比剂,在靶血管内充盈的高峰期,用多层螺旋 CT 进行快速容积数据采集,获得的图像再经计算机后处理重建三维血管图像。在 CTA 图像后处理技术中,常使用最大密度投影法(MIP)和三维重建(如 SSD 或 VR)法。MIP 能显示 X 线衰减值的微小变化,可区别钙斑和腔内对比剂,与 DSA 图像较为相似;SSD 像立体感强,但不能体现相邻结构间 CT 值的微小变化,不易将钙质同腔内对比剂区分。在脑肿瘤诊断方面 CTA 可观察血管的立体结构,包括肿瘤的血供及与周围血管的关系,为术前准确定位、定性提供重要的依据。

5. CT 三维图像重建 CT 三维图像重建的目的是在二维平面图像的基础上进一步详细地显示组织结构或病灶的三维空间分布情况。螺旋 CT 目前有三种重建技术:多平面重建(Multiplanar reconstruction,MPR),表面遮盖显示(Shaded surface display,SSD)和容积显示(Volume rendering,VR)。MPR 重建技术是在横断面图像上按要求任意划线,然后沿该线将横断面上二维体积元重组,即可获得该平面的二维重建图像,包括冠状面、矢状面、任意斜面和任意曲面的图像重建,能够对病变有全面准确的认识,是人体各系统疾病三维重建中常用方法之一,为首选的重建方法。

SSD 具有清晰、直观、逼真、立体的特点,成为最受临床医生欢迎的重建技术。其根据 CT 阈值表现为“有”或“无”的概念,阈值以上的相邻像素连接而重建成图像;阈值以下的像素则不能重建而无法显示。因此 SSD 重建技术的 CT 阈值的选择是关键,阈值太高则骨质较薄处信息丢失,造成“假孔征”,容易造成假象;太低则周围轮廓分辨不清,一些组织结构层次不清,干扰观察。SSD 的优点是重建图像立体感强,可逼真再现大体解剖外形,解剖关系清晰。但由于 SSD 是表面成像技术，容积资料丢失较多，其缺点是细节不够丰富，缺乏透明效果，无法观察颅脑内部形态和密度。

VR 是将每个层面的容积资料中的所有体积元加以利用，因此，VR 获得的是真实的三维显示图像，由于其容积资料不丢失，对比度好，层次清晰，显示

细节效果较好，所以在显示细小病变方面优于 SSD，是 SSD 图像的有益补充。VR 存在一定透明度，造成重叠影像，空间立体感不如 SSD。VR 重建技术主要是通过调节 CT 值范围和选择透明度来所得满意的图像（图 5-3）。CT 图像三维重建进一步拓宽了 CT 的临床应用价值。

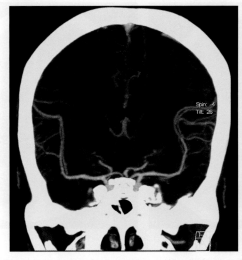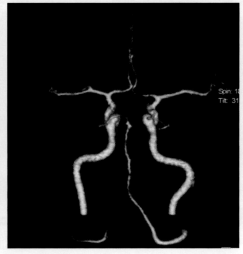

图 5-3 CT 图像三维重建
左图为 MIP 图像显示双侧大脑中动脉，右图为 VR 图像（后前位）立体直观的
显示了大脑的血管及其主要分支的情况

二、MRI 扫描技术

MRI 自 20 世纪 80 年代应用于临床诊断以来，随着其硬件的改进和软件的更新换代，以其优良的软组织分辨率的图像，多平面和多回波成像技术和无辐射损伤的特点为临床各种 CT 难以确诊的病变的定位和定性诊断提供了可靠依据，尤其是对颅底、颅后窝、颅颈交界、脑干等肿瘤的精确定位具有明显优势。

MRI 是通过对静磁场中的人体施加特定频率的射频（radiofrequency，RF）脉冲，使人体组织中的氢质子受到激励而发生磁共振现象，当终止射频脉冲后，质子在弛豫过程中释放 MR 信号；经过对 MR 信号的接收、空间编码和图像重建等处理过程，产生 MR 图像。人体内氢原子丰富，目前 MR 的图像是氢原子的图像。

近年来，国内外不少学者，在常规 MRI 诊断基础上，引入定量和半定量分析，以减少 MRI 诊断中的人为视觉偏差，提高 MRI 的定性诊断率和精确定位水平。MR 新技术如弥散成像、脑灌注成像、皮质

功能激发功能成像、波谱分析及代谢物浓度测定等 MR 功能成像技术的开发不但能显示病变的形态学改变，亦能反映组织器官的功能性变化，甚至可提供肿瘤代谢状况和动态的肿瘤病理学方面的定量信息。

（一）脉冲序列

MR 成像中常用的脉冲序列有自旋回波序列（spin echo sequence，SE 序列）、梯度回波序列（gradient echo sequence，GRE 序列）、快速自旋回波序列（fast spin echo sequence，FSE 序列）、反转恢复序列（inversion recovery sequence，IR 序列）等，每种序列中又包含多种类型，临床上应根据不同检查目的选择应用。

SE 序列是 MRI 扫描最基本、最常用的射频脉冲序列，SE 序列的扫描参数有回波时间（echo time，TE）和脉冲重复时间（repetition time，TR）。不同的 TR 和 TE 可以得到不同的加权图像。短 TR 短 TE 可得到 T_1 加权像（T_1-Weighted imaging，T_1WI）；长 TR 长 TE 可得到 T_2 加权像（T_2-Weighted imaging，T_2WI）；长 TR 短 TE 得到质子密度加权像（proton imaging，PD）。T_1WI 强调 T_1 特性的组织，脂

肪组织的信号强度最强,即图像最亮、最白,T₁WI 长于显示解剖结构;T₂WI 强调 T₂ 特性的组织,液体的信号强度最强,大部分病变组织因含水量增多呈高信号。

1. SE 序列　常规 SE 脉冲序列是临床上最常用的成像序列。该序列先发射一次 90° 射频激励脉冲,继而施加一次 180° 复相位脉冲使质子相位重聚,产生自旋回波信号。通过调节 TR 和 TE 的长短可分别获得反应组织 T_1、T_2 及质子密度特性的 MR 图像。其中 T_1WI 具有较高的信噪比,适于显示解剖结构,也是增强检查的常规序列;T_2WI 则更易于显示水肿和液体,而病变组织常含有较多水分,在 T_2WI 上显示为高信号,因而易于显示病变;PDWI 常可较好的显示出血管结构。

2. GRE 序列脉冲　GRE 序列是最常用的快速成像脉冲序列,具有多种类型,其中常规 GRE 序列最为成熟,临床应用也最多。该序列由一次 <90° 的小角度(或稍大于 90°,但不使用 90°)激励脉冲和读出梯度的反转构成。读出梯度的反转用于克服梯度场带来的去相位,使质子相位重聚产生回波,由于是梯度复相位产生回波,故称 GRE。

3. IR 脉冲序列　IR 脉冲序列首先使用一次 180° 反转脉冲使全部质子的净磁矢量反转 180°,达到完全饱和;继而当质子的纵向磁化恢复一定时间后,施加一次 90° 脉冲使已恢复的纵向翻转为横向磁化,以后再施加一次 180° 复相位脉冲,取得 SE。由于取得 SE,故也可称为反转恢复自旋回波(IRSE)。IR 序列主要用于获得重 T_1WI,以显示解剖,还可用于增强扫描,使顺磁性对比剂的短 T_1 增强效果更明显。

(1) 液体衰减反转恢复脉冲序列(FLAIR)其特征是选择特殊的 T_1 值,使脑脊液信号被抑制,主要用于 T_2WI 和 PDWI 中抑制脑脊液的高信号,使与脑脊液相邻的长 T_2 病变显示更清晰,在中枢神经系统中应用价值较大。

(2) STIR 脉冲序列是 IR 脉冲序列的一个类型,特征是选择特殊的 T_1 值,恰好是脂肪质子的纵向磁化恢复到 0 点时施加 90° 脉冲,因此在 90° 脉冲后脂肪质子无横向磁化而无信号产生。主要用途是在 T_1WI 中抑制脂肪的短 T_1 高信号,即脂肪抑制。

4. 回波平面成像(echo planar imaging, EPI)EPI 是目前成像速度最快的技术,可在 30ms 内采集一幅完整的图像,使每秒钟获取的图像达到 20 幅。EPI 技术可与所有常规成像序列进行组合使用。可用于脑的灌注和弥散成像等功能成像。

(二) 平扫及普通增强扫描

采用头颅相控阵正交线圈或多通道线圈。常用 SE 序列 T_1WI 及 T_2WI 及液体衰减反转恢复脉冲序列(FLAIR),对于含脂肪的肿瘤如畸胎瘤需选择性应用脂肪抑制技术。扫描方位常用横断面、矢状面扫描,对于脑干、鞍区、松果体区及垂体病变,常规扫描矢状面及冠状面,一般横断面采用 3~5mm 层厚,对于较小病灶可以适量减小扫描层厚;脑干、鞍区、松果体区及垂体、听神经颅内段病变多采用 2~3mm 层厚(图 5-4)。对于怀疑颅脑肿瘤的患者应常规(SE T1WI)增强扫描,采用 Gd-DTPA 静脉推注,剂量为 0.1~0.2mmol/kg 体重。对于垂体微腺瘤患者应用减半剂量动态增强扫描更容易显示。怀疑脑转移瘤患者应用双剂量 GD-DTPA 增强扫描。

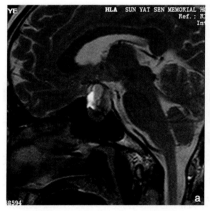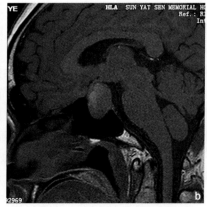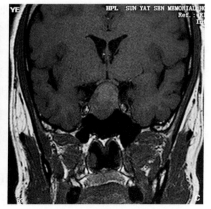

图 5-4　垂体腺瘤 MR

34 岁男性,垂体大腺瘤,如图 a-c 所示,分别为 T_2W、T_1W 矢状及 T_1W 冠状位图像,肿瘤呈等 T_1 等 T_2 信号,其前上部可见短 T_1 短 T_2 出血灶。垂体窝扩大,肿瘤推压视交叉,使其向上方移位

（三）MR 血管成像（MRA 或 MRV）

MRA 或 MRV 是不用对比剂的情况下血管成像的 MR 技术,常用的技术有时间飞跃法(TOF)和相位对比法(PC)(图5-5)。

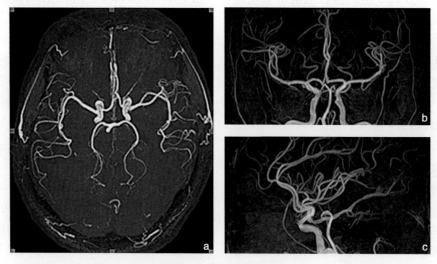

图 5-5A　正常头颅 MRA

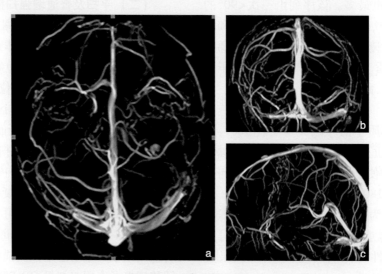

图 5-5B　正常头颅 MRV

MR 血管成像能较好显示颅脑肿瘤(如脑膜瘤)与周围血管的关系,且安全无创,可多角度观察(图5-6)。对于动脉瘤,MRA 能显示 3～5mm 的病灶,5mm 以上的动脉瘤显示较好,表现为流空效应,更小动脉瘤或血栓型动脉瘤及动脉瘤内血栓显示不理想。对于动静脉畸形,PC-MRA 可分辨 AVM 的不同组织,包括供血动脉、瘤巢及引流静脉。对表浅的血管、狭窄、扭曲的血管显示不满意。

（四）动态增强 MRA（DCE-MRA）

显示较常规 MRA 确切,并且可以动态显示供血动脉、瘤巢、引流静脉及细小血管。静脉注射 Gd-DTPA 后的动态增强 MRA 因为增加了流入增强效应,缩短了血液的 T_1 值而使血流信号强度提高,使动静脉的大小分支均能显示,可清晰地显示肿瘤相关的血管以及肿瘤对周围血管的侵犯情况。

（五）磁共振功能成像（fMRI）

是在病变尚未出现形态学改变,或进一步判别病灶的性质、累及范围及对脑激发功能的影响,以进行疾病早期诊断或研究某一脑部结构的功能,指导临床手术。主要包括磁共振波谱成像(MRS)、弥散加权成像(DWI)、弥散张量成像(DTI)、脑灌注成像(PWI)、皮质激发功能定位成像(BOLD)和磁敏感加权成像(MTC)。

1. 磁共振波谱(Magnetic Resonance Spectroscopy,MRS)　是目前唯一无创性检测活体组织代谢变

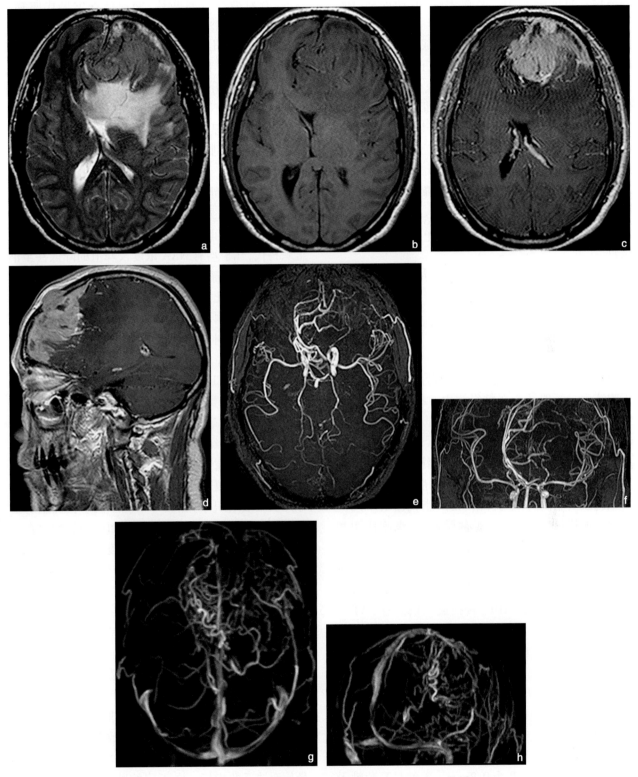

图 5-6　脑膜瘤 MR

54 岁男性,左侧额部脑膜瘤,图 a～d 分别为横断位 T_2W、T_1W 序列图像,及 T_1W 横断与矢状位增强扫描图像,可见肿瘤呈稍长 T_1 长 T2 信号,周围可见大片稍长 T_1 长 T_2 脑实质水肿信号灶,增强扫描呈均匀明显强化,见脑膜尾征。(图 e、f)MRA 示双侧大脑前动脉、左侧大脑中动脉受压移位(图 e～f)。MRV 与上图同一患者,左侧额部脑膜瘤,上矢状窦受压闭塞并侧支循环形成(图 g、h)

化和对化合物浓度进行定量分析的方法,被誉为无创活检。目前除对¹H、³¹P原子核外,还能对³He、⁷Li、¹³C、¹⁹F、²³Na等进行波谱分析。由于¹H在人体内自然丰度高且相对灵敏度较高,成为磁共振波谱的常用分析原子核。质子磁共振波谱(¹H-MRS)能有效观察肿瘤组织的代谢及其病理、生理、生化改变信息,对脑肿瘤的诊断、鉴别诊断及组织分级具有重要价值。MRS能检测到颅内多种生化成分,常见的是NAA、Cr、Cho、Lip、Lac、Ala,前三者最常用,病理状态下有时能检测到Lac、Ala。NAA峰位于2.0ppm、Cr峰位于3.0pmm、Cho峰位于3.2ppm,Lac峰位于1.33pmm,Lip峰位于1.25pmm,Ala峰位于1.47pmm。NAA峰最高,Cho峰和Cr峰较接近。

(1) 正常脑组织的主要代谢物及意义

1) N-乙酰天门冬氨酸(NAA):¹H-MRS可检测到的化合物中最主要的是NAA,其波峰位于2.0ppm,是公认的神经元的标志物。脑组织中能量代谢中苹果酸-天门冬氨酸是主要的穿梭机制之一,因而NAA在正常成人脑组织中含量高,并大量存在于胞液中。一般认为在脑组织中NAA反映神经细胞的功能,其含量降低,可能是由于丢失神经细胞和/或能量代谢障碍所致。

2) 胆碱(Cho):主要包括磷酸甘油胆碱(GPC)和磷酸胆碱(PC),构成细胞膜的磷脂双分子层,参与细胞膜磷脂的合成与降解,是磷脂代谢的中间产物。其波峰位于3.0ppm,是髓鞘形成、细胞代谢和胶质增生的指标,反映细胞的密集度。

3) 肌酸(Cr):位于3.0ppm,主要由肌酸和磷酸肌酸(PCr)构成,参与人体基本代谢——肌酸激酶反应。二磷酸腺苷(ADP)转换成三磷腺苷(ATP)中的高能磷酸键中有部分是通过PCr与Cr之间的快速转换来实现的。Cr的含量主要反映组织能量代谢的情况。在正常脑不同代谢的情况下,总肌酸浓度(Cr+PCr)基本保持稳定,因此经常被作为肌酸比值的标准,如NAA/Cr、Cho/Cr、Lac/Cr等。

4) 乳酸(Lac):乳酸以其特有的双峰波谱出现于1.33ppm,双峰间距为0.2ppm。乳酸是葡萄糖无氧酵解的终产物,在正常人脑¹H-MRS中水平很低,甚至测不到。Lac峰出现常提示正常细胞的有氧代谢不能正常进行,进而提示周围脑组织的缺血、缺氧,原因主要由脑血管疾病引起的脑缺血梗死或脑肿瘤性病变占位效应引起。

除以上波峰外,¹H-MRS还可检测到脂质、丙氨酸、谷氨酸和谷氨酸盐、葡萄糖等少见代谢物。正常人不同年龄组中不同代谢物浓度信号强度均有差异。新生儿脑组织中NAA含量很低,而肌醇含量及Cho/Cr比值较高,随着年龄增长,NAA浓度及相关比值升高,肌醇含量及Cho/Cr比值逐渐下降。脑组织不同部位代谢物的分布亦有差异,胆碱浓度差异明显,小脑最高,灰质最低,肌酸浓度灰质大于白质,小脑中浓度最高,而NAA在脑中分布较均匀。

(2) 脑肿瘤中主要代谢物变化及临床意义

1) N-乙酰天门冬氨酸(NAA):在脑实质内恶性肿瘤中,由于正常神经元受侵,功能受损或被肿瘤组织替代,几乎均有NAA浓度及峰值的降低甚至消失。良性脑肿瘤NAA一般是降低的,但也可以正常。放射性坏死和瘢痕组织中,由于神经元破坏、消失,NAA几乎测不到。起源于脑外的肿瘤如脑膜瘤、垂体瘤、听神经鞘瘤及转移瘤等由于不含神经元,测不到NAA。

2) 胆碱(Cho):在评价脑肿瘤细胞代谢的化合物中,胆碱起首要的作用。脑实质内恶性肿瘤中胆碱常明显升高,表明细胞膜结构增加,反映细胞增殖,亦可由于神经元受侵,胆碱从包膜中释出引起,以实性均质肿瘤明显,囊变、坏死区减少。在肿瘤术后残留或肿瘤复发中,胆碱常明显升高。在放射性坏死及瘢痕组织中,胆碱峰常测不到。良性脑肿瘤中胆碱可正常、升高,甚至减低,如颅咽管瘤。在恶性肿瘤的治疗过程中胆碱信号强度的变化总是先于肿瘤大小变化,因此可以作为肿瘤治疗后随访的依据。

3) 肌酸(Cr+PCr):在恶性脑实质内肿瘤中,总肌酸几乎总是下降的,并随恶性程度的增加而逐渐降低。此由于能量代谢通路不能正常进行,作为缓冲剂的磷酸肌酸浓度下降,从而最终引起总肌酸的降低,来源于神经外胚层的肿瘤肌酸浓度高于非神经外胚层的肿瘤。放射性坏死中肌酸峰消失,同样是由于能量代谢通路受到破坏所致。

4) 乳酸(Lac):Lac是无氧酵解的终产物,是能量代谢缺乏的指标。在不同的肿瘤变化较大,在恶性脑肿瘤生长活跃的肿瘤中心区或坏死组织内常出现。但作为恶性度的标志仍有争议,因为在良性占位性蛛网膜囊肿也可出现。

5) 脂质(Lip):在0.9ppm与1.3ppm之间宽的脂质峰信号强度的增加可作为脑肿瘤恶性程度分级

的辅助征象。在多数恶性肿瘤如恶性程度较高的胶质瘤中及肿瘤坏死区常出现且高于正常。此与肿瘤

细胞坏死有关,由于髓鞘受损,胞膜破坏引起脂质升高(图5-7)。

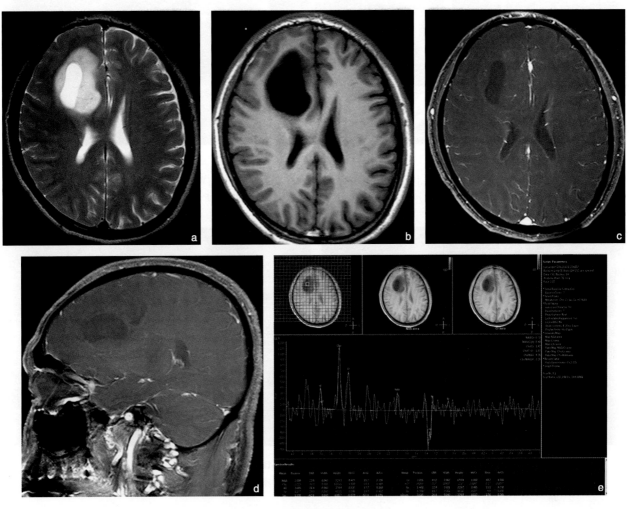

图 5-7　星形细胞瘤 MR 及 MRS

48 岁男性,右额叶星形细胞瘤(Ⅱ级)图 a-d 分别为横断位 T_2W 序列;横断位 T_1W 序列;横断及矢状位 T_1W 增强扫描序列,可见肿瘤 T_2W 呈中等信号,T_1W 呈稍低信号,中央可见片状长 T_1 长 T_2 坏死液化区,增强扫描肿瘤呈轻度不均匀强化,液化坏死区未见强化。MRS 如图 e 所示

（3）不同脑肿瘤的 MRS 表现

1）胶质瘤:脑内最常见的肿瘤,主要表现为 NAA 减少,Cho 增加,Cr 正常或下降,可出现 Lac、Lip。NAA/Cho、NAA/(Cho + Cr)明显减小,Cho/Cr 明显升高。NAA 降低反映了神经组织被肿瘤组织替代或受侵犯,NAA 降低以肿瘤中心区域明显,以高级别肿瘤下降更多。Cho 大多表现为增加,表明细胞膜结构增加,反映细胞增殖,以实性均质肿瘤明显,囊变、坏死区减少(图5-8)。复发的胶质瘤 Cho 增加比原发的胶质瘤高(图5-9)。NAA/Cho 下降的程度反映肿瘤细胞的密度。Lac 在不同的肿瘤变化较大,在生长活跃的肿瘤中心或坏死组织内常出现,Lac 出现说明组织缺血缺氧,无氧糖酵解加重组织

坏死。Lip 峰常在肿瘤坏死区及恶性程度较高的胶质瘤中出现,为来源于肿瘤边缘巨噬细胞或坏死组织细胞将组织结构中的脂质分解为小分子脂质。

2）脑膜瘤:典型表现为 NAA 缺乏,Cr 峰下降,Cho 增高,可显示 Ala,NAA/Cho 呈明显降低,Cho/Cr 呈显著升高。脑膜瘤为脑外肿瘤,无神经元,故 NAA、Cr 缺乏,但脑膜瘤较小时,采样易受脑脊液、颅骨影响,可见低矮 NAA 峰。Ala 出现是脑膜瘤特征性表现。Peptone 认为 Ala/Cr 比星形细胞瘤高 3～4 倍可能意义更大。Ala 来自糖分解中的丙酮酸,L-丙酮酸通过丙酮酸激酶导致丙酮酸增加,丙酮酸转化为丙氨酸所致。但 Ala 峰并非所有脑膜瘤都出现,部分胶质瘤、垂体瘤也可出现。

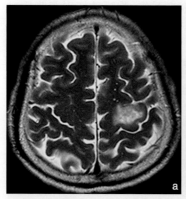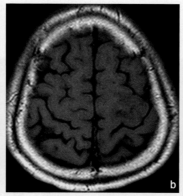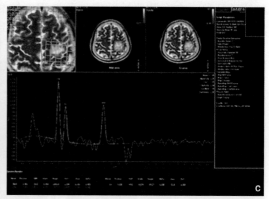

图 5-8　少突胶质细胞瘤 MR

46 岁男性,左额叶少突胶质细胞瘤。a、b 分别为 T_2W 及 T_1W 序列图像,肿瘤在 T_2W 上呈等、高信号,T_1W 呈等、低信号,
信号不均匀,周围脑实质水肿较轻,MRS 如 C 所示

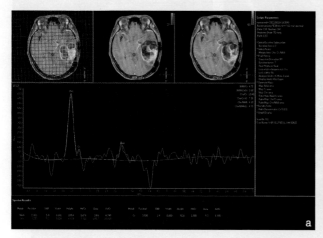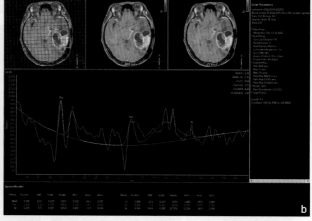

图 5-9　星形细胞瘤 MRS

32 岁女性,左侧颞叶星形细胞瘤术后 2 年复发

3)转移瘤:为 Cho 峰显著增高,NAA、Cr 峰消失或下降明显,Cho/Cr 值升高但不及高级别胶质瘤和复发的胶质瘤,可出现 Lac、Lip 峰。

4)淋巴瘤[1]H-MRS 与转移瘤基本相同,缺乏特异性。

传统 MRI 通过肿瘤的形态学、强化类型及程度、与周围组织的关系等直接、间接征象来评价颅内肿瘤,并不能全面评价肿瘤的生长活性。^{1}H-MRS 能从分子水平评价肿瘤的能量代谢,提供生化信息,更有助于鉴别诊断、疗效评估及区别肿瘤复发或放射性脑坏死。治疗前后的 Cho/Cr 比较有助于评价疗效。Cho 显著性升高提示肿瘤有复发可能。总之,^{1}H-MRS 从微观分子水平分析脑肿瘤的代谢信息,对脑肿瘤的诊断及鉴别诊断具有重要的辅助价值。

2. DWI(弥散加权成像)　弥散是自然界中最基本的物理现象,自然界中物质的分子不停地进行着一种随机的、相互碰撞又相互超越的运动,即布朗运动。在体外无限均匀的流体中,分子的弥散运动完全是随机的,即向各个方向运动的几率几乎是相同的,此种情况称为弥散的各向同性。同样,人体组织内的水分子也在不停地进行着弥散运动,但同体外水分子弥散现象不同的是,它不仅受组织细胞本身特征的影响,而且还受细胞内部结构(如细胞膜、线粒体、内质网等结构)的影响。在具有固定排列顺序的组织结构中,如脑白质神经纤维束中,水分子在各个方向的弥散是不同的,水分子在平行于神经纤维束的方向上较垂直于其方向上更易弥散,这种具有方向依赖性的弥散即称为弥散的各向异性。DWI(diffusion weighted image)即是基于 EPI 技术测量水分子布朗运动的一项技术。在 DWI 成像中,弥散系数不同的组织信号强度也不同,随着弥散敏感梯度强度和持续时间的变化(即弥散敏感梯度因子 b 值的改变)图像的信号强度将根据组织内每个像素弥散系数的不同而发生不同程度的变化,弥散速度快慢差异在高 b 值是显示最佳,但随 b 值的增大,图像的信噪比减低,通常脑组织扫描中 b 值取 $0s/mm^2$ 及 $1000s/mm^2$。

DWI 序列的信号改变反映了细胞内外水分子弥散运动的情况,反映弥散特性大小的参数指标是表观弥散系数(ADC)。在 DWI 序列上,弥散速度快的组织信号衰减快,ADC 值大,DWI 呈低信号,ADC 图上呈高信号;弥散速度慢的组织信号衰减慢,ADC值小,DWI 呈高信号,ADC 图上呈低信号(图 5-10)。

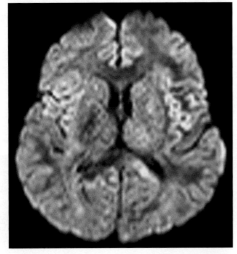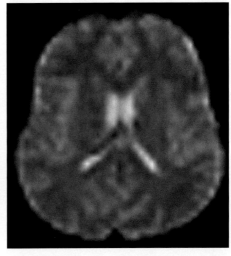

图 5-10 DWI

DWI 最早应用于脑缺血、急性脑梗死的诊断。对蛛网膜囊肿与表皮样囊肿的鉴别诊断明显优于常规 MRI。蛛网膜囊肿脑脊液被包围在蛛网膜所形成的袋状结构中,其细胞外水运动相对自由,ADC 值类似于脑脊液,DWI 呈低信号;表皮样囊肿内含有上皮碎屑、角蛋白、胆固醇结晶和其他脂类成分等以及囊肿黏稠度极高,导致水分子扩散受限,ADC 值降低,类似于正常脑白质,DWI 呈高信号。对脑肿瘤的诊断与鉴别诊断,测量脑肿瘤的强化区,非强化区及周围水肿区的 ADC 值,用于区分肿瘤与非肿瘤、识别肿瘤的囊变、坏死区及肿瘤的浸润范围。脑脓肿的囊变坏死区 DWI 呈高信号,肿瘤囊变、坏死区呈低信号,ADC 值明显低于肿瘤囊变、坏死区;在常规 MRI 序列上,很难将脑肿瘤实质与瘤周水肿区分开,脑肿瘤 DWI 定量研究表明,瘤周水肿的 ADC 值高于肿瘤实质,肿瘤组织的 ADC 值高于正常脑实质(图 5-11)。

3. DTI(弥散张量成像) DWI 和 ADC 值反映了三个施加弥散敏感梯度方向上组织内水分子弥散运动的快慢,不能完全、正确地评价不同组织各向异性的特征,而弥散张量成像(diffusion tensor image,DTI)不但可以检测脑内水分子弥散的程度,更可检查水分子弥散的方向性改变特点,可较弥散加权成像更准确了解组织结构的弥散特点。张量本质上是一幅三维空间的方向矢量图,显示了有方向的组织(如脑的白质纤维束)内水分子运动的选择性。弥散张量的三个主弥散系数(特征值)是最基本的旋转不变量(即其值不随弥散方向及磁场内被检查患者的体位和方向而改变),它们是沿着三个坐标轴方向测量的主弥散系数,这三个坐标是组织固有的,并构建了每个像素的局部参照纤维框架,每个特征值联系着一个主方向的特征向量,这个特征向量也是组织固有的。弥散张量的三个特征向量相互垂直,并且决定了局部的纤维框架,这样对弥散描述变得简单和自然。

弥散张量成像 DTI 作为 DWI 的一种高级形式,通过在至少 6 个方向上施加弥散敏感梯度,并计算脑组织每一体素内弥散主方向的特征矢量值,然后进行后处理就可得到反映脑内不同组织结构弥散特点的部分各向异性(fractional anisotropy,FA),彩色张量图(color tensor imaging),脑白质纤维束图(tractographic imaging)(图 5-12)。进而,可测定一些描述组织各向异性特点的指数,如:部分各向异性指数(fractional anisotropy,FA)、相对各向异性指数(relative anisotropy,RA)和容积比指数(volume ratio,VR)以及弥散张量的轨迹[trace of diffuse tensor,Trance(D)]。FA 值代表了水分子在弥散主向量轴上的运动强度,主要反映了神经纤维解剖结构的完整性,值

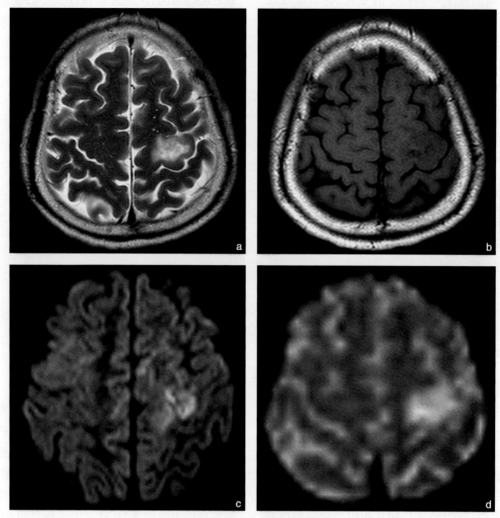

图 5-11 少突胶质细胞瘤 DWI

46 岁男性,左额叶少突胶质细胞瘤 DWI 表现

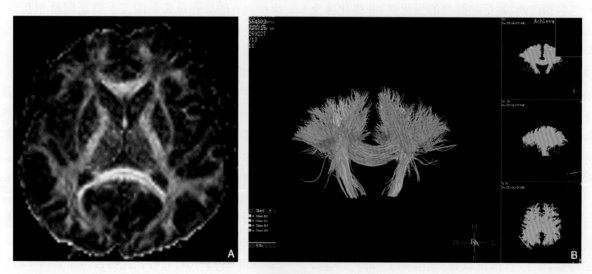

图 5-12

A. FA 图;B. 脑白质纤维束图

介于 0 到 1 之间,当弥散各向异性最强时,FA 值接近于 1;弥散各向异性最低时,FA 值接近于 0。正常脑实质中内囊前、后肢、胼胝体膝部及压部等主要白质纤维束均呈明显的高信号,而丘脑、尾状核及大脑皮层则呈低信号。

DTI 能显示脑白质结构的细微变化,已成为临床 MRI 检查的一部分,如脑卒中、脑肿瘤(图 5-13)、精神分裂症以及其他一些有可能引起脑白质病变的疾病(如艾滋病、癫痫、慢性酒精中毒)。在评价脑白质发育、髓鞘病变、肿瘤的生长及浸润范围及其对邻近脑白质纤维束的推压及破坏情况等方面有独特的优势,比常规 T₂W 更敏感。

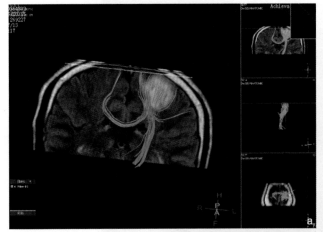
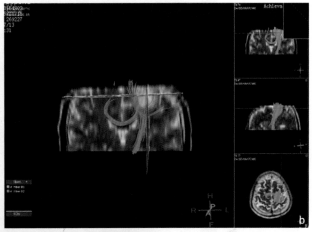
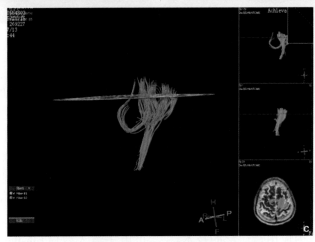

图 5-13 少突胶质细胞瘤

46 岁男性,左额叶少突胶质细胞瘤,肿瘤所在区域脑白质纤维束受累,稀疏、减少,周围脑白质纤维束受压移位

4. MR 灌注成像(PWI) 灌注是指富氧血通过组织的速率,常被定义为单位组织和时间内通过组织的血流量,单位为 ml/(100g·min)。灌注过程是指血流从动脉象毛细血管网灌注然后汇入到静脉的过程。人体内引入磁共振对比剂,血-脑脊液屏障完整存在时,对比剂不能通过毛细血管壁渗透入周围组织中,对比剂存留于血池中,顺磁性对比剂的缩短组织 T₁ 时间的作用受到限制,存在于血池内对比剂因磁敏感性引起微血管内及周围组织的微磁场均匀性下降,T₂* 弛豫加快,T₂* 加权像上组织的信号强度减低,脑组织活动及血流量增加,引入的对比剂在局部脑组织的血池中分布较多,在 T₂* 加权像上脑组织的信号强度较静止像低,将引入对比剂前后的图像相减即可显示表现为明亮高信号的活动脑组织区,基于这种方法的脑 fMRI 称为灌注图像(perfusion weighted imaging, PWI)。其基本方法是,经静脉快速团注 Gd-DTPA 对比剂后,在对比剂首次通过受检组织之前、之中和之后,采用快速扫描序列(如 GRE-EPI 或 SE-EPI)连续多层面多次成像,获得一系列动态图像,经后处理可得到 PWI 图像,其信号降低程度反映了脑组织微循环血流灌注状态。灌注动态图像可计算对比剂首次通过的平均通过时间(mean transit time, MTT)、达到高峰时间(time to peak, TTP)、局部相对

脑血流量(relative cerebral blood flow,rCBF)、局部相对脑血容量(relative cerebral blood volume,rCBV)

等脑组织微循环灌注的半定量血流动力学参数(图5-14)。

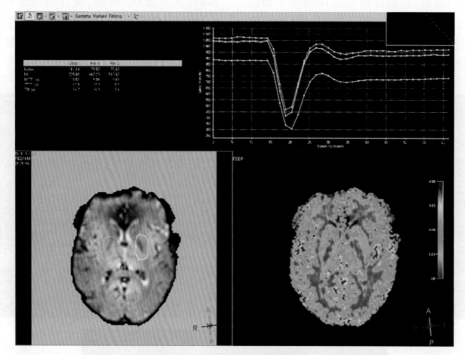

图5-14 正常脑实质基底核区
正常脑实质基底核区脑灌注,可见两侧脑实质灌注基本相同

灌注成像在中枢神经系统中可用于急性脑梗死的诊断、脑梗死的溶栓治疗效果及预后评价以及脑肿瘤的诊断(图5-15)。

5. 皮质激发功能定位成像(BOLD) 1990年Ogawa等首次应用血氧水平依赖(blood oxygen level-dependent,BOLD)皮层激发成像技术进行研究以来,BOLD技术由于不需要引入外源性对比剂、重复性好及无电离辐射等优点而成为应用最广泛的技术。BOLD效应即血氧水平依赖效应。在MR成像中,血氧水平状态差异可改变信号强度而产生信号对比差,这是因为氧合血红蛋白和去氧血红蛋白对磁场的作用不同,氧合血红蛋白具有抗磁性,而去氧血红蛋白是顺磁性物质。顺磁性的去氧血红蛋白可导致局部磁场不均匀,可以作为一种内源性的顺磁性T_2^*或T_2对比剂使用。一方面顺磁性去氧血红蛋白可引起磁化敏感效应,在T_2^*或T_2加权图像表现为信号降低;另一方面,大脑皮层功能活跃将使功能区血供增加,但组织的耗氧量仅轻微的增加,这样功能区毛细血管内的含氧血红蛋白增加,去氧血红蛋白减少,顺磁性去氧血红蛋白引起的信号下降现象消失,使功能区的MR信号相对增加。使用对T_2^*或T_2信号变化敏感的EPI或GRE脉冲序列可以充分地显示BOLD效应出现的信号变化,这就是BOLD技术的基础。

BOLD上活动性脑组织信号强度的增高,主要反映了微血管内去氧血红蛋白含量的细微的改变,还受到一些不可控制的生理因素(如血细胞比容、血氧饱和度、耗氧量等)的影响。新近的研究显示大翻转角GRE序列BOLD图像上信号强度变化还可由于流入效应(in-flow effect)和引流静脉(draining venues)引起,导致了信号解释上的更大的复杂性。

BOLD对研究正常中枢神经系统解剖和生理活动是非常有用的技术,在临床神经外科中也发挥重要的作用,主要包括:确定运动皮层功能区的位置及其与肿瘤的关系、术前评价肿瘤是否能在不损害功能的前提下完全切除、帮助选择手术入路;而且对立体定向放射外科计划的制订同样有指导价值,了解肿瘤对主要功能区的影响及非主要功能区的代偿状况,术后评估功能区是否受损及受损的程度,评价患者完全恢复的可能性。

6. 磁敏感加权成像(MTC) 磁敏感加权成像主要包括SWI和SWAN(T2 Star Weighted angiography,SWAN)以及各种衍生序列(图5-16)。磁敏感

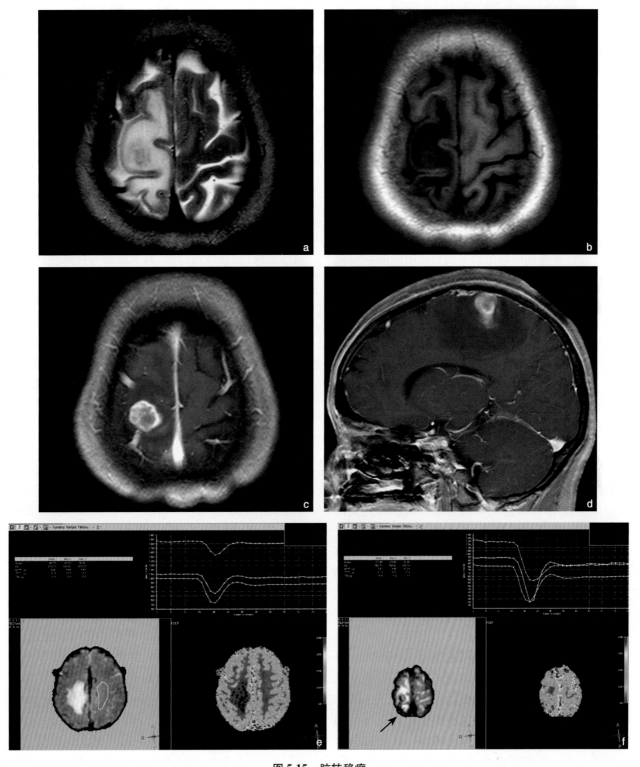

图 5-15　脑转移瘤

42 岁女性,乳腺癌病史,右侧额顶叶脑转移瘤瘤体及周围脑实质水肿脑灌注情况。(图 f 箭头所示)

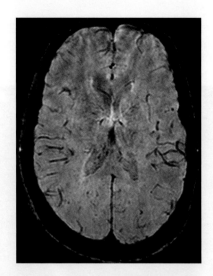

图 5-16 正常头颅 SWI 图

加权成像是利用不同组织间磁敏感的差异产生的相位差效应以及磁场中物质的不均匀性引起的磁敏感性差异而成像,另外人体内非含铁血红素铁(如铁蛋白、转铁蛋白和钙等)也可影响组织的磁敏感效应。磁敏感加权成像技术对于显示静脉血管、血液代谢产物及铁质沉积有较好的效果,在脑血管、脑肿瘤、脑外伤、帕金森等疾病的临床诊断中具有重要应用价值。

同时已有大量的研究证明实体肿瘤的生长依赖于病理性的新生血管形成。神经肿瘤尤其是恶性肿瘤时多是富血供的,并且高级别的肿瘤常合并坏死、出血,这对于肿瘤的诊断和分期非常有帮助。肿瘤内的新生血管、出血、铁的沉积在常规 MR 检查上难以完全显示,尽管增强 T_1W 能够显示出肿瘤的大体血供情况,但对于肿瘤新生血管难以清楚显示。SWI 能够显示肿瘤内的静脉血管及出血。Sehgal 等的研究显示,SWI 对肿瘤的显示率以及显示肿瘤的边界、出血、静脉血管、肿瘤内部结构和水肿等都比 CE-T_1WI 更胜一筹。SWI 对于神经胶质瘤的分级、分型也有一定帮助。

如上所述,常规 MR 既可以多个序列成像,而且可以任意平面成像,故可以较 CT 更敏感地发现颅脑肿瘤,而且其软组织分辨力远较 CT 效果好,故更有利于肿瘤的定位;肿瘤在多个序列上显示的影响信号特征加上钆(Gd)对比剂的应有更有利于肿瘤的定性,准确率也高于单一成像方法的 CT。近来逐渐在临床广泛应用的特殊序列,如 MRS、DWI、DTI、PWI、BOLD 及 MTC 对术前判断肿瘤的性质、确定肿瘤的范围、评价肿瘤与大脑重要功能区的关系,进而指导放疗或手术方案的选择以及术后评

价、追踪以及发现肿瘤复发、转移方面都有较大的价值。

三、超 声

对于来源于头皮及皮下软组织肿瘤(如脂肪瘤、血管瘤等)具有一定诊断价值。但对于颅内及颅骨肿瘤或肿瘤样病变的无诊断价值。近年来,颅脑术中 B 超的应用逐渐增多。

四、X 线和 DSA

1. 头颅平片 最基本、最简单、最经济的检查方法,常规采用头颅正侧位(图 5-17),根据病情的需要,可加照其他位置(如颏顶位、额枕位、眼眶位、局部切线位)或体层摄影、放大摄影等特殊检查方法帮助诊断。

对于来源于颅骨的肿瘤或肿瘤样病变(如骨瘤、骨纤维异常增殖症等)头颅平片具有一定诊断价值。对于颅内肿瘤,头颅平片不能显示肿瘤本身,只能显示其间接征象,如颅内压增高征象,包括颅缝增宽、脑回压迹增多、加深、蝶鞍改变及颅骨骨质改变;对于存在钙化的肿瘤(如少突胶质细胞瘤、颅咽管瘤等)可对其进行粗略的定位。

自 CT 和 MRI 应用以来,头颅平片在颅脑肿瘤中的应用逐渐减少。CT 可以用不同骨窗及软组织窗分别显示颅骨及脑组织情况,MRI 可以多方位显示颅内肿瘤的情况,同时随着一些新技术如多层螺旋容积扫描及相关三维重建、MR 功能成像的不断应用、完善及成熟,颅脑肿瘤的 X 线检查方法基本被 CT、MRI 检查方法所取代。

2. 数字减影血管造影(Digital Subtraction Angiography,DSA) DSA 在中枢神经系统血管性病变中的应用逐渐增大,特别是介入神经治疗的迅速发展,DSA 已成为中枢神经系统血管性疾病(如脑血管畸形,包括动静脉畸形、毛细血管扩张症、海绵状血管瘤和静脉畸形;动脉瘤;Moyamoya 病等)诊断的金标准和介入治疗必不可少的方法和手段。DSA 可以发现直径小于 2cm 的动脉瘤,但对于完全血栓型动脉瘤,DSA 不能显示,而 CT 和 MRI 可显示。对于颅内实体肿瘤,脑血管造影可以发现间接征象,如肿瘤染色、脑血管受压移位及受侵犯。对某些脑膜瘤患者进行 DSA 检查或术前栓塞已成为脑膜瘤诊治的重要手段之一。

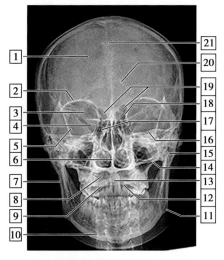

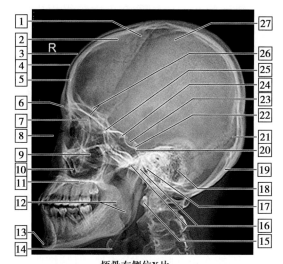

颅骨前后位X片
1.颗粒小凹 2.眶上缘 3.蝶骨小翼 4.眶上裂 5.无名线(放射学术语,为蝶骨大翼的切线观)6.鼻中隔 7.下颌支 8.枕鳞部 9.寰椎 10.下颌体 11.下颌角 12.寰枢关节 13.枢椎齿突 14.上颌窦 15.乳突及乳突气房 16.颞骨岩部上缘(岩骨嵴)17.筛窦及筛窦气房 18蝶轭 19.额窦 20.人字缝 21.矢状缝

颅骨右侧位X片
1.冠状缝 2.额骨 3.颅骨外板 4.板障 5.颅骨内板 6.额窦 7.筛窦气房、筛骨垂直板 8.鼻骨 9.上颌窦 10.上颌骨额突 11.硬腭 12.软腭、悬雍垂 13.颏隆凸 14下颌体 15.寰椎前结节 16.下颌头及下颌关节 17.外耳道 18.乳突及乳突气房 19.枕骨 20.蝶窦 21.人字缝 22.鞍背 23.垂体窝 24.蝶轭 25.蝶骨大翼 26.额骨眶板 27.顶骨

图 5-17 正常头颅正侧位

五、核 素

神经核医学在脑肿瘤方面的应用有其独特的价值,主要应用于肿瘤的良恶性判断与分级、转移灶探测、鉴别术后瘢痕或坏死组织与残留病灶或复发、疗效评价和预后判断等。设备和技术主要有γ照相机,SPECT 及双探头复合探测,PET、PET-CT 及图像融合技术。

单光子发射型计算机断层扫描(SPECT)成像的原理是通过示踪技术,将具有选择性聚集在特定脏器、组织或病变部位特性的放射性核素或其标记化合物引入人体内(口服、静注或吸入),根据从体内器官发射到体表的光子(γ射线)密度,由计算机处理重建断层影像。又因示踪的放射性核素或其标记化合物参与体内的某些代谢过程,所得到的影像既显示器官及病变组织的解剖结构,又能反映体内组织、器官的血流灌注、细胞的摄取、分泌代谢、转归、排泄等情况,故又有功能成像特性。

SPECT 脑肿瘤成像方法

1. 脑肿瘤代谢成像　肿瘤组织具有无限增殖特性,对 DNA 合成底物过渡消耗,葡萄糖、蛋白质和核酸代谢速率明显加快,与正常组织细胞代谢之间存在明显差异。脑肿瘤代谢成像是利用肿瘤组织与正常组织新陈代谢的差异,将能参与细胞代谢的示踪剂如^{18}F-脱氧葡萄糖(^{18}F-FDG)、^{11}C-脂肪酸、^{11}C-氨基酸等,在体外通过 SPECT、PET 等成像仪器以图像形式显示出来。正电子核素标记的葡萄糖、氨基酸在脑肿瘤诊断临床应用中最广泛。

(1)葡萄糖代谢成像:^{18}F-FDG 是葡萄糖类似物,静脉注射^{18}F-FDG 后,在葡萄糖转运蛋白的帮助下进入细胞,然后磷酸化生成 6-PO_4-^{18}F-FDG,与葡萄糖不同的是,6-PO_4-^{18}F-FDG 不能进一步代谢,而滞留在细胞内几小时,在葡萄糖代谢平衡状态下,6-PO_4-^{18}F-FDG 滞留量大体上与组织细胞葡萄糖消耗量一致,因而^{18}F-FDG 能反映体内葡萄糖利用情况。

绝大多数恶性肿瘤细胞具有高代谢特点,葡萄糖利用增加,故肿瘤细胞内能积聚大量^{18}F-FDG,经 PET 成像可显示肿瘤的部位、形态、大小、数量及肿瘤内的放射性分布,疾病转归及鉴别术后瘢痕、坏死及肿瘤复发。

^{18}F-FDG 摄取增加并非肿瘤组织所特有,可以发生在炎症病灶中。癫痫患者发作后即刻进行脑代谢成像常见到发作病灶局部代谢增加。

(2)氨基酸代谢成像:疾病或生理、生化改变可出现蛋白质合成的异常,标记氨基酸可显示其异常变化。肿瘤细胞中存在旺盛的蛋白质代谢,表现为氨基酸转运率及蛋白质合成增加,所以标记的氨基酸在肿瘤组织中浓聚。^{11}C-甲基-L-蛋氨酸(^{11}C-MET)是临床应用最广泛的氨基酸代谢显像剂,主要反映氨基酸转运状态。[11]C-MET 在正常脑组织中摄取低，肿瘤摄取高。氨基酸代谢成像有助于[18]F-FDG 糖代谢成像受限的某些肿瘤的正确诊断，如肿瘤与炎症的鉴别诊断等方面。但氨基酸代谢成像的非肿瘤摄取依然存在，如脓肿、血管瘤、脑缺血灶、梗死瘢痕组织及放射性损伤区等。

2. [201]Tl、[99m]Tc-MIBI 脑肿瘤成像 铊-201(^{201}Tl)、锝标记甲氧基异丁基异腈(^{99m}Tc-MIBI)具有亲肿瘤的特性。能在肿瘤组织中聚集，引入人体后作 SPECT 成像，可诊断脑肿瘤并初步定位、分级、判定肿瘤残存或复发。

（1）[201]Tl 脑肿瘤成像：[201]Tl 不能透过完整的血-脑脊液屏障，不能在正常脑组织中浓聚，但脑细胞膜电位改变及膜结构变化时是脑肿瘤摄取[201]Tl 的重要因素。研究表明肿瘤恶性程度越高，对[201]Tl 的摄取越多，如Ⅲ-Ⅳ及脑胶质瘤摄取显著增加；而Ⅰ-Ⅱ级脑胶质瘤摄取少或不摄取；垂体瘤或蝶鞍旁肿瘤、低度恶性神经胶质瘤、脑干肿瘤的灵敏度较低。幕下病灶不易诊断，可能与病灶位置恶性程度不高有关。

半定量分析有助于良恶性的鉴别及恶性程度评估。多数肿瘤与正常脑组织的放射性比值大于 2.5，小于 1.5 提示为良性。[201]Tl 成像对脑肿瘤术后或放疗后的监测有一定价值。病灶处[201]Tl 摄取增加提示肿瘤复发或残留，而坏死或炎症感染灶很少显示有摄取。治疗后摄取比值(T/N 值)大于 1.5 往往是肿瘤对治疗无反应的标志，治疗有效时比值可快速下降。脑部病灶阳性影响与病灶大小和位置有关，小于 2cm、位于中央或近颅底、近血管结构的病灶可能漏诊。

（2）[99m]Tc-MIBI 脑肿瘤成像：[99m]Tc-MIBI 作为一种优良的心肌显像剂已广泛用于临床。该药还有亲肿瘤特性，能被肿瘤组织摄取，肿瘤细胞能浓聚[99m]Tc-MIBI，与良性细胞摄取有显著差异，其特点是摄取快而排泄缓慢，且具有较低的辐射吸收剂量。

肿瘤组织摄取[99m]Tc-MIBI 原理尚不十分清楚。MIBI 在体内分布不仅与血流有关，也与细胞的代谢功能有关。[99m]Tc-MIBI 是 P-糖蛋白流出细胞外的 P-糖蛋白系肿瘤多药耐药基因(MDRI)表达产物，MIBI 是 P-糖蛋白多药耐药酶系统的酶作用底物，P-糖蛋白可将细胞内的抗癌药物排到细胞外，同样也能将[99m]Tc-MIBI 泵出肿瘤细胞。如肿瘤细胞 P-糖蛋白水平高，则[99m]Tc-MIBI 流速加快，从而减少细胞内[99m]Tc-MIBI，反之则慢。[99m]Tc-MIBI 与 MDRI 过渡表达的关系，[99m]Tc-MIBI 从肿瘤中的清除可能提示[99m]Tc-MIBI 成像可以指导化疗及检测疗效。

3. 脑肿瘤放射免疫成像 肿瘤放射免疫成像(radioimmunoimaging，RII)，是针对肿瘤抗原的特异性抗体作为示踪剂，来诊断肿瘤的一种核素成像技术。放射性核素标记一定量的特异性抗肿瘤抗体，引入机体后，与肿瘤表面的抗原产生特异性的抗原抗体免疫反应，形成抗原抗体免疫复合物，从而使标记抗体在肿瘤部位产生特异性浓聚，然后通过体外探测，了解放射性核素在体内的分布情况。

通过 RII 可以发现肿瘤部位、形态、大小、肿瘤数目以及是否存在转移等，对肿瘤进行定位及定性诊断，评价肿瘤对治疗的反应和鉴别肿瘤复发及对炎症或纤维组织的判断。因 RII 特异的靶向亲和肿瘤阳性成像，诊断微小和弥散肿瘤病灶的敏感性和特异性，能发现其他一些检查未发现的亚临床病灶。RII 能评价抗体与抗原结合的特异性及亲和力，据此可确定患者是否应进行放射免疫治疗(radioimmuno-therapy，RIT)，并可对 RIT 使用的放射剂量和病灶接受的辐射剂量进行推理和评估。

4. 脑肿瘤受体成像 受体成像是利用放射性核素标记的配体或配体类似物为显像剂，将配体与受体结合的高特异性或放射性探测的高敏感性相结合的一种成像技术。肿瘤细胞异常分化过程中，细胞膜某些受体的表达增高，是受体成像的病理生理基础。放射性核素标记的配体与肿瘤中高表达的受体相结合，显示肿瘤及其受体空间分布、密度和亲和力。鉴于其诊断的高特异性和敏感性，是诊断肿瘤的重要方向和技术，并为肿瘤介导靶向治疗奠定了基础。第一个在临床广泛应用的多肽受体显像剂是生长抑素的类似物奥曲肽。垂体瘤具有生长抑素受体，有症状和无症状的垂体瘤患者的垂体部，均表现出高度摄取奥曲肽，故可用于垂体瘤的辅助诊断和疗效评价。脑膜瘤表面亦有较多的生长抑素受体，故奥曲肽成像表现为放射性浓聚。

5. 脑肿瘤灌注成像 脑血流灌注成像是目前临床最常用的脑成像方法之一，广泛应用于脑血管性疾病、癫痫、痴呆和精神性疾病及脑肿瘤的诊断。也应用于疗效检测和脑功能研究中。脑血流灌注显像剂能通过血-脑脊液屏障被脑细胞摄取，进入脑细胞后转化为极性化合物，不能再扩散到血液中。摄取的量与局部脑血流量(rCBF)呈正相关。在体外通过 SPECT 或 PET 进行断层成像，可得到局部脑血流灌注图像，并能进行定量分析。[^{99m}Tc]标记双半胱乙酯(^{99m}Tc-ECD)、[^{99m}Tc]标记六甲基丙二腙肟(^{99m}Tc-HMPAO)是目前最常用的显像剂(图 5-18)。

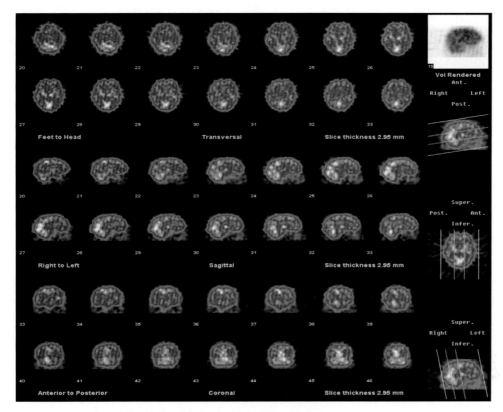

图 5-18　脑血流灌注断层影像

(99mTc-ECD)脑血流灌注断层影像示：脑灰质影清晰，对比度好。各脑叶、基底神经核和丘脑，
尤其是枕叶、小脑等灌注显像剂分布大致正常、对称，未见明显异常的局部灶增高区或减低区

脑肿瘤血管丰富，生长快，且新生血管壁薄、渗透性强，使用 SPECT 作放射性核素脑血流灌注成像对脑肿瘤的显示具有较高的阳性率，但在病灶定性与精确定位方面不如 CT、MRI，不能提供其与周围解剖结构的关系，临床应用不多。然而，脑肿瘤灌注成像对诊断脑肿瘤术后或放疗后复发有一定诊断价值。复发病灶的局部脑血流灌注增高、放射性浓聚；坏死区基本上没有血供，表现放射性稀疏或缺损区。

虽然恶性肿瘤的血供丰富，但肿瘤内有时存在血管异常和动静脉瘘，到达肿瘤组织的实际血流量并不增高甚至降低。另外一些恶性肿瘤由于生长迅速，引起组织相对缺血导致坏死，使脑肿瘤灌注层面的肿瘤部位不表现放射性增高。

尽管影像设备及其技术发展迅猛，但国内不同地区和单位发展水平仍很不平衡。在临床应用中，我们不仅应该了解常用的检查方法和技术，还要了解其优势和缺点，并且结合患者经济状况、病情及医疗单位的设备水平选择适当的检查方法和合理的检查流程，在尽量减轻患者经济、心理及生理负担的基础上达到诊断与治疗的目的。

参 考 文 献

1. 郭启勇. 实用放射学. 第 3 版. 北京：人民卫生出版社，2007.

2. 耿道颖，冯晓源. 脑与脊髓肿瘤影像学. 北京：人民卫生出版社，2004.

3. 沈天真，陈星荣. 神经影像学. 上海：上海科学技术出版社，2003.

4. 高元桂，蔡幼铨，蔡祖龙. 磁共振成像诊断学. 北京：人民军医出版社，1993.

5. Bruzzone, M. G. et al. CT and MR of brain tumors. Q J Nucl Med Mol Imaging, 2012, 56(2)：112-137.

6. Okajima, K. and Y. Ohta. Diagnostic imaging of high-grade astrocytoma：heterogeneity of clinical manifestation, image characteristics, and histopathological findings. Brain Nerve, 2012, 64(10)：1151-1157.

7. Steffen-Smith, E. A., et al. Single-and multivoxel proton spectroscopy in pediatric patients with diffuse intrinsic pontine glioma. Int J Radiat Oncol Biol Phys, 2012, 84(3)：774-779.

8. Vellido, A., et al. Robust discrimination of glioblastomas from metastatic brain tumors on the basis of single-voxel (1) H MRS. NMR Biomed, 2012, 25(6)：819-828.

9. Julia-Sape, M., et al. Prospective diagnostic performance eval-

uation of single-voxel 1H MRS for typing and grading of brain tumours. NMR Biomed,2012,25(4):661-673.

10. Candiota, A. P. , et al. Non-invasive grading of astrocytic tumours from the relative contents of myo-inositol and glycine measured by in vivo MRS. JBR-BTR, 2011, 94 (6): 319-329.

11. Pope, W. B. , et al. Non-invasive detection of 2-hydroxyglutarate and other metabolites in IDH1 mutant glioma patients using magnetic resonance spectroscopy. J Neurooncol,2012, 107(1):197-205.

12. Arizmendi, C. , et al. Brain tumour classification using Gaussian decomposition and neural networks. Conf Proc IEEE Eng Med Biol Soc,2011,2011:5645-5648.

13. Chernov, M. , et al. 1H-MRS-guided stereotactic brain biopsy. Stereotact Funct Neurosurg,2012,90(1):63-65.

14. Horger, M. , et al. T2 and DWI in pilocytic and pilomyxoid astrocytoma with pathologic correlation. Can J Neurol Sci, 2012,39(4):491-498.

15. Mahmoud, O. M. et al. Role of PROPELLER diffusion-weighted imaging and apparent diffusion coefficient in the evaluation of pituitary adenomas. Eur J Radiol,2011,80(2):412-417.

16. Barajas, R. J. , et al. Regional variation in histopathologic features of tumor specimens from treatment-naive glioblastoma correlates with anatomic and physiologic MR Imaging. Neuro Oncol,2012,14(7):942-954.

17. Liu, Z. L. , et al. Noninvasive evaluation of cerebral glioma grade by using diffusion-weighted imaging-guided single-voxel proton magnetic resonance spectroscopy. J Int Med Res,2012,40(1):76-84.

18. Africa, E. , et al. DWI and MR-spectroscopy in the differential diagnosis of focal brain lesions. Rays,2005,30(1):3-10.

19. Asao, C. , et al. Diffusion-weighted imaging of radiation-induced brain injury for differentiation from tumor recurrence. AJNR Am J Neuroradiol,2005,26(6):1455-1460.

20. Alam, M. S. , et al. Diffusion weighted MR imaging of ring enhancing brain lesions. J Coll Physicians Surg Pak,2012,

22(7):p.428-431.

21. Pan, H. , et al. Frameless, real-time, surface imaging-guided radiosurgery:clinical outcomes for brain metastases. Neurosurgery,2012,71(4):844-851.

22. Bobek-Billewicz, B. , et al. Fibre integrity and diffusivity of the pyramidal tract and motor cortex within and adjacent to brain tumour in patients with or without neurological deficits. Folia Neuropathol,2011,49(4):262-270.

23. Chassoux, F. , et al. Dysembryoplastic neuroepithelial tumors:an MRI-based scheme for epilepsy surgery. Neurology,2012,79(16):1699-1707.

24. Hana, A. , et al. , DTI of the visual pathway in cerebral lesions. Bull Soc Sci Med Grand Duche Luxemb,2012,(2): 15-24.

25. Leclercq, D. , et al. , Diffusion tractography:methods, validation and applications in patients with neurosurgical lesions. Neurosurg Clin N Am,2011,22(2):253-268.

26. Wang, S. and J. Zhou. Diffusion tensor magnetic resonance imaging of rat glioma models:a correlation study of MR imaging and histology. J Comput Assist Tomogr,2012,36(6): 739-744.

27. De Belder, F. E. , et al. , Diffusion tensor imaging provides an insight into the microstructure of meningiomas, high-grade gliomas, and peritumoral edema. J Comput Assist Tomogr,2012,36(5):577-582.

28. Tykocinski, E. S. , et al. , Use of magnetic perfusion-weighted imaging to determine epidermal growth factor receptor variant Ⅲ expression in glioblastoma. Neuro Oncol, 2012, 14 (5):613-623.

29. Saito, T. , et al. , Role of perfusion-weighted imaging at 3T in the histopathological differentiation between astrocytic and oligodendroglial tumors. Eur J Radiol, 2012, 81 (8):1863-1869.

30. Faehndrich, J. , et al. , Neuroradiological viewpoint on the diagnostics of space-occupying brain lesions. Clin Neuroradiol,2011,21(3):123-139.

（梁碧玲 程子亮）

第二节 影像征象分析

随着影像技术的发展,目前对于颅脑肿瘤的影像诊断,主要依赖于 CT 和 MR 检查,以前的脑造影(包括气脑造影以及脑室造影)则已经不再使用。脑血管造影一般也只是行脑血管介入性治疗或与血管性病变鉴别的情况下才会进行。因此,本章所述的颅脑肿瘤的影像征象,主要是指 CT 和 MR 的征象。对于 X 线片、超声、核素等偶尔也会用到,故必

要时会在相应章节略作叙述。

颅脑肿瘤尤其是恶性肿瘤的影像诊断,应力求做到"定位、定性、定级、定量"。但是,由于存在"同病异影,异病同影"的情况,对于不少具体的病例往往难以做到"四定"诊断,这时候,只能通过对所观察到的影像征象进行分析,结合临床资料,往往只能做出"定位、定性"诊断。因此,认识和掌握颅脑肿

瘤基本的影像征象就显得尤为重要。

颅脑肿瘤的 CT 和 MR 征象,主要归纳为三个方面:肿瘤占位效应所引起的占位征象(直接征象+间接征象)、肿瘤本身所引起的 CT 密度和 MR 信号强度的各种表现(即直接征象)以及肿瘤大小、数目等一般征象。现叙述如下:

一、占 位 征

即占位效应,是由于占位病变本身及周围水肿所致,即指由肿瘤本身及瘤周水肿所引起的周围组织结构的变形和移位。

颅脑肿瘤本身引起的直接征象主要是肿块,其边缘清楚与否取决于肿瘤发生的部位,发生于轴外的肿瘤一般边缘清楚;而轴内肿瘤边缘往往与周围正常脑组织分界不清。肿块的 CT 密度和 MR 信号强度取决于肿瘤组织成分。细胞密度高和纤维成分较丰富的肿瘤,CT 图像上多呈等、稍高密度,MR 图像 T_2WI 呈等或稍低信号、T_1WI 呈等信号;如胞浆丰富的肿瘤组织 CT 上多为稍低密度,MR 图像的 T_2WI 表现为高信号、T_1WI 为低信号。

周围组织结构的变形和移位表现为:脑沟、脑池及脑室的移位、变形或闭塞,脑回受压移位则灰白质变形移位;正常结构钙化的移位,如松果体和脉络丛钙化的移位;中线结构向对侧移位,以及瘤周水肿、脑积水及脑疝等。

正常结构钙化以及中线结构的移位情况,有助于判断占位效应的程度,占位效应严重时可导致脑室变窄消失甚至脑疝形成。当肿瘤压迫阻塞脑室内脑脊液循环通路时,可引起不同程度的脑积水。

瘤周水肿通常认为是血管源性水肿,CT 显示为低密度,MR 表现为 T_1WI 低、T_2WI 高信号。MR 显示水肿的范围往往大于 CT 显示的范围,尤其在 T_2WI 序列上。近年来发展的功能成像,包括 CT/MR 灌注成像、MR 波谱成像,MR 弥散加权成像等技术,不但可提高对瘤周水肿的显示,而且能够显示水肿区内肿瘤边缘和肿瘤浸润情况,对于颅脑肿瘤的诊断和鉴别诊断有一定的诊断意义。

区分轴内或轴外肿瘤,能帮助确定肿瘤的性质和组织学来源。CT 和 MR 尤其是 MR 能清晰显示脑灰质和脑白质。当脑回/脑灰质受轴外肿瘤推压时,使其向内移位,其下方的脑白质也随之变形及内移,称为脑回推压征/脑白质塌陷征,据此可以鉴别轴外或轴内肿瘤。同时可参考其他征象,如肿瘤与颅板的关系、邻近蛛网膜下腔、软脑膜血管、硬脑膜等的改变来协助判断(表 5-1)(图 5-19)。尽管上述几点对于大多数脑肿瘤能够判断出轴内或轴外,但某些情况,如脑膜瘤侵犯脑实质或脑转移瘤合并脑膜及颅骨转移时,鉴别仍有一定困难。

表 5-1 轴内、轴外肿瘤的定位征象

	轴 内 肿 瘤	轴 外 肿 瘤
与颅板接触面积及所成角度	窄基底相接,成锐角	宽基底相接,成钝角
邻近颅骨的改变	极少	常有骨质增生硬化或吸收变薄等
肿瘤最大径线及形态	最大径线及中心多位于脑实质内,呈"O"形	最大径线及中心位于脑轮廓外,呈"D"形
脑灰、白质交界面	外移或消失	内移
脑回	膨大	受压变形
蛛网膜下腔	变窄或消失	扩大
软脑膜血管	外移	内移
硬脑膜	外移	外移(硬膜下病变)
		内移(硬膜外病变)
肿瘤与脑皮质间薄层脑脊液	无	有
增强后静脉窦受压或阻塞	无	常有

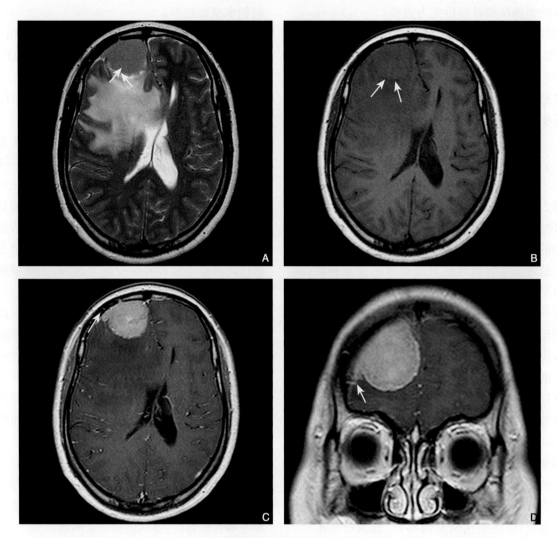

图 5-19　脑膜瘤 MR

女性,45 岁,反复头痛 2 年余。MR 示右侧额部颅骨下方占位病变,与颅骨宽基底相贴,成钝角,T_2WI(图 A)呈稍高信号,其边界清楚,边缘可见薄层脑脊液环绕(白色短箭头),T_1WI(图 B)呈等信号,内侧脑实质凹陷(白质塌陷征,白色长箭头),瘤周大片长 T_1 长 T_2 水肿带。增强扫描(图 C-D)病变明显强化,可见"脑膜尾"征(白色箭头)。病理证实为上皮型脑膜瘤

二、占位+钙化

　　颅内钙化可分为生理性钙化和病理性钙化。前者多见于松果体、脉络丛、大脑镰、基底核及小脑齿状核等。不同年龄出现不同部位的钙化,如松果体钙化常在 10 岁以后,基底核及小脑齿状核则多在 40 岁以上中老年人出现。超出年龄段的钙化与移位,需注意有无占位病变钙化的可能。

　　肿瘤内钙化属于病理性钙化,无论轴内或轴外肿瘤,都可发生钙化。CT 表现为高密度,CT 值在 60Hu 以上;MR T_1WI、T_2WI 多数为低信号,有时 T_2WI 上可为等或高信号;偶尔在 T_1WI 上亦可呈高信号。信号强度的改变主要取决于含钙量的多少。一般来说,CT 显示钙化较 MR 敏感,需要显示肿瘤钙化时最好行 CT 平扫。

　　颅内一些原发性肿瘤,结合其病变部位及钙化情况,对诊断有较大帮助。轴内肿瘤的钙化多见于少突胶质瘤和星形细胞瘤等,其中,瘤内大片不规则弯曲条带状钙化,是少突胶质瘤的典型征象。轴外肿瘤钙化多见于颅咽管瘤、脊索瘤、脑膜瘤、松果体细胞瘤和垂体瘤等(图 5-20),颅咽管瘤常见壳状钙化。脑室内肿瘤钙化则多见于室管膜瘤、脉络丛乳头状瘤和脑膜瘤等(表 5-2)。

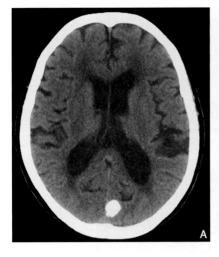
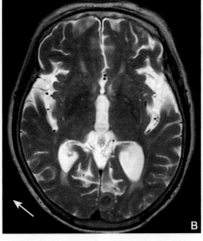
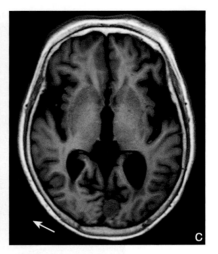

图 5-20 脑膜瘤钙化 CT 与 MR

女性,77 岁,反复右下肢乏力 1 月。头颅 CT 平扫(图 A)示左侧枕区大脑镰旁见一钙化结节,边界清楚,MR T₂WI(图 B)呈稍高信号,中心为低信号,T₁WI(图 C)呈稍低信号,中心为更低信号(白箭头),病理证实为脑膜瘤钙化

表 5-2 较常发生钙化的原发性颅脑肿瘤

轴内肿瘤	轴外肿瘤	脑室内肿瘤
少突胶质瘤	颅咽管瘤	室管膜瘤
星形细胞瘤	脊索瘤	脉络丛乳头状瘤
	脑膜瘤	脑膜瘤
	松果体细胞瘤	
	垂体瘤	

三、占位+出血

脑肿瘤继发出血,发生率约 1% ~ 15%,大多数是恶性肿瘤如胶质母细胞瘤、间变性星形细胞瘤及转移瘤等。其机制尚不完全清楚,可能与肿瘤血管异常、新生血管发育不成熟、血流丰富、侵犯周边血管及手术创伤等缘故。

脑肿瘤出血的早期,CT 表现为高密度,CT 值为 60 ~ 80(图 5-21),随着时间的推移,密度逐渐减低至等密度,或低密度。在 MR 上,出血的信号比较复杂,与出血的时间、出血量和出血部位有关,并且还和成像设备的场强及所用序列有关。现在人们认为:颅内血肿信号强度随时间的变化与两种因素:即血红蛋白含氧量和红细胞膜的完整性有关。超急性期(≤24 小时)出血,出血在 MR 上表现为 T₁WI 低,T₂WI 高信号;在急性期(1 ~ 2 天),T₁WI 为等或略低信号,T₂WI 为低信号,这主要与细胞内去氧血红蛋白的磁化率效应有关;在亚急性早期(3 ~ 7 天),T₁WI 为高,T₂WI 仍为低信号;亚急性晚期(7 ~ 14 天),T₁WI 和 T₂WI 均呈高信号;慢性期(>14 天),出血区可见含铁血黄素,特征为 T₂WI 为低信号,见表 5-3。

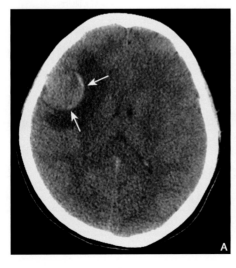
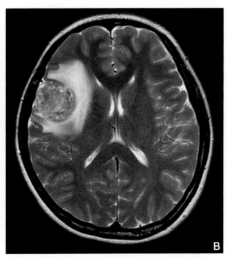

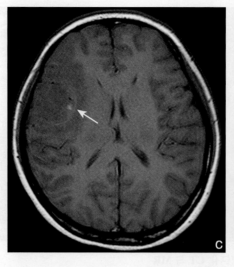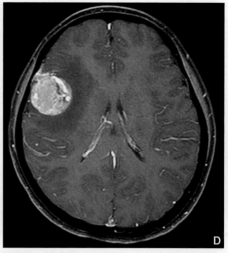

图 5-21 脑膜瘤并出血 CT 及 MR

女性,28 岁,全身抽搐 1 次。头颅 CT 平扫(图 A)示右侧额部肿块,周边可见点条状高密度出血(白色箭头),周围环绕低密度水肿带。MR T_2WI(图 B)肿块呈稍高信号,混杂点条状低、高信号影,周围环绕长 T_1 长 T_2 信号水肿带。T_1WI(图 C)肿块呈等稍低信号,边缘可见点状高信号出血(白箭头)。增强扫描(图 D)肿块明显强化,内见点条状无强化区。病理证实为脑膜瘤并出血

表 5-3 颅内出血不同时期的生化状态及 MR 信号

临床分期	大致时间	生化状态	铁氧化状态	T_1WI	T_2WI
超急性期	≤24 小时	红细胞内氧合血红蛋白	Fe(2+)	≈	↑
急性期	1~2 天	红细胞内去氧血红蛋白	Fe(2+)	≈.↓	↓↓
亚急性早期	3~7 天	红细胞内正铁血红蛋白	Fe(3+)	↑↑	↓↓
亚急性晚期	7~14 天	红细胞内正铁血红蛋白	Fe(3+)	↑↑	↑↑
慢性期	>14 天	铁蛋白和含铁血黄素	Fe(3+)	≈.↓	↓↓

脑肿瘤合并出血,往往表现为肿块和出血两种征象的叠加,这在出血较少时尤为明显(图 5-21)。但当出血量大时,则有可能掩盖肿瘤的征象,需与单纯性脑出血鉴别。诊断依据为在出血的基础上寻找有无肿瘤的征象;血肿周围有无异常的密度/信号结节,出血前短时间内的影像资料在出血区是否有肿瘤存在。肿瘤出血由于反复发生而导致含多个期相的出血信号;瘤周水肿往往难以消退;慢性出血期含铁血黄素的沉积,在单纯血肿中呈完整的低信号环形,而在肿瘤性出血中则多不显示此环或仅不完整的环(图 5-22),见表 5-4。

表 5-4 颅脑肿瘤出血与单纯性血肿的鉴别诊断表

	单纯性血肿	肿瘤出血
信号强度	单纯血肿信号,较均匀有一定的变化规律	血肿伴肿瘤信号,不均匀无规律
增强扫描	无强化	可以有
出血期龄	正常血肿发展变化过程	往往延迟
含铁血黄素环	完整	无或不完整
病灶周围水肿	较轻,可消退	重,不消退

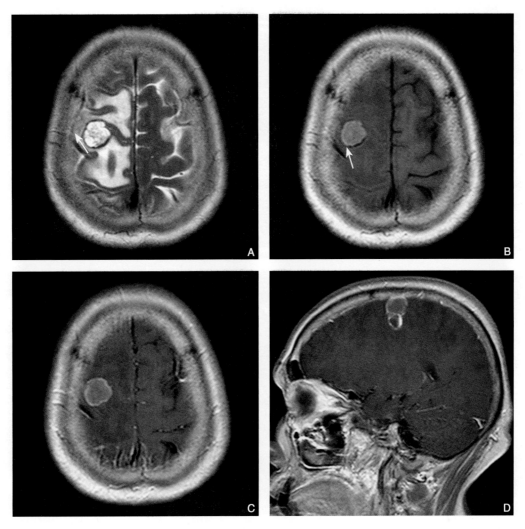

图 5-22　脑转移瘤出血 MR

女性,78 岁,左侧肺癌病史,左侧肢体逐渐乏力 1 月。MR 示右侧额顶部结节,内见囊变及出血。出血在 T_2WI(图 A)为高信号;T_1WI(图 B)亦为高信号;结节边缘可见 T_1WI、T_2WI 均为低信号的不完整的含铁血黄素环(黑色箭头)。周围见长 T_1 长 T_2 水肿带。增强扫描(图 C-D)可见病灶呈环形强化,其内囊变区及出血区无强化。病理证实为低分化腺癌

四、占位+囊变

脑肿瘤的囊变可能有两种的来源,一是肿瘤本身的囊变,其次是组织坏死,坏死的肿瘤组织最后演变成液体。两者单从 CT 密度或 MR 信号上难以区分。在 CT 上往往表现为低密度,甚至与脑脊液信号相仿。在 MR 上表现为 T_1WI 低、T_2WI 高信号。恶性肿瘤发生坏死和囊变的机会比良性肿瘤要多。坏死腔可发生在肿瘤的任何部位,肿瘤中心或偏心,形态和边缘常不规则。囊变腔可出现在肿瘤内或肿瘤旁的类圆形影,边界和轮廓较光整。CT 或 MRI 增强扫描,两者的壁可有不同程度的强化,其内容物无强化(图 5-23)。近年来采用 MR 的 DWI 对脑肿瘤坏死囊变区和脑脓肿的囊变区进行对照研究显示,恶性脑肿瘤囊变坏死区的 ADC 值高于脑脓肿的囊变区,DWI 上的信号则低于后者,因此对于两者的鉴别诊断有较大意义。

五、增强扫描的强化

对于颅脑肿瘤的增强扫描检查,无论是 CT 或 MR 增强,虽然其方法及机制不一样,但它们均和肿瘤组织的血供、血管形态和血-脑脊液屏障的有无或破坏程度有关。注射对比剂后,肿瘤组织发生强化,其程度和速度与其本身的血供和肿瘤血管情况有关。此后对比剂进入组织间隙,其速度取决于血-脑脊液屏障的有无或破损情况。

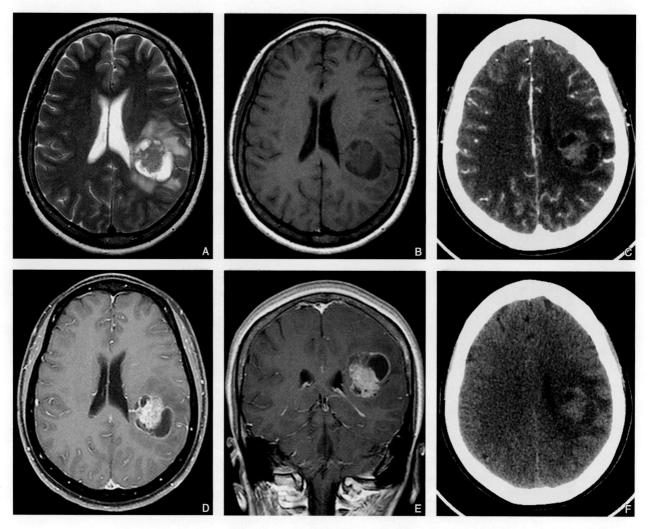

图 5-23 左颞囊实性病变 CT 及 MR

女性,47岁,复发性卵巢癌术后。头痛伴呕吐2天入院。MR 示左侧颞叶侧脑室后角旁囊实性肿块,T_2WI(图 A)实性部分呈等信号,囊性部分呈高信号,T_1WI(图 B)实性部分呈等稍低信号,囊性部分呈低信号;周围可见长 T_1 长 T_2 水肿带;增强扫描(图 C-D)实性成分明显强化,囊变区无强化,囊壁环形强化。CT 平扫(图 E)肿块内实性结节呈等稍高密度,囊变区呈低密度,增强扫描(图 F)实性成分及囊壁明显强化,囊变区无强化

　　脑肿瘤强化可分为轻度、中度及明显强化,也可为均匀或不均匀强化。形态上可分为中心强化,周边强化,环形强化及部分强化等。肿瘤强化的程度及形态在一定程度上反映肿瘤的内部结构及良、恶性程度。对于某些肿瘤来说,其强化情况并非均匀一致,同一类型的肿瘤,可以有不同的强化表现,不同类型的肿瘤甚至非肿瘤性病变,也可以有相似的强化情况。因此,增强扫描对脑肿瘤的良恶性判断往往只有相对的特异性。在临床工作中常可见到,强化不明显的肿瘤倾向于良性或低度恶性,如低度恶性星形细胞瘤或室管膜下室管膜瘤(图 5-24),反之,强化越明显的肿瘤,我们越倾向于恶性程度高的肿瘤,如间变性星形细胞瘤和胶质母细胞瘤(图 5-25)。但也会有一些情况与之不相符的,如毛细胞星

形细胞瘤和血管网状细胞瘤等良性病变常有明显增强,而有些肿瘤如脑胶质瘤病,虽然是高度恶性肿瘤,但强化却是不明显(图 5-26)。

　　尽管如此,增强扫描对于颅脑肿瘤的诊断和鉴别诊断还是有很大的意义,它可以发现很多在平扫时不明显或不能发现的病灶,这对于寻找肿瘤子灶和转移性病灶时非常有用。增强扫描还可以了解肿瘤的血供,血-脑脊液屏障破坏的情况,以及肿瘤与周围组织结构或周围血管的关系,为临床手术治疗提供了很多有价值的参考信息。

六、多发病灶

　　颅脑肿瘤,从数目上可分为单发和多发。原发性

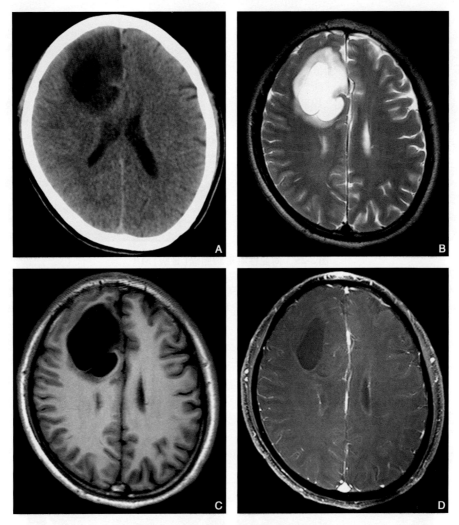

图5-24 星形细胞瘤(Ⅱ级)CT及MR

男性,49岁,诉头晕不适1月余。CT平扫(图A)示右侧额叶囊实性占位,可见壁结节。T_2WI(图B)囊变区为高信号,T_1WI(图C)为低信号,增强扫描(图D)实性成分轻度强化,囊变区无强化。病理证实为星形细胞瘤(Ⅱ级)

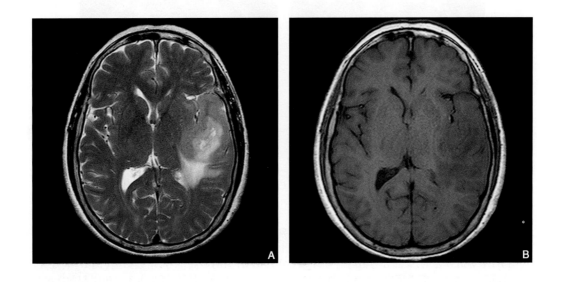

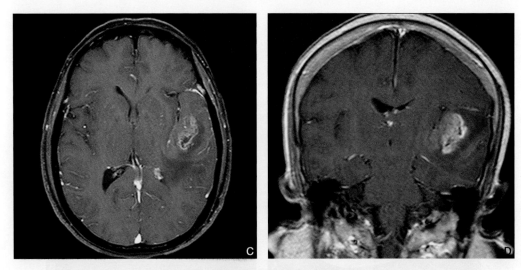

图5-25　间变性星形细胞瘤(Ⅲ级)MR

女性,67岁,言语表达障碍20天。MR示左侧颞叶囊实性占位,T$_2$WI(图A)囊变区为高信号,实性区呈稍高信号;T$_1$WI(图B)囊变区为低信号,实性区为等稍低信号;周围可见长T$_1$长T$_2$水肿带,增强扫描(图C-D)病灶实性成分明显强化,边界不清;囊变区无强化。病理证实为间变性星形细胞瘤(Ⅲ级)

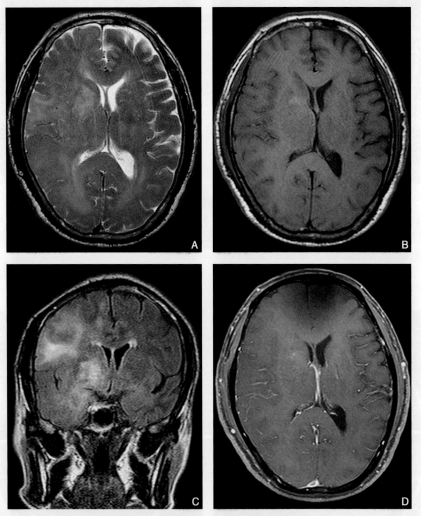

图5-26　恶性高级别胶质瘤(Ⅳ级)MR

男性,65岁,头痛3年余。MR示双侧大脑半球及脑干多发散在异常信号病灶。T$_2$WI(图A)呈稍高信号,T$_1$WI(图B)呈等信号为主,少部分为稍高信号,T$_2$-FLAIR(图C)为明显高信号,增强扫描(图D)病灶无明显强化,少部分轻度强化。病理证实为恶性高级别胶质瘤(Ⅳ级)(注:额部低信号是由于义齿引起的伪影)

颅脑肿瘤以单发病灶最常见,包括星形细胞瘤,少突胶质瘤和脑膜瘤等。多发性颅脑肿瘤中,以继发性脑肿瘤为多见,最常见的是脑转移瘤,其次为大脑胶质瘤病、淋巴瘤,多发脑膜瘤,神经纤维瘤病及听神经瘤等。颅内多发性肿瘤病变,首先需要考虑转移瘤。临床上高度怀疑脑转移瘤的患者,需要做 MR 增强扫描之余,还应尽可能行双剂量扫描,并加用磁化传递技术,以增加病灶的检出率(图5-27)。一些发生位置表浅的单发性颅脑肿瘤,如患者年龄大和病程短,甚至有原发肿瘤病史时,应注意考虑单发性脑转移瘤的可能。

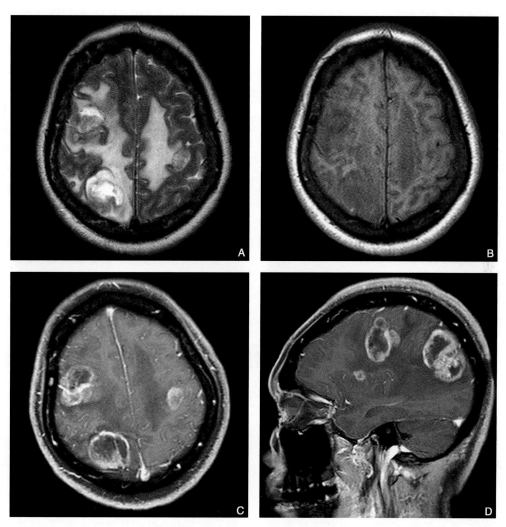

图 5-27 多发脑转移瘤 MR
女性,56 岁,肺癌术后 3 年,诉头痛伴肢体乏力 1 月。MR 示脑内多发结节,T_2WI(图 A)为稍高信号,T_1WI(图 B)为稍低信号,内见长 T_1 长 T_2 坏死囊变区,增强扫描(图 C-D)可见明显多发环形强化

参 考 文 献

1. 陈星荣,陈九如,沈天真. 认真做好医学影像学的"四定"诊断. 中国医学计算机成像杂志,1996,2:217-218.

2. 金征宇. 医学影像学. 第 2 版. 北京:人民卫生出版社,2010.

3. Nakasu S,Hirano A,Liena J,et al. Interface between the meningioma and the brain. Surg Neurol,1989,32:206-212.

4. Dell LA,Brown MS,Orrison WW,et al. Physiologic intracranial calcification with hyperintensity on MR imaging:case report and experimental model. AJNR Am J Neuroradiol,1988,

9(6):1145-1148.

5. Suzuki S,Nishio S,Takata K,et al. Radiation-induced brain calcification:paradoxical high signal intensity in T1-weighted MR images. Acta Neurochir(Wien),2000,142(7):801-804.

6. Henkelman RM,Watts JF,Kucharczyk W. High signal intensity in MR images of calcified brain tissue. Radiology,1991,179(1):199-206.

7. Tenner MS,Spiller M,Koenig SH,et al. Calcification can shorten T2,but not T1,at magnetic resonance imaging fields. Results of arelaxometry study of calcified human meningio-

mas. Invest Radiol,1995,30(6):345-353.

8. Tsuruda JS,Bradley WG. MR detection of intracranial calcification:a phantom study. AJNR Am J Neuroradiol, 1987, 8(6):1049-1055.

9. Kondziolka D, Bernstein M, Resch L, et al. Significance of hemorrhage into brain tumors:clinicopathological study. J Neurosurg,1987,67(6):852-857.

10. Lieu AS, Hwang SL, Howng SL, et al. Brain tumors with hemorrhage. J Formos Med Assoc,1999,98(5):365-367.

11. 杨正汉,冯逢,王霄英.磁共振成像技术指南:检查规范、临床策略及新技术应用.北京:人民军医出版社,2007:470-471.

12. Little JR,Dial B,Belanger G,et al. Brain hemorrhage from intracranial tumor. Stroke,1979,10(3):283-288.

13. Meyer JR, Gorey MT. Differential diagnosis of nontraumatic intracranial hemorrhage. Neuroimaging Clin N Am,1998,8(2):263-293.

14. Stadnik TW,Chaskis C,Michotte A,et al. Diffusion-weighted MR imaging of intracerebral masses:comparison with conventional MR imaging and histologic findings. AJNR Am J Neuroradiol,2001,22(5):969-976.

15. Stadnik TW,Demaerel P,Luypaert RR,et al. Imaging tutorial:differential diagnosis of bright lesions on diffusion-weigh-

ted MR images. Radiographics,2003,23(1):e7.

16. Graif M,Steiner RE. Contrast-enhanced magnetic resonance imaging of tumours of the central nervous system:a clinical review. Br J Radiol,1986,59(705):865-873.

17. Yang S,Wetzel S,Law M,et al. Dynamic contrast-enhanced T2∗-weightedMR imaging of gliomatosis cerebri. AJNR Am J Neuroradiol,2002,23(3):350-355.

18. Hawighorst H,Schreiber W,Knopp MV,et al. Macroscopic tumor volume of malignant glioma determined by contrast-enhanced magnetic resonance imaging with and without magnetization transfer contrast. Magn Reson Imaging,1996,14(10):1119-1126.

19. Hawighorst H,Schreiber W,Debus J,et al. Contrast-enhanced MR"magnetization transfer technique". Improved tumor contrast,delineation and visibility of intracranial malignant gliomas and metastases in radiosurgical treatment planning. Strahlenther Onkol,1997,173(12):684-692.

20. Subedi KS,Takahashi T,Yamano T,et al. Usefulness of double dose contrast-enhanced magnetic resonance imaging for clear delineation of gross tumor volume in stereotactic radiotherapy treatment planning of metastatic brain tumors:a dose comparison study. J Radiat Res,2013,54(1):135-139.

（梁碧玲　陈晓东）

第三节　常见肿瘤诊断

一、轴外肿瘤

（一）颅盖

颅盖骨以膜性成骨的骨骼为主,影像解剖上可分为颅骨内板、板障和外板。常见的良性肿瘤和肿瘤样病变有骨瘤、骨血管瘤、脊索瘤、骨纤维异常增殖症、朗格汉斯细胞组织增生症和畸形性骨炎等,恶性肿瘤常见的是转移瘤和骨髓瘤。

1. 骨瘤　骨瘤是一种常见成骨性良性肿瘤,多见于膜性成骨的骨骼。致密型骨瘤由成熟的板层骨构成,疏松型骨瘤则由成熟的板层骨和编织骨构成。骨瘤可见于各个年龄组,以11~30岁最多见,多见于颅骨外板。骨瘤病灶稳定或增大缓慢,常无明显临床症状,多不需要手术干预。

影像学表现

（1）X线表现:多单发,少数可多发。①致密型骨瘤:大多突出于颅骨外板表面,呈半球形、分叶状边缘光滑的高密度影,内部结构均匀密实,基底与颅骨外板或骨皮质相连。②疏松型骨瘤:少见,自颅骨

外板呈半球形或扁平样向外突起,边缘光滑,密度似板障或呈磨玻璃样。骨瘤突起时其表面头皮软组织也可随之凸起,但软组织层次清楚无增厚。

（2）CT表现:能更好地显示X线片上骨瘤的各种征象,对更小病变的显示率更高(图5-28)。

（3）MRI表现:致密型骨瘤在T_1WI和T_2WI序列上均表现为低信号强度改变,与颅板信号相似。

鉴别诊断:主要是与骨岛鉴别,骨岛是正常松质骨内的局灶性致密骨块,X线表现为位于颅骨内外板间的致密影,边缘清楚但不锐利,可见与周围骨小梁有相连,骨外形多无改变。

2. 骨纤维异常增殖症　骨纤维异常增殖症又称为骨纤维性结构不良,是正常骨组织逐渐被异常增生的纤维组织所代替的一种骨肿瘤样病变,好发年龄11~30岁。可于单骨、单肢或多骨发生,好发于颅面骨,表现为头颅或颜面的不对称和突眼等,称之为"骨性狮面"。若同时发生皮肤色素沉着、性早熟,则为Albright综合征,多见于女性。骨纤维异常增殖症病变进展缓慢,病程较长。如生长加快、疼痛剧烈,应注意恶变。

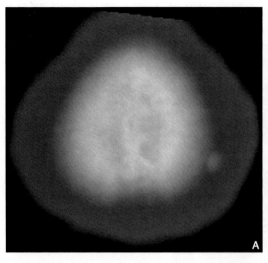
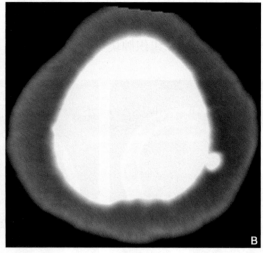

图 5-28 骨瘤 CT 表现
顶骨骨瘤,头颅 CT 平扫表现为突出于骨表面的高密影,与颅骨外板相连

影像学表现:颅面骨以下颌骨、颞骨、枕骨好发。X 线主要表现为颅面骨不对称的增大,颅骨内外板和板障的骨质膨大、增厚和骨密度呈磨玻璃状增高,或囊状骨密度减低改变(图 5-29)。CT 能更精确显示病变的范围及密度改变。MRI 显示患骨骨骼变形增大,病灶内 T_1WI 多呈低信号,T_2WI 因病灶内骨小梁成分、纤维成分、囊性变、出血及胶原成分的不同而表现不同。MRI 对本病诊断的特异性不高。

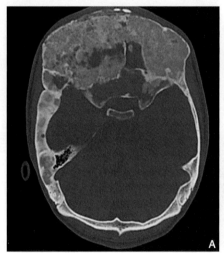
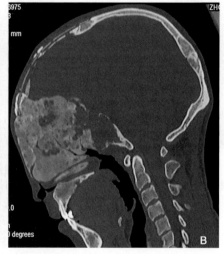

图 5-29 骨纤维异常增殖症 CT 表现
男性,22 岁,CT 图像显示颅面骨不对称的增大,多发骨质膨胀性改变和颅骨增厚呈
磨玻璃状密度增高,病变累及双侧额骨、蝶骨和右侧颞骨

鉴别诊断:主要与畸形性骨炎鉴别,后者多见于成人,颅骨的典型表现是外板呈绒毛状改变,内有虫蚀样骨质破坏,碱性磷酸酶显著升高。

3. 朗格汉斯细胞组织增生症 朗格汉斯细胞组织增生症也称为嗜酸性肉芽肿,是一类以骨质破坏、组织细胞增生和嗜酸性粒细胞浸润为主的良性肿瘤样病变,临床较少见,可发生于全身诸骨,其中以颅骨为常见。朗格汉斯细胞组织增生症起源于骨髓腔,压迫和破坏骨质,并可形成软组织肿块影。多发于儿童及青少年,侵犯颅骨以额骨为最多见,其次为顶骨和枕骨。临床以局部疼痛为主,局部肿胀并见肿块形成。

影像学诊断:多单发,X 线表现为边界清楚、不规则的溶骨性破坏区,病灶边缘在疾病的进展期无硬化和骨质增生,但随病程延长修复期边缘可见硬化改变;颅骨的骨质破坏范围大小不一,可表现为圆形或呈“地图样”大片骨质破坏;部分病灶内可见“钮扣样”死骨。病变可跨越颅缝,破坏外板后可形成软组织肿块。CT 与平片表现相似,可更清楚的显示病变部位的溶骨性骨质破坏,其内可见软组织肿块影,边界清,增强扫描软组织肿块可明显强化(图5-30)。MRI 检查病变呈长 T_1WI 长 T_2WI 信号。MRI 对颅骨内肿瘤软组织肿块显示优于 CT,敏感性较 CT 高。

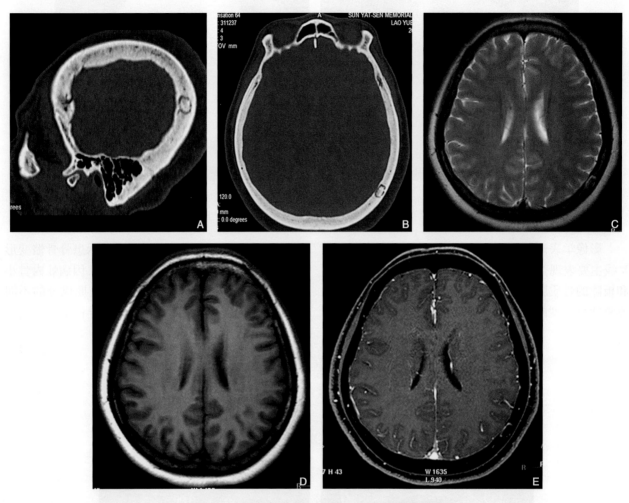

图 5-30　朗格汉斯细胞组织增生症 CT 及 MR 表现
女,50 岁,体检发现左顶骨病灶,CT 示左侧顶骨单发的骨质破坏(图 A、B),边界清晰;T_2WI 呈稍高信号(图 C),
T_1WI 呈低信号(图 D),增强扫描呈环形强化(图 E),病理证实为嗜酸性肉芽肿

鉴别诊断

(1)骨髓瘤:发病多在 40 岁以上,表现为颅骨的弥漫性分布、边界清楚的"穿凿状"溶骨性骨质破坏,无骨膜反应,常见软组织肿块,实验室检查具有特异性。

(2)颅骨血管瘤:中老年多见,颅骨板障膨胀,内外板破坏,边缘轻度硬化,增强扫描明显强化。病理下见大量增生的毛细血管、扩张的血窦和残留的骨小梁。

4. 骨转移瘤　侵及颅骨和颅底的转移瘤占颅脑转移瘤的 5%,多为局限性颅骨溶骨性或成骨性破坏。其原发肿瘤主要来源于前列腺癌、乳腺癌、肺癌和肾癌。单发或多发,多见于老年人。转移瘤主要侵犯颅骨板障间隙,也可侵犯颅骨内外板并使其膨胀呈"新月形"或"双凸形",可造成局部脑皮质的受压移位,并可侵犯硬脑膜外或硬脑膜下腔。临床上主要表现为头痛及局部包块,如肿瘤压迫邻近神经组织则可造成各种症状。

影像学表现:①CT:病灶呈低、等密度或等低混合密度,有时在骨质破坏区可见等密度的软组织肿块影,增强扫描病灶见不均匀强化。②MRI:溶骨性转移,T_1WI 上多呈低信号,以高信号的骨髓板障内见低信号的瘤体为特征。T_2WI 序列上表现为高信号。成骨性转移,T_1WI 及 T_2WI 均表现为低信号,增强扫描病灶呈不均匀强化。若侵犯邻近硬脑膜可见线状或结节状强化(图 5-31)。

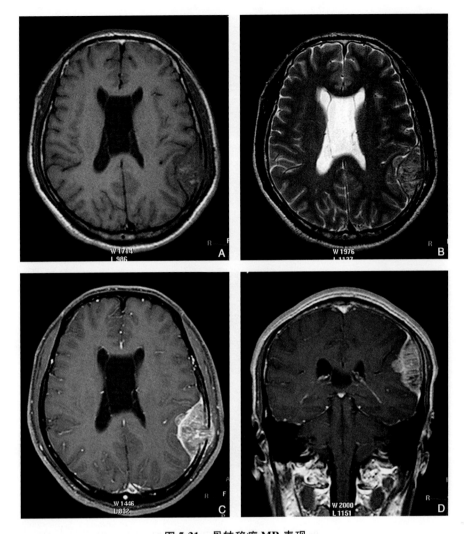

图5-31　骨转移瘤 MR 表现

男,38 岁,确诊右肺癌病史一年,左侧颞骨骨质破坏,局部形成软组织肿块影横跨颅骨内外
板,病灶 T_1WI(图 A)呈等、高混合信号, T_2WI(图 B)呈高信号,增强扫描(图 C、D)明显强化

鉴别诊断:主要与多发性骨髓瘤鉴别,后者病灶大小多一致,呈穿凿样骨质破坏,常伴有明显的骨质疏松。实验室检查也有助于两者鉴别,骨髓瘤患者血清球蛋白增高,骨髓穿刺涂片浆细胞增高,尿中可见本周蛋白。

5. 骨髓瘤　骨髓瘤为起源于骨髓网织细胞的恶性肿瘤。好发于富含红骨髓的部位,常多发于如颅骨、脊柱等。颅骨的骨髓瘤主要表现为多发颅骨骨质破坏、软组织肿块形成。晚期可发生广泛转移,但肺转移少见。骨髓瘤实验室检查具有特异性,表现为红细胞、白细胞及血小板减少,血沉加快、高蛋白血症、高钙血症及本周蛋白。骨髓涂片可找到骨髓瘤细胞。

影像学表现:X 线表现为颅骨多发性骨质破坏,呈穿凿样、鼠咬样、边界清楚或模糊,无硬化边及骨膜反应。CT 能较平片更早期显示骨质细微破坏、骨质疏松及骨外侵犯的程度。典型表现为弥漫性分布

的溶骨性骨质破坏,无明显骨膜反应。MRI 对检出病变、确定范围非常敏感,骨质破坏在 T_1WI 上表现为低信号(图 5-32)。

鉴别诊断:骨质疏松:多见于老年人,尤其是女性。X 线及 CT 表现为骨皮质完整,无骨小梁缺损区,无短期加重趋势。转移瘤:病灶大小不一,边缘模糊。

6. 脊索瘤　脊索瘤起源于胚胎残余的脊索组织,临床少见。颅内脊索瘤仅占脊索瘤的 35% ,为一低度恶性肿瘤,生长缓慢但具有侵袭性。组织学上,原始脊索从 Rathke 囊向下扩展到斜坡,向尾侧继续生长形成脊椎,胚胎性脊索残留物可发生于此中线通道任何部位。好发部位以尾椎和颈椎上段最常见,其次为斜坡和鞍底部,少数起源于中线旁岩骨尖。可发生于任何年龄,男多于女。临床最常见症状为头痛、鼻塞、面部麻木及进行性脑神经麻痹。

影像学表现:①X 线:以斜坡为中心的骨质破

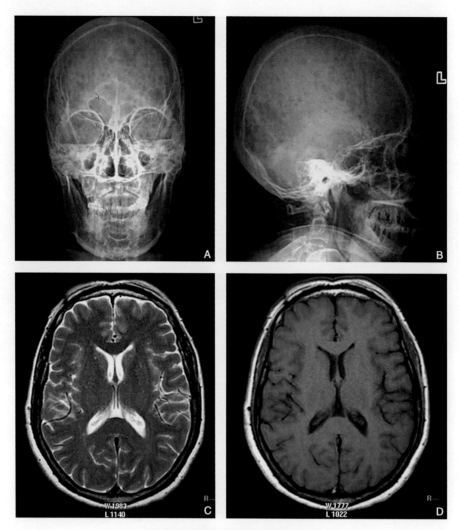

图 5-32　骨髓瘤 X 线及 MR 表现
男,58 岁,腰骶部疼痛 3 月,平片(图 A、B)表现为颅骨多发性骨质破坏,呈穿凿样,
边界模糊;T_2WI(图 C)、T_1WI(图 D)示双侧颞骨信号明显降低

坏,可向四周伸展,蝶骨体及蝶骨大翼见骨质破坏,并可进一步侵犯筛窦、枕大孔、枕骨、颈静脉孔等。骨质破坏边界尚清晰,可有小片状骨碎片残留和斑片状钙质沉着。②CT:以斜坡为中心的肿块,边界不规则,呈膨胀性骨质破坏,常见散在钙化灶或破坏骨质残余破片,部分可见囊变。其特征性表现为较大的软组织肿块与骨质破坏不成比例。增强后肿瘤强化,囊变区无强化。③MRI:平扫 T_1WI 呈等或略低信号,T_2WI 呈不均匀高信号,高信号内可见点、片状低信号,与肿瘤内钙化、肿瘤内血管流空及骨质破坏残留的骨碎片有关。显示斜坡骨质破坏最为理想的序列是矢状位的 T_1WI 序列(图 5-33)。

鉴别诊断:需与软骨肉瘤鉴别,软骨肉瘤常发生于破裂孔区,偏中线生长,肿瘤组织内钙化常见。

(二) 颅底

颅底肿瘤是指发生在颅底或者颅内外沟通的肿瘤。颅底肿瘤种类繁多,可原发于颅底周围的神经、血管、脑膜和骨骼等结构。根据临床解剖将颅底分为颅前窝、颅中窝、颅后窝,不同解剖部位有其不同好发肿瘤。临床上要求根据肿瘤发生位置、大小、范围、数目以及肿瘤性质,选择手术治疗指征。

不同组织来源的肿瘤也有其好发部位,颅前窝的常见肿瘤有:嗅神经母细胞瘤、脑膜瘤等;颅中窝好发肿瘤有:垂体瘤、颅咽管瘤、蝶骨嵴脑膜瘤、海绵窦区肿瘤等;颅后窝则多见于听神经瘤、三叉神经瘤、表皮样囊肿、脑膜瘤和脊索瘤等。不同肿瘤其组织来源不同,影像学表现大不相同。颅骨平片诊断价值有限,难于对肿瘤进行准确的定位、定性,临床应用较少。CT 定位、定量诊断率高,对肿瘤病变的显示率高。MRI 对肿瘤的定性诊断较 CT 有很大提高,已成为临床常用检查方法。

1. 嗅神经母细胞瘤　嗅神经母细胞瘤又称之为

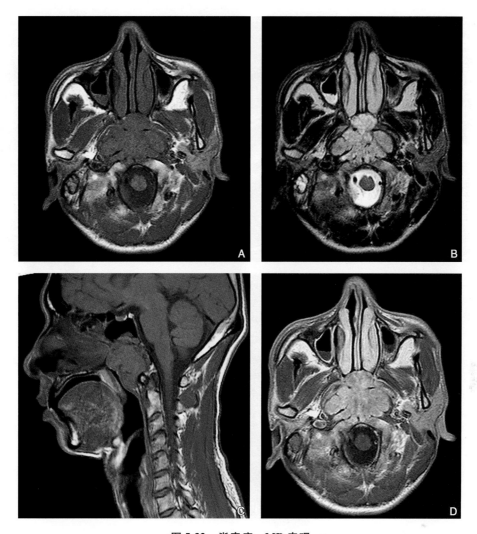

图 5-33 脊索瘤 MR 表现

男,45 岁,鼻塞伴涕中带血 2 月,斜坡为中心的肿块,边界清楚,T₁WI(图 A)呈稍低信号,T₂WI(图 B)呈高信号,T₁WI 矢状位(图 C)示斜坡高信号消失,局部可见肿块影,增强扫描(图 D)明显强化

成感觉神经细胞瘤,起源于鼻腔顶部嗅神经纤维上皮细胞,属于低度恶性肿瘤,外观淡红似鼻息肉,易出血。多首发于鼻腔顶部或近中鼻甲外侧壁处,常侵犯颅底、颅顶和眼眶。临床多表现为鼻塞或鼻出血,可见于任何年龄,以 10~20 岁及 50~60 为发病高峰期。少数嗅神经母细胞瘤在就诊时已发生远处转移,颈部淋巴结是主要的转移部位,较少发生远处脏器转移。

影像学表现:①CT:嗅神经母细胞瘤是起源于嗅神经感觉上皮的肿瘤,因此肿瘤的发病部位与嗅黏膜分布区一致,这是嗅神经细胞瘤的重要特点之一。肿瘤首发于鼻腔顶部中线区,并以鼻腔顶部为中心向周围呈浸润性侵犯。表现为形态不规则的软组织肿块,边界不清楚,少见钙化。邻近鼻中部的骨质破坏,是诊断嗅神经母细胞瘤的另一个重要依据。由于肿瘤生长缓慢,一部分嗅神经母细胞瘤会导致

邻近的骨质增生或表现为骨质破坏、增生并存。②MRI:T₁WI 呈低信号,T₂WI 呈略高信号,而肿瘤内部的纤维网状结构表现为分隔样低信号,增强扫描呈玫瑰花环样不均匀强化。T₂WI 信号及强化特点是嗅神经母细胞瘤区别于其他鼻腔恶性肿瘤的另一大特点。同时增强扫描有助于判断肿瘤是否侵犯脑膜或邻近脑实质(图 5-34)。

鉴别诊断:嗅神经母细胞瘤应与鼻腔内其他恶性程度较高的肿瘤,如鳞癌、腺样囊性癌相鉴别;后者所引起骨质破坏边缘毛糙,与本病大不相同,更不会出现骨质增生、硬化的表现。

2. 脑膜瘤 脑膜瘤为颅内常见肿瘤,占颅内肿瘤的 15%~20%,多为良性。脑膜瘤起源于蛛网膜粒帽细胞,与硬脑膜相连,多见于 40~60 岁间,女性多于男性。肿瘤起病慢,病程长,早期多无临床症状。

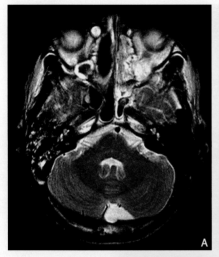
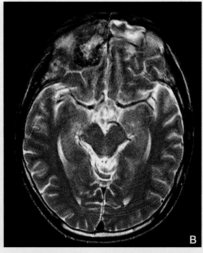
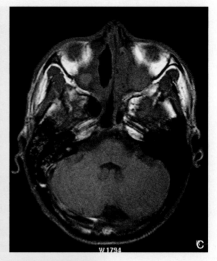
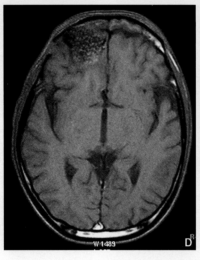
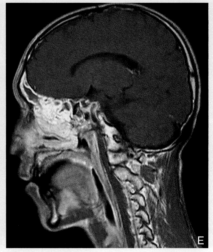

图 5-34 嗅神经母细胞瘤 MR 表现

男,24 岁,头痛伴嗅觉减低 2 周入院,MRI 示双侧筛窦、蝶窦、右侧额窦黏膜增厚,见软组织块肿块影,T_2WI(图 A、B)呈高信号,T_1WI(图 C、D)呈低信号,见多发分隔;矢状位增强肿瘤呈花环样不均匀强化(图 E);右侧额叶脑实质受压明显向内侧移位,局部脑沟、脑裂变浅。病理为鼻窦嗅神经母细胞瘤

晚期肿瘤增大逐渐出现颅内高压及局部定位症状。

　　肿瘤可发生于颅内的任何部位,偶可发生于脑室内。好发部位与蛛网膜粒细胞分布相一致,主要好发于矢状窦旁、大脑镰、脑凸面、嗅沟、鞍结节、蝶骨嵴、桥小脑角、斜坡等区域。多单发。肿瘤多为球形或分叶形,血管丰富、有包膜、分界清晰。部分肿瘤可有钙化或骨化。囊变、坏死和出血少见。

　　影像学表现

　　(1)头颅平片:脑膜瘤引起颅骨骨质改变、肿瘤钙化和血管压迹增粗时具有定位和定性诊断价值。肿瘤多与颅骨相邻,常引起颅骨增厚、破坏或同时存在。

　　(2)CT

　　1)典型脑膜瘤:肿瘤以宽基底与颅骨或硬脑膜相连,可引起颅骨骨质的增厚、破坏。CT 平扫,肿瘤多为略高密度影,少数呈等、低密度,密度多均匀,边

界清,钙化多见,约占 10% ~ 20%;CT 增强,肿瘤呈均一明显强化;囊变、坏死和出血少见。部分较大肿瘤压迫相邻脑实质出现占位效应,肿瘤周围脑组织常伴有脑水肿。

　　2)非典型脑膜瘤:①囊变型脑膜瘤,肿瘤完全囊变,CT 平扫呈低密度影;②完全钙化型脑膜瘤;③骨化型脑膜瘤,发生于蝶骨嵴脑膜瘤可呈成骨性生长,从而引起蝶骨显著骨质增生;④多发性脑膜瘤。

　　3)恶性脑膜瘤,除了良性脑膜瘤的表现外可出现以下特征:①肿瘤边缘不规则,边界不清;②肿瘤周围出现明显水肿而本身无或轻微钙化;③周围邻近骨质破坏并可向颅外侵犯。

　　(3)MRI:脑膜瘤多数呈等 T_1WI 长 T_2WI 信号,部分肿瘤内部信号不均匀,与瘤内出血、坏死、囊变相关。瘤周可见假包膜,T_1WI 上呈低信号环。增

强扫描,肿瘤出现明显强化,典型脑膜瘤邻近硬脑膜发生鼠尾状强化,称之为脑膜尾征,是脑膜瘤强化的特征性表现。肿瘤周围受推压的脑组织可见水肿改变,呈长 T_1WI 长 T_2WI 信号(图 5-35A、B、C)。

鉴别诊断:不同部位脑膜瘤病变表现存在一定的差异性。脑凸面和大脑镰脑膜瘤需与转移瘤、间变性星形细胞瘤相鉴别;鞍上区脑膜瘤需与垂体瘤、脊膜瘤、软骨瘤、转移瘤等鉴别;颅中窝脑膜瘤需与三叉神经鞘瘤、神经节细胞鉴别。

3. 垂体瘤　垂体肿瘤约占颅内肿瘤的 8% ~ 15%,仅次于脑胶质瘤及脑膜瘤,居第三位。垂体肿瘤以垂体腺瘤多见,也包括垂体腺癌、胶质瘤及转移瘤等。垂体腺瘤以 20 ~ 50 岁多见,男女发病率大体相等。主要位于鞍内,也可向鞍上或鞍旁发展。肿瘤分为分泌激素功能和无分泌激素功能两类。前者约占垂体瘤总数的 65% ~ 85%,包括分泌催乳素和

生长激素的嗜酸性细胞腺瘤;分泌促肾上腺皮质激素、促甲状腺激素、促性腺激素的嗜碱性细胞腺瘤;后者又分为未分化细胞瘤及瘤样细胞腺瘤。

影像学表现

(1) 垂体腺瘤:最多见,MRI 显示病变优于 CT。垂体微腺瘤大小约 10mm 以内,超出此范围则为大腺瘤。在 CT 上为局限性低密度影,增强后早期呈低密度,延迟扫描为等或高密度。MRI 示 T_1WI 呈低信号,T_2WI 呈高信号或等信号,增强扫描呈早期低强化、后期高于垂体强化的强化模式。同时可出现垂体高度增加(男>7mm,女>9mm);垂体柄偏移;鞍底骨质变薄、凹陷或侵蚀等间接征象。肿瘤较大时可向鞍上发展,冠状位示肿瘤呈哑铃状突向鞍上推压丘脑和三脑室。部分肿瘤合并坏死、囊变、出血;部分可包绕、侵犯脑干、双侧海绵窦及蝶窦等邻近组织(图 5-36)。

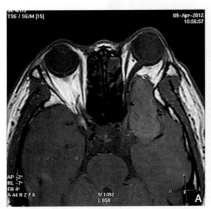
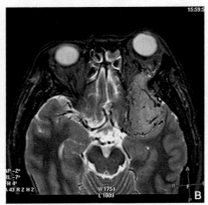
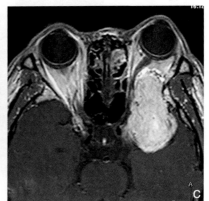

图 5-35A　脑膜瘤 MR

男,54,左眼球凸出数年,T_1WI 呈等信号(图 A),T_2WI 呈高信号(图 B),增强扫描病灶明显强化(图 C)。病理证实为脑膜瘤

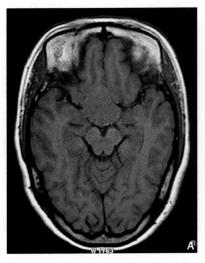
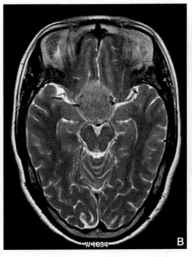
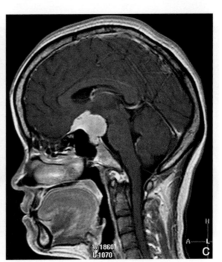

图 5-35B　脑膜瘤 MR

女,34,双眼视物模糊 1 年,诊断为蝶骨嵴脑膜瘤,MRI 示 T_1WI 呈等信号(图 A),T_2WI 呈高信号(图 B),增强扫描病灶明显强化(图 C),可见脑膜尾征

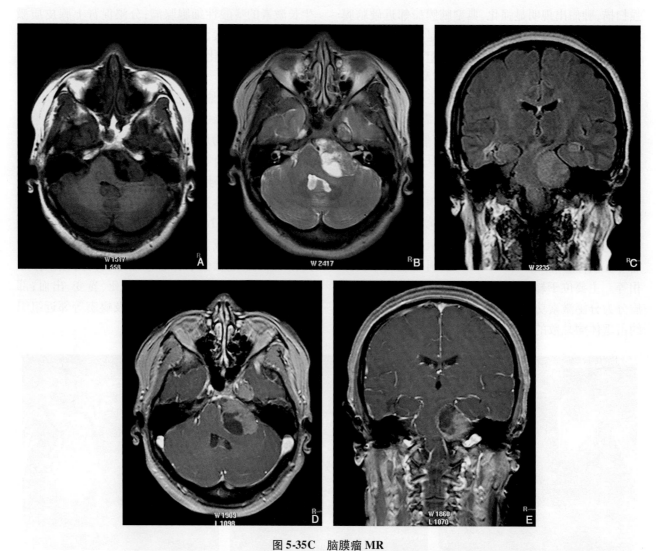

图5-35C 脑膜瘤MR

左侧桥小脑角区占位，T₁WI（图A）呈等、低混合信号，T₂WI（图B）呈等、高混合信号，冠状位扫描（图C）示脑桥明显
受压向右侧推移；增强扫描（图D、E）实性部分明显强化。术后病理提示肿瘤符合混合型脑膜瘤

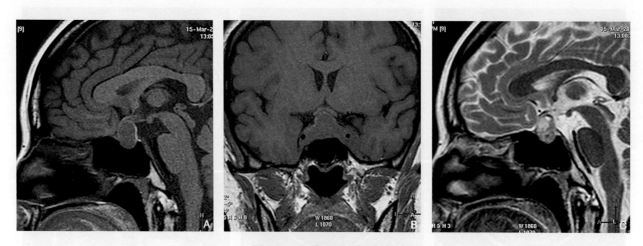

图5-36 垂体腺瘤MR表现

女，28岁，诊断为垂体大腺瘤，肿瘤向上生长突破鞍膈，呈哑铃状，T₁WI呈低信号（图A、B），T₂WI呈等、
高混合信号（图C）。垂体柄受压向前方移位

（2）垂体腺癌：腺垂体肿瘤明显侵犯脑组织和（或）发生远处转移，即可诊断为垂体腺癌。CT或MRI上表现为垂体巨大肿瘤，可侵犯硬膜、海绵窦、相邻脑组织及骨质。

4. 颅咽管瘤 颅咽管瘤是颅内良性肿瘤，起源于原始口腔外胚叶所形成的颅颊管的残余上皮细胞，肿瘤主要由复层扁平上皮构成，约占颅内肿瘤的4%～6%。本病可发生于任何年龄，以儿童多见，二十岁以前发病接近半数，男性较女性多见。临床表现儿童以发育迟缓为主；成人以内分泌功能降低，视力障碍为主。多发生于鞍上，偶可沿鼻咽后壁、蝶窦、鞍内及第三脑室前部发生。肿瘤大体上呈球形、不规则形，或结节状生长，边缘清楚，大多为囊性或部分囊性，少数为实性。囊壁和肿瘤实性部分多见钙化。

影像学表现

（1）典型颅咽管瘤表现为发生于鞍区的囊性占位性病变，呈圆形或类圆形，边缘清楚。CT值随囊内所含胆固醇或蛋白质多少而表现不一。实性部分与囊壁可出现钙化，钙化形态不一。MRI的信号强度改变多样，T_1WI可以呈高、低、等或混杂信号，T_2WI以高信号为主。增强后囊壁及实性部分可强化。肿瘤占位效应多不明显，部分较大肿瘤压迫室间孔出现脑积水。典型颅咽管瘤结合其临床表现诊断不难（图5-37）。

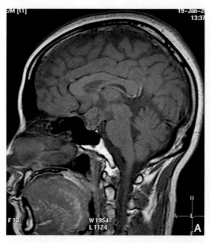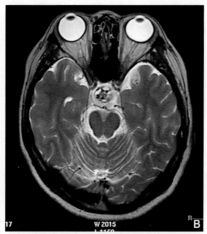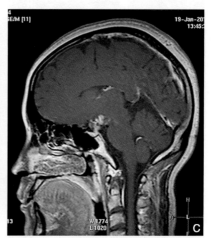

图5-37 颅咽管瘤 MR 表现

女，40岁，左侧视野偏盲，MRI示蝶鞍区囊实性占位，T_1WI（图A）T_2WI（图B）均呈等、低混杂信号，增强扫描实性部分明显强化。垂体受压向下方移位。病理证实为颅咽管瘤

（2）实性颅咽管瘤多较小，肿瘤内低密度或信号常不均匀，实质内见点状、团块状或不规则状钙化。增强后呈均匀或不均匀强化。

5. 神经鞘膜瘤 神经鞘膜瘤为起源于神经鞘膜的良性肿瘤，神经鞘膜主要是由施万细胞即神经膜细胞构成，故又称之为施万细胞瘤或神经膜纤维瘤，占颅内肿瘤的5%～10%。肿瘤可发生于除Ⅰ、Ⅱ对以外的所有脑神经穿出软脑膜以外的较远端上，即位于脑外硬膜内的一段。以听神经瘤多发，占桥小脑角区病变的75%。40～60岁多发，女性多于男性，临床症状与累及的脑神经有关。

影像学表现

（1）头颅平片：较大肿瘤可以出现邻近的骨质破坏，增生及硬化少见。

（2）CT

1）听神经瘤：听神经瘤指直径小于1.0cm的肿瘤，位于内听道内，内听道无或轻微扩大，易漏诊。增强扫描可见瘤体明显均匀强化。肿瘤直径1.5～3.0cm，骨窗显示内听道扩大。平扫呈等或低混杂密度，少数为低密度，圆形或椭圆形，边界欠清，多无水肿，可有轻微占位效应。可见囊变。出血、钙化少见。增强扫描明显均匀强化。大的听神经瘤，直径3.0cm以上，常以内听道为中心向桥小脑角生长，紧贴岩骨，多呈锐角相交。骨窗示内听道明显扩大呈漏斗状，可见骨质吸收破坏。随着肿瘤不断增大，引起脑干受压移位、第四脑室变形，中脑导水管受压引起梗阻性脑积水。瘤体多呈不规则形，占位效应明显，囊变多见，少数可见坏死。增强扫描呈不均匀强化，多为环形强化及斑片状强化。

2）三叉神经瘤：平扫呈等、低密度，圆形或卵圆形，跨颅中、后窝生长时呈哑铃状，边界清。骨窗可见岩尖骨质吸收甚至破坏。肿瘤较小多无占位征

象,较大时出现明显占位征象,表现为颅中窝的膨大,鞍上池、脑桥受压、颞叶移位等。咬肌萎缩、脂肪变性为其特征性表现。增强扫描多为均匀或环形强化。

3)面神经瘤:与听神经瘤表现相似,常见内听道顶部骨质吸收或破坏,远端者可沿面神经走行累及膝状神经节、鼓室和乳突气房。

(3)MRI:肿瘤 T_1WI 上多数呈低或等信号,少数呈等低混杂信号,T_2WI 多呈高信号。椭圆形或不规则形,边界清晰,较大肿瘤周围可见水肿,并伴占位效应。增强扫描多呈均匀或不均匀强化(图 5-38A,B)。由于 MRI 分辨力高,无颅骨伪影,可多方位成像,已成为目前神经鞘膜瘤定位、定性诊断的主要方法。

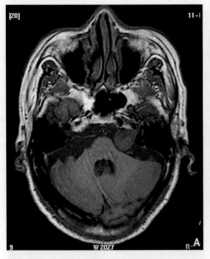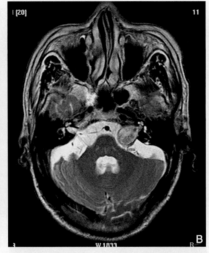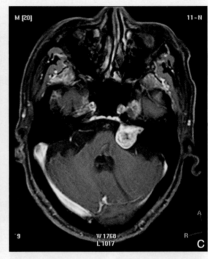

图 5-38A 听神经瘤 MR 表现

男,83 岁,双下肢乏力患者,左侧桥小脑角区听神经瘤,呈等 T_1WI(图 A)长 T_2WI(图 B)信号,呈梭形沿左侧听神经走行,增强扫描(图 C)明显强化

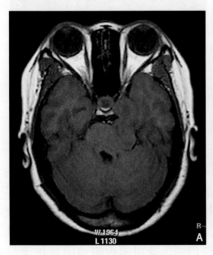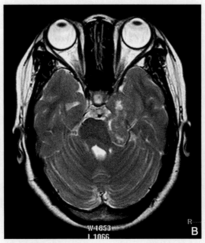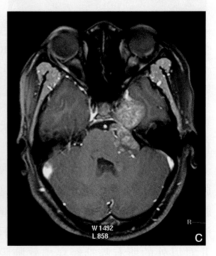

图 5-38B 三叉神经鞘瘤 MR 表现

女,25 岁,左侧头眼痛 12 年余,左侧桥小脑角去占位,呈哑铃状,T_1WI(图 A)呈等、低信号,T_2WI(图 B)呈等、高混合信号,增强扫描明显强化。术后病理证实为三叉神经鞘瘤

鉴别诊断:听神经瘤与面神经瘤表现为内听道扩大并邻近骨质吸收或破坏,瘤体以内听道为中心生长,与岩骨关系密切。CT 典型表现为桥小脑角区等或低密度肿块,增强扫描呈均匀或不均匀强化。MRI 对软组织的分辨率高,薄层可显示神经与肿瘤

的关系,对肿瘤的定位、定性诊断更为明确。

鉴别诊断:神经鞘膜瘤要与脑膜瘤、转移瘤、表皮样囊肿等病变鉴别。脑膜瘤发生于桥小脑角区少见,肿瘤内钙化多见,常以宽基底与脑膜相连,增强扫描可见"脑膜尾"征。转移瘤多有原发肿瘤病灶,

桥小脑角区少见,瘤周水肿较明显,增强扫描多呈环形强化。表皮样囊肿形态多不规则,囊壁钙化多见,有见缝生长的特点。

6. 海绵窦区神经源性肿瘤　海绵窦为位于颅中窝底蝶鞍两侧的富含静脉血管丛的腔隙,包含颈内动脉、动眼神经、展神经、三叉神经的第1分支等主要结构。

影像学表现:海绵窦内包含动眼神经、展神经、三叉神经的第1分支,所以神经源性肿瘤多见。该区域神经类肿瘤与颅内其他区域神经类肿瘤影像学表现无差异。表现为海绵窦旁肿块,CT平扫呈等、低密度,圆形或卵圆形,边界清楚。肿瘤较大时骨窗可现鞍区骨质吸收甚至破坏。肿瘤较小多无占位征象,较大时出现明显占位征象,表现为颅中窝的膨大,脑桥受压、颞叶移位等。增强扫描多为均匀或环形强化(图5-39)。

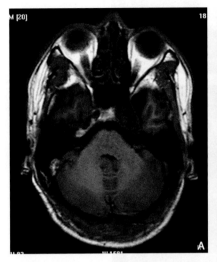
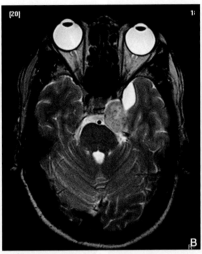
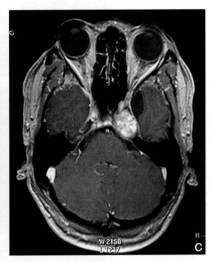

图5-39　海绵窦神经纤维来源肿瘤的MR表现
男,40岁,反复头晕头痛1月,MRI是左侧海绵窦区占位,T$_1$WI(图A)呈稍低信号,T$_2$WI(图B)呈高信号,增强扫描强化明显。术后病理符合神经纤维来源肿瘤

7. 表皮样囊肿　颅内表皮样囊肿又称胆脂瘤或珍珠瘤,为常见的外胚层组织肿瘤。好发于青壮年。以桥小脑角区最多见,其次是鞍上池、四叠体池、颅中窝及脑室系统,亦可发生在颅骨板障。具有沿脑池"钻缝"生长的特点。病理特点:与周围组织分界清楚;切面呈囊性。单房,少数可呈多房性;囊内为灰白色糊状物,似豆渣,囊壁粗糙、厚薄不均。镜下囊肿壁为纤维结缔组织内衬复层扁平上皮,由外向内依次为基底细胞层、棘细胞层、颗粒层及角化层,可伴角化不全;囊腔内可见致密的角化物或无结构物。临床表现主要与囊肿大小及所在部位有关,无特异性。

影像学表现

(1) CT:①典型的颅内表皮样囊肿,呈均匀或不均匀低密度,CT值:0~15HU,边缘清晰,表面光滑,呈扁平型,灶周无水肿,增强扫描无强化,"钻缝"为其特征改变。②增强扫描不强化,偶见边缘轻度弧形强化。

(2) MRI:T$_1$WI为低信号、T$_2$WI为高信号,很少出现强化。FLAIR上为混杂的高信号,可呈絮状、漩涡状或卷发状,可能与表皮样囊肿的鳞状上皮不断脱屑、角化有关。弥散加权成像(DWI)为典型高信号,由于表皮样囊肿内容物多数含有胆固醇成分,水分子弥散明显受限所致,诊断有重要价值(图5-40)。

鉴别诊断:①蛛网膜囊肿:其内为脑脊液,而表皮样囊肿常低于脑脊液的密度或为负值,蛛网膜囊肿常为圆形或卵圆形,没有见缝就钻的特点。半数可见邻近骨质受累侵蚀,无钙化。FLAIR易于鉴别。②脑膜瘤:增强扫描时,脑膜瘤呈均一强化。③听神经瘤:表皮样囊肿多发生在桥小脑角,且可见到内听道破坏,需与囊变的听神经瘤相鉴别。囊变的听神经瘤增强扫描时,非囊变的部分和囊壁明显强化。

8. 皮样囊肿　皮样囊肿是一种少见的先天性肿瘤,包含外胚层及中胚层两种成分。在神经沟闭合成为神经管期间,部分皮肤组织被带入神经管而形成肿瘤,多位于中线。高发年龄在30岁左右,女性稍多见。其外观与表皮样囊肿相似,但囊内容物除含角蛋白和胆固醇样物质外,还含有皮肤附件及其分泌物,如毛发、皮脂腺及汗腺等。

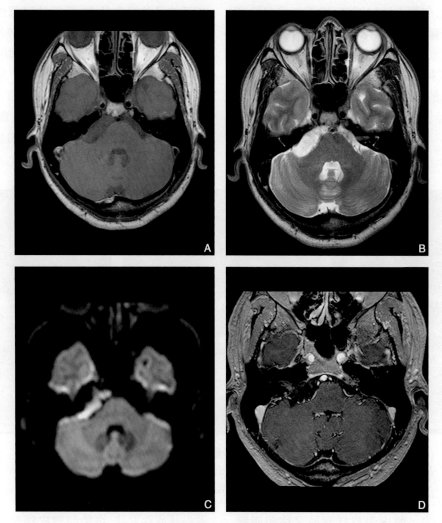

图 5-40　表皮样囊肿 MR 表现

男,31 岁,头晕、耳鸣。右侧桥小脑角区见一长 T_1WI(图 A)长 T_2WI(图 B)肿
块影,边界清晰,DWI 呈明显高信号(图 C),增强扫描病灶未强化

影像学表现

(1) CT:肿瘤内含有脂肪成分,表现为低密度,囊壁呈等密度,增强扫描则有强化。多钙化,如合并皮毛窦更易于诊断。

(2) MRI:由于肿瘤内含有脂肪成分,通常表现为短 T_1WI、长 T_2WI 信号。采用脂肪抑制序列可进一步诊断瘤体内脂肪成分。但 MRI 对肿瘤的诊断缺乏特异性。

9. 脊索瘤　脊索瘤起源于胚胎残余的脊索组织。临床少见,颅内脊索瘤占脊索瘤的 35%,为低度恶性肿瘤,生长缓慢但具有侵袭性。组织学上,原始脊索从 Rathke 囊向下扩展到斜坡,向尾侧继续生长形成脊椎,胚胎性脊索残留物可发生于中线通道任何部位。好发部位以尾椎和颈椎上段最常见,其次为斜坡和鞍底部,少数起源于中线旁岩骨尖。可发生于任何年龄,男多于女。临床最常见症状为头

痛、鼻塞、面部麻木及进行性脑神经麻痹。

影像学表现:

(1) X 线:以斜坡为中心的骨质破坏,可向四周伸展,蝶骨体及蝶骨大翼骨质破坏,侵犯筛窦、枕大孔、枕骨、颈静脉孔等。骨质破坏边界尚清晰,可有小片状骨碎片残留和斑片状钙质沉着。

(2) CT:以斜坡为中心的肿块,其特征性表现为较大的软组织肿块与骨质破坏,边界不规则,骨质破坏呈散在性残余破坏及钙化,可见部分囊变。增强后肿瘤强化,囊变区无强化。

(3) MRI:平扫 T_1WI 呈等或略低信号,T_2WI 呈不均匀高信号。高信号内可见点、片状低信号,与肿瘤内钙化、肿瘤内血管流空及骨质破坏残留的骨碎片有关。矢状位的 T_1WI 序列可理想地显示斜坡骨质破坏影像。

鉴别诊断:需与软骨肉瘤鉴别。软骨肉瘤常发

生于破裂孔区,偏中线生长,常见肿瘤组织内钙化。

(三) 颅外(头皮肿瘤)

头皮是覆盖于头颅穹隆部的软组织,按位置分为额顶枕部和颞部。头皮具有丰富的血管、神经及淋巴。故头皮肿瘤组织来源繁多。头皮肿瘤按其性质可分为良性和恶性两种。良性肿瘤以表皮样囊肿、皮样囊肿、皮脂腺囊肿、血管瘤多见。

良性肿瘤形态规则,边界清晰,生长缓慢,不侵及邻近组织。头皮的表皮样囊肿(图5-41A,B)、血管瘤等病变与颅内同性质肿瘤的影像学表现无明显差异性。

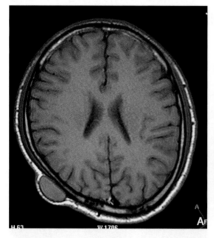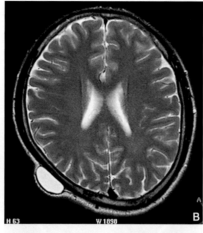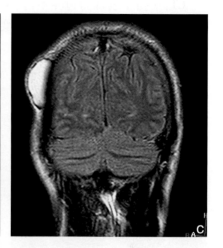

图5-41A　上皮样囊肿 MR 表现

男,24,右枕部皮下包块20余年,T$_1$WI(图A)呈边界清晰半圆形低信号病灶,T$_2$WI(图B)及FLAIR(图C)呈明显高信号,邻近头皮向外侧推移,与病灶分界清楚。病理诊断:上皮样囊肿

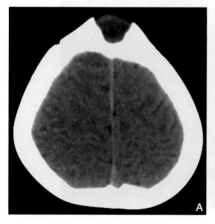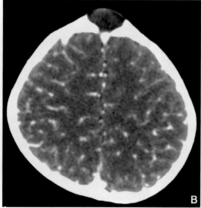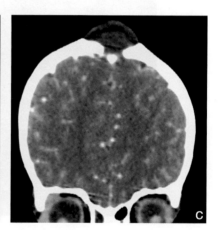

图5-41B　表皮样囊肿 MR 表现

女,3岁,额部头皮下肿物与生俱来,表现为左侧额部头皮下稍低密度结节(图A),边界清晰,额骨骨质受压吸收变薄。增强扫描(图B、C)强化不明显。病理诊断:表皮样囊肿

恶性肿瘤有基底细胞癌、鳞状细胞癌和恶性黑色素瘤等。其形态不规则,与周围组织分界不清,生长较快,可发生颅骨骨质转移,并可进一步侵犯脑实质或发生远处转移。

(梁碧玲　余太慧)

二、轴 内 肿 瘤

(一) 胶质类肿瘤/神经上皮来源肿瘤(Neuro-epithelial Tumors)

1. 星形细胞肿瘤　星形细胞肿瘤的定义为:主要成分为肿瘤性星形细胞所构成的肿瘤。星形细胞肿瘤是原发性脑肿瘤中最大、最常见的一类肿瘤,一般可以分为浸润性和局限型两大类。前者包括低级别弥漫型星形细胞瘤、间变性星形细胞瘤、多形性胶质母细胞瘤、胶质肉瘤及大脑神经胶质瘤病;后者包括毛细胞性星形细胞瘤、多形性黄色星形细胞瘤及室管膜下巨细胞型星形细胞瘤。

(1) 低级别弥漫性星形细胞瘤(Low-grade Diffuse Astrocytoma):为浸润性(或称弥漫性)星形细胞

肿瘤中最良性的一种,为分化良好但浸润性缓慢生长的肿瘤,星形细胞起源,WHO Ⅱ级,有潜在恶化倾向,可进展为间变性星形细胞瘤。最多见于20～45岁,多发于双侧大脑半球,1/3 见于额叶,1/3 在颞叶,1/3 见于幕下。

CT:平扫多表现为边界不清、密度均匀的等或低密度肿块。20% 可出现钙化,囊变少见。增强后

一般无强化或仅见轻微强化,若有强化提示肿瘤出现局灶恶变。

MRI:肿瘤范围较局限,但可累及邻近脑组织,包括白质及灰质少见。钙化、囊变、出血及周围水肿少见。T_1WI 呈均匀低信号,T_2WI 及 FLAIR 呈均匀高信号,DWI 无明显弥散受限,增强后通常无强化,强化提示肿瘤向高级别进展(图5-42)。

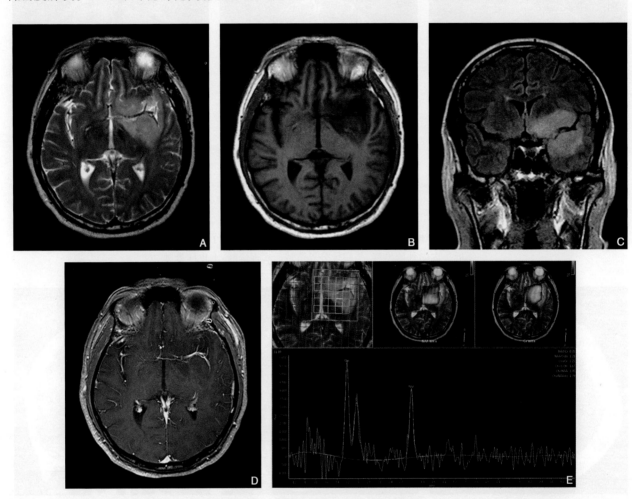

图5-42 低级别星形细胞瘤 MR 表现

男性,62 岁,头晕、记忆力下降入院,MR 示左侧颞叶异常信号,累及灰质以及部分白质,边界清楚但分布较弥漫,T_2WI 呈高信号(图 A),T_1WI 呈低信号(图 B),T_2-FLAIR 呈高信号(图 C),增强后未见明确强化(图 D),MRS(图 E)可见 NAA 峰下降,Cho 峰升高,病理证实为低级别弥漫性星形细胞瘤

鉴别诊断 ①间变型星形细胞瘤:也表现为大脑半球白质无强化肿块,有时难以鉴别;②少突胶质细胞瘤:皮质肿块可见不同程度强化,钙化常见;③缺血、梗死灶:急性发病,且多在分水岭区,DWI 可见弥散受限,常呈楔形分布,同时累及灰质和白质。

(2) 间变型星形细胞瘤(Anaplastic Astrocytoma):常从低级别弥漫性星形细胞瘤发展而来,WHO Ⅲ级,多见于40～50岁,发病部位多在大脑半球的白质,以额叶、颞叶多见。

CT:平扫多表现为边界不清楚的低密度肿块,钙化、出血少见。增强后大部分无强化;强化者多为局灶性、斑片状、不均匀强化。若出现环形强化,提示其向多形性胶质母细胞瘤进展。

MRI:肿瘤可较分散,但侵犯邻近脑组织,部分累及灰质。T_1WI 呈混杂、等或稍低信号,T_2WI 呈不均匀高信号。偶见留空信号,提示其向胶质母细胞瘤进展。DWI 无典型弥散受限表现。增强后大部分无强化。强化多为局灶性、斑片状、不均匀强化。若

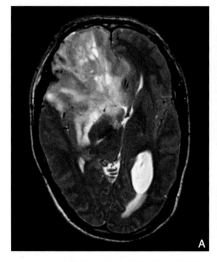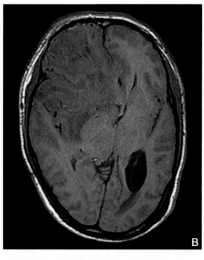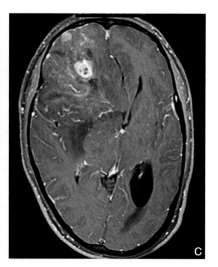

图 5-43 间变型星形细胞瘤 MR 表现

男性,33 岁,头痛 20 天。头颅 MRI 示右侧额叶大片异常信号影,边界不清楚,T_2WI(图 A)呈等、高混杂信号,T_1WI(图 B)呈等、低混杂信号,病灶内可见点、条状流空血管影,增强后可见斑片状、结节状强化。病灶向对侧侵犯左侧额叶,右侧侧脑室明显受压变扁,中线结构向左侧移位,右侧额叶部分脑膜增厚强化。病理证实为间变型星形细胞瘤(WHO Ⅲ级)

出现环形强化,提示其向多形性胶质母细胞瘤进展(图 5-43)。

鉴别诊断 ①低级别弥漫性星形细胞瘤:也表现为大脑半球白质无强化肿块,有时难以鉴别;②多形性胶质母细胞瘤:95% 可见中央坏死,环形强化,出血不少见,周围可见大片 T_2WI 以及 FLAIR 高信号区;③缺血、梗死灶:急性发病,且多在分水岭区,DWI 可见弥散受限,常呈楔形分布,同时累及灰质和白质,亚急性期可见脑回样强化。

(3)多形性胶质母细胞瘤(Gliblastoma Multiforme):可为原发性或继发性,后者由较低级别星形细胞瘤进展而来,WHO Ⅳ级。多见于 45~75 岁,为最常见的颅内原发肿瘤,占所有颅内肿瘤的 12%~15%。多发生于幕上大脑半球白质,以额叶、颞叶、顶叶多见,多发者少见。

CT:平扫多表现为不规则形的等或低密度肿块合并中央低密度坏死区,肿块占位效应明显,周围可见水肿,出血不少见,钙化少见。增强扫描可见明显不均匀边缘环形强化。

MRI:白质内不规则肿块,T_1WI 呈等、低信号,T_2WI 呈不均匀高信号。周围脑组织可见肿瘤浸润或血管源性水肿,囊变、坏死、出血、新生血管所致留空信号均可见,DWI 可测出的 ADC 值较低级别胶质瘤低,但无典型的弥散受限表现,增强后可见不规则的厚壁环形强化包绕中央坏死区,强化可为实质性强化、环形强化、结节样强化或斑片样强化(图 5-44)。

鉴别诊断 ①脑脓肿:强化的壁较多形性胶质母细胞瘤薄,T_2WI 表现为低信号环,弥散受限较为典型;②脑转移瘤:典型者表现为灰白质交界处多发病灶,圆形病灶比浸润性病灶多,若为单一病灶则难以鉴别;③原发中枢神经系统淋巴瘤:表现为脑室旁强化病灶,常跨胼胝体生长,T_2WI 为低信号或等信号。

(4)毛细胞型星形细胞瘤(Pilocytic Astrocytoma):为儿童最常见的原发性脑肿瘤,特点为边界清楚、生长缓慢,常有囊变和壁结节形成,WHO Ⅰ级。发病部位多在小脑半球(占 60%),其次为视神经、视交叉、三脑室周围以及脑干。发生在小脑半球者直径多大于 3cm,在视神经者则较小。

CT:平扫表现为分散的囊性实性肿块,实质部分密度较脑灰质稍低或等密度,20% 可出现钙化,出血少见,周围脑组织可无或有轻度水肿。常常引起梗阻性脑积水(与发病部位相关)。增强后 95% 以上出现强化,但形式多样。50% 是囊性部分不强化,壁结节显著强化;40% 肿瘤为实性,中央坏死,强化不均匀;10% 完全为实性,出现不均匀强化。肿瘤囊性部分的囊壁可有部分强化。

MRI:肿瘤实性部分 T_1WI 呈等、稍低信号,T_2WI 呈高信号,FLAIR 程高信号,囊性部分 T_1WI 信号与脑脊液相等或稍低,T_2WI 信号与脑脊液相似或稍高,FLAIR 信号高于脑脊液。增强后实性部分可见明显不均匀强化,囊壁有时可强化(图 5-45)。

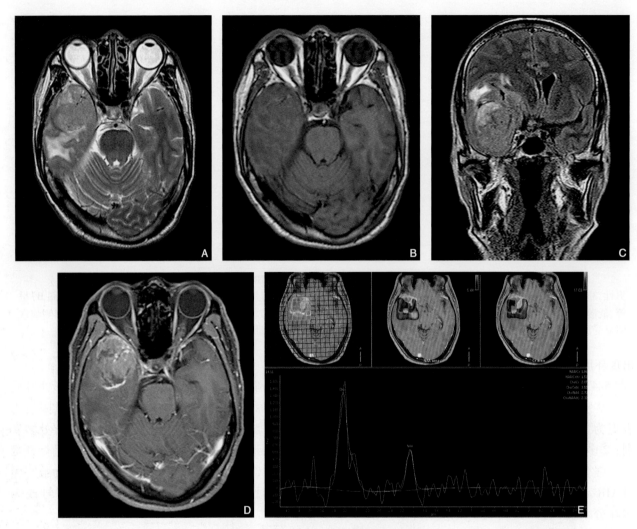

图 5-44 多形性胶质母细胞瘤 MR 表现

男性,46 岁,头痛伴恶心呕吐。头颅 MRI 示右侧颞叶占位病变,T_2WI(图 A)呈等信号,其内可见点条状流空血管影,T_1WI(图 B)呈等信号,T_2-FLAIR(图 C)呈稍高信号,增强后(图 D)可见不均匀强化,以边缘强化为主,肿块内可见坏死无强化区。肿块周围可见片状水肿区,T_2WI 呈高信号,T_1WI 呈低信号,增强后无强化。肿块 MRS(图 E)可见 NAA 峰降低,Cho 峰升高。术后病理证实为多形性胶质母细胞瘤

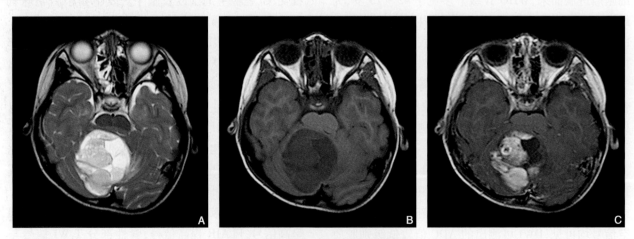

图 5-45 毛细胞型星形细胞瘤 MR 表现

男,4 岁,头痛。头颅 MRI 可见小脑蚓部囊实性占位病变,T_2WI 囊性、实性部分均呈高信号,T_1WI 囊性部分呈低信号,实性部分呈稍低信号,增强后实性部分可见明显较均匀强化,囊性部分未见明确强化。术后病理证实为毛细胞型星形细胞瘤(WHO I 级)

鉴别诊断

1）髓母细胞瘤：发病年龄较小,一般为2～6岁,为中线高密度肿块,并占据第四脑室,实性部分T_2WI呈等信号。

2）室管膜瘤：为可塑性肿块,可突破四脑室孔生长,钙化、出血、囊变多见,强化不均匀。

2. 少突神经胶质瘤（Oligodendroglioma）　为分化良好、生长缓慢、广泛累及大脑皮质以及皮质下区域的肿瘤,WHO Ⅱ级。发病年龄多为40～50岁成年人,发病部位以幕上皮层下白质多见,其中又以额叶最为多见,约占50%～65%,颅后窝少见,脑室内、脑干、脊髓等部位罕见。

CT：平扫表现为大脑半球的累及皮质的混合密度肿块,70%～90%可出现钙化,可见囊变,出血、水肿少见。增强后50%可出现强化,强化程度不一。

MRI：大脑半球不均质肿块,边界清楚,T_1WI呈等、稍低信号,T_2WI呈不均匀高信号,其不均质性与钙化囊变相关。肿块常累及皮质并引起皮质的肿胀,出血、坏死一般少见,除非出现间变。FLAIR呈不均匀高信号。增强后50%可出现强化,一般为不均匀强化,有时可见到软脑膜强化（图5-46）。

鉴别诊断

1）低级别弥漫性星形细胞瘤：钙化较少见,常累及脑白质,灰质较少受累,有时也较难鉴别。

2）神经节神经胶质瘤：多见于颞叶皮质,为边界清楚的囊性病变并有强化结节,钙化常见,多见于儿童及青年患者。

3）胚胎发育不良性神经上皮肿瘤（DNET）：边界清楚的不均质的皮质肿块,强化形式多样,多见于儿童及青年患者。

3. 室管膜瘤（Ependymoma）

（1）幕下室管膜瘤（Infratentorial Ependymoma）：室管膜瘤2/3位于幕下,以第四脑室多见,大小一般为2～4cm,肿瘤较软,可突破四脑室孔向桥小脑角、小脑延髓池蔓延。

CT：第四脑室肿块,并蔓延至桥小脑角、小脑延髓池,钙化常见,囊变、出血也可见,常常引起梗阻性脑积水。增强后可见不均匀强化。

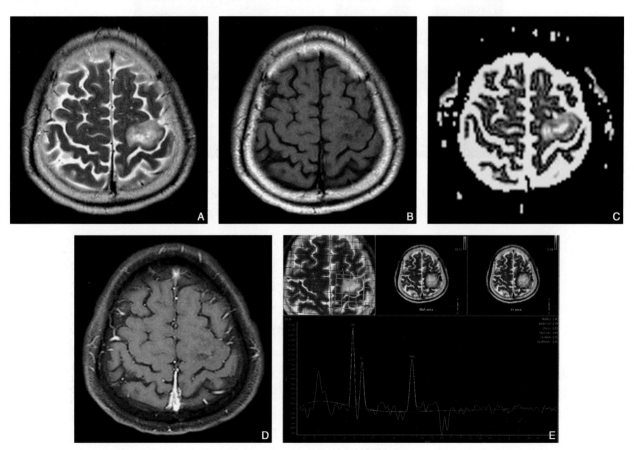

图5-46　少突胶质细胞瘤 MR 表现

男性,47岁,头晕两周。左侧顶叶可见软组织肿块影,T_2WI（图A）呈高信号,T_1WI（图B）呈等、稍低信号,DWI-ADC图（图C）呈稍高、高信号,增强后（图D）肿块强化不显著,大脑镰可见小斑片样强化。肿块MRS（图E）见NAA峰减低,Cho峰升高。病理证实为少突胶质细胞瘤（WHO Ⅱ级）

MRI：肿瘤信号不均匀，T_1WI 呈等、低信号，T_2WI 程等、高信号，囊变部分与脑脊液信号相近。肿瘤内钙化、血性成分常见，T_1WI 可为高信号，T_2WI 呈低信号。DWI 由于细胞密度低，ADC 值较高。增强后强化程度不一，典型者出现不均匀强化（图 5-47）。

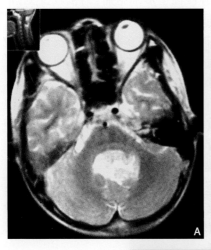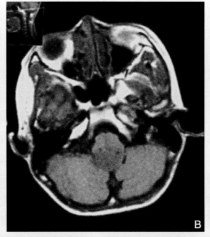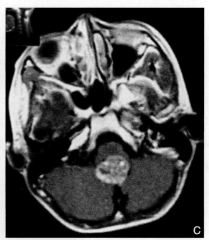
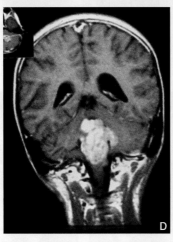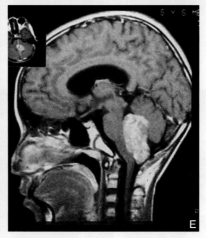

图 5-47 幕下室管膜瘤 MR 表现
第四脑室底部肿块，T_2WI（图 A）呈高信号为主的等高混杂信号肿块，T_1WI（图 B）呈低信号，增强后（图 C～E）呈明显不均匀强化。病理证实为室管膜瘤

鉴别诊断

1）髓母细胞瘤：CT 平扫密度较高且密度较均匀，肿瘤起自第四脑室顶部，ADC 值较低。

2）小脑半球毛细胞型星形细胞瘤：小脑半球的不均质肿块，典型者表现为大囊小结节，实性部分强化显著。

（2）幕上室管膜瘤（Supratentorial Ependymoma）：幕上室管膜瘤约占 1/3，45%～65% 的幕上室管膜瘤在脑室外发病，常见部位在大脑半球，其次为第三脑室及侧脑室。可发生于较大儿童以及成人，3 岁以下小儿发病者预后较差，成人幕上室管膜瘤大多为 WHO Ⅲ级。

CT：平扫一般表现为等、低混杂密度肿块，囊性成分呈低密度，实性成分密度稍高，钙化较常见。部分可见肿瘤侵蚀所致的颅骨骨质破坏。

MRI：T_1WI 呈等、低信号，囊变信号与脑脊液相似。T_2WI 形态多样，可为囊性病变伴壁结节、实性肿块或者较大合并坏死的肿块。肿瘤信号混杂多样，细胞密度较高或者出现钙化者信号较低，反之信号较高，囊变呈高信号。DWI 上细胞密度较高的实性部分 ADC 值较低。增强后肿块的实性部分可见中等度强化，不强化者少见，囊性部分不强化或仅见环形强化（图 5-48）。

鉴别诊断

1）多形性胶质母细胞瘤：若幕上室管膜瘤较大且出现部分坏死时需要鉴别，周围脑组织水肿较明显。

2）神经节神经胶质瘤：多见于颞叶。

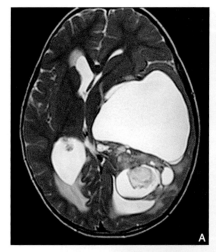
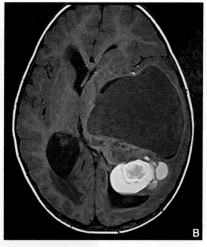
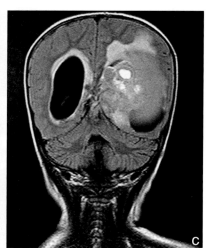
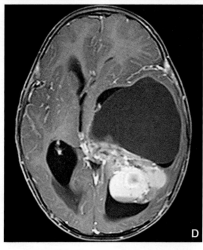
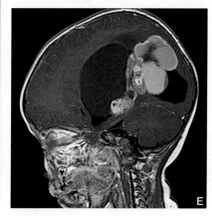

图 5-48　幕上室管膜瘤 MR 表现

女,1 岁 9 月,频繁呕吐并右侧肢体乏力。头颅 MRI 示左侧侧脑室后角内囊实性占位病变,左侧侧脑室后角扩大,周围脑组织以及左侧侧脑室前角受压。T_2WI(图 A)肿瘤囊性部分呈高信号,实性部分呈等信号,T_1WI(图 B)囊性部分呈高/低信号,实性部分呈稍低信号,其内可见渗血呈高信号,FLAIR(图 C)肿块呈高信号,增强后(图 D、E)肿块实性部分可见明显强化。病理证实为室管膜瘤

4. 脉络丛肿瘤

（1）脉络丛乳头状瘤（Choroid Plexus Papilloma）:为脑室内发生起源于脉络丛上皮细胞的乳头状肿瘤,为 1 岁以下婴儿最常见的脑肿瘤,WHO Ⅰ级。50% 发生于侧脑室,左侧较右侧多见,40% 发生于第四脑室,5% 发生于第三脑室,5% 多发,诊断时肿瘤多已较大。

CT:平扫可见脑室内分叶状肿块,多呈等或稍高密度,25% 可出现钙化,由于肿瘤产生过多脑脊液可导致脑积水。增强后可见肿块明显均匀强化,偶然可见肿瘤累及脑实质。

MRI:T_1WI 可见边界清楚的等、低信号分叶状肿块,T_2WI 呈等或高信号,其内可见条状或分枝状流空血管影,较大的脉络丛乳头状瘤可因为与脑实质信号相似而显示不清楚,脑积水常见。增强后肿瘤均匀明显强化,有时可见囊变或小灶性坏死(图 5-49)。

鉴别诊断

1）脉络丛癌:影像难以鉴别,但更容易侵犯脑实质,强化不均匀。

2）髓母细胞瘤:表现为儿童第四脑室高密度肿块,肿块较脉络丛乳头状瘤更圆。

3）幕下室管膜瘤:多见于儿童第四脑室,强化不均匀。

（2）脉络丛癌（Choroid Plexus Carcinoma）:起源于脉络丛上皮的恶性肿瘤,WHO Ⅲ级,多发生于婴儿以及小儿,70% 患儿 2 岁前发病。大小不一,绝大多数发生于侧脑室,肿块一般呈菜花状,可有坏死、囊变以及出血。

CT:平扫可见脑室内不规则肿块,多呈等或稍

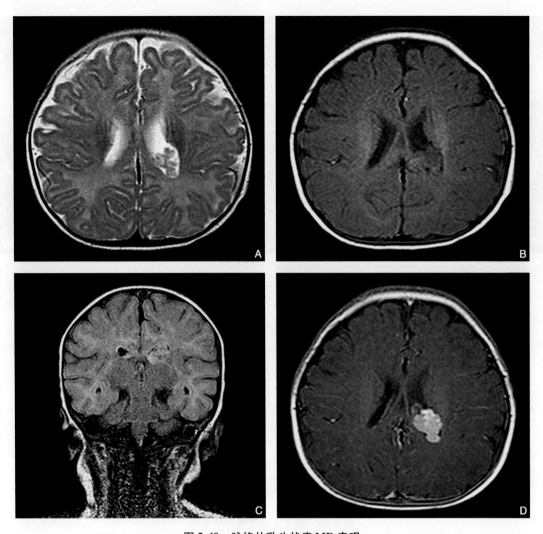

图 5-49 脉络丛乳头状瘤 MR 表现

女,4月,反复抽搐 20 余天。头颅 MRI 示左侧侧脑室后角分叶状肿块,T_2WI(图 A)呈高信号,T_1WI(图 B)呈
低信号,T_2-FLAIR(图 C)呈稍高信号,增强后(图 D)可见明显均匀强化。病理证实为脉络丛乳头状瘤

高密度,20% ~ 25% 可出现钙化,坏死、囊变以及出血多见,脑积水常见。增强后可见肿块明显不均匀强化,周围脑实质水肿,肿瘤部分可沿脑脊液播散。

MRI:T_1WI 为脑室内等、低信号肿块,边界不规则、分叶状或乳头状,信号不均匀。T_2WI 信号混杂,可为等、高或低信号,由于坏死、囊变、出血、钙化信号不均匀,部分可见流空血管影,肿块可侵犯脑实质引起脑水肿。T_2-FLAIR 信号混杂,脑室周围白质水肿提示脑实质受侵犯。DWI 肿瘤实质部分 ADC 值较低。增强后肿瘤强化不均匀,部分可沿脑脊液播散。MRIS 可见 NAA 峰消失,Cho 峰部分出现升高,Lactate 峰升高(图 5-50)。

鉴别诊断

1) 脉络丛乳头状瘤:MRI 有时难以鉴别,但脉络丛乳头状瘤极少侵犯脑实质。

2) 室管膜瘤:为四脑室的不均质软组织肿块,

可突破四脑室向脑池蔓延,幕上室管膜瘤一般在脑室外。

3) 室管膜下巨细胞型星形细胞瘤:常为结节性硬化患者,多发生于室间孔附近,脑水肿少见。

5. 神经元或混合神经-胶质来源中枢神经细胞瘤(Central Neurocytoma) 为发生于脑室内的有神经元分化的神经上皮肿瘤,多为良性,WHO Ⅱ级,手术一般可治愈,5 年生存率大于 90%。幕上发病,一般位于脑室内并与透明隔相贴,50% 以上发生于侧脑室前角或者体部,靠近室间孔。

CT:平扫为等或高密度的囊实性肿块,钙化常见,常合并脑积水,但出血极少见,增强后可见中等度不均匀强化。

MRI:肿瘤不均质,T_1WI 肿瘤实质部分呈等信号,囊性部分呈低信号。T_2WI 肿瘤多呈高信号皂泡样外观,钙化呈低信号,有时其内可见流空血管影,

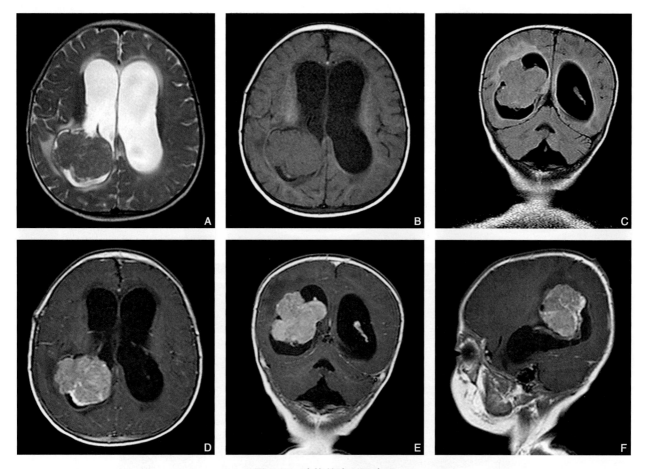

图 5-50　脉络丛癌 MR 表现

男,6 月,意识模糊。头颅 MR 示右侧侧脑室后角分叶状软组织肿块,脑室系统扩张积液,以右侧侧脑室后角为著,右侧侧脑室后角周围白质可见片状水肿。肿块 T_2WI(图 A)呈等、稍高信号,T_1WI(图 B)呈等信号,FLAIR(图 C)呈稍高信号,增强后(图 D ~ F)可见明显强化,强化略欠均匀。病理证实为脉络丛癌

肿瘤引起的脑积水较为常见。FLAIR 肿瘤呈不均质的以高信号为主的肿块。增强后可见肿瘤中等或者明显的不均匀强化。MRIS 可见 NAA 峰减低,Cho 峰升高(图 5-51)。

鉴别诊断

1)室管膜下瘤:发病年龄一般较大,部位在四脑室多于侧脑室,增强后通常无强化或仅有轻度强化,有时亦难以鉴别。

2)室管膜下巨细胞型星形细胞瘤:为室间孔附近肿块,钙化常见,一般有结节性硬化的其他表现。

3)脑室内转移瘤:较少见,一般发病年龄较大且有原发肿瘤病史。

4)室管膜瘤:幕上室管膜瘤一般较少发生于脑室内,肿瘤不均质且伴有瘤周水肿,肿瘤有侵袭性。

6. 松果体实质肿瘤

(1)松果体细胞瘤(Pineocytoma):为发生于青年人的生长缓慢的松果体实质性肿瘤。一般为良性,WHO Ⅰ级,通常肿瘤直径小于 3cm,侵袭性者少

见,也较少累及第三脑室,少数可因为压迫到中脑导水管导致脑积水。

CT:平扫为边界清楚的圆形或者分叶状等、低密度肿块,边缘有"爆炸样"钙化,部分可有囊变,增强后可见不均匀强化。

MRI:肿块 T_1WI 呈等或低信号,T_2WI 及 T_2-FLAIR 呈高信号,增强后可见强化,一般为实质部分强化或者边缘强化(图 5-52)。

鉴别诊断

1)非肿瘤性松果体囊肿:一般为圆形、边缘光滑的囊性病变,直径一般小于 1cm,但部分也可达 2cm,可有钙化,囊液成分多样,增强后无强化或有轻微边缘强化,部分在影像上难以鉴别。

2)中等分化的松果体实质肿瘤:多见于中老年患者,比松果体细胞瘤侵袭性强,WHO Ⅱ或Ⅲ级。

3)松果体母细胞瘤:一般发生于更年轻患者,为较大的分叶状的不均质肿块,占位效应明显,可侵犯脑实质以及沿脑脊液播散,可见于视网膜母细胞

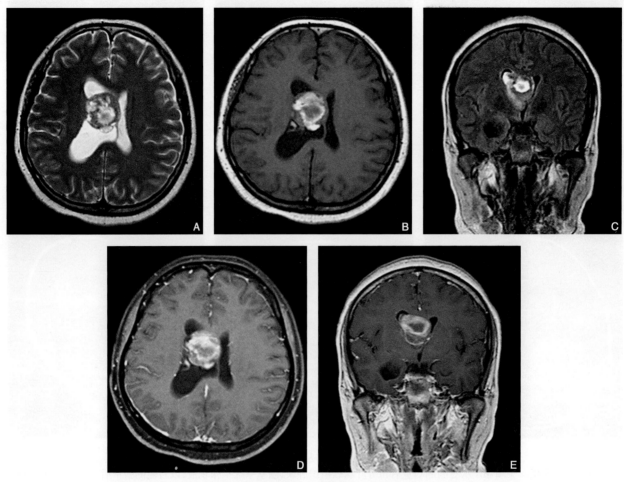

图 5-51 中枢神经细胞瘤 MR 表现

女性,14岁,头痛头晕3天入院。头颅 MR 示右侧侧脑室体部占位,与透明隔相贴,右侧侧脑室显著扩张。肿块边界清楚,呈囊实性。T_2WI(图 A)实性部分呈等信号,囊性部分呈高信号,T_1WI(图 B)实性部分常等信号,肿瘤伴有出血呈高信号,FLAIR(图 C)肿块呈等、高混杂信号,增强后(图 D、E)肿瘤实质部分可见中等强化。病理证实为中枢神经细胞瘤(WHO Ⅱ级)

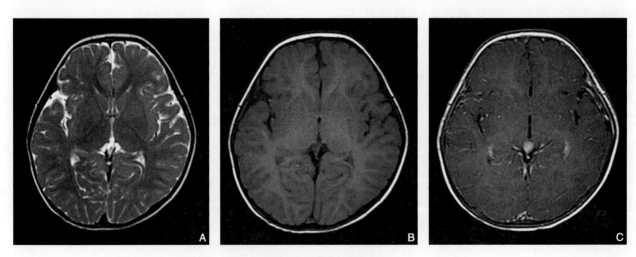

图 5-52 松果体细胞瘤

女,2岁。头颅 MRI 示松果体小结节,T_2WI(图 A)呈高信号,T_1WI(图 B)呈低信号,
增强后可见明显均匀强化(图 C)。考虑松果体细胞瘤

瘤患者(三侧性视网膜母细胞瘤)。

4)生殖细胞瘤:多发于年轻男性,CT呈高密度,强化非常明显且不均匀,诊断时多已经有脑脊液播散灶。

(2)中等分化的松果体实质肿瘤(Pineal Parenchymal Tumor of Intermediate Differentiation,PPTID):为松果体来源的原发性实质性肿瘤,良恶性程度在松果体细胞瘤与松果体母细胞瘤之间。大小不定,可从小于1cm到巨大肿瘤,常蔓延到邻近结构如脑室、丘脑,脑脊液播散少见。

CT:松果体区高密度肿块,钙化明显,部分可见出血、囊变,脑积水常见,增强后可见明显的不均匀的强化。

MRI:T_1WI为混合性的低或等信号肿块,T_2WI肿块与灰质密度相等,肿瘤内常可见细小的高密度小囊变区,FLAIR呈高信号,增强后可见明显的不均质强化,MRIS可见Cho峰增高,NAA峰下降。

鉴别诊断

1)生殖细胞瘤:松果体最常见的肿瘤,80%~90%的患者年龄在25岁以下,男性多于女性,可见松果体弥漫钙化,脑室内以及脑脊液远处播散常见。

2)松果体细胞瘤:松果体实质最常见肿瘤,成年人发病(平均35~40岁),松果体爆炸样钙化,肿瘤可为实性或囊实性,增强后实性部分均匀明显强化,脑脊液播散罕见。

3)松果体母细胞瘤:多见于儿童,但任何年龄均可发病,男女发病率相等,与PPTID的鉴别需要活检,早期即可出现脑脊液蔓延。

(3)松果体母细胞瘤(Pineoblastoma):松果体原发的高度恶性的原始神经外胚叶性肿瘤(PNET),WHO Ⅳ级,儿童平均诊断年龄为3岁,男女发病比例为1:2。常常侵犯邻近脑组织包括胼胝体、丘脑、中脑以及小脑蚓部。一般较大,直径常大于3cm,分叶状或不规则形,边界不清楚。

CT:密度不均匀,实质部分平扫呈稍高密度,一般有钙化,梗阻性脑积水出现率接近100%。增强后可见轻度到明显的不均质强化。

MRI:T_1WI实质部分呈等、低信号,T_2WI实质部分呈等或低信号,信号稍高于皮层,常可见坏死、出血,周围的轻度水肿具有一定特征性。DWI肿瘤实质部分常可见弥散受限。增强后可见肿瘤不均匀强化。MRS可见Cho峰升高,NAA峰下降。

鉴别诊断

1)生殖细胞类肿瘤:在西方约占中枢神经系统肿瘤1%,亚洲则占4%,男性发病多于女性,多见于

10~20岁。包括生殖细胞瘤,成熟型畸胎瘤(松果体区常见肿瘤第2位,不均质性,有多发囊变、灶性钙化及脂肪)、绒毛膜癌、内胚窦瘤及胚胎细胞癌,后三者较少见。

2)星形细胞瘤:原发于松果体者少见,较多起源于丘脑、中脑,毛细胞型星形细胞瘤最常见。

3)松果体细胞瘤:发病年龄较大,边界清楚、圆形均质肿块,强化均匀。

7. 胚源性肿瘤:髓母细胞瘤及原始神经外胚层肿瘤

(1)髓母细胞瘤(Medulloblastoma):为发生于颅后窝的原始神经外胚层肿瘤(PNET),为细胞丰富密集、高度恶性、高侵袭性的胚胎源性肿瘤,WHO Ⅳ级,发病年龄多小于10岁,大部分在5岁前诊断,男女发病率之比为2.4:1。发病部位可在第四脑室顶部(前髓帆),侧方起源即发生于小脑半球者多见于较大儿童以及成年人,可以向桥小脑角生长,肿瘤一般1~3cm大,呈圆形。

X线:肿瘤晚期可见成骨性骨转移,但少见。

CT:第四脑室实性肿块,平扫90%呈高密度,20%可见钙化,出血少见,40%~50%可见肿瘤内小囊变或坏死,梗阻性脑积水常见。增强后肿瘤可见较均匀的强化,偶尔为缓慢的不规则强化。

MRI:肿瘤在T_1WI与灰质相比呈低信号,T_2WI呈稍高信号,FLAIR呈高信号,与脑脊液对比明显,DWI可见弥散受限,ADC值较低,增强后常可见不均匀强化。增强后扫描对于发现脑脊液转移病灶非常必要,可表现为脑表面结冰样的线样强化,或者葡萄样结节强化,又或者带有类似脑膜瘤脑膜尾征(图5-53)。

鉴别诊断

1)小脑毛细胞型星形细胞瘤:发生于较大儿童,为小脑半球病变,特点为囊实性病灶合并强化壁结节。

2)室管膜瘤:发生于较大儿童,肿瘤不均质,钙化、出血相对多见,可通过四脑室孔向外蔓延,ADC值较高(细胞相对少)。

3)脉络丛乳头状瘤:四脑室较少发,增强扫描可见明显均质强化,占位效应相对不明显。

(2)原始神经外胚层肿瘤(Primitive Neuroectodermal Tumor,PNET):为大脑半球原发的胚胎源性肿瘤,有未分化的神经上皮组成,WHO Ⅳ级。多发生于小儿,诊断时的中位年龄是35个月,男女发病比率2:1。发病部位可在大脑半球的皮层或皮层下、蝶鞍上区以及松果体区,大小与部位相关,发生

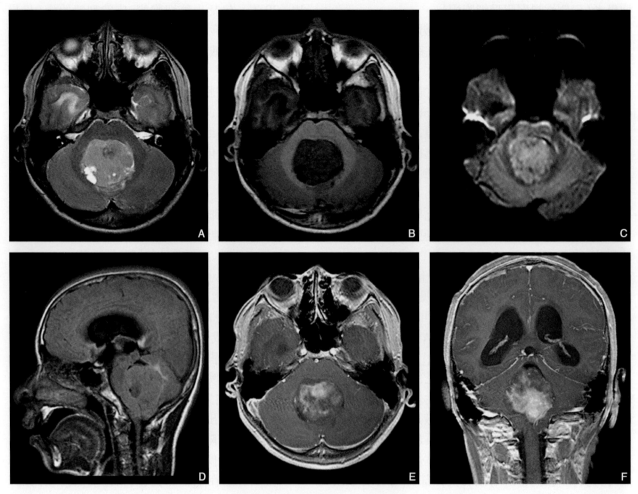

图 5-53 髓母细胞瘤 MR 表现

男,14 岁,突发头痛伴呕吐 10 天。头颅 MRI 可见第四脑室内类圆形占位病变,肿瘤 T_2WI(图 A)呈稍高信号,T_1WI(图 B)呈低信号,DWI(图 C)可见弥散受限呈稍高信号,FLAIR(图 D)呈等信号,与脑脊液对比明显。肿瘤边缘以及肿瘤内部可见囊变,囊变 T_2WI 呈高信号,T_1WI 呈低信号。增强后(图 E、F)肿瘤呈不均匀强化,囊变区未见明确强化。病理证实为促纤维增生型髓母细胞瘤

于大脑半球者较大,鞍上的一般较小。

CT:一般呈等或高密度,50% ~70% 有钙化,出血、坏死常见,增强后可见不均匀强化,有蛛网膜下腔种植转移倾向。

MRI:T_1WI 与灰质相比呈低或等信号,可均质或不均质,T_2WI 实性部分呈等或稍高信号,肿瘤周围无或仅有轻度水肿,钙化呈低信号。FLAIR 呈高信号,瘤周水肿不显著,增强后的 FLAIR 可用于发现软脑膜转移。DWI 多见弥散受限。增强后可见不均匀强化,常见蛛网膜下腔播散灶。MRS 可见 NAA 峰下降,Creatine 峰轻度下降,Choline 峰显著升高,lipid 峰以及 lactate 峰出现。

鉴别诊断

1) 星形细胞瘤:广泛血管源性水肿,钙化多见。

2) 室管膜瘤:幕上者一般为轴内生长,只有 15% ~25% 起源于第三脑室或者侧脑室,坏死、出血

不常见。

3) 少突胶质细胞瘤:好发于额叶、颞叶边缘区域,常可见粗大钙化。

(二) 其他来源肿瘤

1. 血管网状细胞瘤(Hemangioblastoma) 为成年人发生的生长缓慢,血管丰富的肿瘤,多见于小脑、脑干以及脊髓,WHO I 级。散发的血管网状细胞瘤多见于 40 ~60 岁,儿童少见;家族性的一般为 von Hippel-Lindau 综合征伴发,发病年龄相对小。男性发病率略高于女性。

CT:平扫囊性部分呈低密度,其内结节呈等密度。增强后结节明显较均匀强化,囊壁通常不强化,因为囊壁为正常受压的小脑组织构成。CTA 可显示供血动脉。

MRI:T_1WI 结节呈等信号,有时可见流空血管影,囊性部分相对脑脊液信号稍高。T_2WI、FLAIR 囊

性部分以及结节均为高信号,某些病例可见明显流空信号。DWI囊性部分呈轻度或显著低信号。增强后一般结节可见显著强化,囊性部分以及囊壁不强化;部分病例呈实性,可见全瘤实质部分强化;极少数病例出现环形强化(图5-54A、B)。

鉴别诊断

1)转移瘤:颅后窝单发转移瘤少见,一般实性多于囊性,多发多于单发。

2)毛细胞型星形细胞瘤:多见于儿童,囊壁可有强化。

2. 原发中枢神经系统淋巴瘤(Primary CNS Lyphoma) 是指中枢神经系统原发的、主要由B淋巴细胞构成的恶性肿瘤,患者无淋巴系统的淋巴瘤。一般发生于50~70岁免疫功能正常者及年轻的免疫功能缺陷者,如艾滋病患者(平均发病年龄39岁)、移植受者以及遗传性免疫缺陷患者(平均发病年龄10岁),男性发病率略高于女性,预后较差。60%~80%发生于幕上,以额叶、颞叶以及枕叶多见,深部基底核区常受累(10%)。病变常聚集于脑室周围、灰白质交界处,常累及或者跨胼胝体,常靠近室管膜并沿其表面蔓延,颅后窝、蝶鞍、松果体区少见,脊髓较少受累。病变可为单发或多发,可边界清楚或者呈浸润性生长。

CT:平扫多为高密度,部分呈等密度,部分可有出血、坏死。增强后多见中等较均匀强化,部分可见环形强化,少数罕见病例无明确强化。

MRI:肿瘤在T_1WI呈等、低信号,信号不均匀;T_2WI免疫正常者一般肿块信号较均匀,呈等或低信号,这是由于肿瘤细胞的核浆比较高,免疫缺陷者信号不均匀,等、低信号为主,由于出血、坏死、钙化而信号混杂,典型者周边可见轻度环形水肿。DWI可见弥散受限,ADC值一般恶性胶质类肿瘤低。增强后免疫正常者可见肿瘤明显均匀强化,免疫缺陷者可见边缘强化合并中央坏死或者均匀强化,不强化者极罕见(图5-55)。

鉴别诊断

1)多形性胶质母细胞瘤:蝴蝶形胶质瘤可累及胼胝体,出血常见,强化不均匀,95%增强后表现为坏死合并环形强化。

2)脑脓肿:T_2WI可见低信号环,典型者弥散受限,增强后可见边缘强化合并中央坏死,脑室侧强化通常较轻。

3)继发性中枢神经系统淋巴瘤:淋巴瘤性脑膜炎或其他硬膜疾病常见,可见脑室旁、深部的单发或多发病变。

3. 生殖细胞瘤(Germinoma) 定义为发生在性腺外但形态学上与生殖系统肿瘤相似的肿瘤,又称为异位生殖细胞瘤,一般为WHO Ⅱ级。发病年龄较小,90%在20岁以下,发病高峰年龄为10~12岁。男女发病比率为1.5~2:1,其中松果体的生殖细胞瘤男女发病率比率达10:1,但鞍上的生殖细胞瘤则女性多见,一般预后较好。发病部位一般都在第三脑室附近的中线两旁,松果体区占50%~65%,鞍上占25%~35%,基底核区以及丘脑区占5%~10%。

CT:一般为边界清楚的密度较灰质高的肿块,松果体者包裹第三脑室后部并且可见弥漫钙化,鞍上者非囊性、无钙化,基底核者早期无异常,晚期呈等或高密度,占位效应不显著。肿瘤部分可导致梗阻性脑积

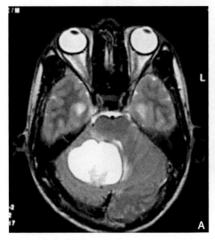 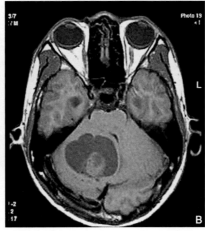 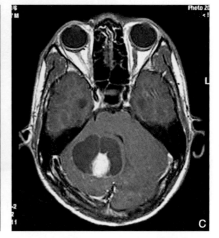

图5-54A 血管网状细胞瘤MR表现

男,45岁。头颅MRI可见右侧小脑半球囊性为主的软组织肿块,边界清楚,T_2WI(图A)囊性部分呈高信号,实质部分显示欠佳,T_1WI(图B)囊性部分呈低信号,实质部分呈等信号,增强后(图C)实质部分明显强化,囊性部分以及囊壁无强化。病理证实为血管网状细胞瘤

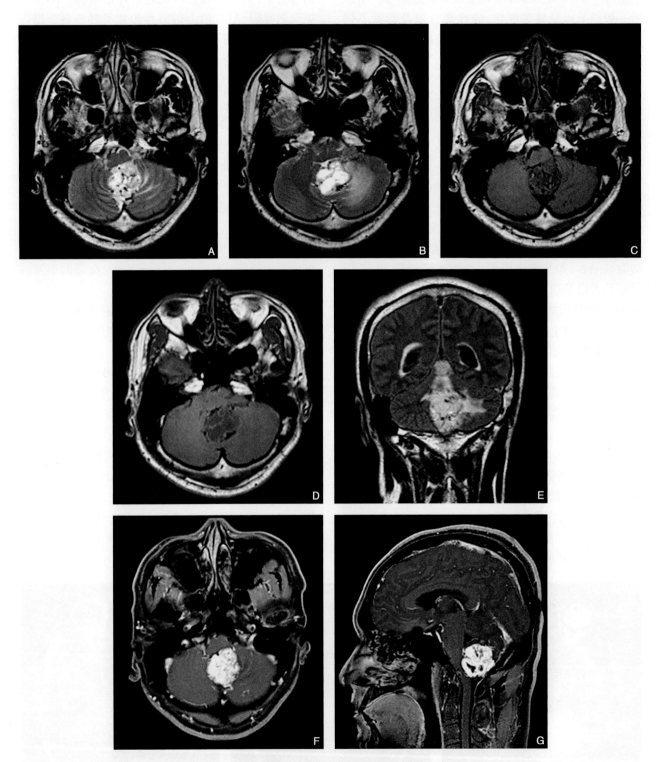

图 5-54B 血管网状细胞瘤 MR 表现

男性,47 岁,头痛头晕 2 月。头颅 MRI 示小脑蚓部实性为主的囊实性肿块,T_2WI(图 A、B)以及 FLAIR(图 E)实质部分以及囊性部分均为高信号,其内可见条状留空血管影,T_1WI(图 C、D)实质部分呈稍低信号,囊性部分呈低信号,其内可见留空信号影,肿瘤周围小脑半球可见水肿。增强后(图 F、G)肿瘤实质部分明显较均匀强化。术后病理证实为血管网状细胞瘤

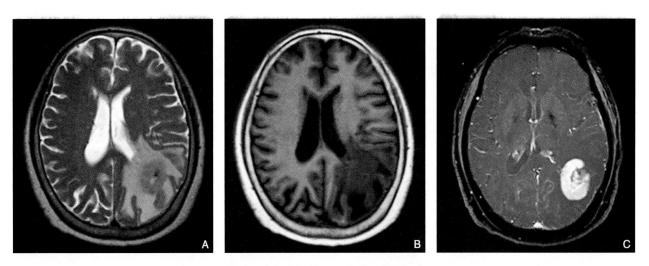

图 5-55　原发中枢神经系统淋巴瘤 MR 表现

女性,70 岁。头颅 MRI 可见左侧颞枕叶类圆形软组织肿块,T_2WI(图 A)呈等信号,T_1WI(图 B)呈低信号,
肿瘤周围可见环形水肿,增强后(图 C)肿瘤实质部分明显均匀强化

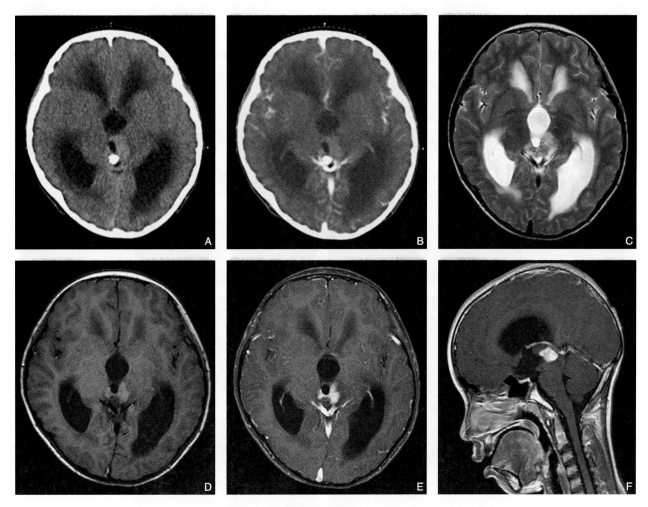

图 5-56　松果体区生殖细胞瘤 CT 及 MR 表现

男,10 岁,头痛,视力模糊,视物重影。头颅 CT 平扫(图 A)可见松果体区粗大圆形钙化,与三脑室相贴处可见不规则稍高
密度影,增强后(图 B)可见轻度强化。头颅 MRI 可见松果体占位在 T_2WI(图 C)呈等、高混杂信号,T_1WI(图 D)呈稍高信
号,增强后(图 E、F)实质部分可见明显强化。诊断性放疗证实为生殖细胞瘤

水。增强后可见肿瘤明显均匀强化,部分可有脑脊液种植转移。在较大的生殖细胞瘤,囊变、坏死、出血不少见,尤以基底核区病变为多(图5-56)。

MRI:T_1WI呈等或高信号,早期仅可见神经垂体高信号消失,T_2WI呈等或高信号,其内可见囊变、坏死所致的灶性高信号,少数可见出血所致的低信号,FLAIR肿瘤呈高信号。DWI可见由于细胞密集所致的显著弥散受限。增强后可见较均匀的明显强化,可有脑脊液种植转移以及脑实质侵犯(图5-56,图5-57)。

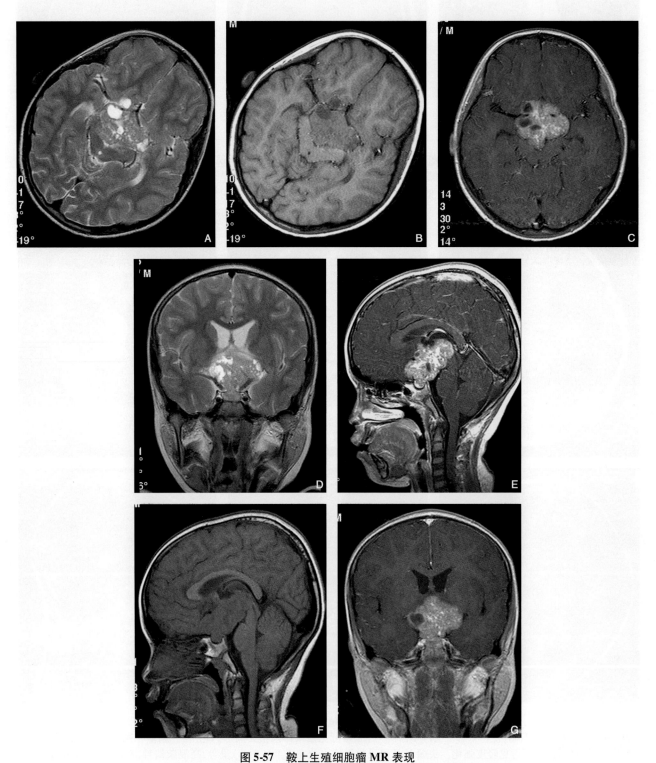

图5-57 鞍上生殖细胞瘤 MR 表现

肿瘤在T_2WI(图A、F)呈稍高、高混杂信号,T_1WI(图B、D)呈等、低信号,增强后(图C、E、G)可见实质部分明显均匀强化。肿瘤累及垂体,神经垂体正常高信号消失,向上累及第三脑室

鉴别诊断

1）松果体母细胞瘤：较大的不均质的松果体肿块，周边可见钙化，常合并梗阻性脑积水。

2）松果体细胞瘤：钙化呈爆炸样，与生殖细胞瘤不同。

4. 畸胎瘤（Terotoma）　一般产前或者在新生儿期诊断，男性发病率多于女性，亚洲人种发病率相对高。可为成熟型或未成熟型。通常在中线区域发病，以鞍上的视交叉、下丘脑区以及松果体区多见，肿瘤大小各异。

CT：可见脂肪、软组织密度以及钙化，囊性成分多见。增强后软组织成分可见强化，较大病灶可导致颅骨侵蚀。

MRI：T_1WI 脂肪成分呈高信号，钙化信号多样；T_2WI 软组织成分呈等或高信号，周围可见轻度水肿或者无水肿，水肿多见于未成熟型畸胎瘤；FLAIR 肿瘤实质呈高信号，囊性部分呈低信号。DWI 可见肿瘤实质部分弥散受限，增强后可见肿瘤实质部分强化（图5-58）。

鉴别诊断

1）颅咽管瘤：特点为囊实性病变合并钙化。

2）皮样瘤：一般无强化。

3）松果体母细胞瘤：松果体较大肿块合并爆炸样钙化，100%合并梗阻性脑积水。

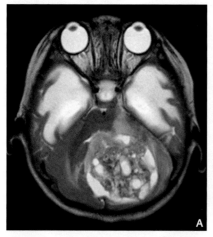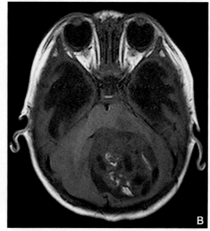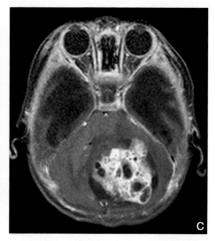

图 5-58　畸胎瘤 MR 表现

男，3月龄，反应迟钝伴呕吐。头颅 MRI 示左侧小脑半球占位，T_2WI（图 A）呈等、高、低混杂信号，周围可见片状脑组织水肿呈高信号，T_1WI（图 B）呈等、低信号，钙化呈高信号，增强后肿瘤实质部分明显强化。双侧颞叶可见对称性大片软化灶。术后病理证实为未成熟型畸胎瘤

5. 脑实质转移瘤（Parenchymal Metastases）　为脑实质的继发肿瘤，原发瘤可在神经系统外，通过血液系统转移进入颅内，或者在神经系统内。多见于脑实质的灰白质交界处，80% 在大脑半球，大小差异较大。

CT：平扫为等、低密度，肿瘤周围可见不同程度水肿，增强后可见较明显的结节样或者环形强化，延迟扫描可能发现更多病变。

MRI：T_1WI 多为等、低信号，少数呈高信号，一般见于黑色素瘤等特殊肿瘤以及合并出血的转移瘤，T_2WI 信号多样，与细胞密集度、核浆比、是否合并出血等因素相关，FLAIR 常为稍高信号合并周围大片高信号水肿。DWI 通常无明显弥散受限，但细胞密集的转移瘤可见明显受限。增强后所有的转移瘤都可见强化，但方式多样，可为全瘤均匀强化、结节样强化或者环形强化。动态增强或者灌注可见脑的相对血容量增加，有时难以与高级别胶质瘤鉴别。MRS 可见 Cho 峰升高，Lipid 峰出现，大部分未见 Creatine 峰显示（图5-59）。

鉴别诊断

1）脑脓肿：DWI 常有弥散受限，MRS 无 Cho 峰升高，可见氨基酸峰升高。

2）多形性胶质母细胞瘤：一般呈浸润性生长，发病部位常在大脑深部，多为单发。

3）多发性硬化：发病部位在脑室周围比灰白质交界处多见，增强后可见不完整环形或马蹄形强化，发病年龄较轻。

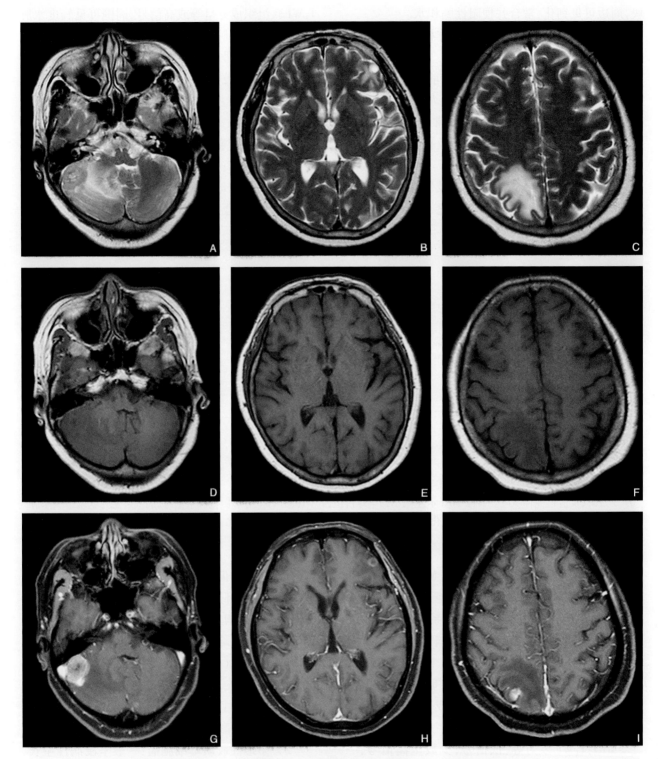

图 5-59 多发转移瘤 MR 表现

女性,55 岁,乳腺癌患者。头颅 MRI 可见右侧小脑半球、左侧额叶以及右侧枕叶多发转移瘤。T$_2$WI(图 A~C)结节呈高信号或等、高混杂信号,周围可见大片水肿呈高信号,T$_1$WI(图 D~F)呈等、低信号,周围水肿呈低信号,增强后(图 G~H)可见结节强化,其中左侧额叶病灶呈环形强化,右侧枕叶以及右侧小脑半球病灶全瘤强化

参 考 书 目

1. Anne G. Osborn, Karen L. Salzman, A. James Barkovich, et al. Diagnostic Imaging Brain, Second Edition. Amirsys Publishing. Inc. 2010.

2. 沈天真,陈星荣. 神经影像学. 上海:上海科学技术出版社,2004.

3. 郭启勇. 实用放射学. 第 3 版. 北京:人民卫生出版社,2007.

（梁碧玲　杨绮华）

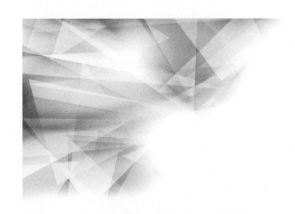

第六章　临床诊断学

第一节　临 床 表 现

一、一 般 表 现

1. 精神状态改变　精神状态的改变为颅内肿瘤的常见临床表现。精神状态改变常常表现轻微，不引起家人及朋友注意，直至出现行为异常。脑肿瘤患者精神状况改变最常见的是意识运动的迟滞、日常活动不能坚持、情绪不稳定、产生惰性、健忘、洞察力下降、精神活动淡漠、社会活动减少、自主性及主动性下降和反应迟钝。患者睡眠时间延长，常抱怨如果不打个盹一天就没法度过。意识模糊及痴呆通常出现较晚，并合并局灶性表现。意识状态的改变可发展为昏迷。精神状态改变必须要结合临床表现，特别是有进行性病症表现的病史，应提示医师有颅内肿瘤的可能。

2. 头痛　头痛产生于脑膜结构的牵拉，尤其是大的肿物，小的肿瘤也可产生这样的牵拉，特别是脑膜瘤。头痛的程度及强度与牵拉发展的有关。一个快速增大的颅内肿物可产生剧烈的头痛，然而一个缓慢增长的肿物，即使体积相当大也不会产生头痛。

头痛在脑瘤患者发生率约为50%，如合并颅内压增高，头痛会更明显和更早出现，可伴有恶心和呕吐，中线或脑室内脑肿瘤症状出现较早，而老年患者因有脑萎缩，症状出现较晚。更重要的是头痛近期变化的特点（如更强、更频或更持久）。尽管脑瘤引起的头痛是剧烈的，并常于早晨加重，但不是所有的患者都表现为这样的头痛，事实上任何时间都可出现头痛。脑瘤引起的头痛常常呈间歇性，并可描述为深部痛或压迫痛，而非周期性的波动性痛或跳痛。Valsava动作、咳嗽及用力常加重头痛，头痛常因体位改变而加重。头痛常发生于早晨与侧卧位有关，因卧位可增加颅内压。

3. 癫痫　与首发于儿童相比，首发于成年人的癫痫，更多考虑由颅内占位病变引起，特别是肿瘤。癫痫包括全身性及局限性。全身性癫痫可发生于不同位置的肿瘤，然而局限性癫痫更常见于运动或感觉皮质下区的肿瘤，部分复杂性癫痫（意识运动）更常见于颞叶肿瘤，并可合并有幻嗅，沟回癫痫可有视觉障碍。

4. 视乳头水肿　视乳头水肿包括视神经乳头水肿，视网膜静脉充血，可伴随视神经及周围视网膜出血，是颅内压增高的重要客观体征。视乳头水肿在伴有颅内压增高的脑肿瘤中比较常见，但近年来发病率有所降低，可能与脑肿瘤早期诊断、早期治疗及皮质激素应用有关。

5. 局灶性表现　颅内肿瘤的局灶性临床表现取决于受损的神经系统功能区，不同位置的病变会产生不同症状（表6-1）。

表6-1　各部位脑肿瘤的局部定位症状和体征

症状和体征	病变部位
局灶性癫痫	
Jacksonian 发作	顶叶中央皮质
部分（精神运动性）发作	颞叶皮质
视觉异常	
视敏度改变	眼球或视神经

续表

症状和体征	病变部位
视野缺损:偏盲或象限盲	对侧膝状体、视束、视辐射(颞、顶、枕叶)
双颞侧偏盲	视交叉(如垂体腺瘤)
复视	动眼神经或连接纤维
眼球震颤	动眼神经连接纤维
语言障碍	
言语困难或失语(运动性或感觉性)	优势半球语言中枢(额叶及颞顶叶)
构音障碍	通常颅后窝病变(小脑、脑干),偶见于大脑优势半球病变
听力障碍、耳聋	第Ⅷ对脑神经,桥小脑角
运动障碍	
肌力弱	皮质脊髓束(对侧大脑半球、大脑脚、脑干)
共济失调	颅后窝尤其是小脑病变
感觉障碍	
感觉迟钝	脊髓丘脑束、薄束楔束、丘脑
本体感觉障碍	丘脑顶叶投射纤维
麻木	丘脑
皮层感觉障碍	顶叶皮层
步态异常	
无力或感觉障碍	皮质脊髓束或感觉通路
共济失调	颅后窝
失用步态	双额叶
排尿障碍(尿失禁)	额叶内侧

二、部位特征性表现

(一)额叶肿瘤

额叶被认为是智慧之所,但脑功能需要一个整体的协调合作,要求广泛的神经系统内部各功能区域的联系来维持它的相应功能。额叶虽包含着主要的运动皮质区,但正常的运动功能要求小脑及锥体外系、顶叶和基底核的共同协作才能完成。此外,所有的运动功能均需感觉的传入,需要额叶与顶叶躯体感觉区及丘脑的广泛联系,需要枕叶的视觉传入和颞叶的听觉传入才能完成。额叶与大脑的边缘系统广泛联系,并通过其控制情绪,甚至与自主神经相互联系,控制着呼吸和膀胱的自主功能。

额叶的病变包括智力损害、自主性自发性损害、人格改变及运动障碍。

1. 智力损害　典型的额叶肿瘤引起早期智力障碍,特别见于双侧肿瘤(如蝶形胶质瘤、其通过额叶的胼胝体向两侧生长)。如果额叶的支配区(如蝶形胶质瘤其通过额叶的胼胝体向两侧生长)受损害,常出现失语,多见运动性失语,也可有混合性失语。双侧肿瘤的患者常表现出不能完成执行功能,如计划及执行任务。

2. 主动性及自主性损害　智力损害的常见表现为不能主动完成任务。患者对周围环境失去兴趣,对家庭社会活动淡漠。患者常躺在床上,不穿衣服,愿意在房子周边坐着,漫无目的的闲逛或没有专注地看电视。缺乏自发性,常消极,甚至事事都服从,这种情况称为意志缺乏症。加重时患者会出现特征性的无动性缄默,尽管没有麻痹瘫痪,但活动不能可持续数天。相反,当患者被打扰时可激怒,出现不适当的生气反应。抑制力丧失反映了基本人格的改变。

3. 人格改变　额叶损害时会出现两种人格改变:无情感或感情淡漠(假抑郁)及欣快感(假神经错乱)。两种损害常混合出现,消极,服从的患者属于无情感型,假神经错乱的表现则不同,他们表现出不适当的幽默,如开愚蠢玩笑,做出不符合社交礼仪的行为,以及在公共场合脱衣及小便。常见的人格改变时注意力不集中,失去兴趣,做事不专一,常常困倦,并常伴有运动功能障碍。

4. 运动功能障碍　额叶脑肿瘤患者几乎均有运动功能问题。对侧偏瘫常见,通常伴随肌张力增高及巴宾斯基征阳性。蝶形胶质瘤可出现"磁性"失用步态,并且平衡觉受到破坏,患者很难主动行走,这种步态与帕金森病步态相似。额叶内侧面的肿瘤常引起多尿症。

(二)颞叶肿瘤

颞叶肿瘤常发生在非优势半球。除了引起癫痫症状(常表现为部分复合型)外,常常表现为相对的"沉默"。起源于颞叶的癫痫,可出现不同形状的视觉影像(例如色彩、旋转、闪光)或复杂样式的幻视。来源于海马回损害的癫痫常伴有古怪难闻的气味作为先兆的一部分,及所谓沟回癫痫。侵及优势半球颞叶的肿瘤产生混合性失语,主要是命名不能。

(三)顶叶肿瘤

顶叶肿瘤常引起全身性或局限性感觉性癫痫。皮肤触觉、痛觉及温度觉完整,但对侧肢体的本体感觉和皮质感觉(位置觉,两点辨别觉)受损。可引起对侧同向性偏盲(或下象限盲)、运动不能(失用症)和感觉缺失。也会出现言语障碍,如肿瘤累及优势半球可出现运动性失语、混合性失语、失写和失认。

(四) 枕叶肿瘤

枕叶肿瘤通常引起对侧视野象限盲或半盲,可见少量斑点、闪光先兆,通常为图案的景像。

(五) 皮质下肿瘤

皮质下肿瘤通常累及内囊并常产生对侧偏瘫或不全偏瘫,可侵及半球任何部分并产生相应症状。丘脑损害产生对侧皮肤感觉损害,偶尔出现眼球运动异常。基底核受累时通常不产生帕金森病症状,但可出现手足徐动和异乎寻常的震颤。颅骨、硬膜外或硬膜下转移性肿瘤会产生与原发性皮质肿瘤相同的局灶症状(主要是压迫引起,很少侵犯皮质下)。

(六) 脑干肿瘤

脑干的功能繁多,肿瘤会损害上传的感觉神经纤维、下传的运动神经纤维及小脑联系纤维,从而产生相应的表现,并伴随局部脑神经及自主神经的损害。

脑干肿瘤通常为浸润生长的星形细胞瘤,并不堵塞第四脑室。肿瘤损害神经核团如第 Ⅴ、Ⅵ、Ⅶ、X 对脑神经单侧或双侧时会导致相应症状。运动和感觉通路损害可引起偏瘫和感觉障碍。小脑损害会引起共济失调、震颤及眼震。肿瘤晚期可出现颅内压增高,然而第四脑室的肿瘤在早期即可堵塞脑脊液通路产生颅内压增高,产生脑积水。

(七) 第四脑室和小脑肿瘤

第四脑室和小脑肿瘤可干扰脑脊液循环,早期出现颅压增高症状。可出现急性头痛、恶心、呕吐及视神经乳头水肿。也会产生共济失调步态,震颤及其他脑功能损害表现。

(八) 桥小脑角肿瘤

桥小脑角肿瘤,特别是神经鞘瘤,可压迫邻近脑神经、脑干及小脑。第Ⅷ脑神经损害时会出现单侧耳鸣、听力障碍及头晕。也可产生角膜反射丧失,面瘫及软腭无力及小脑损害表现,很少出现对侧偏瘫和麻痹。

(九) 神经垂体及蝶鞍肿瘤

神经垂体及蝶鞍肿瘤会产生神经内分泌功能异常。垂体腺瘤表现为细胞分泌性或无分泌性肿瘤。内分泌腺瘤产生特殊的内分泌病因。增大的垂体腺瘤会引起头痛。随着肿瘤增大超越鞍隔,压迫视交叉、神经及下丘脑。最常见的视野缺损为双颞侧偏盲,但也可为单侧视神经萎缩,对侧偏盲或三者联合出现。下丘脑受压可损伤视上核到神经垂体的传导束,通常引起糖尿病和尿崩症。肿瘤可破坏腺垂体组织,引起垂体功能低下。急性垂体功能危象(有垂体肿瘤出血或梗死引起垂体卒中)表现为突然头痛、弱视、复视、瞌睡、神志不清及昏迷。

(十) 松果体肿瘤

松果体肿瘤可发生于任何年龄,但常见于儿童。性早熟可发生于胚胎性肿瘤,多见于男孩,肿瘤病变邻近下丘脑,压迫中脑导水管会引起脑积水,视神经乳头水肿及其他颅内压增高症状。前顶盖喙及下丘脑受压,导致上睑下垂,上视麻痹,瞳孔对光反射消失(Parinaud 综合征)。如下丘受损,会导致耳聋。

(十一) 视神经胶质瘤

视神经胶质瘤可发生在眶内、眶外或视交叉区,眶内最常见。这些肿瘤常发生于幼小儿童,女孩常见,单侧视力丧失为常见症状,1/3 病例出现眼球突出。可有单侧视神经萎缩或视乳头水肿,放射学检查常见视神经扩大。MRI 及 CT 检查可确定诊断。最常见的肿瘤为慢性增长的星形细胞瘤,可并发神经纤维瘤病,病变可侵及下丘脑。

三、病理特征性表现

世界卫生组织关于中枢神经系统肿瘤分类(WHO 2000)中,将脑肿瘤共分为 120 多种。

(一) 星形细胞瘤

星形细胞瘤可分为:弥漫型和局限型。

1. 弥漫型星形细胞瘤

(1) 弥漫型纤维型星形细胞瘤(Diffuse fibrillary astrocytoma DFA;WHO Ⅱ级):弥漫型纤维型星形细胞瘤是由分化良好的形态呈纺锤形及星形的细胞构成的轻度增生的肿瘤,该细胞有丝分裂象缺失或稀少,没有血管增生或坏死,胞核轻微不规则,神经胶质纤维酸性蛋白(GFAP)的免疫反应性可以是强表达或弱表达。DFA 在形态上有两种亚型,称为原浆型和肥胖细胞型星形细胞瘤。原浆型星形细胞瘤是由圆核小肿瘤细胞构成,缺乏 GFAP 表达。肥胖型星形细胞瘤是圆形的肿瘤细胞充满着鼓胀、半透明、嗜酸性的胞质,GFAP 高表达。尽管 DFA 形态学表现呈良性,但却具有弥漫扩散及发展至更高级别的倾向。

（2）间变型星形细胞瘤（WHO Ⅲ级）：间变型星形细胞瘤是一种由分化差，细胞排列致密的星形细胞组成的肿瘤。常见纤维细胞和肥胖细胞星形细胞混合体，胞核明显不规则，显著核分裂象，血管增生或坏死的出现表明Ⅲ级星形性细胞瘤向Ⅳ级转变。间变星形细胞瘤多由弥漫型星形细胞瘤转化而来，而且可进一步演变为胶质母细胞瘤。

（3）胶质母细胞瘤（WHO Ⅳ级）：胶质母细胞瘤即多形性胶质母细胞瘤，是成人中最常见而且恶性程度最高的神经胶质瘤。肿瘤细胞形态学上变化多端，丝分裂象数目众多，微血管增生和坏死灶是胶质母细胞瘤的特征，GFAP 染色多为阳性。根据 WHO 2000 标准，坏死并不是胶质母细胞瘤的诊断所必须，血管增生，加上多形性及明显的核分裂象，足以能诊断。

（4）脑胶质细胞瘤病（WHO Ⅲ级）：脑胶质细胞瘤病是一种弥漫性大范围浸润脑组织的恶性肿瘤，常常累及脑干和脊髓，不形成一个可辨识的肿瘤肿块或破坏正常的组织结构。胶质细胞瘤病的肿瘤细胞核伸长呈梭形、浓染、肿瘤细胞在白质纤维中与神经束之间成列状浸润，至少累及两个脑叶或整个大脑半球。

2. 局限型星形细胞瘤

（1）毛细胞型星形细胞瘤（WHO Ⅰ级）：典型的毛细胞型星形细胞瘤多发于儿童与青壮年，局限生长且生长缓慢，几乎无恶变倾向。从组织学上看肿瘤细胞细长两端有突起成毛发丝状排列紧密的细胞所组成的区域与零星散落、质地松散的细胞组成的区域相互交织。GFAP 染色阳性，Rosenthal 纤维是毛细胞型星形细胞瘤特征。毛细胞型黏液性星形细胞瘤与普通的毛细胞型星形细胞瘤有一些共同的组织上的特征，容易混淆，在明显的黏液样背景基质中可见单一形态的毛细胞瘤为其组织学特征之一，该瘤在临床上更具侵袭性。

（2）多形性黄色星形细胞瘤（Plemorphic xanthoastrocytoma，PXA；WHO Ⅱ级）：多形性黄色星形细胞瘤多发生于儿童与年轻人，因其肿瘤细胞多形性易被误诊为胶质母细胞瘤。肿瘤细胞由排列紧密、多形性明显、巨大且常常多核的细胞构成。由于胞内脂质的积聚，在胞质内可见黄色瘤样改变，有丝分裂象很少，一般不存在坏死与微血管增生，GFAP 阳性，有 15% 的 PXA 有恶变倾向。

（3）室管膜下巨细胞星形细胞瘤（Subependymal giant cell astrocytoma，SGCA；WHO Ⅰ级）：室管膜下巨细胞星形细胞瘤是一种由细胞形态和免疫组织化学上类似于胖形细胞或神经节细胞，或两者均有的大细胞所组成的脑室内肿瘤。这种肿瘤几乎总合并有结节性硬化。

（4）促纤维增生型幼儿型星形细胞瘤（WHO Ⅰ级）：促纤维增生型幼儿型星形细胞瘤是一种发生在儿童的罕见肿瘤，其形态和临床特征与另一种不常见的肿瘤-促纤维增生型幼儿型神经节细胞胶质瘤有重叠之处。两种肿瘤都位于脑皮质与软脑膜的浅表位置，肿瘤大并成局限性生长，婴幼儿期即可发生。

（5）第三脑室索状胶质瘤：第三脑室索状胶质瘤发生于成人并且以神经解剖位置在第三脑室的前（腹）侧与独特的形态为特征，该肿瘤为局限生长的低级胶质瘤，肿瘤细胞由包绕着黏蛋白基质的细胞索组成，基质中含有典型的淋巴细胞浸润，GFAP 阳性。

（二）少突胶质细胞与少突-星形细胞起源的胶质瘤

1. 少突胶质细胞瘤（WHO Ⅱ级）　少突胶质细胞瘤是由类似正常的少突胶质细胞所组成的肿瘤，细胞分化良好但弥漫型浸润。肿瘤细胞为均匀一致的圆形细胞，边界清楚，清亮胞质包绕中心的圆形胞核。肿瘤组织血管结构纤细，钙化常见。GPAP 可为阳性，核分裂象多缺失。少突胶质细胞瘤一般在原位复发并最终向间变发展。

2. 间变性少突胶质细胞瘤（Anaplastic oligodendroglioma，AOA；WHO Ⅲ级）　间变性少突胶质细胞瘤具有恶性组织学特征的少突胶质细胞瘤。细胞数目多、排列不规则、微血管增生及核分裂象常见。

3. 混合性少突胶质细胞瘤（Oligoastrocytoma OA；WHO Ⅱ级）　混合性少突胶质细胞瘤是星形细胞与少突胶质细胞组成的混合体。二者按一定比例混合，组织形态学具有二者共同的特点。

（三）室管膜肿瘤

室管膜瘤的性状可从良性到高度恶性，体现室管膜瘤不同的分化特征。典型的室管膜瘤（WHO Ⅱ级）由胞核形态单一及胞质呈嗜酸性的卵圆细胞组成。组织学特点是血管周围假菊花形团与室管膜真菊花形团。GFAP 免疫染色多为阳性。间变性室管膜瘤（WHO Ⅲ级）级核分裂象及微血管增生更为常见。黏液乳头型室管膜瘤（WHO Ⅰ级）几乎全部起源于成人脊髓的尾部，组织学上表现为由梭形肿瘤细胞层包围黏蛋白的微囊，黏蛋白形成的环状结构也包围血管。

室管膜下室管膜瘤（WHO Ⅰ级） 室管膜下室管膜瘤是由均匀一致的小肿瘤细胞组成,生长于脑室内,进展缓慢,肿瘤细胞被大范围的无细胞的细纤维基质区域分离开。

（四）脉络丛肿瘤

脉络丛乳头状瘤（WHO Ⅰ级）与乳头状癌（WHO Ⅲ级）

二者均起源于脑室脉络丛上皮细胞。脉络丛乳头状瘤分化良好,肿瘤细胞排列呈柱状密集排列,易发生于儿童及青壮年。脉络丛乳头状癌多见于儿童,诊断需依赖于肿瘤细胞超微结构的辨认,该瘤易浸润预后不良。

（五）神经元和神经胶质混合的肿瘤

神经源性肿瘤均单纯表现为向神经元分化,包括四类低级别肿瘤即神经节细胞瘤（WHO Ⅰ级）、发育不良性神经节细胞瘤、中枢神经细胞瘤（WHO Ⅱ级）和终丝副神经瘤（PGFT;WHO Ⅰ级）和两类高级别肿瘤即神经节神经母细胞瘤和脑神经母细胞瘤。

混合性胶质神经元肿瘤可见神经元及神经胶质增生,共有三种类型包括促纤维增生型幼儿型神经节细胞胶质瘤、神经节细胞胶质瘤（WHO Ⅱ级）和胚胎发育不良神经上皮肿瘤（DNT;WHO Ⅰ级）。

（六）松果体区肿瘤

1. 松果体细胞瘤（WHO Ⅱ级） 松果体细胞瘤是一种发生于青壮年、生长缓慢的肿瘤,由呈小叶状排列、分化良好的单一细胞组成。松果体细胞瘤的特征是大菊花团,可观察到更多的细胞数、轻度的核不规则,偶尔出现有丝分裂和大菊花团的缺失。

2. 松果体母细胞瘤（WHO Ⅳ级） 松果体母细胞瘤是一种恶性原始神经外胚层肿瘤（PNET）,肿瘤细胞由排列紧密的、小的恶性细胞构成,呈片状聚集,细胞核呈圆形或椭圆形或呈胡萝卜形,胞质很少。

（七）生殖细胞肿瘤

1. 生殖细胞瘤 生殖细胞瘤常发生于中线区,尤其是松果体区。组织学上此肿瘤由非常大的类似原始性生殖细胞的恶性细胞和体积较小的慢性炎症细胞组成,生殖细胞瘤通常对胎盘碱性磷酸酶（PLAP）呈免疫阳性反应,生殖细胞瘤对放射线高度敏感。

2. 非生殖细胞瘤性生殖细胞肿瘤 非生殖细胞瘤性生殖细胞肿瘤包括畸胎瘤、卵黄囊瘤、胚胎癌、绒毛膜上皮癌及混合性生殖细胞瘤。除畸胎瘤为单纯性肿瘤发生外,其余肿瘤常以混合性的形式出现。成熟的畸胎瘤有三个胚层分化完全的组织组成,而不成熟的畸胎瘤则由非完全分化组织构成。卵黄囊瘤由在松散基质中原始外观的上皮细胞组成,甲胎蛋白（AFP）显阳性的嗜酸性小体是肿瘤的特征。胚胎癌由大的未分化的上皮细胞组成,肿瘤细胞以细胞角蛋白（CK）和 PLAP 阳性反应为特征。绒毛膜上皮癌是由滋养层线由胚胎外分化的细胞构成,确切诊断需要合胞体滋养层与细胞滋养层的组成成分,β-人绒毛膜促性腺激素与人胚胎催乳素标记阳性。

（八）胚胎性肿瘤与原始神经外胚层肿瘤

1. 髓母细胞瘤（WHO Ⅳ级） 髓母细胞瘤是最常见颅内胚胎性肿瘤,起源于小脑。易发于儿童,7岁时为发病高峰,20～40岁是另一个发病高峰。典型的髓母细胞瘤排列紧密呈片状,细胞核呈圆形或椭圆形,胞体小,胞质少。约半数病例可出现典型的成神经细胞性菊花团。有丝分裂象丰富,已发生通过脑脊液播散。

2. 小脑幕幕上原始神经外胚层肿瘤（WHO Ⅳ级） 小脑幕幕上原始神经外胚层肿瘤发生于小脑以外,常见于年幼儿童,组织学上表现类似髓母细胞瘤,预后较髓母细胞瘤更差。另一种高度恶性胚胎性 CNS 肿瘤是非典型性畸胎样/杆状肿瘤（ATRT）,ATRT 是一种见于儿童的罕见肿瘤,杆状原始神经上皮的上皮和间叶细胞的成分相结合。

3. 髓上皮瘤（WHO Ⅳ级） 髓上皮瘤是一种罕见的恶性胚胎性肿瘤,见于年幼儿童。髓上皮瘤重复了原始性神经结节的结构,未成熟的神经上皮细胞紧密排列成柱与基膜伴行。

（九）脑膜的肿瘤

1. 脑膜瘤（WHO Ⅰ级） 脑膜瘤起源于蛛网膜细胞的缓慢生长的肿瘤。根据有丝分裂象出现的数量分为三种类型:良性（WHO Ⅰ级）（10 个高倍镜下有小于 4 个核分裂象）、非典型性（WHO Ⅱ级）和间变性（WHO Ⅲ级）（10 个高倍镜下有 20 或以上个核分裂象）。大多数脑膜瘤分界清楚、小叶状、坚硬的肿块。脑膜瘤典型特征是核内假包涵体、漩涡形成和砂粒小体。但这些结构可能在血管型、微囊型与富于淋巴浆细胞型中缺失。

2. 血管外皮细胞瘤（WHO Ⅱ-Ⅲ级） 血管外皮细胞瘤以前曾认为是脑膜瘤的一个亚型,现被认为是独立的脑实质肿瘤。肿瘤细胞增生明显,有特征性的"雄鹿角"般分支血管,还有密集、单纯存在的肿瘤细胞周围的网硬蛋白网络。可见核分裂象,平均 10 高倍镜视野中有 5 个或更多核分裂象归为

（WHO Ⅲ级）。

3. 原发性中枢神经系统淋巴瘤（PCNSL）　原发性中枢神经系统淋巴瘤好发于有免疫缺陷的人群，肿瘤细胞由无黏性的瘤性淋巴细胞组成，淋巴细胞弥散性侵犯神经实质表现出一种特有的以脉管为中心的浸润，网硬蛋白在多个同心层沉积引起血管壁扩张。PCNSL 的一个不变特征是有活性的小 T-淋巴细胞群与瘤性 B 细胞相混合。

4. 毛细血管型血管网状细胞瘤（WHO Ⅰ级）　毛细血管型血管网状细胞瘤组织来源不明，常见于年轻人，该病可与 Hippel-Lindau 病相连，也可散发，肿瘤细胞由密集的毛细脉管系统中的肿瘤性有空泡的基质细胞组成。

（十）鞍区肿瘤

1. 颅咽管瘤（WHO Ⅰ级）　颅咽管瘤来源于 Rathke 囊残余，好发于儿童及年轻人，形态上分两种类型：牙釉质型和乳头性。牙釉质型常见由柱状或粗线形的鳞状上皮组成，周围有基质细胞核、松散有黏性的上皮组织、"湿性"角蛋白形成的圆鼓的结节像栅栏一样围起来。多有囊变，囊内有黏性"机油"样囊液。乳头型局限由单一无角质化，分化良好的鳞状上皮组成。

2. 神经垂体的粒细胞瘤（GCTNH；WHO Ⅰ级）　神经垂体的粒细胞瘤罕见，发生于神经垂体或漏斗的性质不确定的单一形态颗粒细胞组成的肿瘤。

（十一）中枢神经系统转移瘤

中枢神经系统转移瘤病理特点依原发病灶病理特点而定。多来源于肺、乳腺、黑色素瘤、肾、胃肠道与生殖系统。

（甄云波　李晨光　张家康）

第二节　步骤与方法

一、神经外科病史采集

1. 主诉　主诉是患者就诊的主要原因和对明显、突出不适的陈述，包括患者的主要症状及疾病的过程，有时还包括重要的伴随症状。如主诉"头痛伴左侧肢体无力半年，加重 2 周"。

2. 现病史　现病史是神经外科病史中最重要的部分，是患者主诉的扩展描述，涵盖疾病发生的整个过程，包括症状发生的时间、形式、性质、有无明显的诱发原因、症状的发展、波动、缓解情况、有无伴随症状、有无进行检查、治疗以及治疗效果等。

（1）起病：起病的急缓和起病的诱因。

（2）病程演变：全面了解疾病发展过程，是逐渐好转还是逐渐加重或波动起伏。

（3）常见症状：头痛、瘫痪、言语障碍、视力障碍及昏迷。

（4）过去史：包括生长发育史、个人史和既往史。

（5）家族史：询问家属中有无类似疾病患者，有无遗传病、肿瘤病史等。

二、一般检查

1. 一般情况　患者意识是否清楚，能否正确交流、配合检查。检查患者的体温、脉搏、血压、呼吸的生命体征是否平稳。

2. 头颈　头颅大小，是否对称，有无缺损及畸形等；婴儿应观察头围大小及囟门压力，叩诊有无空瓮音，听诊有无杂音。面部是否对称，表情是否正常，有无面部皮损、斑痣及血管痣，眼睑有无肿胀，眼球有无突出及眶周青紫，口唇有无发绀，鼻耳有无流血等。颈部有无畸形、强直及活动受限，颈部淋巴结及甲状腺是否有异常。

3. 躯干　胸背部是否对称，有无畸形及外伤，腹部及会阴是否有包块及有无压痛等。

4. 四肢　有无青紫、压痛、肿胀及活动受限等。

5. 皮肤　全身皮肤有无色斑、皮损、溃疡、紫癜、毛细血管扩张等。

三、神经系统检查

（一）高级神经活动

1. 意识改变

（1）意识混浊：轻度意识障碍，对抽象思维和信息处理缓慢。

（2）嗜睡：较为严重的意识抑制状态，当缺乏外界刺激时患者常处于安静躺着或入睡状态，如被叫醒仍可进行交流，但质量明显下降。

（3）迟钝：更为严重的意识抑制状态，较强的刺激可醒，一旦刺激撤除，又重新进入沉睡状态，醒后仅限于一字或一词言语。

（4）昏睡：患者需极强刺激才能唤醒，但无语言反应，仅能发声。

（5）昏迷：对外界刺激无睁眼反应，不能与外界产生认知交流。

（6）痴呆：仅指智力的丧失。

2. Glasgow 昏迷评分

表 6-2　Glasgow 昏迷评分

睁眼	自动睁眼	4
	呼唤睁眼	3
	疼痛睁眼	2
	不睁眼	1
言语反应	言语正确	5
	言语混乱	4
	胡言乱语	3
	呻吟	2
	不出声	1
运动反应	遵嘱运动	6
	疼痛定位	5
	逃避动作	4
	反常屈曲	3
	伸直反应	2
	不活动	1

总分 15 分，13～15 分为轻度昏迷，9～12 分为中度昏迷，3～8 分为重度昏迷。

3. 记忆、情感与智能　通过与患者交谈，了解患者的记忆状况和遗忘程度及特征；了解患者情感有无异常，有无幻觉、妄想、欣快、淡漠、抑郁等表现；智能评价应根据患者的文化程度进行，从简到难，由浅入深，并充分考虑患者的意识状态、语言能力、记忆力、计算力等，进行综合评价。

4. 语言　失语：是指无法理解后表达口头或书面言语，是病变影响优势半球的特有表现，有定位意义。

（1）运动性失语：病变位于 Broca 区，典型表现为能对书面或口头言语有理解能力，但无法表达清楚或不能表达。

（2）感觉性失语：患者无法理解口头或书面的语言，虽能发声，表达流利，但言语空洞，用词错乱，内容漫无目的。

（3）混合性失语：病变同时损伤 Wernicke 区和 Broca 区，造成患者语言表达能力和听力理解能力均受不同程度影响。

（4）传导性失语：病变损伤优势半球的传导纤维，表现为 Wernicke 失语类似表现。

（5）命名性失语：患者表现为不能说出熟悉物体名称，却能说明其用途。病变累及优势半球颞叶后部的角回。

5. 失认

（1）视觉性失认：检查患者对特定物件如钢笔、钥匙、符号的认知能力。

（2）听觉型失认：令患者闭目，检查其通过听觉对常见声音的辨识能力。

6. 失用　给患者一些常用用具，请患者使用，也可嘱患者做招手、点头等动作。

（二）脑神经

1. 嗅神经　常用一些芳香类物质，如香烟、牙膏、香皂等，两侧鼻孔交替检查。嗅觉减退或消失表明嗅觉通路受损，如鼻及鼻黏膜病变、颅前窝底骨折、颅前窝底或额底肿瘤等。有时患者诉闻到不存在气味，可能是颞叶沟回或海马的刺激症状，为癫痫发作的前兆。

2. 视神经

（1）视力：即中心视力，通常应用国际通用远视力表，患者站在距视力表 5m 处辨认，如患者无法辨认第一行最大符号，则嘱患者走近视力表，直到看清第一行为止，按以下公式计算视力：视力 = 0.1×距离/5，如患者在 0.5m 处仍不能辨认第一行最大符号，检查者可伸手指让患者辨认指数，记录几米指数，如手指数不清，则摆动手指，询问能否看见，并记录几厘米手动，若视力更差，则记录患者几米光感，无光感则为失明。视力减退常见多为眼科疾病，因此，需同时进行眼科检查排除局部病变。

（2）色觉：色觉障碍多为眼科疾患，但视觉通路病变和失认症也会出现色觉障碍。

（3）视野：视野是眼球固定时眼睛所能看到的范围。视野检查有手试法和视野计法。

（4）眼底：眼底检查是神经外科检查的重要组成部分，检查者用检眼镜在不散瞳的情况下进行。检查时应注意视乳头的形态、大小、色泽、边缘、生理凹陷及隆起情况等，观察动、静脉的粗细比例，走行、弯曲度等情况，观察视网膜水肿、出血、剥离等情况。

3. 动眼神经、滑车神经及展神经　动眼、滑车及展神经同时参与眼球运动的调节。

（1）眼睑：一侧眼睑下垂，多为动眼神经麻痹；颈交感神经麻痹（Horner 综合征）也可使眼睑下垂，但多较轻；面瘫及复视主动遮蔽一侧瞳孔而得眼睑下垂；双侧睑裂增大多由甲亢疾病引起。

（2）眼球突出度：双侧眼球突出多由甲亢引起，少见由双侧眶内肿物或良性颅内压增高造成。单侧眼球突出多由眶内肿物引起，颈内动脉海绵窦瘘常有单侧搏动性突眼，在眼部可听到血管杂音。

（3）瞳孔

1）大小：正常人正常光线下瞳孔为 3～4mm，小于 2mm 为瞳孔缩小。双侧瞳孔缩小可见于全身麻醉未醒、吗啡中毒、脑桥病变等，也见于婴儿睡眠状态。单侧瞳孔缩小可见于动眼神经受到刺激或颈交感神经受到破坏，眼球外伤也可出现。瞳孔直径>5mm 为瞳孔散大，双侧瞳孔散大见于中脑病变、脑震荡、深昏迷、濒死状态，也可由疼痛、恐惧或阿托品中毒导致。单侧瞳孔散大常因动眼神经麻痹、小脑幕裂孔疝或颈交感神经受到刺激引起，单眼失明时瞳孔也会散大。

2）形状和位置：正常瞳孔应为圆形，边缘整齐，位于虹膜正中稍偏向鼻侧。瞳孔呈卵圆形、不规则形、锯齿形或移位，常见于虹膜病变、损伤及眼部手术后改变。

3）瞳孔反射：包括直接对光反射、间接对光反射和调节集合反射。若一侧直接反射消失而间接反射存在，常提示该侧视神经损伤；一侧直接反射消失而另一侧间接反射存在常见于该侧动眼神经麻痹；对光反射存在而调节反射消失，视力正常称阿-罗瞳孔，常见于中脑附近的肿瘤、脊髓空洞症、神经梅毒等强直性瞳孔表现为瞳孔散大（常为一侧），直接和间接反射消失，但在持续强光下仍能缓慢收缩，并在黑暗环境下缓慢散大，其调节反射也缓慢。

（4）眼球运动：眼球运动是由动眼、滑车和展神经支配的眼肌协调运动产生的。上直肌、下直肌、内直肌、下斜肌和上睑提肌由动眼神经支配，动眼神经麻痹可造成上睑下垂，眼球斜向下外；外直肌由展神经支配，损伤后引起眼球外展受限；上斜肌由滑车神经支配。眼球同时向一个地方运动受限称为凝视麻痹。水平性凝视麻痹是大脑额中回8区、小脑，脑桥或者两者之间或其间通路的破坏。

（5）眼球震颤：又称眼震，是眼球不自主的节律性往返运动，中枢性眼震多提示颅后窝病变。

4. 三叉神经

（1）运动功能：三叉神经运动支主要支配咀嚼肌群，检查时首先观察有无颞肌和咀嚼肌萎缩，咀嚼肌是否有力，张口是否正常，下颌有无偏斜。一侧三叉神经受损，该侧颞肌萎缩，咀嚼无力，张口时下颌偏向患侧。

（2）感觉功能：三叉神经感觉根分布区主要位于面部，感觉障碍分为中枢性和周围性感觉障碍。周围性感觉障碍限于三叉神经3个分支的特定区域，不会超过中线；中枢性感觉障碍往往与某种感觉类型有关，如痛、温觉丧失而触觉存在，并成同心圆排列。

（3）反射

1）角膜反射：角膜反射的传入神经是三叉神经，传出神经是面神经，反射中枢在脑桥，若损伤瞬目反射消失。

2）下颌反射：传入和传出神经均为三叉神经，中枢在脑桥。

5. 面神经

（1）运动：观察患者安静、言语和做表情时两侧面肌是否对称，需区分中枢性面瘫和周围性面瘫。中枢性面瘫只有上半部面肌的瘫痪。

（2）味觉：舌前三分之二的味觉由面神经传入。

（3）反射：眼轮匝肌和口轮匝肌反射的检查见角膜反射和下颌反射。

（4）分泌：泪液及唾液的分泌由面神经一支支配。

6. 听神经 听神经包括蜗神经和前庭神经。

（1）蜗神经：主要是听力检查，听力障碍分为传导性耳聋和感音性耳聋，传导性耳聋由外耳或中耳病变引起，感音性耳聋由耳蜗、听神经或听觉中枢传导通路病变引起，上述两种同时存在称混合性耳聋。简单的检查方法是语音测试，精确的检查方法包括音叉试验（Rinne 试验和 Weber 试验）和电测听试验。

（2）前庭神经：前庭系统涉及躯体平衡、眼球运动、肌张力、体位和脊髓反射以及自主神经等各方面，眼球震颤是前庭功能检查的重要指标。

7. 舌咽神经 舌咽神经的运动纤维支配茎突咽肌，感觉纤维传导外耳道和鼓膜后侧的痛、温觉，咽壁、软腭、腭垂、扁桃体、鼓室、咽鼓管、乳突气房、舌后部、颈动脉窦、颈动脉体的内脏感觉以及舌前三分之一的味觉，其副交感神经支配腮腺。由于舌咽神经和迷走神经关系紧密，常一同检查。

咽反射和软腭反射的传入神经为舌咽神经，传出神经为迷走神经，中枢在延髓。反射缺失提示两个神经的损害。

8. 迷走神经 迷走神经包含运动、感觉和副交感神经纤维。运动纤维支配软腭张肌和茎突咽肌以外的所有咽、喉、软腭的肌肉；躯体感觉神经传导外耳道及后颅硬膜的一般身体感觉；内脏运动神经支配咽喉和腹部内脏活动；内脏感觉神经传导来自咽、喉、气管、食管以及胸、腹内脏感觉。

（1）运动检查：观察腭垂静止时是否居中，发"啊"音时软腭动作是否对称。一侧迷走神经麻痹时患侧腭弓发声时不上抬，腭垂被牵向健侧；双侧麻痹则双侧软腭上抬困难，饮水呛咳，并有严重声音嘶哑、呼吸困难等。

（2）反射：涉及迷走神经的反射如吞咽、呕吐、咳嗽反射等。

9. 副神经 副神经是运动神经，包括颅根和脊根。前者与迷走神经的运动纤维同起自疑核，走行也相同；后者起自 $C_{1\sim5}$ 前角细胞，主要支配胸锁乳突肌和斜方肌上部。检查时包括嘱患者转头并施加阻力，观察胸部肌肉轮廓及坚硬度和嘱患者耸肩时施加阻力，观察有无双侧不对称及无力。

10. 舌下神经 舌下神经是运动神经，支配舌部肌群。核下型病变时，患侧舌肌萎缩，舌在静止状态时被牵向健侧；核型病变时可见明显的舌肌颤动；核上型病变时，无明显舌肌萎缩，伸舌时偏向患侧。

（三）感觉系统

（1）浅感觉检查：轻触觉、浅触觉、温度觉。

（2）深感觉检查：关节位置觉和被动运动觉、深痛觉、振动觉。

（3）皮质感觉检查：图形觉、形体辨知觉、两点辨别觉。

（四）运动系统

1. 肌张力 痉挛性肌张力增高，上肢以屈肌明显，下肢以伸肌明显。锥体外系损害时的肌张力增高称为强直性肌张力增高，若伴有震颤，称为齿轮样强直。

2. 肌肉体积及轮廓 肌萎缩较多见，可因肌肉的运动神经、反射弧或肌肉本身病变所致。

3. 肌力

表6-3 肌力分级

5 级	正常肌力
4 级	可抵抗重力和一定阻力
3 级	可抵抗重力，但不能抵抗阻力
2 级	无法抵抗重力，但可水平平移肢体
1 级	仅有轻微肌肉收缩，无运动
0 级	完全瘫痪

4. 肌肉不自主运动

（1）肌束震颤：是肌肉在安静状态下一个或多个运动单位兴奋性增高时所引起的肌纤维不自主收缩，可见于正常肌肉，也见于下运动神经元损害或刺激的疾病。

（2）肌纤维震颤：肌纤维不自主的非同步收缩，肉眼无法看到，仅肌电图可发现。

（3）肌纤动：指一块肌肉内少数肌束的自发的、暂时的强直性收缩。

（五）步态

1. 感觉性共济失调性步态 多为本体感受器通路受损所致，患者对肢体位置无法定位，必须睁眼注视地面和脚才能走稳，闭目或在暗处，则站立和行走明显障碍。

2. 小脑步态 患者双腿分开，尤其是从椅子中站起、转弯或行走急停时更加严重，患者步幅长短不等，脚步迟缓。单侧小脑或小脑上脚病变引起同侧共济失调，小脑上脚交叉以上病变则引起对侧共济失调。

3. 偏瘫步态 这种步态是由于上运动神经元损害，导致下肢强直，足趾处于过伸位，迫使患者行走时将下肢外展并作画圈动作，同时患侧的上肢僵硬屈曲于身旁，无法正常摆动。

4. 痉挛步态 这种步态出现于双侧性的下肢痉挛性瘫痪，双下肢常自髋关节以下极度外展，膝部稍屈，行走时每一步都交叉到对侧，形成剪刀样动作。

5. 急性步态 又称慌张步态，常见于中重度的帕金森病。通常患者会保持一种屈背姿势，双上肢不摆动，轻度屈曲置于身体两旁，双腿僵硬，步幅窄小，拖甩行走。

6. 额叶步态 多见于老年人，由于累及双侧额叶，尤其是中线结构的病灶引起。患者双腿分开站立，保持屈背姿势，行走时剧烈颤抖，起步困难，患者转弯时由一连串小碎步组成，后期患者往往无法站立直至无法坐直。

（六）共济运动

肌肉运动的协调是神经系统功能的整合结果，小脑、基底核、前庭、视觉和其他感觉输入作用于大脑皮层，再由皮层发出有序、同步的运动指令指挥正常的协调运动。这些结构的病变可使动作缺乏准确性，称为共济失调。共济失调分为平衡性和非平衡型两类。平衡性共济失调检查法常用闭目难立征（Romberg 征）。非平衡性共济失调检查法包括指鼻试验、鼻-指-鼻试验、跟-膝-胫试验、反跳试验、轮替试验等。

（七）反射

1. 深反射　肱二头肌反射、桡反射、肱三头肌反射、膝反射、股内收肌反射和踝反射。

2. 浅反射　腹壁反射、提睾反射、肛门反射和球海绵体反射。

3. 病理反射　巴宾斯基征、查多克征、奥本海姆征、戈登征、握持反射、霍夫曼征、脊髓自主反射及额叶释放现象，其中额叶释放现象包括咀嚼反射、吸吮反射、拱嘴反射和蹙目反射。

四、其他检查

1. 脑膜刺激征　脑膜刺激征常见于脑膜炎症、蛛网膜下腔出血等，检查方法包括屈颈试验和Kering 征。

2. 自主神经

（1）心血管的自主神经功能检查

1）血压控制：正常收缩压波动不超过10mmHg。

2）心率控制：静脉用阿托品，心率应加快。

3）颈动脉窦敏感试验：轻压或按摩颈动脉窦10～30秒，一般出现面色苍白、心率加快、血压下降。

4）眼心反射：压迫眼球20～30秒后心率减慢。

5）皮肤血管运动：皮肤受刺激时，交感神经反应使血管收缩肤色苍白，副交感神经反应使血管扩张，肤色变红。

（2）皮肤自主神经功能检查：竖毛反射、发汗试验和膀胱功能检查以及直肠和性功能检查。

（韩大勇　甄云波　张伟光　王宏瑜）

第三节　神经眼科学

摘要

神经眼科学是介于神经科学和眼科学之间的一门边缘学科。包括的范围主要为视路、瞳孔、眼球运动及神经系统疾病的眼征等。近年来计算机技术、信息技术及影像学的迅猛发展，为神经眼科疾病的诊断带来了革命性的影响。由于诊断技术的提高，使得神经眼科学方面的病例在世界范围内空前增多，许多以前不认为是神经眼科方面的疾病也被逐步归入神经眼科范畴。

一、解剖基础

（一）视网膜

视网膜的视细胞接受外界光线刺激，经光化学反应转换成神经冲动，通过视网膜的双极细胞、视神经、视交叉、视束、视放射传到视皮质，形成视觉。因此，视网膜是视路的开始。

视网膜组织结构分十层。在胚胎发育过程中，均来自神经外胚层，但视网膜内面的九层是由视杯的内层发育而成，最外面的色素上皮层则来自视杯的外层。

视网膜主要包括三大类神经细胞，即感受光线的锥细胞和杆细胞，向视中枢传导神经冲动的神经节细胞以及介于两者之间起连接作用的双极细胞、水平细胞和无足细胞。

色素上皮层细胞是单层六边形，细胞与细胞之间通过终板紧密相连，细胞与外层的玻璃膜也贴合很紧。细胞内的色素颗粒多位于细胞的周边，细胞核位于基底部。锥细胞和杆细胞的外段穿过外界膜呈栅栏状排列并插入色素细胞中。在黄斑部中心，锥细胞密集，是视觉最为敏锐的部分。它们不通过双极细胞就直接和神经节细胞相连。离视网膜锯齿缘1～2mm处已完全没有锥细胞及杆细胞。锥细胞在明亮的光线下起作用，能辨别颜色。杆细胞对弱光起反应，无辨色功能。在黄斑部中心凹以外，神经节细胞通过双极细胞与多个视细胞连接。视乳头是视网膜神经纤维集合处。自黄斑中心到视乳头，视网膜神经纤维排列成束。在两者中央连线以上的纤维走向呈弧形并汇集在视乳头颞侧的上部，在连线以下的纤维汇集在视乳头颞侧下部，两种纤维合称视乳头黄斑束。除视乳头黄斑束外，颞侧视网膜上和下方神经纤维分别汇集于视乳头之颞上和颞下方。鼻上方纤维汇集于视乳头鼻上方，鼻下方纤维在鼻下方。视乳头上的神经纤维厚薄不一，颞侧（视乳头黄斑束）最薄，其次为颞上和颞下部，再次为鼻侧中央部，最厚处为鼻上及鼻下部。神经纤维的厚度决定视乳头水肿最早出现的部位，越厚越易于积液。因此，视乳头水肿时的边缘模糊最早出现在视乳头鼻上和鼻下缘，其次为鼻侧，再次为颞上和颞下缘，最后才为颞侧。

（二）视神经

视神经是由视网膜神经节细胞发出的神经纤维（轴突）构成。这些神经纤维虽也有轴和髓鞘，但没有神经膜。因此,和周围神经的组织结构不尽相同。视神经纤维间的分隔依赖于神经胶质,很像大脑白质的结构。实际上,视神经是脑实质的一部分,并属于前视路。

视神经分四段:球内段;眶内段;视神经管内段;颅内段。

球内段是由视网膜神经纤维集合于眼球后极鼻侧稍上方而成,称为视乳头。外观椭圆,直径约1.5mm。因其色泽及外形不同于周围的视网膜,在眼检镜下一望便知。视乳头向后通过脉络膜和巩膜的一段视神经,长仅1mm。在这里有巩膜结缔组织构成的筛板。视神经纤维通过筛板的筛孔后行。筛板前的神经纤维无髓鞘,而筛板后的则有,故前者和视网膜一样透明,可以透过光线。

视神经在眼球后极鼻侧稍高处出眼球,由此向后到视神经孔为眶内段,长约25mm,略成S状弯曲,这有利于眼球转动。在眶尖部视神经孔处,视神经从Zinn总腱环孔中穿过。来自颅内的软膜、蛛网膜和硬膜也包绕视神经并向前延伸连于球后。视神经的蛛网膜下腔和硬膜下腔连通于颅内的相应腔隙。在视神经周围有睫状后长动脉、睫状后短动脉与睫状神经穿入眼球。在球后约8～15mm处,视网膜中央动脉自下方穿入视神经内,相伴的静脉则在同一部位由视神经穿出并在包绕视神经的蛛网膜下腔内行走一段距离后再穿出硬膜(图6-1)。

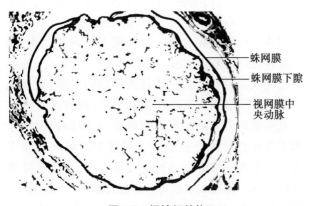

图6-1 视神经结构

管内段长约5～6mm。在穿过视神经管时有眼动脉伴行。也有软膜、蛛网膜和硬膜包裹。但此处的硬膜分两部:外侧部和眼眶的骨膜融合成覆衬视神经管的骨膜;内侧部仍与蛛网膜和软膜相连,以固定这一部位的视神经。

颅内段长约10mm。位于蝶鞍之上,其外侧是颈内动脉,分出的眼动脉潜行于视神经之下。视神经

的上方是前穿质、嗅束和大脑前动脉。

视神经各段的血供不尽相同。球内段是由Zinn-Haller动脉环供血,这一动脉环接受来自睫状后短动脉、视神经周围的软膜动脉丛以及视乳头周围脉络膜动脉的吻合支的供血。脉络膜动脉也直接发出小支供应视乳头组织,但其中以睫状后短动脉的血供为主。视乳头表面虽还有视网膜中央动脉的小分支供血,但仅起辅助作用。眶内段中央部的血供来自轴性血管系统,周围部来自软膜血管网。视神经管段及颅内段均由软脑膜的血管网供血,但上部的血源主要来自大脑前动脉,下部则以颈内动脉为主,眼动脉及前交通动脉的供血仅起辅助作用。

(三) 视交叉

视交叉为一呈长方形的神经纤维块,其横径约12mm,前后径约8mm,厚约3～5mm。它位于蝶骨视神经沟之后上方,第三脑室的前壁和底部的交界处,构成第三脑室隐窝的向前延伸部。在脚间池前部,略呈倾斜,后缘比前缘高。在垂体上部,除其后缘之外均浸在脑脊液中。由于视神经颅内段长短不同以及汇成视交叉的角度大小不同,故其与垂体的位置关系亦因人而异。若以垂体为位置对比的起点,则统计资料表明,约79%位于垂体的后上方,即轻度后置位;12%偏于垂体的前部,即轻度前置;5%极度前置;位于视交叉沟之前;4%极度后置到鞍背。视交叉与鞍膈并不直接接触,两者相距5～10mm,其间隔有脚间池。

1. 相邻关系 前方为大脑前动脉及其交通支。外侧为颈内动脉。当颈内动脉穿出海绵窦顶部时,在视神经与视束的夹角之间与视交叉相接触。其后为乳头体和灰结节,由后者发出的漏斗部伸向前下并成为垂体柄穿入鞍膈。其上为第三脑室的前端,视交叉的后半把三脑室的前壁分割为前、后隐窝。前者称为视隐窝,其壁系第三脑室前壁终板的前壁。后者为漏斗隐窝。其下为垂体,外下方为海绵窦,其中的第三脑神经和视神经靠得最近。

2. 视神经纤维 两侧视神经纤维分为鼻侧的交叉纤维和颞侧的不交叉纤维。前者约占全部纤维的70%～75%,其余属后者。在视交叉中,来自两眼鼻侧半的视网膜及黄斑纤维互相交错,形成复杂的排列。在视束起始处,一侧的不交叉纤维与对侧的交叉纤维会合,组成视束。

来自两眼鼻侧视网膜的交叉纤维在视交叉处并非简单的对角线相交。下部纤维进入视交叉后即位

于其腹面并走向对侧,越过中线时和来自对侧的纤维交叉,继续前行后即呈弓状,先凸入对侧视神经末端并深入其前达3mm,然后弯向视交叉并沿其外侧向后内进入对侧视束的下方并继续后行。上部纤维则混杂在同侧的不交叉纤维之中后行并进入视束的始端,而后再呈弓状弯曲,沿视交叉的后部越过中线,进入对侧视束的上部而继续后行。

来自视网膜颞侧的不交叉纤维进入视交叉后均沿其外侧后行进入视束。颞上部纤维靠近内侧上方,颞下部纤维则位于外下。其中均混有来自同侧鼻上方尚未交叉和对侧鼻下方已经越过中线的两种纤维。

在视神经颅内后部,黄斑纤维仍位居中央;在视交叉前部,交叉与不交叉纤维开始分离。前者交叉过中线向后上走行,在视交叉的最后端与来自对侧黄斑部的不交叉纤维汇合,进入对侧视束的中央,并随视束后行。

3. 血液供应 供血动脉分上下两群:上群由大脑前动脉发出许多小动脉组成,这些小动脉供应视交叉的外侧部、视神经和视束的背面;下群是一个吻合极度丰富的动脉系统,名为脑垂体上动脉群,它们分别来自颈内动脉、后交通动脉以及大脑后动脉。

（四）视束及外侧膝状体

从视交叉至外侧膝状体的一段神经束称视束。外观呈扁圆柱形。自视交叉向外后,从灰结节与前穿质穿过,变得更扁更薄,状如条带。先紧靠在大脑脚上部的前面,然后绕到外侧,在内囊与脑底之间进入大脑半球。

视束的后部被一个浅沟分成内侧根与外侧根。内侧根连于外侧膝状体的外侧,其纤维则分散至整个外侧膝状体的内部。

外侧膝状体形如马鞍,位于丘脑枕的外侧,由白质和灰质相间构成。白质以视束的有髓纤维为主。灰质则分为两个大核团,腹核和背核。腹核与视觉无关,背核则为前视路传入纤维的终点站,其中的神经细胞是视路的最后神经元。人的背核由界线分明的六层细胞性板块组成,交叉的神经纤维主要止于两侧周围层和中间层(1、4、6层),而不交叉的纤维主要止于同侧的中央层和中央内侧层(2、3、5层)。黄斑部投射纤维在外侧膝状体的代表区呈菱形,并占据尾端3/4的区域,且包括全部的六层(每侧三层)。由背核神经元发出的纤维形成视放射。此外,外侧膝状体还通过上丘臂与四叠体的上丘相连。

视束的血管完全来自其周围软膜的血管网。前部血供通过脉络膜前动脉的分支与包绕视交叉的血管网相连接。后部血供主要来自大脑后动脉的丘脑前穿支群,且与来自大脑中动脉的软脑膜血管吻合。外侧膝状体由大脑后动脉的丘脑膝状支和脉络膜前动脉共同供血。

（五）视放射

视放射是外侧膝状体换元后的新纤维,称为后视路,亦称膝距束。视放射自外侧膝状体发出向外,在侧脑室前形成密集的纤维束,称为视脚。在经过内囊后肢的豆状核下部和后部之后,即呈扇形展开并形成一个凸面向外的"新月"。代表视网膜上半的膝距纤维由外侧膝状体的下方发出后经内囊向后上行,在顶、颞叶内绕侧脑室下角的上壁形成视放射的背面。代表视网膜下半外周的膝距纤维,由外侧膝状体的外下方出发,向前下稍延伸后,再向后方呈方形越过侧脑室下角前部,构成视放射的腹面。这些纤维称为Meyer袢。输送黄斑部冲动的纤维自外侧膝状体的尾端出发,向上行再转向后位,继续后行抵"新月"外侧并位于视放射的中间部。其外侧和上下方均系代表周边视网膜的纤维。

除上述投向皮质的纤维之外,视放射还包含有从皮质至外侧膝状体、丘脑、四叠体、上丘及动眼神经核的纤维。

血液供应有三个来源:前部(内囊后部之前的视放射)接受来自脉络膜前动脉的穿支;后部主要接受大脑后动脉,特别是距状裂动脉分支的血液供应;中央部由大脑中动脉的小分支供血。

（六）视皮质

1. 视觉中枢 大部分视皮质位于与枕叶距状裂有关的部位,埋藏在距状裂及其分支和副回之中;一部分在枕叶表面。距状裂将枕叶内侧分为上下两个回,即楔回和舌回,其上下唇皮质称Brodmann17区。血供主要来自大脑后动脉的距动脉,但颞后动脉和枕顶动脉亦参与供血,大脑中动脉则协助供给距状裂的前端。靠近后极外侧面,大脑后动脉和大脑中动脉的吻合丰富。

大脑皮质17区是初级视区,其相应的视网膜代表区有严格布局。传递视网膜上部冲动的神经纤维投射到距状裂上缘的大脑皮质,传递下部冲动的纤维投射至下缘。视网膜周围的纤维投射到距状裂周围的前部,视网膜中央的黄斑部纤维则投射到它的后部,并以距状裂为中心自枕极向前延伸2.5cm。在光刺激的作用下,视网膜的杆细胞和锥细胞产生的信息,先经其他类型视网膜细胞进行初步加工和分析,然后通过视网膜神经节细胞以神经冲动的形式将信息沿其轴突传向外侧膝状体并换元和作进一步加工分析,再将其传送到枕叶初级视皮质。初级视皮质并不是视觉通路的终点站,视觉信息在此处进行又一次加工后,再传递到若干更远的目的地,即皮质联合区。光感受细胞及其传递纤维之间的这种组织形式十分适合于视网膜对物体形状和运动产生不同的反应。即使是同一物体,由于刺激视网膜的部位和角度不同,输送到皮质的信息也不同。光亮、阴影、光对比度、直线与曲线都是对视网膜的不同刺激,对于脑来说也意味着不同的信息。这些信息的意义不仅取决于它们的时间排列,更取决于被兴奋纤维的空间排列。在它们到达视皮质并经皮质细胞分析和整合后,视信息才开始进入意识,成为视觉。

2. 视觉联合区 包括 18 区和 19 区。18 区是纹旁区,即第二视区。19 区是纹周区,亦是第三视区。初级视皮质只有和邻近新皮质 18、19 区的短联系纤维,没有经胼胝体的长联系纤维,也没有至同侧半球内其他新皮质的投射。因此,来自视网膜的刺激到达视皮质后,能通过短联系纤维形成一条至 18 区的传递径路,同时在此区形成一个印迹。以后,同一性质的视刺激(如物体)就易于沿着先前的传递径路传导,并与早先留下的印迹相印证,若能互相吻合,则获得了和这一印迹相同的印象,从而建立了认识。所以 18 区是视觉认识中枢,主司对物体的识别。18 区的上部与生物的认识有关,下部与非生物的认识有关。当第一次看见一个物体并在 18 区形成印迹的同时,在 19 区亦形成相同的印迹,它能通过回忆激活,所以 19 区和影像的再现有关。当印迹在 19 区形成之后,即能通过该区发出的长联系纤维和各有关的初级皮质感觉区联系,即将视觉和其他感觉相联系;各种视觉刺激(嗅、味、听,一般感觉等)均能激活 19 区的印迹。

3. 视觉第二联合区 位于优势半球顶下小叶,包括角回和缘上回,约相当于 39 和 40 区。其神经细胞的纤维髓鞘形成较迟,树突出现也迟,细胞在小儿后期才成熟。顶下小叶接近丘脑投射纤维少,但由于它位于视觉、听觉、躯体感觉之间并接受邻近联合区来的大量纤维,所以是联合区的联合区,故称第二联合区。它是人类某些特有高级功能的整合中枢,使得各种感觉之间的联系更为密切,上升为完整的知觉。

二、损 害 表 现

(一)视觉中枢损害

多数均系视皮质和视放射同时受损。病因依次为外伤、血管病、炎症、脱髓鞘疾病、肿瘤等。常见表现如下:

1. 视野缺损 特点是视野缺损的对称性和黄斑回避。多为不完全性同向偏盲,偶可表现为象限盲,常为下象限盲。如果病变仅影响一侧视放射最后部的黄斑投射区,则产生两眼完全对称的中心性同向偏盲。双侧距状裂上方视皮质和视放射的损害(如枪弹伤)可产生双侧下象限完全性半盲;也有关于血管病损害距状裂下方引起双侧上象限完全性半盲的报道。此外,枕叶病变可有下列特殊类型的视野变化。

(1)颞侧新月形视野缺损及颞侧新月形回避:单眼颞侧视野周边部出现小于 30° 的新月形缺损,系对侧距状裂前端局限性病变损害颞侧周边部不成对纤维所致,为视交叉后出现单眼视野缺损的唯一部位,有定位意义。可见于枕叶肿瘤早期,随后即发展为同向偏盲。与之相反,靠近枕极而未影响距状裂前端的病变,则可在同向偏盲的视野图上出现对侧眼颞侧的新月形视野正常区,称新月形回避,多见于血管病变。有人认为新月形回避的定位意义大于新月形缺损。

(2)交叉性象限盲:系双侧性同向偏盲的不完全型。表现为双眼的视野缺损在两个不相邻的象限,系一侧距状裂上唇和另一侧距状裂下唇同时受损的结果。

(3)单侧视觉忽略(unilateral visual inattention):亦称同向视野的视觉消除(visual extinction in homonymous fields),简称为视觉消除。临床表现是一般的视野检查正常,但当距离注视点相同的两个目标同时出现在右半和左半视野计上时,患者仅能看见其中的一个,另一个则被"忽略"。"忽略"或"消除"的一侧为异常。见于对侧枕叶、顶-枕区或额叶病变,但无更加确切的定位意义。

(4)视觉离解(dissociation of visual perception):见于枕叶病变,表现为偏盲患者能感知盲野中物体的运动,但不能感知物体的形状。这种现象常提示偏盲正在恢复。

(5)双侧性同向偏盲:系双侧视皮质受损引起,可同时发生或先后发生。同时发生者多于起病时双眼视力完全丧失,但为时短暂,一般仅数分钟,偶可持续数天,而后恢复。中心视野首先恢复,范围日渐扩大,甚至完全恢复,少数为永久性皮质盲。先后发生者先出现一侧同向偏盲和黄斑回避,视力正常,几周或几年之后出现另一侧的同向偏盲,亦有黄斑回避,以至仅保留黄斑投射区的视野,视野呈管形。最终的结果和同时发生的双侧同向偏盲相同。如果病变范围广泛,中心视野可完全丧失,也称为皮质盲。病因多系高血压动脉硬化,偶见于高血压危象和外伤。

（6）黄斑盲:双侧视皮质黄斑投射区的损害可产生双眼中心暗点,称为黄斑盲。仅偶见于枪弹伤或枕部骨折的压迫。

2. 皮质盲和大脑盲　皮质盲系枕叶视皮质的局限性病变引起,枕叶前部不受影响。多系缺氧或窒息所致,见于各种年龄。引起大脑盲的损坏范围则广泛的多,多系动脉硬化所致,常见于老年人。两者的临床表现相同。因此多数作者把它们作为同义词。

（二）视整合障碍

1. 视失认(visual agnosia)　系大脑器质性病变所致的视觉认识障碍。指在无视觉缺陷、无失语、无明显智能障碍情况下所出现的视觉意义丧失。即表现为视而不见与见而不识。兹将各种特殊的视失认分述如下:

（1）文字失认:通常称为失读症(alexia),属符号视失认范畴。一般分两种:

1）伴失写的失读(alexia with agraphia):亦称皮质性字盲(cortical wordblindness)或视觉符号失认(visual asymbolia),表现为不能随意的读或写(包括听写和抄写)。Dejerine 最初报告的病例除有右侧同向偏盲外,无其他明显的神经系统体征。其病变部位在左角回下 3/4 区域。由于左角回是文字记忆中枢(认字中枢),其病变将导致理解书写语言的能力丧失,患者不会书写,但听觉语言理解功能正常。

2）无失写的失读(alexia without agraphia):表现为不能凭借视觉读字和音符,但常能读数字,计算力基本正常。一般均能正确地自动书写、听写和抄写,但不能读出自己写出的字。患者不能将字的印刷体换写成手写体,但能用手指模仿文字的外形,或被动地在空中画字并读出此字,即能通过手指的运动读字。左枕叶病损和胼胝体压部损害系其病理基础;左大脑后动脉供血区的梗死是常见原因,少数为肿瘤或脑萎缩。Dejerine 认为这是一种分离综合征,

是视皮质和语言区的分离所致。由于左侧视皮质被破坏,左半球无视觉冲动传至左角回,患者仅能靠左视野感觉文字;由于右大脑不能读,右侧视皮质所接受的视觉刺激必须传递至左角回之后方能读。胼胝体压部的损害破坏了右侧视皮质至左角回的联系径路,使绝大多数的视觉冲动不能输送至大脑皮质的左角回,所以患者不能读。由于角回本身未受影响,故书写无碍。因此,任何阻断双侧视觉冲动输送至左角回的病变均可产生无失写的失读。如果某一白质病变破坏了左侧视皮质至左角回的联系纤维,又同时破坏了胼胝体压部,必然产生同样的综合征。

（2）数字失认:也表现为一种失读,见于优势半球顶间回皮质区损害,因它位于大脑中动脉和大脑后动脉的交界处,血管吻合丰富,不易引起血供障碍,所以数字失读少见。Geschwind 等认为,文字失读不伴数字失读的原因是数字不仅和视觉有关,也和其他感觉有关;小儿计数是先用手指,而后方用数字,故当视觉认识障碍发生后,仍可通过其他途径的联系认识数字。

（3）音符失认:亦称音符盲。常伴有文字盲及失乐盲(amusia),即丧失了理解音乐、阅读乐谱的能力;但可单独发生。见于优势半球顶叶的小病灶。

（4）物体失认(object agnosia):指不能借视觉认识非生命体,但能借听、嗅、味或触等其他感觉迅速辨认物体。患者能画出看到的物品,但不认识,即他有正常的物体视觉,但不能通过视觉辨明物体的特征,也不了解物像的意义。完全性物体视失认表现为不认识熟悉的环境,不知身在何处,不能自己进食(不认识餐具和食物)。走路时能避开物体,常靠触摸、声响或气味识别物体。大多能借视觉认识人和动物,偶有伴人面失认者。常伴无失写的失读、颜色失认(见后)和语言记忆力减退。Albert 等报告的尸检病例,生前中心视力正常,能借助视觉看、画和描写物体,阅读正常,也无复杂的空间视觉障碍,但不能凭视觉认识物体;尸检显示胼胝体完整。Benson 和 Albert 曾经认为,物体失认系由优势半球的视觉径路与胼胝体压部和非优势半球的下纵束(inferior longitudinal fasciculus)联合损害所致,由于这种联合损害的机会极少,故临床罕见。后来 Albert 根据以上解剖资料对上述意见作了修改,认为病理基础是双侧视觉-边缘系统联系的损害,破坏双侧下纵束即足以产生物体视失认,不一定要有胼胝体压部受损。

部分性物体视失认较完全性者常见,表现为对

物体的个别属性失认,如认不清物体形状,却认识其颜色,或者认识物体的整体,而不认识其组成部分;也可能相反,仅了解某些属性,而不认识整个物体。常见的类型如下:

1) 颜色失认:分下列三种:①脑性色盲(cerebral achromatopsia)。指后天性脑损害所致的色觉明显损害和色觉丧失。一切物品均被看成灰色或灰白色,轻症病例仅不能区别类似的颜色,如青蓝不分和紫红不分等。脑性色盲均伴有视野缺损,半数以上为上象限半盲,大多数均伴人面失认。双侧大脑半球后部下方病变为其病理基础,主要影响梭回和舌回。有人认为系其中一群色觉敏感细胞受损所致,多系血管性病变,偶为外伤。其和先天性色盲的区别在于前者影响色谱中全部颜色的辨别力,以蓝色端较为显著,而后者大多仅影响某一类色觉。总的来说,脑性色盲与视网膜锥细胞功能障碍所致的色觉异常在临床色觉检查中难以鉴别,需对整个临床表现进行全面深入的分析。②颜色失名的分离综合征。患者无颜色认识障碍的主诉,色觉检查结果亦正常,但对颜色命名错误。表现为不能对看见的颜色赋予正确的名称,也不能在听见颜色的名称之后,在许多颜色中选出与名称相符的颜色。另一方面,患者能正确地完成单纯语言性或单纯非语言性的配色试验。例如,在听到香蕉是什么颜色的问题之后,能正确回答"是绿的"。患者能给所见颜色配上相同颜色,也能给果品素描涂上正确的颜色。典型病例均伴有无失写的失读,二者的病理解剖基础相同,均被认为是一种视功能和语言功能的分离综合征。常见于左侧大脑后动脉闭塞。③颜色失名的失语综合征。患者无颜色认识障碍的主诉,和上述分离综合征有一点不同,即口语测试物品颜色常回答错误。这可能是一种限于颜色名称的失语,一般认为系与颜色命名有关的皮质结构受损所致。可不伴其他类型的失语。病损部位在左侧大脑半球的下顶小叶。

2) 地形失认(topographic agnosia):亦称视觉空间定位障碍(visual spatial disorientation)。一般分下列数种。①Kleist 结构失用(constructional apraxia)。系指在二维或三维空间内失去正常构图和造型能力。即不能正确地画图、书写、用柴火拼几何图案、用积木搭建筑物等。患者作品的空间关系常紊乱颠倒,不成比例。可能是一种视知觉障碍导致视觉不能指导运动的结果,常见于非优势半球顶叶病变。②空间视觉定位障碍。表现为眼前物品虽然看得清楚,当去攫取时,手掌伸得过远、过近或方向错误。

多见于非优势半球角回病变。③地形记忆丧失(loss of topographical memory)。对过去熟悉的地方失去视像记忆,以至患者常迷路,走错房间,睡错床铺而不自觉。亦见于非优势半球顶叶病变。④地形失认(topagnosia)指正确的地形感丧失。患者虽能想象出熟悉的地形的方位,但一联系实际就不行。表现为道路混淆,方向错误和转弯错向。常诉对原来熟悉的道路感到陌生或认不清方向,甚至在病房内也找不到自己的床位。多见于胼胝体压部损害。⑤穿衣失用(dressing apraxia)。表现为穿衣动作困难,可能是由于对左侧视觉空间的忽略。Duke-Elder 称之为单侧空间失认,系非优势半球顶叶损害的结果。

3) 忽略综合征(neglect syndrome):指对左侧视野内物体的视失认,特别是失读。也称为 Riddoch 综合征。传统认为是右顶叶后部病变所致,但亦见于丘脑、中脑的网状结构病变和胼胝体联系纤维的阻断。Heilman 认为,右大脑半球传递双侧的唤醒冲动,而左大脑半球仅传递右侧的唤醒冲动。故右半球病变可产生双侧性忽略综合征,但以左侧视野(右大脑半球支配)的忽略现象更为明显。

4) 生物失认(animate agnosia):能辨认环境即物体,但不能认识各种生物。常见的有以下几种:①人面失认(prosopanosia)多伴有左上象限盲或左侧完全性同向偏盲,右侧同向偏盲偶见。常伴有地形记忆丧失和偏侧身体失认。根本缺陷是患者不能在同一范畴内辨明物体的特性,故仅认识一张脸为人面,却不能辨别这是某一张特殊的脸。对人面视觉资料的加工功能位于非优势半球,故人面失认仅见于非优势半球病变。Benson 等认为,胼胝体后部病灶和非优势半球下纵束的损害系病理基础,常病因为大脑后动脉闭塞。②Gerstmann 综合征,手指视失认属于生物性局部性失认,左右侧定向障碍则和视觉空间失定向有关。据认为手指视失认系左角回病变引起,而左右侧定向障碍则和缘上回病损有关。③体像失认(autotopagnosia)亦称体象障碍。系一种对自身各部结构的认识障碍。有许多种表现。Babinski 偏瘫漠视症(anosodiaphoria of Babinski)表现为了解偏瘫的存在,但对之漠不关心。偏侧身体失认(hemiasomatognosia)表现为对病变对侧的身体失去关注,偏瘫可有可无。

2. 幻视 脑器质性病变所致的幻视可分两种:一种是原始的不成形视觉如光幻视、色幻视;另一种是成形的复杂视象如人像等。偏头痛的闪光亮点属前者,颞叶癫痫的人物、场景幻觉属后者。视物显小性幻觉(lilliputian hallucination)则见于癫痫先兆、脑肿瘤、药物中毒和某些传染病的恢复期。

Winferger 认为,幻视本身无定位价值,视路中任何部位的病变均能引起。它不是大脑皮质的局部兴奋,而是一种精神障碍,是整个皮质整合功能障碍的结果。幻象的复杂性取决于精神和体质因素。但Walsh 等仍然认为,成形幻觉系颞叶病变所致,不成形幻觉和形象不确切的成形幻觉系枕叶病变所致。

3. 视物变形(metamorphopsia)　视觉对物体的形状、距离、大小的感知发生歪曲称为视物变形。视物形象改变成变远、变近、变小,也称视象感觉障碍(dysmetropsia)。以视物变小较多见,常为偏头痛的先兆,视物变大则多系癫痫发作的前驱;二者均常见于视皮质损害。癔症也可有视物变大或变小,甚至一眼视物变大,另一眼视物变小,或者两眼看见的物体一侧大于另一侧,是视觉心理功能障碍的结果。周围性视物变形见于视网膜病变。病理基础是视细胞的间距改变,间距变大则视物变小,反之则变大,故黄斑部水肿时视物变小,瘢痕形成后则视物变大。

4. 色视障碍(dyschromatopsia)　系一种色觉的歪曲。表现各不相同,一种是环境看上去染了色。一切均呈金色或红色;另一种为色觉强度改变,觉得物体的颜色过于明亮和鲜艳,看上去极不舒服,即使是柔和的阳光亦可引起头晕目眩。偶可出现色视持久和色视扩展,例如看红色物品后,整个环境均呈红色,并可保留达半个小时。常伴有人面失认和上象限半盲,可出现在脑性色盲之后,多系双侧枕叶病变引起,见于双侧大脑后动脉闭塞。

5. 视象持久和复视　指注视的目标移去后,视象仍持续存在或出现复视。通常为视象出现在偏盲侧,见于枕叶病变。系正常抑制释放,视皮质出现病理性过渡活动的结果。

6. 视物多象症(polyopsia)　偶见于非优势半球的顶枕区病变,常伴有视物变小性幻觉或单眼复视,机制不明。

三、炎　　症

(一) 视网膜炎

原发于视网膜的感染(包括菌性栓子栓塞)并不多见,一般为细菌性、真菌性和风疹性视网膜炎。急性后极部多灶性鳞状色素上皮病变亦包括在内。由脉络膜炎或附近结构炎症扩展的继发性视网膜炎属普通眼科范围,此处从略。

1. 细菌性和真菌性视网膜炎　前者多见于有感染病灶者,后者多见于长期全身应用抗生素和免疫抑制剂者。感染灶的细菌或真菌以栓子形式被带到视网膜,停留在动脉中,引起中央动脉或其分支闭塞,致视网膜缺血、水肿,视力突然丧失或视野缺损。继之病菌繁殖,破坏视网膜,侵入玻璃体,形成玻璃体脓肿,称为转移性眼球内容炎。临床表现为视力严重减退或完全失明。眼睑轻度肿胀,球结膜重度混合充血,轻度水肿,角膜后沉淀,房水混浊,瞳孔区有黄白色反光,以及明显的睫状体压痛。眼球内容物炎症进一步发展时,炎症累及全部眼球壁致上述症状加剧,光感消失,眼睑和球结膜充血水肿,角膜弥漫性混浊,前房积脓,眼球突出,不能转动,同时还有发热、血液白细胞计数增高等全身症状,称为全眼球炎。一般说来,真菌性的病程较细菌性慢。另外,细菌或真菌栓子也多先停留在脉络膜内,引起脉络膜炎,而后再向视网膜和玻璃体扩展。

如早期发现并及时从血液、房水或玻璃体中检出致病菌,采取正确的药物和玻璃体切除术治疗,有可能保存眼球不同程度的视力。

2. 风疹性视网膜炎　病变为视网膜色素上皮细胞层的色素广泛而不规则地脱落。见于幼儿,都是母体在妊娠头三个月内患风疹经胎盘感染给胎儿所致,发病率高,约占娩出子女的50%。眼底可见椒盐状色素斑,常限于后极部,也可延及周边部,荧光素眼底血管造影显示过渡荧光斑;视网膜血管正常。多伴有其他先天性眼病,如无白内障、青光眼及其他影响视力的眼病,视功能一般正常。

3. 急性后极部多灶性鳞状上皮病变(acute posterior multifocal placoid pigment epitheliopathy, APMPPE) 多发生在25岁左右的年轻人,可为双眼,发病较急,病前有病毒感染史。在眼底后极部出现一个或多个扁平灰白或黄白色病灶,边界不清,约1/4～1/3视乳头直径大小,位于视网膜下,主要影响黄斑部,致视力减退。在荧光素眼底血管造影的早期,病灶常遮盖脉络膜背景荧光。多自行消退,视力恢复,遗留色素。

(二) 视神经炎

视神经炎一词通常泛指以视力减退、视野缺损为主要症状的许多视神经疾病,除感染外,也包括脱髓鞘病、中毒、营养缺乏以及代谢障碍等。炎症可发生在视神经的任何部位,当位于视神经前段视乳头时,称为视乳头炎,位于球后段视神经时,称为球后视神经炎,后者包括急性视神经周围炎。

因感染所致的视神经炎发病急,多为单侧,视力减退迅速而严重,甚至仅剩光感。如尚有一定的视力,视野检查可检出中心暗点、旁中心暗点、弧形暗点或扇形视野缺损。瞳孔变化与视力减退程度一致,对光反射迟钝,单眼视力丧失的瞳孔变化主要是直接对光反射消失,双眼视力均很差时,瞳孔扩大。视网膜电流图正常。脑膜炎、鼻窦炎或眶内炎症引起的急性视神经周围炎常有视野缩小,按压眼球或眼球转动时感球后疼痛。

眼底改变视病变的部位而定。如为远离筛板的球后视神经炎,则早期视乳头正常,晚期常因下行性视神经萎缩而致视乳头呈不同程度的苍白;如炎症靠近筛板,则在早期可出现视乳头充血。

视乳头炎的眼底改变较明显。视乳头边缘模糊、充血、隆起。视乳头表面有放射状出血和黄白色棉絮状渗出。视网膜动脉稍细,静脉扩张,因视网膜血管周围组织有炎性浸润,视乳头及其附近的血管两旁常出现黄白色伴随线,视乳头周围的视网膜有条状混浊。视乳头炎应与视乳头水肿鉴别,后者早期视力正常,视野变化为生理盲点扩大而无暗点或视野缺损,视乳头隆起显著。

视神经炎如及时治疗,预后较好,视力一般在数周内可完全或部分恢复,如果恢复不完全,则常遗有中心暗点及视乳头苍白。

治疗为综合性。用抗生素或抗病毒药、皮质类固醇、能量制剂、B 族维生素等,同时进行病因治疗。

(三) 视神经脊髓炎

是较常见的脱髓鞘疾病,又名 Devic 综合征。主要侵犯视神经和脊髓。急性或亚急性起病,青、壮年多见,儿童罕见。有反复发作倾向。有的有发热、头痛、上呼吸道或胃肠道感染等前驱症状,有的以眼部症状起病,有的则先有脊髓症状。视神经与脊髓症状出现的间隔期不一,多在两个月内,也可长达数年。同时起病者较少。有人认为本病是多发性硬化症的亚型。

1. 眼部症状 双眼先后视力严重减退,完全失明者少见,开始时常伴有眼痛。因脱髓鞘病灶不规律,视野改变亦有多种类型,中心暗点常见,也有向心性视野缩小、同向偏盲或象限盲。经一段时间后,视力、视野可恢复。眼底在早期多为视乳头炎,亦可正常或有视乳头水肿,晚期萎缩。眼震和眼外肌麻痹较少见,瞳孔对光反射正常。

2. 脊髓症状 可损害脊髓任何平面,胸段多见,颈段次之,多为横贯型。常先有肢体麻木、灼痛或电击样痛,而后截瘫、排尿困难以及病变平面以下深浅感觉减退或消失。偏瘫少见。瘫痪可向上发展,以至影响呼吸,危及生命。

脑脊液可正常,发作期有半数病例细胞数和蛋白量轻度增高,Y-球蛋白常增高,免疫球蛋白大多正常。胶体金曲线正常。发作期皮质类固醇治疗有效。

四、视神经部肿瘤

1. 原发于视神经的肿瘤 约 80% 为胶质瘤,其中以星形细胞瘤及多形性胶质母细胞瘤为主,常和神经纤维瘤并发,多数原发于眶内,向颅内延伸,少数原发于颅内,向眶内延伸。儿童及少年多见。其余 20% 主要为视神经鞘的脑膜瘤,偶为纤维瘤。

(1) 胶质瘤:系最常见的视神经肿瘤,占眼眶肿瘤的 40%;最常见的类型是星形细胞瘤或星形细胞瘤与少枝胶质瘤的混合型。多形性胶质母细胞瘤十分少见,均成年发病,迅速死亡。前二者的临床表现相同,且常和神经纤维瘤病有联系,在患者及其家族成员中,牛奶咖啡斑和神经纤维瘤的发生率在 10% ~50% 之间。X 线摄片常见视神经孔扩大,如果正常,则视神经胶质瘤的可能性很小。常在孩提或少年期起病,15 岁以前出现病状者占 85%,女性多见。眼球突出和视力减退显著,但后者可发生在前者之前许多年。少数病例有病眼的水平性或垂直性眼震,为早期症状,或见于视力减退后。眼球突出多直接突向前方,眼球运动障碍很少见;如果突向颞下方,则眼球上转受限。视力减退通常在就诊时即很重。位于颅内段的肿瘤仅有视力丧失,很少发生眼球突出,因易于累及视神经后端及压迫下丘脑,故另有对侧眼的视野缺规、尿崩症和性早熟。如果病变起于眶内段,则眼球突出显著,且可有斜视。开始即出现双侧视神经病状者罕见,如果发生,则可能伴有神经纤维瘤病。原发性视神经萎缩常见,视乳头水肿或视乳头表面组织增殖性变化偶可见到。发生于视乳头的胶质瘤常伴有多发性视网膜胶质瘤,病程十分缓慢,甚至可自行停止进展。多数眶内视神经胶质瘤均于后阶段向颅内扩展而导致死亡。手术切除有效,即使部分切除亦常使复发延迟多年。

(2) 脑膜瘤:虽归类于原发性,但因其来自硬脑膜或蛛网膜,故对视神经损害的实质是继发性压迫。由于肿瘤的成分不同而分为内皮细胞型和纤维型。

1）内皮细胞型：来自视神经周围硬膜下腔的衬里内皮细胞或蛛网膜的覆盖细胞，通常位于眶内，精确的起点不易确定，可原发于视神经的眶内段，或原发于视神经管内段而后向前延伸入眶。这是一种发展缓慢的良性瘤。多不扩展至硬膜外，亦不侵入软膜，常缓慢增大而占据整个眼眶，但一般不穿破眼球和侵入视乳头，沿视神经向颅内扩展仅见于末期，可伴有神经纤维瘤病或全身性印记如牛奶咖啡斑等，亦可伴发睫状神经的神经纤维瘤或多发性颅内胶质瘤。

发病年龄较晚，半数在 30 岁之后，亦见于老年。临床表现为复视、视力丧失、视乳头水肿和眼球突出，偶有眼部疼痛，眼球突出发生在早期，而后才影响视力，眼球运动障碍明显，可因渗出而引起视网膜脱离。病情进展缓慢，一般延续十几年至数十年。X 线片常示眶部骨质的密度增加或脱钙。如果病变位于视神经孔，则能见到该孔的扩大或变窄，后者系骨质增生的结果。可行手术切除，即使切除不彻底，局部复发亦罕见。

2）纤维型：罕见，系一良性肿瘤，常 10 岁前起病，女性较多。仅影响视神经的硬膜鞘，最终亦可充分增大至充满眼眶而引起眼球突出、复视和视力丧失。

2. 扩展和转移到视神经的肿瘤 视网膜母细胞瘤直接向视神经扩展常见，并可迅速沿视神经扩展至颅内，且通常是其致死原因。脉络膜黑色素瘤亦可直接侵及视神经，但较少。视神经和视神经鞘的转移瘤罕见，一般来自乳腺、肺、胃、肾和卵巢，转移性肉瘤可来自纵隔。局部症状类似原发性视神经肿瘤，常迅速恶化致死。

3. 压迫视神经的肿瘤 多为邻近的脑膜瘤和颅底侵入瘤。

（1）嗅沟脑膜瘤：多源于筛骨筛板部硬脑膜。影响视神经时，有视力下降及原发性视神经萎缩，也有视野改变如中心暗点、周边视野缩小或两侧不对称的视野缺损等。有时双侧视神经受累而两眼视力减退。早期常有前额部或眶后部疼痛，单或双侧嗅觉丧失。肿瘤压迫额叶底部可引起冷漠和智能障碍。颅内高压时，常有双侧视乳头水肿，少数呈现 Forster-Kennedy 综合征。

（2）蝶骨嵴脑膜瘤：内侧型也常压迫视神经产生与前述相同的视力、视野和眼底改变，有时有单眼鼻或颞侧视野缺损，若累及视交叉，则有双侧视野改变。如压迫海绵窦及眶上裂，则产生海绵窦或眶上裂综合征。颞叶受损时，可有对称性同向偏盲。外侧型多引起颅内高压，侵入眼眶可引起视力减退、眼球突出，眼球运功受限或引起眶顶和眶外侧壁骨质增生，致使眼眶变窄，眼球受挤，向外突出，但视力无障碍；眼睑及结膜多有充血和（或）水肿，沿外侧裂生长的蝶骨嵴扁平脑膜瘤可侵犯颞叶，引起幻嗅、幻味和幻视。

五、视交叉部肿瘤

1. 原发于视交叉的肿瘤 主要是胶质瘤，星形细胞瘤多见；其次是脑膜瘤及纤维瘤，包括从视神经延伸而来者，均较少见。主要表现为双颞侧偏盲或不规则的视野缺损，以及由一侧开始的双眼视力减退和视神经萎缩。肿瘤也可延伸至视束、下丘脑等处，引起中脑导水管阻塞，产生颅内高压，致双侧视乳头水肿。侵入眶内时则眼球突出和眼球运动受限。X 线检查可见蝶鞍扩大，床突破坏，有时双侧视神经或眶上裂扩大。临床上很难与压迫视交叉的肿瘤鉴别。

2. 压迫视交叉的肿瘤 常见的有垂体瘤、颅咽管瘤、鞍区脑膜瘤，第三脑室肿瘤等。视交叉部也是蛛网膜炎的好发部位，应注意鉴别。早期症状可与球后视神经炎类似，晚期症状复杂。分述如下：

（1）垂体瘤：70% 左右为嫌色细胞瘤，其次为嗜酸细胞瘤及多形性腺瘤（含嫌色和嗜酸两种细胞），嗜碱细胞瘤较罕见。

1）内分泌障碍及头痛：在上述各种垂体瘤中，嗜碱细胞瘤体小，不突出鞍外，主要症状为内分泌障碍，呈现皮质类固醇增多症，即 Cushing 氏病。嗜酸细胞瘤早期只表现内分泌障碍，因生长激素分泌过多，青春期以前出现巨人症，青春期后为肢端肥大症，后期可能突出鞍外，引起视交叉压迫症状。嫌色细胞瘤最易产生视交叉压迫症状，内分泌症状是因肿瘤压迫垂体使之功能低下，间接引起靶腺功能低下，如性功能衰退、毛发稀疏脱落、甲状腺功能减退，肾上腺皮质功能不全等。晚期累及下丘脑致尿崩、恶病质、嗜睡及体温改变等。多形性腺瘤则兼有轻度肢端肥大症及垂体功能低下表现。各型垂体瘤在鞍内压迫鞍膈时，均可引起前头部或眶后疼痛。当肿瘤突破鞍膈后，头痛即减轻或消失，但如肿瘤扩展影响到鞍旁三叉神经或颅底动脉等痛觉敏感组织时，仍可有疼痛。晚期肿瘤增大，进入脑室，常影响脑脊液循环致颅内高压而头痛。

2）眼部症状:视力和视野变化取决于视交叉的位置,肿瘤生长的方向,以及视交叉、视神经和视束的受压情况等。总的说,约70%患者有双颞侧偏盲。早期为红色视野障碍。首先是周边视野受损,最后黄斑视力消失。倘若靠近视交叉边缘的黄斑纤维受压,也可先有双颞侧中心偏盲性暗点,后向周边扩大。因此,当周边视野正常时,应使用小视标查中心视野,以免漏诊。此外,因视交叉下方的神经纤维来自双侧视网膜的鼻下象限,故首先受到来自下方的压迫,因此无论周边视野或中心视野,均易出现双颞上象限盲。当视交叉上方的鼻上象限纤维进一步受压后,始有完全的双颞侧偏盲,此时在颞侧下半野内仍可见手动或保留光感。由于肿瘤生长不对称,偏盲亦不对称。当肿瘤进一步压迫视交叉外侧来自颞侧视网膜纤维时,则鼻上、鼻下象限相继缺损,以至全盲。偏盲发生后,一侧视力常逐渐下降,有时视力突然减退或有一过性黑矇发作,可能系供应视神经或视交叉的血管受压所致。

如视交叉位置偏后,肿瘤压迫一侧视神经,可引起一侧视野的中心暗点或弧形视野缺损,除直接压迫视神经纤维外,还可能和间接影响血供有关,同时(特别是使用红色小视标检查时)伴有对侧颞上象限周边视野缺损。系因对侧视网膜鼻下象限神经纤维交叉时,先向前走向压迫侧视神经后部,再折向后行,因而两眼同时受损,称为Traquair视交叉前部综合征。此点可作为视交叉前部肿瘤与球后视神经炎的鉴别依据。如视交叉偏前,肿瘤压迫视束可产生对侧视野的同向偏盲。如肿瘤突向颞叶,则除产生对称性同向偏盲外,尚可有发作性幻味和幻嗅等。如向上挤压,使视交叉外侧的非交叉纤维受到大脑前动脉压迫,则产生少见的双鼻侧偏盲。也可向下压迫鞍底,侵入蝶窦、筛窦,或向侧方侵及海绵窦或颅中窝底部的硬脑膜,或向后侵入桥小脑角,此时无视力、视野改变。

眼底改变主要为视神经原发性萎缩,通常发生在视力丧失之后,故常有明显偏盲而视乳头色泽正常的病例。视神经萎缩程度和视觉丧失程度之间无平行关系。少数突入第三脑室,引起颅内高压、视乳头水肿及继发性萎缩。一般说来,视力的最终预后虽取决于手术的早晚,但也和视野及眼底改变的程度有关。视野、视力损害轻,手术后的视力恢复较好;但视野严重缺损或全盲并不一定提示最终视力的预后极差,有的术后一两天内即开始恢复,少数需时数月始见进步。恢复次序和发展次序相反。视乳

头苍白者,如苍白后数周至数月始有视力下降,术后往往也可有明显改善,苍白也可稍恢复。明显萎缩的预后欠佳。视力下降至0.1以下时,术后视力难以恢复,甚至继续恶化。此外,少数在放射治疗后出现"空蝶鞍综合征",视力减退加重,可能为视神经、视交叉陷入空蝶鞍内,引起继发性损害所致,易误为肿瘤复发。

眼肌麻痹见于肿瘤扩展至海绵窦时,可产生完全或不完全性的动眼神经麻痹或外展麻痹,以睑下垂较多见。有时为一侧眼球运动全部麻痹,可伴眼球突出。瘤卒中时则出现急性眼肌麻痹。偶有以眼肌麻痹或会聚痉挛为首发症状,术后多恢复。

3）X线检查:除嗜碱细胞瘤外,蝶鞍多呈球形扩大,鞍底骨质吸收或肿瘤生长不对称而出现"双鞍底"。嗜酸细胞瘤可有鞍底密度增大。肿瘤侵及后床突及鞍背则使鞍背变薄、竖直、后移或消失,有时后床突游离。进一步扩大常使前床突及鞍结节破坏,或者为骨质吸收、变薄或前突抬起。压迫第三脑室多致颅内高压。气脑造影可见视交叉池充盈不足、闭塞、脚间池充盈缺损,第三脑室增宽变短或移位。若肿瘤突至鞍上,脑血管造影显示颈内动脉虹吸部张开,或大脑前动脉垂直段拉直,并向后上方移位,颈内动脉有时外移。CT检查可直接观察到肿瘤大小及蝶鞍破坏情况。

4）治疗:在鞍内生长未累及视路的垂体瘤通常采用放射治疗;否则以手术治疗为主,以求视力、视野有所恢复。术前、术中、术后均应补充可的松及行其他替代性治疗。

(2)颅咽管瘤:多见于少年和儿童,好发于鞍上垂体结节部上端,少数位于鞍内,向鞍上发展,个别见于蝶窦或咽后壁等处。

1）眼部症状:肿瘤早期即压迫视交叉、视神经、视束等引起各种视野缺损如一侧或双侧中心暗点、Traquair前部视交叉综合征、双下方半盲、双颞侧偏盲及同向偏盲等,以双颞侧偏盲多见。因压迫多来自视交叉后上方,故视野缺损多自下方开始。也常有不规则的视野缺损,偶有周边视野缩小。随视野变化,视力逐渐下降,也可突然失明,可能为影响视交叉血供所致,失明偶可恢复。眼底检查常为原发性视神经萎缩。有时虽视野缺损,视力下降,但视乳头正常。若第三脑室受侵致颅内高压,常有外展麻痹和乳头水肿,并继以继发性萎缩。肿瘤压迫动眼神经可引起眼肌麻痹。视力丧失者瞳孔扩大,对光反射消失。个别病例虽光感丧失,而瞳孔仍有缓慢

的对光反射。有的眼痛明显。因肿瘤常系囊性,囊液的急速增长、吸收或渗漏,可致上述症状急剧发生、停止进展或自行缓解。

2)其他神经症状:儿童易有颅内高压症状。如肿瘤压迫额叶底部、颞叶、大脑脚或小脑脚时,可产生相应的精神症状、钩回发作、偏瘫或共济失调。

3)内分泌障碍症状:因腺垂体及下丘脑受累,儿童多有垂体性侏儒;成人易有尿崩、性功能障碍、肥胖、体温调节障碍及嗜睡等。

4)X线检查:约60%~70%有鞍上或鞍内钙化影,有诊断价值。钙化为团块、斑点或弧线状,有时贴于颅底呈骨性隆起外观。位于鞍上者,常有鞍背及床突等处的骨质吸收和破坏;位于鞍内者,则类似垂体瘤所见。脑血管造影和垂体瘤突至鞍上时所见类似。脑室造影偶显示第三脑室前部受压和侧脑室扩大。

确诊后均应及早手术,辅以皮质类固醇替代治疗。

(3)鞍结节脑膜瘤:中年人多见,发生于视交叉前缘与两侧视神经之间,常先压迫一侧神经,后压迫视交叉,故通常先有一侧缓慢进行性视力减退和中心暗点,若鼻侧纤维首先受压,则有单眼颞侧偏盲;双侧视神经受压时的症状为双侧性。视交叉受压多为不对称的双颞侧偏盲,以下半部为著。晚期视力严重减退或失明,视神经呈原发性萎缩。

患者早期即有头痛,当肿瘤扩延至垂体及下丘脑时,可有轻微内分泌症状如尿崩、肥胖等。压迫额叶底部可产生精神症状和嗅觉障碍。侵入海绵窦、眶上裂、视神经孔则有眼肌麻痹和眼球突出等。压迫第三脑室引起颅内高压症状见于晚期。偶有脑脊液蛋白量增高。颅片可见鞍结节、蝶鞍前壁骨质增生或破坏,有时前床突、眶上裂、视神经孔等处亦有骨质吸收。脑血管造影偶见以鞍结节为中心向周围放射的异常血管影和由微小血管构成的肿瘤轮廓。确诊者均应手术治疗。

(4)第三脑室肿瘤:多阻断脑脊液通路而致颅内高压、外展麻痹和视乳头水肿,第三脑室前部黏液囊肿的颅内高压症状(头痛、呕吐等)常呈发作性,且和体位、头位有关。例如,仰卧位易致发作,俯卧位或膝胸位易使头痛减轻或消失。亦可压迫视交叉产生不对称的双颞侧偏盲,最终失明。脑室造影显示脑积水和第三脑室充盈缺损。

六、前视路损伤

1. 视网膜损伤 一般不单独发生,常与其他部位的损伤(眼外伤或颅脑伤)并存。以视网膜振荡伤、挫裂和贯通伤常见,损伤性血管病和视网膜病较少。分述如下:

(1)视网膜振荡:暴力作用下视网膜发生的变化大都可逆,性质和发病机制同脑震荡,多系眼球振荡(直接)或脑震荡(间接)的一部分。虽可发生广泛性视网膜损害,但黄斑部和视网膜周边部受损更为常见。

1)振荡性水肿:视网膜对振荡伤的反应是小血管麻痹性扩张和液体外渗,引起广泛性或局限性视网膜水肿。由于供应黄斑部的脉络膜血管特别丰富,因此最易受累,检眼镜下的水肿区域呈牛奶色或灰白色混浊,一般无出血。轻者仅见黄斑部,出现显著苍白的水肿环,相比之下,在环的中央,黄斑部中心成为鲜红的斑点。中度水肿的范围较大,除黄斑部外,亦见于受力部位和视乳头周围。严重时,则广泛累及后极部视网膜。一般的说,伤后24小时为水肿发展期,24小时后为水肿恢复期。数天或数周水肿消退殆尽。临床表现为视力减退、中心暗点和视野缩小。水肿消退后,视力、视野多恢复正常,少数遗有永久性视力减退和中心暗点,常伴有相应的眼底变化,如局限性或弥漫性视网膜色素沉着、黄斑部囊样变性、黄斑部裂孔(囊肿破裂形成)和视网膜脱离,以及弥漫性或局限性视网膜萎缩等。

2)振荡性坏死:严重振荡产生视网膜坏死。系小血管极度扩张、血液淤积和大量液体外渗所致。均有神经细胞变性、溶解和组织坏死、液化。常伴有视网膜出血。检眼镜下显示受力部位附近的白色闪光水肿区,界线分明,形状多不规则,另在黄斑部有显著水肿。视力严重减退,视野缺损,甚至失明。急性期过后,视力视野虽有所恢复,但均遗留永久性视力障碍和视野缺损。慢性期均有程度不同的眼底变化,其中包括视网膜萎缩、囊样变性、裂孔、脱离、色素变性以及瘢痕形成等。

(2)视网膜挫伤:指暴力作用下视网膜发生移位、撕裂和破碎。眼球挫伤常有受力部位的视网膜挫伤,急性期表现为局部水肿、出血及相应的视力障碍和视野缺损。急性期过后均有各种外伤性视网膜改变,不伴眼球其他挫伤的视网膜裂伤并不少见。在原先存在的各种视网膜变性(如高度近视眼)或已痊愈的视网膜炎症基础上,轻微外力即可引起之。

例如,头部的轻微外伤即可引起老年人的视网膜撕裂,与视网膜的老年性变性有关。于健康的成年人,引起视网膜挫伤的暴力一般均很大,常于受力部位产生视网膜—脉络膜的联合撕裂和伴有眼球其他结构的挫伤,引起眼内大出血,导致急性视力丧失,此后,出血吸收、机化,成为外伤性增值性视网膜—脉络膜病变。总的说,若挫伤位于黄斑部或视乳头周围,则引起视力丧失、胜利盲点扩大以及中心或旁中心暗点。任何部位的视网膜挫伤均可立即或于后期产生视网膜脱离。

(3)损伤性视网膜出血:多系视网膜挫伤所致,但严重的振荡伤亦引起之。眼球挫伤和颅脑损伤各自通过直接和间接方式影响视网膜,均致视网膜出血。出血可在视网膜深层、神经纤维层内、神经纤维层与内界膜之间(视网膜前出血)或内界膜与玻璃体膜之间(玻璃体下出血)、有时,视网膜中央血管破裂,发生大量出血和玻璃体积血,导致视力突然丧失。大量出血难以吸收,常遗留增殖性视网膜病变。

2. 视神经损伤 视神经损伤主要发生在颅内段和视神经管内段。前者因位于活动的脑部和粗糙的前颅凹低之间,易受牵拉致挫裂伤;后者因受骨管包围,并被硬脑膜固定于骨壁,除易受牵拉伤和供血血管破裂所致的缺血性损害外,还易受变形骨管、骨碎片以及管内或神经鞘内出血的压迫。外伤性视乳头水肿和视乳头撕裂较少见。此外,视神经损伤也可以外伤性眶尖综合征的一部分,少数患者合并小丘脑损伤。其临床表现为:

(1)视力障碍:多在伤后立即发生视力减退或丧失,少数例外。早期可仅有视网膜静脉充盈及轻微视乳头水肿,若视神经鞘内有出血,因鞘内压力增高,虽无颅内高压,亦致明显的视乳头水肿。伤眼直接对光反射减弱或消失常见,因对侧眼正常,间接对光反射仍存在。伤眼常有潜隐性瞳孔扩大,但需遮盖健眼始能暴露,健眼则间接对光反射迟钝或消失,直接对光反射正常。视神经损害不完全时,视力常在伤后3~4天开始好转,数周致数月内继续进步,但甚少完全恢复。伤后4天至2~3周内,即可见到不同程度的视神经萎缩和视网膜动脉变细。

颅脑损伤后的视力严重障碍或丧失,除视神经损伤引起者外,少数可因伤后眼底血管痉挛或血栓形成引起,以血管扩张剂作球后注射多有效。也有在额部轻伤后(无意识障碍)立即单或双眼失明而眼底正常者。其中少数病例恢复完全,系视神经本身的振荡伤直接使神经纤维传导功能障碍,或通过

视神经微循环麻痹机制间接影响视觉功能所致。多数均遗有不同程度的视力障碍或视野缺损,与视神经供血血管撕裂或血栓形成有关。也曾发现视神经纤维深部断裂,而血管及结缔组织并无改变者。总的说,若3~4天后视力仍不恢复,预后欠佳,以后均逐渐发展成视神经萎缩。有的于外伤后迅速出现视乳头水肿,称为"外伤性视乳头炎"。皮质类固醇治疗有良效。

(2)视野缺损:不全损伤时,有中心及周边视野改变,向心性缩小最常见,视野下半较上半明显,有的为中心暗点、旁中心暗点、扇形缺损及水平半盲,也常为下半视野受累。多由视神经供血动脉或引流静脉的小分支闭塞引起。正常情况下,视神经管内段的上方几乎不存在蛛网膜下腔,故视神经和硬膜直接接触和固定于骨膜,头部碰撞伤常使该段视神经的上方纤维受损,从而引起下半视野缺损。有时,视神经管骨折亦引起之。除视神经损伤外,扇形视野缺损也见于视网膜脱离和出血。在视力恢复过程中,视野也可仍呈向心性缩小或下半视野缺损。

视神经损伤性视力丧失4~5天后仍不恢复,或视力逐渐恶化及有明显视神经管骨折者,均应尽早手术。开放视神经管顶部,解除血肿、碎骨片等的压迫,有时可挽救视力。

3. 视交叉及视束损伤 视交叉损伤远较视神经损伤少见,暴力可直接撕裂视交叉,也可致视交叉移位,使供血血管撕裂,间接引起视交叉软化坏死。但多数为视神经损伤后,产生视交叉的继发性水肿,或视交叉的供血血管损伤性痉挛、闭塞或出血,使之继发性缺血所致。外伤如较严重,合并颅底骨折和下丘脑则出现相应的症状与体征。

视交叉损伤偶尔表现为典型的双侧颞侧偏盲或双鼻侧偏盲,但多数为非对称的双颞侧偏盲,或一眼全盲,另一眼颞侧偏盲。数月后逐渐好转,但也可因继发性蛛网膜炎、脑膜炎或脑积水而恶化。不伴视交叉损害的视束和(或)外侧膝状体损伤均为对侧非对称性同向偏盲,无黄斑回避。

七、眼运动神经损伤

第Ⅲ、Ⅳ、Ⅵ脑神经原发性损伤约占颅脑外伤中的1%~6%,在颅底骨折时,多达10%以上。

1. 动眼神经损伤 闭合性颅脑损伤可使动眼神经出脑处的小根撕裂。也可由于近端神经干的挫伤性坏死,或神经干内、神经外膜下出血,产生单侧

动眼神经不全麻痹。额部外伤常使其在穿入硬膜处撕裂而产生单侧麻痹。有人认为单独动眼神经损伤多见于经眼眶的颅脑贯通伤，眶上裂和海绵窦部位的骨折仅引起其上支或下支麻痹。动眼神经损伤多伴有滑车和展神经损伤，近半数还合并现神经损伤而形成眶尖综合征；部分病例合并三叉神经损伤，表现为眶上裂或海绵窦综合征；有的合并面神经损伤。

动眼神经损伤的恢复常在伤后 2~3 月开始，上直肌、下斜肌较易恢复，神经再生过程中，常因生长方向错误，发生眼内、眼外肌的神经支配失常，瞳孔很少完全恢复。

2. 滑车神经损伤　孤立的滑车神经损伤并不少见。闭合性颅脑损伤是滑车神经麻痹的常见原因。若滑车神经在出脑处因挫伤出血，则双侧同时麻痹。一般认为，作用力的方向和滑车神经损伤与否的关系不大，施加于额、枕、顶部的暴力均可使之麻痹。由高处跌下，臀部着地的间接损伤及头部轻伤亦引起之。

3. 展神经损伤　损伤部位多在出脑后、进入硬膜前的一段展神经。因挫伤、牵拉伤、撕裂伤或眶上裂骨折所致的展神经麻痹多合并动眼、滑车神经及三叉神经第一支的损伤；岩骨骨折常合并面神经损伤。

推 荐 书 目

杨景存. 视神经病学. 郑州：河南科学技术出版社，1996.

参 考 文 献

1. Berger JR. The interface of infectious disease and euro-oph-thalmology. J Neuroophthalmol. 2012,32(3):195-196.

2. Bujak MC, Leung AK, Kisilevsky M, et al. Monovision correction for small-angle diplopia. Am J Ophthalmol, 2012, 154(3):586-592.

3. Fazzi E, Signorini SG, LA Piana R, et al. Neuro-ophthalmological disorders in cerebral palsy:ophthalmological, oculomotor, and visual aspects. Dev Med Child Neurol,2012,54(8):730-736.

4. González Martín-Moro J, Pilo de la Fuente B, Clement Corral A, et al. Everyday anisocoria:anisocoria epidemiology in a secondary care setting. Arch Soc Esp Oftalmol,2012,87(7):206-215.

5. Huynh N, Stemmer-Rachamimov AO, Swearingen B, et al. Decreased vision and junctional scotoma from pituicytoma. Case Report Ophthalmol,2012,3(2):190-196.

6. Kawasaki A, Crippa SV, Kardon R, et al. Characterization of pupil responses to blue and red light stimuli in autosomal dominant retinitis pigmentosa due to NR2E3 mutation. Invest Ophthalmol Vis Sci,2012,53(9):5562-5569.

7. Larsson E, Rydberg A, Holmström G. Strabismus. Accommodation and convergence in 10-year-old prematurely born and full-term children:a population-based study. 2012,20(3):127-132.

8. McLaughlin N, Laws ER, Oyesiku NM, et al. Pituitary centers of excellence. Neurosurgery,2012,71(5):916-926.

9. Murchison AP, Gilbert ME, Bilyk JR, et al. Validity of the american college of rheumatology criteria for the diagnosis of giant cell arteritis. Am J Ophthalmol, 2012, 154(4):722-729.

（王峰　毕云科　邹慧超）

第四节　神经耳科学

一、眩　晕

眩晕（vertigo）是患者感到自身或周围环境物体旋转或摇动的一种主观感觉障碍，常伴有客观的平衡障碍，一般无意识障碍，主要由迷路、前庭神经、脑干及小脑病变引起，亦可由于其他系统或全身性疾病而引起。

眩晕是一种常见的症状，它的发生是前庭系统、视觉、本体觉传入的体位、空间、静态、动态的各种神经冲动整合失调所致。以眩晕为主要症状的各类疾病按病变部位可分为前庭性和非前庭性两种，临床以前者多见。

可以导致眩晕的神经外科疾病以听神经瘤多见，另外脑干肿瘤涉及延髓、小脑肿瘤、头部外伤等也可出现。

（一）听神经鞘瘤（acoustic neuroma）

1. 概述

（1）听神经瘤源于听神经鞘膜。

（2）好发于中年人，30~50 岁，儿童罕见。

（3）引起小脑脑桥角综合征：神经前庭部及耳蜗部的功能障碍（头昏、眩晕、耳鸣、耳聋）及邻近脑神经的刺激或麻痹，小脑症状、脑干症状及颅高压。

（4）诊断进展：CT、MRI 可作出早期或定性诊断，BAEP 作出早期诊断。

（5）手术切除：死亡率明显减低，面神经功能保留明显改善——显微技术,术中 BAEP、面肌电图监测,激光,CUSA。

2. 依起始分类

(1) 外侧型,70%,典型。

(2) 内侧型,20%~25%,不典型。

(3) 管内型,少见,微小听神经瘤,前庭及耳蜗神经症状较明显。

3. 肿瘤的部位及性质 肿瘤来自听神经的前庭或耳蜗部分,生长在内耳道或颅内段,前者远较后者多。肿瘤呈膨胀性生长的圆形或椭圆形,有包膜,在瘤内或瘤外常有囊肿形成,囊肿可为多发,瘤内囊肿含黄色液体,瘤外者含无色透明液体,肿瘤较软。肿瘤发自内听道段者内听道扩大;发自颅内段者则内听道一般正常,第 V、Ⅶ脑神经易受损。

4. 临床表现 听神经鞘瘤占桥小脑角区肿瘤的80%~90%,是颅后窝的常见肿瘤,在脑肿瘤中少于胶质瘤,年发病率1/10万。临床表现的典型顺序:

(1) 耳蜗及前庭症状。

(2) 额枕头痛伴枕大孔区不适。

(3) 小脑性共济失调。

(4) 邻近脑神经受损。

(5) 颅高压。

听神经瘤的眩晕发生率从 18%~58% 之间变化:肿瘤小于 1cm 的患者眩晕发生率为 27%;肿瘤在 1~3cm 的眩晕发生率为 19%;大于 3cm 的眩晕发生率为 10%。

5. 临床分期

第一期:管内型(1~10mm)耳鸣、听力下降、头昏、眩晕和眼球震颤。第二期:小型肿瘤(1~2cm),出现三叉神经和面神经及小脑症状,无颅高压。第三期:中等型肿瘤(2~3cm),出现后组脑神经及脑干症状,并有颅高压。第四期:大型肿瘤(大于3cm),阻塞性脑积水明显,脑干受损明显,语言及吞咽明显障碍,易误诊为脑干、小脑病变。

6. 临床症状出现频率 大部分为耳部症状,其中以听力下降为主,部分伴有耳鸣(12%)。还有一部分患者以耳聋及其他神经症状发病如小脑功能失调,面部感觉减退,眩晕症状和面部瘫痪。

7. 诊断 成年人有一侧听力逐渐减退,同时发现内听道扩大或破坏,应诊断听神经瘤。早期诊断可全切肿瘤,保留面神经。

(1) 神经耳科

1) 听力检查。

2) 前庭功能检查。

(2) 影像学

1) X 线片,内听道扩大。

2) CT:CPA 处均匀的等或略低密度,边界尚清,圆或不规则肿块。少数可稍高密度。部分表现为混杂密度,由肿瘤囊变、坏死、出血所致。钙化少见,增强扫描后,绝大多数肿瘤出现增强,表现多样,均匀或不均匀增强,有囊变的出现单环或多环增强。多数瘤侧骨窗影像可见内听道扩大,呈漏斗状,有时可见骨质破坏。

3) MRI:显示更清晰,一般在 T_1 相上,表现为略低或等信号。若有囊变,在 T_1、T_2 相上更接近 CSF 信号。Gd-DTPA 对肿块实质及囊壁有明显强化作用。

4) DSA:大脑后动脉及小脑上动脉近端向上方移位,严重者对肿瘤呈包绕状,基底动脉向对侧及后方移位。

(3) BAEP:早期 V 波延迟或缺失,甚至其他各波均引不出。

8. 鉴别诊断

(1) 眩晕、头昏应与耳眩晕病、前庭神经炎、迷路炎、药物性前庭神经损害相鉴别。鉴别要点:进行性耳聋,脑神经体征,内听道扩大。

(2) CPA 其他肿瘤:①脑膜瘤;②上皮样囊肿;③胶质瘤;④三叉神经肿瘤。

(二) 脑干肿瘤(brainstem tumor)

1. 概述 脑干肿瘤占颅内肿瘤的 1.4%~2.4%,儿童多见,多见于脑桥,其次为延髓。

2. 临床表现和分类 脑干肿瘤涉及延髓的肿瘤常伴眩晕。眩晕可呈持续性,可因头部转动而加重。根据 MRI 上的肿瘤部位和生长方向,将涉及延髓的脑干肿瘤分为以下几类:

(1) 延髓内固有肿瘤:肿瘤局限延髓内,主要表现为眩晕、呕吐、交叉性瘫痪、后组脑神经麻痹、呼吸障碍。

(2) 延颈髓肿瘤:起自延髓并向尾端扩展累及颈髓,早期出现眩晕、呕吐、呛咳和呼吸困难,病程中出现肢体麻痹和括约肌功能障碍。

(3) 颈延髓肿瘤:起源于颈髓并向头端扩展累及延髓,先出现感觉运动障碍和括约肌功能障碍,病程中出现呼吸困难,呛咳和吞咽困难。

(4) 延髓背侧外生型肿瘤:起源于延髓后表面或第四脑室底的下部,向后生长到脑干外,侵及第四脑室及枕大池,主要表现为呕吐,呛咳,眩晕,颅内压增高。

3. 影像学检查

(1) CT:脑干增粗,病灶呈低密度,少数高密度或混杂密度,偶尔出血、囊变,增强后,无明显强化,或轻、中度强化。

（2）MRI:不仅能显示肿瘤的精确部位、大小、形态和肿瘤的出血、囊变,还能显示肿瘤与周围结构的关系,并有定性诊断价值。

4. 鉴别诊断:

（1）脑干脑炎:脑干脑炎皮质激素治疗有效,病程短,预后好;脑干肿瘤皮质激素治疗无效,进行性加重,MRI 可发现脑干占位病灶。

（2）脑干血肿:脑干血肿 CT:高或高低混杂密度,无增强效应;MRI:T_1、T_2 均呈高或高低混杂密度,无增强效应;脑干肿瘤 CT:增强后呈不同程度强化;MRI:T_1 加权呈低或等密度,T_2 呈高密度,增强后呈均匀或不均匀轻、中度强化。

5. 治疗　治疗原则:分化较好的低恶度胶质瘤或良性肿瘤采取积极手术。肿瘤局限增强,边界清的室管膜瘤、海绵状血管瘤、血管网织细胞瘤、星形细胞瘤可手术。

（三）小脑肿瘤（cerebella tumor）

1. 概述　小脑肿瘤约占颅后窝肿瘤的 1/3,儿童小脑半球肿瘤以星形细胞瘤多见,成年人常见小脑血管细胞瘤。小脑蚓部肿瘤以髓母细胞瘤为多见,均见于儿童,恶性度高。

2. 临床表现

（1）体征:半球肿瘤患者多表现患侧肢体共济失调,指鼻和跟-膝-胫试验阳性,肌张力、腱反射减低,蹒跚步态,常向患侧倾斜,半球肿瘤的眩晕伴有明显眼球震颤;蚓部肿瘤表现为躯干共济失调,肌张力、腱反射多减低,指鼻和跟-膝-胫试验阴性,轻度眩晕、站立不稳、醉汉样步态等平衡障碍,眼球震颤少见。

（2）颅高压症状:半球、蚓部肿瘤常挤压或突入第四室引起梗阻性脑积水,出现严重高颅压表现。

3. 诊断

（1）严禁腰椎穿刺:可诱发急性小脑扁桃体疝。

（2）颅骨 X 线片。

（3）脑 CT、MRI。

4. 治疗　手术治疗,放、化疗。

（四）头部外伤后眩晕

外伤性眩晕:常见有颞骨骨折引起鼓室内出血、迷路损伤或振荡,以及颅脑外伤后所致前庭、前庭神经及核的损害,可伴有内耳神经上皮变性,或迷路破裂、内耳出血、内外淋巴液的生化成分和压力的改变常引起眩晕。

颅底骨折中的颅中窝骨折常有颞部软组织肿胀,若骨折累及岩部,往往损伤面、听神经出现周围性面瘫、听力丧失、严重眩晕。

有颞骨骨折的头部外伤患者中,约 10%~15% 有眩晕。若有颞骨岩部纵形骨折（即骨折线方向与岩部长轴方向平行）,可有轻到中度混合性耳聋、眩晕;若有横形骨折,则为严重的神经性耳聋、眩晕和前庭功能丧失。

二、颈静脉球体瘤

颈静脉球体瘤（glomus jugulare tumor）首先于 1945 年由 Rossenwasser 报道,当时命名为颈动脉体样瘤,后来 Winship 将之改名为颈静脉球体瘤,使这一名称被普遍接受。现在研究证实本肿瘤为副神经节发生的肿瘤,具有含儿茶酚胺的神经分泌颗粒,故应命名为副神经节瘤（paraganglioma）。颈静脉球体瘤是原发于中耳的最常见肿瘤,也是侵犯颈静脉孔的最常见病理类型。以女性多见,男女之比约为 1:6,可见于从婴儿到老年的任何时候,但高发年龄在 50~60 岁之间。绝大多数颈静脉球体瘤为良性,恶性极少见。因本病有多发倾向,故将副神经节瘤常发部位以外的部位发生同样肿瘤时才称为转移,发生率约为 3%~4%,最常见的部位是局部淋巴结、肺、肝、脾和骨。

1. 临床表现　颈静脉球体瘤的临床表现与肿瘤的范围以及血管化程度密切有关。肿瘤通常生长缓慢,从出现最初症状到最后确诊可达十余年。

鼓室球体瘤起源于鼓岬表面,肿瘤沿抵抗力低的方向生长,首先充满中耳腔并包绕听骨链,出现传导性听力下降和搏动性耳鸣。肿瘤早期可见鼓膜完整,但呈深红色或蓝色,逐渐向外隆起。以鼓气耳镜向外耳道加压使鼓膜与肿瘤相贴,可见肿物搏动,与脉搏跳动一致,进一步加压,肿瘤受压颜色转白而停止搏动,即 Brown 氏征。肿瘤可穿破鼓膜而突入外耳道,出现血性或脓血性分泌物,耳道内检查可见出血性新生物,触之易出血。肿瘤继续生长可进入面隐窝、面神经后气房以及通过鼓窦入口进入乳突,此时因面神经骨管受侵犯而出现周围性面瘫。肿瘤向前生长可进入咽鼓管,向下生长进入下鼓室,侵入颈静脉球窝,此时与原发于颈静脉球窝的颈静脉球体瘤难以鉴别,并可出现后组脑神经症状。肿瘤也可通过卵圆窗或圆窗进入内耳,出现感音神经性听力下降,但这种情况较少见。

原发于颈静脉球窝的颈静脉球体瘤通常在出现症状时肿瘤已相当大。肿瘤压迫颈静脉球窝的神经血管结构并沿颅底伸展侵犯舌下神经管时可出现咽下困难、声嘶、误吸和构音障碍等。肿瘤向上、向前破坏颈静脉球窝可暴露颈内动脉管并进入中耳,产生传导性听力下降和搏动性耳鸣。肿瘤侵入咽鼓管并沿管周气房或颈内动脉管生长可进入岩尖、海绵窦和颅中窝,出现面部麻木等症状。肿瘤沿颅底或迷路下气房生长可进入颅后窝,压迫小脑和脑干,可出现共济失调和走路不稳。晚期肿瘤侵入颅内广泛,则出现颅内压增高症状,甚至脑疝而死亡。

2. 诊断和鉴别诊断 详细的病史、典型的症状和体征是诊断的重要依据。体格检查时应进行彻底的耳科学、耳神经学和神经科学检查。现代影像学则为诊断提供了最重要的依据。

对怀疑有颈静脉球体瘤的患者,颞骨薄层 CT 通常是首先进行的检查。CT 可以清楚地显示颞骨破坏的范围。当颈静脉球窝和下鼓室之间的骨性分隔尚完整时,CT 可以分辨出肿瘤是来源于颈静脉球窝还是中耳。若此骨性分隔已被破坏时,则难以区分肿瘤的来源。岩骨段颈内动脉与颈静脉球窝之间的骨嵴被破坏则提示颈内动脉已受累。面神经骨管破坏可提示肿瘤与面神经粘连或已侵犯面神经。MRI 对显示肿瘤与周围软组织的关系要比 CT 更清晰,能明确肿瘤向颅内侵犯的范围,以及是硬膜外还是硬膜内侵犯。颈静脉球体瘤在 MRI 上有特征性的信号,具有诊断价值,即肿瘤内出现血管流空现象,称作 salt and pepper pattern。磁共振血管成像可以显示肿瘤是否侵入颈内动脉、颈内静脉或乙状窦。MRI 对多发性肿瘤的诊断也具有重要意义。对大型肿瘤应进行血管造影以了解肿瘤的供血情况和大血管受累程度,但宜与术前栓塞同时进行(表6-4,6-5)。

表6-4 颈静脉球体瘤 Fisch 分型法

分型	范 围
A 型	肿瘤局限于中耳腔(鼓室球体瘤)
B 型	肿瘤局限于鼓室乳突区域,无迷路下骨破坏
C 型	肿瘤侵犯迷路下,扩展到岩尖部
D_1 型	肿瘤侵入颅内,直径小于2cm
D_2 型	肿瘤侵入颅内,直径大于2cm

表6-5 颈静脉球体瘤 Glasscock-Jackson 分型法

分型	范 围
Ⅰ 型	肿瘤局限于鼓岬表面
Ⅱ 型	肿瘤完全充满中耳腔
Ⅲ 型	肿瘤充满中耳腔,扩展至乳突
Ⅳ 型	肿瘤充满中耳腔,扩展至乳突或穿透鼓膜至外耳道,或向前发展累及颈内动脉
Ⅰ 型	肿瘤小,限于颈静脉球、中耳和乳突
Ⅱ 型	肿瘤侵犯至内听道下方,可有颅内侵犯
Ⅲ 型	肿瘤侵犯岩尖部,可有颅内侵犯
Ⅳ 型	肿瘤超出岩尖至斜坡或颞下窝,可有颅内侵犯

鼓室球体瘤应与特发性血鼓室、中耳胆固醇性肉芽肿相鉴别;肿瘤穿破鼓膜者,应与中耳炎性息肉或肉芽区别;合并感染并有面瘫者,需与中耳癌鉴别;合并脑神经症状者,需与相应脑神经的神经鞘瘤或神经纤维瘤相鉴别,如听神经瘤、面神经瘤、迷走神经鞘瘤等;此外,还应与颅底脑膜瘤、转移性肿瘤、鼻咽癌、异位颈内动脉、颈内动脉瘤、先天性鼓室底壁缺损、高位颈静脉球等相鉴别。

多轨迹断层照片能够显示颈动脉和颈静脉球之间血管嵴的破坏,逆行静脉造影能够发现颈静脉球体瘤向下扩展到颈静脉并达到颈中部。

三、耵 聍 栓 塞

外耳道耵聍积聚过多,形成团块,阻塞外耳道,称耵聍栓塞(impacted cerumen)。

1. 临床表现 可出现听力减退、耳鸣、耳痛,甚至眩晕。也可以刺激外耳道迷走神经耳支引起反射性咳嗽。遇水后耵聍膨胀,完全阻塞外耳道,使听力减退。还可刺激外耳道引起外耳道炎。检查可见棕黑色或黄褐色块状物阻塞外耳道内。耵聍团块质地不等,有的松软如泥,有的坚硬如石。

2. 治疗 取耵聍应细致耐心,避免损伤外耳道或鼓膜。对可活动、未完全阻塞外耳道的耵聍可用枪状镊或耵聍钩取出耵聍团块。较软的耵聍可将其与外耳道壁分离后用枪状镊分次取出。较硬者用耵聍钩从外耳道上壁将耵聍与外耳道壁分离出缝隙后,将耵聍钩扎入团块中,慢慢取出,尽量完整取出。首次就诊难以取出者,先滴入5%碳酸氢钠或1%～3%酚甘油或2%碘油,每日4至6次,待软化后可用上述器械取出或用吸引器吸出(耳鼻喉综合治疗台配有吸引器),也可用外耳道冲洗法清除。已有外耳道炎者,应先控制炎症,再取耵聍。

四、外耳道胆脂瘤

外耳道胆脂瘤(ear canal cholesteatoma)是阻塞于外耳道骨部的含有胆固醇结晶的脱落上皮团块。又称外耳道阻塞性角化病。其组织学结构同中耳胆脂瘤,但常混有耵聍碎屑。

1. 临床表现　多发生于成人,单侧多见,可侵犯双耳。无继发感染的小胆脂瘤可无明显症状。胆脂瘤较大时,可出现耳内阻塞感、耳鸣。如继发感染可有耳痛、头痛、外耳道有分泌物,具臭味。检查见外耳道深部为白色或黄色胆脂瘤阻塞,其表面被多层鳞片状物质包裹。较大的胆脂瘤清除后可见外耳道骨质遭破坏、吸收、外耳道骨部明显扩大。鼓膜完整,可充血、内陷。巨大的外耳道胆脂瘤可破坏外耳道后壁侵犯乳突,广泛破坏乳突骨质,并发胆脂瘤型中耳乳突炎,也可引起周围性面瘫。

2. 诊断　根据病史及外耳道特有特征性的白色胆脂瘤团块即可做出诊断,取出胆脂瘤送病检可确诊。

注意和原发于中耳的胆脂瘤、外耳道癌及坏死性外耳道炎相鉴别,必要时作颞骨CT扫描或乳突X线拍片。

3. 治疗

1) 无合并感染的胆脂瘤较易取出,清除方法同耵聍取出术。可用3%硼酸甘油或3%~5%碳酸氢钠(合并感染时忌用)滴耳,使其软化后取出。

2) 合并感染时,应注意控制感染。但单纯的控制感染很难迅速奏效,只有全部或部分清除胆脂瘤后,方能促使炎症吸收。

3) 感染严重、取出十分困难者可行全麻及手术显微镜下进行,同时全身应用抗生素控制感染。术后应随诊观察,清除残余或再生的胆脂瘤。2%水杨酸酒精滴耳或可预防复发。

4) 外耳道胆脂瘤侵入乳突者应按乳突根治术或改良乳突根治术手术治疗。

五、耳源性脑膜炎

耳源性脑膜炎(otogenic meningitis)是指化脓性中耳乳突炎并发的弥漫性蛛网膜、软脑膜的急性化脓性炎症。局限性脑膜炎系指局部蛛网膜与软脑膜之间的化脓性病变,又称硬脑膜下脓肿。

1. 临床表现　全身中毒症状:高热、头痛、喷射状呕吐为主要症状。起病时可有寒战、发热,体温可高达39℃~40℃,晚期体温调节中枢受累,体温可达41℃。脉搏频数与体温一致。血中白细胞增多,多形核白细胞增加。

颅内压增高症:剧烈头痛,部位不定,可为弥漫性全头痛,常以后枕部为重。呕吐呈喷射状,与饮食无关。小儿可有腹泻、惊厥。可伴精神和神经症状如易激动,全身感觉过敏,烦躁不安,抽搐;重者嗜睡、谵妄、昏迷。发生脑疝时可出现相关的脑神经麻痹,晚期可出现潮式呼吸,大小便失禁。可因脑疝导致呼吸衰竭而死亡。

脑膜刺激征:颈有抵抗或颈项强直,甚至角弓反张。克氏征及布鲁斯津征阳性。如锥体束受累可出现锥体束征,如浅反射(腹壁反射、提睾反射等)减弱,深反射(膝反射、跟腱反射等)亢进,并出现病理反射。

脑脊液改变:压力增高,混浊,细胞数增多,以多核性白细胞为主,蛋白含量增高,糖含量降低,氯化物减少。脑脊液细菌培养可为阳性,致病菌种类与耳内脓液细菌培养相同。

2. 治疗　足量广谱抗生素控制感染,在全身情况允许的前提下,急诊行乳突切开术,清除病灶,通畅引流。注意支持疗法及水和电解质平衡,颅高压时应降颅压,控制液体入量必要使用高渗脱水药。酌情使用糖皮质激素,如地塞米松10mg静注,每日一次。小量多次输血有助于虚弱病危的患者恢复。

六、迷　路　炎

迷路炎(labyrinthitis)是化脓性中耳乳突炎较常见的并发症。

1. 临床表现　眩晕:阵发性或继发性眩晕,偶伴恶心呕吐。患侧迷路处于刺激状态,自发性眼震,快相向患侧。眩晕多在快速转身、屈体、骑车、耳内操作(如挖耳、洗耳等)、压迫耳屏时发作,持续数分钟至数小时不等。中耳乳突炎急性发作期症状加重。听力减退:耳聋的性质和程度与中耳炎病变程度一致。病程长和瘘管位于鼓岬者可呈混合性耳聋。

瘘管试验阳性:若瘘管为肉芽或其他病变阻塞,瘘管试验阴性。化脓性中耳炎,如果卵圆窗区病变严重,瘘管试验易呈阳性,但在显微镜下找不见瘘管,清除卵圆窗区病变后(脓、肉胆脂瘤等),瘘管试验当即变为阴性。对此可称为"瘘管试验假阳性"

或"没有瘘管的瘘管征"。

前庭功能：一般正常或亢进。检查时不易采用冷热水实验（建议采用冷热空气刺激仪）以免感染扩散。

2. 治疗

药物治疗：发作期一般给予抗生素加适量地塞米松，静注。可给予适当的镇静剂，注意休息等。

手术治疗：在足量抗生素控制下行乳突手术。手术显微镜下仔细检查外半规管隆凸及鼓室内侧壁有无瘘管。清除病变时，不宜扰动瘘管内的纤维结缔组织，以免感染扩散，引起弥漫性迷路炎。病变清除后可用颞筋膜覆盖瘘口。瘘口较大时，可选用适当大小的健康碎骨片或肌肉碎块嵌顿于瘘口，上覆颞筋膜。

七、梅尼埃病

梅尼埃病（Ménières disease）是以膜迷路积水为基本病理基础，以发作性眩晕、耳聋、耳鸣和耳胀满感为临床特征的特发性内耳疾病。

1. 临床表现

眩晕：多为无先兆突发旋转性眩晕，少数患者发作前可有轻微耳胀满感、耳痒、耳鸣等。患者常感自身或周围物体沿一定方向与平面旋转，或为摇晃浮沉感。持续数十分钟或数小时，长者可达数日甚至数周。眩晕常伴有恶心、呕吐、出冷汗、面色苍白及血压下降等自主神经反射症状，不伴头痛，无意识障碍。因转头或睁眼可使眩晕加重，患者多闭眼静卧。发作间期可为数日、数周、数月、数年，有的患者发作间歇期可长达十余年或数十年，甚至终生只发作一次。

耳鸣：间歇性或持续性，多与眩晕同时出现，但眩晕发作前后可有变化。发作过后，耳鸣逐渐减轻或消失，多次发作可使耳鸣转为永久性，并于眩晕发作时加重。

耳聋：初次眩晕发作即可伴有单侧或双侧耳聋，

发作间歇期听力常能部分或完全自然恢复，这种发作时与发作后的听力波动是本病的一个特征。随发作次数增多，听力损失逐渐加重，并可转化为不可逆的永久性感音神经性耳聋。

其他症状：发作时患耳闷胀感或压迫感较多见，或有头胀满感或有头重脚轻感。有的患者可有复听，即双耳将同一纯音听为音调与音色完全不同的两个声音。

2. 治疗　对于初次发作或间隔一年、数年再次发作者，应给予积极对症治疗；对于频繁发作者，可考虑手术治疗。

发作期对症处理：按急诊处理常规，尽快缓解眩晕、恶心、呕吐，选用脱水剂、抗组胺药、镇静剂或自主神经调整药物：50%葡萄糖注射液40ml，维生素 B_6 注射液100mg，静注；茶苯海明片50mg，3 次/日；谷维素片20mg，3 次/日；地西泮片5mg，3 次/日；盐酸氯丙嗪片25mg，3 次/日；氟桂利嗪胶囊15mg，3 次/日。

间歇期药物治疗：目前尚无特效疗法。可试用以下几类药物：①血管扩张剂：如倍他司汀、尼莫地平等；②抗组胺药：如异丙嗪、茶苯海明等；③中效或弱效利尿剂：如氢氯噻嗪、乙酰唑胺等，长期应用注意补钾；④钙离子拮抗剂：如氟桂利嗪等；⑤前庭功能破坏剂：如硫酸链霉素、庆大霉素等鼓室内注射，但一般限于双耳听觉功能已完全丧失者，应慎用；⑥维生素类：如 B 族维生素、烟酸、维生素 C、维生素 E等；⑦中成药制剂：如复方丹参片、天麻定眩宁片等。

手术治疗：适用于发作频繁、症状较重、病程较长，并对于工作、生活有明显影响者。可根据情况选择以下术式：①内淋巴囊手术，如内淋巴囊减压术、内淋巴囊蛛网膜下分流术等；②前庭神经切除术；③鼓索神经切除术；④颈交感神经切除术；⑤经前庭窗减压术，如球囊切开术、耳蜗球囊造瘘术；⑥迷路切除术。

（杨光　吴佳宁　张豫滨）

第五节　神经电生理

1. 术中神经电生理功能监测　术中神经电生理功能监测（intraoperative neurophysiologic monitoring）是通过电生理监测仪及电生理技术，向手术和麻醉医生及时反馈术中神经功能完整性的变化情况，及时采取防范措施以避免不可逆的损害，降低术后神经功能缺损的风险，提供患者有关脑、脊髓及脑神经功能的实时状态，有利于术者结合术中的具体

情况采取必要的措施，避开重要的神经结构，或者及时终止危险的操作，防止出现不可逆的神经损伤，在国外已经成为神经外科手术中不可分割的一部分。

2. 脑电生理监测的分类　脑实质及脑干功能监测主要分为两个方面：中枢性和周围性。中枢性指皮层、皮层下、长束解剖功能；周围性指脑干或脊髓的核团、周围神经。诱发电位（evoked potentials）

监测可分为远场诱发电位（far-field evoked potentials）监测和近场诱发电位（near-field evoked potentials）监测。脑神经监测分为特殊神经功能监测与运动性神经功能监测。

3. 主要监测手段 包括脑电图（ECG）、脑干听觉诱发电位（BAEP）、视觉诱发电位（VEP）、体感诱发电位（SEP）、肌电图（EMG）和脑磁图（MEG）等。颅脑手术中比较常运用的监测手段为脑干听觉诱发电位、视觉诱发电位、脑电图和肌电图。

4. 术中神经电生理监测的主要目的

（1）尽可能早的发现和辨明由于手术造成的神经损害。

（2）迅速发现手术中系统性的变化，如大脑半球缺血、缺氧。

（3）协助手术医师鉴别不明确的组织。

（4）协助手术医师鉴别神经受损害的部位、节段，并检查受损的神经或神经束是否还有功能。

（5）协助手术医师辨别感觉皮质、运动皮质以及病变的切除范围。

另外，神经电生理监测还广泛应用于重症昏迷患者的预后评估。

5. 主要监测应用范围

（1）颅后窝手术

1）桥小脑角肿瘤（听神经瘤和其他肿瘤）：在桥小脑角（CPA）肿瘤术中面神经的运动功能保留与瘤体大小直接关系，因大部分病例病程较长，瘤体与周围组织粘连较重，且生长部位特殊，易损伤周围神经尤其是面神经。面神经监护主要有以下特点：①脑电图（EMG）实时性同步性好；②听神经瘤患者术前有的脑干诱发电位波形消失或只有1波听力已丧失，术中监护基本不考虑听神经的保留和功能恢复，面神经解剖保留后，手术邻近结束时用电流刺激判断面神经的功能保留情况。

2）脑干、髓内、外肿瘤：脑干肿瘤中的神经电生理监测必不可少。体感诱发电位（SEP）和听觉脑干诱发电位（ABP）反映了上行传导路的情况，运动诱发电位（MEP）反映了下行传导路是否完整的信息，二者结合可以反映穿过脑干的长束功能状态，能及时发现危及脑干的操作。

3）三叉神经痛和偏侧面肌痉挛采取微血管减压术：通过三叉神经、面神经、舌下神经核团的监测，可以减轻脑神经损伤的程度，增加手术的安全性，提高患者的生存质量。

（2）鞍区肿瘤手术：鞍区手术的视觉诱发电位

和脑电图复合监护有利于保护视神经。

（3）癫痫手术：术中皮层脑电图是目前癫痫灶定位中应用最广泛的技术，通过记录发作时的发作间期的棘波和尖波，来明确癫痫放电的起源和致痫脑组织的范围。有报道认为，在原发性癫痫病例，在皮层电极监测的指导下的额叶或颞叶切除，效果令人满意，大部病例术后发作得以控制和好转。在伴有脑部局部病变的癫痫病例，应用皮层脑电定位癫痫灶与局部病变并非完全一致。术中完全切除致痫脑组织，在皮层脑电图定位下的癫痫灶切除术是癫痫灶切除治疗癫痫的最为有益的监测手段，且癫痫脑组织的切除与癫痫手术预后密切相关。

（4）颅内动脉瘤手术：在颅内动脉瘤手术中，体感诱发电位和脑电监测越来越多地用于识别局部脑缺血，出现波幅降低，潜伏期延长或中枢传导时间延长，EEG出现波幅降低频率变慢，提示可能存在脑供血不足。

（5）其他：功能区手术皮层功能定位、监测；脑瘫手术（SPR）监测；重症昏迷患者预后评估。

目前，术中神经功能监护技术逐渐成熟为一门新的学科，并已成为临床医学的重要组成部分之一。该技术属跨学科的交叉技术，涉及神经电生理学、神经外科、麻醉等学科领域。因此，该项技术凭借减少手术盲目性，提高手术技巧和精确性，将医源性损伤降到最低限度，减少术后并发症，大大提高患者的生存质量等优势，逐渐引起国内同行的关注。

6. 脑电图的技术要求

（1）设备：捕捉脑电活动须在尽可能多的部位进行同步记录。同步记录导联太少，产生误差的机会就相应增加，反之，使用导联越多，误差几率则会减少。某些生理活动需要更多导联。交流电路应该符合保险公司对于医院设备需要遵行的实验室标准。所有交流电插座必须提供合适的接地设备。通常情况下，一般的诊室环境，在患者和设备之间不必设置电屏蔽。

（2）电极：记录电极应注意避免噪声和移动。使用针电极的技师应掌握好针电极的确切使用技术，并熟知使用针电极的缺点和危险性，校正针电极以保持其前后平衡极为重要。

（3）记录

1）记录出的图像必须符合"临床电生理监测标准图像指南"的要求，使得描记的图像更加一致，以利于彼此之间的交流与比较。

2）记录时应将患者的姓名、年龄、记录的数据、数

173

字标志、技术员姓名或名字的首字母标记在记录纸上。

3）每次测量开始和完成时都应该对仪器进行适当的校准。

4）记录期间若仪器设定（灵敏度、滤波、走纸速度、图像）有改变，则应在改变时将之清楚地标注在记录上。

5）基线记录应包含至少20分钟的技术上令人满意的记录。记录时间越长，其所包含的信息也更丰富。

（4）患者的意识水平（清醒、昏沉、睡眠或昏迷）及相应改变，操作者均应记录在记录纸上，在记录过程中要求患者进行何种动作，给予患者何种信号，以及患者根据医生指令做出何种动作或临床痫性活动或无反应等情况，均应在记录纸上有所记录。

（5）在对患者实施某些特定风险的操作时，必须要有临床医生在场，同时配备相应的急救设施。此外，患者本人，家属或法定监护人的知情同意亦不可或缺。

（汪立刚 彭飞 张旭）

第六节 病理学方法

一、病理学检测

由于不同病理学者对于同一肿瘤使用不同命名，从而引起混乱，使脑肿瘤的组织病理学分类在很长一段时间内无法统一，故急需建立标准统一、国际通用的脑肿瘤分类体系。1958年世界卫生组织（WHO）成立了国际肿瘤分类委员会，其分会之一脑肿瘤组织病理学分类委员会于1970年正式成立，由Zülch教授在内的11名委员组成。这个委员会经过10年的讨论，在1979年出版发行《中枢神经系统肿瘤的组成与分类》一书，从此肿瘤的组织学诊断在世界范围内得到了统一。

到了20世纪80年代，脑肿瘤的组织学诊断广泛导入了免疫组织化学方法，不断有新的肿瘤类型被发现和报告，为了把这些成果收录，WHO分类的第2版于1993年发行。在那之后，分子生物学、分子遗传学的研究逐渐进步，为反映这一现状，WHO附属的国际癌症研究机构 International Agency for Research on Cancer（IARC）与国际神经病理学会在1997年共同出版了《Pathology and Genetics of the Tumours of the Neurous System》。另一方面，IARC独立的归纳了WHO分类第3版，于2000年1月发行出版。进入了21世纪，随着分子生物学的迅速进展，脑肿瘤的病理诊断必须要吸收这些新的知识，故对WHO分类再次修订呼声一直存在。2006年修订工作开始，2007年6月WHO分类第4版《WHO Classification of Tumors of the Central Nervous System》出版发行，这是到2009年为止最新的脑肿瘤病理分类法。

肿瘤的组织学诊断受病理形态学检查的影响很大。在WHO分类第一版主要依据HE染色组织形态学特征，但一些特殊染色的光镜变化和电镜所见得到了重视。20世纪80年代免疫组织化学的方法得到普及，并引入到脑肿瘤的诊断中，特别是GFAP染色尤为突出，据此发现了多种新的肿瘤类型，追加在新的分类表中。1993年出版的WHO分类中新增了多形性黄色瘤型星形细胞瘤（pleomorphic xanthoastrocytoma）、中枢神经神经细胞瘤（central neurocytoma）、促纤维增生性婴儿神经节细胞胶质瘤（desmoplastic infantile ganglioglioma）、胚胎发育不良性神经上皮肿瘤（dysembryoplastic neuroepithelial tumor）、原始神经外胚层肿瘤（primitive neuroectodermal tumors，PNET）等新的肿瘤类型。在脑膜瘤中还增加了微囊型（microcystic）、分泌型（secretory）、透明细胞型（clear cell）、脊索瘤样型（chordoid）、淋巴浆细胞丰富型（lymphoplasmacyte-rich，atypical）等亚型。基于单克隆抗体法的发明（Kohler &Milstein，1975年），针对所有抗原的抗体被开发并在市场上出现，到了20世纪90年代，免疫组织化学方法得到了广泛普及，成为了诊断脑肿瘤的重要方法；特别是针对Ki-67抗原、可判定肿瘤细胞增殖能力的MIB-1抗体的应用，是判断肿瘤恶性度的划时代手段。2000年出版的WHO分类第3版中，新增了伸长细胞型室管膜瘤（tanycytic ependymoma）、第三脑室脊索瘤样胶质瘤（chordoid glioma of the third ventrical）、小脑脂肪神经细胞瘤（celebellar liponeurocytoma）、非典型性畸胎样/横纹肌样肿瘤（atypical teratoid/rhabdoid tumour），神经束膜瘤（perineurioma）、横纹肌样型脑膜瘤（rhabdoid meningioma），孤立性纤维性肿瘤（solitary fibrous tumor）等新肿瘤类型。随着20世纪90年代后半期脑肿瘤基因异常知识的积累，开始尝试将之应用于脑肿瘤的分类。一部分基因的异常，如TP53突变，EGFR过表达，INI-1 缺失等已经可以通过免疫组织化学方法确定,并可为肿瘤诊断提供有用的信息;在这种背景下登场的 WHO 分类第 4 版,又新增了 13 种新的肿瘤类型;检查方法的进步为认识肿瘤提供了新的视野,也使科技和医务工作者发现了一些新的肿瘤类型并对以往的概念做出了重新评价。

二、脑肿瘤的病理学分类

脑肿瘤一般是指颅内肿瘤,除了神经上皮起源肿瘤外,还包括发生于脑膜、脑神经和脊神经根、松果体、垂体、视网膜、视神经,以及间叶组织来源的肿瘤,其种类总共超过 100 种;正确的分类对这些肿瘤的诊治十分必要。此外,不同肿瘤的起源细胞、发生肿瘤性转化的原因、发生过程、基因异常、蛋白质表达、组织细胞形态、增殖活性、侵袭能力、对药物的敏感性,对宿主的影响及患者预后等均各有不同,因此为了能够及时并正确的对患者进行治疗,正确的肿瘤分型是十分必要的。

自 19 世纪光学显微镜被用于肿瘤组织的观察以后,根据观察到的结果对脑肿瘤进行了分类,这种分类称为"组织学分类"。从病理学角度有三种分类的基本思想:

1. 根据肿瘤本身的形态命名,即描述分类法(Descriptive lassification)。

2. 从肿瘤组织的细胞发生与分化模式图来推定其发生的起源细胞,并以起源细胞为基准来命名,即组织发生分类法(Histogenetic classification)。

3. 根据肿瘤的临床恶性程度来分类,即恶性级别分类法(Malignancy grading)。

Virchow 定义了"Glioma(胶质瘤),Myxoma(黏液样肿瘤),Sarcoma(肉瘤样肿瘤)"等肿瘤,他采用的是描述分类法。组织发生分类法,则要归功于 Golgi,Cajal,Hortega,Nissl 等卓越超群的神经解剖学家,他们对中枢神经系统组织发生细胞学的渊博知识为这一分类法的建立奠定了基础。组织发生分类法最初是由 Ribbert 提出,经过 Globus 和 Strauss 的系统性归纳,最终由 Bailey 和 Cushing 整理并推出。Bailey 和 Cushing 根据中枢神经系统的细胞发生模式图定义了 16 种脑肿瘤类型,其中许多肿瘤命名至今还在继续沿用,而以肿瘤恶性程度作为基准的分类在临床上具有深远的意义。Kernohan 和 Sayre 将胶质瘤分为从 I 至 IV 级,他们的思想和尝试在肿瘤的现代分类法中也得到了体现。

三、WHO 分类

从 19 世纪后半期到 20 世纪前半期,脑肿瘤研究的不同学者发表了各自独立的脑肿瘤分类方案,而多种分类同时并存的结果导致了一定程度的学术混乱。例如多形性显著的巨细胞胶质母细胞瘤(giant cell glioblastoma)在同时期的不同分类中就分别被叫做巨怪细胞肉瘤(monstrocellular sarcoma)和巨细胞胶质母细胞瘤。世界卫生组织(WHO)为了促进国际恶性肿瘤的研究,确定肿瘤的组织学诊断标准,以达到统一肿瘤命名法的目的,成立了国际共同研究中心。脑肿瘤研究中心于 1970 年成立,而后又于 1993 年和 2000 年对该分类作了修订,最新的第 4 版于 2007 年出版,在这个分类表中,包括 7 大类肿瘤,133 个肿瘤型和肿瘤亚型。

四、WHO 分级

WHO 分级的特征之一是将临床上的肿瘤恶性程度作为分类的一个指标。第一版 WHO 分类的总编 Zülch 在论文中对该分级的原则有详细的表述。I 级:良性;II 级:亚良性;III 级:低度恶性;IV 级:高度恶性。WHO 分类第 2 版的序文中指出,这种分级与通常的组织学分级不同,是所有肿瘤型的恶性度指标。第 3 版的总编 Kleihues 进一步发展了这种思想,于 1999 年在里昂召开的 WHO 分类编辑委员会上阐述了"WHO 分类不仅表示患者的预后,还对治疗方法上的选择也起着重要作用"的内容。WHO 分类第 4 版中对 WHO 分级做了更加详细的表述,提出了各种肿瘤类型的 WHO 分级一览表。各种分级的含义如下所述。

I 级:指肿瘤细胞增殖能力低,单纯外科切除就有治愈的可能。

II 级:指肿瘤细胞呈侵袭性生长、增殖能力低、术后经常复发的肿瘤,部分 II 级肿瘤可向更高级别肿瘤进展,生存期可达 5 年以上。

III 级:指肿瘤细胞出现核异型性以及活跃的核分裂等特性,组织学上呈恶性表型,患者要接受追加放疗和化疗(手术以外),治疗后生存期 2～3 年。

IV 级:指细胞学呈高度恶性,核分裂极度活跃,易引起坏死的肿瘤。无论是术前还是术后,其病变进展迅速,易引起死亡。预后受治疗手段影响大,多形性胶质母细胞瘤的患者大部分在一年以内死亡。

WHO分级的另一个特征为它是附加于组织诊断命名后的分级,这也是与迄今为止的众多分类系统的明显不同之处;例如,间变性星形细胞瘤的WHO分级仅有Ⅲ级,根本就不存在Ⅱ级和Ⅳ级。

五、AFIP肿瘤病理学图谱神经病理学分册

美国以军队病理学研究所(Armed Forces Institute of Pathology;AFIP)为大本营发行的《肿瘤病理学图谱》已有60多年的历史。这是一项将各系统肿瘤分类进行标准化的计划,在当时曾由美国国立科学学会负责,现在由美国病理学研究与教育联盟所属的一些大学(Universities Associated for Research and Education in Pathology;UAREP)来继续实施。在发行了第一、第二、第三系列之后,现在第四系列也发行了。AFIP肿瘤病理学图谱中负责脑肿瘤部分的学者,第一系列(1952年)是Kernohan和Sayre,第二系列(1972年)是Rubinstein,第三系列(1994年)和第四系列(2007年)是Burger和Scheithauer。AFIP图谱的特点是采用了大量的照片来展现脑肿瘤的本来面目,并在正文中加以详细说明,使其具有超出单纯"图谱"之上的充实内容。第三系列和第四系列二位著者加入了基于自身经验的丰富内容,在基础医学和病理诊断学上都有含蓄且丰富的表述,第三系列中提出了独自的脑肿瘤分类表,在第四系列中被废除,而以WHO分类为基准。

到目前为止来看,脑肿瘤的分类随着新方法的引入而得到发展。目前正在进行的基因组学,蛋白质组学的进步给脑肿瘤的检查诊断方法带来了新的工具,这些新的进步,为研究脑肿瘤的发生机制,生物学特性,放化疗的敏感性等带来了突破口,新的脑肿瘤理论的诞生备受期待。鉴于以上原因,组织分类应该会逐渐细致,专注于肿瘤发生机制和病理特性,有助于选择治疗方法,能够更好的反映患者的预后。以这样的方向作为目标进行分类改革是有必要的,但也不要只追求利用最新的知识将组织分类一再的更改。现在的组织分类是基于前人的庞大的研究而得到的成果,应该成为今后研究的基础,在对其进行变更这个问题上要采取慎重的态度。

六、各种颅内肿瘤的病理学改变

1. 毛细胞型星形细胞瘤 肿瘤细胞形态比较单一,主要由单极或双极梭形细胞组成,呈纤细毛发样,具有海绵状胶质母细胞样表现,PTAH染色或GFAP免疫组织化学染色突起呈阳性,核呈卵圆形或者棒状,几乎看不到核分裂。细胞呈束状或者是漩涡状排列,但是密度很高,细胞间可出现微小囊腔其中有香肠形状、根茎样嗜伊红纤维和嗜伊红细胞样颗粒小体。

2. 室管膜下巨细胞型星形细胞瘤 肿瘤以较大的肿瘤细胞为主体,小的纺锤形细胞间杂其间,血管丰富,常可见钙化。体积较大的肿瘤细胞具有和肥胖型星形细胞相似的嗜酸性大型胞体,核呈圆形,椭圆形,偏于细胞一侧,染色质呈网状,有1~2个清楚的核仁。小型的纺锤形细胞突起细长,夹杂在大细胞之间,有的部位会出现漩涡状或流线型走行(stream pattern)。体积较大的肿瘤细胞除了GFAP和S-100蛋白染色阳性,神经微丝蛋白(Neurofilament),neuronal associated class Ⅲ β-tublin,突触素(Synaptophysin)也呈阳性,因此认为它来源于神经胶质细胞。根据You等人对8例的研究,各种蛋白的染色阳性率为,GFAP 100%,NeuN 100%,NSE 88%,Nestin(100%),Synaptophysin 100%(弱染色,局灶性),chrA 0%,Neurofilament 0%。MIB-1一般为低值(1%左右)。电镜可见:大型细胞呈囊状椭圆形,核的中间有明显的核仁,细胞体积大,细胞质内有很多中间丝成分(10nm)是其特征,微管(25nm)和致密小体清晰可见,在高尔基复合体附近偶见密集的有核心囊泡。

3. 多形性黄色瘤型星形细胞瘤 免疫组织化学染色GFAP、S-100蛋白阳性,另外有时神经标志物蛋白(突触素蛋白、神经微丝蛋白)染色阳性,70%的PXA的CD34抗原阳性。电镜可见:在肿瘤细胞质内有中间丝,有时还有脂肪滴和溶酶体,在细胞质周围可以看到基底膜。Kepes等在软脑膜下星形细胞的细胞质周围看到了基底膜,因此认为PXA的起源是软脑膜下星形细胞。最近有报告提出,20%的PXA有致密颗粒,微小管及透明囊泡等向神经细胞分化的趋势,有学者认为这样的观察意味着PXA来源于神经上皮干细胞。

4. 弥漫性星形细胞瘤 在PTAH染色时,细胞浆、细胞突起、纤维网状成分都被染成蓝色。免疫组织化学染色:GFAP阳性,另外,Vimentin在恶性星形细胞瘤中也呈阳性。电镜可见:在肿瘤的细胞质内,能见到线粒体、粗面内质网、高尔基复合体、微管、小囊泡,有时可见糖原颗粒,特别是可以看到明显的胶

原纤维,呈弥散性或呈束状排列,大部分核型不规则,经常可见细胞质的一部分突入核内。

5. 间变性星形细胞瘤 多数的肿瘤细胞 GFAP 染色阳性。本肿瘤 Ki-67(MIB-1)LI(Labeling index)大约为 5% ~ 10%。弥漫性星形细胞瘤多在 4% 以下,胶质母细胞瘤多在 15% 以上。电镜可见:肿瘤细胞的异型性在电镜图片中也有反映,可以观察到诸如核形不整,核仁的巨大化,异染色质-常染色质的增加,细胞质中可见胶质纤维,但量是减少的。

6. 大脑胶质瘤病 多数肿瘤细胞与纤维型及肥胖型星形细胞瘤者相似,可见到纺锤形的细胞核,染色体增量,以及核分裂象,可见具有畸形核的肿瘤细胞,这些细胞在大脑灰质和白质中不规则混杂分布,常可见肿瘤细胞沿神经纤维走行呈流水样排列,有时引起邻近髓鞘脱失,但轴索保持良好,很少见血管异常和血管周围淋巴细胞的聚集;肿瘤细胞 GFAP 染色阳性,MIB-1 LI 大约为 6.3% ~ 7.6%。

7. 胶质母细胞瘤 胶质母细胞瘤是星形细胞瘤来源的肿瘤中异型性最高的一种类型。一般情况下,细胞密度高,细胞异型性明显,细胞可以是小圆形,也可以是多角形及多核瘤巨细胞,各种各样的细胞排列密集,增殖活跃,核染色质丰富,核/质比增大,随处可见核分裂;另外可见肿瘤组织坏死和出血、血栓形成,偶尔可见含铁血红素沉着。肿瘤细胞可在血管周围排列形成血管周围假菊形团(血管芯菊形团),也可将坏死灶围在中心呈假栅栏样排列。常见血管内皮细胞反应性增生,形成肾小球样结构及马蹄铁样表现。另外可见随着血管周围组织坏死诱导的免疫反应性淋巴细胞在血管周围的聚集。部分肿瘤细胞中表达 GFAP、S-100 蛋白,也有一些肿瘤细胞表达 Leu-7、Vimentin。Destin、cytokeratin 及 nestin 等与肿瘤浸润相关的因子也呈阳性反应。增殖期细胞标志物 Ki-67、MIB-1、PCNA、DNA 拓扑异构酶Ⅱα(DNA topoisomerase Ⅱα)均呈高表达,这些免疫组织化学指标的阳性标记指数对判断预后有一定帮助。近年来,有关药物耐受性机制的 O6-甲基鸟嘌呤 DNA 甲基转移酶(MGMT)广受关注,这种酶的表达与预后有着明显关联。另外,在恶性胶质瘤高表达的蛋白中,以 IL-13Rα2 链为代表的 HLA-A0201 拘束性肿瘤抗原肽的开发也备受关注,这些肽可以使抗原刺激下的树突细胞诱导对胶质瘤细胞呈现特异性的强力抗肿瘤免疫反应,针对胶质瘤细胞发挥选择性的抗肿瘤效果,这些在基础研究中已经得到证实。

8. 少突胶质细胞瘤 本肿瘤无特异性标志物。矛盾的是,正常的少突胶质细胞中存在的标志物在本肿瘤中不被染色,而星形细胞和神经细胞的标志物却常被染色。Myelin basic protein,myelin associated glycoprotein,myelin proteoliplid protein,galactocerebroside,carbonanhydrase C 等正常的少突胶质细胞标志物在本肿瘤多为阴性,不具备诊断价值。少突胶质细胞的转录因子 Olig2 在本肿瘤染色阳性,染色部位为细胞核,如果 Olig2 为阴性的话,可以成为否定该肿瘤的根据,但其在大多的弥漫性星形细胞瘤,胶质母细胞瘤中都是阳性染色,因此无法鉴别。

具有蜂巢样结构的肿瘤细胞大部分 GFAP 是阴性,其中也有 GFAP 阳性的肿瘤细胞存在,这样一些细胞称为胶质纤维型少突胶质细胞(Gliofibrillary oligodendrocyte)。

GFAP 在小肥胖细胞中染色阳性,肿瘤中存在的反应性星形细胞也呈阳性染色,与肿瘤细胞难以区别。本肿瘤中 neurofilament,synaptophysin,NeuN,TuJ-1 及 β-tubulin 等神经细胞系的标志物阳性染色,构成神经细胞骨架的 microtubule-associated protein 2(MAP2)也阳性染色,提示肿瘤细胞向神经细胞分化。

9. 间变性少突胶质细胞瘤 作为分化型肿瘤的少突胶质细胞瘤,肿瘤细胞 GFAP 染色阴性,伴随其间变性的增强而失去其少突胶质细胞的特征,GFAP 的表达注定不高。与少突胶质细胞瘤相比,GFAP 表达阳性的反应性星形细胞和小肥胖细胞增加。Oligo2 与 S-100 蛋白一样,不仅在少突胶质系肿瘤,在所有胶质瘤系中都阳性表达。MIB-1 LI 与预后相关,但是其绝对值在各个设施之间差别很大,在少突胶质细胞瘤和本肿瘤之间多有重复。

10. 少突-星形细胞瘤 GFAP,S-100 蛋白染色阴性的通常就是少突胶质细胞瘤成分了,但是小肥胖细胞等肿瘤细胞染色阳性,而且 Oligo2 也是在胞核浓染。虽然 Oligo2 在星形细胞染色也为阳性,但是染色浅淡,通过与 GFAP 染色的对比可以达到鉴别星形细胞和少突胶质细胞的目的。

11. 室管膜下室管膜瘤 肿瘤细胞小,核染色质少,成簇状分布的肿瘤细胞聚集在胶质纤维基质中。纤维性基质中常常伴有囊泡形成,有时可见钙化和出血。MIB-1 LI 在 1% 以下,核分裂象罕见。免疫染色中,肿瘤胞质和纤维性基质 GFAP 染色均为阳性。电镜所见有纤毛及微绒毛样结构,并可见细胞连接,呈典型的室管膜细胞表现,有时可见胶质微丝(Glial filament)。

12. 黏液乳头状型室管膜瘤 圆柱形及立方形的肿瘤细胞围绕血管及其周围的结缔组织间质呈乳头状排列,向血管方向放射状的伸出细长的嗜酸性突起。肿瘤内血管丰富,可见血管外膜增生、肥厚、透明变性。肿瘤间质和血管外膜中贮留的黏液样物质 Alcain Blue 染色阳性。GFAP,S-100 蛋白,vimentin 染色阳性,Cytokeratin 染色阴性,MIB-1 LI 0 ~ 5.5%(平均 0.9%)。电镜可见肿瘤细胞虽具有微绒毛,细胞间连接等室管膜细胞的超微结构特征,但是纤毛少见,含有中间丝的突起呈指状结合,血管和蛛网膜邻接的部分有基底膜形成,可见半桥粒。

13. 室管膜瘤 肿瘤细胞 GFAP 染色阳性,特别是在血管周围假菊形团,室管膜菊形团,室管膜衬里(ependymal lining)等部位。S-100 及 vimentin 蛋白染色阳性。细胞表面 EMA(epithelial menmbrane antigen)染色呈线状阳性,细胞间细胞体内呈点状阳性,这一点状阳性像与超微结构上的微小管腔相一致,仔细观察,在多数的室管膜瘤都能发现,有很高的诊断学价值。EMA 的阳性染色像可通过抗原修复得到更加清晰的阳性染色结果。超微结构上可见肿瘤细胞间桥粒样的接合装置,细胞外腔狭小。细胞表面有纤毛和微绒毛,常嵌入胞质,因此细胞内常可见微绒毛的集合。另外,细胞内还可见到中间丝和糖原颗粒。应用电镜可以轻易观察到光镜中无法分辨的微小管腔,其内腔中充满了微绒毛及其变形产物,因此电镜较光镜具有观察肿瘤上皮细胞性质的优势,有较高的诊断价值。

14. 间变性室管膜瘤 与 WHO Ⅱ级的室管膜瘤大致相同。肿瘤细胞 GFAP,Vimentin,S-100 蛋白染色阳性,特别在血管周围 GFAP 染色强阳性,部分病例中 EMA 和 cytokeratin 也呈阳性,但是和良性病例相比,其表达较弱。据文献报道,免疫染色 EGFR 过度表达的病例有再发和恶变的倾向,p53 表达强阳性的病例预后不良。Ki-67 的阳性率与预后高度相关,电镜可见大量的微绒毛和少量的纤毛形成的微小菊形团样结构(microrosette)是室管膜瘤的特征性表现。恶性例中可见异常的纤毛,拉链样的中间连接(intermediate junction)是细胞间连接的特征。

15. 脉络丛肿瘤

(1)脉络丛乳头状瘤:肿瘤细胞与正常脉络丛上皮相似,为柱状或立方上皮细胞呈单层乳头状生长,部分细胞为复层。肿瘤细胞有基底膜支撑(与室管膜瘤的不同点)。在细胞学上通常观察不到恶性特征,有少数情况下可见细胞及核的异型性和核分裂象。免疫组织化学染色发现脉络丛乳头状瘤中 GFAP,S-100 及细胞角质素呈阳性反应。

(2)非典型脉络丛乳头状瘤:与脉络丛乳头状瘤相似,但也呈现出各种异型性,恶性度在脉络丛癌和脉络丛乳头状瘤之间,WHO Ⅱ级。WHO 分类中的诊断标准为:高倍镜下 10 个视野观察到 2 个以上的核分裂象。另外,也记载了该肿瘤具有以下 4 项特征中的 2 项,即:①细胞密度高;②核的多形性;③乳头状结构的不明朗化(充实性增殖);④坏死巢。但这成为不了该肿瘤的诊断标准。

(3)脉络丛癌:伴出血和广泛的坏死,在脑组织中浸润性增殖。结构上,乳头状排列不明朗化,充实性增殖,细胞密度高,可见高度的核异型性和大量的核分裂象。恶性度高,WHO Ⅲ级。WHO 分类中的诊断标准为以下 5 项中占 4 项以上:①高倍镜下 10 个视野中见 5 个以上的核分裂象;②细胞密度高;③核多形性;④乳头状结构消失,呈杂乱铺路石样结构;⑤坏死灶。S-100 蛋白、thansthyretin、cytokeratin、vimentin、podoplanin 等阳性表现,特别是 thansthyretin,虽有病例呈阴性染色,但对本肿瘤来说具有相对的特异性,对鉴别诊断颇有意义。

16. 星形母细胞瘤 肿瘤细胞以血管为中心呈环形排列,并向血管壁伸出放射状排列的粗短突起,三者共同组成的这种特征性车轮样排列被称为"血管周围假菊形团样结构"(Perivascular pseudorosettes),各假菊形团样结构排列致密,血管周可见玻璃样变,玻璃样变表现特别强的时候,颇似乳头样结构。肿瘤细胞 GFAP、Vimentin、S-100 染色均阳性。另外,也有 EMA、细胞角蛋白、NSE、NCAM 阳性的报道,但均不确定。MIB-LI 为 1% ~ 18%。电镜所见肿瘤细胞中可见充满中间丝的细胞突起呈平行或放射状到达血管周的基底膜,但无向神经细胞和上皮细胞分化的特征,另外可见丰富的糖原颗粒和细胞间的连接复合体(junctional complex)。最近有报告该肿瘤的电镜表现和脑室膜细胞有相似之处。

17. 第三脑室脊索瘤样胶质瘤 肿瘤细胞呈 GFAP、Vimentin 及 CD34 阳性,部分病例的肿瘤细胞可呈 EMA 或 S-100 阳性。与本肿瘤光镜表现类似的脊索样脑膜瘤和脊索瘤的 GFAP 染色为阴性,EMA 染色为阳性,凭此可达到鉴别的目的。MIB-1 LI 一般在 5% 以下,大部分病例为 0 ~ 1.5%。核周胞质内粗面内质网和高尔基复合体发达,中间区域中线粒体,滑面内质网,分泌颗粒,外侧区域中含丰富的中间丝,细胞表面有丰富的微绒毛,邻接细胞间可见中间连接(intermediate junction),基底侧可见基粒和半桥粒;这些构造与后连合下的脑室管膜连合下器官的室管膜细胞和室管膜瘤类似。

18. 血管中心性胶质瘤　纺锤形细胞 GFAP、S-100 蛋白及 Vimentin 染色阳性;EMA 部分阳性,在室管膜瘤中出现典型的点状及轮状阳性图像,在圆形细胞群中可高频出现,MIB-1 LI 在大多数病例中为 1% 左右,至多为 5%。根据目前为止的报告,部分病例可见微绒毛和纤毛充斥的微小腔,细胞间连接,与血管结合的部位存在基底膜,类似室管膜瘤的特征。

19. 小脑发育不良性神经节细胞瘤　神经节细胞的 NeuN、突触素(synaptophysin)、神经微丝蛋白(neurofilament)阳性,但是 Purkinje 细胞特异的蛋白 Leu$_4$、L$_7$、PEP$_{19}$、calbindin 阳性细胞极少。PTEN 基因产物阴性表达,Ki-67 LI 极低,增殖性低,大多数神经节细胞表现出内颗粒细胞的电镜表现。

20. 婴儿促纤维增生型星形细胞瘤/神经节细胞胶质瘤　肿瘤与脑实质境界明了,表面形成纤维。以类似成纤维细胞和星形细胞的纺锤形细胞为主要成分增殖。核细长,异型性不明显,核分裂象少见,细胞呈条索状排列,呈纹席状或漩涡状排列,间质中血管和网状纤维发达,可见未成熟的神经上皮性的小细胞增殖区域,其内可见核分裂象。DIG 的神经成分包括大型的神经节细胞和中型的神经节样细胞,无微血管增生和坏死,纺锤形的细胞大多 GFAP 和 vimentin 染色阳性,其中一部分对 α smooth mucle actin 也呈阳性染色。DIG 的神经细胞成分表达突触素、神经微丝蛋白、class Ⅲ β tublin。MIB-1 LI 在 2% 以下,小型细胞区域可达到 10% 以上。纺锤形细胞质内可见中间丝和细胞器,细胞周围被基底膜包围,细胞质中粗面内质网和高尔基复合体发达,有的细胞与成纤维细胞类似,细胞间隙可见胶原纤维。

21. 胚胎发育不良性神经上皮肿瘤　多数的少突胶质细胞样细胞 S-100 蛋白染色阳性。Ki-67 LI 多在 1% 以下,增殖能力弱。少突胶质细胞样细胞为小的圆形未成熟细胞,没有特征性的电镜表现,有报告称少数细胞有神经分泌颗粒和突触的形成。

22. 神经节细胞胶质瘤,神经节细胞瘤　神经节细胞大型,胞质丰富,核巨大,核仁明了,胞质边缘常常聚集尼氏小体和多核细胞,呈现大小不同的形态,局部常形成集簇样聚集。这其中混有胶质瘤成

分时诊断为神经节细胞胶质瘤。胶质瘤成分多类似于毛细胞型星形细胞瘤。常见 Rosenthal 纤维和嗜酸性颗粒小体,反映了肿瘤生长的病程够长,可见钙化,网状纤维发达和血管周围淋巴细胞浸润。对间变性神经节细胞胶质瘤来说,间变性的成分基本都是胶质瘤的部分。神经节细胞的突触素,MAP-2,神经微丝蛋白,NeuN 染色阳性。胶质瘤成分的 GFAP,S-100 蛋白等 marker 染色阳性。Ki-67 在胶质瘤成分中阳性,阳性率约 1.1% ~ 2.7%。神经节细胞中可见核膜凹陷形成多个不规则核膜切迹,清楚的核仁,发达的粗面内质网,核周见层状小囊。神经节细胞最突出的特征是在其胞浆中可见到含致密核心的小囊泡(DCV)状神经内分泌颗粒,大小为 80 ~ 150nm。还可见 70 ~ 80nm 的中心透明小囊泡,胶质瘤成分中可见显著的胶质纤维。

23. 中枢神经细胞瘤　突触素是最有用的 marker,岛状神经毡和肿瘤细胞染色阳性。Class Ⅲ β-tublulin、MAP2、NeuN、tau、calcineurin 等亦为阳性,有报告显示神经微丝蛋白也可为阳性,但大多数为阴性表达。①含有微小管的神经突起结构;②存在神经颗粒;③不完全的突触样结构是本肿瘤的特征;与少突胶质细胞瘤和透明细胞型室管膜瘤鉴别时,这些神经细胞分化的证据是必要的。

24. 乳头状胶质神经细胞性肿瘤　被覆血管的星形细胞 GFAP 和 S-100 蛋白等胶质标记物染色阳性。神经细胞则突触素 Class Ⅲ β-tublulin、NeuN 染色阳性。中大型神经细胞膜下突触素染色阳性。神经微丝蛋白和 Chromogranin A 在中大型细胞也体现阳性表达,但其反应强度不一。被覆在假性乳头结构的 GFAP 阳性细胞 Olig2 染色阴性,而假性乳头结构之间的小圆形细胞 Olig2 染色阳性,另外也有 GFAP 阳性的小肥胖细胞大量混合存在的情况。在这些病例中,除了小圆形细胞向神经细胞分化以外,也可能同时向少突胶质细胞分化。

25. 四脑室形成菊形团的胶质神经元肿瘤　菊形团结构区和星形细胞瘤样结构区大体上各自独立存在。菊形团结构包括花冠状的神经细胞性菊形团和血管周围性菊形团,常常被纤维性的背景所掩盖而呈现出境界不明的菊形团结构。菊形团由均一小型的圆形神经细胞构成,菊形团中心部或者血管壁可见短小细胞突起形成的纤细的纤维性基质,有时可见少量的神经节细胞。星形细胞成分颇似毛细胞型星形细胞瘤的形态,肿瘤像呈现出有细长细胞突起的双极性细胞增殖形成的实质部分和短细胞突起

的少突胶质细胞瘤样细胞疏松分布形成的海绵状部分，可见 Rosenthal 纤维，嗜酸性颗粒，微小钙化，血管增生等表现。菊形团多只能在特定部位观察到。另外，根据采集标本的大小，有时看不到明显的毛细胞星形细胞瘤样表现。

26. 松果体细胞瘤　肿瘤细胞小型，形态均一，分化良好。核类圆形，染色质颗粒粗大，核小体不清晰，几无核分裂象。胞质弱嗜酸性。用松果体镀银法、Bodian 和 Bielschowsky 等轴索镀银法染色，可显示肿瘤细胞的嗜银性突起，突起末端形成独特的高尔夫球棒状膨大。肿瘤细胞常呈菊形团样排列。由肿瘤细胞围绕大的嗜伊红无核区，构成的大型菊形团是该肿瘤的组织学特征，称为松果体细胞瘤性（Pineocytomatous）菊形团。一部分肿瘤细胞向神经细胞分化，可见大型的神经节细胞和多核巨细胞。有的病例可呈现多态性表现，但不是恶性的征象，无组织坏死和微小血管增生。

27. 中等分化的松果体实质肿瘤　肿瘤细胞密度中等，中小型的弥漫性或分叶性细胞增殖。核类圆形，大体均一一致，可见少数核分裂象。细胞质贫乏，细胞间的纤维性基质较松果体细胞瘤少，可见神经节细胞和多核的巨细胞，有时也可见血管芯菊形团（Homer Wright 菊形团）及真菊形团。高倍镜下10 个视野核分裂象少于 6 个，神经微丝蛋白染色明显阳性的病例归类于 WHO Ⅱ级，这以外的归类于WHO Ⅲ级，这种区别方法与预后高度相关。

28. 松果体母细胞瘤　未分化的肿瘤小型细胞，呈充实性增殖，细胞密度高。组织像与发生于小脑的髓母细胞瘤类似。细胞核呈圆形或椭圆形，染色质丰富，细胞质贫乏且境界不清，散见核分裂象。细胞周围的纤维性基质贫乏，有时可见血管芯菊形团（Homer Wright 菊形团）和空芯菊形团（Flexner-Wintersteiner 菊形团），偶尔可见小花状纤维芯菊形团（Fleurettes），这被认为是视网膜母细胞的瘤样分化，有时可见褪黑素的生成。

29. 松果体区乳头状肿瘤　肿瘤由上皮细胞样的柱状-立方体肿瘤细胞构成，细胞密度高，伴有血管轴的乳头状及义乳头状增殖是其特征表现，也可见菊形团和管腔样结构，有时胞质内空泡明显，核分裂象多见，常可观察到坏死，无微血管增生。细胞角蛋白呈弥漫性阳性表达。另外，Vimentin, S-100 蛋白，NSE, MAP2, NCAM, transthyretin, 突触素, chromogranin A, EMA 等也都呈现不同程度的阳性表达，GFAP 阴性。可见细胞间连接，微绒毛等室管膜瘤中

的特征性结构，也可见透明小泡等神经细胞特征性结构，能够观察到分泌细胞的特征。

30. 髓母细胞瘤　经典髓母细胞瘤肿瘤细胞缺少胞浆、细胞核富含染色质，细胞小型，胞体呈树墩状或胡萝卜状弥漫性高密度增殖，40% 的病例会出现血管芯菊形团（Homer Wright 菊形团）。核分裂象和凋亡像可见，但坏死灶少见。细胞间形成纤维性基质，细胞相对稀疏的区域形成岛状淡染区，淡染和浓染的区域交杂形成双相性结构（biphasic pattern）和胶质母细胞瘤结构（spongioblastoma pattern）。向神经细胞高分化的病例中偶见神经毡、神经节细胞及神经节样细胞。

31. CNS 原始神经外胚层肿瘤　肿瘤细胞呈小型、高度未分化、弥漫性增殖，形态上类似发生于小脑的髓母细胞瘤，核分裂象出现频率不一。凋亡像显著。CNS 神经母细胞瘤明显形成血管芯菊形团及纤维性基质。出现肿瘤型神经毡及神经节细胞，神经节样细胞的归类为 CNS 神经节神经母细胞瘤。

32. 髓上皮瘤　光镜检查常见蛛网膜下腔有播散种植。典型的特征性组织学图像是柱状上皮样肿瘤细胞呈假复层排列，形成腺管样结构。腺管样结构的内腔面有一层内界膜，其外表面有一层外界膜，管腔侧肿瘤细胞的游离缘略微有些凹凸，未见纤毛或纤毛小体。本肿瘤属于多分化潜能的肿瘤，可向神经细胞、胶质细胞分化，偶见向间叶性肿瘤成分分化。

33. 室管膜母细胞瘤　伴大量的核分裂象，染色质粗大，核仁明显的未分化小型细胞呈密集弥漫性增殖，其中可见大量的室管膜母细胞瘤菊形团，常伴大范围的坏死。S-100 蛋白、vimentin、细胞角蛋白、GFAP、碳酸酐酶同工酶 Ⅱ、68/160/200KDa 的神经微丝蛋白染色阳性。

34. 非典型性畸胎样/横纹肌样肿瘤　光镜下可见肿瘤图像中除出现横纹肌样肿瘤细胞外，还可见类似 PNET 的乏细胞质细胞及上皮细胞、间叶细胞，呈现多样的组织像。横纹肌样细胞有丰富的嗜伊红细胞浆，细胞核位于胞浆一侧，含清晰的核仁，胞浆内可见嗜伊红包涵体样结构，也可见没有包涵体结构的淡染细胞，大量的核分裂象和坏死。约2/3 病例中可见 PNET 样的未分化小细胞。上皮成分形成腺管样结构和乳头状结构。间叶成分表现为纺锤形细胞束状排列增殖或伴有黏液样基质的沉着，同时纺锤形细胞疏松分布，通常看不到肌肉，软骨和骨的成分。

35. 神经鞘瘤（施万细胞瘤）　光镜中可见细胞密度高的 Antoni A 型结构和 Antoni B 型结构。肿瘤细胞与成纤维细胞类似，具有长椭圆形的细胞核，核的两端有细长的细胞浆，特别是肿瘤细胞密集排列的区域，这是该肿瘤的基本图像，被称为 Antoni A 型（Antoni type A）。细胞核细长，染色质丰富，核仁不明显，常表现出核的多形性，但这并不意味肿瘤为恶性。部分区域可见多突起星芒状肿瘤细胞松散的分布在稀疏的黏液状间质中，被称为 Antoni B 型。典型的组织学图像是细长的肿瘤细胞核横行排成一列，被称为细胞核的栅栏状排列，有时候这种结构形成球状，被称为栅栏状结节（模拟触觉小体），这是施万细胞瘤的特征性表现。间质部分 HE 染色淡染，有时可伴有微囊变。可见扩张的血管和血管壁的玻璃样变及血栓形成，提示存在陈旧出血的含铁血黄素的沉积也不少见，这样的部位可见巨噬细胞和淋巴细胞的浸润，镀银染色可见肿瘤细胞均被细的嗜银纤维包绕。

36. 神经束膜瘤　神经内神经束膜瘤肿大的神经干横断标本中可见特征性的圆葱样结构。纺锤形的细胞围绕中心部的神经纤维呈同心圆层状排列。软组织神经束膜瘤中可见有细长突起的肿瘤细胞在胶原纤维间层状排列，常形成漩涡形结构或花冠样结构。恶性病例中可见浸润性增生，坏死和核分裂象的增加。

37. 恶性周围神经鞘膜肿瘤　肿瘤细胞表现出多样的组织像及异型性，缺乏特异性的组织表现。多数是由未成熟的纺锤形细胞高密度增殖构成的纤维肉瘤样高异型性肿瘤。纺锤形细胞错综走行呈束状排列，可见高细胞密度区和低细胞密度区。可见人字形结构（herringbone pattern）和血管周细胞瘤结构（hemangiopericytoma）。肿瘤细胞呈波纹状，染色质增加，常可见核分裂象。还可见地图样的坏死和肿瘤细胞的栅栏样排列结构。异型性低的肿瘤细胞密度低，需要与非典型性神经纤维瘤相鉴别。

38. 良性间叶组织肿瘤　镜下可见病变组织由成熟的脂肪细胞构成。部分病例的脂肪瘤与邻近脑和（或）神经组织的交界处有丰富的胶原纤维，胶原纤维深入到脑和（或）神经组织内。

39. 孤立性纤维性肿瘤　成纤维细胞样的纺锤形细胞增生在胶原纤维间散乱分布，也就是所谓的无序状结构（patternless pattern）。根据部位不同其细胞密度有所不同，特征表现是能见到黏液变性，瘢痕样增厚的纤维增生等多样性表现。有时可见鹿角状血管，见到所谓的血管周围细胞瘤样结构。无旋涡结构和砂粒体。

40. 血管外皮瘤，间变性血管外皮瘤　间变性血管外皮瘤的核分裂象每十个高倍视野多大于 5 个，另外还可出现肿瘤坏死。①出血，②中高度核异型性，③中高度细胞密度，这三项如果可以确认两项，则诊断为间变性血管外皮瘤。

41. 血管网状细胞瘤　HE 染色见间质内含有丰富的血管，胞体嗜伊红，核浓染，一部分细胞呈空泡状，细胞集簇样生长。特征性组织学表现为血管之间细胞浆呈淡红色泡沫状的所谓间质细胞，被间质所划分。镀银染色可见间质中纤细的胶原纤维，胶原纤维呈网状排列包绕肿瘤细胞。根据肿瘤组织中间质细胞和毛细血管含量的多少，将该肿瘤分为间质细胞较多的"细胞型"和以毛细血管为主的"网状型"两个亚型。由于间质细胞的胞浆苏丹染色阳性，所以认为其富含脂质。最近有报告，间质细胞起源于胎生期的，具多分化潜能的中胚层发育而来的血管母细胞。

42. 黑色素细胞性肿瘤　可见含有黑色素的细胞增生，黑色素可利用 masson-fontana 法染黑，也可用高锰酸钾草酸法漂白。病灶中有不同程度的巨噬细胞浸润，因此含色素的细胞并不都是黑色素细胞。相反，还有由无色素的黑色素细胞形成的肿瘤（amelanotic melanoma）。脑脊液细胞检查有时可检出含有黑色素的细胞。

43. 恶性淋巴瘤　肿瘤中心部位细胞密度高，呈实性增殖，无特殊的组织学构造。肿瘤周边表现为肿瘤细胞向 Virchow robin 腔内生长，表现为所谓的"血管周围套"。肿瘤细胞借此向脑实质浸润。

44. 浆细胞瘤　肿瘤细胞弥漫性增殖，细胞多为卵圆形，部分为多角形，有较丰富的嗜碱性细胞浆。细胞核的染色质聚集于核膜下呈轮辐状分布，细胞核圆形或卵圆形，偏位于细胞一侧，大小不太一致，富含染色质。

45. 粒细胞肉瘤　以密集的幼稚颗粒细胞为主。这些细胞以原始骨髓母细胞为主，常混有细胞浆呈红色的嗜酸性粒细胞。经免疫组织化学染色证实，肿瘤细胞浆中含有酯酶（Esterase）。电镜改变：未见细胞突起或细胞间连接，细胞质中含有包括嗜酸性颗粒在内的多种颗粒，这些细胞为处于不同分化阶段的粒细胞系肿瘤细胞。

46. 朗格汉斯细胞组织细胞增生症　细胞核上具有特征性的凹嵌，细胞质丰富呈嗜酸性。细胞弥漫性增殖,间质存在不同程度的嗜酸性粒细胞、浆细胞、淋巴细胞及多核巨细胞的浸润。核分裂象一般不明显。

47. 副节瘤 肿瘤细胞异型性弱,核类圆形,胞质呈弱嗜酸性。肿瘤细胞形成十数个至数十个周围有支持细胞包绕而形成的胞巢结构(zellballen)。主细胞的胞质 Glimelius 染色可见嗜银性颗粒。半数细胞可见向神经节的分化。胞巢间毛细血管网发达,形成分叶状结构。

48. 垂体腺瘤 基于 HE 染色的嗜酸性腺瘤、嗜碱性腺瘤、嫌色性腺瘤的命名法现在依然沿用,但缺乏对腺瘤性质判断的参考价值。根据肿瘤细胞的排列方式,可以将垂体腺瘤分为弥漫型(Diffuse type)、窦样型(Sinusoidal type)、乳头型(Papillary type)三种类型。最常见的是弥漫型,该型腺瘤的细胞无特定排列方式呈弥漫性生长;其次是窦样型,该型腺瘤的细胞排列方式类似腺垂体的结构,肿瘤细胞被血管和结缔组织分隔,呈迷宫样排列;弥漫型占全部垂体腺瘤的 60% ~70%,窦样型占全部垂体腺瘤的 20%~30%,但常可在同一腺瘤中见到两型的移行或混合存在;其余约 10% 的垂体腺瘤为乳头型,肿瘤细胞围绕血管呈乳头状生长,该型多为促性腺激素细胞腺瘤。另有一型少见的垂体腺瘤,由 Kraus 于 1914 年报道,其肿瘤细胞呈高柱状,与胚胎早期形成腺垂体的原始细胞相似,故这种垂体腺瘤被称为胎儿细胞型(Fetal cell type)(Kraus,1914),不过却未必是起源于腺瘤。

49. 颅咽管瘤 牙釉质细胞瘤型具有典型的三层结构,最外层为一层呈栅栏样、排列规则、类似牙釉质母细胞的柱状至立方状上皮细胞;中间层为多角形或梭形的复层鳞状上皮样细胞;最内层为排列稀疏的星芒状细胞;肿瘤细胞巢内可见呈岛状分布的层状角化物。周围及间质可伴有胆固醇结晶和慢性肉芽肿。鳞状细胞型分化良好,复层扁平上皮义乳头样增殖,内层有多角形、棘样细胞多层排列,通常无 wet karatin、钙化和囊变,偶可见纤毛及杯状细胞。两种类型都没有核异型性、核分裂象和坏死。

50. 神经垂体颗粒细胞瘤 细胞质中富含嗜酸性颗粒,大型的多角形细胞弥漫性增殖,颗粒对 PAS 反应阳性。核小,类圆形,有时可见到轻度的核异型性以及核的大小不同,通常没有核分裂象。间质小血管周围可见淋巴细胞浸润,偶尔需要同垂体瘤、纤维细胞性星形细胞瘤,纺锤细胞性嗜酸性粒细胞腺瘤鉴别。

51. 垂体细胞瘤 纺锤形的肿瘤细胞呈纤维束状交错或形成花冠样结构。细胞类圆形或细长的多角形,细胞核类圆形,无细胞异型性和核分裂象。胞质均一丰富,呈嗜酸性,PAS 染色弱阳性。细胞质内无嗜酸性细胞瘤样改变(oncocytic change),无 Rosenthal 纤维和嗜酸性颗粒小体。免疫组织化学上,肿瘤细胞 Vimentin、S-100 蛋白强阳性,GFAP 可表现为阳性,也可表现为阴性;突触素、嗜铬粒蛋白、垂体激素、神经微丝蛋白、细胞角蛋白染色阴性。EMA 染色可见细胞质中斑状的阳性像。MIB-1 LI 0.5% ~2.0%。一般认为本肿瘤来源于垂体细胞,也有说法认为来源于卵泡星形细胞(folliculo-stellate)。电镜所见细胞质内的中间丝极其发达,并含有线粒体、核糖体、脂褐素;细胞周围和血管周围可观察到基底膜,部分病例可见分泌颗粒。

52. 腺垂体梭形细胞瘤 细胞质呈嗜酸性的微颗粒状,表现不同程度的膨大化,梭形的或上皮样的细胞交错束状排列。胞核呈轻、中度的异型性,部分表现为显著的多态性。核分裂象少(高倍镜 10 个视野下 1 个以下),复发病例中可见核分裂象的增加。局部可见坏死。血管周围多伴淋巴细胞浸润。

53. 皮样囊肿与表皮样囊肿 肉眼见两种病变的囊内容物均呈淡黄灰白色,油脂状质软,豆腐渣样。光镜上可见囊壁被扁平上皮细胞所覆盖,表面可见角化物。皮样囊肿多伴有皮肤附属器特别是皮脂腺,有时可见毛和软骨,这时需要与畸胎瘤鉴别。

54. Rathke 裂囊肿 典型病例是囊肿壁的腔面覆盖着一层立方或柱状上皮细胞,多数为纤毛上皮,其间常见分泌黏液的上皮细胞存在。上皮细胞基底膜以下可见含血管的间质组织。上皮细胞层中纤毛细胞多见,也可见 PAS 染色阳性的杯状细胞。非典型病例也很多见,约 1/4 伴有复层扁平鳞状上皮出现。复层扁平鳞状上皮细胞位于立方或柱状上皮细胞层的下方,也可存在于其他部位,此时难以与颅咽管瘤相鉴别,另外,也可见淋巴细胞浸润。

55. 第三脑室胶样囊肿 囊肿壁由被覆于囊肿腔面的由单层立方或假复层柱状上皮构成的上皮细胞层、及其下方的疏松结缔组织构成。上皮细胞层中可见纤毛细胞、无纤毛细胞和杯状细胞,生长时间长者囊肿壁上可见泡沫细胞。

56. 下丘脑神经元错构瘤 镜下病变组织与正常下丘脑组织相似,由分化成熟的神经元和胶质组织构成,组织排列结构有轻度异常,有时可见胶质细胞增生,但无核分裂象。病变表层为一薄层细胞稀疏区,其组织学形态与大脑皮层的分子层相似。免疫组织化学检测,显示下丘脑激素和突触素(Synaptophysin)染色阳性,并且有报道在性早熟病例中,其病变的神经细胞内可检测到促黄体激素释放激素(LH-RH)颗粒。

(刘怀垒　汪立刚　李一)

第七节　实验室检查

一、血　液

目前神经肿瘤领域最常用血液学检查,包括下丘脑-垂体内分泌功能检测、颅内生殖细胞瘤相关肿瘤标志物等。

(一)下丘脑-垂体内分泌功能检测

70%的垂体瘤有内分泌活性,常表现为内分泌功能的亢进,其中泌乳素(PRL)腺瘤最常见约占30%,生长激素(GH)腺瘤约占20%,促肾上腺皮质激素(ACTH)腺瘤约占10%,促甲状腺激素腺瘤小于1%。肿瘤占位效应压迫垂体或垂体柄表现为垂体或下丘脑功能低下,70%~90%的垂体大腺瘤出现一种或多种激素功能低下,但垂体微腺瘤罕见,其他鞍区肿瘤如脑膜瘤、颅咽管瘤、Rathke裂囊肿等也可出现。垂体分泌功能对慢性压迫有一定耐受性,但如压迫持续,腺垂体功能常受累。其受累常依次为生长激素、促性腺激素、促甲状腺激素、促皮质激素。垂体瘤神经垂体分泌功能受累罕见,如术前出现后叶功能受累表现可排除垂体瘤。下丘脑-垂体内分泌功能检查,有助于了解垂体、靶腺功能亢进、低下或正常等情况,对垂体瘤的诊断、治疗效果及预后的判定有重要意义。

临床上,常初步筛查PRL、GH、CTH、LH、FSH、TSH、甲状腺素、皮质醇、IGF-1、雄激素、雌激素等激素水平,初步判定各下丘脑-垂体-靶腺的功能情况。如存在异常,可进一步行功能试验、动态检测、其他特殊激素试验,以明确丘脑-垂体-靶腺的功能情况。这对垂体瘤的早期诊断、疗效评价、随诊观察和预后判断均有重要参考价值。目前常用的检查项目如下:

1. 泌乳素(PRL)　垂体泌乳素细胞分泌泌乳素。正常PRL值,女性为20~30μg/L,男性为20μg/L。如PRL≥200μg/L,诊断PRL腺瘤无疑。如果PRL<100μg/L不能轻易的诊断PRL腺瘤,因为PRL受多种因素的影响,如某些系统性疾病、多种药物、下丘脑-垂体柄的创伤均可抑制泌乳素的抑制因子(PIF),使得血清泌乳素值轻度增高。尤其需要注意,鞍区占位等外压性或破坏性病变累及垂体柄,导致各种PRL-抑制因子分泌或运输减少,常可见中等程度的PRL增高(<150ng/mL),称为“垂体柄离断效应”。因此,必要时需要多次、多时点的检查,并且要进一步做功能动态试验来弥补影响因素所致的欠缺。PRL腺瘤的功能试验有:

(1)兴奋试验:有TRH、氯丙嗪、甲氧氯普胺、L-色氨酸、精氨酸、舒必利、胰岛素诱发低血糖、高渗盐水等试验。较常用的为TRH和甲氧氯普胺试验。

(2)抑制试验:有多巴胺、L-多巴胺、水负荷、低渗盐水、氯苯甲异喹(Nomifensine)、溴隐亭试验。常用的为L-多巴和氯苯钾异喹试验。

2. 生长激素(GH)　生长激素由垂体GH细胞分泌,受下丘脑调节,呈脉冲式、节律性分泌,受多种外界因素(饮食、锻炼、睡眠、应激等)影响且半衰期短。所以血浆浓度波动大,正常成人白天GH常为0.5~5ng/ml,但刺激后可高达20~30ng/ml;肢端肥大症患者白天GH常为2~10ng/ml,与正常人群存在重叠,但其变异范围窄。胰岛素样生长激素-1(IGF-I)是GH的刺激肝脏产生的一种激素,与GH不同其受外界因素影响小,可以间接反映前一段时间内GH分泌情况,常作为初筛检查项目。IGF-1分泌受年龄影响大,其正常值需依患者年龄调整。在诊断困难时,常需结合功能试验,常用的有:

(1)兴奋试验:有低血糖、L-多巴胺、TRH、LHRH、胰高血糖素及精氨酸试验。

(2)抑制试验:口服糖耐量(OGTT)试验,是较常用的方法。

3. 促肾上腺皮质激素(ACTH)　ACTH腺瘤绝大多数都为2~4mm的微腺瘤,影像学很难确诊,ACTH腺瘤的诊断和鉴别诊断主要依靠全面详细的垂体内分泌检查。垂体ACTH细胞分泌ACTH,是下丘脑-垂体-肾上腺轴调节的重要因子。正常血浆ACTH值10~80ng/L。(上午8~10时平均值为22ng/L,晚10~11时为9.6ng/L)。正常血浆皮质醇上午8~9时(442±276)nmol/L,下午3~4时(221±166)nmol/L,尿游离皮质醇(UFC)20~80μg/24h。ACTH的分泌微量、不稳定,受节律变化及内外环境因素的影响,因此所测数值可以有较大的波动,应多次多时点测定,视其值的趋势较为可靠。另外,双侧岩下窦(IPS)取血测定 ACTH 值,对 ACTH 腺瘤的定性定侧有重要价值。在 ACTH 腺瘤患者中,中心和外周血 ACTH 浓度梯度大于 2,而在异位 ACTH 分泌性病变患者中,这一梯度差小于 1.7。ACTH 腺瘤相关的功能试验:

(1) 兴奋试验:有 CRH 刺激试验、低血糖、美替拉酮、赖氨酸-8-血管加压素(LVP)试验等。

(2) 抑制试验:小剂量地塞米松、大剂量地塞米松抑制试验。

ACTH 腺瘤的内分泌诊断和鉴别诊断,需要综合应用激素水平检测和内分泌功能试验,有三个主要步骤:①确定高皮质醇状态:尿游离皮质醇检测,小剂量地塞米松试验;②区分高皮质激素血症是 ACTH 依赖性还是非 ACTH 依赖性:ACTH 检测;③鉴别库欣病和其他导致 ACTH 分泌过多的原因:大剂量地塞米松试验、CRH 刺激试验、IPS 取血 ACTH 检测(表6-6)。

表 6-6　库欣综合征的病源内分泌鉴别检查

疾病	血浆 ACTH 值	皮质醇	节律	小剂量地塞米松抑制试验	大剂量地塞米松抑制试验	CRH 刺激试验
ACTH 腺瘤(库欣病)	正常或中度增高 (20~200Pg/ml)	增高	消失	不抑制或抑制 50% 以下	抑制	ACTH 增高
肾上腺性库欣综合征	降低(<20pg/L)	增高	消失	不抑制	不抑制	ACTH 不增高
异源性库欣综合征	增多(>200pg/ml)	增高	消失	不抑制	不抑制	ACTH 不增高
单纯性肥胖	正常	正常	正常	大多抑制	抑制	ACTH 轻度增高

4. 促甲状腺激素(TSH)　垂体 TSH 细胞分泌 TSH,血浆正常 TSH 值为 5~10μv/ml(1~5μg/L)。TSH 增高见于垂体 TSH 腺瘤、下丘脑性甲亢、原发性甲低、甲状腺炎和甲状腺肿瘤等。TSH 减低可见于垂体肿瘤、炎症和脓肿等。TSH 水平并不能真实反映下丘脑-垂体-甲状腺功能状态,中枢型甲状腺功能低下患者,TSH 可表现降低、正常或者轻度增高,主要表现为血浆游离 T_4 水平下降;TSH 腺瘤 TSH 水平可正常或升高,主要表现为血浆游离 T_4 和 T_3 不成比例增高,同时常伴有 PRL,GH 等增高。Alpha-亚基的检测有助于区分 TSH 腺瘤和各种原因导致甲状腺激素抵抗类疾病。常用的功能试验有 TRH 兴奋试验等。

5. 促性腺激素(FSH,LH)　腺垂体 FSH 细胞和 LH 细胞分泌 FSH 和 LH。FSH 正常值为 120μg/L,LH 为 40μg/L。垂体 FSH/LH 腺瘤时,FSH/LH 水平增高。垂体功能低下时 FSH 和 LH 低,需同时测定睾丸素和雌激素及其他激素协助诊断。有 LHRH 兴奋试验和氯米芬(Clomiphene)兴奋试验,前者较多用。

(二) 颅内生殖细胞瘤相关肿瘤标志物

颅内生殖细胞瘤(Germ cell tumors)包括生殖细胞瘤(germinoma)、畸胎瘤,胚胎癌,绒毛膜细胞癌,卵黄囊瘤和混合型生殖细胞瘤。毛膜细胞癌,卵黄囊瘤和混合型生殖细胞瘤分泌甲胎蛋白(AFP)或

β-人绒毛膜促性腺激素(β-HCG),又被总称为分泌性 CNS 生殖细胞肿瘤(secCNSGCTs)。各型生殖细胞瘤肿瘤 AFP 和 β-HCG 的分泌特征见表。分泌性 CNS 生殖细胞肿瘤可以根据影像学表现和血清或 CSF 中 AFP、β-HCG 升高作出诊断,而不需要依赖组织学诊断。这些蛋白增高明显时,可通过在血清中检测出来;但 CSF 的检测更敏感、更可靠。生殖细胞瘤可分泌胎盘碱性磷酸酶和可溶性 c-kit,但缺乏特异性,对鉴别诊断意义不大(表6-7)。

表 6-7　各颅内生殖细胞瘤肿瘤标志物分泌情况

	β-HCG	AFP
畸胎瘤	+	±*
生殖细胞瘤(纯)	±**	-
绒毛膜细胞癌	++	-
混合型生殖细胞瘤	++	++
卵黄囊瘤	-	++
胚胎癌	±	±

* 畸胎瘤的肠道腺体成分可分泌少量 AFP
** 合体滋养层细胞可分泌低于 50~100mIu/ml 的 β-HCG

二、脑 脊 液

脑脊液的细胞学检查和脑脊液中的可溶性因子的检测用于肿瘤的诊断、分期和治疗策略的制定。

（一）脑脊液细胞学检查

正常脑脊液含有淋巴细胞和单核细胞,肿瘤细胞的识别需根据恶性细胞学特征:细胞和细胞核异型性、核多形性、核浆比增加、核深染和不典型核型、核分裂象增多和异常分裂象。胞浆内分泌空泡或印戒细胞可能提示细胞的上皮特征。然而,通常情况下,细胞学特征难以界定肿瘤类型(图6-2)。

1%～2%的原发性脑肿瘤患者和5%～15%的白血病或淋巴细胞瘤患者可发生肿瘤性脑膜炎。肿瘤性脑膜炎诊断最有效检测方法是脑脊液的实验室检查。肿瘤性脑膜炎典型表现为脑脊液增高、细胞数异常增多、蛋白升高、葡萄糖含量下降。脑脊液细

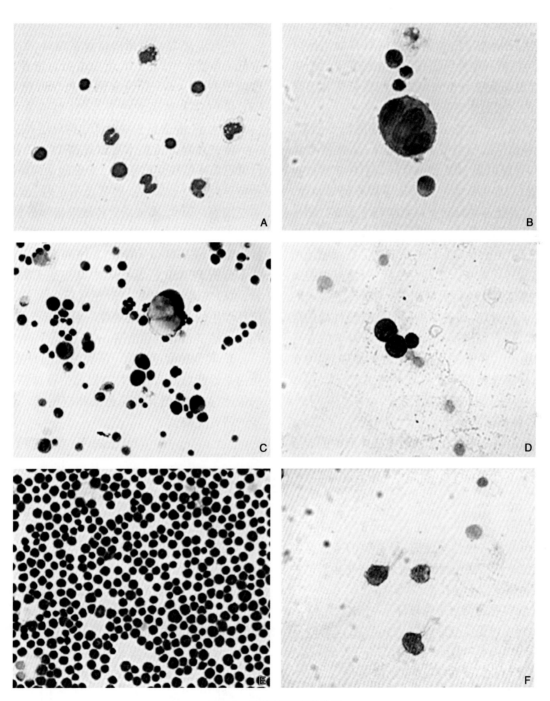

图6-2　脑脊液细胞学检查

A. 正常脑脊液(CSF)中淋巴细胞(圆形细胞核)和单核细胞(分叶状细胞核)。B. 肿瘤细胞,其特征为核异型性,周围有淋巴细胞。C. 在一转移性腺癌患者的肿瘤性脑膜炎 CSF 检查示一大肿瘤细胞胞浆内有分泌空泡。D. 免疫组织化学是肿瘤细胞角蛋白阳性(棕色标记)。E. 淋巴细胞性白血病患者 CSF 中的淋巴母细胞。F. 一恶性 B 细胞淋巴瘤患者 CSF 可见 CD20(B 细胞标记物)阳性细胞,提示发生 CSF 播散

胞学检查发现肿瘤细胞即可诊断为肿瘤性脑膜炎。然而,脑脊液细胞学检查敏感度低。而且超过40%的临床可疑肿瘤性脑膜炎患者尸检细胞学检查结果阴性。反复腰穿脑脊液检查对提高阳性率意义不大,但脑室穿刺脑脊液检查有助于发现肿瘤细胞。

其他标志物或免疫组织化学细胞学分析并不能提高CSF细胞学检查诊断的敏感度。但是免疫组织化学有助于细胞分型。角蛋白和上皮细胞膜抗原可用于识别上皮细胞。白细胞表面抗原有助于区分CSF中反应性或肿瘤性淋巴细胞。在恶性淋巴瘤患者中,脑脊液细胞学分析和流式细胞仪分析相结合可以敏感的识别出肿瘤细胞。

脑脊液细胞学检查是脑肿瘤分期的重要因素,对于可疑肿瘤性脑膜炎患者建议行1~2次腰穿检查、颅脑和脊髓增强MRI和脑脊液放射性核素检查(排除梗阻)。如果脑脊液和影像学检查仍为阴性,可根据可以发病部位行脑室穿刺脑脊液检查。超过32%的髓母细胞瘤在首次诊断时已经发生转移。髓母细胞瘤脑膜炎诊断需要CSF检测到肿瘤细胞或增强MRI显示转移病变。在儿童患者中,髓母细胞瘤脑脊液种植与患者预后明显相关。Chang等提出的髓母细胞瘤M分期,即髓母细胞瘤的脊髓种植的范围划分:M_0,仅有局部病变;M_1,CSF细胞学检查可见肿瘤细胞;M_2,肿瘤侵及原发灶意外部位,但均在颅内;M_3,脊髓蛛网膜下腔出现肿瘤结节;M_4,颅外播散。$M_1 \sim M_4$分期的患者预后差。

(二)肿瘤标志物

肿瘤标志物是指存在于人组织或体液中的能够用于某些类型肿瘤的检测、诊断和治疗的物质。目前仅有生殖细胞瘤和原发性中枢神经系统淋巴瘤的少数肿瘤标志物在临床上应用较广。

1. 生殖细胞瘤 见本节一。

2. 原发性中枢神经系统淋巴瘤(PCNSL) 原发性中枢神经系统淋巴瘤(PCNSL)的CSF检查项目包括蛋白和葡萄糖检测、流式细胞仪分析和免疫球蛋白重链基因重排检测。

PCNSL患者CSF蛋白含量常增高,葡萄糖含量常低于血糖水平;且CSF蛋白增高与患者预后不良密切相关。Fischer等研究显示PCNSL患者可根据CSF蛋白含量增高和患者年龄、血清乳酸脱氢酶(LDH)水平、肿瘤累积脑深部结构分层判断预后。

流式细胞分析技术可以提高PCNSL和周围恶性淋巴瘤中脑膜受累患者CSF细胞学检测的敏感度和特异性。但是如果细胞数量不足时,也难以发现病变细胞。因此,需要结合传统细胞学分析技术。

不同的B细胞克隆可以通过免疫球蛋白重链互补决定区(CDR3区)的DNA序列识别。通过PCR技术分析PCNSL患者CSF中B细胞CDR3区的差异,可以快速并敏感的区分单克隆的肿瘤细胞和反应性增生的多克隆B细胞群。而且该技术可以用于判断病情是否处于活动期。

3. 其他肿瘤标志物 研究显示脑脊液β2微球蛋白是诊断白血病和恶性淋巴瘤中枢神经系统转移的敏感标志物,但其临床意义和应用推广仍需进一步的研究支持。

(于洪伟 杨宏宽 李宪锋)

第八节 鉴 别 诊 断

一般原则

在评价颅内占位性病变时,最首要的考虑是判断该病变位于脑实质还是脑实质外。一些显著的特征可以提示病变位于脑外:

1. 和脑实质的交接边缘较钝。
2. 大脑皮质受压变形。
3. 造影增强显示显示"脑膜尾征"。
4. 相邻颅骨的浸润或反应性表现。
5. 病变边缘蛛网膜下腔的扩张。
6. 脑神经或软脑膜的强化。
7. 血管源性水肿较少。

虽然上述各项特征在颅内病变中都可出现(尤其是特征4和7),但多项这些特征同时出现则可提示脑外病变。

当确诊为脑外病变时,鉴别诊断通常有5个:脑膜瘤、神经鞘瘤、淋巴瘤、脑转移瘤和肉芽肿病(尤以结节病多见)。神经鞘瘤总是发生于脑神经的特定部位,其病变边缘很少出现造影增强的"硬膜尾征"。硬膜和硬膜外的转移性肿瘤以及硬膜的淋巴瘤,由于通常存在原发恶性肿瘤、全身淋巴瘤或是HIV阳性(艾滋病患者脑实质淋巴瘤的发生率要远高于硬膜淋巴瘤)的病史,其诊断并不困难。结节病可以侵及软脑膜、硬脑膜和脑实质,并常有肺部表现,其引起的脑实质炎性改变和水肿反应较其他诊断更常见。其他肉芽肿病——如结核病、真菌感染等,可以通过全身症状来鉴别。总而言之,脑膜瘤在脑外肿瘤中最为常见,如果没有前述特征的存在,临床上常优先考虑该诊断。如果影像上存在"硬膜尾"征、细小的钙化灶或是颅骨改变,"脑膜瘤"的诊断更是首选考虑。

脑内肿瘤也有一些特征:

1. 病变的四周边缘都位于脑实质内。

2. 硬膜表面无锐利边缘。

3. 皮质增厚而不是变形。

4. 软脑膜造影不强化,也不浸润颅骨。

5. 广泛的血管源性水肿。

虽然有些良性的星形细胞瘤可能不具备上述特征(尤其是 4 和 5)。但它们仍是放射科意识评价颅内肿瘤的主要标准。如果肿瘤浸润穿过硬脑膜边缘,如侵袭性脑膜瘤或多形性胶质母细胞瘤,则诊断会非常困难。

对于脑实质内的占位,神经外科医师要着重分析以下因素:强化情况、是否存在坏死、水肿、钙化,病变的位置是主要的因素,常可提示某一特定的组织学类型。绝大多数高分级的星形细胞瘤、原始神经外胚层肿瘤(PBETs)和淋巴瘤能够强化。如果病变不强化,则可能为低分级星形细胞瘤(毛细胞型星形细胞瘤除外)、神经节胶质瘤或室管膜瘤,没有强化实际上可以排除转移瘤、血管网状细胞瘤和多形性胶质母细胞瘤的诊断。

组织坏死是高分级星形细胞瘤的必须特质,并且通常提示多形性胶质母细胞瘤。非艾滋病患者的淋巴瘤中并不少见。转移性肿瘤也能引起坏死。医师常需将坏死同囊肿区分开,后者常见于血管网状细胞瘤、毛细胞型星形细胞瘤、增生性婴幼儿神经节胶质瘤、胚胎发育不良性神经外胚层肿瘤(DNET)以及神经节胶质瘤。坏死组织形态通常更不规则,并引起水肿。

低分级的星形细胞瘤、神经节胶质瘤、增生性婴幼儿神经节胶质瘤、室管膜瘤、血管网状细胞瘤以及一些 PBETs 和 DNET 可以没有水肿。水肿表现最突出的病变是淋巴瘤、胶质母细胞瘤和转移瘤。大脑胶质瘤病可以浸润生长而不引起水肿。引起水肿的病变大多产生"占位效应",神经节胶质瘤和 DNET 可以除外,它们常仅仅侵及皮层。

肿瘤钙化高发于少枝胶质细胞瘤、中枢神经细胞瘤及颅咽管瘤。但是,星形细胞瘤的发生率更高,是最常见钙化的肿瘤。少枝胶质细胞瘤表现为块状钙化灶,与星形细胞瘤的点状钙化灶不同。可能发生钙化的转移瘤包括:黏液腺瘤、骨肉瘤和软骨肉瘤。

医师还必须考虑病变发生的部位。局限于脑灰质的病变可能为神经节胶质瘤、DENT、皮质发育不良或多形性黄色星形细胞瘤。跨胼胝体的病变通常为高度恶性星形细胞瘤或淋巴瘤。转移瘤一般不会越过胼胝体。血管网状细胞瘤好发于小脑,靠近软脑膜,而中枢神经细胞瘤最常出现在透明隔上。少枝胶质细胞瘤、DENT、增生性婴幼儿神经节胶质瘤以及多形性黄色星形细胞瘤好发在大脑额叶。松果体区肿瘤的鉴别诊断要点分在鞍上区(生殖细胞瘤和脑膜瘤可以出现特例)还是在脑室内。肿瘤的位置对判定其性质极为重要。

以上的概述提供了诊断颅内肿瘤的分析框架。需要注意的是,影像学检查不能替代组织学活检,尤其对于脑内肿瘤。然而,掌握颅内常见肿瘤的典型影像学特征仍有重要意义。

一、非肿瘤性占位疾病鉴别

1. 脑脓肿　患者多有原发化脓感染病史,开放性颅脑损伤史。起病可有急性炎症的全身症状,如高热、畏寒、脑膜刺激症状、白细胞增多、血沉增快、腰穿脑脊液白细胞增多等,随后出现急性化脓性脑膜炎、脑炎症状及定位症状,伴头痛、呕吐或视乳头水肿,但在脓肿成熟期后,上述症状和体征可能消失,脑脊液检查亦可无炎症反应。有的病例可始终无明显的颅内感染症状,只表现为慢性颅内压增高伴有或不伴有局灶性神经系统体征,此时临床鉴别诊断常有困难。唯脑脓肿病程一般较短,患者精神迟钝较严重,可供鉴别诊断参考。

影像学特点:CT 表现:圆形或卵圆形低密度影,静脉注射造影剂后边缘影像明显增强,脓肿中央密度始终不变,脓肿周围的低密度脑水肿带较显著。

MR 表现:病灶中央长 T_1 其周边为略低信号水肿区两者之间为等或略高信号的环形包膜。T_2 像病灶中央为等或略高信号改变,包膜为低信号环,周边水肿区为明显高信号改变。T_1 加权成像增强时,包膜信号呈均匀显著增高,病灶中央区和周围水肿区信号不变。

最易混淆疾病鉴别:脑脓肿的上述影像学改变,与某些颅内肿瘤相似,鉴别要点:①感染病史,②CT 显示的环的内侧面教均匀,并伴有室管膜增强。

2. 脑结核瘤　很难与肿瘤鉴别,结核感染史或身体其他部位发现结核病灶有助于诊断。结核瘤发病年龄较低,30岁以下者占81.5%。幕上多见于额及顶叶皮层或皮层下较表浅的部位,幕下多见于小脑半球,单发性居多,呈圆形或卵圆形,中心常有干酪坏死,故CT可显示为高密度病变而中心为低密度区。

3. 慢性硬膜下血肿 青年到老年都可发生,由于外伤常较轻微且远在数周乃至数月之前,故常被患者忽略或遗忘。临床表现以亚急性或慢性颅内压增高为主要特征,如头痛、呕吐、双侧视乳头水肿等,并有逐渐加重之趋势,少数可有局灶体征如轻偏瘫,晚期亦可导致小脑幕孔疝,因而出现意识障碍、瞳孔不等大等。诊断除有外伤史者可供参考外,往往需要依靠血管造影或CT扫描确定。

4. 脑寄生虫病

(1) 脑囊虫病:见于我国北方地区,临床多表现为颅内压增高及癫痫发等,很少出现局灶体征。诊断可根据接触史(如食用"米猪肉")、大便发现虫卵,体检发现皮下有囊虫结节,以及血液及脑脊液囊虫补体结合试验或酶联免疫测定阳性来确定。脑室型囊虫可为单发,最常见于第四脑室,临床表现酷似第四脑室肿瘤,唯后者好发于小儿,而囊虫病以成年发病者居多。CT扫描仪能显示梗阻性脑积水,脑室造影则可显示第四脑室内有充盈缺损。

(2) 脑型血吸虫病:见于南方血吸虫流行区,现已少见。急性者感染后1个月左右发病,表现为脑炎或脑脊髓炎形式,颅内压增高少见。慢性者表现为进行性加重的局灶性体征,以大脑半球为主,诊断主要需结合流行病学历史。

(3) 脑棘球蚴病:只见于我国西北部牧区,颅内病灶通常为单发,主要在大脑半球,患者可有局灶性癫痫、轻瘫等,最后出现颅内压增高。皮内试验与血清补体结合试验阳性率可达75%~95%,但可出现假阳性反应。CT扫描有助于明确诊断,显示为大脑半球巨大的低密度病变,边缘光滑锐利,无密度增高带,亦不为造影剂增强。血管造影显示为无血管性的巨大占位病变,周围脑血管移位及包绕。

(4) 脑型肺吸虫病:20世纪50年代初期见于东北地区,今已罕见。患者多有头痛、癫痫发作(以大发作为主)、肢体瘫痪等,少数有脑膜刺激征、视野缺损及失语。也可出现颅内压增高,因此易误为脑肿瘤。这种患者有生吃蝲蛄历史,并且大多数先有肺部感染病史,再加做肺吸虫补体试验和皮内试验,鉴别诊断并不困难。

二、易混淆的肿瘤间鉴别

颅内肿瘤概述 颅内肿瘤包括原发和继发性肿瘤两大类。前者来自颅内各种组织结构;后者则为身体其他部位的肿瘤转移而来,或直接侵入。颅内肿瘤约占全身肿瘤的2%左右,可发生于任何年龄,肿瘤的好发部位及病理性质与发病年龄有一定的关系,部分肿瘤的发生也似与性别有关。颅内肿瘤发病原因尚不十分清楚,尽管有各种各样的学说,但每一种学说仅能解释某些肿瘤。因此,颅内肿瘤的发病原因有待进一步研究。

颅内常见肿瘤有以下几种:神经上皮肿瘤、脑膜瘤、垂体瘤、转移瘤、神经鞘瘤、其他肿瘤(图6-3)。

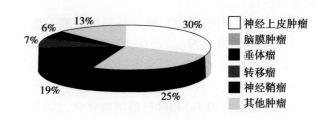

图6-3 颅内肿瘤分类

颅内肿瘤多表现为颅内压增高,及局灶症状。临床鉴别主要以其发病过程及影像学表现为主,现分述如下:

1) 星形细胞瘤(astrocytoma):占神经上皮肿瘤的70%,是颅内最常见的肿瘤之一,起自星形细胞,约占颅内肿瘤的12%~17%。星形细胞瘤可发生在任何年龄组及脑内任何部位,但成年人多发生在大脑半球,儿童则以小脑半球最为多见。星形细胞瘤主要位于脑白质内,多呈浸润性生长,不具包膜,与正常脑组织分界不清。肿瘤多数不局限于一个脑叶,向外生长可以侵及脑皮层;向内生长则可破坏深部重要的结构,甚至经胼胝体越过中线侵犯对侧大脑半球。部分星形细胞瘤可囊性变,并以小脑半球最多见。囊性变可有"囊在瘤内"和"瘤在囊内"两种类型。星形细胞瘤的组织学分型包括纤维型、原浆型、胖细胞型和毛细胞型等。肿瘤内血管为毛细血管、数量不多,可见钙化,肿瘤细胞分布稀疏。星形细胞瘤生长较缓慢,病程较长。多数病例自出现症状到就诊时平均时间为2年,有个别病例甚至可以长达10年。

影像学特点:CT表现:囊性星形细胞瘤平扫时为境界清楚的囊性低密度影,肿瘤的实性部分或壁结节为类似于脑实质的等密度影。常见瘤旁水肿，占位征象较明显。增强扫描可见肿瘤实性部分中度增强。小脑半球囊性星形细胞瘤需与血管网织细胞瘤相鉴别。前者发病年龄较小，瘤结节呈中度增强；后者则发病年龄高于前者，瘤结节增强十分明显。

MR 表现：可见肿瘤呈长 T_1 和长 T_2 信号表现，即在 T_1 加权像上为低信号强度，在 T_2 加权像上为高信号强度。肿瘤信号的均匀程度视其内部结构而定，可均匀或不均匀。静脉注入对比剂后，浸润性生长的星形细胞瘤一般无增强或仅有轻微的斑点样增强；囊性星形细胞瘤则可见肿瘤实性部分明显增强。

鉴别诊断：星形细胞瘤常可同时累及一个或两个脑叶；其 CT、MR 表现有时与脑梗死表现相似。鉴别要点为脑梗死的低密度影均位于脑动脉分布区内，一般不会跨越颈内动脉系统和椎基底动脉系统分布区。其次，脑梗死多为楔形改变，而星形细胞瘤则形态不规整。临床病史和 CT、MR 复查亦有助于鉴别。

2）少枝胶质瘤（oligodendroglioma）：起源于少枝胶质细胞，多见于成年人，发病高峰为 30 ~ 40 岁。男性多于女性，男女之比为 2∶1。肿瘤生长缓慢，约占颅内肿瘤的 3% 左右。少枝胶质瘤绝大部分发生于大脑半球表浅的灰质内，并以额、顶和颞叶最多见。肿瘤始于皮层灰质内，部位表浅，当体积增大时可累及白质。肿瘤血运不丰富，易钙化。此肿瘤钙化发生率较高，约为 50% ~ 80%，常位于血管壁或血管周围。此外，亦可出血和囊变。少枝胶质瘤大部分生长缓慢，病程一般较长。最常见的首发症状为癫痫，约占 52% ~ 79%。

影像学特点：CT 平扫多表现为混合密度影，边缘常不甚清楚。钙化灶多为弯曲条带状、管状或斑块状。肿瘤内部低密度影为囊变区。当瘤内有出血时则在 CT 图像上为稍高密度影。肿瘤的实性部分多为等密度影。静脉注入造影剂后，肿瘤实性部分呈轻到中度不规则增强，边缘尚清楚。

MR 平扫时，少枝胶质瘤多表现为信号不均匀、形态不规整的长 T_1 和长 T_2 异常信号影。由于钙化灶的存在，因此少枝胶质瘤与星形细胞瘤相比，其内部更不均匀。肿瘤边缘一般尚清楚，常常伴有轻到中度的瘤旁水肿。静脉注入对比剂后可见肿瘤实质部分有轻到中度不规则条块状或不完整花环样增强影。

鉴别诊断：个别少枝胶质瘤可表现为低密度影，CT 影像上不易与星形细胞瘤区别。当发现位于脑表面皮层的低密度区，而病变范围又较小，一般为 2cm 左右时，要考虑到少枝胶质瘤的可能性。少枝胶质瘤的钙化发生率远较其他胶质瘤高，但对其诊断价值不能过分强调。星形细胞瘤尽管钙化发生率较低，但由于肿瘤发生率高于少枝胶质瘤，故在日常 CT 检查中，钙化出现率高于后者。

3）胶质母细胞瘤（glioblastoma）：又称多形胶质母细胞瘤，多发生于幕上，占颅内肿瘤的 10% ~ 15%。此肿瘤以中、老年人多见，男性明显多于女性，男女之比为 2 ~ 3∶1。胶质母细胞瘤位于皮层下，呈浸润性生长，常侵犯几个脑叶。肿瘤侵犯深部结构，并沿胼胝体向对侧额叶侵犯比较常见。小脑胶质母细胞瘤罕见。胶质母细胞瘤由于瘤细胞高度间变和不成熟性，加上血管新生赶不上肿瘤迅速生长的需要，以及血管反应、血栓反应和血栓形成等原因，所以常有广泛退变和出血、坏死。胶质母细胞瘤为高度恶性肿瘤，生长快，病程短，自出现症状到就诊时间多数在 3 个月内。个别病例病程较长，这可能与肿瘤早期为良性，以后转化为恶性有关。

影像学特点：CT 平扫多表现为混杂密度影，肿瘤内部常见囊变、坏死的低密度区，亦可见斑块状高密度出血灶。肿瘤边缘模糊不清，瘤旁水肿明显，占位征象多比较严重。静脉注入造影剂后一般呈不规则花环样增强，环壁厚薄不均。

MRI 平扫时，胶质母细胞瘤表现为信号不均匀、形态不规整、边缘欠清楚的长 T_1 和长 T_2 异常信号影。瘤旁水肿一般比较重，邻近脑室可见明显的受压变形以及移位。肿瘤内灶性坏死和出血比较常见。静脉注入对比剂后肿瘤多呈不规则花环样增强。

鉴别诊断：胶质母细胞瘤的 CT、MR 表现与单发巨大的转移瘤表现相似，二者在 CT 和 MR 影像上不易区分。前者病程较长，因此可引起蝶鞍扩大，鞍背变薄等征象；后者由于发病急，故无长期高颅压所致的骨改变。

4）髓母细胞瘤（medulloblastoma）：为恶性程度高且预后较差的胚胎性肿瘤，约占颅内肿瘤的 4%，小儿多见。髓母细胞瘤以男性最为常见，男女之比为 3∶1。此肿瘤是胶质瘤中最幼稚和最原始的胚胎性肿瘤，起源于小脑中线第四脑室顶部神经胚胎性细胞或细胞的残余。青壮年发生的髓母细胞瘤可起源于一侧小脑半球的外颗粒层。髓母细胞瘤是中枢神经系统恶性程度最高的神经上皮性肿瘤之一，病程较短，平均 6.5 个月。绝大部分发生在小脑蚓部，肿瘤可充满第四脑室。本瘤突出的特点是肿瘤细胞密集,大片出血和坏死少见。肿瘤细胞有沿脑脊液播散种植的倾向。

影像学特点:CT平扫于颅后窝中线可见圆形或卵圆形高密度影,边缘一般较清楚,部分病例可见斑点样高密度钙化灶和较小的低密度囊变、坏死区。注药后扫描肿瘤呈均一性中度增强,边缘清楚。瘤旁水肿一般较轻,四室多呈"一"字形前移,幕上脑室可见明显扩大。

MR影像:中线部位(第四脑室和小脑蚓部)髓母细胞瘤的表现多为圆形实性肿块,边缘清楚。肿瘤内小囊变、坏死区较常见。MR T_1 加权像上肿瘤多为稍低信号强度影,边缘清楚,肿瘤内可见低信号囊变、坏死灶;T_2 加权像肿瘤为稍高信号影或高信号影。肿瘤位于第四脑室时,肿瘤侧边多可见残存脑脊液信号影。当髓母细胞瘤发生在小脑半球时,肿瘤常常位于皮层。MR检查 T_1 加权像见肿瘤靠近小脑表面部分为实性等 T_1 或稍低 T_1 信号强度影,肿瘤内侧小脑深部则多可见低信号囊变坏死区和瘤旁水肿。第四脑室常常受压变形移位。T_2 加权像见肿瘤实性部分为等信号强度影,肿瘤内侧囊变坏死区和水肿带显示为高信号强度影。静脉注入对比剂后,肿瘤实性部分为脑回样、均匀性中度增强。

鉴别诊断:中线部位髓母细胞瘤需与四脑室室管膜瘤相鉴别。室管膜瘤的钙化、囊变和坏死灶比髓母细胞瘤常见,边缘多呈分叶状且边缘不规整。髓母细胞瘤的位置常较室管膜瘤高,多延伸至上蚓部和幕切迹处,而室管膜瘤多经四脑室向枕大孔区生长。

5)室管膜瘤(ependymoma):以青少年多见,约占颅内肿瘤的8%。男性多于女性,男女之比为1.9:1。该肿瘤可起源于脑室系统的任何部位,幕下占60%,幕上占40%。其好发部位按发生频率从高到低依次为四脑室、侧脑室、三脑室和导水管。大脑半球和脑桥小脑角区少见。肿瘤起源于原始室管膜上皮,突入脑室内或可向脑室外生长。肿瘤向脑室内突出部分境界较清楚,但向脑内生长的部分则呈浸润性生长。肿瘤多呈实性,可有囊性变或黏液样变性。部分肿瘤可见钙化灶。肿瘤细胞亦脱落随脑脊液向它处种植转移。

影像学特点:CT非增强扫描见肿瘤多呈菜花状的混杂密度区,偶见高密度钙化影。脑室形态依肿瘤的位置而有所不同。当肿瘤位于四脑室时,一般在瘤周可见残存的脑室。侧脑室肿瘤则可引起脑室局部扩大。静脉注入造影剂后多呈非均匀性中度增强。部分室管膜瘤可发生脑实质内,以顶枕叶为多见。其CT特征为较大的实性肿瘤伴一较大的囊变区。注药后扫描时,实性部分中度增强。

MR影像:MR检查见室管膜瘤多呈圆形等 T_1 或稍长 T_1 以及长 T_2 信号影。肿瘤内小囊变坏死较常见。静脉注入对比剂后肿瘤多为非均匀性中度增强。偶见室管膜瘤位于脑实质内,且常常位于顶枕叶。肿瘤一般为实性,常常伴有囊变。囊变区即可位于瘤内,也可位于瘤外。静脉注入对比剂后,肿瘤的实性部分呈中度增强。

鉴别诊断:脑室内室管膜瘤CT、MR鉴别诊断主要为脉络丛乳头状瘤。从发病年龄上看,幕上室管膜瘤患者年龄偏大,四脑室室管膜瘤患者年龄偏小,这点与脉络丛乳头状瘤的发病年龄、部位的关系正好相反。脉络丛乳头状瘤囊变坏死区少见,钙化灶亦较大。第四脑室室管膜瘤主要与小脑蚓部的髓母细胞瘤相鉴别。有时二者的形态、大小、内部的均匀程度以及增强的幅度都无明显差异。根据笔者的经验,第四脑室内的室管膜瘤受重力作用的影响常常向下方生长,而髓母细胞瘤则多向后上方生长。

6)血管网状细胞瘤(haemangioblastoma):为良性血管性肿瘤,约占颅内肿瘤的2%,好发于小脑和脑干,多见于20~40岁中青年,男略多于女。部分病例可有家族史。当脑和脊髓的血管网状细胞瘤伴有胰、肾脏囊肿或肾脏的良性肿瘤时称其为Lindau氏病,而当视网膜血管瘤伴发有中枢神经系统血管网状细胞瘤或Lindau氏病的病理改变时称为von Hippel-Lindau氏病。肿瘤起源于血管周围的间叶细胞,约80%的肿瘤为囊性,囊内含有黄色液体,囊壁上有圆形结节,血供极丰富。壁结节大小不等,直径数毫米至2cm。囊壁为神经胶质组成。实性肿瘤多呈圆形,血供极为丰富。血管网状细胞瘤可单发或多发,但以前者多见。

影像学特点:CT平扫见囊性肿瘤表现为小脑或脑干实质内一球形低密度影,CT值10Hu左右,密度均匀,边缘光滑。有时可见等密度的壁结节影。四脑室多有受压移位。实性肿瘤多表现为等密度或稍高密度影,边缘清楚,密度均匀,瘤旁可有或无水肿。注射造影剂后壁结节或实体性肿瘤明显均匀性增强。

MRI影像:血管网状细胞瘤在MRI影像上可有囊性伴有壁结节、囊性不伴有壁结节和完全是实性三种类型。当肿瘤为囊性时,囊腔信号强度与脑脊液相似,表现为长 T_1 和长 T_2 信号影;如果伴有壁结节,其信号强度多等 T_1 和等 T_2 信号影。多数情况下在 T_2 加权像上可观察到壁结节内有血管流空影。这里需要强调的是,部分壁结节可无血管流空影。当肿瘤为实性时,病灶多表现为等或稍低 T_1 以及稍高 T_2 信号影。肿瘤旁可伴有水肿。当第四脑室受压明显时可造成梗阻性脑积水。静脉注入对比剂后肿瘤的实性部分明显增强。血管网状细胞瘤可多发。有时多发的肿瘤仅仅表现为点状的增强结节影。

鉴别诊断:囊性血管网状细胞瘤的鉴别诊断主要为囊性星形细胞瘤。二者在 CT 图像上均可表现为一大囊和壁结节的肿瘤。鉴别要点为前者发病年龄高于后者,壁结节的增强又以血管网状细胞瘤为明显。有时,二者在 CT 图像上均看不到壁结节,仅 CT 影像则很难作出鉴别。血管造影或 MR 检查则有助于诊断。MR T_2 加权像上常常可以观察到壁结节上有流空信号影。

7) 脑膜瘤(meningioma):较常见,约占颅内肿瘤的19%,中年女性多见。脑膜瘤起源于中胚层结缔组织,发生在蛛网膜颗粒。好发部位包括上矢状窦旁、大脑镰旁、大脑凸面、幕切迹、前中颅后窝底和桥小脑角处。脑室内及三脑室后亦可发生。肿瘤多为单发,偶见多发。脑膜瘤大部起源于埋在硬膜内的蛛网膜绒毛细胞,并牢固地附着在硬膜上。肿瘤多有完整的包膜,呈结节状或颗粒状,表面常有迂曲而丰富的血管。有时可见钙化或小囊变区。囊性脑膜瘤较少见,约占脑膜瘤的3%～5%。少数脑膜瘤呈浸润性生长,肿瘤境界不清,脑膜瘤可侵蚀颅骨,导致骨破坏或反应性骨增生。

影像学特点:CT 表现:肿瘤呈圆形或分叶状或扁平状,边界清晰。密度均匀呈等或偏高密度影,增强后密度均匀增高。瘤内钙化多均匀,但可不规则。局部骨板增厚、不规整或骨刺常见。

MRI 表现:多为均匀性边缘清楚的等 T_1 和等 T_2 信号影,25%为不典型表现,如广泛的坏死、囊性变或出血。50%～65%有瘤旁水肿,>95%明显强化,多为均匀性强化。可有脑膜尾征。

鉴别诊断:尽管海绵状血管瘤和脑膜瘤在发病年龄和发病性别上极为相似,但 T_2WI 上肿瘤表现为高信号影最有意义。虽然少数脑膜瘤也可以有长 T_2 信号表现,但此征象仍强烈提示硬脑膜海绵状血管瘤的可能性。海绵状血管瘤的增强幅度非常明显,此点与脑膜瘤常常表现为中度增强有所不同。

当淋巴瘤位于脑表面时则与脑膜关系密切,需与脑膜瘤鉴别。此时,淋巴瘤的密度或信号强度均与脑膜瘤相似,静脉注入对比剂后增强的幅度也与脑膜瘤相同,因此从不同的平面去观察肿瘤的确切位置对于鉴别诊断更为重要。由于小脑半球髓母细胞瘤多靠近小脑表面,MR 信号强度与脑膜瘤相似,再结合成年人发病的临床特点,因此常常误诊为脑膜瘤。鉴别诊断的关键点在于肿瘤的定位。血管外皮细胞瘤与脑膜瘤在影像学上表现相似,鉴别十分困难。

8) 神经鞘瘤(neurinoma):是颅内常见肿瘤之一,好发于中年人,男女无大差异,约占颅内肿瘤的10%左右。颅内最常见的神经鞘瘤为听神经鞘瘤,其次为三叉神经鞘瘤。起源于来自外胚层的施万细胞,多为单发。肿瘤有包膜,神经不穿过瘤体,但多与包膜粘连。瘤体常常为球形或卵圆形,较小时肿瘤边缘光滑,较大时多呈分叶状。肿瘤内可见坏死区或出血灶,钙化少见。听神经鞘瘤常造成内听道开口扩大,或骨质破坏;三叉神经鞘瘤依其部位不同,可造成岩骨破坏或卵圆孔扩大。中颅凹之神经鞘瘤位于硬膜外,而颅后窝者则位于硬膜下,约25%的三叉神经鞘瘤可位于岩骨尖,骑跨中、颅后窝的硬膜内、外。

影像学特点:CT 表现:平扫见肿瘤多为实性等密度影,边缘清楚。肿瘤体积越大,其内部低密度囊变、坏死区越多见。注药后见病灶呈均匀性或非均匀性中度增强。听神经鞘瘤为 CPA 最常见的肿瘤,常引起内听道扩大或骨破坏。CT 图像上可见一"蒂"伸入内听道。少数听神经鞘瘤可完全位于内听道以外,内听道大小完全正常。听神经鞘瘤多位于内听道开口处,瘤体与骨板夹角呈锐角关系,这点有助于和脑膜瘤的鉴别。

MR 表现:神经鞘瘤的 MR 图像上多为长 T_1 和长 T_2 信号影,肿瘤边缘清楚,肿瘤旁一般无水肿。由于囊变坏死和出血较常见,因此肿瘤信号常常不均匀。静脉注入对比剂后见肿瘤实性部分呈中度增强。肿瘤较大时,脑干、小脑和第四脑室可受压变形,并可出现梗阻性脑积水。

鉴别诊断:听神经鞘瘤和三叉神经鞘瘤主要应与脑膜瘤鉴别。前者囊变、坏死出血较多见,钙化极为罕见;后者则出血、坏死少见,可有钙化发生。神经鞘瘤常常造成邻近骨结构破坏,脑膜瘤则常常引起邻近骨结构发生增生性改变。

参 考 文 献

1. Bourekas EC, Wildenhain P, Lewin JS, et al. The dural tail

sign revisited. AJNR Am J Neuroradiol,1995,16:1514-1516.

2. Ott D, Henng J, Ernst T. Human brain tumors: Assessment with in viwo proton MRI spectroscopy. Radiology,1993,186: 745-752.

3. Poptani H, Gupta RK, R, et al. Characterization of intracranial mass lesions with in vivo proton MR spectroscopy. AJNR Am J Neuroradiol,1995,16:1593-1603.

4. Wasenko JJ, Hochhauser L, Stopa EG, Winfield JA. Cystic meningiomas: MR characteristics and surgical correlations. AJNR Am J Neuroradiol,1994,15:1959-1965.

5. Ikushima I, Korogi Y, Hirai T, et al. MR of epidermoids with a variety of pulse sequences. AJNR Am J Neuroradiol, 1997, 18:1359-1363.

6. Chang KH, Song IC, Kim SH, et al. In vivo single-voxel proton MR spectroscopy in intracranial cystic masses. AJNR Am J Neuroradiol,1998,19:401-405;see comments.

7. Moon WK, Chang KH, Kim IO, et al. Germinomas of the basal ganglia and thalamus: MR findingsand a comparison between MR and CT. AJR Am J Roentgenol,1994,162:1413-1417.

8. Moon WK, Chang KH, Han MH, et al. Intracranial germinomas: Correlation of imaging findings with tumor response to radiation therapy. AJR Am J Roentgenol,1999,172:713-716.

9. Anderson DR, Falcone S, Bruce JH, et al. Radiologic-pathologic correlation: Congenital choroid plexus papillomas. AJR Am J Roentgenol,1995,16:2072-2076.

10. Hoeffel C, boukobza. M, polivka M, et al. MR manifestations of subependymomas. AJR Am J Roentgenol,1995,16:2121-2129.

11. wang Z, Sutton LN, Cnaan A, et al. Proton MR spectroscopy of pediateic cerebellar tumors. AJR Am J Roentgenol,1995, 16:1821-1833.

（赵洪波　张东智　尹飞）

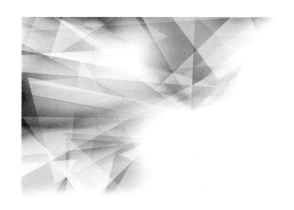

第七章　外科治疗学

第一节　显微神经外科学

一、器材与基础训练

1. 显微神经外科手术主要器械　显微神经外科的手术视野仅数毫米：在如此狭小的范围内进行高精度的分离、止血等手术操作，必须有良好的固定器械以保证手术视野不会移动，此外，还必须有一整套轻巧、精细、不影响手术视野的特殊手术器械。

（1）手术显微镜：由于显微神经外科的手术间隙小，照明困难，所以手术显微镜是显微神经外科的必需设备。

1）显微镜的放大倍数为6~40倍之间，可灵活调节变换，以适应不同的放大需要，变倍后应保持视野清晰。

2）显微神经外科手术的工作距离一般在20~300mm之间，最长达400mm，故手术显微镜应有不同焦距物镜按手术者的需要灵活调焦而改变工作距离。

3）使用冷光源作为照明光源，要有充足的亮度和可调节照明光斑大小和亮度。

4）显微镜要有一定的景深，使手术野浅部和深部的结构同时都能看清楚，不必频繁地调节焦距，便于操作。

5）放大后的影像必须是立体的正像，具有空间的位置感，便于手术操作。

6）手术显微镜应有两组目镜供主刀和助手使用，两人所见的手术视野必须同轴，目镜应能分别进行视力度数调节和瞳孔间距调节，以适应手术者两眼不同的屈光度，和不同手术者的瞳孔间距。

7）显微镜支架应固定可靠、操纵灵活，而且不妨碍手术操作。

8）可连接摄像、电视、录像等各种附加装置，可满足示教、记录等各方面的需要。

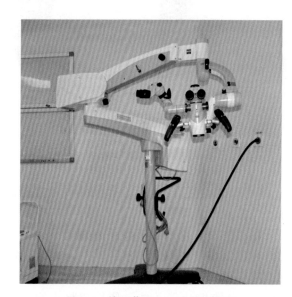

图7-1　德国蔡司720手术显微镜

（2）头颅固定器（头架）：最常用的是Mayfield头架，用3枚螺丝固定头颅，按手术要求调整后术中可保持头颅固定不动，并可防止长时间手术后发生压疮。多功能头架上可安放头圈、J形臂，其上可安放牵开器、吸引器、双极电凝镊子等。

（3）磨钻：是显微外科手术常用的颅骨腔隙暴露工具，可用于内听道的打开、前床突的切除、岩骨的磨除等。钻头分为切割钻头、梅花钻头和金刚钻头三种。切割钻头、梅花钻头用于一般骨质的磨除，

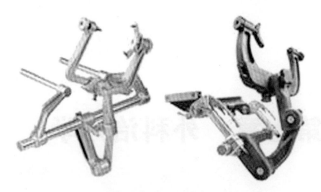

图 7-2 多功能头架

金刚钻头则用于精细和重要的神经血管附近骨质的磨除。应用磨钻需要及时正确的冲水。

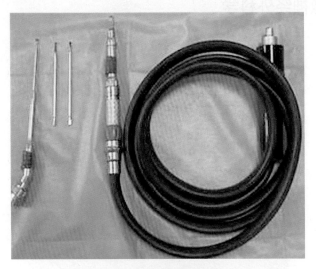

图 7-3 高速微型钻

（4）双极电凝器：电凝是神经外科最常用的止血方法，双极电凝止血安全可靠，对组织损伤小，可在深部及几毫米的显微手术视野下进行操作，而且可以在液体（如脑脊液、冲洗水）终止血，双极电凝镊除了止血作用外，还有分离、夹持、牵拉组织和夹持棉片等功能。使用双极电凝时需要注意：①频率以 1MHz 左右最为合适，如在重要结构（如脑干、下丘脑等）附近电凝时，功率要尽量小。②应不断地用生理盐水冲洗避免温度过高影响周围重要结构，减轻组织焦痂与电凝镊尖的粘连。并保持手术野洁净。③经电凝后，血管颜色先从紫红变白，然后变成褐黄色，管壁仍保持一定韧性。血管直径变为原血管直径一半左右，电凝完毕时，镊尖不与血管壁发生粘连。说明电凝完善，止血理想。

（5）脑自持牵开器：脑自持牵开器可以使手术

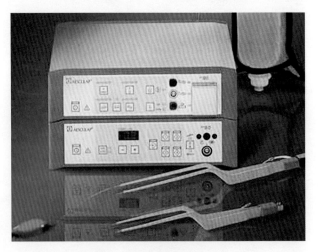

图 7-4 德国蛇牌双极电凝器

视野开阔，更利于颅内各部位肿瘤的手术暴露，减少了人力牵拉的不稳定性及不可视造成的脑组织损害。脑牵开器种类繁多，以 Malid-film 和 Sugita 脑自动牵开器系统较佳。它主要包括 3 个组成部分：①头架，固定于手术床头端；②头圈或 J 形臂固定于头架；③蛇皮样金属链，一端固定于头圈或 J 形臂，一端固定脑压板，利用臼轴原理轻柔灵活地牵开脑组织。

（6）吸引器：吸引器是显微神经外科手术中重要的手术器械。用于显微神经外科手术的吸引器应具有多种功能：①吸引功能，清空手术视野的积血和脑脊液、脑组织或肿瘤组织碎片；②牵开功能，牵开邻近的神经组织和血管；③分离功能，对脑组织和肿瘤作钝性分离，协助切除肿瘤；④协助止血功能，吸住肿瘤内小血管，有利于双极电凝止血。或用小棉片湿润后，压迫动脉瘤或肿瘤出血点利用吸引器吸引和压迫棉片，达到止血作用。在应用吸引器时应根据不同需要。使用不同口径的吸引器，适度调整吸引器的吸力。

（7）显微手术剪和显微手术刀：神经外科手术提倡锐性分离，最为常用显微手术剪，分为直头与弯头剪。显微剪的手柄大多呈圆柱形，也有的呈板状，带有弹簧片，便于向各个方向转动和修剪。显微剪有不同型号，头部有弯头和直头、尖头或平头。弯的显微剪便于分离组织和游离血管，其尖端略成圆形，在使用时可安全地分离血管周围组织，而不至于损伤血管壁。为了便于修剪精细的组织，可选用手柄呈圆柱状的剪刀。显微手术刀又称蛛网膜刀，主要用于打开蛛网膜池。

（8）其他

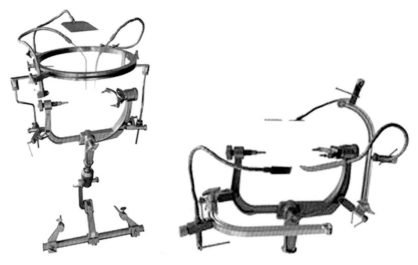

图7-5　脑自动牵开器

1）显微剥离子、剥离钩、剥离板用于组织钝性分离。

2）环形刮匙特别适用于垂体瘤切除术。分为枪状刮匙、直柄刮匙。

3）标本钳为镊取不同部位的组织用,因此要有不同大小及方向的各类标本钳。

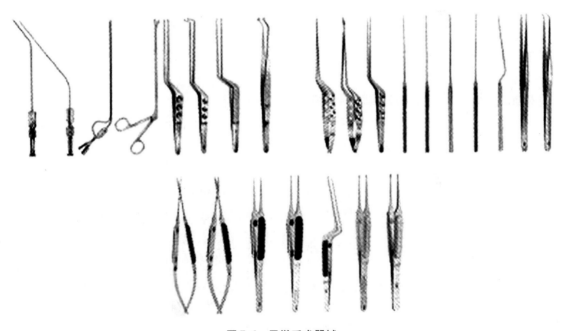

图7-6　显微手术器械

2. 基础训练

介绍显微镜,用铅笔、线、镊子在镜下练习打节。

↓

在低倍镜下用薄膜皮纸练习缝合技术。学生观看或协助,由指导老师亲自做几针缝合。

↓

同时指导老师讲解显微外科基本技术知识,显微器械和缝针使用的基本原则。

↓

学生在指导老师指导、协助下完成几针缝合,指导者需认真观察并给予必要的评价。

↓

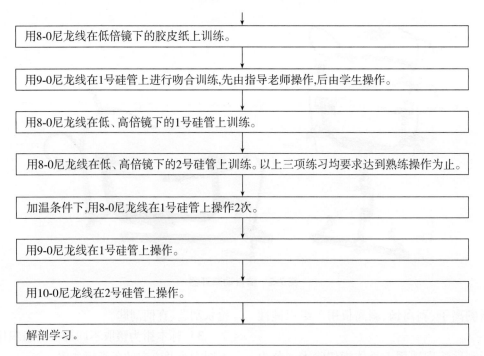

用8-0尼龙线在低倍镜下的胶皮纸上训练。

用9-0尼龙线在1号硅管上进行吻合训练,先由指导老师操作,后由学生操作。

用8-0尼龙线在低、高倍镜下的1号硅管上训练。

用8-0尼龙线在低、高倍镜下的2号硅管上训练。以上三项练习均要求达到熟练操作为止。

加温条件下,用8-0尼龙线在1号硅管上操作2次。

用9-0尼龙线在1号硅管上操作。

用10-0尼龙线在2号硅管上操作。

解剖学习。

二、麻醉(颅内肿瘤)和体位

1. 麻醉前准备 为了保证手术患者在麻醉期间的安全,增强患者对手术和麻醉的耐受能力,避免或减少围术期的并发症,应认真做好麻醉前病情评估和准备工作。

表 7-1 ASA 病情分级和围术期死亡率

分级*	标 准	死亡率(%)
I	体格健康,发育营养良好,各器官功能正常	0.06～0.08
II	除外科疾病外,有轻度并存病,功能代偿健全	0.27～0.40
III	并存病较严重,体力活动受限,但尚能应付日常生活	1.82～4.30
IV	并存病严重,丧失日常活动能力,经常面临生命威胁	7.80～23.0
V	无论手术与否,生命难以维持24小时的濒死患者	9.40～50.7

*急症病例注"急"或"E",表示风险较择期手术增加

颅脑外科手术对麻醉药的要求,就是理想的脑外科手术麻醉要求:

(1)诱导快,有效麻醉药物的半衰期短。

(2)镇静、镇痛作用强,术中无知晓。

(3)不增加颅内压(ICP)和脑代谢:所有吸入麻醉药均可升高颅内压,故不主张开颅前用高浓度吸入麻醉药;除氯胺酮使颅内压升高外,其余静脉麻醉药均降低颅内压。

(4)不影响脑血流自动调节功能。

(5)无神经系统副作用。

(6)临床应用剂量下,对呼吸抑制轻,甚至无呼吸抑制。

(7)停药后苏醒迅速,无兴奋及精神症状。

(8)无残余药物作用。

目前完全符合上述要求的药物尚未出现,现就近年来使用较为普遍的药物作简要评价。

(1)吸入性麻醉剂:多数都抑制神经元活动,降低脑代谢;但会干扰脑血管的自主调节,引起脑血管扩张,增加脑血流量,引起颅内压增高。吸入麻醉在 2 小时以上时还会增加脑脊液分泌而引起颅内压增高。大多数吸入麻醉剂还能提高血管的二氧化碳活性,影响术中诱发电位监测。

1)氟烷:增加脑容量和血管流量,减少脑脊液吸收,从而引起颅内压增高;还会影响 EEG 和诱发电位。吸入浓度为2%会造成脑中毒效应。

2)恩氟烷:治疗水平即可降低癫痫发作阈值,可增加脑脊液分泌,减少脑脊液吸收,从而引起颅内压增高。

3)异氟烷:能造成 EEG 等电效应,可以改善不完全性脑缺血时神经功能的恢复。

4)氧化亚氮(笑气):是一种有效的血管扩张剂,显著增加血管流量,对脑代谢的影响最小。氧化

亚氮的溶解度大约是氧气的 34 倍,当它从密闭的空间(颅腔)的溶液中释放出来时,会增加颅腔内压力,特别是在坐位麻醉时,术后要特别警惕假性脑水肿和气栓。关闭硬膜前向空腔中注满液体,并且在关闭硬膜前 10 分钟就关掉氧化亚氮,可降低这种危险。

(2) 静脉麻醉剂

1) 巴比妥类:能显著降低脑耗氧量,清除自由基;能产生剂量依赖性 EEG 抑制;大多数能抗惊厥;巴比妥类的心肌抑制作用和外周血管扩张作用则能引起低血压、脑灌注下降,特别是在血容量不足时。

2) 依托咪酯:强效静脉催眠药,常用临床剂量下很少发生呼吸抑制或通气不足。对脑血流动力学的影响类似硫喷妥钠和丙泊酚,使 CBF、CMRIO$_2$ 同步降低而脑氧供/氧耗比例维持正常,对缺氧后的脑组织有保护作用(脑外科手术麻醉中可按 30 ~ 60μg/(kg·min) 给予)。此药对循环影响也不大,比咪达唑仑和丙泊酚好,但因目前水溶液制剂对静脉刺激及对肾上腺皮质功能有抑制作用,故只诱导用,还未静脉输入维持麻醉用。

3) 丙泊酚:麻醉强度为硫喷妥钠的 1.8 倍。因它高亲脂性、代谢率极快,半衰期短的特性成为目前全静脉麻醉中受欢迎的催眠药。对脑血流和脑代谢的影响:使 CBF↓、CMRIO$_2$↓、CVR↑。单独应用丙泊酚麻醉可使 CBF、CMRIO$_2$ 明显下降,但使 CMRIO$_2$ 与 CBF 能维持平衡状态,即能维持脑氧供需平衡,同时无脑组织缺血、缺氧。丙泊酚能降低脑瘤患者的 ICP,又能保持良好的脑灌注,有一定的脑保护作用。脑瘤患者按 6mg/(kg·h) 持续静注,CBF、CMRIO$_2$↓,而剂量增加一倍后 CMRIO$_2$ 进一步下降,而 CBF 保持不变。对已有颅内压增高的患者静注丙泊酚 2mg/kg,可使 ICP↓,此作用强于硫喷妥钠。但要注意和芬太尼等药合用时,由于 MAP 的更一步降低会影响颅内灌注压(CPP = MAP−ICP),而引起脑缺血,故要避免。丙泊酚麻醉时,不影响 PaCO$_2$ 对脑血流量的调节。动物实验证明丙泊酚对缺氧后的脑组织有保护作用。

4) 咪达唑仑:其药理作用为催眠、抗焦虑、解痉、肌松、顺行性遗忘。对脑血流和脑代谢的作用呈剂量依赖性降低 CBF、ICP、CMRIO$_2$(脑代谢率)和脑电图(EEG)的频率。按 0.15mg/kg 给予可使 CVR↑40%,CBF↓33%,CMRIO$_2$↓27%。该药抑制大脑代谢,但不影响 PaCO$_2$ 对脑血流量的调节,不改变脑的能量储存,对脑缺氧有保护作用,对已有颅内顺应性降低或 ICP 升高的患者如按 0.15 ~ 0.20mg/(kg·h)(临床剂量)维持用药,对脑缺氧有保护作用,适合于脑外科手术麻醉。此药静注后迅速进入脑脊液,数分钟内脑脊液和血浆药物浓度达到平衡。和亚麻醉剂量的氯胺酮配伍使用可以取长补短,还可增强非去极化肌松剂的效果,清醒过程平稳,无兴奋现象,和吸入麻醉药合用可大大减少吸入浓度,及有助于克服吸入麻醉恢复过程的高血压和寒战反应。此外该药在临床剂量下时 ICP↓,而不影响脑血流的自动调节。但在手术结束前停药(要早停药),后面靠吸入麻醉药或丙泊酚维持。

(3) 麻醉性镇痛药

1) 芬太尼:使 CBF 和 CMRIO$_2$ 中度↓→ICP↓,芬太尼不影响脑血流的自动调节和其对 CO$_2$ 和低 O$_2$ 的反应。(阿芬太尼、舒芬太尼、瑞芬太尼相似)

2) 亚麻醉剂量氯胺酮(1mg/kg)用于脑外科手术时其镇痛效果不减,而还有一定的脑保护作用,但要复合其他的静脉麻醉药用。

(4) 肌松剂:肌松剂不透过血-脑脊液屏障,对脑血管无直接作用。但在神经外科患者应用肌松剂,对脑血管可产生明显的间接作用,表现脑血管阻力(CVR)和静脉回流阻力降低,从而使 ICP 下降。泮库溴铵具有升高血压的副作用,若用于 CBF 自动调节机制已损害和颅内病变患者,CBF、ICP 可明显增加。阿曲库铵不影响 CBF 和 CMRIO$_2$。氯琥珀胆碱肌肉成束收缩,可使 CBF 剧烈增高,ICP 也升高。临床应根据病情适当选用。

2. 患者体位 患者的手术体位摆放应当由手术医师、麻醉医师及手术室护士协同完成。手术部位不同,采取体位也不同,选取体位的原则是争取手术野的良好暴露,有利手术操作,长时间体位摆放不应造成患者身体损害,头部不宜过低过高,避免出血过多或气栓;避免身体突出部位的血管神经和皮肤受压、保护好易损伤的眼、耳;不扭曲患者气管内插管,呼吸道通畅,头部静脉回流不受阻。患者常用的手术体位:

(1) 仰卧位:是开颅手术最常用的体位。适用于额部、颞部、顶部、鞍区病变,头部可偏向手术对侧。

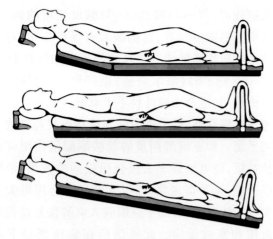

图 7-7 手术体位之仰卧位

（2）侧卧位：适用于颞、顶、枕、颅后窝、脊髓手术，可增加侧卧角度以利暴露。

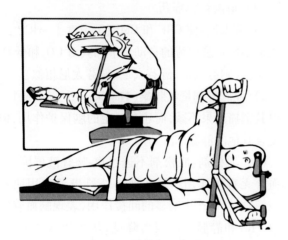

图 7-8 手术体位之侧卧位

（3）俯卧位：适用于枕部、颅后窝、松果体区、

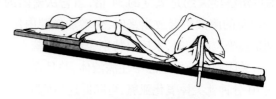

图 7-9 手术体位之俯卧位

脊髓的手术。

三、手术适应证与禁忌证

手术切除是神经系统肿瘤最基本、有效的治疗方法，对于良性肿瘤原则上应做到彻底切除，达到根治目的；于恶性肿瘤亦应争取全切，术后给予综合治疗，以延长患者生命。但神经系统肿瘤患者是否需行手术治疗还要取决于肿瘤的部位、大小、性质、占位效应、数量及患者本身的情况。神经外科医师要综合考虑，权衡利弊，实行个体化治疗。

四、术前计划和准备

周密的术前准备是确保手术顺利和成功的前提，不论是急症还是择期颅脑手术，都必须根据患者具体病情尽力使术前准备周全。术者应运用一切诊断手段对病变作出准确的定位和可能的定性诊断，尽力对病变部位、侵袭范围和病变性质作出客观判断，进而确定治疗方案，对于术中和术后可能发生的并发症也应有比较充分的估计分析和相应措施。手术前的一般准备程序是术者必须履行的医疗责任。

除颅脑MRI、CT外，对患者全身各系统进行全面检查，如血、尿常规，出凝血系列，血糖，肝肾功能，肝炎八项，梅毒，艾滋病，血生化，行心电图检查及胸片及腹部超声检查。必要时可行胸腹部CT检查。

↓

无手术禁忌证，确定手术日期、方式。请麻醉师会诊，明确麻醉方法及麻醉耐受情况，麻醉可能发生的问题。手术者应假想手术的每一个环节可能出现的问题及应对措施。

↓

与患者或其授权委托人交代病情，实事求是地讲明手术的必要性、危险性和术中术后可能出现的意外或并发症，患者或其授权委托人行使知情同意权，签署手术及麻醉知情同意书。新开展手术或重大疑难手术应报请主管部门批准，必要时进行公证。

↓

术前1天下手术医嘱，备皮，抗生素试敏，交叉配血。全身皮肤清洁。术前禁饮食6~8h。术前排空大小便。

↓

进入手术室后，亲自核对患者姓名、性别、诊断，核对病变的侧别和部位是否与切口一致。开放静脉通道，实施麻醉，留置尿管。摆体位、头位。消毒、铺巾单、手术。

急症手术术前要求查血常规和出凝血时间,验血型并备血。手术前有癫痫发作者,必须给抗癫痫药物,以免因癫痫发作而诱发脑疝或导致病情恶化。抗生素使用并非常规,只有颅内感染疾患或体弱合并有潜在感染时,可于术前1~3天使用抗生素。对营养不良、贫血、低蛋白血症、激素水平低下,糖尿病、高血压、水电解质紊乱和心、肝、肾、肺等重要脏器功能失调的患者,都要给予纠正,以增加手术的安全性。女性患者必须了解月经来潮时间和是否已有妊娠和处于月经期内。除紧急情况(如发生脑疝)外,一般应避免颅脑手术。根据患者颅内压增高情况及脑水肿严重程度,为增强患者对手术的耐受力,提高治疗效果,给予脱水剂和(或)脑室穿刺外引流。

五、手术原则

神经系统肿瘤,特别是恶性肿瘤,病程进展快,预后较差。但外科手术治疗仍然是大部分神经系统肿瘤的首选治疗手段。恰当的手术治疗不但可以提高患者的生活质量,还可以延长生存期。

手术入路的设计尽量避开重要功能区及重要解剖结构的前提下,距离病变最近,提供最佳的视角和尽可能大的视野。病变尽可能位于深部术野的中央,尽可能减少对正常脑组织的牵拉和切割,减少对血管和神经的损伤,以最小的创伤到达病变并最大限度地显露病变;保证皮瓣的血管及神经供应。防止皮瓣缺血坏死或愈合困难;考虑美容要求,刀口尽量隐于发际之内;体位选择对术者和患者都应该是舒适的。

六、开颅术和关颅术

标准开颅术

头皮切开

术者和助手每人用一只手,手指并拢用纱布压在切口两旁,一次切开皮肤长度不应超过手指范围,深度到达帽状腱膜下,头皮夹止血,手术刀锐性或钝性分开帽状腱膜下至皮瓣基底。皮瓣下填纱布卷翻向下方,盐水纱布覆盖。

↓

骨瓣成形

如骨瓣游离,可切开和仔细推开骨膜或肌肉筋膜。如保留肌蒂和骨膜,可切开远侧骨膜,分别打孔。一般打孔4~5个,如应用铣刀,骨孔可适当减少。不易出血部位先钻孔,近静脉窦和脑膜中动脉处最后钻孔。如怀疑颅内压高,应在钻孔前静脉输注20%甘露醇250ml,降低颅压。在相邻两个骨孔穿入线锯导板,带入线锯锯开骨瓣。肌蒂处可在保护肌蒂下锯开,也可两侧咬骨钳咬开。骨瓣取下后,骨窗边缘涂骨蜡止血。

↓

硬脑膜切开

切开硬膜前,应将术野冲洗干净,骨缘四周用小圆针与细线悬吊硬膜,避免硬膜塌陷出现硬膜外血肿。硬脑膜出血可用双极电凝或吸收性明胶海绵压迫止血。骨缘四周铺湿棉条,手术者洗净或更换手套。硬膜可"十"形切开,颅后窝为Y形切开;"U"形切开硬膜时基底应在静脉或静脉窦方向。如硬膜张力高时,可穿刺脑室或肿瘤囊腔,降低颅压,避免切开过程中损伤脑组织。翻开的硬膜应悬吊,边缘湿棉条覆盖。

↓

脑切开

脑组织切开部位应选择在非重要功能区和距离病变最近的部位。尽量利用脑沟、裂分离切开脑组织,减少脑组织的损伤。囊性肿瘤或脑内血肿可尝试用脑室穿刺针穿刺病灶,吸除部分内容,达到减压效果,但不要抽空所有内容,否则寻找病灶时比较困难。穿刺针可以留置以引导病灶的定位,如果穿刺的隧道可以找到,也可拔除。术中肿瘤不能完全切除时,可将肿瘤周围的非功能区脑组织大块切除,降低颅内压。或者在深部肿瘤手术中,为增加暴露,需要切除部分脑组织,内减压手术切除范围必须严格控制在非功能区,最好在肿瘤周围。如颅内压仍然较高,可关颅去除颅骨,敞开或减张缝合硬脑膜,行外减压以达到降低颅压的目的,延长患者生命。外减压手术常用于大脑深部肿瘤不能切除或仅行活检时、脑深部肿瘤放疗前或放疗后出现水肿颅压高时。

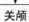

关颅

手术结束后,应用生理盐水冲洗至清亮为止。嘱麻醉师提升患者血压至术前水平。如术区仍无出血,说明止血彻底,开始关颅。1号丝线间断或连续缝合硬膜,缝合尽可能严密,避免皮下积液,如硬膜缺损,可应用骨膜,筋膜或人造硬膜进行修补。减压性手术,可不缝合硬膜。游离骨瓣可用缝线、颅骨锁等固定。带蒂骨瓣可缝合肌肉筋膜和骨膜固定。缝合肌肉、帽状腱膜和皮肤,每隔1cm缝合1针,分层缝合。如留置外引流管,须在切口外引出,外接引流袋。

七、标准翼点入路开颅术

1. 麻醉 置气管内插管全身麻醉。

2. 体位 取患者仰卧位,用头架固定颅骨三点。对于右利手手术者,中线和右侧病变采取右侧开颅。患者头部轻微抬高,头顶下垂20°,向左转30°,使颧骨额突处于术野最高点。颅骨头架的一个固定点应在耳后,恰好位于同侧乳突的上方,另两个固定点在头的对侧。这两个固定点应足够高,不要插入颞肌,以免产生固定不稳及不必要的出血。

3. 手术步骤

(1) 头皮颞肌切开:头皮切口开始于耳前、上方各1cm,垂直于颧弓方向上达颞嵴。注意避免损伤靠近前部的颞浅动脉及面神经颞支,从颞嵴起切口急转向前在发际内达中线旁1~2cm处。将头皮、颞浅筋膜以及颞深筋膜浅层、脂肪组织一起掀起。游离需达到额骨颧突上缘。沿额骨颧突上缘切开颞肌筋膜约2~3cm长,并继续向内沿颞肌外围距其附着处约0.5cm与颞线平行切开骨膜;另外,距头皮切口约1cm与之平行,切开额部骨膜;两处骨膜切口在颞肌边缘汇合形成额部三角形骨膜瓣。向前游离此三角形骨膜瓣超越额结节达到眶上缘。从颞窝上完整掀起颞肌,显露额骨颧突以及围绕翼点的额颞蝶顶颅骨。

(2) 骨瓣成形:骨瓣上的第一孔应先钻额骨孔。该孔恰好在额骨颧突后方(额颧缝上方,颞线下方),第二孔在第一孔上方3~4cm的额骨上,距眶缘上1~2cm。注意避开额窦。第三孔根据病变的位置,在顶骨上沿颞线位于冠状缝后方;骨瓣最后一孔在蝶颞缝后方的颞骨鳞部。距第三孔下方4cm,第一孔后方3cm。颅骨钻孔,骨屑收集起来为填补骨孔用。经骨孔对骨瓣下硬脑膜的前、内、后缘用一小弯形骨膜剥离子做半圆形轻柔的摆动,使之与颅骨分离,而不要做推拉式的动作。用咬骨钳分别从第一孔向前上方,从第二孔向前内侧,沿额突咬出骨槽,用线锯将骨瓣前缘向前弓形锯开,内侧缘和后缘直线锯开。用高速磨钻自第一孔至第四孔,沿额蝶缝、跨颞骨鳞部磨一个骨槽,在颧弓线上折断蝶骨大翼。磨骨槽要求轻柔、无创伤、精确,骨瓣抬起时应只限于在蝶骨骨折。分离蝶骨嵴周围硬脑膜,咬除蝶骨嵴。必要时继续向下咬去颞骨鳞部及蝶骨大翼到颅中窝底,以达小脑幕缘。

(3) 硬膜切开:切开硬脑膜围绕蝶骨嵴将硬脑膜半圆形切开,蒂朝向蝶骨嵴和眶部。用双极电凝控制硬膜血管,颞部硬脑膜切口缘用贯穿缝合加以保护,防止硬脑膜切口沿骨缘下撕裂至颅中窝底。硬脑膜瓣紧贴在蝶骨嵴上悬吊,保证蝶骨嵴至颅底视线无阻。脑组织松弛后,将硬脑膜悬吊在骨膜上,防止术中渗血流入术野或颞顶硬膜外腔。将额叶轻轻牵拉,则很容易到达颈动脉池、视交叉池和终板池,由此放出脑脊液可为手术提供必要的空间。少数情况下,这样的操作仍不能放出足够的脑脊液,需要打开对侧脑池和(或)脚间池,以充分减压。当上述方法无效,尤其是基底池被粘连的血块阻塞时,终板池也要切开,从第三脑室中释放出脑脊液。

(4) 圆锥尖的扩大:蛛网膜刀锐性分离侧裂池,侧裂池的蛛网膜一般薄而透明,容易看清其中的结构。在额、颞叶表面之间有2~3mm空间,可以很容易进入侧裂池,并很快辨别出主要血管。当分开侧裂池后,额叶和颞叶从蝶骨嵴及眶顶分开,当颈动脉池、双侧终板池和脚间池也一并打开时,则产生了一个较大的圆锥体空间,其圆锥底为磨平的蝶骨嵴和眶顶,上、下界为分开的额叶和颞叶(圆锥尖指向岛阈)。这个圆锥体空间突出了翼点入路的价值在于术中可以轻度牵拉甚至不牵拉脑组织,就形成了从外科医生眼睛通过手术显微镜直到脑底的一条视线。

(5) 关颅:硬脑膜重新对合,用4-0可吸收线或丝线连续缝合,骨瓣用颅骨锁固定。筋膜、颞肌及帽状腱膜分层间断缝合,丝线间断缝合皮肤,用纱布和绷带包扎,常规在帽状腱膜下置低压引流24h。

参 考 文 献

1. 赵继宗. 临床诊疗指南:神经外科学分册. 北京:人民卫生出版社,2014.

2. 张庆林. 神经外科手术规范及典型病例点评. 山东:山东科学技术出版社,2004.

3. 杨树源. 实用神经外科手术技巧. 天津:天津科学技术出版社,2002.

4. 陈忠平. 神经系统肿瘤. 北京:北京大学医学出版社,2009.

5. 王忠诚. 王忠诚神经外科学. 湖北:湖北科学技术出版社,2005.

6. 王任直. 尤曼斯神经外科学. 神经外科导论与肿瘤学. 北京:人民卫生出版社,2009.

7. 王忠诚. 显微神经外科技术训练教程. 北京:北京科学技术出版社,1997.

（林浩哲）

第二节　术中探测技术

一、电　生　理

（一）概述

在 18 世纪,人们就已经发现了神经生物电现象,经过一个世纪的发展,科学家们对于掌握神经生物电的知识有了不断进步和发展,到了 20 世纪 20 年代,德国科学家 Hans Berger 正式发表了关于脑电图研究的文章,这标志着神经电生理学的产生。之后又陆续出现了肌电图、诱发电位等,并且在技术上日益成熟。临床神经电生理技术应用电子仪器发出或者接收生物电信号,根据信号的变化检测神经系统感受器或者效应器的功能,由此为术中治疗服务,在临床中具有不可替代的作用,是当今神经外科术中保护神经功能重要的技术之一。随着时间的推移,电生理监测技术已不再是一些单独的项目,而形成了一个完善的系统。临床神经电生理学也形成了一门单独的学科。

（二）神经电生理基础

临床神经电生理主要包含脑电图、诱发电位、肌电图三方面内容。涉及颅内肿瘤的术中检测,主要为诱发电位和肌电图。

1. 肌电图　肌电图（EMG）包括广义和狭义两种。狭义的肌电图是指同心圆针电极或者常规肌电图,而广义的肌电图包括 F 波、各种反射（H-反射,瞬目反射,交感皮肤反射等）及运动单位计数等。

（1）神经肌肉的电生理特性:静息电位和动作电位:静息电位在静息状态下,细胞膜电位处于内负外正的电平衡状态,与钠-钾泵离子通道调节有关。在一般情况下,离子流入、流出量基本相等,从而维持一种电平衡状态,而这种平衡状态需要有钠钾泵存在,所以静息电位,又称为钾离子的电-化学平衡电位。当细胞膜受到外来刺激的时候,产生去极化电位,去极化达到阈值即可产生动作电位,在有髓神经纤维上,动作电位只在郎飞氏结之间跳跃式传播,

而在无髓神经纤维上,则是持续缓慢向外扩散（图7-10、11）。

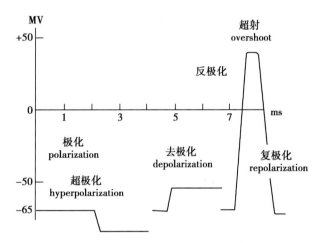

图 7-10　静息电位和动作电位

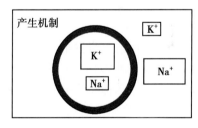

图 7-11　静息电位平衡状态产生机制

神经细胞、肌细胞电兴奋的特点:神经细胞去极化后产生动作电位,电兴奋沿着神经纤维传播,在有髓神经纤维为跳跃式快速传导,在无髓纤维传播速度则大大降低。运动神经纤维兴奋冲动下传到神经肌肉接头处,通过突触传递,引起肌肉动作电位。

（2）肌电图的目的:肌电图可以检测分析肌细胞在各种功能状态下的生物电活动,借以辨别脊髓前角细胞、轴索、神经肌肉接头、肌纤维等组织是否处于异常状态,并通过检查分析躯体的运动神经、感觉神经激发电位,了解运动和感觉神经纤维通路及病变部位,对肌纤维受神经支配的状况、肌纤维本身的电生理状况。神经-肌肉接头的功能状态及神经

的传导性能做出功能评定。

(3) 肌电图检查的基本要求

1) 静息电位、运动单位电位时限、波幅和相位以及募集电位会受到温度的影响,所以神经电生理的环境要求避免噪声、强光。室内温度控制在20℃~25℃之间,温度过低或过高,难以得到正确的检查结果,从而延误疾病治疗。

2) 个体化检查:肌电图医师在检查前应详问病史并作出相应体格检查,根据检查结果预判断可能存在的临床病变或性质及需要确定的神经和肌肉。

3) 检查的范围要稍超出病变范围,以免遗漏。怀疑肌肉病变应该先从近端肌肉开始检查,然后再行远端肌肉。

4) 肌电图要先于肌酶谱等检查,如果已经进行过活检,一般不再做肌电图检查。

5) 遇到婴幼儿或者存在精神症状的患者无法配合检查时,只有中重度收缩的肌肉运动单位电位作为依据,使用镇静剂后观察静息电位即可。对于凝血功能有问题的患者,一般不行肌电图检查。

6) 局部感染发生部位不行肌电图检查。

(4) 广义肌电图的简单介绍

1) F波:当给与神经超强刺激,会诱发出一个晚反应,即F波,一般F波出现于直接的运动电位之后。F波可以反应近端运动神经的功能,有助于神经根病变的诊断。操作方法为:在腕部刺激正中神经,在拇短展肌记录反应效应。

2) H反射:H反射为脊髓的单突触反射,反射弧的传入部分起自于肌梭的Ⅰa的感觉神经,传出部分由比较细的α运动神经纤维组成。临床上一般应用H反射来检测神经根的病变。H反射的延迟或者消失代表神经根病变产生。另外H反射的潜伏期可以代表传入和传出通路的神经传导信息。评价单侧疾病的时候,H反射的潜伏期侧间差是最敏感的指标。如果单侧缺如或者侧间差>1.5ms,可以支持神经根的病变诊断。

3) 瞬目反射:瞬目反射又称为眼轮匝肌反射,是通过叩击面部,使得角膜受到声音、光等不同刺激引起眼睛闭合的防御性反射。临床上通常通过电刺激一侧三叉神经眶上支,诱发眼轮匝肌产生瞬目动作。对于三叉神经、面神经和脑干病变的早期诊断具有非常重要的临床价值。瞬目反射主要的目的是评价各种神经系统疾病是否存在脑干功能障碍,可以成为三叉神经、面神经功能障碍的检查方法之一。

2. 诱发电位:诱发电位是对感觉器官、感觉神经、感觉通路或者感觉系统有关的任何结构进行刺激,而在中枢神经系统中产生的可以测量出的电位变化。分为外源性刺激相关电位和内源性事件相关诱发电位,进一步详细划分为

体感诱发电位	SEP
视觉诱发电位	VEP
脑干听觉诱发电位	BAEP
运动诱发电位	MEP
瞬目反射	BR
三叉神经诱发电位	BTEP

(1) SEP:给予皮肤或者末梢神经以刺激,神经冲动沿着传入神经传导至脊髓感觉通路,丘脑至大脑皮层感觉区,在受到刺激的对侧头皮记录到的大脑皮层电位活动,即当感受器、感觉神经纤维或感觉传导途径上任意部位受到刺激时,在中枢神经感觉系统引导出的电位变化。SEP反映了感觉传导通路、丘脑及大脑皮层感觉区域的部分功能状态。

SEP的指标以及分析:从刺激开始到各波峰的传导时间我们称为峰潜伏期(PL)。通常比较恒定,平均值大于2.5~3SD标准差为异常。量波峰之间的距离称为峰间潜伏期(IPL),IPL反应中枢神经的传导时间,比较稳定。由波峰到基线,或者前一波谷到后一紧随波峰的垂直高度,我们称为波幅(μV),由于参量属于非正态分布,所以差异很大,客观性比较差,但是在一些时候可以早期预测病变变化。左右潜伏期以及波幅的差异我们称为左右侧差,无异常情况下,双侧基本对称。

异常SEP的判断标准:PL、IPL延长超过正常平均值加2.5个标准差,波形离散、缺失,两侧波幅差异超过50%,左右侧差出现。

临床应用:周围神经病损评定以及神经再生和再生速度的判断;神经系统弥散性疾病比如变性疾病、遗传代谢性疾病的诊断;对于多发性硬化有早期的诊断价值,可以协助检出亚临床病灶;脑血管病、脑肿瘤、脑外伤发生时脑功能的评定;术中监护外周神经以及皮层功能。

(2) 视觉诱发电位(VEP):视觉诱发电位(visual evoked potentials,VEP)也称皮质视觉诱发电位,是指颞叶后部、枕叶记录到的有视觉通路传导并产生的诱发电位。任何一侧受到刺激,冲动会向两侧视觉中枢传递。临床上分类:棋盘格模式翻转VEP(PRVEP)及闪光刺激VEP(FVEP)。PRVEP波形简单目前临床最常用的一种,详细再次划分为全视野和半视野两种,阳性率高和重复性好,易于分析,视

力在 0.3 以上者常用,但是要求受试者必须密切配合,测试过程中需要密切关注视屏的固定亮点。FVEP 波形及潜伏时变化大且阳性率低,FVEP 受到视敏度影响小,对于视力严重减退患者,仅仅能够了解视觉通路是否完整。目前仅适用于精神疾病、视力较差者或婴幼儿、昏迷患者及其他不能合作患者。

VEP 的指标以及分析 PRVEP 按照潜伏期划分,主要波形成分有 N75、P100 和 N145,为 NPN 三相复合波。正常情况下部分 N75、N145 或难以辨认或者潜伏时及波幅变异大,所以临床应用较少。P100 潜伏期相对稳定,为 PRVEP 主要应用波形成分。

异常的判断标准:P100 潜伏期延长大于平均值+3SD,应用图像刺激两眼之间潜伏期差异 10ms 以上,两眼之间 P100 波幅差异超过 50% 等。

VEP 的临床应用 视神经病变常见于视乳头炎和球后视神经炎,PRVEP 异常率可达>85%;视交叉前部压迫性病变,在视力丧失前可以观察到 P100 潜伏期的改变,垂体腺瘤、颅咽管瘤等压迫视神经颅内占位病,PRVEP 波形会有明显改变和波幅大幅度降低;视交叉后部病变所致的偏盲,以脑梗死或者肿瘤多见,应用部分视野刺激检出率>80%;多发性硬化的诊断。

(3) BAEP:是利用声音刺激后,在头颅表面记录到从听神经至脑干的电位。BAEP 的指标以及分析:通常听觉诱发电位(AEP)根据潜伏期分为三部分,早成分(10ms 以内),中成分(10~50ms),晚成分(50~500ms)。早成分反应耳蜗延续至脑干的功能,所以称为脑干听觉诱发电位(BAEP)。中、晚成分反应半球功能,临床应用较少。BAEP 的反应波形共七个 Ⅰ:耳蜗神经;Ⅱ:蜗核;Ⅲ:上橄榄核;Ⅳ:外侧丘系;Ⅴ:下丘核;Ⅵ:内侧膝状体;Ⅶ:听放射。Ⅰ-Ⅴ波形潜伏时间稳定、清晰,并且在听觉系统中有特定的发生来源,因此有肯定的临床意义,特别是Ⅰ波、Ⅲ波和Ⅴ波是最稳定可靠的三个反应波,正常情况下均出现,价值最大,Ⅱ波、Ⅵ波和Ⅶ波有时可缺如,临床应用较少,Ⅵ波通常依附于Ⅴ波,不容易测量得到。

异常 BAEP 的判断标准:BAEP 异常的判断标准主要依据波形、波绝对潜伏时(PL)、双耳波行潜伏期差(ILD)、峰间潜伏期(IPL)及波幅(AMP)。①波形异常:峰间潜伏期延长,波幅降低,波形分化不良;②波绝对潜伏时(PL)和峰间潜伏期(IPL)延长比正常均值相差 2.5~3SD;③左右耳潜伏期之差(PL 和 IPL)即耳间差(ILD)>0.4ms;④BAEP 波幅相对值 V:Ⅰ值<0.5。

临床应用:

①脑干听觉传导通路的各种疾病,比如:听神经鞘瘤,脑干内病变,脑干挫裂伤,包括松果体肿瘤等,在 BAEP 中都可以有异常表现。听神经瘤的 BAEP 异常率可高达 75% 以上,是诊断该病最重要的辅助手段,脑干内肿瘤 BAEP 的异常率可达 90%。肿瘤较小时 BAEP 的早期表现为Ⅰ-Ⅲ峰间期延长;当肿瘤较大时,推移脑干,肿瘤对侧的电位亦有异常改变,表现为对侧Ⅲ-Ⅴ峰间潜伏期(IPL)延长,或Ⅲ、Ⅳ及Ⅴ波消失,伴同侧Ⅴ波的波幅明显下降。

②中枢脱髓鞘病:BAEP 有助于多发性硬化的早期诊断,特别是亚临床病灶的检出率可达 40% 以上。

③脑干血管病:BAEP 可动态观察脑干受累情况,有助于判断疗效及预后。

④BAEP 作为客观电反应测听方法,应用于临床听力学,客观评价听觉检查不合作者、婴幼儿和癔症患者的听觉功能的检查。

⑤颅脑外伤时 BAEP 各波潜伏期以及峰间潜伏期(IPL)均可以呈现延迟表现,其中 Ⅰ Ⅱ Ⅲ 最为常见,可以提示脑干功能是否受损,并可以作为法律依据。所以 BAEP 的动态观察有助于疾病治疗预后的推断,判断昏迷患者的转归情况。

⑥对脑死亡的诊断都有重要意义。

⑦BAEP 还可用于颅后窝手术的监护。

(4) 运动诱发电位(MEP):运动诱发电位(motor evoked potentials,MEP)主要用于检查中枢运动神经通路-锥体束的功能,是指刺激大脑皮层后,在相应肌肉上记录的动作电位。是诊断中枢运动系统功能疾病的一种方法。根据刺激的方式可以分为电刺激 MEP 及磁刺激 MEP,因为磁刺激比较安全、无疼痛,不需要与身体直接接触,不受刺激部位局部皮肤状态和电阻影响,而且操作简单,所以临床应用相对广泛。

1) MEP 的指标以及分析:中枢运动传导时(CMCT)为 MEP 的一项重要参数,计算方法为,皮层到肌肉的潜伏期减去 C_7 至肌肉的潜伏期,为锥体束或者皮质脊髓束的传导时间。

2) 异常 MEP 的判断标准:双侧皮层电位无法

引出,单侧易化状态下皮层电位无有引出;各波潜伏时明显延长,伴有或不伴有波形离散;CMCT 延长超过 x+2.58SD;侧潜伏时侧间差延长超过 x+2.58SD;双侧波幅比值有明显差异。

3) MEP 的临床应用:广泛应用于多发硬化性疾病、脑血管疾病、颈椎疾病、脊髓疾病等,是神经系统检查和影像学检查的补充。具体应用于:客观评价锥体束损害程度以及预后发展;间接帮助诊断多发性硬化或者运动神经元病;功能区损伤后运动功能的评估及预后。

(三) 神经电生理技术的术中应用

结合神经外科手术分类,颅内肿瘤术中神经电生理监测可以大致分为3类。

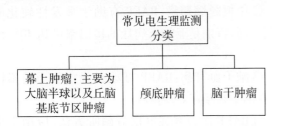

1. 幕上肿瘤 主要为大脑半球以及丘脑基底核区的肿瘤,监测流程如图

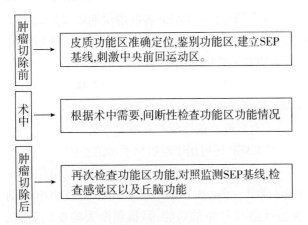

2. 颅底常见肿瘤监测流程如图

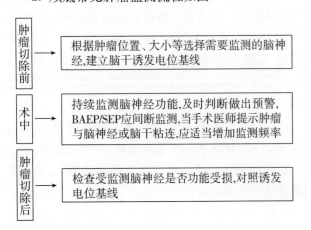

3. 脑干常见肿瘤监测流程如图

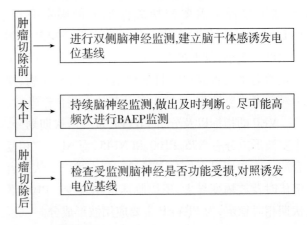

4. 报警标准

(1) BAEP 的报警标准:①波幅下降50%;②潜伏期延长。BAEP 的监测受到患者听力的限制,即只有当患者有足弓听力的情况下才有可能出现有意义的波形,如果听神经鞘瘤较大已经造成听力损伤,也需监测健康侧,比如:波形小时,潜伏期发生突然改变,潜伏期延长或者波幅下降等。

(2) SEP 的报警标准:①全程留取基线以作为对照标准;②短期内波幅下降超过30%;③波形变化需和基线对照,波幅下降超过50%,潜伏期延长超过10%。

(3) MEP 的报警标准:①波幅下降以及潜伏期延长,均提示神经损伤;②电刺激阈值发生明显改提示神经损伤。

5. 术中监测的注意事项 ①手术开始前必须获得基准波,避免术中麻醉或者器械对诱发电位产生影响;②硬脑膜打开后需留取基线以便对比;③出现异常情况下需及时与手术医生预警;④电生理监护人员应该熟悉手术步骤,掌握术中情况,对于容易发生损伤神经应该重点监测;⑤多项监测联合应用,尽可能避免假阳性或者假阴性结果误导手术医生。

6. 术中监测的意义:①电生理监测可以在一定程度上判断患者预后情况;②提高神经外科手术对于神经的保护几率。雷励等对192例听神经瘤患者手术时均在面神经电生理监测下进行,面神经完整解剖保留185例(96.4%)。长期随访病例面神经功能良好率83%,大幅提高对于神经的保护率;③为神经外科、麻醉科的临床科学研究提供相当的客观证据。

二、术 中 超 声

1. 术中超声简介 术中超声(Intraoperative Ul-

trasound, IOUS) 主要经历了三个演变过程:第一,20世纪 60 年代初期——A 型超声和非实时的 B 型超声开始逐步进入临床;第二,20 世纪 70 年代末期和 80 年代初期——实时的 B 型超声技术迅速发展,使得术中应用随之发展;第三,20 世纪 90 年代——如术中腹腔镜超声和颅脑彩色多普勒成像等。

超声应用于颅脑,最早可追溯到 20 世纪 50 年代,French 等尝试应用超声技术得到死亡脑组织中肿瘤的声像图。至 20 世纪 80 年代,有学者开始使用超声技术对颅脑手术中病灶进行精确定位以达到更好手术切除效果,及判断术后有无肿瘤残余。但是由于当时探头的体积较大,操作不便,且当时超声图像的分辨率较低,临床医生对声像图的理解远不如 CT 和 MR,这些均使得超声在颅脑手术中的应用受到限制。到 70 年代中期,由于超声技术的发展出现了实时的二维 B 型超声,提供更精细分辨率的图像。神经外科领域对于术中超声的应用再次出现新的高潮。

2. 术中超声目的　手术当中,神经外科医生遇到的困难往往是对颅脑病变的定位,神经外科术中准确定位的问题主要是由于脑的解剖和生理学个体差异所致,术中很多病变被正常脑组织所遮挡而不能被直接发现,即使大范围暴露术野或者对周围解剖结构的直接显露,也难免造成很多不必要的损伤。因此存在神经导航的需求。虽然神经外科导航有诸多优点,但同时也都存在缺点。多数只能在高度专业化的医疗中心投入使用,价格昂贵,需要建造特殊的基础设施等。

3. 术中超声术的应用　胶质瘤:声像图表现为单发或多发的圆形,椭圆形或不规则的稍强回声区,有时呈分叶状或伪足样浸润性生长。边界较清,边缘欠规整。内部回声不均匀,部分可见坏死液化区,见粗大钙化灶。

脑膜瘤:声像图表现为与硬膜紧连的增强回声,形态规则,大多呈圆形,边界清。转移性肿瘤:声像图表现为内部回声欠均匀,边界清,有包膜回声,形态规则的稍强回声。海绵状血管瘤:声像图表现为内部回声欠均的稍强回声,边界清。病灶内血供丰富,并可探及供应动脉穿入。脉络丛乳头状瘤:声像图表现为边界欠清、内部回声稍、周边回声减弱的不均质区。

实际应用中,肿瘤周围的水肿带可为低、中不同强度的回声表现,有时瘤周水肿可能使本身为中回声的肿瘤边缘难以确定,但此类肿瘤肉眼下与周围脑组织色泽,质地等显著不同而易全切除,因此,术中超声有助于提高胶质瘤的全切除率、减少对正常脑组织和水肿区脑组织的损伤,从而提高疗效、延长生存期和改善生活质量。另外,由于早期症状不明显,因此发现肿瘤时,往往体积较大。无论是在颅脑外科还是脊髓外科,术中超声的频率使用是相当重要的。根据病变的位置、大小和深度,选择恰当的频率将获得高分辨率的影像;反之,无助于提高神经外科手术的准确性,甚至遗漏病变。另外,充分利用形态学标志物作为定位,了解正常的颅脑超声扫描图像以及对各种伪迹的理解都是非常重要的。手术室内超声设备的操作和对图像的解释需要放射科医师或熟练的放射科技术员来协助完成,其操作的总体时间依病变的复杂程度不同而存在明显差异,总体手术时间并未因超声扫描而延长;相反,术中超声在提高外科手术精确度和安全性的同时,有效地缩短了手术时间。

（林浩哲）

三、术中 CT 与 MRI

（一）术中 CT

1. 术中计算机体层扫描系统(iCT)的发展　CT 进入临床医学已有 30 多年的历史,在此期间 CT 经历了几次软硬件技术的重大变革。1989 年 CT 在传统旋转扫描的基础上,采用了滑环技术和连续进床扫描。滑环技术使扫描装置可沿着一个方向连续旋转,附加连续进床,扫描轨迹呈螺旋状,因而得名螺旋 CT(Helical CT)。1998 年多层螺旋 CT 的问世,应用机架球管围绕人体旋转一圈能同时获得多幅断面图像,开创了容积数据成像的先河。这两次技术进步在 CT 发展史中成为重要的里程碑。在此基础上,应运而生了术中 CT。而早期的术中 CT 仅仅是对诊断用的固定式 CT 进行了改造,将检查床改造成可用于神经外科手术的手术床。当术中需要扫描时,将手术床移向扫描机架。直至所扫描的部位进入机架中央。扫描结束后,再将手术床移开,并可继续手术(图 7-12)。颇具代表性的是哈佛大学麻省总院神经外科使用的 Philips 公司的 Tomoscan M 型可移动式 CT。手术床底部配有滑轮,在扫描时可通过手术床的移动来进行多层面的扫描。扫描器通过电缆连接至计算机。另一类型是日本 Fukui 医学大学神经外科使用的 Toshiba Xvision/SP 高速螺旋术中 CT,它是将扫描机架固定于一个数控的基座上,该基座可在一条预先铺设的地面轨道上滑动,需扫描时可将扫描机架沿轨道移至手术床的头端,手术时再将其移回原先的位置。目前 Siemens、Neurokogica、GE 和 Philips 公司的术中 CT 整体手术室方案已经得到了临床医生的一致认同,并开始广泛应用于临床手术。国内第一台术中 CT 结合导航系统于 2008 年在中国人民解放军总医院投入临床使用,该系统采用的是 Siemens 公司开发的 SOMATOM Sensation Open Sliding 40 系列,同时结合了德国 BrainLab 系列红外导航系统,采用了全自动注册系统。在 CT 工作站和导航系统实现了 DICOM 兼容连接,术中获得的 Cr 图像数据可以立即发送到导航系统实现实时导航。此系统实现全自动化的注册过程需要两个额外的元件:一个是跟踪装置获得 CT 扫描架相对于患者坐标的位置;一个是注册软件包来执行全自动化的注册过程。扫描前,将动态参考帧安装在固定头架上,患者坐标位置的测量使用无线的 BrainLab 红外线跟踪系统;CT 扫描架位置的测量使用同样的红外线跟踪系统,动态参考帧由安装在扫描架上具有一定几何形状的 4 个反光标志组成。在图像数据采集过程中,患者沿扫描架纵向(Z 轴)移动的距离,通过连接直接发送到导航系统。这样,在整个扫描初始校准程序时,根据 CT 扫描校正已知的几何形状和追踪系统集成的定位装置,扫描架和扫描图像的覆盖面的几何关系是确定的,然后通过对扫描范围、图像的坐标空间系统进行计算来实现全自动化注册过程。

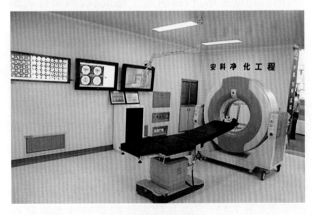

图 7-12 术中 CT

2. 术中 CT 在神经外科中的应用 传统的神经导航技术是基于术前采集的影像数据,术中存在组织漂移,不能达到精确定位。而术中 CT 的出现,弥补了这一缺陷。它将术中脑组织的实际移位情况及各解剖结构之间的空间位置实时的反馈给导航系统,从而最早实现真正意义上的实时导航。在各类神经外科手术中,最早应用术中 CT 结合导航系统的是颅内肿瘤切除术。该系统在手术过程中不仅提高了导航的精度及肿瘤的切除率,且对于术中 MRI 更为方便易行,对手术室及手术器械要求亦不高。

(1)术中 CT 在颅脑肿瘤手术中的应用:术中 CT 在神经外科应用最广泛的是各种颅内肿瘤切除术。Kubota 等报道了 156 例术中 CT 辅助下的颅内肿瘤切除术。其中几乎全部的大型垂体腺瘤在术中 CT 扫描均发现有肿瘤残留而需进一步切除。在其余肿瘤中,有 2/3 在术者估计肿瘤已全切后行术中 CT 扫描后仍发现有肿瘤残留,亦进一步切除,使颅内肿瘤的全切率得到了显著提高。通过 CT 扫描实时更新导航数据不仅提高了导航的精度及肿瘤的切除,且术中 CT 有助于确定深部的关键解剖结构,定位残留的肿瘤,对避免损伤重要功能结构、降低手术致残率起着关键的作用。针对颅内各部位脑膜瘤手术,术中 CT 可以在头部固定后准确勾画肿瘤范围,以适应涉及的复杂解剖关系,并可根据手术需要加以调整,避免不必要的扩大手术切口或切口偏移肿瘤区域,术中再次修正切口范围而带来的不必要损伤。尤其对于位置高的上矢状窦中后 2/3 接合处的矢状窦旁脑膜瘤病例,尤其要强调正确设计头皮切口和开颅骨板。一般地,如果设计皮瓣和骨瓣的信心越大,就越不需要将手术范围做得比实际需要大,以避免再做一个骨瓣或为了扩大手术野而重新铺单。在做位置较深在的胶质瘤或转移癌手术时,术中 CT 的应用对皮质切口可以做到既损伤小又精确,以减小功能损伤及围术期的并发症发生率。术中 CT 的空间反馈信息加强了基于影像的肿瘤和主要神经血管结构之间关系的认识,促进了对肿瘤周围和肿瘤内部的手术操作。即使沿着肿瘤外侧壁的表面进行分离,亦能"看清"病变周围结构,遇见具有潜在危险的血管或突出的肿瘤小叶。术中 CT 相对术中 MRI 更为方便易行,对手术室及手术器械要求亦不高。当然,术中 CT 对肿瘤是否全切并非决定性因素,而且由于术中 CT 存在固有的对软组织分辨率不高、辐射问题等,在颅内肿瘤切除过程中选择术中 CT 并非明智之举。

(2)术中 CT 在颅底、脊柱手术中的应用:由于 CT 在骨性结构显示方面的优势,许多神经外科医师在颅底、脊柱手术中更倾向于选择术中 CT 结合导航系统。传统的导航技术影像资料来源于术前扫描,注册时均假设局部结构处于无变化位置,但实际上由于颅颈交界区的组织生物力学属性、枕寰枢复合体的相对活动性及手术操作的影响,术中常发生局部骨性结构的相对变化。如果术中移位程度超过一定的误差范围,神经导航技术的可靠性就会受到干扰,导致术后减压不充分及内固定植入物位置的偏差而损伤重要的神经血管结构。

（3）术中CT提高了神经外科手术的精确性与安全性:与其他术中影像技术相比,其优点在于:①对软组织的分辨率高于B超,对骨性结构的分辨率更是高于MRI;②术中数据采集相对于MRI方便迅速;③不需要对手术室进行大的改造,各种常规手术器械均可使用。其缺点在于:①对于脑组织特别是幕下结构的分辨率低于MRI;②由于存在放射性,术中多次扫描对患者及医护人员带来的副损伤。

3. 术中CT的无菌原则　在手术室内使用移动式CT应做到:

（1）在使用前扫描机架应用75%酒精清洁消毒,手术中与患者之间应使用一次性无菌单隔离。

（2）在CT机架的散热口处应安装空气过滤装置,以避免排出空气中可能存在的微生物污染手术室,特别在层流手术室中使用时更应注意。

（3）使用易清洗的头架固定头钉,如不锈钢或钛制的头钉,同时要注意避免头钉对图像的干扰。

4. 术中CT的辐射问题　术中CT结合导航系统提高了神经外科手术的精确性与安全性。但是术者也必须要清醒地认识到术中CT的广泛应用在带给患者好处的同时也造成人体一定的潜在性辐射损伤。合理使用低剂量(low as reasonably achievable)理论作为剂量控制的原则被放射界普遍接受,采用最低的放射剂量来获得合适的图像质量以满足临床工作的需要。医疗照射防护最优化的目的是在影像质量和受检者剂量之间找到最佳平衡点,这就要求我们在术中CT扫描中,合理选择手术适应证,在尽量满足手术要求的前提下,尽量缩小扫描野,能少扫的不要多扫,能厚扫的不要薄扫,能不增强的就不增强,加强防护意识,做到辐射实践的正当化。

（二）术中磁共振（intraoperativemagneticres-onance,iMRI）

近十几年来,术中开放式磁共振在神经外科领域得到极大应用,这种技术可最大限度地精确定位病变、明确病变边界及选择最佳或最安全的手术入路,为神经外科医生治疗神经系统肿瘤、血管畸形和其他一些脑内病变提供了全新的方法。目前影像介导的神经外科包括有框架（诸如

Leksell、Cosman-Robets-Well 及 Fisher 等）和无框架（光学、电磁及超声感应三种示踪方式的导航）两种系统的技术。所有这些系统使用的影像学资料是术前获得的,因而它不能提供给医生手术中发生的动态变化的信息,因为在手术中由于脑脊液的丢失或脑水肿、颅内病变活检及切除后解剖结构的部位都将会发生变化,特别是脑积水和脑萎缩的患者就更加明显;这些系统也不能发现术中可能出现的并发症（如颅内出血）;另外在手术中,术者有时很难判定肿瘤切除范围的大小或程度及病变周边的重要血管或神经组织,使得手术质量难以提高。如何在术中实时获取影像学资料,并以此指导手术的技术必将成为神经外科发展的一个重要课题。术中MRI技术就是其中最主要的发展内容之一（图7-13）。

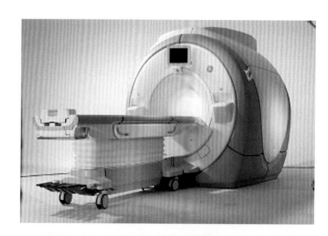

图7-13　术中磁共振

1. 术中MRI的概念与发展　在手术室使用影像学设备指导手术已不是一个新的概念,自从X射线进入临床,这种影像学介导的医疗技术就应用于骨科手术中;神经外科医生早就在手术中使用造影的技术诊断或治疗颅内疾病;近些年术中超声已成为相当常规的操作;术中CT引导的神经外科手术主要用于经皮热疗和其他一些介入性的手术。由于CT及造影存在诸多的缺点,特别是患者和医生易遭受射线的侵害的缺点,神经外科学者逐渐把目光转向了术中磁共振这一优势技术。20世纪90年代初科学家、医务人员及工程技术人员共同研究开发出一种开放的磁共振扫描仪,1994年由GE公司开发研制出第一台术中MRI系统（GeneralElectric0.5-TSignaSP）。它允许医生在磁共振设备帮助下,实时依据影像资料的指导下实施手术,将影像实时介导手术的技术载入神经外科的里程碑。2006年,上海

华山医院引进国内第一台 0.15T 低场强 iMRI,即为 PoleStarN20 系统。此类系统的优势是:可以使用常规手术器械,降低了整体成本,同时手术者有足够的操作空间,操作舒适度较好。但是,该系统同样存在场强太低,无法进行术中功能成像等缺点。2009 年解放军总医院引进的第三代 iMRI(高场强移动式术中磁共振仪),相比较第一、二代 iMRI 是把手术室搬到磁共振室,而第三代 iMRI 是把 MRI 搬入手术室(图 7-14)。它采用移动式磁体,不需要搬运手术中的患者,大大提高了手术及检查的安全性,更适合临床应用。术中磁共振的发展经历了三个阶段:①闭合(或封闭)框架结构的介入磁共振系统:外科医生不能直接接触患者实施手术;②部分开放式磁共振系统:通常称为 C 形开放式磁共振系统,只能通过一个水平间隙允许医生部分接触患者实施操作,进行一些简单的介入性手术;③真正意义上的开放式的术中磁共振系统:磁体和扫描的基础设计完全不同于传统的磁共振系统,磁体采用类似"双面包圈"垂直设计,两超导磁铁间有一个垂直的进入和操作的空间。开放式术中磁共振系统的设计特点:①两垂直磁铁间的距离为 58cm,术者或医护人员可直接进入并接触患者;②由于摄取影像的空间范围即是手术操作的范围,因而不需要在手术中反复将患者推进推出,同时扫描床可自由进出或完全脱离磁体线圈,也可将手术椅置入磁体间;③图像监视器安装在两垂直磁铁间隙的上方,便于医生实时掌握术中信息;④允许手术显微镜、立体定向仪、导航、麻醉机、监护仪及特制的手术器械等与之相匹配;⑤需要一个特殊的手术室设计,以满足术中磁共振手术的需要。

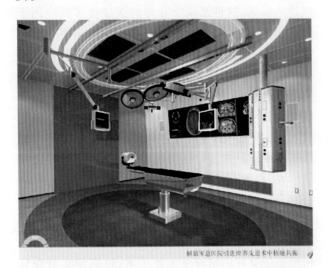

图 7-14 第三代术中 MR

场强是影响磁共振成像质量和成像功能的一个重要因素。高场强 iMRI 多指磁场强度为 1.5T 或以上系统,主要产品有西门子 MagnetomSymphony 系统(1.5T)、MagnetomEspree 系统(1.5T)、GE 公司 WaukeshaWI 系统(3T)和 Philips 系统(3T)等。高场强 iMRI 系统术中成像质量很高,而且能进行脑功能成像。高场强系统成像时将患者移入系统内或根据需要将磁体移入、移出手术室,术中仍可使用多数传统手术器械及仪器,节约了器械方面的投资,患者体位和医生操作与常规手术一样不受限制。此外,高场强 iMRI 系统信噪比、空间分辨率提高,成像质量更佳,可完成常规诊断 MRI 的各种功能成像。这些功能使高场强 iMRI 既有诊断功能又有治疗功能。但高场强 iMRI 系统使用成本高,多需专业改建和严密屏蔽的手术室。此类系统更适合具有一定 iMRI 使用经历,需要进行临床研发的较大型医疗机构使用。在 iMRI 问世之初,由于技术和经济条件的限制,多数单位使用低场强 iMRI 系统。近年来,高场强 iMRI 系统因图像清晰且不限制患者体位和医生的操作空间,吸引了许多单位选择使用。

低场强 iMRI,主要产品有 GE 公司 SignaSP(0.5T)、西门子公司 MAGNETOMOpen(0.2T)和以色列 Odin 公司 PoleStarN10(0.12T)、PoleStarN20(0.15T)等。低场强 iMRI 多为开放式系统,使用成本低,对手术室改建要求不高,手术及麻醉器械要求低磁性,术中成像较方便,可以确认肿瘤边界、指导穿刺活检、纠正脑移位。但低场强磁体导致成像时间延长、信噪比低、空间分辨率低、扫描序列单一,且无法进行术中脑功能成像,多数设备限制了患者的体位及医生的操作空间,造成使用效率下降。低场强 iMRI 适合刚刚开始采用 iMRI 的医疗机构使用(表 7-2、3)。

首先进行快速定位扫描(e-steady 序列),成像类似普通磁共振 T2 加权像,通过此序列确定扫描范围是否满足手术需要,并作适当的调整以达到最佳扫描位置。然后进行影像采集,对于术前 MRI 有强化的病灶,通常选用 T1 加权,层厚 4mm 的序列,造影剂选用钆-喷替酸葡甲胺(Gd-DTPA),剂量为 4mg/kg,静脉推入后可立即扫描。对于术前 MRI 显示无强化,T2 加权像上呈明显高信号的病灶,通常选择 T2 加权层厚 5mm 的序列或 FLAIR 成像。图像采集满意后可依据成像继续手术。

表7-2　术中磁共振根据磁场分类

高场强	>0.7T
中场强	0.25T ~ 0.7T
低场强	<0.25T

表7-3　术中磁共振扫描各序列和需时

序列	层厚	需时
T_1W	4mm	7 分钟
	2mm	11 分钟
e-steady	8mm	24 秒
T_2W	5mm	7 或 13 分钟
FLAIR	6mm	9 分钟
	10mm	4 分钟

2. 术中磁共振所匹配的设备　与磁共振相匹配(MRI-compatible)的设备、器械、术中影像显示设备、工作人员间的视听交流及影像数据的交互处理等这些问题都面临着挑战性的变革;磁共振介导的手术的初期就是因为缺少磁共振匹配的手术器械而发展滞缓,即使是现在器械和设备的问题仍然是主要的制约因素。随着术中磁共振或介入磁共振在临床的应用的需求增加,势必促进生产厂家制造更多更好的与磁共振相匹配的手术器械。一般来讲,术中MRI所用的设备必须尽可能避免是铁磁性的,然而非铁磁性的物质在磁场也可产生反射,当这些器械放入至靶点附近时可产生较强的伪影,因而很多设备在应用前都需要检测,另外电气或电动设备(如电凝或电切刀)也会干扰影像的获取。目前应用手术中MRI的设备或器械:①常规手术器械:手术刀、剪、显微镊等;②头架;③立体定向导航设备;④双极电凝镊;⑤电钻;⑥显微镜;⑦麻醉机;⑧监护仪。

3. iMRI 的意义及神经外科临床应用

(1) 脑移位:脑组织质地柔软且可以适当牵拉移动,在手术过程中由于重力作用、脑脊液丢失、脑水肿、脑组织或肿瘤组织切除、使用脑压板等因素的作用下将发生移位,在绝大多数开颅手术中脑移位可达到或超过1cm。以往的神经导航图像均来自手术前MRI或CT等,而术中脑移位的发生,加上导航本身的误差使得这种导航的精确度大为降低,很多学者设计了多种方案以纠正脑移位引起的误差,但仍未找到行之有效的方法。iMRI利用术中扫描实时更新图像,重新定位,图像质量与术前图像几乎无

差异,很好的解决了这个问题,使导航精度得到极大的提高。

(2) 提高手术切除率及防止重要结构损伤:据有关资料统计,神经外科医生根据经验判断肿瘤已全切时,尚有 33% ~ 67% 的病例有肿瘤残余,即使应用神经导航技术,也有近1/3病例发生肿瘤残留。残留肿瘤势必会继续生长,不仅需再次手术,而且影响患者预后。

1) 各级别胶质瘤:Schneide 等使用垂直开放式的 0.12T 的 iMRI 系统指导 12 例低级别胶质瘤患者的手术,在手术医师认为肿瘤基本全切时行 iMRI 提示仍有 8 例肿瘤残余,在 MRI 提示肿瘤残余的部位取样本 12 份,其中 10 份病理证实为胶质瘤,2 份未见肿瘤,特异性较好;后又将 0.5T 的 iMRI 用于 12 例低级别胶质瘤及 19 例高级别胶质瘤开颅手术,iMRI 发现肿瘤残余者多数得到进一步切除,结果表明:第一次 iMRI 与手术结束前最后一次 iMRI 比较,低级别胶质瘤残余率从 32% 降至 4.3%,高级别胶质瘤从 29% 降至 10%,充分证实了 iMRI 的意义。Clau 等回顾性分析 156 例 iMRI 指导的幕上低级别胶质瘤手术,发现肿瘤次全切除者复发风险是全切者的 1.4 倍,死亡风险是 4.9 倍,使用 iMRI 指导手术者,1 年、2 年及 5 年死亡率分别为 1.9%、3.6% 和 17.6%,均显著低于文献报道平均水平。

2) 儿童低级别胶质瘤:由手术后放疗或化疗严重影响脑组织发育,所以肿瘤全切对于预后尤为关键。Vitaz 等将 iMRI 分别用于 38 例及 20 例儿童颅内病变,其中包括开颅胶质瘤切除及定向穿刺活检、囊肿穿刺、经蝶垂体瘤手术等,明显提高了病变切除率,未发现感染、出血及其他神经系统并发症。

(3) 颅后窝、脊髓及颅颈交界处病变:iMRI 也可提高操作的精确性和安全性,在脊髓手术中,虽然 X 线可以实时显示骨性结构,但 iMRI 在显示神经血管结构方面,具有无法比拟的优势。有报道用 iMRI 指导 7 例儿童颅后窝肿瘤手术,其中 2 例位于第四脑室,4 例位于小脑,3 例位于脑干,共有 4 例达到全切,2 例毗邻重要结构的肿瘤在 iMRI 指导下得到次全切除,其余为 iMRI 定向穿刺术,也均成功。

(4) 经蝶手术:iMRI 导航可有效防止重要结构的损伤(如视神经,颈内动脉)。联合使用 iMRI 及内镜在经蝶手术中将有较好的前景。Pergolizzi 等将 0.5T 的 iMRI 用于 17 例经蝶垂体瘤切除术,发现 7 例肿瘤残余,并在 iMRI 指导下得到继续切除,此外,iMRI 还有效帮助医师辨别海绵窦、视交叉等重要结

构,避免损伤,还可早期发现出血。

（5）iMRI 其他功能:功能性和代谢性资料如功能磁共振（functionalMRI,fMRI）、磁共振张量成像（diffusiontensorimaging,DTI）、弥散加权磁共振（diffusion-MRI,DWI）、磁共振波谱分析（MRI-spectroscopy,MRIS）、正电子发射体层摄影（positionemissiontomography,PET）以及血管成像（DSA,MRIA,MRIV）等与术中 MRI 图像融合,为外科医生提供解剖、功能和脑代谢多种讯息,不仅提高手术精确度,避免损伤重要结构,而且可指导手术和术后治疗,大大提高疗效,减少并发症。如 fMRI 可以显示语言、运动及感觉区;DWI 可判断术后是否有脑缺血或梗死,利用 iMRI 结合 DWI 显示视放射及其附近肿瘤的关系,可以有效地保护视放射;MRIS 观察胆碱峰了解肿瘤复发情况;MRIA 及 MRIV 可以了解肿瘤毗邻的血管位置关系。此外,与普通 iMRI 主要显示皮层功能区不同,DTI 可显示出白质束如锥体束,从而避免术中损害深部结构。同时,iMRI 还可与术中唤醒、皮层电刺激、皮层脑电图、脑电磁图等功能性技术共同使用,互为补充,将脑损害减至最低。

（6）术中全脑监测:iMRI 使得外科医生可以观察到术中脑表面、皮质下及病变深部的改变,了解脑部的整体状况如颅内出血、脑水肿、脑积水等,并可据此采取进一步的外科措施如肿瘤切除、活检、囊肿引流、血肿清除,减压手术等。

（7）提高脑部病变活检的导航精确性:iMRI 使立体定向操作过程从"看不见"变成为了"看得见"并且可以控制的过程,由此带来了巨大的改变:①虽然目前的活检技术已达到了高度的精确性,但 iMRI 可实时地监测探针在脑实质内的位置,可以纠正靶点移位造成的误差。iMRI 系统几乎可以在操作过程中实时地成像,而不需要移动患者或磁共振系统,通过光学示踪仪器可将成像面与穿刺轨道面融合,实时的显示探针的位置及靶点可能产生的移位,从而可以及时调整,保证穿刺的精确性。②由于可以动态地显示穿刺针的位置,从而保证了取样位置的准确性,不必再通过冷冻切片来验证是否已取到所需组织。③同时,由于可以"看见"取样的位置,故可减少取样次数,从而减少出血的发生率。④结合新技术提高阳性率,iMRI 可将术前的 PET 或 MRIS 图像与 MRI 图像融合以提高活检的准确性。⑤省略了传统立体定向的头部框架安装,减少了患者痛苦,也省略了传统导航的头皮标记点及注册过程,计划和操作一次性完成。在多靶点活检中,iMRI 有利于减少传统立体定向反复定位的操作。⑥iMRI 可及时发现穿刺引起的出血等并发症,而不必等到术后复查 CT,为及时采取措施赢得了宝贵时间。

4. 局限性

（1）术前准备及手术时间延长:有研究显示,应用 iMRI 神经外科手术平均术前准备时间延长1.6h,某些额外时间是由于患者体位和磁共振位置的特殊要求导致,其中颅后窝肿瘤患者侧卧位所需时间最长。此外术中扫描也占用了手术时间,延长的程度与扫描次数、设备机型等有关,一般至少扫描两次（术前及肿瘤切除后）,发现肿瘤残余而进一步切除者至少再附加一次,次数最多的通常是低级别胶质瘤。但随着操作逐渐熟练和经验的积累,因 iMRI 导致的时间延长有明显减少趋势。

（2）iMRI 结果并不能代替病理结果:有研究表明,在 MRI 显示的肿瘤边界外尚可检测到肿瘤细胞;同样,iMRI 认为的肿瘤残余也存在假阳性,尤其在低场强 iMRI,有时伪影与肿瘤残余难以鉴别。因此认为 iMRI 对于早期鉴别是否肿瘤残余是有极大帮助的,但 iMRI 并非完美,术中提示的肿瘤全切并不能排除术后复发的可能性。

（3）设备价格:iMRI 造价昂贵,加之部分机型还需要进行手术室改造、额外购买特制的磁相容手术器械、麻醉机、监护仪等,均大大增加了成本,这是影响 iMRI 大规模应用的主要障碍。

5. 安全防范措施　安全问题在 iMRI 神经外科手术围术期至关重要,这包括了患者,医护人员及仪器设备的安全。医护人员必须进行严格的安全宣教及筛查,限制体内有铁磁性物品的医护人员（如安装了起搏器等）进入 iMRI 手术间工作。在 iMRI 手术间为了工作的方便及安全,磁兼容的麻醉机及监护仪必不可少,麻醉医生必须了解该类设备的抗磁性能。此外由于 iMRI 手术间相对封闭,必须在该手术室内或附近配备急救药物及设备（心肺复苏的药物、除颤仪）,以便紧急情况下即时取用。基于患者围术期的安全问题,对于患者的选择有更高的要求。麻醉医生应通过严格的安全筛查排除高危患者,相关的危险因素主要为年龄（新生儿,高龄）、高危及体内异物（体表如文身,眼内金属碎片,体内如心脏起搏器、除颤器、体内植入的药物泵、颅内动脉瘤夹）。新生儿在接受 MRI 检查时,心率、血压及血氧饱和度均有一定的波动,体表的文身在 MRI 时可能干扰成像质量,致皮肤烧伤、肿胀等副损伤。

6. 围术期关注点

（1）监测磁场环境可干扰监护信息：由于血液是较好的电导体，在静态磁场的作用下，可产生一定的电势（Hall 效应），并添加到心电图信号中使其波形失真，干扰正常判断，麻醉医生需结合动脉波形及脉搏波形综合判断。

（2）体温：行 MRI 检查时由于射频能量的吸收，患者温度会有所上升，作者观察的患者在初次 MRI 后2h 体温较诱导后明显上升。但同时 iMRI 手术时间均较长，室温低、创面暴露，输入的大量液体等均可导致患者体温下降。因此对于该类手术，术中监测体温非常必要，尤其对于儿童、老人及一般情况较差的患者。与诊断性 MRI 不同，患者 iMRI 处于麻醉状态无法交流，因此医护人员需关注一些"无法监测"的伤害，如灼伤，患者身体上监测导线（如体温、心电图连接导线等）打折。圈结或过长均可导致其被过渡加热而灼伤患者。防范的措施为避免患者自身皮肤的接触，将导线与患者皮肤用覆盖物阻隔。

（3）麻醉处理

1）呼吸管理：iMRI 手术间相对独立，物品的取用比较困难，对于全麻气管插管的患者，术前需系统全面的评估患者的气道，做好应对困难气道的准备，同时手术间必需配备简易呼吸囊及氧气袋以便紧急情况下转运患者。iMRI 时，通常患者头部与麻醉机距离较大，麻醉医生在术中较难接触到患者的头部，因此气道的管理更需谨慎。气管插管完毕，即应合理调整管道放置，妥善固定，避免打折，脱出，需应用加长型螺纹管。在成像时，麻醉医生远离患者，无法从气道压上等判断患者的呼吸状况，因此呼气末二氧化碳监测非常关键。此外磁场环境限制了金属加强型气管导管的应用，对手术中需过屈体位，普通气管导管无法避免打折的患者，应与外科医生沟通，权衡选择进入 iMRI 手术间手术。

2）麻醉处理：麻醉处理的基本原则与常规神经外科手术无异，如维持生命体征平稳、降低颅内压及脑代谢、进行脑保护等。在 iMRI 指导下手术的患者围术期情况较传统手术患者相比，麻醉苏醒时间、失血量、麻醉后复苏室镇静评分、ICU 滞留天数等均无明显差别。但因 iMRI 这一特殊过程，可能使手术时间延长，除了一般神经外科麻醉处理的考虑外，还需关注针对长时间手术麻醉调控等。麻醉药物（静脉及吸入麻醉药）的选择除一般神经外科麻醉考虑外，更多取决于现有设备如磁兼容的挥发罐及输注泵，iMRI 时，需应用适当的肌肉松弛药以确保患者成像

过程中制动。iMRI 是一个无手术操作，但持续时间较长的阶段（每次 MRI 时间为 29.24±10.10 分钟，MRI 相关时间为 43.83+10.23 分钟），围 iMR Ⅰ 期麻醉的特点为，在保障患者生命体征平稳的前提下、维持适当的麻醉使患者绝对制动、抵御噪声干扰、抵御开放伤口的疼痛，有报道此期的麻醉深度与颅内操作阶段基本一致。iMRI 的应用造福了患者，但其环境及过程的特殊均给围术期带来一定问题。iMRI 手术间的顺利开展及运行，麻醉医生应充分了解其特殊性，保障患者安全度过手术期。

7. iMRI 与其他术中检查设备优缺点比较（表7-4）

表7-4　几种术中影像技术比较

前景	分辨率	图像	价格	辐射	推广
术中超声	差	三维	较便宜	无	●
术中 X 线	差	二维	较便宜	有	
术中 CT	中等	三维	高	有	
术中 MRI	高	三维	最高	无	●

（1）术中磁共振系统与术中 CT 的比较：术中磁共振系统具有其独特的优点：①开放式的垂体磁体设计，外科医生有足够的操作空间，不需要反复移动患者；②术中磁共振提供的影像学信息超越了手术医生肉眼直视的范围，并可提供三维空间以利手术；③没有 CT 或造影带来的射线照射的嫌疑；④磁共振的影像比 CT 更加敏感地分辨正常组织与病变组织，利于病变组织的完全切除；⑤手术中发生的解剖结构的位移可实时得到监测，防止损伤正常组织；⑥MRI 本身具有对组织温度的变化的可探查性，可用于热疗手术的监测。缺点：①价格昂贵，一般医院和患者难以接受；②对手术中所使用的仪器设备有特殊的要求，限制了一些手术的开展；③需建立一个特殊的手术室，对周围的环境有所要求；④手术者的操作空间目前仍受到一定的限制，不利于手术的全方位开展。术中 CT 的优点：①造价低，患者的治疗费用也低；②占地面积小，可移动性强，对工作环境要求低，可应用在患者所需要的任何地方，具有很强的实用性，缺点：①对病变的识别能力不如 MRI，在临床应用中受到限制；②X 射线防护问题还没有达到常规 CT 室的防护标准；③因不具备 MRI 所具有的三维扫描、温度及血流变化的可测性等独特的功能，导致某些临床治疗不能进行。

（2）术中磁共振与超声介导的手术的比较：术中超声最大的优点是价廉，但缺点却很多：①易受各种因素的干扰，如空气湿度的变化、气流、墙壁和地板等障碍物的回声；②图像不如 CT 或 MRI 完美，超声分辨率不够高，小于 5mm 病变不易定位，并且无法指导肿瘤边界的切除，不易被医生接受；③与手术导航联合使用时，它需要长探头、大接受器，使用不方便。

8. 功能性和代谢性资料　如功能磁共振（functionalMR，fMR）、磁共振张量成像（diffusion tensorimaging，DTI）、弥散加权磁共振（diffusion-MR，DWI）、磁共振波谱分析（MR-spectroscopy，MRS）、正电子发射体层摄影（positione missiont omography，PET）以及血管成像（DSA，MRA，MRV）等与术中 MR 图像融合，为外科医生提供解剖、功能和脑代谢多种讯息，不仅提高手术精确度，避免损伤重要结构，而且可指导手术和术后治疗，大大提高疗效，减少并发症。如 fMRI 可以显示语言、运动及感觉区；DWI 可判断术后是否有脑缺血或梗死，Coenen 等还利用 iMRI 结合 DWI 显示视放射及其附近肿瘤的关系，有效地保护了视放射，4 例患者术后无一例视野缺损；MRS 观察胆碱峰了解肿瘤复发情况；MRA 及 MRV 可以了解肿瘤毗邻的血管位置关系。此外，与普通 iMRI 主要显示皮层功能区不同，DTI 可显示出白质束如锥体束，从而避免术中损害深部结构。同时，iMRI 还可与术中唤醒、皮层电刺激、皮层脑电图、脑电磁图等功能性技术共同使用，互为补充，将脑损害减至最低。fMRI 还可以引导运动区显微手术，其操作要点是：①患者必须能配合有规律运动动作经计算机工作站处理得到肌-砌图像。②根据 fMR 图像，确定功能区与病灶的位置关系，制定手术入路。③术中运动区判断，术中根据中央沟静脉位置结合 B 超定位作实时监控。④病灶位置与切除方法。fMRI 能准确显示脑运动区的位置及其与肿瘤的关系，有利于术前制定治疗计划、评估手术风险，术中选择手术切除肿瘤的入路，做到切除肿瘤的同时最大限度地避免功能区的损伤，减低致残率，提高手术疗效。

9. 未来发展　磁共振（MRI）具有无放射损伤、软组织分辨率高，并可提供矢状面、冠状面、横断面图像等优点，因此术中磁共振便成为了神经外科医生的自然诉求。

1）术中磁共振设备的不断完善，包括最理想的磁体设计、高分辨率的影像效果及相关配套的手术器械的研发。

2）多种手术技术或设备与术中磁共振技术交互融合，使手术创伤最小化，效果最大化。

参 考 文 献

1. Nakao N, Nakai K, Itakura T. Updating of neuronavigation based on images intraoperatively acquired with amobile computerized tomographic scazmer：technical note. Minim lnvasive Neurosurg，2003，46（2）：117-120.

2. Ebmeier K，Giest K，Kalff R. Intraoperative computerized tomogmphy for improved accuracy of spinal navigation in pedicle screw placement of the thoracic spine. Acta Neurochir Suppl，2003，85（1）：105-113.

3. Kosmopoulos v' Schizas C. Pedicle screw placement accuracy：ameta—analysis. Spine（Phila Pa 1976），2007，32（3）：111-120.

4. 周良辅. 术中 MRI 导航外科及其进展. 中国微侵袭神经外科杂志，2007，12：97-100.

5. Sandhu FA. Santiago P，Fessler RG，et al. Minimally Invasive Surgical Treatment of Lumbar Synovial Cysts. Neurosuryery，2004，54：107-112.

6. 李连峰. 术中 CT 与导航系统在神经外科的发展应用. 中国医药指南，2011，09（16）：60-61.

7. Vinceat L，Louisa D，Franck. Emmanuel 1L What makes surgical tumor resection feasible in Broca's area Insights into intraoperative brain mapping. Neurosurgery，2010，66：868-875.

8. 侯远征，许百男，陈晓雷等. 术中锥体束导航对手术策略的影响. 中华神经外科杂志，2010，26：314-316.

9. Weingarten DM，Asthagiri A&Butman JA，et al. Cortical mapping and frameless stereotactic navigation in the high-field intraoperative magnetic resonance imaging suite. J Neurosurg，2009，111（6）：1185-1190.

10. Ramm-Pettersen J，Berg-Johnsen J，Hol PK，et al. Intra-operative MRI facilitates tumour resection during trans-sphenoidal surgery for pituitary adenomas. Acta Neurochir（Wien），2011，153：1367-1373.

11. 王宁，陈革，支兴龙等. 经鼻蝶入路垂体腺瘤切除术并发颈内动脉损伤的诊断与治疗. 中国现代神经疾病杂志，2008，8：329-333.

12. 周良辅. 术中 MRI 导航外科及其进展. 中国微侵袭神经外科杂志，2007，12（3）：97-100.

13. NimskyC，GanslandtO，VonKellerB，et al. IntraoperativeHigh-Field-StrengthMRImaging：Implementationand Experiencein 200Patients. Radiology，2004，233（1）：67-78.

14. JankovskiA，FrancotteF，VazG，et al. IntraoperativeMagneticResonanceImagingat3-TUsingADualIndependentOperating Room-MagneticResonanceImagingSuite：Development，Feasibility，SafetyandPreliminaryExperience. Neurosurgery，

2008,63(3):412-424;discussion424-426.

15. Nimsky C,Von Kekker B,GanslandT O,et al. Intra-operative high-field magnetic resonance imaging in transsphe-noidal surgery of hormonally inactive pituitary macroadenomas. Neurosurgery,2006,59(1):105-114.

16. 吴劲松,毛颖,姚成军等.术中磁共振影像神经导航治疗脑胶质瘤的临床初步应用(附61例分析).中国微侵袭神经外科杂志,2007,12(3):105-109.

17. 姚成军,毛颖,张荣.低磁场术中磁共振导航的融合弥散张量成像功能研究.中国临床神经科学,2007,15:241-247.

18. 邢少玲,何丽,宋烽.神经外科手术中应用磁共振系统的手术管理.中华现代护理杂志,2009,15(28):65-66.

19. Bello L,Gambini A,Castellano A,et al. Motor and language DTI Fiber Tracking combined with intraoperative subcortical mapping for surgical removal of gliomas. Neuroimage,2008,

39:369-382.

20. 庄冬晓,毛颖,吴劲松等.术中磁共振影像神经导航手术的临床初步应用.中国临床神经科学,2007,15(3):248-252.

21. Sughrue ME,Chang EF,Gabriel RA,et al. Excess mortality for patients with residual disease following resection of pituitary adenomas. Pituitary,2011,14:276-283.

推 荐 书 目

1. 赵继宗.微创神经外科学.北京:人民卫生出版社,2008.
2. 周良辅,毛颖,吴劲松等.神经导航外科学.上海:上海科技教育出版社,2008.
3. 杨树源,吕达石.神经外科学.北京:人民卫生出版社,2008.

（朴浩哲）

第三节　术后观察与并发症的防治

一、开颅术后早期并发症

中枢神经系统的颅内任何疾病,包括脑肿瘤、脑血管病、脑外伤等很多病变都需要开颅手术治疗。只要开颅都要经历术后并发症的风险。自医界诞生开颅术的那一天起,从事神经外科手术的医生就没有停止过如何消灭并发症发生的研究,无时无刻不在揣摩如何避免大脑这一迷宫式结构、亿万个脑细胞的构建、功能、蛛网膜式的血管网络循环不受到影响与损伤。有人要把神经外科医生培养成一个精雕细刻的艺术家,事实证明国内外确有许多医生做出了重大贡献,但他们也苦于术后并发症的灾难性后果。如今,进入21世纪以来,在微创理念的影响下,颅脑疾病的治疗特别注重神经功能的保留与恢复。把提高手术技能,提高患者的生存质量,生命的延续,作为开颅手术治疗质量的评价。把术后有无并发症作为生命的预测指标之一。当代显微外科技术、立体定向技术、导航技术、影像技术、电生理监测技术、超声技术等多种多方式的应用,使现代神经外科手术技能有了重大提高,降低了并发症、致残率、死亡率,但仍有许多不尽如人意的遗误、不足。本节以颅脑肿瘤为主的开颅术后并发症做一简要叙述。

（一）颅内出血与血肿

根据临床规律和经验判断,术后24小时之内最常见的并发症就是颅内出血、血肿;其发生率约为10%,死亡率高达30%～50%,是颅脑手术后的严重并发症。它是衡量神经外科团队技术质量的重要指标之一,是神经外科医生基本技能的考验。

原因:①手术各个层面的止血不彻底、不确切、不完善或不正确。②术中牵拉性损伤使手术创面、肿瘤残部渗血、积血。术中硬膜、板障渗血、出血。③术前患者有凝血机制障碍疾病或应用抗凝药物。④大量输血后造成凝血障碍。⑤手术结束后颅内压下降产生脑塌陷或位移造成远隔部位桥静脉出血。⑥在血压偏低的时候关颅,术后清醒时躁动,使血压升高再出血。⑦术中止血将较粗的静脉阻塞、静脉窦受压,影响正常静脉回流、使静脉压增高破裂出血。⑧手术体位不当使颈部扭曲、胸腹受压或头位过低,影响颅内静脉回流、颅内压增高、毛细血管扩张破裂出血。

（二）脑水肿

脑水肿是疾病使脑实质内水分含量异常增高的一种病理状态,是神经外科开颅术后常发生的并发症。发病机制复杂,多数是由于病变本身和手术打击使血-脑脊液屏障破坏、钠泵失调、缺氧缺血、ATP酶生成减少、脑脊液循环障碍、血浆渗透压改变等系列病理生理因素造成不同类型的脑水肿。

1. **血管源性水肿**　多发生于术中严重脑损伤血-脑脊液屏障破坏,毛细血管通透性增高,水分渗出积存于血管周围及细胞间隙。血管中的蛋白物质通过血管壁带细胞外液中,使细胞外液渗透压增高,更多的水分渗出,形成脑水肿。多见于脑肿瘤切除术后的早期。

2. 细胞性脑水肿 过去称为细胞毒性脑水肿,多发生与术后缺氧缺血、细胞膜钠泵失调、钠钾交换障碍、ATP 酶活性降低,ATP 能量产生减少、细胞中毒。见于颅内恶性肿瘤如肺癌、绒癌等脑转瘤。

3. 间质性水肿 又称脑积水性脑水肿。主要原因为脑脊液循环障碍、脑室内压力增高使脑脊液通过室管膜渗透到脑室周围的脑组织中形成脑水肿,常见于梗阻性脑积水。

4. 渗透性脑水肿 是由于细胞内、外液的移动及血液中电解质与渗透压的改变而引起的脑水肿。它是由下丘脑-垂体轴调节的。其机制是某种因素使神经垂体分泌促肾上腺皮质激素促进醛固酮分泌增多,使血钠升高,细胞内水移至细胞外,产生渗透压性脑水肿;如果神经垂体释放抗利尿激素,使水潴留,使血浆渗透压降低,使细胞外水向细胞内移动,产生细胞内水肿(又称脑肿胀)。常见于垂体、鞍区、下丘脑病变的术后。

脑肿瘤术后并发症都可以发生脑水肿。术后颅内压增高,颅内肿瘤周围水肿多由于占位病变使静脉受压淤血、回流障碍产生血管源性水肿。恶性肿瘤、转移瘤为细胞毒性水肿。术后脑水肿常由于动脉血栓、脑梗死、静脉血栓回流障碍及癫痫发作、呼吸障碍、脑血管痉挛等原因造成脑缺血缺氧产生大量自由基(超氧阴离子 O、氢氧自由基 OH)使细胞膜系统损害、产生脑水肿。

(三) 术后颅内感染及其他并发症

颅内肿瘤术后感染是非常严重、常见并难以治疗的并发症。颅内肿瘤切除术是神经外科疾病中感染发生率很高的病种,其次是颅骨修补复位术及脑室引流减压术等。

神经外科术后感染分为浅部头皮感染及深部的颅骨感染及颅内感染,还有全身系统的感染。

1. 头颅表浅感染 主要指头皮切口感染、切口一期愈合不良。其原因:①切口皮瓣基底(蒂部)过宽,影响血供或直接损伤供血血管,使皮瓣缺血、坏死感染。②皮瓣血管止血不当。结扎过紧或超功率、超强度、超时间的电凝,使皮肤坏死、硬膜皱缩缺血。③缝合帽状腱膜时距离过长、稀疏或遗漏,使皮缘两侧回缩,皮肤愈合不良。④缝合头皮时皮下结扎松弛、线头过长、皮下包裹不严,容易发生脑脊液漏。⑤头皮缝合间距过密、缝线结扎过紧或皮缘对合不齐、内翻、外翻导致头皮坏死。⑥术区备皮不规

范、术中窗口感染及术终切口留有无效腔、渗血渗液。⑦术后外口不置引流或引流不畅。

2. 开颅术区深层次感染 ①颅骨骨髓炎:多数由于头皮反复感染及治疗不当而经久不愈导致炎症、积脓向深层次蔓延,侵及骨髓及周边正常颅骨。发生化脓性骨髓炎。②术后细菌感染:表现为化脓性脑膜炎。某些肿瘤如上皮样囊肿、颅咽管瘤等术后表现为无菌性脑膜炎(所谓化学性脑膜炎)。患者症状凶险,可造成永久性神经功能缺失,甚至危及生命。后者预后较好。③脑脓肿:开颅术后并发症的脑脓肿多发生于手术部位,常由患者机体抵抗力弱、手术的创伤应激而导致。多发生于大脑半球。④脑室炎:这是颅内感染最难治疗的并发症。常见于脑室系统病变术后、脑室引流术后,如脑室内肿瘤、脑出血、脑积水或脑室分流术后。在操作中几个环节容易导致感染,如术区外的暴露、脑室穿刺、脑室置管等。术后引流置管时间过长,超过 5 天时明显增加感染机会。脑室炎的诊断主要依据凶险的临床表现、高热及脑室脑脊液培养细菌阳性。在脑室炎的治疗处理上多注意以下几点:a、为延长引流时间,脑室引流管置管时皮下潜行。b、早期发现,早期行脑室脑脊液培养。c、早期应用敏感性抗生素治疗,根据抗细菌种类、抗生素性能行脑室内注射治疗。d、脑室炎确诊后,尽早争取拔除引流管异物。如临床确实需要延长引流时间,可更换穿刺部位重新置管。

3. 颅内感染的相关因素 ①手术时机:疾病发展进入了失代偿期,机体全方位衰竭、颅内压增高脑疝期时手术创伤大,手术困难、手术效果不佳。②手术部位:手术部位涉及鼻窦、蝶窦、乳突蜂房等部位时,术中处理欠佳形成脑脊液漏。③手术时间越长,感染风险越大。④术中出血量与术后感染呈正相关。多血性脑肿瘤出血越多,感染机会越大。⑤麻醉时间越长,感染机会越多。⑥由于某种因素或术后并发症必须二次开颅,常因危急下操作而顾此失彼造成污染和失误等。⑦无菌条件差,无菌观念不强使无菌操作有误。⑧手术创伤大、颅内组织坏死、颅内积血、术野深在及术者技能欠佳等。⑨治疗的病变涉及易感染性或肿瘤破碎、肿瘤囊变、液体外溢等增加感染机会,如颅咽管瘤、上皮样囊肿。

(四) 脑积水

开颅术后某些因素使正常脑脊液的分泌、循环吸收发生障碍,脑脊液在脑室系统和(或)蛛网膜下腔、脑基底池、侧裂等处循环受阻、积存,成为脑积

水。术后发生原因如下：

1. 术后渗血、出血　形成的血栓进入脑脊液循环系统,阻塞了脑脊液循环的狭窄孔道或蛛网膜绒毛颗粒、导水管第四脑室中孔、侧孔等部位。

2. 开颅术后　血压下降、脱水、血浆渗透压增高、血流缓慢、脑脊液分泌减少等容易使血液中的有形成分进入脑脊液循环通道淤滞阻塞。

3. 术后颅内感染或肿瘤囊液、碎片、坏死脑组织等　在脑脊液循环通道粘连、阻塞脑脊液循环。

4. 术后颅内压增高　减压窗部脑膨出,使脑与蛛网膜下腔嵌顿,阻塞脑脊液回流吸收。

（五）术后脑缺血、脑梗死

脑缺血、缺氧在神经外科开颅术后常见的神经功能缺失的并发症。特别是对有脑动脉硬化、高血压、低血压、糖尿病、颈椎病、高血脂及血液高凝状态的脑肿瘤病例,开颅术后容易发生一过性脑缺血或不可逆转的脑梗死。术后脑缺血的风险因素：

1. 病变位于颅底深在部位的肿瘤切除　常因暴露不充分,手术粗暴,过渡牵拉造成脑组织损伤及病变周围重要的血管损伤,导致支配区域的脑供血不足。

2. 术前、术中病变定位欠缺　扩大暴露使广泛的脑组织损伤,术后发生脑缺血脑软化脑功能缺失。

3. 术中颅内压增高暴露困难　被迫性内减压术、脑组织切除形成永久性脑梗死。

4. 术中较大的动脉超时的临时阻断　造成局部的缺血及深穿支血流不畅,发生严重的脑梗死。超过10~20分钟的阻断将会产生永久性梗死,甚至威胁生命。

5. 术前后严重颅内压增高或脑受压在再开颅手术解除后　常出现缺血后再灌注损伤,发生神经功能缺失。

6. 术后脑水肿颅内压增高或术后低血可影响脑灌注压　发生脑缺血,脑梗死。

7. 术后脱水治疗　可以使血液黏稠度增高、血容量降低、诱发脑梗死。

8. 手术入路的正确选择　关系到并发症和致残率。正确的选择要遵循损伤最小,路径最短。视角最好、暴露最容易的手术入路,建立三维立体思维,瞄准目标,沿着脑沟、脑裂、脑池入路可以保证获得恰当地到达手术病变部位,就不会发生牵拉性损伤,很大程度地减少了永久性功能损伤的残疾率。

（六）术后气颅

常见于开颅手术病变切除后。由于脑脊液外流,占位效应解除、颅内压力下降,甚至颅外部位脑组织塌陷,使颅腔成负压状态。在关颅缝合硬膜时没有用生理盐水彻底置换颅内空气排出。轻者术后自然吸收,大量气体聚集可导致脑受压,出现颅内压增高。术后患者头痛、呕吐。特别是张力性气颅形成单向活瓣,空气只进不出,使气体聚集越来越多,严重时引发脑疝,甚至危及生命。其次,可发生于手术中对鼻窦、乳头蜂房等部位的开房处理不当,术后出现剧烈咳嗽喷嚏时窦腔压力骤升,形成脑脊液漏,使空气串入颅内。可见于蛛网膜下腔、脑池、脑室内游离气体,甚至于硬膜下、硬膜外气体聚集,聚集在脑内形成脑内气囊肿。

对气颅的处理以预防为主。关颅时哪怕是最后一针的缝合也要排气,同时也能预防脑脊液漏的发生。如果常有大量气体聚集,具有占位效应和颅内压增高的临床症状时,预计难以自然吸收,应尽早消除颅内压增高后的风险,应定位钻孔穿刺排气或开颅手术处理,特别是张力性气颅的处理。

（七）术后癫痫

可发生于术后数小时、数天内,也可能在数月、数年甚至十几年后发生癫痫疾病。急性期发生的癫痫即在脑手术后;在逐步恢复期,尚未解除脑出血、脑水肿阶段,是非常危险的。它可致急性缺氧、缺血、脑水肿、脑出血等急性颅内压增高,特别是癫痫持续状态时,有随时呼吸停止死亡的危险。早期癫痫多发生于大脑半球运动区、颞叶、海马、额叶区病变术后。术中因牵拉性脑损伤、脑出血、脑水肿、脑积液、气颅刺激引起。晚期癫痫见于术后许多并发症,诸如颅内感染、脑脓肿、肉芽肿、瘢痕形成、脑损伤、脑软化及某些颅内异物等。

（八）低颅压综合征

在开颅术后恢复期出现头疼、头晕、呕吐症状,排除颅内压增高征后要注意头痛规律。头高位时头痛明显、头低位时头痛缓解。诊断:腰椎穿刺,脑脊液压力<40mm水柱时,诊断为低颅压综合征。其原因常由于严重失水,电解质紊乱,低钠血症或脑脊液漏,腰大池引流、脑室引流过多所致。

（九）颅骨缺损

术中因严重颅内压增高,脑膨出,而采取的去骨瓣减压术形成的颅骨缺损。一般多位于大脑半球区。颅骨缺损在4~5cm以上。多数无严重症状,但患者可以有头痛、头昏、恐惧触摸、振动。头颅变形,直立创口塌陷、躺卧时膨隆,影响正常生活和安全。个别病例,因头皮与颅内组织粘连,随着颅内压的波动而牵拉脑组织被动运动,发生癫痫等症状。

二、开颅手术技术并发症

神经外科很多疾病,诸如肿瘤、外伤、出血等都需要开颅手术治疗。手术技术从切皮开始进入颅内病灶直到关闭颅腔,每个环节的基本操作不当都会产生很多不应该有的并发症,给患者带来了巨大的损伤及生命危险。

(一) 出血

1. 手术出血与体位、头位相关 头位过低、颈部扭曲受压或胸腹受压影响颅内静脉回流,创面渗血。

2. 头皮切开止血不当 可以造成大量出血、污染创面,为手术后感染带来隐患。要注意止血方法的应用,诸如压迫、电凝、钳夹、缝合准确无误。助手要和术者密切配合。

3. 颅骨瓣开窗过程中的出血与病变的性质有关 脑膜瘤常由颅内外动脉系统供血,在钻、锯、剪、撬、咬等切开颅骨的操作中要注意矢状窦、硬膜血管的止血,为缩短出血时间尽快止血,要求充分做好准备,如骨蜡、海绵、电凝等。

4. 开颅后颅内压增高可引起颅壁广泛渗血 为减少渗血,设法降低颅内压。

5. 颅内病变切除设计 设计错误、程序不合理、暴露不充分、手术粗暴、牵拉、牵开器压迫神经组织、脑静脉、静脉窦、动脉等损伤出血。

(二) 脑组织损伤

1. 切口设计欠佳 使颅内脑组织、脑血管发生不必要的损伤破坏。

2. 开颅过程中 造成的脑损伤。

3. 颅内处理病变操作 操作中的脑损伤,如暴露牵拉、切除病变时的操作无序、粗暴等。

4. 脑静脉、静脉窦损伤、阻断 造成的脑肿胀、膨出、裂伤和出血。

5. 脑组织长时间暴露 引起组织水分蒸发干燥损伤。

6. 电凝、吸引器使用欠规范 造成脑组织损伤。

7. 术中大量脑脊液排放、脑室引流过度或病变切除后脑组织塌陷、移位摆动 可以导致出血、昏迷等严重并发症。

(三) 感染

1. 术前准备欠缺 如备皮、消毒等。

2. 手术操作污染 鼻窦开放处理不当、硬膜皮肤缝合缺欠。

3. 细菌隐匿 颅内异物、颅骨骨屑、骨蜡、海绵、器械、敷料等。

4. 颅内具有感染威胁的病变 如颅咽管瘤、表皮样囊肿、肉芽肿、脑脓肿等,术中可能散布到蛛网膜下腔或其他部位。

(四) 术中突发颅内压增高

病变切除后颅内压下降、手术顺利。此时可见突发颅内压增高,甚至脑膨出,要考虑以下几种情况发生:

1. 病灶止血不完善 发生瘤床出血。

2. 脑组织塌陷 远隔部位出现硬膜下或硬膜外出血。

3. 呼吸道梗阻急性乏氧 二氧化碳蓄积,脑血管扩张出血。

4. 术尾时 麻醉变浅,患者躁动血压突然升高,使颅内压波动剧烈。

5. 单极双极电凝器电源短路 造成烧伤。

三、不同部位不同病变的术后并发症

(一) 大脑半球肿瘤手术并发症

大脑半球肿瘤多为胶质瘤,占颅内胶质瘤中的60%左右。胶质瘤多为恶性。一般采用手术、术后配合放疗和化疗的综合疗法。

1. 恶性肿瘤血液循环丰富,界限不清,脑水肿颅内压增高明显 手术中由于出血、牵拉暴露、扩大手术切除范围,脑损伤面积大,累及脑组织的功能区,术后常出现感觉障碍、运动瘫痪、失语、失用、视野缺损、癫痫、精神异常等并发症。

2. 精神症状中有额叶的强握、摸索、兴奋与抑郁 有的患者出现贪食、木僵。颞叶的损伤可出现癫痫、幻觉、幻视、幻听、幻味、幻嗅等。

3. 大脑半球内侧面的旁中央小叶损伤 出现大小便障碍。

4. 功能半球顶叶损伤 出现失用症、失读症、失认症。

5. 大脑半球各个部位的损伤 均可出现癫痫特别是以额叶颞叶损伤为多见。

(二) 颅后窝肿瘤手术并发症

颅后窝肿瘤约占颅内肿瘤的30%左右。小儿颅后窝肿瘤占50% ~ 60%。成人颅后窝肿瘤良性为多,如脑桥小脑角区的听神经瘤、脑膜瘤、表皮样囊肿、小脑半球的血管网织细胞瘤等。小儿颅后窝肿瘤多为恶性,如小脑蚓部成髓细胞瘤、第四脑室室管膜瘤。颅后窝肿瘤早期出现脑脊液循环受阻颅内压增高、脑积水。晚期容易出现小脑扁桃体疝,突然呼吸心跳停止死亡。手术死亡率较幕上为高,病残率较幕上为低。手术并发症有:

1. 颅后窝肿瘤术后脑水肿、脑积水　在狭窄的颅后窝空间容易压迫脑干、延髓而发生急性枕骨大孔疝,呼吸突然停止。

2. 第四脑室底是神经核、传导束集中的部位四脑室区的肿瘤容易出现面、听神经损伤或展神经障碍。桥小脑角区病变手术易引起三叉、面听神经及尾组颅神经损伤。严重时可出现瘫痪、锥体束征、意识障碍和去脑强直。

3. 肿瘤未能完全切除、未能打通脑脊液循环通路及手术脑组织损伤产生脑水肿等因素　使术后颅内压继续增高。

4. 颅后窝手术切除颅骨,却很少缝合硬膜以利于颅后窝减压　如果皮肤缝合不佳及脑脊液存留皮下,很容易发生脑脊液外漏和脑脊液内漏,形成皮下积液。

5. 颅后窝髓母细胞瘤、室管膜母细胞瘤属于恶性胶质瘤　在切除过程中肿瘤碎块、细胞可随脑脊液漂散种植于脑室、脑池、椎管等处。造成肿瘤异位复发。

(三) 脑膜瘤手术并发症

脑膜瘤病约占颅内肿瘤的 15% 左右,次于脑胶质瘤,居发病率的第二位。多数为良性肿瘤。脑膜瘤好发于大脑半球凸面、矢状窦旁、大脑镰、嗅沟、鞍结节、蝶骨嵴、颅中窝、小脑幕及侧脑室、斜坡、桥小脑角等部位。由于脑膜瘤多数为良性肿瘤,生长缓慢、对周围脑组织呈推挤性生长,侵袭小,故临床症状轻微,常偶然机会意外发现。脑膜瘤血运丰富,常接受颈内动脉、颈外动脉双重供血。由于以上这些病理生理特点,手术中容易出现以下并发症:

1. 出血　脑膜瘤的好发部位在蛛网膜颗粒多和静脉窦附近,又接受颈外动脉系和颈内动脉系的双重血供,血循丰富,肿瘤蒂部宽阔,肿瘤巨大,手术操作范围大、时间长等都是使出血量增多的不良因素。根据病情个体化设计正确入路,出血能明显减少,使手术成功。距静脉窦近的脑膜瘤,术中损伤,不但有大量出血休克的风险外,还容易出现相应的神经功能损害。

2. 不同部位的脑膜瘤产生不同的脑血管、脑组织的损伤　大脑凸面和矢状窦旁脑膜瘤术后发生肢体瘫痪、感觉障碍、癫痫、失语等。鞍区脑膜瘤可发生视力、视野及多饮多尿等内分泌损伤症状。颅后窝脑膜瘤可以发生多个脑神经损害等。

3. 脑膜瘤多数均能完全切除　对近静脉窦区或瘤蒂过宽、恶性脑膜瘤广泛浸润等常有肿瘤遗留,不能完全切除,术后复发。

(四) 鞍区手术并发症

鞍区肿瘤主要有垂体瘤、颅咽管瘤、鞍结节脑膜瘤、生殖细胞瘤、神经胶质瘤、巨细胞瘤,其中前三种是鞍内、上的常见肿瘤。这些肿瘤的周围有视神经、视交叉、垂体柄、颈内静脉及其分支、下丘脑等重要的解剖结构,手术损伤就会产生相应的神经功能损伤的并发症。

1. 神经内分泌紊乱症状　垂体腺瘤、颅咽管瘤、生殖细胞瘤等常于术后并发神经内分泌紊乱症状,诸如尿崩、垂体功能低下、衰竭、离子紊乱、低钠血症等。当病变或手术累及到下丘脑损伤时可出现脑性耗盐综合征、抗利尿激素分泌不当综合征意识昏迷、高热(或低热)、低血压休克、消化道应激性溃疡出血、血压升高,糖代谢障碍酸中毒等威胁生命的并发症。

2. 术后视力、视野障碍加重　是最常见的并发症。

3. 下丘脑视前区损伤　使肺血管通透性增加引起急性肺水肿。

4. 颈动脉、脑底动脉环损伤　可以出现致命性出血和后遗症,不仅可以出现偏瘫、昏迷,而且出现大面积脑梗死,脑水肿等一系列症状。

5. 其他周围神经组织损伤并发症　有嗅觉障碍、脑脊液漏、第三、四、六脑神经损伤、癫痫及额叶损伤症状等。

6. 尿崩症　术后由于下丘脑核团、视上核、室旁核、视上垂体束、神经垂体、垂体柄的损害而出现的并发症,发生率为 10% ~ 60%。Yasargil(1990),颅咽管瘤术后并发尿崩症约 78.7%(杨)。由抗利尿激素释放减少出现烦渴、多尿、低渗尿比重1.000 ~ 1.005 之间,尿渗透压 50 ~ 150mmol/L,日尿量可达 8 ~ 10 升,多发生于术后数小时至术后 3 天。手术累及神经垂体柄的刺激缺血水肿时,尿崩持续时间短暂,7 ~ 10 天自愈;垂体柄、神经垂体损伤、尿崩可以持续数月到半年,下丘脑视上核、室旁核损伤常发生永久性尿崩症,需激素替代治疗。

7. 经蝶垂体腺瘤术后出血　是临床比较常见

的致死性并发症。其主要原因是:①手术操作失误、致颈内动脉对垂体的供血动脉损伤(占1%,致死率14%)和海绵窦出血(致残率20%)(周)。②颈内动脉供应鞍膈硬膜动脉破裂出血。③残存肿瘤出血。④肿瘤假性被膜、蛛网膜塌陷,使鞍上供应肿瘤的被膜血管破裂出血。⑤鞍上出血,致鞍上池蛛网膜下腔出血。

(五) 脑桥小脑角肿瘤手术并发症

脑桥小脑角区的肿瘤是颅后窝肿瘤最常见的发生部位。常见有听神经瘤、脑膜瘤、上皮样囊肿,多数为良性占位性病变。该区病变贴近脑桥延髓及5~12对脑神经及椎动脉等后循环的主要分支及该区肿瘤位置深在、入路狭窄暴露有限,容易发生下列并发症:

1. 面神经损伤 产生周围性面瘫、眼裂开大、角膜暴露容易发生暴露性角膜炎溃疡。舌前2/3味觉丧失。

2. 脑干损伤 由于肿瘤巨大、贴近脑干、或压迫脑干影响脑干的血液循环。脑干的供血血管损伤导致脑干缺血软化等严重病理性改变,是术后昏迷、死亡的重要原因。

3. 舌咽、迷走、副神经损伤 可出现吞咽困难、声音嘶哑、斜颈垂肩等。术后容易误吸而发生呼吸道梗阻。

4. 三叉神经损伤 最可怕的是角膜反射消失、减退导致角膜溃疡。

5. 脑脊液漏 常因乳突气房、岩骨气房处理不当、切口愈合不良而发生。

6. 脑积水 是由于肿瘤巨大影响脑脊液循环的狭窄通道加之术后渗血堵塞了脑脊液循环而发生。

四、开颅术后全身系统的并发症

(一) 术后并发水电解质紊乱

正常情况下,机体对水、电解质代谢的变化受中枢神经内分泌的调节以维持内环境的稳定并保持正常的生理活动。很多神经外科疾病,特别是脑损伤后、神经外科手术治疗过程中产生剧烈变化,机体动员一切能力来调节内环境平衡,以保证正常生理活动的进行。麻醉手术的打击可以使水和离子代谢紊乱、酸碱平衡失调。由此而产生术后许多并发症,给疾病的治愈增添了很大的困难。

水电解质失调的发生与多种因素相关,包括术前全身各系统的功能状态、病变的性质与部位、术中

的麻醉变化、手术的打击程度及术后不同时间产生不同的病理生理变化。术后早期钠钾高低、渗透压高低的动态变化,该变化与术中、术后的摄入、排出、肾功能及病变对中枢神经内分泌的影响、调节功能的健全与否有直接关系。临床上表现出水多水少、钾钠多少、渗透压的高低、血容量的变化及肾脏功能变化。术后又受到临床治疗调剂来改变由于手术的不必要的损伤所带来的的异常变化,协助机体维护内环境不发生剧烈的波动与变化,使其早日恢复。因此术后水电解质平衡与酸碱平衡是一个极其复杂的病理生理过程,涉及方方面面,很容易导致手术成功但并发症出现,甚至导致死亡。

(1) 高钠血症:由于术后禁食限水、渗透性利尿脱水、高热发汗或出现下丘脑-垂体术后的尿崩症,使体内处于严重失水多于失钠而表现为高钠。血钠的测定是诊断的主要指标。正常血清钠浓度为135~145mmol/L,血钠>150mmol/L则称为高钠血症。轻度的高钠血症及缓慢形成的高钠血症可无任何症状,但据报道血清钠水平在170mmol/L以上造成细胞内失水,从而影响脑细胞,造成很高的死亡率。

(2) 低钠血症:为血清钠浓度<135mmol/L,是临床电解质紊乱中常见的类型,占70%~80%,血钠<120mmol/L死亡率明显上升。见于术后48小时内反复呕吐不能进食,摄钠减少(造成钠盐脱失大于失水,产生低渗使细胞内水肿)、渗透性利尿或下丘脑-垂体病变术后合并脑性耗盐综合征使肾排钠增高,产生缺钠性低钠血症;治疗以补钠为主,如果发生抗利尿激素分泌不当综合征,水分潴留出现稀释性低钠血症(体内总钠正常),限水治疗即可。

(3) 水中毒:常见于累及下丘脑-垂体附近的鞍区病变术后。其发病与下丘脑-垂体功能的改变的并发症有密切关系。常见为抗利尿激素分泌不当综合征水潴留及外源性抗利尿激素过度治疗(摄盐减少出现低钠血症,水分潴留)或肾上腺皮质功能衰竭、垂体功能不全的病例。临床表现为脑水肿、肺水肿。

(4) 高钾血症:正常血钾浓度为3.5~5.5mmol/L,超过5.5mmol/L即为高钾血症。见于术后肾上腺皮质功能不全、缺氧、感染、术中过多过快输入库存血、大量组织坏死分解或肾衰竭少尿无尿期。临床表现为心率失常、传导阻滞、心电T波变高,QT间期延长、QRS波群增宽、PR间期延长,低血

压、心搏骤停。

（5）低钾血症：血清钾浓度<3.5mmol/L 为低钾血症。常见于术后三天仍不能进食，反复呕吐、长时间应用利尿剂和激素治疗或大量注射葡萄糖和胰岛素时，使血清钾移入细胞内。临床表现为肌无力，累及呼吸肌时呼吸困难，肠麻痹腹胀、心电示 T 波低宽，随后出现 S-T 波下移，QT 间期延长，出现 U 波。

（6）抗利尿激素异常分泌综合征（SIADH）：临床上常见于颅咽管瘤、异位松果体瘤、垂体腺瘤等鞍区术后病例，术后 3~15 天出现 ADH 分泌过多的临床现象。表现为肾远曲小管和集合管重吸收水分增强、出现水潴留，而肾脏排钠使血钠下降。从而呈现低渗透压、稀释性低钠血症。患者出现意识障碍惊厥、瘫痪或死亡。诊断要点为低钠血症（<135mmol/L）、高尿钠（>20mmol/L）。

（7）脑性耗盐综合征（CSWS）：也是常见于鞍区肿瘤的并发症。临床表现为低钠血症，高尿钠、低血容量，部分患者或有多尿，不伴有 ADH 增高容易与 SIADH 及尿崩症相混淆。CSWS 的确切发病机制不明。临床表现为脱水、低血容量、头痛、呕吐、抽搐甚至昏迷。诊断要点为低血容量、中心静脉压下降（<6cmH₂O）、低血浆渗透压｛<2800msm/（kg·H₂O）｝及脱水症。

（8）尿崩症：常见于鞍区垂体腺瘤或累及下视丘、垂体柄、神经垂体区的病变术后。主要由抗利尿激素分泌不足、ADH 受体不敏感或肾小管重吸收水分功能障碍引起。临床表现为多饮多尿、烦渴、低比重尿（1.000~1.005）。可出现脱水、血钠增高、血浆渗透压增高、发热、昏迷死亡（表 7-5）。

表 7-5 SIADH、CSWS 及尿崩症的鉴别
下丘脑-垂体轴病变（多见于肿瘤、手术损伤）

指标	SIADH	CSWS	尿崩症
血钠	稀释性低钠血症	低（水钠流失）	正常或增高，尿少时血钠高
血浆渗透压	低｛<2800sm/（kg·H₂O）｝	增高或正常	正常或低（低时血钠、血钾下降）高渗性脱水时血钠高
血容量	增高或正常	低	—
水代谢	水潴留（入量大于出量）水中毒	脱水	高渗性脱水
尿量	正常范围或轻增高	多尿，尿量大于 1800ml/d	多 4800~10 000ml/d
血浆蛋白	正常范围或轻增高	升高	可多
尿钠	明显增高↑↑（>20mmol/L）	高	低钠
血钾	低钾或正常	正常或增高	低或高（随血浆渗透压而定）
中心静脉压	>6cmH₂O	<6cmH₂O（下降）	
血压	正常或稍低	体位性低血压	低或正常
心率	正常	增快	增快或正常
术后出现时间	3~15 天	4~5 天	术后数小时~3 天
尿比重	—	正常	低
治疗	限水（800ml/d，成人）	补钠、扩容	ADH、防治水中毒

参考：现代颅脑显微外科学 127-134 页。

（二）肺炎

神经外科开颅术后常并发医院获得性肺炎，直接影响患者的预后和转归，是造成病情恶化甚至死亡的重要因素。据统计其发生率占 30%~50%，其中有一半病情严重。根据发生时间分为早期（早期术后 4 天）肺炎、晚期（术后 4 天以上发生）肺炎。其发生原因有以下几种：

1. 呼吸道梗阻 肺炎的发生与呼吸道梗阻互为因果。由于咳嗽、昏迷呕吐、误吸误咽、舌后坠、喉头水肿等造成呼吸道梗阻、窒息。相反呼吸道梗阻

又可使呼吸道分泌物、痰液排出不畅，造成肺内感染，产生呼吸困难、低氧血症。当肺泡出现弥漫性病变浸润后，肺泡毛细血管损伤，呼吸频速、窘迫，发生呼吸窘迫综合征。诊断治疗不当、不及时将导致严重缺氧、二氧化碳潴留、酸中毒、肺功能衰竭死亡。

2. 神经源性肺水肿　不能用心肺功能障碍解释的急性肺水肿，是常在颅脑术后并发的神经源性肺水肿。主要原因是手术或疾病本身导致脑干缺血、缺氧、血管运动中枢异常使交感神经递质大量释放，引起全身血管收缩、血压升高、左心室负荷增加，使一部分血液从体循环反流进入肺循环，使肺动脉压和肺血流量明显增加，肺毛细血管充血，静水压升高而产生，液体向肺间质渗漏发生肺水肿。表现为意识障碍、呼吸急促、心率快、血压升高、四肢厥冷、粉红色泡沫样痰、双肺布满湿啰音。

3. 肺栓塞　开颅术后并发肺栓塞可见于手术时程过长、老年患者血液黏滞度增高、术后长期卧床、肢体活动减少、肌肉张力低下、血流缓慢、静脉回流淤滞的病例。栓子脱落阻塞肺动脉及其分支，阻断肺组织血液供应。肺栓塞是患者死亡的原因之一。

4. 呼吸衰竭　开颅术后呼吸骤停可源于手术造成的呼吸中枢损害，使呼吸中枢冲动发放、传导障碍，呼吸无力缺氧，产生高二氧化碳血症，使血管扩张，脑细胞代谢异常，呼吸中枢中毒、呼吸衰竭。常见于脑干延髓附近的颅后窝肿瘤病例及术后瘤床空虚脑干摆动移位使呼吸突发停止。

（三）术后泌尿系感染

术后长期昏迷卧床、留置尿管是导致泌尿系感染的主要因素。导尿管留置的时间越长感染的几率越大。感染的部位有尿道炎、膀胱炎、肾盂肾炎、睾丸炎和附睾炎。感染应以预防为主。

（四）心血管系统并发症

术后并发心血管系统的主要疾病为心肌梗死、心搏骤停。多发于术前检查有动脉硬化、高血压、高血脂、糖尿病、冠心病的老年患者。术后可因麻醉、手术刺激发生高血压性脑出血、低血压性心肌梗死、脑梗死及糖尿病性酸中毒等。

（五）术后迁延性颅内压增高

颅内很多病变都可以产生颅高压综合征，诸如胶质瘤、影响静脉循环的巨大脑膜瘤、影响脑脊液循环而发生脑积水的肿瘤及术后易发生水、电解质紊乱并发症的鞍区肿瘤等。术后因某种原因使患者近期或延期颅高压未得到缓解，例如发生再出血、急慢性脑积水或严重脑组织损伤、脑肿胀等，二次术后颅高压仍未得到缓解，导致长期昏迷或减压术后的脑膨出。这种迁延性颅高压的二次治疗不但棘手复杂，而且预后不良，故应以预防为主。

五、开颅术后并发症的观察与护理

（一）意识（consiousness）

术后意识的观察，对判断颅内病理变化，决定抢救治疗措施，判定预后有重要意义。要观察意识是否清醒、昏迷程度及昏迷的演变时间和过程。要结合其他观察征象，得出综合判定结果。早年把昏迷分为轻、中、重度昏迷三种。自1977年英国Glasgow大学Jennett等人根据患者眨眼、语言、运动情况，制定GCS昏迷指数已在国际上作为意识观察的统一标准，从而从积分上能更准确地判定轻度昏迷（14～12分）、中度昏迷（11～9分）、重度昏迷（8分以下），其中重度昏迷的常见原因为原发性脑干损伤、视丘下部损伤弥漫性轴索损伤、脑疝等。（15分为正常，7～4分预后极差，3分以下死亡率极高。）以下为几种特殊类型的意识障碍：

1. 去脑皮质状态　表现为语言、运动、意识丧失，只保留无意识的皮质下功能。如瞳孔反射、角膜反射、咀嚼反射、吞咽运动等。睁眼凝视、眼睑开闭自如、双眼球浮动、貌似清醒，又称睁眼昏迷。脑电图显示为广泛性中幅、高幅慢波。其原因为缺血缺氧造成的广泛性皮层损害。

2. 运动不能缄默症　无自发语言、四肢运动不能，能睁眼，眼球固定或追物活动、无表情、二便失禁，能吞咽不会咀嚼，脑电示广泛性慢波。其原因为脑干上行网状激活系统障碍，额叶边缘系统损伤。而小脑缄默症是髓母细胞瘤术后较常见的并发症，主要发生于儿童，这主要是因为损伤旁蚓部和双侧小脑齿状核所致。

3. 闭锁综合征　神志清，但不能言语、无表情，通过点头、眨眼、表态交流、头面、咽喉、四肢不能运动，呈瘫痪状态。脑电示正常或轻度慢波。其原因为：脑桥基底部病变，致双侧双侧脑桥腹侧皮质脊髓束及皮质延髓束损伤。

4. 植物状态　它包括去皮层状态、缄默症和闭锁综合征。表现为智能活动丧失、不会说话且不能理解语言、随意运动丧失、无愿望要求、大小便失禁等。脑电示平坦、高幅慢波偶有α节律。其原因为大脑皮质、皮层下结构、脑干均受损。

（二）瞳孔及眼球活动

1. 首先要观察双侧瞳孔的形状、大小、变化、直接及间接对光反射　正常瞳孔<2mm为瞳孔缩小，>4mm为瞳孔散大；小儿瞳孔小，老年人相对更小。对光反射分为正常、迟钝、消失。脑疝时初期患者瞳孔缩小，很快瞳孔散大，晚期双瞳孔散大。要严密观察，早期发现才有治疗抢救意义。瞳孔形状异常见于脑干损伤。

2. 其次要观察眼球位置，是否对称、有无斜视及眼震等　为定位诊断提供依据。

（三）对血压、脉搏、心脏的观察

循环系统的变化随着颅内压的变化而改变，高血压见于术后颅内压增高，出现Cushing反射。表现为血压升高、脉搏缓慢。术后低血压见于血容量不足、休克、脑功能衰竭。术后血压波动常见于患者清醒前后躁动不适、尿潴留或高血压病发作、癫痫等。要及时处理、严密监护，直到血压稳定为止。

手术可引起心脏并发症，心律失常、室性心动过速、室性期前收缩、室颤、房颤、传导阻滞、心脏缺血冠心病发作、心功能衰竭、心搏骤停。

（四）呼吸

术后呼吸频率>30次/分，则表示呼吸功能障碍，要及时检查呼吸道通畅情况，体位是否影响呼吸，有无口咽分泌物、舌后坠阻塞呼吸道、气管插管及气管切开是否有脱管和血氧饱和状态等。后期注意有无酸碱平衡失调，出现酸中毒。

（五）体温

体温变化直接影响机体代谢、氧供情况，要判定热源是否为输液反应、中枢性热、感染热，要及时处理。

（六）肢体活动障碍（movement disorders）

术后结合疾病定位、性质判定神经功能损伤的情况、发展、变化。通过指令或刺激来观察肢体活动、感觉变化以判定是否有并发症发生，如脑疝、颅内出血等。

（七）严格记录输入情况

严格出入量记载（包括输液的内容、性质、输液速度、尿液的颜色、性质、计量、尿比重、每小时尿量、出汗量、腹泻量进水量等），这样才能维持体内水、电解质平衡。

（八）留置胃管的护理观察

严重病例术后可出现消化道出血，多见于鞍区下丘脑、脑干损伤的病例，因其弥漫性应激性黏膜糜烂溃疡所致。及时处理，避免急性血容量下降、休克。

（九）小儿术后护理

小儿中枢神经系统、免疫系统、呼吸系统等器官发育尚未成熟，应激能力差，容易受到外界的影响而发生异常。术后应注意以下护理：

1. 小儿全身血容量　占体重的10%。由于总血容量低，即使少量出血，也可出现休克。又因对缺血、缺氧的耐受能力低下，容易出现由于缺血、缺氧带来的相应并发症。要严格记录观察输出入量，保证血容量与体液的平衡。小儿的生理功能、代谢、血液生化指标等变化快，应变能力差，容易出现水、电解质紊乱。

2. 小儿的呼吸道　细小狭窄，容易发生阻塞。要注意保证环境湿润、通风。注意患儿体位、头位，保持呼吸道通畅，并给予充分氧气摄入，防止肺炎发生。

3. 免疫系统　发育不完善，术后容易发生感染。

4. 中枢神经系统　发育不完善，容易出现高热、寒战、惊厥、脑代谢增高，易发生脑水肿。

5. 消化系统　发育不完善，容易发生呕吐、误咽、窒息。

（十）老年患者术后护理

老年人由于动脉硬化、导致心、脑、肾功能减退，因此普遍存在心肌梗死、脑梗死、肾功能不全等慢性疾病，一旦收到了外界不良刺激，即可出现生理功能失代偿的变化。术前要对全身系统状态评估，术后在护理、观察、治疗上要格外小心。临床并发症主要有：

1. 呼吸系统　肺部感染是最常见的并发症。

2. 心血管系统　常见术后心脏功能紊乱、血压下降、心动过速、心律不齐、传导阻滞，导致心肌缺血、心肌梗死。

3. 泌尿系统　出现肾功能障碍，术中出血、脱水治疗常导致肾损害，肾功能不全，甚至急性肾衰竭。

4. 术后低血压　血液黏滞度高，血脂高等因素导致脑血栓形成，脑梗死发生。

（十一）开颅术后护理的生理病理监测

1. 颅内压监测　颅内压监护仪是通过颅内导管与传感器连接，将颅内压力变化转变为电信号显示在示波屏上,以随时了解颅内压力变化情况。适用于疾病急性期、意识为 GCS<8 分的颅内压波动变化期,即不稳定期。为鉴别病变进展,指导制订治疗方案的有力仪器。如果没有颅内压监护仪,可通过意识、血压、脉搏、脑室引流、硬膜外窗口引流及减压窗判定颅内压。根据术后颅内压病理变化规律分析可能发生的情况,获得正确的诊断,通过 CT 等影像与检查,及时采取措施抢救患者的生命。

2. 生理监护仪　为床头观察生命体征的重要仪器。主要包括血压(保持在 140/60mmHg 左右)、脉搏(70 ~ 80 次/分)、心电图波形、血氧饱和度(97% ~ 100%)、呼吸(10 ~ 20 次/分)、及体温(保持在 38.5℃ 以下,冬眠患者要保持在 31℃ ~ 34℃)。当脉搏慢而洪大,呼吸慢而深大,血压升高,意味着颅内压的升高,发生在术后 24 小时之内,有再出血、血肿形成的可能。应及时复查 CT 或其他检查,立即手术。如果脉搏弱而快,血压下降,呼吸深慢意味着中枢衰竭。

参 考 文 献

1. 王忠诚. 神经外科学. 武汉:湖北科学技术出版社,1998.
2. 史玉泉. 实用神经病学. 第 2 版. 上海:上海科学技术出版社,1994.
3. 刘恩重. 现代颅脑显微外科学. 北京:中国协和医科大学出版社,2003.
4. 陈华辉. 神经外科手术并发症及其处理. 南京:江苏科学技术出版社,1987.
5. 杨树源,吕达石. 神经外科学. 北京:人民卫生出版社,2008.
6. 赵世光,刘恩重. 神经外科危重症诊断与治疗精要. 北京:人民卫生出版社,2011.
7. 凌峰. 显微神经外科学. 北京:中国科学技术出版社,2007.
8. 周良辅. 现代神经外科学. 上海:复旦大学出版社,2001.
9. 陈晓森. 252 例老年颅内肿瘤术后并发症的相关因素分析. 中华神经外科疾病研究杂志,2013.12(4).
10. 钱达青,胡彼文. 下丘脑垂体疾病. 北京:科学技术文献出版社,2001.

(韩风平　叶远柱　韩大勇　赵世光)

第四节　立体定向术

一、立体定向活检术

立体定向活检术在颅内病变的定性诊断和决定后续治疗方案中的作用越来越受到重视。对于不能切除的脑内病灶、颅内多发病灶、脑深部病灶、影像上不能明确诊断的病灶,通过立体定向活检明确诊断可以为放化疗、内科治疗等可提供指导性意见。

随着 CT、MRI 的临床应用并迅速与立体定向技术相结合,立体定向活检的定位精确度提高至 1mm 范围内,而且活检器械可以安全到达颅内任何部位,大大提高了活检的阳性率,减少了并发症。对于颅内肿瘤,立体定向活检诊断的准确率达 95% 以上,而对于一些特殊性质的病变如炎症、脱髓鞘疾病、AIDS 等,活检诊断的准确率也可达 85% 以上,而且这一诊断往往是决定性的,将为患者制定正确的治疗方案赢得宝贵的时间。因此,对于定性诊断困难的颅内病灶,定向活检术是朝着合理治疗迈出的第一步,正确的组织病理学诊断,是神经外科医师决定后续治疗的依据。

1. 立体定向活检器械

(1) 普通活检针:由直径 1.5 ~ 2.5mm 的不锈钢管制成,远端平齐,边缘稍锐利。针芯略长于活检针,远端圆钝。手术时,由导向器将带针芯的活检针送至靶点,取出针芯,连接注射器,在持续负压吸引下缓慢退出活检针,即可获得组织标本。但是,这种活检针对于组织结构比较致密的病变,阳性率低,目前已很少应用。

(2) Backlund 螺旋形活检针:在普通活检针的基础上增加了一根带螺旋的针芯。即在针芯的远端连接一段长 10mm 的钢丝螺旋,约含 10 个螺纹,间距 1mm。手术时,先将带普通针芯的活检针导入距靶点 3 ~ 5mm 的位置,拔出普通针芯,插入螺旋针芯。当螺旋尖端与活检针远端开口处平齐时,按螺旋的方向缓慢旋转针芯,直至螺旋全部进行靶区组织内,此时螺旋位于以活检靶点为中心的上、下 5mm 范围。固定针芯,将活检针管向反方向旋转推进 10mm,同时拔出针管和针芯。此时,螺旋内已嵌入活检组织。取出针芯,按螺旋反方向旋转,可取下直径 1mm、长 10mm 的组织。

（3）Gildenberg 活检钳：该活检钳的外套管直径 2~4mm，其内可置入特制活检钳。活检钳钳口大小有 1mm×2mm 和 2mm×2mm 两种，活检钳的手柄侧有刻度显示以便了解活检钳在套管中的位置，手术时，经导向器将套管置入靶点，先行抽吸，如获取足够的组织标本，则不需要使用活检钳，否则，将套管针后退 10mm，再经套管内腔导入活检钳，当活检钳导入至第一刻度时，活检钳顶端正好到达套管远端。继续深入至第二刻度，钳口即可张开，此时活检钳尖端位于套管远端下 5mm（图 7-15）。活检钳口完全张开后继续深入 5mm，关闭钳口，即可获取活检组织标本。每次可获取 1~2mm³ 的组织块。旋转活检钳改变开口方向，可在同一靶点的不同方向进行活检，并可通过套管进行冲洗、抽吸、止血等操作。

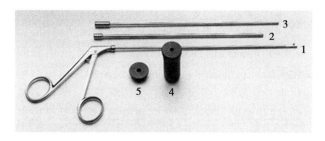

图 7-15　Gildenberg 活检钳

（4）Sedan 侧方开口活检针（侧方切割式活检器）：该活检器的外套管直径 3.5mm，其内为一中空针芯，套管和针芯的尖端均封闭圆钝，外套管末端侧方有一 2mm×10mm 的开口（图 7-16）。手术时将套管和针芯开口交叉封闭，延导向器一起置入靶点，将开口重叠，此时开口中心位于活检靶点处，连接注射器进行负压抽吸并反向旋转外套管，即可取出 1.5mm×1.5mm×10mm 的组织块。在一个靶点上，可分别在前后左右四个方向取出四块组织标本。活检可同时进行抽吸、冲洗、注入药物等操作。

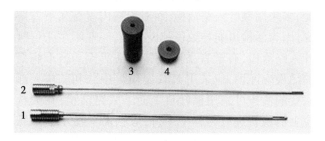

图 7-16　Sedan 侧方开口活检针

2. 立体定向活检的影像定位技术　立体定向活检的影像定位主要包括 CT 定位和 MRI 定位，术前外科医生应对病变的影像学特征有一个清晰的认识，选择合适的影像定位方式、扫描序列和扫描层厚。扫描层厚应能充分反映病变特征，对于微小病变，应该至少有 3 个相邻层面显示出病灶。目前临床采用的定向仪大多为直角坐标系定向仪，在 CT 定位中，扫描的层厚对 Z 坐标精度有影响，而 X、Y 坐标的误差与像素大小有关。对于 CT 增强扫描无明显强化者，建议注射增强剂后延迟 1 小时行 CT 定位扫描，可望获得更多的病变部位的影像信息。MRI 定位因其高分辨率、多层次、多方位及对重要结构和颅后窝结构的清晰显示等特点优于 CT 定位。但是，MRI 定位也可能产生一定误差，造成误差的原因为磁场的不均一性和非线性的梯度关系。为了尽量减小误差，提高定位的精度，要求 MRI 扫描基线与定向仪框架平行，预定靶点尽量靠近扫描区域中心，应用 MRI 的三维成像资料以获得更多的信息。对于 MRI 无明显强化者，T_2 加权像可清晰显示病灶的界限。

为了防止活检损伤颅内血管，还可同时施行立体定向数字减影血管造影术（stereotactic DSA），将血管造影与 CT 两种定位图像进行计算机融合，为选择靶点和穿刺轨迹提供更多帮助。有学者认为有下列情况之一者应行立体定向血管造影检查：①病灶有血管性病变可能；②病变毗邻重要血管结构，如松果体区肿瘤；③病灶包绕重要血管或位于血管丛中。Barnett 等采用无创性立体定向磁共振血管造影（stereotactic MRIA）代替 DSA，但是，MRIA 有终末级血管显影不佳的缺点，且病灶有出血时影响显影质量。近年来，还采用 PET、磁源性成像（magnetic source imaging，MSI）、功能性磁共振成像（functional MRI）和术中磁共振实时成像（intraoperative MRI）等用于立体定向活检的影像定位。

3. 立体定向活检的适应证和禁忌证

（1）适应证

1）常规开颅手术难以达到的脑深部病变，或由于各种原因不能耐受开颅手术而又必须明确病变性质者。

2）病变呈双侧生长或多发性生长者。

3）病变位于脑重要功能区，预计开颅手术将导致严重神经功能缺失者。

4）疑为炎性病灶或全身性疾病造成的脑内病变。

5）病变呈弥漫性生长而 CT、MRI 没有明确边界者。

6）肿瘤复发与放射性坏死间需做出鉴别诊断者。

7）准备接受间质内放疗、立体定向放射外科治疗或化疗，必须得出病理诊断者。

8）侵袭性病灶无明显占位效应和明确神经症状，开颅手术可能会加重症状。

9）经各种影像检查仍未能明确病变性质者。

（2）禁忌证

1）开颅手术易切除的病变。

2）CT、MRI 影像学检查没有可见的目标。

3）脑室内病变。

4）呈弥漫性生长的低位脑干病变。

5）疑为血管性病变者。

6）凝血功能严重障碍者。

4. 立体定向活检术的麻醉与体位　一般准备同开颅术，除小儿或不合作者采用全麻外，均在局麻下进行，如果患者不配合或者术中有发癫痫的可能者可全麻。体位可平卧或半卧位，选择能进行 CT 或 MRI 定位的立体定向仪。

5. 立体定向活检术的手术步骤　以 Leksell 定向仪为例，将患者头颅固定在 Leksell 定向仪框架中，为了避免放射伪影，可将金属固定钉更换成碳纤维棒，Leksell-G 型定向仪不需要更换。带定位板或定位框后行 CT 或 MRI 定位扫描。根据定位影像资料确定病灶活检靶点，测出 X、Y、Z 三维坐标值，并计算出最佳的入颅点和活检轨迹。上述计算过程也可在计算机立体定向手术计划系统上完成。

把患者送回手术室，根据测出的 X、Y、Z 坐标值，在定向仪框架上进行调整，最佳入颅点处钻颅切开硬膜后，把活检器械置入定向仪弧形弓载持器上，按计算的活检轨迹导入靶点，钳切或吸出所取标本组织，送组织学检查。病理诊断明确后，确定活检靶点无出血，取出活检器械，缝合头皮切口，取下定向仪框架（图 7-17）。

6. 术中、术后注意事项

（1）活检针的选择：术者可根据病变的影像特征选择不同的活检器械，普通活检针现已很少采用。对于乏血管区病灶和质地较硬的实质性病灶，可采用 Backlund 螺旋型活检针或 Gildenberg 活检钳；Sedan 侧方开口活检针可用于大多数性质病灶的活检，尤其适用于质地软的病灶，是目前最为常用的活检器械。Sedan 活检针有如下优点：在同一靶点上可以在四个不同方向取材，较其他两种在同一靶点上获取组织更多；通过负压结合双套管旋转切割获取

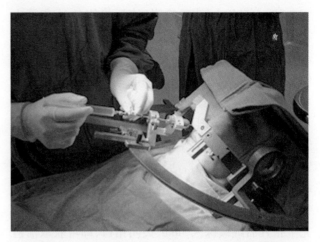

图 7-17　利用 Leksell-G 型定向仪行立体定向活检

1.5mm×1.5mm×10mm 的组织块，组织标本的机械性损害小，提高了诊断的阳性率；活检针尖端圆钝开口在侧方，避免了对血管的直接损伤；如果肿瘤有囊性变，可在活检后直接排空囊液或注入化疗药物。

（2）靶点选择：靶点一般选择在病灶的边缘或强化明显部位的边缘。因为该部位是病变组织细胞分化生长活跃区，而病变中心多为坏死区，活检阳性率低，强化最明显部位则为多血管区，活检易导致出血。也有作者主张沿病变长轴进行贯穿取材，这样比单一靶点更全面地了解病变病理特征。

（3）活检轨迹及入颅点：首先，要注意避开皮层及脑内的主要血管和重要功能区。其次，应考虑到一次取材不能得出正确病理诊断时，可在一个活检轨迹上进行多靶点活检，减少脑组织损伤。对于特殊部位注意活检入路的选择，丘脑病变活检钻孔点一般在冠状缝前中线旁开 2.0～2.5cm，囊外病变则将钻孔点放在冠状缝前中线旁开 4.0～4.5cm 处，也可取颞叶上部入路活检。对于松果体区病变，一般基底静脉被瘤体推向侧方，大脑内静脉、大脑大静脉位于瘤体后方，脉络膜内后动脉则位于瘤体下方，因此最安全的钻孔点为额部或顶枕部。对于鞍上病变，多采用额叶入路活检，而对于鞍内视交叉下方病变，因为活检可能导致视神经损伤，一般不主张行额叶入路活检，有学者采用经鼻入路活检。脑干病变的活检应谨慎，应采用 MRI 定位。中脑和脑桥上部病变的活检可采用额叶自上而下入路活检，在矢状位上活检轨迹应与脑干平行，冠状面上沿小脑幕缘进入，活检针应避免通过脚间池，同时注意避开脉络膜丛、室管膜下静脉、基底动脉和大脑后动脉等。脑桥下部病变活检可通过枕叶入路或从颅后窝经小脑一侧进入肿瘤中心。脑干病变立体定向活检应先行

试验性刺激,在 5～50Hz、1ms、1～10V 下进行刺激,当电压达到 6V 不引起明显感觉和运动现象时,才可进行活检。

（4）对于疑颅内 AIDS 感染者,检术中除非十分需要,尽量少使用锋利的手术器械,活检标本应予特殊标记,提醒病理科检验相关人员处理时小心防护,避免术者医源性感染。

（5）病理检查:包括快速冷冻切片、常规病理检查、特殊染色和免疫标记分析等。术者应与病理科医师密切合作,确定一定的病理评价程序。如果首次获取组织被怀疑无代表性,应继续在不同深度取样。

（6）术后并发症的防治:定向活检的主要并发症包括出血、新的神经功能损害、癫痫发作和感染。术中出血是定向活检的最主要并发症,无症状性出血 1.3%～3.4%,有症状性出血 0.4%～5.3%。一旦发生出血,应将活检针留置靶点内,取出针芯观察,一般均可自行停止,必要时可注入 0.5ml 凝血酶或将细长数块 10mm×20mm 止血纱通过外套管推送至靶点止血。出血量多造成脑急性压迫症状者,应行开颅血肿清除术。

（7）常规给予预防性抗感染、抗癫痫治疗,必要时予以脱水处理。术后立即行 CT 复查,术后 24 小时应严密观察生命体征和病情。

7. 评价　立体定向活检为颅内病变的明确病理诊断及其进一步治疗提供可靠信息。立体定向活检的优点包括:①决定病灶的性质,从而决定是否行开颅手术、放疗或化疗;②帮助制订手术计划,如病灶切除范围等;③对感染、脱髓鞘疾病、AIDS 等,帮助决定特殊的医疗计划;④决定颅内多发性肿瘤是否为多源性。

关于立体定向活检的阳性率及并发症发生率,文献报道有一定差异。Hall 等总结 7471 例定向活检,阳性率、并发症发生率和死亡率分别为 91%、3.5% 和 0.7%。Regis 等总结了 370 例松果体区病灶定向活检,阳性率、死亡率分别为 94% 和 1.3%,3 例出现严重并发症,并发症的发生和死亡与肿瘤的性质和质地有显著性关系。

随着影像技术、立体定向技术和计算机技术的飞速发展,颅内病变立体定向活检术是一项安全、可靠、微创的诊断技术,这一微侵袭性的术式,为颅内病变的治疗提供了更多的选择与指导。

二、颅内肿瘤的立体定向手术

1947 年,Spiegel 和 Wyeis 首次将立体定向技术用于临床,从而开创了立体定向神经外科。由于神经影像技术的限制,此项技术当初只用于治疗运动障碍、癫痫、疼痛等功能性疾病,从而使立体定向技术总是与功能性神经外科联系在一起,称之为立体定向和功能性神经外科。20 世纪 50 年代,Riechert 利用 X 线定位开展辅助开放性立体定向手术(combined open-stereotaxic procedures)。手术适应证包括:颅内异物、颅内血管瘤、垂体瘤、囊性病灶穿刺手术等。病灶大多可在 X 线下直接或间接显示。Riechert 认为此种术式的优点在于其定位精确,创伤小。20 世纪 70 年代之后,数字化神经影像(CT、MRI、DSA)相继问世,并与立体定向相结合,赋予立体定向技术新的生命,使颅内病灶可以在立体定向框架的空间内直接显示,利用立体定向的定位技术直接确定病灶的三维坐标位置,大大扩展了立体定向技术在神经外科的应用,故立体定向技术又派生出一个崭新的领域。

1. 立体定向开颅术的概念　立体定向开颅术临床应用之前,立体定向手术分为两大类:开放性和闭合性立体定向手术,前者如典型的功能性神经外科手术、立体定向肿瘤活检及任何一种把导针或电极通过颅骨钻孔插入颅内的手术;后者如立体定向放射外科手术,即一次应用大剂量电离射线,利用立体定向原理通过完整的颅骨聚集在病灶治疗颅内疾病。

立体定向引导的开颅手术,使立体定向术式的命名出现了混乱。有些作者将此类手术称为开放性立体定向手术,而把传统的颅骨钻孔的手术称为闭合性立体定向手术,以示两者区别。欧洲立体定向和功能性神经外科学会也赞成这种新的命名法,但这种命名法概念不清,其理由是:①立体定向显微外科手术不仅需要立体定向技术,同时需要神经外科医师的显微手术技巧,手术是在直视下进行,立体定向技术只是辅助定位;②颅骨钻孔或开窗就是贯通了颅内外,不管它是大的开颅术或小的钻孔,还是经皮的颅骨钻孔,使用"闭合"一词来描述经颅骨开孔而进入颅内是不恰当的。为了避免命名混乱,Leksell 提出立体定向术式的命名:①立体定向神经外科手术:包括传统的各类立体定向手术,非直视下利用机械导向通过传统的颅骨钻孔或锥孔而到达颅内;②立体定向放射外科手术:非侵袭性,真正的非开放性手术;③立体定向显微外科手术:术者利用立体定向技术辅助定位,在直视下进行显微神经外科手术。

1980年Kelly设计了一套有框架神经导航设备,该设备利用立体定向图像作引导定位,在计算机辅助下行颅内肿瘤切除术,称之为计算机辅助颅内肿瘤切除系统(CASS)。手术分为三个步骤:①图像数据收集;②制订治疗计划;③在计算机辅助下切除肿瘤。1987年Kelly报告使用CASS切除颅内病变267例。CASS是框架式立体定向系统向无框架导航系统过渡平台,由于其设备昂贵,计算复杂,定向框架影响手术野等不足而未能广泛应用。1983年,Kelly首先提出立体定向开颅术(stereotactic craniotomy)的概念。目前利用立体定向技术辅助定位包括神经导航的开颅手术,一般均采用立体定向开颅术、影像导向神经外科或神经导航手术。1986年,Roberts利用立体定向的原理将立体定向技术、计算机和数字化神经影像学相结合,形成了神经外科领域一门新技术——神经导航系统。该系统沿用了框架式立体定向术的三个主要原理,即三维空间定位、配准技术和神经影像空间的靶点确定,故而又称为无框架立体定向系统(framless stereotactic system)、影像导像神经外科(image-guided neurosurgery)或神经导航(neuronavigation)。神经导航系统经过十多年不断改造,以其定位准确,使用方便等优点而在世界范围内广泛应用。

2. 立体定向开颅术的适应证和禁忌证 立体定向开颅术的初始阶段主要用于功能区小病灶、胶质瘤、深部病灶的定位,可以减小手术切口范围,避开重要功能区、减少手术并发症。随着在神经外科领域内应用的不断扩大,立体定向开颅术几乎包括了所有神经外科手术,主要包括:①胶质瘤等体积切除术(包括浅表和深部的胶质瘤);②功能区小病灶切除(包括脑膜瘤、脑囊虫、炎性病灶);③颅底肿瘤;④颅内AVM切除术;⑤脑室内病灶切除,包括脑室镜、多房性脑积水等;⑥癫痫灶切除。

(1)适应证:适用于颅内各部位的肿瘤,特别是中央区、基底核、丘脑、胼胝体、脑干、颅底部、脑室内等部位各种肿瘤;血管性病变;炎性病灶;寄生虫病灶等。

(2)禁忌证:一般神经外科手术不能耐受,如全身状况差,不能耐受麻醉、手术,手术部位皮肤有感染者,严重水、电解质平衡紊乱者,重要多脏器功能衰竭者。

3. 立体定向开颅术的麻醉与体位 运动障碍性疾病立体定向手术时,由于需要患者的配合进行电生理的靶点验证或观察手术疗效,大多采用局部麻醉。安徽省立医院神经外科在进行立体定向开颅术的初期也选择局部麻醉。在实际应用中,体会到局麻下开颅会给患者造成较重的心理负担,甚至是创伤;其次是术中有时患者烦躁引起颅内压增高、靶点移位;再者在处理中央区附近病灶时可能诱发癫痫发作,造成非常严重的后果,甚至扭损定向仪。安徽省立医院神经外科均选择局麻下安装定向仪,影像定位后回到手术室,气管插管全身麻醉。

根据肿瘤部位采取恰当体位,多数采取仰卧位,部分采取左或右侧卧位。

4. 立体定向开颅术的手术步骤 立体定向开颅术,包括两个步骤:一是利用立体定向技术开颅,做到开颅准确;二是利用立体定向技术,指引术者切除病灶,避免损伤脑组织和血管等重要结构,做到等体积切除病灶,尤其对胶质瘤可以达到等体积切除。

手术方法:安装定向仪、影像学扫描、靶点计算和手术步骤。立体定向开颅术主要是针对颅内占位性病变(即在神经影像上可见靶点)需要注意以下几点:

(1)安装定向仪:不要求定向仪的Y轴与AC-PC线平行,只需要将病灶应可能置于定向仪的中心,尤其是颞叶浅表部位占位,可以将定向仪的中心向病灶靠近,避免出现“死角”。

(2)影像学定位:大多需增强扫描,使病灶清晰显示。此外,可以发现多发性病灶。

(3)靶点计算:有些术者将病灶靶点和开颅中心点分别计算其X、Y、Z的坐标,根据作者的经验,计算出病灶的中心坐标,然后调整弓架的前后角度(α角)及左右角度(β角),使导针垂直于头颅切线,直接指向靶点,与头皮的接触点即可作为开颅切口的中心,切勿将弓架的α角,调整到90°,否则骨窗的中心可能偏离病灶。如果病灶位于矢状窦旁,可将钻颅的中心向外侧旁开0.5~1cm,以免损伤矢状窦。对于中央区的病灶,尤其是位于中央前回内的病灶,必须经脑沟入路,确定手术的轨迹,进入中央沟后,在其前方切开软脑膜后即可寻找到病灶,从而减少脑组织的损伤,减少手术并发症。

（4）立体定向开颅手术操作步骤

1）根据病灶的靶点坐标确定头皮切口,一般在全麻下进行,取6~8cm长的弧形或直切口（图7-18）。切开头皮全层并撑开,使用环钻或开颅铣刀形成骨窗。如果采用环钻开颅可根据病灶的大小、深浅选用2.5~5.0cm直径的环钻（图7-19）,调整合适的深部。首先确定其中心部位,进行环钻开颅（图7-20）,如果环钻嵌入颅骨一定深度后,取出中心固定针,再继续开颅,在此过程要不断探查环钻的深度,以防止损伤硬脑膜。如果采用铣刀开颅,可选钻孔一枚,然后根据需要铣刀形成骨瓣。

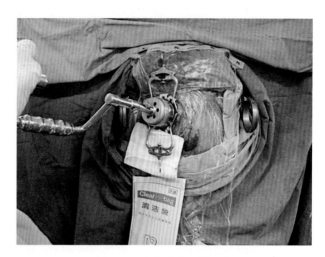

图7-20 立体定向环钻开颅

则不必将硬脑膜切到骨缘。

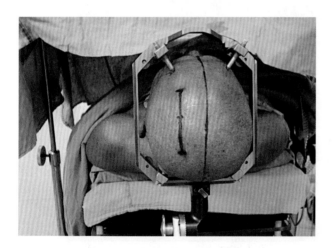

图7-18 定向引导下确定的头皮直切口

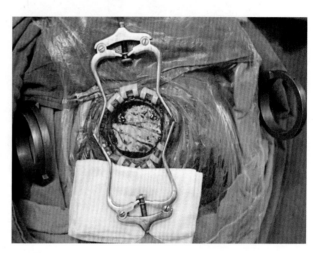

图7-21 移去骨瓣,显露硬脑膜

3）选择手术入路,根据计算的手术轨迹经脑沟或切开脑回,寻找病灶,根据病灶性质、大小、质地,采取相应的切除方法。

利用立体定向技术可实施对颅内肿瘤或病灶的切除手术（图7-22,7-23）,尤其位于功能区附近病灶手术。该技术具有手术创伤小、病灶定位准确、术后并发症少等优点。

5. 评价 颅内肿瘤开放定向手术是一种微创手术,有框架立体定向开颅术尚有部分死角,无框架开放立体定向开颅术,从理论上适用于任何颅内肿瘤。但是,由于其自身设备条件的要求较高,以及脑组织移位的存在,对于大多数医院来说,都应该量力而行。但是,由于立体定向技术具有定位准确,误差小,因此对于脑深部的病灶、功能区小病灶,应用立体定向开颅术将更具有优势。

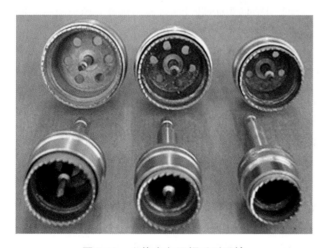

图7-19 立体定向开颅系列环钻

2）移去骨瓣,显露硬脑膜（图7-21）。放射状或"十"字形切开硬脑膜并悬吊,如遇到引流静脉,

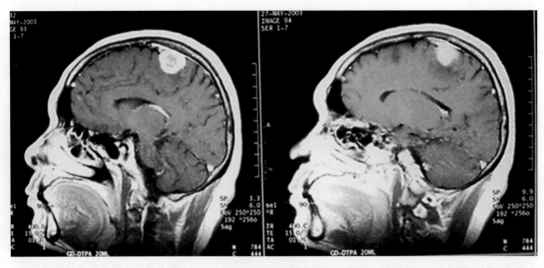

图 7-22 中央区矢状窦旁脑膜瘤术前 MR

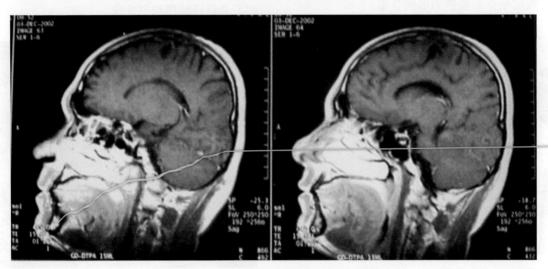

图 7-23 中央区矢状窦旁脑膜瘤术后 MR

参 考 文 献

1. 傅先明,牛朝诗.立体定向和功能性神经外科学.合肥:安徽科学技术出版社,2004.

2. 凌士营,汪业汉,傅先明等.等体积胶质瘤摘除术.立体定向和功能性神经外科杂志,1999,12(1):16-18.

3. 汪业汉,许建平,董以健等.CT 导向下脑肿瘤活检.立体定向和功能性神经外科杂志,1990,3(1):11-13.

4. 魏祥品,汪业汉,傅先明等.影响立体定向活检的相关因素分析.功能性和立体定向神经外科杂志,2001,14(4):202-205.

5. Backlund EO. A new instrament for stereotactic brain tumor biopsy. Acta chir scand,1971,173:825-827.

6. Mathisn JR,Giunta F,Marini G,et al. Transcerebellar biopsy in the posterior fossa:12 years experience. Surgery Neurology,1997,28 :100-104.

7. Yeates A,Enzmann DR,Britt RH,et al. Simplified and accu-rate CT-guided meedle biopsy of central nervous system le-sion. J Neurosurgey. 1982,57:390-393.

8. Koivakangas J,Louhisalmiv,Alakuijala J et al. Neuronaviga-tion-Guided cerebral bilopsy. Acta neurochir. 1993,(Suppl),58:71-74.

9. Hall WA. The safety and efficacy of stereotactic brain biopsy for intracranial lesions. Cancer 1998; 82(9):1749-1755.

10. Regis F,Bouillot P,Rouby-Volot F, et al. Pineal region tumors and the role of stereotactic biopsy:review of the mor-tality, morbidity, and diagnostic rates in 370 cases. Neuro-surgery 1996;39(5):907-912.

11. Kondziolka D,Lunsford LD. Results and expectations with image-integrated brainstem stereotactic biopsy. Surg Neurol 1995;43(6):558-562.

12. Patrick J,Kelly PJ:Volumetric stereotactic tumor surgery. Textbook of Stereotactic Neurosurgery. 1997,41:509-522.

13. Goerss S,Kelly PJ,et al. A computed tomographic stereotac-

tic adaptatiom system. Neurosurgery. 1982；10：375-329.

14. Fontaine D, Dormont D, Hasboun D, et al. Magnetic resonance guided stereotactic biopsies：results in 100 consecutive cases. Acta Neurochir(Wien),2000,142(3)：249-255.

15. Spiegelma nn R, Friedman WA. Stereotactic suboecipital transcerebeliar biopsy under local anesthesia using the Cosman Roberts-Wells frame. J Neurosurgery 1991,75：486-488.

16. 张剑宁,程岗,王亚明等.立体定向活检诊断原发性中枢神经系统淋巴瘤(118例临床及影像学特征).立体定向和功能性神经外科杂志,2012,25(3)129-133.

17. 杨春春.立体定向活检术在脑干病变中的应用价值.立体定向和功能性神经外科杂志,2011,24(4)253-255.

18. Tacques S,et al. Computerized three-dimensional stereotactic

19. Hassenbush SJ, Anderson JS, Pillay PK. Brain tumor resection aided with markers placed using stereotaxy guided by magnetic resonance imaging and computed tomography. Neurosurgery,1991,28：801-806.

20. 张世忠,徐如祥,陈长才等.脑深部病灶立体定向开颅术中病灶边缘点定位的应用.立体定向和功能性神经外科杂志,1998,11(2)：65.

21. 傅先明,魏祥品,汪业汉,等.影像导向立体定向开颅切除颅内病灶(12年临床经验总结).中国微侵袭神经外科杂志,2003,8(10)：437-439.

removal of small central nervous system lesions in patients. J Neurosurgery,1980,53：816-819.

（牛朝诗）

第五节　神　经　导　航

一、概　　述

精确的病变部位定位和高超的手术操作技术,都是神经手术获得良好效果的保证。微侵袭是神经外科手术总的发展趋势,它要求术者在手术切除病灶的同时最大限度地保护正常神经血管组织并保护其功能。传统的神经外科手术医生根据术前患者症状和体征以及 CT 及 MRI 影像学检查进行定位,术中外科医生必须依靠术野的结构、病灶的可能部位以及外科医生的经验和判断指导手术操作,切除程度全凭外科医生的主观判断,尽管根据传统手术也治愈了大量患者并取得了较好的效果,但其仍然缺少科学的客观指标,存在盲目性。比如对于脑深部或体积小的病变以及病变组织与正常脑组织外观相似的情况术中寻找确定病变就比较困难。如果存在术前能够设计手术方案、术中实时指导手术操作的精确定位技术,对于减少术中副损伤,最大限度地保护正常神经血管组织和脑功能,无疑具有重大意义,神经导航就具有以上功能。手术导航系统是以PET、CT、MRI 等医学影像数据为基础,运用虚拟现实技术,借助光学定位仪跟踪,在计算机中建立一个虚拟环境,显示手术器械相对于病变组织的位置关系,从而实现对手术全过程的实时引导,辅助医生高质量地完成手术规划及操作过程的医疗系统。手术导航具有以下优点:①术前通过多模态数据的三维重建,可进行手术规划和术前模拟,减少手术的盲目性,缩短手术时间;②术中通过对手术器械的精确导航,可近实时三维空间定位,显示术野周围及重要的结构,减小创伤,缩短患者在术后的恢复期;③术后通过对手术过程中记录的各种数据进行分析,可对手术进行客观的评估;④可使较多的年轻医生能够进行原来只有少数经验丰富的医生才能完成的复杂、高难度手术,提高复杂、高难度手术的普及率;⑤借助网络通信可进行异地手术,为需要及时手术的危重患者争取了宝贵的治疗机会。

二、手术导航仪的发展和分类

在形成计算机集成外科手术系统之前,手术导航已经历一个较长的发展过程。早在 1881 年,Zernov 就制成脑测量仪并应用于临床,完成了人类最早的立体定向手术。1908 年,英国伦敦皇家医院的Dr. Clarke 和 Dr. Horsley 利用自行研制的脑三维定向仪成功地进行了动物的脑定向手术,其精确度高、重复性好,可用于术中定位和定向,该技术是固定的对点定位,不能动态地指导手术操作,且器械笨重,给患者带来一定痛苦,有时会影响到开颅手术操作及术野的显露,对于颅后窝及颅底手术有其局限性,因而其主要应用于功能神经外科或定向组织活检。1979 年,Brown 发明了用定位框架与 CT 扫描一起配准,用于神经系统非功能性疾病。此后,随着数字控制技术的应用,又出现了无框架机械臂定位方式,从而形成一系列机械导航系统。20 世纪 80 年代中期出现了超声导航系统和电磁导航系统,20 世纪 90 年代出现了光学导航系统。

表 7-6 立体定位方法比较

定位方法		优点	缺点
机械定位法		a) 技术成熟 b) 不会被阻挡 c) 更换手术器械简便	a) 自由运动有限 b) 系统体积大 c) 无法跟踪移动物体
超声定位法		a) 价格便宜 b) 校准方便	a) 易受环境影响 b) 精度差 c) 存在干扰现象
电磁定位法		a) 价格便宜 b) 无遮挡 c) 检测器的体积小	a) 工作范围小 b) 易受铁磁性物质干扰
光学定位法	被动	a) 手术器械不受妨碍 b) 手术器械更换方便	a) 背景光线和其他反射物体干扰 b) 价格高 c) 光点会被遮挡
	主动	a) 精度高 b) 跟踪多个目标	a) 带有电源线,医生感到不便 b) 光点会被遮挡

1. 机械臂定位法 手术中计算机通过测量多个关节的相对运动来确定机械臂的位置,目前已趋淘汰。

2. 超声定位法 超声波束的精度差,易受干扰,国内没有单位使用该项技术。

3. 红外线定位法 仪器轻巧、灵活,精确性和可靠性高。光学定位是目前手术导航系统中的主流方法,分为主动式和被动式两种,它们都以 CCD 摄像机作为传感器。主动式光学导航系统在手术器械上安装几个红外发光二极管,它们发出的红外光被摄像机采集。被动式光学导航系统在摄像机周围安装红外光源,在手术器械上安装几个红外反光小球,由它们反射的红外光被摄像机采集同时跟踪多个目标的另一种方法是采用面阵 CCD 传感器。大多数进口神经导航系统和所有的国产导航系统均采用加拿大 NDI 公司生产的红外线定位装置,包括主动式红外线发射二极管、Polaris 增强型组合红外线定位仪和被动式红外线反射球。在导航手术前必须进行系统摆位校正,即将导航视野置于红外线追踪仪的有效工作范围内,这可以有效提高导航精度。红外线定位装置要求红外线信号源与接收器之间不能有障碍物遮挡,这是一个局限。此类产品的代表有:美国 Medtronic 公司的 Stealth Station 系统. 德国 Brain-LAB 公司的 Vector Vision 系统,美国 Stryker 公司的 Smart Vision 系统,德国 AECUPLA 的 Ortho Pilot 系统(图 7-24),以及我国上海复旦数字医疗科技有限公司的 FDMexcelim — 04 系统等。

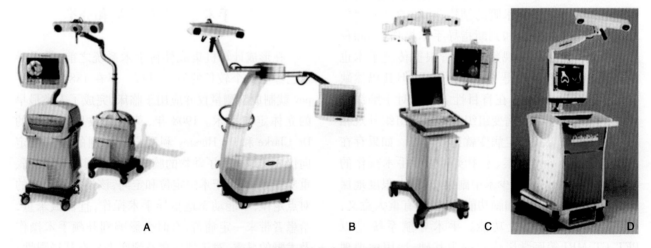

图 7-24 光学导航的代表产品(黄华文,2008)
A. Stealth Station 系统;B. Vector Vision 系统;C. Smart Vision 系统;D. Ortho Pilot 系统

4. 电磁导航法 克服了红外线信号传递中易受阻挡的局限性,定位工具与接收器之间不需要直视,还具有自动识别及自动注册的优势。但电磁导航易受铁磁性物质干扰而影响准确性和可靠性。由于手术室中有大量金属物体所以影响了其应用。目前电磁导航定位装置见于美国 GE 公司的 InstaTrak3500Plus 系统、美国 Medtronic 公司的 Stealth—stationAxiEM 系统和美国 Compass 公司的 CygnusPFS 系统等(图 7-25)。

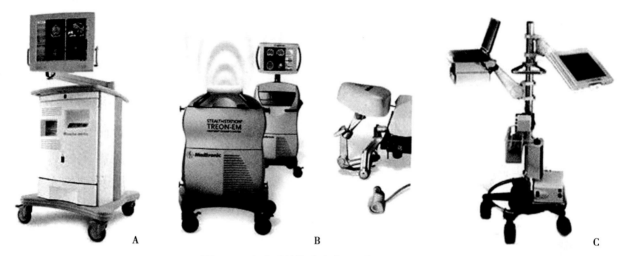

图7-25 电磁导航的代表产品(黄华文,2008)
A. InstaTrak3500Plus 系统;B. Stealth Station AxiEM 系统;C. CygnusPFS 系统

三、神经导航系统的组成

从第一代神经导航系统发明至今,虽然各种型号的导航系统相继问世,但它们的组成和工作原理却是大同小异的。下面以 FDMexcelim-04 系统为例说明其组成。

1. 主机部分

(1) 工作站:工作站主要用于高速处理大量数据图像资料。高精度的快速三维图像处理是数字化手术导航系统实施导航的重要前提,为配合不同个性化手术的需要,导航工作站配备了导航软件,通过软件进行数据的处理。首先,图像处理软件通过图像网络系统将术前采集到的二维图像数据利用三维重建技术得到患者的虚拟三维解剖结构。之后,图像处理软件利用边缘检测分割、区域跟踪分割等图像分割技术将病灶从正常人体组织中分离出来,对病变组织进行定性及定量的分析。最后导航系统进行图像配准和融合才能达到增强现实的效果。经三维重建后利用消隐或透明等显示技术形成一幅既含有病灶清晰解剖结构又显示生理功能代谢状态信息的 3D 图像(图 7-26)。

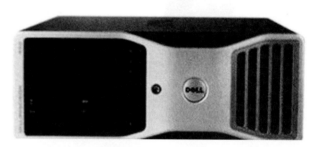

图7-26 计算机工作站(李文生,2008)

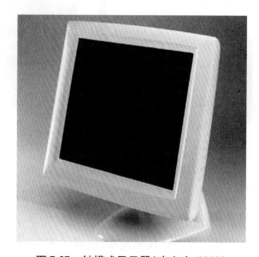

图7-27 触摸式显示器(李文生,2008)

(2) 触摸式显示器:触摸式显示器可显示图像,同时可以通过点击屏幕完成所需的功能,方便手术医生的操作(图 7-27)。

(3) 定位装置:可以动态跟踪和监测手术中头部与头架间的位置,确定手术工具在三维影像坐标中的位置,以便及时纠正位移偏差。常见的定位装置有:关节臂定位装置和主动、被动红外线定位装置。其中关节臂定位装置,目前已趋向于淘汰。

主动红外线定位装置包括定位工具(如探头、标准手术器械)、发射红外线的二极管(IRED),以及位置感觉装置(PSU)。PSU 接收 IRED 发出的红外线,并将此信息传入计算机。可将 IRED 安装于探头及标准手术器械上,也可把 IRED 安装在参考架上并将其固定于头架上,可以动态跟踪和监测手术中头部与头架间的位置,确定手术工具在三维影像坐标中的位置,以便及时纠正位移偏差。被动红外线定位装置基本原理和方法与主动红外线定位装置相同。所不同的是定位工具安装几个能反射红外线的铝合金小球,由红外线发射装置发出的红外线经小球反射后被接收器接收,再经工作站处理从而确定定位工具的空间位置。

此仪器采用的是加拿大 NDI 公司生产的红外线定位装置(图7-28)。

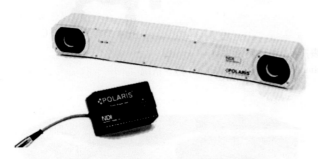

图7-28 红外线定位装置(李文生,2008)

(4)机械臂:用来悬挂显示器和红外线定位仪,可以灵活调节适应需要(图7-29)。

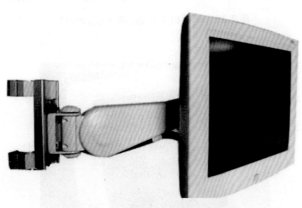

图7-29 机械臂(李文生,2008)

2. 附件部分

(1)连接组件:主要用于将参考架和手术台上的固定患者头部的夹具紧密相连(图7-30)。

(2)参考架:通过连接组件与手术台上的固定患者头部的夹具紧密相连,向红外线定位仪提供患者的空间位置信息(图7-31)。

(3)导航探针:用于完成患者的注册,并依靠探针体上的反光球提供实时位置反馈(图7-32)。

(4)红外线反光球:被安装于参考架和探针上,向红外线定位仪提供空间位置关系(图7-33)。

3. 导航手术显微镜 一些新型手术显微镜配有

导航接口,可直接与导航系统相连,如 Zeiss OPMI-CS 型、Leica OHS-1 型、Olympus OME 8000 型等。原理是把定位装置如红外线安装在手术显微镜上,通过激光测量镜片焦点的长度来确定手术显微镜的位置,进而实现手术显微镜定位导航。图像重叠系统可将各种术前图像(CT、MRI、PET、DSA)重叠到显微镜目镜内,并可将手术计划勾画的病灶轮廓、相关的重要结构显示在镜下术野的脑表面,以便向术者反映病变的位置与手术操作关系。术中,计算机工作站会引导手术显微镜定焦在病灶中心,实现自动寻找病灶位置的功能。

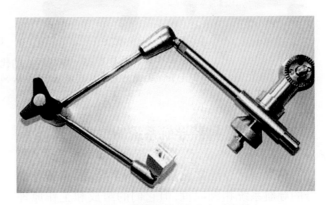

图7-30 联接组件(李文生,2008)

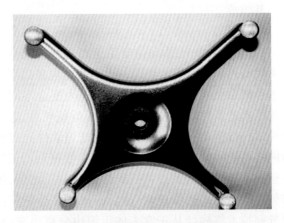

图7-31 参考架(李文生,2008)

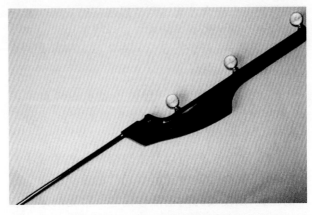

图7-32 导航探针(李文生,2008)

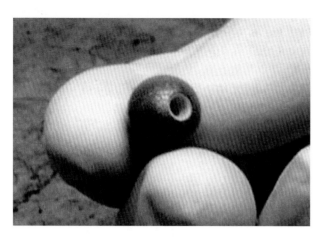

图 7-33　红外线反光球（李文生，2008）

四、神经导航的应用

（一）神经导航系统应用很广泛，主要包括以下几个方面：

1. 术前手术方案的设计和手术操作训练。

2. 青年医生形象化教学和培训。

3. 术中用于指导手术操作　包括靶灶定位、重要结构（如神经、血管、半规管等）的寻找或回避，肿瘤切除程度的科学判断。

4. 靶灶或手术入路处　位于无解剖标志或复杂结构的区域。

5. 靶灶或手术入路区域的正常解剖标志　被病变或过去手术破坏或干扰，无法识别。

6. 靶灶或手术入路位于重要神经血管结构毗邻。

7. 靶灶边界在影像图上清晰，但在术野与正常组织分界不清。

8. 靶灶位于颅内中线（如胼胝体等）或颅底术中无明显移位。

（二）在神经系统肿瘤方面主要用于以下几个方面：

1. 各种脑深部（脑干、丘脑、基底核等）肿瘤。

2. 位于语言、运动功能区的病灶。

3. 脑内病变活检和易引起感染的脑内异物摘除。

4. 脊髓髓内肿瘤、经蝶窦垂体腺瘤切除等。

五、神经外科手术导航系统操作过程

神经外科导航的工作流程见下图：

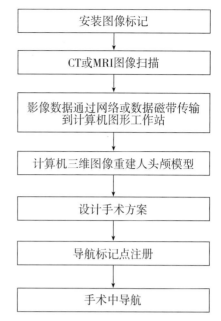

1. 术前准备　由有经验的术者组成导航手术小组，讨论确定适合接受导航手术的病例。其适应证和手术注意事项等同常规手术讨论，术者及助手均应接受过系统的导航系统操作技术培训，熟悉导航系统操作技术的过程。术者向患者及家属交代病情，介绍导航手术的优缺点，可能出现的主要并发症等，取得其同意。

（1）扫描定标：手术前 1 天或手术当日，剃头备皮后，在头皮上贴放 6～10 枚定位标志。然后行 CT 或 MRI 扫描，为层厚 1～3mm 无间隙水平连续扫描。患者做完 CT 或 MRI 后，定位标志可同时从患者身上和影像图像上看到，用于把两者准确地联系起来。目前有三种定位标志：皮肤定位标志、固定定位标志和解剖定位标志。皮肤定位标志粘贴在皮肤上，使用方便、无创伤，缺点是皮肤有一定活动性，有一定误差；固定定位标志固定于颅骨，不易移动，缺点是有创伤，患者有不适感；解剖定位标志为鼻根、眼外眦等头部固有标志，准确性不如前两者，但可以和其他定位标志联合使用。现在使用最多的是皮肤定位标志。定位原则是：定位标志应接近病变区域，不要位于同侧，不要位于同一轴位平面，广泛散在，尽量粘贴在顶结节、颞骨乳突、额部等头皮活动性小的地方，避免粘贴在后枕部。需要注意的是：扫描过程中要求患者绝对合作，尽量缩短扫描时间（最好控制在 10 分钟以内，减少伪迹干扰。

（2）图像传输：图像资料通过网络或磁盘传输到计算机图形工作站中，用随机专用图像合成软件分析处理。核对输入数据，证实确为被手术患者的资料。调节图像的对比度和灰度。调整确定图像的前后左右上下位置关系。

（3）建模计划：在神经导航工作站，利用影像学信息重建三维图像。计划完成后，确定病变的准确位置和边界，勾画出病灶体表投影。根据显示出的病变部位及体积，确定手术部位和最佳手术入路，设计头皮切口。原则是：尽量避开脑功能区和重要神经及血管，充分利用脑沟、脑池等自然间隙，使用小皮瓣及小骨窗，尽量缩短切口与病变的距离。

2. 手术步骤

（1）麻醉与体位：手术当日患者接入导航手术室，气管内插管全麻。根据病灶位置安排体位，常采用仰卧位或侧卧位。

（2）一般步骤：Mayfield 头架固定，使之与手术床的相对位置保持不变。计算机工作站安置在术者能看清显示屏处，红外线感觉装置常与麻醉机一并置于患者左侧。分别启动显微手术操作系统和计算机操作系统。安装调整红外线信号发射和接收装置，使信号源和接收器之间相对位置处于最佳状态。运行专用计算机软件，使计算机图形工作站与显微导航操作系统相互连接。校正系统误差至允许范围内（要求小于 5mm）。

（3）安装注册：目的是使影像学资料和患者头部的解剖在空间上相匹配。用带有红外信号发射源的专用导航棒对头皮标记物逐一注册，计算机接收相应位置的坐标后，即可建立头颅与显微操作系统一体化的三维坐标系。注册误差是产生神经导航手术误差的重要一环。如果平均注册误差>4mm，则须重新注册。用导航棒置于患者的解剖定位标志处在显示器上检查是否与图像一致。

（4）术野消毒铺巾后，更换无菌导航设备。首先确定入颅点，计算机将控制显微操作系统将光轴与手术入路自动重合，术者即可按其指引，确定尽可能小的头皮切口。

（5）骨瓣开颅：打开骨窗前，先用微型钻在暴露的颅骨周边钻 4 个浅洞，进行精确定位注册，存入计算机中，用来发现和纠正因体位变化、头架和参考头架松动、移位等造成的影像漂移引起导航失误。后以铣刀锯开形成骨瓣。

（6）导航开颅：十字形或弧形剪开硬膜。应用导航器械确定病变的位置及范围。手术入路尽可能沿脑组织的沟回或自然间隙进入。分离皮质下组织时借助无菌导航棒确认病灶的距离和方向，直至找到病灶。术者可清晰地看到病灶和其邻近的血管、脑和脑神经等结构。应用显微手术器械分块切除病变，在无菌导航棒辅助下确认病灶边界及其周围重

要结构的关系，在病灶与正常组织的边界上逐渐分离切除病灶，最后用无菌导航棒在残腔壁定位，确认病灶的切除程度最后达到全切除或大部切除。

（7）常规止血、关颅。

（8）手术结束后，各装置复位。

（9）术后总结评价，资料储存。

六、导航系统的准确性

良好的精确度是导航系统准确定位的保证，但是事物都有其局限性，导航系统也存在不足，影响其精确性。目前正在通过技术的改进尽量减少各种因素对其精确性的影响，以期能够最大限度发挥其优点，更好应用于临床。

影响导航系统准确性的常见因素包括：①系统本身的误差；②图像的扫描层厚；③扫描时患者头部活动；④配准误差；⑤影像漂移等。

1. 系统本身的误差 如：金属对磁场的影响可以影响磁场导航系统的精确度。术前用导航棒校正机器误差时记录的误差值均应控制在 2mm 以内。此部分误差对导航系统精确性的影响极小。

2. 图像的扫描层厚 神经导航要求 CT 和 MR 为无间隙连续扫描，扫描层厚越薄，准确性就越高。扫描层厚如果太厚，必将影响重建图像的难确性。目前行 CT 或 MR 扫描层厚要求为 1~3mm。

3. 扫描时患者头部活动 扫描时患者头部活动可引起一张图片的解剖结构与相邻两张图像不一致，影响精确性。所以扫描时，应尽量按术中要求的体位进行，让患者先躺下后再将头慢慢放下，并且将头部完全制动，这样不易发生头皮移位。同时应尽量减少扫描时间，一般控制在 10 分钟以内。

4. 配准误差 如定位标志在头皮上的移动也可以形成误差，把定位标志固定在额顶或乳突等头皮与颅骨附着相对紧密处可以减少该项误差，放置时不在同一水平面，并且定位标志数目 6~8 个以增加选择性，同时定位标志配准完成后，辅以头皮多点配准可以进一步提高精确度。一般定位标志配准完成时，精确度在 4mm 以内，补充头皮多点配准可以把精确度提高到 2mm 以内。

5. 影像漂移 北京天坛医院将影像漂移分为两类：系统性影像漂移和结构性影像漂移。系统性影像漂移是由于参考环连接支架、头架的松动移位或定位标记移位形成的影像漂移。结构性影像漂移是术中由于脑脊液释放或脑组织切除造成的影像漂移。

纠正系统性影像漂移的方法主要是：安装头架

时注意骨钉距离定位标记物>2cm,避免骨钉旋入时使定位标记物移位;钻孔时注意不要用力过猛引起影像漂移,可以钻一个骨空孔后以铣刀据开骨瓣;钻骨孔后进行再注册。以上方法可以使系统性影像漂移明显减少。

结构性影像漂移:目前仍无法完全克服,其与术中脑脊液的流失,脑肿瘤的切除,脑组织的水肿,脑组织的牵拉,麻醉剂和脱水剂的使用,机械性通气,重力作用等因素的作用有关,从而使术前资料和实际情况不符合,进而影响导航的精确性。常采取以下方法减少术中脑移位引起的误差。主要包括:对术前病变周围水肿明显的患者,术前应用脱水剂3~5d以减轻脑水肿;开颅部位尽量位于最高点,使手术路径保持垂直角度,从而减少在重力作用下引起的侧方移位;对于位置较深的肿瘤,选择脑沟、裂作为入路点,减少脑组织的切除,避免脑组织过渡牵拉;术中避免打开或过早打开脑室、脑池系统,术中不用或尽量少用脱水剂;以减少脑脊液的流失;注意保持术中血压及血氧稳定,减少引起脑水肿因素。切除深部肿瘤时注意脑组织塌陷程度,为脑漂移提供校正指导。术中可应用显微镜的位置记忆功能。在术中需要重新定位时可先用显微镜的记忆功能回到记忆的三点位置以了解此时的移位程度及方向,据此再根据导航系统的定位做出相应的判断,再决定手术的范围及目标。

还可以通过增加其他仪器来纠正结构性影像漂移。主要有:三维超声波系统有两个主要优势:①确定脑皮层下病灶的位置和深度,帮助术者确定脑皮层切开的部位、皮层下造瘘的方向和深度,最后到达病灶;②对无明确边界的肿瘤病灶,在切除过程中可随时进行超声定位,但有时对实质性结构显示不佳影响其效果;术中CT扫描:对较小病变的显示较差,而且对医护人员的放射性污染限制了其使用;术中开放式MRI可提供十分精确的影像信息,但是高昂的价格而且需要提供较大的手术室空间是其缺点。

七、导航系统与其他技术的融合

神经导航技术在颅脑肿瘤的切除上具有以往普通的开颅手术不可替代的作用,但事物都有其局限性,神经导航技术在应用中也暴露出了一些自身的缺陷,例如:它不能显示颅脑功能区脑皮质及其传导的神经纤维束位置走向,只是实现了手术时对颅脑解剖结构的定位,术中的脑移位问题仍是影响神经导航的精确性最重要的因素。随着科技的发展,越来越多的新技术被用于与神经导航进行融合,以期达到更好的效果。

为了更安全切除功能区的肿瘤,韩彤等通过将DTI与fMRI与神经导航相结合,术中将大脑功能组织与该功能区所属的皮质下通路可视化,对二者进行了很好的保护,结果功能导航组全切率为90%,普通导航组全切率为60%,而且功能导航组运动功能改善情况明显优于普通导航组,差异显著(图7-34)。

李海涛等在功能区神经胶质瘤手术中将超声扫描仪整合到神经导航系统,好处是能准确判断出病灶与正常脑组织的分界,有助于检测到残余肿瘤组织,提高肿瘤的切除速度,改进图像引导手术的精确性,取得了良好效果(图7-35)。

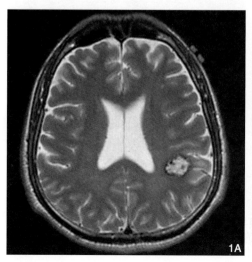

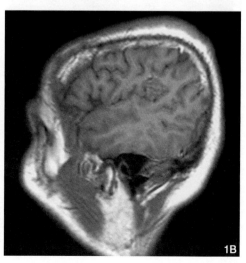

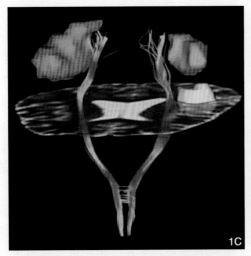
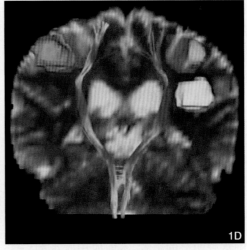

图 7-34 左顶海绵状血管瘤 DTI 与 fMRI 与神经导航结合图 (韩彤,2011)

患者术后病理证实为左顶海绵状血管瘤。1A 和 1B 示左顶占位,呈爆米花状改变,周边可见低信号含铁血黄素沉积;1C 术前提供的三维功能图,显示运动皮质及皮质下结构。图中见扩散张量成像的纤维束、功能成像所示的双侧主运动区、肿瘤及二维横断位解剖图的融合,显示皮质脊髓束(蓝色)、病变(黄色)与功能区(粉色、M1 区)的相互关系,病变位于功能区下方,与功能区关系不紧密,右侧功能区体积较左侧大,病灶周边未见水肿;1D 显示功能性信息与二维冠状位解剖图的融合图

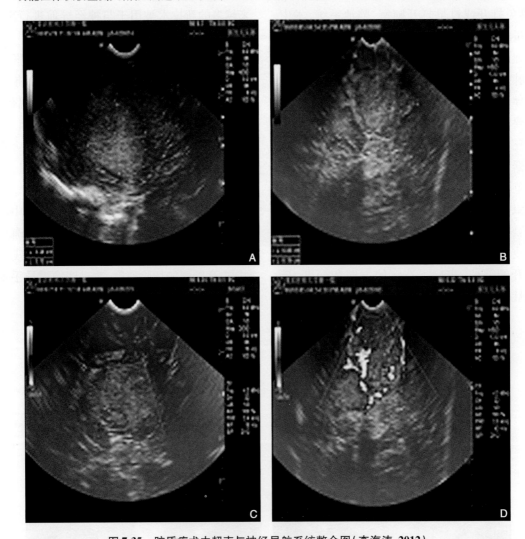

图 7-35 胶质瘤术中超声与神经导航系统整合图(李海涛,2012)

A. 边界清晰 s 回声均质(低级别>;B. 边界欠清 s 回声不均质(高级别>;C. 血流信号不丰富(低级别>;D. 血流信号丰富(高级别)

Albertstone 等将 26 例颅内肿瘤患者的脑磁图（MEG）与 fMRI 影像相叠加，在无创的基础上形成的磁源性影像提供了功能皮质的定位信息，对制订术前方案有重要作用，同时帮助医生对手术的危险性作出较为准确的评价。

Valdes 等使用荧光导航引导切除术（FGR）切除肿瘤。FGR 提供了肿瘤表面轮廓的信息，可以检测肿瘤边缘，神经导航则显示配准的解剖信息。该方法大幅度提高了手术精度。

应用神经导航联合术中 MRI（iMRI）技术可以实时更新术中的导航影像，实现精确定位并及修正神经导航术中脑移位引起的误差；能够精确判定病灶的边界及附近的解剖组织结构并实时监控肿瘤的切除程度，避免病灶残留。这已经有很多报道（图 7-36）。

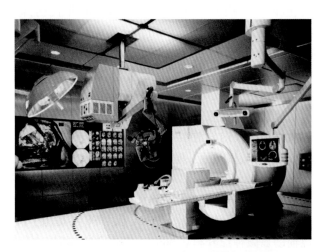

图 7-36　BrainSUITE 场景图（黄华文，2008）

八、导航系统未来发展和应用

在今后的神经外科手术中，术中 MRI 和术中导航系统将被大量应用进行手术指导及辅助。同时，将会越来越多的应用导航系统放置导管，或局部注射药物进行局部治疗，如化疗药物/基因治疗药物或是靶向治疗药物等。而且机器人控制的导航系统将发挥越来越多的作用。计算机导航系统的发展方向有：提高工作站的信息处理能力，大大加快处理速度。开发高分辨率的立体显示器，将使脑部结构的显示更加立体形象。开发强大软件系统，使神经导航的应用更容易，可以自动注册和校正偏差，可以使 fMRI，DTI 等整合入导航系统更加容易。目前 iMRI 费用昂贵，随着科技的发展，机器小型化，费用降低后引入术中实现真正的动态监测，消除影像漂移等因素造成的误差等，进一步与计算机虚拟现实技术及现代网络信息传递技术结合，实现虚拟手术仿真系统及远程遥控手术系统。

参 考 文 献

1. 周良辅. 神经外科导航学. 上海：上海科技教育出版社，2008.

2. 赵继宗，王嵘. 神经导航系统在神经外科的应用. 北京医学，2007，29（11）：687-690.

3. 韩彤，崔世民，佟小光，等. 大脑功能组织可视化及 fMRI 术中导航在脑肿瘤切除术中的应用. 国际医学放射学杂志，2011，34（2）：205-210.

4. 李海涛，师艺峰，熊海兵，等. 神经导航联合术中超声及唤醒在 27 例功能区胶质瘤手术中的应用. 重庆医学，2012，41（14）：1372-1374.

5. Holscher T，Ozgur B，Singel S，et al. Intraoperative ultrasound using phase inversion harmonic imaging：first experiences. Neurosurgery，2007；60（4suppl2）：382-386.

6. Alberstone CD，Skirboll SL，Benzel EC，et al. Magnetic source imaging and brain surgery：presurgical and intraoperative planning in 26 patients. J Neurosurg，2000；.92（1）：79-90.

7. Oh DS，Black PM. A low-field intraoperative MRI system for glioma surgery：is it worthwhile?. J Neurosurg clin AM，2005；16（1）：135-141.

8. Valdes PA，Fan XY，Ji SB，et，al. Estimation Of Brain Deformation for Volumetric Image Updating in Protoporphyin IX Fluorescence-Guided Resection. . Stereotactic and Functional Nerosurgery，2010；57（6）：1285-1296.

9. Christopher Nimsky. Intraoperative MRI supported by multimodal navigation. Chin J Nerv Ment Dis，2012；38（4）：198-206.

10. Truwit CL，Hall WA. Intraoperative magnetic resonance imaging guided neurosurgery at 3-T. . Neurosurgery，2006；58（4 suppl2）：ONS338-345；discussion ONS345-6.

（朴浩哲）

第六节 神 经 内 镜

一、摘 要

神经内镜手术器械的应用及相应的手术技术的不断进步,使得神经外科真正的进入了微侵袭阶段,微小的创伤获得最大的临床收益,神经外科已经进入"微侵袭"时代,神经内镜手术治疗符合这一发展趋势,它是真正意义上"锁孔"手术的实现者,比较显微镜手术有其独特的优势。本章将从神经内镜的各个方面逐一加以阐述。

二、神经内镜的发展史

早期阶段:1901 年,美国泌尿外科医生 lespinasse,最先应用内镜治疗神经外科疾病。其方法是应用小儿膀胱镜,对 2 例患儿实施脉络丛电烙术治疗儿童脑积水,但效果较差。在 1918 年,Dandy 为交通性脑积水实施脉络丛切除术失败了,但被称为"神经内镜之父",4 年后,用改良的内镜做了类似操作,取得成功。1923 年,Mixter 第一次用内镜行三脑室造瘘术(ETVs),使梗阻脑积水得以缓解。随后,Fay 和 Grant 尽管由于手术器械的原因未能成功开展内镜下的脑积水治疗,但他们对脑室解剖图谱进行了描述。1936 年,putnam 和 Scarff 报道了他们借用其他临床学科的内镜电凝脉络丛治疗脑积水,但因当时的内镜管径粗,光学质量差,手术器械局限,因此手术创伤大,疗效差,病死率高。到了 1949 年,Nulsen、spitz 和 Holter 开发了脑室-心房/腹腔分流术(V-A/P),病死率较前大大降低,使得神经内镜治疗脑积水步入低谷。

中期阶段:20 世纪 60 到 70 年代,随着 Hopkins 柱状透镜系统的出现,神经内镜又进入了一个新的时期。1975 年,Giffith 报道应用这种内镜技术进行 ETVs 和脉络丛烧灼,手术效果较以往明显提高。由于神经内镜结构的进一步改进,它的应用不仅仅局限于治疗脑积水而是扩展到其他的神经外科手术中。两年后,Apuzzo 等用带有侧视角的内镜(Hopkins endorscope)观察鞍内病变,以及 willis 环周围动脉瘤和退变的腰椎间盘,取得良好的手术效果,并且提出神经内镜应用于显微外科手术。1978 年,Fukushima 报道,使用弹性软镜(flexible endoscope),处理

多种神经外科疾病,并在尸体上观察了桥小脑角、枕大池、寰枢椎蛛网膜下腔和 Mechel's 腔。1974 年,Olinger 和 Ohlaber 设计了用于脊柱外科专用内镜。

现代显微神经外科阶段:1986 年,Griffith 提出"内镜神经外科",从此神经内镜发展进入现代显微神经外科阶段,在相关科学进步带动下,经典外科逐步发展到显微神经外科、微创神经外科,逐步向微型、高分辨和立体放大方向发展。同时内镜与立体定向、术中超声(IOUS)以及激光等技术相结合,在术中止血和定位上取得较好效果,并使内镜的治疗范围越来越广。Auer LM 报道用 IOUS 定位、激光止血治疗颅内血肿,接着他又用同法成功行脑肿瘤活检、脑内囊性病变囊壁切除,20 世纪 90 年代初,他提出超声立体定向内镜(ultrasound tereotaxic endoscopy)概念。Bauer 在 1989 年将内镜应用于立体定向手术,称之为内镜立体定向术(endoscopy stereotaxy),最初他仅用于立体定向活检,接着应用于脑积水、脑脓肿、间质或脑室内囊肿、脑内血肿、高分化胶质瘤的间质内放射治疗、脊髓空洞症等,手术取得较好的效果,1994 年,他提出微创(内镜)神经外科(minimally invasive endoscopic neurosurgery MIEN)。1996 年,Torres Corzo 尝试在术中使用能调节屈伸的神经内镜,效果较好。perneczky 在 1998 年提出了内镜辅助显微神经外科(endoscopic-assisted micro neurosurgery)和微骨孔入路(keyhole approach)的概念。随着 MEIN 的不断深入,神经内镜已代表了神经外科微创技术发展的趋势。

三、内镜神经外科

在现代显微神经外科阶段,有学者提出了"内镜神经外科"的概念,强调了内镜在显微神经外科中的重要作用,并且将神经内镜操作分为 4 种应用方式:

1. 内镜神经外科(endoscopic neurosurgery,EN)是指所有的手术操作完全是通过内镜来完成的,需要使用专门的内镜器械通过内镜管腔来完成手术操作。常用于脑积水、颅内囊性病变和脑室系统病变,如三脑室底部造瘘,脑室—腹腔分流失败者的探测;对有症状的脑室系统发育异常(如侧裂蛛网膜囊肿、脑实质内囊肿和通明隔囊肿等),可将原来封闭的囊肿与邻近的脑室打通;对于脑室内的肿瘤可以在内

镜下取活检,蒂窄小的肿瘤(脉络丛乳头状瘤、豁液囊肿)亦可以做到全切除。

2. 内镜辅助显微神经外科(endoscope assisted microneurosurgery,EAM)在显微神经外科手术中,用内镜完成术中难以发现的死角部位操作。对显微镜直视术野以外的区域进行观察,不但能增加手术野的暴露,避免遗漏病灶,同时也减轻对脑组织的牵拉,减低手术后并发症和减轻手术后反应。用于动脉瘤夹闭术、三叉神经减压术以及桥小脑角区胆脂瘤切除术等。

3. 内镜控制显微神经外科(endoscope controlled microneurosurgery,ECM) 在内镜影像的导引下,借用内镜的光源及监视系统,使用常规显微神经外科手术器械完成显微神经外科手术。它与 EAM 的区别在于主要操作都是在内镜下完成。而与 EN 的区别在于 EN 是在内镜管道内进行手术操作,而 ECM 是在内镜外进行操作。典型的 ECM 是神经内镜下经单鼻孔切除垂体腺瘤,目前已成为常规手术。

4. 内镜观察(endoscopic inspection,El) 是指在神经外科操作中利用内镜进行辅助观察,不进行其他操作。目前,主要用于颅内动脉瘤结构、桥小脑角区或其他颅底肿瘤的观察。

四、神经内镜应用分类

有作者又按神经内镜参与手术的领域划分为脑室脑池内镜外科、颅底内镜外科和脊柱内镜外科 3 种类型。

1. 脑室脑池内镜外科 脑室、脑池内镜外科是神经内镜技术经典应用领域,采用神经内镜第三脑室底造瘘术(endoscopic third ventriculostomy,ETV)日臻成熟。随着临床病例的不断积累和对手术效果的长期观察,对 ETV 治疗脑积水的适应证及疗效有了更为全面的认识。

2. 颅底内镜外科 颅底的特殊结构使显微镜观察常有死角,而神经内镜可利用成角观察的特点,使其能够良好的显露从前颅凹底到颅颈交界处的大部分结构。自 1992 年 Jankowski 等首次在神经内镜下行经鼻蝶入路切除垂体腺瘤以来,神经内镜技术已广泛应用于颅底病变的手术治疗。

3. 脊柱内镜外科 神经内镜技术在 20 世纪 80 年代末始应用于脊柱外科,随着神经内镜器械的不断改进及与影像定位技术的发展,包括各种管状牵开器、YESS(Yeung endoscopic spine system)的应用和术中导航、立体定向技术的发展,这种神经内镜技术在脊柱外科的应用越来越广泛。

五、神经内镜的硬件分类和构造

目前国际上通用神经内镜主要有 Aesculap、Clarus、Caab、storz、Woif、Zeppelin Rudolf 等系统。按其功能分单功能镜和多功能镜。前者主要指无工作通道仅有光学系统的观察镜,后者除了具有观察镜的功能以外,在同一镜身还具有至少 1 个以上的工作通道,具有照明、手术、冲洗及吸引等多种功能;按其达到部位分:脑室镜、脑镜、髓内镜(图 7-37、38、39)。

临床上一般分成:

1. 软质镜 又称纤维内镜,外径 0.7~4mm,最长可达 1m,头部可在操纵下弯曲,最大视角可达 160°。由光纤系统(包括照明、观察、摄像监视)、冲洗通道系统和器械通道系统组成。少数配有可扩张球囊,可行血管成形术,并可自由屈伸,物镜可任意弯曲,扩大了工作范围。

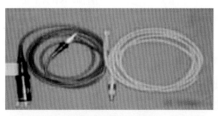
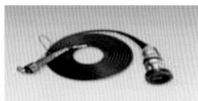
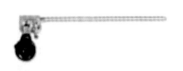
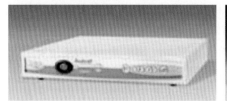
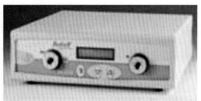
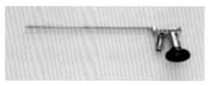

图 7-37 神经内镜及光纤光源系统

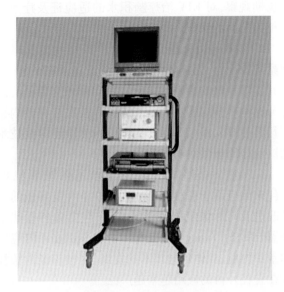

图 7-38 神经内镜主机

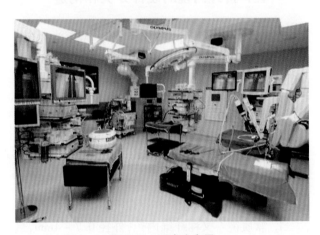

图 7-39 手术室布局

2. 硬质镜 临床应用最广,由光纤系统、器械通道系统、冲洗通道系统组成,外径多为 4～6mm,镜长为 1.3～3m,视角有 0°、30°、60°、70° 及 120° 等,采用亮度高的氙灯冷光源;摄像监视由高解析度的光导纤维组成,可通过目镜观察或将模拟数字信号传送至电视监视系统;工作腔内径常为 2～3mm,能通过专用显微手术器械。

3. 观察镜 无工作腔,应用于 EAM、ECM 手术。其辅助设备有:①固定设备:徒手和固定臂固定,后者有机械和气动固定臂两种,肿瘤手术多需固定臂固定,以减少不良反应;②手术设备:单极或双极电凝、激光刀系统等在术中止血、肿瘤切除等过程中不可缺少,Forgarty 微导管扩张球囊在造瘘手术时可避免血管损伤,各种材料的穿刺导鞘管或内镜导向管,其他有显微剪和镊、活检钳和刀、剥离子、取瘤钳等专用显微手术器械;③定位系统:根据 CT、MRI 等影像学术前、术中粗略定位,三维成像技术、立体定向技术、B 超引导术及无框架神经影像导航系统等辅助,实现靶点的精确定位;④影像及图文处理系统:它在术中不受干扰可用于术后总结资料(图 7-40)。

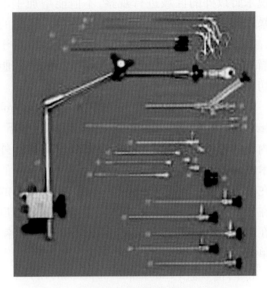

图 7-40 不同型号的神经内镜及手术器械

六、神经内镜技术主要适应证

1. 脑室出血 脑室出血是神经内镜治疗的最佳适应证之一,脑室为神经内镜手术操作提供了必需的空间。采用神经内镜清除脑室内血肿术较传统去骨瓣或小骨窗开颅血肿清除术的创口明显变小,而且可在直视下操作,从而能准确地清除血肿,但以降低颅内压为原则,不勉强彻底清除血肿。此外,神经内镜手术不足的是,如术中遇到大出血发生时,神经内镜下止血较为困难,常可能会导致神经内镜手术失败,从而被迫改为开颅血肿清除术,故在采用神经内镜手术前应同时做好开颅血肿清除术的准备。

2. 硬膜下血肿 传统的开颅术治疗慢性硬膜下血肿,具有手术创伤大、患者反应重、术后易感染等不足。而单纯穿刺引流术血肿清除不彻底,盲穿可能会引起硬膜下积液,术后血肿复发率高。神经内镜创口小,且可直视下清除血肿,从而避免单纯穿刺引流术盲穿和血肿清除不彻底而易复发及采用开颅术创伤大的缺点。神经内镜首次血肿清除率较高,其引流时间较短或不需要引流,从而降低血肿复发率和感染率,硬膜下积液发生率也低。

3. 脑积水 脑积水的传统治疗方法常多采用脑室腹腔分流术,但存在分流管堵塞、感染等较多并发症,易造成治疗失败。采用神经内镜经第三脑室底造瘘术治疗梗阻性脑积水,手术操作简便,构建脑脊液循环较脑室腹腔分流术更符合生理循环,且不需要放置引流管,消除了分流管堵塞、感染及分流管外露等并发症。但对交通性脑积水需做脑室腹腔分流术者,采用神经内镜下放置脑室和腹腔端分流管,则可避免分流管堵塞,效果更佳(图7-41)。

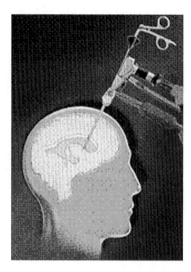

图7-41　治疗脑积水的示意图

4. 脑脊液漏　脑脊液鼻漏是由于硬脑膜和颅底支持结构破损,使蛛网膜下腔与鼻腔相通,脑脊液经鼻腔流出而形成,常见于外伤、肿瘤、鼻窦疾患和颅腔手术后。脑脊液鼻漏传统的治疗方法,首先以保守治疗为主,如保守无效则常采用开颅脑脊液漏修补术,不管采用何种方法,常可发生颅内感染,且恢复期长。采用神经内镜经鼻腔修补脑脊液漏具有微创、直视下操作、术中瘘口判断准确、无开放式切开术的面部瘢痕、不易感染等优点,现已成为脑脊液鼻漏治疗的首选方法。

5. 颅内蛛网膜囊肿　颅内蛛网膜囊肿神经内镜手术治疗较传统开颅手术切除囊肿创口小,解剖结构观察清楚,并发症相对也少,患者恢复快,手术安全性高。

6. 脑脓肿　对于直径较大(>4cm)的脑脓肿采用非手术治疗效果差,而外科手术是此类脑脓肿的主要治疗手段。但传统开颅术创伤较大,神经内镜治疗对脑皮质及脓肿周围正常脑组织损伤小,并能直视脓肿腔及冲洗脓液,也可避免盲视操作下穿刺引起的脑出血。利用神经内镜治疗时,对于厚壁脓肿可用显微剪刀切开脓肿壁,并做脓液吸引和引流,从而彻底清理病灶;而对于多房性脑脓肿,可在神经内镜直视下打通脓肿腔的间隔,以便更有效地冲洗引流,此较开颅术治疗彻底且创伤小,疗效好。

7. 三叉神经痛　采用神经内镜微创血管减压松解梳理术,是对三叉神经痛病因治疗的根治性方法,可做到完全保留神经和血管功能。

8. 面肌痉挛　利用神经内镜较显微镜能更清晰地显示观察病变部位,有利于术者从多角度观察血管压迫情况,便于判断责任血管、评价神经根部减压情况及垫棉大小和放置位置,从而提高手术效果,并减少术后并发症的发生。

9. 脑血管瘤　脑海绵状血管瘤的诊断较为困难,但神经内镜的出现为该病正确诊断提供了新途径,且对其治疗也大有裨益。由于神经内镜有良好的光源并可放大图像,它在动脉瘤显微手术中,能使术者较单纯显微手术更好地了解动脉瘤是否完全夹闭,判断动脉瘤夹的位置是否合适,瘤夹是否牢靠以及重要血管穿通支及脑神经有无受到影响,这对提高动脉瘤手术疗效具有重要价值。

10. 垂体腺瘤　传统的显微神经外科手术切除垂体腺瘤创伤较大,而以神经内镜手术切除垂体腺瘤,因神经内镜利用鼻腔生理通道,不需要切开唇下或鼻内黏膜,也不必使用蝶窦牵开器,甚至术后鼻腔不用填塞油纱,从而将手术创伤降到最低。而且神经内镜可直视病灶,容易发现残余肿瘤并做彻底切除(图7-42)。

11. 颅咽管瘤　大多数颅咽管瘤位于鞍上。虽然颅咽管瘤属于良性肿瘤,但是由于其周围毗邻重要的神经血管结构,治疗效果至今仍不能令人满意,治疗手段也没有完全达成共识。对于鞍上病变的传统治疗方法包括额下或翼点开颅,但是开颅手术容易受到视交叉位置的影响。神经内镜通过经鼻蝶入路切除颅咽管瘤可以尽量避免视交叉对手术视野的影响。Frank等2006年报道应用神经内镜切除10例颅咽管瘤,70%的肿瘤可以做到完全切除,患者视力均有不同程度的改善,脑脊液漏的发生率为30%,内分泌障碍的发生率为30%。对于鞍区周围和鞍上肿瘤,神经内镜能够使观察的病变近距离成像而不会像显微镜那样随着距离的延长使观察病变的视野减小。另外,对于深在的病变,神经内镜可以得到一个全景的视野。同时,与显微经蝶相比,神经内镜可以更小地损伤鼻黏膜,与开颅手术相比,神经内镜可以减小脑的暴露和牵拉损伤。因此,神经内镜对于鞍区周围病变的切除较传统的神经外科手术具有一定的优势。

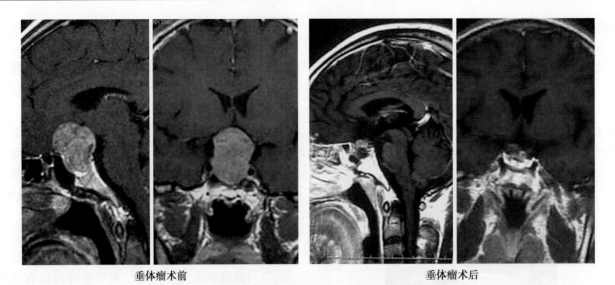

垂体瘤术前 垂体瘤术后

图 7-42 神经内镜手术切除垂体腺瘤

12. 胆脂瘤 颅内胆脂瘤有沿蛛网膜下腔向邻近部位生长的特性,从而形成巨大不规则占位性病变。因病变不规则,传统开颅切除术对正常脑组织牵拉创伤大,且难以全部切除肿瘤;单纯显微神经外科手术常因镜下存有"死角"而使肿瘤难以全部切除。神经内镜有助于发现残存于显微镜"死角"处的肿瘤,从而提高肿瘤全切率并减少肿瘤复发。张亚卓等对 45 例脑胆脂瘤在常规显微镜下切除肿瘤后用内镜探查,38 例肿瘤残余,残留率达 84%;经内镜探查辅助治疗后,43 例术前临床症状明显病例中,术后 2 周内 91% 的患者症状明显缓解;36 例术后随访 3~21 个月,其中 2 例有三叉神经痛,31 例术后 3 个月恢复生活自理,1 例复发。因神经内镜能直接到达颅内深部,凭借其良好的光源,使术者可清晰地观察病变周围的结构,有效地避免损伤深处病灶周围重要的脑神经、血管,从而减少手术并发症,避免发生医源性手术风险(图 7-43)。

13. 颅底脊索瘤 颅底脊索瘤多发于颅底蝶枕交界处,常见于斜坡、鞍区等颅底中线处。该肿瘤具有位置深且侵袭、破坏颅底重要结构和压迫脑干的特性,从而给外科治疗带来巨大挑战。传统开颅手术治疗的严重创伤难以避免,某些患者因手术创伤术后生存质量明显下降;另外由于肿瘤清除不彻底,复发率也较高。目前,神经内镜应用于颅底脊索瘤的范围包括:①经鼻蝶入路,并以此为中心向周围扩展,适合于在蝶筛窦、中上斜坡向前方生长为主的肿瘤;②经口咽入路,适用于位于下斜坡、枕骨大孔、上位颈椎前方的肿瘤;③内镜与显微镜结合使用,主要考虑到生长范围广泛,单纯一种方法难以彻底切除的肿瘤。采用神经内镜治疗颅底脊索瘤,因神经内镜光源充足,术中视野清楚,颅底肿瘤显露良好,能

发现在显微手术中"死角"处的肿瘤,有利于全部清除肿瘤,降低肿瘤复发;且由于手术创伤小,术后并发症少,住院时间明显缩短,患者恢复快。张亚卓等报道应用神经内镜经鼻蝶入路切除斜坡脊索瘤 30 例,肿瘤近全切除 7 例,次全切除 16 例,部分切除 7 例,所有患者在术后 7~10d 恢复日常生活,症状和体征改善率 80%,其中 18 例术后随访 6~12 个月,复发率 22.2%(4/18),复发的 4 例均为广泛性生长病例,取得良好的效果。

七、神经内镜与可配合技术

1. 血管造影导管在神经内镜中的应用 造影导管及导引导管因壁薄、腔大,以及较好的硬度适合控制操作,而被引入到联合神经内镜来进行较大病变的囊内切除。其中 F5(外径 1.65mm,内径 0.98mm)和 F8(外径 2.65him,内径 2mm)导管最为常用。将导管修剪成 30~35cm 长,保证头端光滑。常规置入内镜发现肿瘤后,电凝病变表面及囊壁,打开囊壁,将导管导入神经内镜工作通道,末端接 10ml 或 20ml 注射器,行囊内容物负压吸引,导管的头端可根据需要塑形,在吸引过程中调整方向。间断应用双极电凝止血,使用过程中持续林格液冲洗保证术野清晰。一般液态内容物或混杂内容物的液态部分,管就可吸出。较厚或较硬的部分应用 F5 导管也可大部分吸出。内容物大部分吸出后,囊壁应用微剪刀和瘤钳分块取出。在一组 71 例侧脑室病变与一组 10 例第四脑室病变切除中均取得良好效果。同时,造影导管因其硬度优势可直接用于第三脑室造瘘;另外,也可作为吸引器吸出血块"。

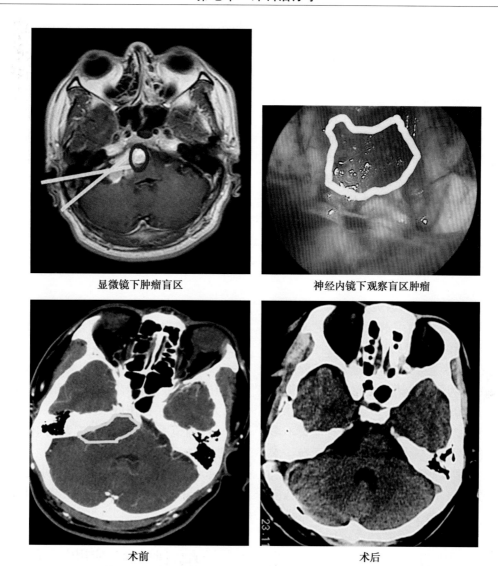

显微镜下肿瘤盲区　　　　神经内镜下观察盲区肿瘤

术前　　　　　　　术后

图 7-43　神经内镜手术切除胆脂瘤

2. 超声吸引的应用　耗时过长是神经内镜在肿瘤切除过程中的瓶颈，而超声吸引是快速有效的切除肿瘤的设备，因而设计适合神经内镜的超声吸引便应运而生。其关键是配有适合神经内工作通道的操作头端。吸引频率为 20 ~ 80kHz，负压为 0 ~ 0.9bar。在初期猪脑的应用实验中，组织吸引效果的精确、可靠性都得到了有效验证；在 3 例梗阻性脑积水、2 例经鼻蝶垂体瘤手术应用中效果良好。除了在肿瘤切除过程中的有效快捷性达到预期效果外，对凝血块的吸除效果更好（出血及血块是影响神经内镜视野的主要因素）。

3. 水切割　神经内镜操作下的一个障碍是出血，严重模糊术野，影响操作。水冲击下，达到切割作用同时可以有效的保护血管，还可以避免单双极、激光造成的热损伤。这种水切割装置头端 120um 粗细，可垂直喷射，水压可控制在 5 ~ 10bar，周围套有环

形吸引管。在动物实验中，在有吸引条件下，5bar 可产生 0.86mm 切割深度，10bar 可产生 2.39mm 切割深度。在无吸引条件下，可分别产生 1.63mm 和 3.28mm 切割深度。为防止水湍流影响镜下术野，头端最好在无吸引下贴在组织表面操作。临床应用中也取得良好效果，无并发症发生。

4. 激光切割　第三脑室底造瘘是神经内镜治疗梗阻性脑积水的重要手段。常用的造瘘手段为单极电凝、双极电凝、特殊镊子、球囊、导管，激光也被应用到神经内镜下第三脑室底造瘘、脑室内囊肿切开等手术中。初始阶段，由于热量无法控制得当，出现了严重的血管损伤的并发症（如基底动脉出血）。近年来，一种波长 2um 的固态铥激光被应用到神经内镜中，其切割深度仅为 500μm，范围 1mm，可以为神经内镜操作提供安全、精确的切割，烧灼作用。特别是当第三脑室底较厚，平面斜度大时，其他

方式造瘘困难、容易引起下丘脑损伤时,这种激光十分有效。Udwig 等报道 43 例无一例并发症发生。

5. 支架技术的结合应用 第三脑室造瘘及孟氏孔阻塞的融通术是重建脑脊液循环的重要手段,为防止病变复发,结合支架技术十分有效。这里的支架不是血管内应用的金属网状支架,而是将 Ommaya 阀剪去储液囊后,将留有侧孔的脑室管作为支架,头端在神经内镜下通过孟氏孔导入第三脑室,尾端结扎后固定在硬膜或帽状腱膜上,以保证打通的孟氏孔与第三脑室不再堵塞。现有的报道主要应用于神经内镜造瘘后复发二次手术的病例。另外一组 5 例第四脑室塌陷经导水管置入支架取得良好效果。

6. 神经内镜联合应用肿瘤荧光造影 肿瘤荧光造影指导颅内肿瘤的显微手术已经越来越多。将神经内镜的光源与镜头加以改进,同时选择适合的造影剂后,在荧光造影指导下,神经内镜下切除肿瘤便成为可能。光源为可发出紫外线光的激光发射系统,功率输出为 300nW,波长为 405nm,紫外线滤镜设在神经内镜镜头与摄像设备之间。这种滤镜不影响正常图像颜色,因而不需要转换到普通光源。术前 4h 口服造影剂后,肿瘤组织发出 630nm 红荧光,显示与正常组织明显界限。造影剂选择 5-氨基乙酰丙酸(5-ALA),因为显微手术常用的荧光素可迅速扩散到脑脊液中,因而不适合神经内镜切除脑室肿瘤。在一组脑室内肿瘤神经内镜下切除中,结合应用肿瘤荧光造影起到了有效确切的作用。

7. 透明鞘管通道的应用 通常神经内镜的通道鞘管是不透明的,这样视野就仅局限在鞘管的头端范围,周围结构则是盲区。另外,在肿瘤活检时,有时要反复导入通道鞘管,这样就有可能发生一些并发症如硬膜下血肿,因为透明鞘管可以始终观察到周围的情况,就能及时发现周围术野的变化,及时处理,避免术后并发症的发生。同时设在透明通道鞘管上的标记与刻度还起到了定位导向作用。在一组临床 8 年的应用中,Oi 等对透明通道鞘管的使用十分满意。

8. 神经内镜下的术中超声引导 为了神经内镜操作更加安全,术中实时导引十分有效,除了传统的术中 MRI、CT 导航,随着设备的发展,可结合到神经内镜工作通道的超声探头的出现,神经内镜下的术中实时超声引导成为可能。这种探头外面为 F6(1.9mm)鞘管,鞘管内注满水,其内配有细的塑料探针,使用前整体保存在无菌塑料鞘中。使用时将塑料探针取出,小心置入微小的超声探头,探头头端与鞘管头端有 1mm 距离,确保其间无气泡。超声频率为 10、15 或 20mHz,显示 360°水平切面图像。F8 探头主要在内镜外围使用。神经内镜下术中实时超声引导图像清晰有效,特别对一些复杂病例,如第三脑室造瘘前对基底动脉环的判断,一些脑室壁小病变摘除前的定位(脑室移位后病变会漂移)等术中导向作用显著,也避免了一些并发症的发生。其不足是超声的深度还应再大一些,与 CT、MRI 相比不能更清楚地显示神经、脑组织。

八、神经内镜手术的优势

1. 内镜具有体积小,可以转角,其运行方向和深度可以控制,同时配备了多角度的镜头,可以扩大视野,消除显微镜的盲区。

2. 手术过程中,通过距离和角度的调整,对血管和神经的显示比显微镜更加清晰,图像的局部放大,大大提高了操作可靠性。

3. 内镜手术应用范围扩大,手术可以不通过形成骨窗而实现。

4. 最大限度地保证了肿瘤切除。避免过渡牵拉浅层结构,减少脑组织损伤,减少术后反应,降低手术并发症。

九、神经内镜应用中存在的问题

神经内镜手术具有很多优点,但也存在欠缺:
1. 内镜只能显示平面图像,缺少立体感。
2. 术者的单手操作问题。
3. 神经组织被颅骨、脊椎、硬脑膜、硬脊膜等包容,不能像腹腔镜、胸腔镜那样有自由活动的空间,因而使神经内镜手术操作受限。
4. 神经内镜手术必须在易受损的重要神经,血管组织之间进行,因而同普通外科、胸外科手术有很大差异,需要探讨和解决的问题较多。
5. 神经内镜有时会发生定向错误,特别是在某些特定的解剖环境中,如第三脑室后部、侧脑室颞角、导水管和第四脑室等。
6. 术中遇到较多出血时,缺乏有效的止血手段而不得不行开颅手术。
7. 内镜手术需要很多辅助设备及连接线,术中较难保持无菌条件,易导致术后感染。
8. 神经内镜手术技术的学习和掌握需要时间

和过程,在单一术者连续独立完成手术,得到积累后,手术技术方可成熟。符合学习规律曲线的变化。

十、神经内镜展望

内镜外科的发展在一定意义上讲,依靠仪器和器械的进步。未来神经内镜技术的应用仍需不断研制开发特殊显微手术器械以满足不同手术的需要,广角神经内镜、高清晰度摄像及显示系统使手术野更加完美,计算机自动控制内镜手术使操作更加精细,神经内镜与影像介导的神经导航系统、术中超声探测系统、激光系统和人工智能机器人系统的相互渗透是未来的发展方向,神经内镜手术的目的是在确保治疗效果的前提下,减少手术创伤,缩短住院时间,减少并发症和病死率,降低患者医疗费用,具有良好的经济效益和社会效益。相信随着神经外科医师对神经内镜手术经验的不断积累、认识的继续深化、神经内镜设备的不断完善和创新,神经内镜技术具有的独特优越性必将促使微创神经外科迈向更高层次。

参 考 文 献

1. 师蔚,濮壕楠.神经内镜技术的应用现状及展望.医学研究杂志,2011,40(2):6-9.

2. 王水刚.神经外科发展史及其在神经外科的应用.继续医学教育,2006,20(13):73-77.

3. 段国升,朱诚.神经外科手术学.北京:人民军医出版社,2004.

4. Perneczky A. Endoscope assisted brain surgery:part evolution,basic concept,and current technique. eurosurg,1998,42(2):219-224.

5. Fries C. Endoscope assisted brain surgery : part analysis of 380 procedures. Neurosurg,1998,42(2):226-232.

6. 李储忠,张亚卓.神经内镜应用进展.中国神经精神疾病杂志,2009,35(2):67-68.

7. 缪星宇,王芳茹,卿蔚.神经内镜手术技术与临床应用.世界核心医学期刊文摘神经病学,2005,1(5):1-3.

8. Sacko O,Boetto S,Lauwers—Cances V,et al. Endoscopic third yen—triculostomy:outcome analysis in 368 procedures. J Neurosurg Pediatr,2010,5(1):68-74.

9. Liao H,Kong Y. Huang X,et al. Clinic analysis of cerebrospinal rhinorrhea in 24 cages,Lin Chung Er Bi Yah Hou Tou Jing Wai Ke Za Zhi,2010,24(2):71-74.

10. Schaberg MRI,Anand VK,Schwartz TH,et al. Microscopic versus endoscopic transnasal pituitary surgery. Curr Opin Otolaryngol Head Neck Surg,2010,18(1):8-14.

11. Tabaee A,Anand VK,Fraser JF,et al. Three-dimensional endo. scopic pituitary surgery. Neurosurgery,2009,64(5 Suppl 2):288-295.

12. Frank G,Pasquini E,Doglietto F,et al. The endoscopic extendedtranssphenoidal approach for craniopharyngiomas. Neurosurgery,2006,59(1 Suppl 1):s75-s83.

13. 张亚卓,王忠诚,刘丕楠,等.神经内镜辅助显微外科治疗颅内胆脂瘤.中华神经外科杂志,2001,17(4):201-202.

14. 张亚卓,王忠诚,赵德安,等.内镜经鼻蝶手术治疗颅底脊索瘤.中华神经外科杂志,2007,23(3):163-166.

15. 关靖宇,张亚卓.神经内镜技术平台研究进展.中国微创外科杂志,2010,9(10):845-847.

16. Usain M,Rastogi M,Jha D. Endoscopic transaqueductal removal of fourth ventricular neurocysticercosis with an angiographic catheter. Neurosurgery,2007,60(4 Suppl 2):s249-s254.

17. Husain M,Jha DK,Rastogi M. Angiographic catheter:unique tool for neuroendoscopic surgery. Surg Neurol,2005,64(6):546-549.

18. Nakagawa A,Hirano T,Jokura H,et al. Pulsed holmium:yttriumaluminum—garnet laser-induced liquid jet as a novel dissection device in neuroendoscopic surgery. J Neurosurg,2004,101(1):145-150.

19. Udwig HC. Kruschat T,Knobloch T,et al. Fimt experiences with a 2.0-um near infrared laser system for neuroondoscopy. Neurosurg Rev,2007,30:195-201.

20. OerteI J,Gen M,Krauss JK,et al. The use of water jet dissection in endoscopic neurosurgery. Technical note. J Neurosurg,2006,105(6):928-931.

21. Oi S. Abdullah SH. New transparent peel-away sheath with neuroendoscopic orientation markers. Technical note. J Neurosurg,2007,107(6):1244-1247.

22. Sagan LM,Kojder I,Poncyljusz W. Endoscopic aquedm・tal stent placement for the treatment of a trapped fourth ventricle. J Neurosurg,2006,105(4 Suppl):s275-s280.

23. Morl H,Koike T. Fujimoto T,et al. Endoscopic stent placement for treatment of secondary bilateral occlusion of the Monro fnramina following endoscopic third ventriculostomy in a patient with aqueductal stenosis. Case report. J Neurosurg,2007,107(2):416-420.

24. Tipong T,Thomas R,Dirk M,et al. Neuroendoscopic stent procedure in obstructive hydrocephalus due to both foramina of munro occluding craniopharyngioma:technical note. Surg Neurol,2004,6l:293-296.

25. Tamura Y,Kuroiwa T,Kajimoto Y,et al. Endoscopic identification and biopsy sampling of an intraventricular malignant glioma using a 5-aminolevulinic acid-induced pmtoporphyrin IX fluorescence imaging system. Technical note. J Neuro-

surg,2007,106(3):507-510.

26. Klaus DM,Reseh,M. Transendoseopic ultrasound in ventricular lesions. Surg Neurol,2008,69:375-382.

27. Darrouzet V,Franco Vidal V,Hilton M,et al. Surgery of cerebellopontine angle epidermoid cysts:role of widened retrolabyrinthine approach combined with endoscope tolaryngol HeadNeck Surg,2004,131(1):120-125.

28. Perneczky A. Endoscopy assisted brain surgery part evolution,basic concept,and curent technique. Neurosurg,1998,42(2):219-224.

29. Fries C. Endoscope assisted brain surgery：part analysis of380 procedures. Neurosurg,1998,42(2):226-232.

30. Longatti PL,Fiorindi A,Martinuzzi A. Failure of endoscopic third Ventriculostomy in the treatment of idiopathic normal pressure Hydrocephalus. Minim lnvasive Neurosurg,2004,47(6):342-345

31. Koc K,Anik I,Ozdamar D,et al. The learning curve in endoscopic pituitary surgery and our experience. Neurosurg Rev,2006,29:298-305.

（林浩哲）

第七节 介 入 技 术

一、概 念

介入放射学(interventional radiology)技术和介入治疗是在 20 世纪中后期发展起来的一个新兴的边缘、交叉学科。近年已经发展并分成为多个不同的亚学科,介入神经外科就是其一个重要分支。介入神经外科又称为治疗性神经放射学、血管内神经外科学或介入神经放射学,是研究利用血管内导管操作技术,在计算机控制的数字影像系统的支持下,对累及人体神经系统血管的病变进行诊断和治疗,达到栓塞、溶解、扩张、成形和抗肿瘤等治疗目的的一种临床医学科学。随着数字减影血管造影X 线机的问世、超选择微导管的应用以及各种栓塞材料的研制介入神经外科逐渐成为一门独立和成熟的学科。

二、历 史

介入神经外科的历史最早可追溯到 1904 年,Baw—barn 用石蜡和凡士林混合物注入颈外动脉行脑胶质瘤术前栓塞。由于当时条件的限制,没有专门的栓塞材料,也没有可靠的影像设备的支持,疗效并不好。随着各种导管技术和栓塞材料的出现,介入神经外科技术得到飞速发展。1968 年出现了首例经皮血管成形术,1971 年栓塞用球囊发明后,Serbinenko 首创可脱性球囊技术治疗外伤性颈内动脉海绵窦瘘获得成功。1972 年 Zanetti 使用液体栓塞剂异丁基-2-氰基丙烯酸酯(IBCA)栓塞脑、脊髓动静脉畸形和动静脉瘘取得初步成果,后来又合成了正丁基-2-氰基丙烯酸酯(NBCA),能在病变中铸型并具有一定可控性,至今仍是较为理想的栓塞材料。

1974 年球囊成形术的发明,逐步应用于治疗闭塞性脑血管疾病,随后又有了支架成形术。1975 年由 Debrun 应用同轴导管,使球囊的解脱更为方便和安全。1976 年 Kerber 采用可漏性球囊导管,注入 IBCA 治疗脑动静脉畸形。20 世纪 80 年代,美国 Tracker 和法国 Magic 系列微导管及相匹配的微导丝的出现,完善了颅内、椎管内血管的超选择性插管技术,使介入治疗技术更加成熟。1991 年 Guglielmi 设计了电解可脱弹簧圈(GDC),1992 年 Moret 设计了机械解脱弹簧圈(MDC),用以闭塞动脉瘤。以后又相继出现内联式机械解脱弹簧圈(IDC)、水压解脱铂金弹簧圈、随时可解脱的镍钛合金弹簧圈(LIC)等。

三、适 应 证

目前,介入神经外科的范围越来越广,其主要作用概括起来有:闭塞异常血管或病灶;扩张狭窄动脉;增加脑组织血供;溶解新鲜血栓;脑肿瘤血管的术前栓塞等。术前栓塞主要用于手术前的准备,术前栓塞能大大减少肿瘤血液供应,减少术中出血,有利于手术操作,降低手术死亡和致残率,使过去认为不能手术者变为可行,使手术难度大的变为较容易,但不能作为一种独立的治疗措施。

脑膜瘤术前栓塞的适应证:术前栓塞主要是针对肿瘤颈外动脉分支的栓塞,一般说来,凡是有颈外动脉分支参与供血的高血运、术中止血困难的颅底肿瘤,均有术前栓塞的指征,常见的有脑膜瘤、纤维血管瘤、颈静脉球瘤等。在实际工作中术前栓塞最常用于脑膜瘤的治疗中。我们就以脑膜瘤为例进行说明。

脑膜瘤为最常见的颅内良性肿瘤,占颅内肿瘤的 15% ~ 24% ,可见于颅内任何部位,好发部位常见于大脑凸面、矢状窦旁、大脑镰旁和颅底(包括蝶骨嵴、嗅沟、桥小脑角区等)。脑膜瘤属于高血运肿瘤,供血丰富,其供血动脉包括颈内、外动脉和椎基底动脉,Manelfe 将血液供应方式分为四型:Ⅰ型为单纯颈外动脉供血;Ⅱ型为颈内、外动脉联合供血,以颈外动脉为主;Ⅲ型为颈内、外动脉联合供血,以颈内动脉为主;Ⅳ型为单纯颈内动脉供血。有的脑膜瘤还有椎-基动脉参与供血。常见脑膜瘤血供见(表7-7)。

表 7-7　脑膜瘤常见血供

脑膜瘤部位	供血动脉
凸面	脑膜中动脉、筛动脉、枕动脉以及其他一些骨穿支和软脑膜分支;枕叶凸面为咽升动脉、枕动脉、椎动脉和脑膜中动脉
矢状窦旁	双侧脑膜中动脉和筛动脉、椎动脉,咽升动脉的前、后脑膜支,大脑前、后动脉的镰支和脑膜支,皮层的软脑膜动脉等也可参与供血
侧脑室	脉络膜动脉
颅前窝肿瘤	同侧颈外动脉系的颞浅、颞深动脉和脑膜中动脉前支以及颈内动脉系的筛前、筛后和眶上动脉或眶额动脉
颅中窝肿瘤	同侧颈外动脉系的脑膜中动脉、颞深、耳后、咽升动脉,还有颈内动脉系的脑膜垂体干、海绵窦下动脉以及大脑中动脉或大脑前动脉的分支
颅后窝肿瘤	同侧颈外动脉系的枕、耳后、脑膜后动脉以及由同侧椎动脉颅外段发出的肌支和脑膜支。颅后窝斜坡部为颈内动脉和咽升动脉。岩骨后方为脑膜中动脉、咽升动脉和枕动脉

虽然原则上是有颈外动脉分支参与供血的脑膜瘤都可能进行术前栓塞,但是在对颈外动脉系统实施治疗时,应密切注意一些“危险血管”和“危险吻合”。“危险血管”是指一些起源有变异或有分支营养脑神经的血管(表7-8)。

“危险吻合”指颈外动脉与颈内动脉或椎动脉之间的吻合。颅内外血管有非常丰富的“危险吻合”,这些吻合常规造影时不易显示,但在某些病理状态或栓塞术中常可出现(表7-9)。

表 7-8　脑膜瘤常见的危险血管

脑神经供血血管	起源异常的血管变异
脑膜中动脉前支,其发出分支供应三叉神经第一支	眼动脉从脑膜中动脉发出 眼动脉从脑膜副动脉发出 大脑前动脉和眼动脉从脑膜副动脉发出
脑膜中动脉颅底组后支参与形成面神经动脉祥,供应面神经	椎动脉从枕动脉发出 咽升动脉后组从枕动脉发出 小脑后下动脉从咽升动脉发出

表 7-9　脑膜瘤常见的“危险吻合”

发生部位	具体组成
眼眶部	脑膜中动脉、眶下动脉、蝶腭动脉与颈内动脉分支眼动脉之间的吻合
海绵窦区	颈内动脉的海绵窦下外侧干与颈外动脉的圆孔动脉、脑膜巾动脉及脑膜副动脉在海绵窦区吻合
斜坡区	颈内动脉脑膜垂体干在斜坡与咽升动脉后组的神经脑膜支吻合
脑桥小脑三角区	小脑前下动脉的内听动脉在脑桥小脑三角的硬膜与咽升动脉的颈静脉孔支、枕动脉的脑膜支、脑膜中动脉颅底组后支有吻合
上颈部	枕动脉、咽升动脉、颈深动脉以及颈外动脉主干与椎动脉的吻合
颞部	颈外动脉分支前鼓室动脉、翼管动脉及咽升动脉、耳后动脉、枕动脉与颈内动脉岩部的吻合

四、禁　忌　证

术前栓塞的禁忌证有:①经选择造影证实,拟被栓塞的分支血管与颈内动脉或椎基底动脉系有明显的危险吻合,并且在栓塞中无法避免栓塞材料进入颈内或椎基底动脉者;②主要是颈内动脉供血的脑膜瘤;③有严重出血倾向或凝血功能障碍的患者,经处理不能纠正者也不适合行术前栓塞。

五、栓　塞　材　料

栓塞材料一般分为颗粒性栓塞材料、机械性栓塞材料、液体栓塞剂。脑膜瘤术前栓塞通常使用颗粒栓塞材料。颗粒栓塞材料包括聚乙烯醇泡沫微粒、真丝微粒和线段、缓释水凝胶微粒、羟磷灰石微粒、壳聚糖微球体、冻干硬脑膜微粒、海藻酸钠微球、吸收性明胶海绵等。常用的颗粒栓塞剂有以下几种：

（1）聚乙烯醇（PVA）颗粒：为非水溶性，具多孔结构，弹性好，吸水性强，PVA 颗粒大小在 150~1000μm，有 150、250、500、1000μm 等不同规格，小颗粒和低浓度的 PVA，多用于闭塞小的血管，而大颗粒高浓度的 PVA 用于闭塞较大的血管。PVA 颗粒的优点是：为永久性栓塞材料；注射时相对不受时间限制，在微导管不能完全到位的情况下仍能进行栓塞治疗，注射过程相对简单，易于控制。缺点是：PVA栓后再通现象的发生率较高，文献报道为 30%。

（2）可吸收的吸收性明胶海绵颗粒，它堵塞血管后，起网架作用，能快速形成血栓，为非永久性闭塞，7~12 天后即被吸收。优点：无抗原性、易得、廉价、能消毒，并可按需要制成不同大小和形状，闭塞血管安全有效。

（3）水凝胶微球：表面光滑，大小较均一，亲水性、悬浮性好，栓塞血管后，不仅机械性闭塞血管，还可释放出碱性成纤维细胞生成因子，防止血管再通。

（4）冻干硬脑膜：由人和猪的硬脑膜经冻干真空干燥而成，临用时可剪成所需要的各种大小规格，用造影剂稀释后经导管推注。组织相容性好，无毒、无致癌作用，但使用时需临时剪制，颗粒大小难以控制。

六、介入治疗的方法和步骤

1. 首先要进行术前准备

（1）患者准备：①详细了解病史，认真查体，熟悉患者神经系统的功能状态；②有癫痫及心血管病史者，术前应做相应处理；③先做头颈部的 CT 或 MRI 检查，了解肿瘤的部位和特点；④术前 3d 内做碘过敏试验。须经股动脉穿刺时，术前 1 天做会阴及腹股沟部位的皮肤准备；⑤术日晨禁食、水。

（2）栓塞用品及材料准备：①1 根 16G 或 18G 穿刺针；②1 根直径 0.88mm 长 40cm 导丝；③1 个 6F 导管鞘；④1 根 4F、5F 脑血管造影导管，1 根 6F 导引管；⑤1 根带三通软连接管；⑥1 个 Y 型带阀接头，1 个二通开关；⑦2 套加压输液袋；⑧1 根 Magic

的 3F 导管；⑨栓塞材料，包括直径 250~100μm 的吸收性明胶海绵、干燥硬膜或聚乙烯醇颗粒，⑩对比剂常用碘海醇、碘普罗胺。

2. 手术步骤 患者均采用神经安定麻醉。体位：仰卧位

（1）在插管前给患者全身肝素化，整个操作过程患者在全身肝素化状态下进行。具体方法是：首次剂量按 1mg/kg 体重，静脉注射，每隔 2 小时追加半量，或把肝素稀释于生理盐水中，按 20~30mg/h 从静脉输注。

（2）穿刺插管。将会阴及两侧腹股沟常规消毒、铺无菌巾。然后用 1% 利多卡因在右（或左）侧腹股沟韧带下 2~3cm 处逐层进行浸润麻醉，用 16G 或 18G 穿刺针穿刺右或左侧股动脉，采用 seldinger 法循序插入 6F 导管鞘，导管鞘侧臂带三通连接管与动脉加压输液袋输液管相连、排净管道内气泡，调节加压输液袋速度缓慢滴入，并用消毒胶布固定导管鞘。将 6F 平头导引管末端在开水蒸气壶上塑成 110°用"J"型，导引管尾端装二通开关，内充满造影剂。

（3）将 1F、5F 脑血管造影导管经 6F 导管鞘分别选择插入左、右颈内动脉、椎动脉选择性血管造影了解脑膜瘤的供血来源、肿瘤染色情况、引流静脉、静脉窦受累情况，颈外动脉供血情况及其与颈内、椎基底动脉有无危险吻合。

（4）将导管超选择插入颈外动脉的供血分支，并避开危险吻合，如普通导管无法达到超选择插管目的，更换 6F 导引管，经 6F 导引管插入 Magic 的 3F 导管行超选择插管，就是通过指引导管向病变部位送入微导管，在操作微导管时保证指引导导管及微导管内保持持续滴注。

（5）超选择插管成功后，将吸收性明胶海绵用剪刀剪成碎屑使成<250μm 的微粒，并用生理盐水或 40% 造影剂稀释，用 1ml 注射器抽吸吸收性明胶海绵微粒，在电视监视下，经导管间断推注，同时注意观察患者病情变化，每推注 1~2 管微粒，即推注一次生理盐水，以防微粒将导管堵塞，同时间断注入造影剂监视栓塞情况，如见造影剂流速变慢或有反流时停止推注微粒。注射栓塞材料时，谨防栓塞材料倒流进入正常动脉。

（6）指引导管造影，观察肿瘤染色变化情况及正常动脉是否出现痉挛、缺失等情况及栓塞结

果。根据情况,可反复进行供血动脉的栓塞,直至肿瘤染色最大限度地减少,达到栓塞治疗目的即终止治疗。

七、术后处理

1. 检查患者的意识、四肢活动及语言功能　并与栓塞前对比,以了解有无因误栓造成的脑缺血等并发症。

2. 颈外动脉分支栓塞后　常伴有面、枕部疼痛及张口困难,可酌情给予创伤止痛片和地塞米松,或低分子右旋糖酐加罂粟碱 60mg 静脉滴注,一日一次,一般 3～5d 后可缓解。

3. 常规应用抗生素静脉滴注　一般连用 3 天,以预防发生感染。注意患者有无药物过敏史。

4. 进食差者予以静脉补液。

八、主要并发症

1. 神经功能障碍　栓塞术中和术后出现的神经功能障碍是最严重的并发症,其主要表现为肢体单瘫、偏瘫或失语等。常因栓子反流经颈总动脉分叉部逆流入颈内动脉系统,或经颅内外血管间的侧支吻合入颅,造成脑血管误栓所致。预防和处理有以下几项措施:①重点在预防。严格操作程序,栓塞术中随时询问患者有无不适感觉或肢体活动无力等情况。患者自述肢体麻木通常是发生误栓的最早表现;②栓塞结束后,一定要在颈外动脉内将导管内残留栓子冲洗干净,以防在颈总动脉内复查造影时被对比剂冲入脑血管。并发症出现后,立即给予肝素化,防止继发血栓形成而扩大脑梗死的范围。例如,静脉内注入肝素 0.75mg/kg 体重,每 2h 补充 1/2 基础量,同时也可将导管插入颈内动脉,加压注入尿激酶溶液(10 万～20 万 U 加入 100ml 生理盐水内)。术后静脉滴注低分子右旋糖酐 500ml 并加入罂粟碱 60mg,每天 1～2 次。颅内压升高者。用 20% 甘露醇 250ml 加地塞米松 5mg 静滴,每天 2～3 次。病情稳定后,尽早功能锻炼并辅以理疗。必要时做开颅减压术,或颅内外血管吻合术。

2. 对比剂毒性反应　指由离子型对比剂泛影葡胺类的高渗透性和游离的葡胺等阳离子引起的神经细胞损害,表现为短暂性黑矇、失语,甚至意识障碍。所以,尽可能使用非离子型对比剂碘海醇、碘普罗胺,这是防止或减少此类并发症的有效方法。另外,使用低浓度的复方泛影葡胺(30%～40%)进行脑血管造影和栓塞,也会在一定程度上减轻这种对比剂的毒性反应。

3. 头皮坏死　如手术皮瓣设计不合理,颈外动脉分支栓塞后,个别患者可出现头皮缺血、坏死。为防止头皮坏死,栓塞或设计手术皮瓣时应注意保留颞浅动脉等主干。

4. 股动脉痉挛和狭窄　常见于幼儿,主要是拔除导鞘后,局部压迫止血的力度过大,最终造成穿刺点处的股动脉痉挛或狭窄。主要表现有:患肢发凉、足背动脉搏动微弱或触摸不清等。一般情况下,压迫穿刺点止血时,应把握局部不出血、但足背动脉搏动良好为度。治疗上以对症处理为主。

5. 其他　也有关于颅内和肿瘤内大出血的报道,但是较少见。Yu 等报道了一例脑膜瘤,在栓塞后立即出现蛛网膜下腔出血。他认为这可能与肿瘤太大、瘤内有坏死或囊性成分有关。

九、效　果

肿瘤栓塞术已广泛应用,文献中有相当多栓塞治疗有效性的证据。比如:Macpherson 描述了 52 例接受过脑肿瘤切除手术的患者。在 52 例患者中,有 28 例接受术前栓塞治疗。在未行手术前栓塞组中,62% 的病例有严重的术中出血。相反,栓塞组中严重的术中出血的比例只有 25%。而且,栓塞组中的平均出血量也较少。栓塞组的术后并发症较少(21% 对 54%),预后较好(79% 对 58%)。Deshmukh 等在对比 33 例脑膜瘤术前栓塞治疗和 193 例脑膜瘤术前非栓塞者后,发现术前栓塞治疗可以明显降低巨大脑膜瘤术中失血量,减少输血。同时两组的费用、住院时间和并发症发生率并没有区别,所以认为栓塞治疗有益于巨大脑膜瘤的治疗(图 7-44)。

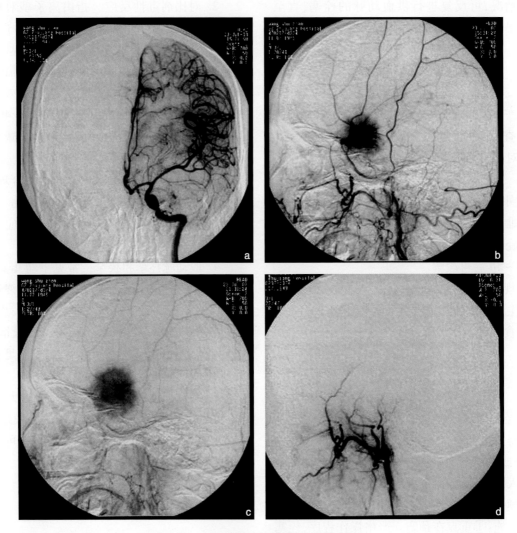

图 7-44　左侧蝶骨嵴脑膜瘤（汪求精 2005）

a 注射后后前位见 ICA,显示大脑中动脉抬高和移位;b,c 选择性颈外动脉造影显示典型的主要
通过脑膜中动脉对脑膜瘤供血形成的染色;d 在缓慢的注射 PVA(250～350μm)对脑膜中动脉进
行栓塞后的选择性颈外动脉造影,显示脑膜瘤血供的染色已经完全闭塞

十、技术要点分析

同其他操作一样,栓塞治疗想要取得良好效果,就必须做好充分术前准备,术中进行细致操作,同时做好应对各种突发情况的准备,术后做好观察及处理。

十一、栓塞前准备要点

1. 进行谨慎的术前评估,并把握栓塞治疗原则,对患者进行治疗后的效果有较准确的评估　为了减少肿瘤邻近结构受破坏的风险,使操作的危险性下降。最好进行激发试验,评估脑组织的血供,可将按 1:1 稀释的异戊巴比妥注射进行相关的动脉分

支,注射剂量范围为 25～75mg。注射之后进行神经学评估。注意避免异戊巴比妥反流入邻近的血管分支,产生假阳性结果。评估脑神经的血供,可使用 2% 利多卡因按 1:1 稀释,剂量范围为 5～100mg。如果考虑有一条分支可能同时供应脑组织和脑神经,可先行注射异戊巴比妥。

2. 对可能出现的意外要有充分的预计　栓塞前对于拟进行栓塞的肿瘤的血液循环进行了解,如肿瘤的供血来源、肿瘤染色情况、引流静脉、静脉窦受累情况、颈外动脉供血情况及其与颈内、椎基底动脉有无危险吻合等。

3. 术者要了解所选择的栓塞剂的性能,使用剂量,使用方法　栓塞剂的选择及其浓度,投放的速度和部位是既能达到充分阻断肿瘤血运又能防止卒中及脑神经缺血的关键。液体药剂和最小颗粒(50μm)最易

渗入肿瘤血管床。但是,由于神经滋养血管的直径一般小于100μm,这些药剂同样能进入脑神经的神经滋养血管导致永久性神经病变。液体栓塞剂更容易渗入神经滋养血管造成不可逆的局部缺血(梗死)。因此,液体栓塞剂应该慎用于供应脑神经的动脉,眼动脉网,颈内动脉以及脊动脉。大栓塞物即直径大于350μm,如线圈,气囊,颗粒主要用于阻塞瘤床的近端血管。阻断近端血管理论上可延长应用较小颗粒栓塞的肿瘤血运阻断的时间。PVA栓塞微粒为永久性栓塞剂,生物相溶性好,膨胀系数高。直径在150~250μm的聚乙烯丙烯酸酯颗粒稀释悬浊液能够极好渗入瘤床,同时渗入神经滋养血管的危险性小,从而达到较好效果。吸收性明胶海绵也是常用的栓塞颗粒。

十二、栓塞时的注意点

1. 注意微导管的定位　微导管的定位对于栓塞术的成功非常重要。如果微导管尖端离瘤床太远,会增加反流的风险;过于靠近瘤床则可能使微导管嵌入供血动脉中断血流。此时强行推入的力量易使血管破裂,或使栓塞物进入危险吻合,必须避免。

2. 注意栓塞物的输入速度和力度　过快的注入栓塞剂可导致其反流进入导管尖端附近的血管内引起不可逆的局部缺血。要严格控制推注压力和血流速度,边栓塞边观察,一旦血流缓慢或有反流,立即终止栓塞。有计划地将导管内的栓塞剂计算进使用剂量范围内,充分向导管内推注盐水冲洗栓塞剂,使栓塞剂进入肿瘤,并避免堵管及供血动脉过早堵塞;栓塞已经达到靶血管闭塞以后,再次进行造影时,需要适当地降低高压注射器的造影压力和造影剂剂量,以免出现栓塞剂冲散或者反流现象;栓塞应适度,栓塞充分的指征是供血动脉血流缓慢,肿瘤染色消失,供血动脉仍可保留,多支供血应一一造影并逐支栓塞。

为减低已闭塞的肿瘤血管床再通或重新建立侧支循环的风险。手术应该在栓塞术后24~48小时内进行。

十三、试验性及永久性大血管闭塞

1. 闭塞试验　尽管进行的较少,但是复杂颅底肿瘤的外科治疗有时需要行永久性血管内闭塞。闭塞远端的血管分布区必须有充分的侧支循环,这样才能使患者耐受颈内动脉或椎动脉闭塞。只有在需要闭塞的同侧脑底动脉环完整时才能进行颈内动脉闭塞;而栓塞椎动脉则需要满足以下的条件:或者对侧椎动脉可足够供应基底动脉,并且如果当小脑后下动脉位于闭塞点远端时,能够逆流对其供血;或者一或两条大的后交通动脉可以从前循环充分供血。

对于术中行闭塞颈内动脉者,术前要做耐受试验(Mata's test),以估计一旦闭塞一侧颈内动脉,患者是否能耐受。如果不能耐受,会出现头晕及神经症状,这样应该逐渐延长压迫时间,以期使得基底动脉Willis环开放,颅内前、后交通动脉侧支循环的建立,使手术顺利实施。Mata's test方法:至少由医生亲自指导做1~2次,然后可由患者自己做,患者自己做患侧颈内动脉压迫耐受试验的要领是:拇指用力触压患侧颈动脉,同时用另一手示指触摸耳前颞浅动脉搏动情况,当患侧颞浅动脉搏动消失,说明压迫有效,一般每次颈动脉压迫持续30分钟以上,每天4~5次。耐受试验中如果患者不能耐受,可以从5分钟开始压边逐渐增加压迫时间,直至一次压迫颈动脉30分钟而不出现神经症状并坚持压迫一周以上。

即使Mata's test试验阴性,也不能保证栓塞后不出现脑缺血症状。对需要闭塞一侧颈动脉或椎动脉的病入,一定要先行暂时性闭塞试验,以了解患者对闭塞该动脉的耐受性,同时在闭塞后行对侧血管造影,了解颅内前、后交通动脉侧支循环(Willis环)的状态。将球囊充盈,并经导引管注入造影剂证实该动脉确实阻断。作为闭塞此动脉的参考依据。其方法是将球囊置于准备闭塞的动脉内,用低浓度造影剂将球囊充盈,并经导引管注入造影剂证实该动脉确实阻断开始记录时间,并严密观察患者神志、瞳孔、神经系统与脑电图变化。其中脑电图紊乱是最早的脑缺血临床征象,它通常在闭塞血管30秒内突然出现。如闭塞试验证明患者不能耐受永久性闭塞则应放弃治疗,给患者作颅内外动脉分流术等准备后再次行血管内治疗。暂时性闭塞试验一般持续30分钟。如患者在闭塞试验时无不良反应,则可考虑永久性闭塞动脉。

2. 技术简介　闭塞前要完成诊断性的血管造影。先如上进行暂时性闭塞试验,然后通过对侧血管进行注射造影评估血管的侧支血供。这段时间内,一旦患者出现神经系统症状应立即将气囊放气。如果患者至少能够耐受临床试验30分钟,在试验性闭塞完成后可立即行永久性气囊闭塞。可脱解式气囊恰当定位并针对血管栓塞位点膨胀后,分离气囊。分离点应该使气囊远端的血管内残腔尽量减少,并靠近下一血管分支。第二和第三个气囊应该在邻近第一个气囊的位置分离以保证闭塞的长期性,并可以降低气囊移动的风险。闭塞后造影来确认血管已经闭塞。永久性闭塞术后,患者应在监控下逐渐地分阶段地增加患者的活动量。使脑的血流动力学状态适应血管的状态。闭塞术后的第一个 24 小时,患者应持续仰卧。床头每天升高 15°～30°直至患者可直立且能够行走为止。闭塞术后应避免低血压和低氧血症的发生,同时预防形成深部静脉血栓。

3. 并发症　经过暂时性闭塞试验,仍然不能完全保证患者的安全。试验和永久性血管闭塞的最大危险是卒中。Higashida 研究组报道,耐受 30 分钟闭塞试验而未行脑血流测量的患者,在永久性球囊闭塞后卒中发生率为 4.4% 。另一组研究,耐受 15 分钟闭塞试验而未行脑血流测量的患者,在永久性球囊闭塞后卒中发生率为 4.8% 。

十四、结　　论

血管内介入治疗技术在脑肿瘤的综合治疗中起着具有重要价值的作用,血管栓塞术使得术中出血减少,使手术切除脑肿瘤更加容易。如果术前能做好充分的准备,术中谨慎操作,血管内栓塞术的安全性还是较高的。神经外科医生必须对脑肿瘤患者进行评价,综合考虑栓塞术的风险和获益,从而最终决定是否进行此项操作。

参 考 文 献

1. 赵继宗. 微创神经外科学. 北京:人民卫生出版社,2008.
2. H. Richard Winn,Michel Kliot. 尤曼斯神经外科学(神经外科导论与肿瘤学). 北京:人民卫生出版社,2009.
3. 马廉亭. 神经外科血管内治疗学. 北京:人民军医出版社,1994.
4. 汪求精,李铁林,段传志,等. 脑膜瘤血管造影及术前栓塞治疗. 第一军医大学学报,2005,25(8):1028-1030.
5. Macpherson P: The value of pre-operative embolisation of meningioma estimated subjectively and objectively. Neuroradiology 1991,33:334-337.
6. Higashida RT,Halback V,Dowd C,et al. Endovascular detachable balloon embolization therapy of carotid artery aneurysms:Results in 87 casa. J Neurosurg,1990,72:857-863.
7. Deshmukh VR,Fiorella DJ,McDougall CG,et al. Preoperative embolization of central nervous system tumors. Neurosurg Clin Am,2005,16(2):411-432.
8. Yu SC,Boet R,Wong GK,et al. Postembolization hemorrhage of a large and necrotic meningioma. Am J Neuroradiol,2004,25(3):506-508.
9. Gruber A,Bavinzski G,Killer M,et al. Preoperative embolization of hypervascular skull base tumors. Minim Invasive Neurosurg,2000,43(2):62-71.
10. Simon Sai-Wai Lee,Kwong-Yau Chan,Ka-Hung Pang,et al. Effect of preoperative embolization on resection of intracranial meningioma:Local experience. Surgical Practice,2006,10:106-110.

（林浩哲）

第八节　荧光引导手术

一、概　　述

胶质瘤具有易复发,复发后恶性程度增高等生物学特性,极大的威胁患者的生命安全。目前,胶质瘤的治疗方法仍以手术切除为主,再辅以其他综合治疗手段。胶质瘤是一种呈浸润性生长的恶性肿瘤,肿瘤组织与正常脑组织界限不清,手术很难将其彻底切除,残存的肿瘤组织又构成了复发的基础;手术中盲目扩大切除范围又会导致神经功能缺失,增加无谓的损伤。以往的传统手术方法很难判断肿瘤组织与周围正常脑组织的界限,缺乏客观标准来判定切除肿瘤的范围,肿瘤的切除带有很强的主观性。随着第二代荧光光敏剂 5-氨基乙酰丙酸(5-Aminolevulinic acid,5-ALA)不断研发和完善,术中荧光引导技术被应用于神经外科领域,确立了 5-ALA 荧光引导胶质瘤手术。运用这项技术,大大地加强了术者对胶质瘤边界区域的客观识别,使术者获得了更多的客观辨别信息。最近,大样本的临床应用结果表明 5-ALA 荧光引导切除术与传统的手术方法相比较,肿瘤的全切除率(术后 72h 内的增强 MRI 显示无肿瘤增强影像)得到了明显的提高,从 36% 提高到了 65% ,$p < 0.001$。随着这项技术的不断发展和完善,5-ALA 荧光引导胶质瘤手术已被许多神经外科医师应用于临床。

荧光引导手术的发展

在各种脑恶性肿瘤的传统治疗手段中,全切除肿瘤组织依然是理想的治疗手段。同时我们发现,传统手术方法很难判定肿瘤组织与正常脑组织的边界区域,往往依靠于术者的手术经验和影像学检查结果。手术之后的脑胶质瘤组织在行 CT/MRI 检查时总会发现残留的肿瘤组织,这往往是由于手术中肉眼难以判定肿瘤边界区域。大量的实验结果证明,胶质瘤患者术后预后与肿瘤组织完整切除程度密切正相关。用荧光引导手术切除术已在美国、德国等国报道,已逐渐成为常规的手术方法从而取代传统的手术治疗方式。1948 年,GE. Moore 报道了利用荧光光敏物质来定位脑恶性肿瘤组织,荧光引导手术方法首次应用在神经外科领域。然而,由于荧光显微镜和荧光药物的研发滞后,制约了这项技术的应用。随着荧光药物和荧光激发设备研发的迅速进步,使得这项技术得到了长足的开展和应用。1997 年日本学者 M. Kabuto 利用荧光素钠(Fluorescein sodium)为主的荧光介导手术切除法实施了基础实验和临床研究实验研究。他们发现鼠脑 C6 胶质瘤组织和紧贴肿瘤的水肿区域被染成明显的黄绿色,染色并能持续很久达到数小时,而正常脑组织却不被染色或者荧光标记。同时他们也通过临床病例观察时发现,含有荧光素钠的肿瘤组织在荧光显微镜下被激发成明显的黄绿色。实验结果充分体现了使用配置有荧光滤片的手术显微镜进行脑肿瘤手术时,具有荧光标记的肿瘤组织的识别是具有实际意义的,并被证实为实际可行的手术手段。

为了提高临床手术切除效率,1998 年,日本学者 T. Kuroiwa 改进了荧光手术滤片装置,完善了荧光手术系统和荧光增强对比效果,是术中显影效果显著提高,同时加入了滤片插入装置,使得正常光源和荧光光源能够很快转换。在蓝色荧光图像标记中,MRI/CT 增强的边界区域与周围的正常的脑组织能够明显区分开来;除外功能区域脑肿瘤以外,肿瘤能够被全切除,没有产生较严重的神经功能症状。如果遇到脑肿瘤组织质地很硬的时候,神经外科医师可以选用外科超生吸引器进行手术切除肿瘤组织,这样大大地提高了肿瘤全切除率和患者的预后。荧光引导手术方法可以和其他有效的治疗方法联合进行治疗脑肿瘤,以达到提高脑肿瘤手术切除率,提高患者生存时间和生存质量的目的。荧光引导脑肿瘤切除手术需要有适当的荧光物质、荧光滤过滤片、精密光学传导设备等。伴随着迅猛发展光学仪器的不断研发,这些相关的仪器设备已被嵌合到手术显微镜系统之中,称之为荧光引导手术显微系统。众多光学影像仪器设备公司(Leica,Zeiss)相继研发了功能各具特色的荧光手术显微系统,使得神经外科医师使用该项技术时能够达到简练、快捷的目的,并能迅速完成手术切除任务。

二、荧光激发相关原理

脑肿瘤细胞选择性吸收光敏剂之后,光敏剂能在激光(适当波长)照射下透过较薄的血管壁和黏膜而激发明显的荧光,经过一系列的光学信号的转换,术者可以通过荧光影像的区域而显示流经部位的形态。1998 年德国人 W. Stummer 阐述了 5-氨基乙酰丙酸(5-ALA)引导的手术切除原理和 ALA 代谢的部分机制。5-ALA 是体内血红素合成的前体物质,它是由甘氨酸、琥珀酸、辅酶 A 在 5-ALA 合成酶作用下催化合成的,它本身不具有光敏性和激发荧光的特质。系列物质在 5-ALA 脱水酶等系列酶催化作用下生成具有强光敏作用的原卟啉。最具有强光敏作用的原卟啉 IX(PpIX)是荧光激发的主体物质。在机体正常的代谢情况下,这种催化合成途径受机体负反馈机制调节,因此机体内没有过剩的 PpIX,并聚积在相应的组织内或者细胞内(图7-45)。

该作者又在 2000 年发表文章表明,胶质瘤患者应用了 5-ALA 引导手术切除方式。经过大样本临床分析得出术中荧光区域是否被全切除与患者的预后密切相关。2003 年 J. Shinoda 学者利用高剂量的荧光素钠对 32 位 GBM 患者实施了肿瘤切除手术,为临床荧光药物的使用开辟了一条新的手术道路。此外,关于恶性肿瘤组织的详细荧光物质吸收以及激发机制目前并未明了,仍然处于探索之中。

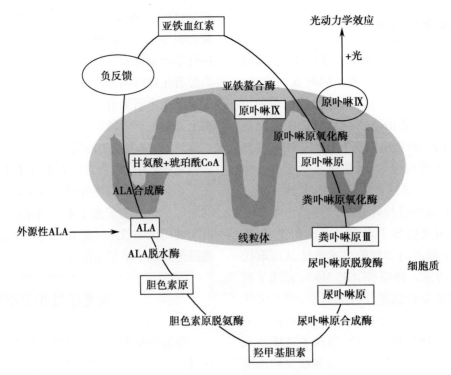

图 7-45 5-ALA 体内代谢途径（T. Hasan）

三、光敏剂简介

早在古埃及时代，人类就发现植物含有的补骨脂灵，将其口服之后会积聚在皮肤中，经过日光照射后会导致皮肤大量的色素沉着。应用紫外线照射法和补骨脂灵可治疗皮肤白斑病以及其他的皮肤疾病。相继应用类似方法治疗包括痤疮、湿疹等多种常见的皮肤病。1903 年，N. Finsen 发明紫外线辐射治疗法治疗皮肤结核病而获得诺贝尔医学奖。1976 年，Kelly 和 Snell 应用一种血卟啉衍生物（Hematoporphyrin，HpD）治疗膀胱肿瘤获得成功，奠定并开创了 PDT 疗法（Photodynamic therapy，PDT）。Jesionek 和 Tappeiner 于 1993 年应用伊红致敏肿瘤引起肿瘤细胞的不可逆性破坏和死亡。近年来由于光敏剂、光激活设备和光导纤维系统的研发和推广，PDT 已成为肿瘤治疗的有效辅助手段之一。

1. 一代光敏剂 血卟啉衍生物（Haematoporphyrin derivatives，HPD）是由 8 种组分组成的混合制剂，其中有效成分主要是双血卟啉醚或酯（Dihaematoporphyrin ethers and esters，DHE）。虽然 HPD 被广泛用于治疗恶性肿瘤的光动力治疗和诊断中，但却未被注册上市和批准使用于临床。之后研制的光敏素 Ⅱ（Photofrin Ⅱ）是 HPD 二期制剂精制之后的合成产物。加拿大 QLT 公司（Quadra Logic Technologies Phototherapeutics Inc）于 1993 年正式投产光敏素 Ⅱ，商品名为卟非姆钠（Porfimer Sodium）。1994 至 1997 年该药已先后在、美国、荷兰、加拿大、法国、西班牙和德国等国注册上市。随后，许多国家也生产了类似光敏素 Ⅱ 类制剂，商品有光卟啉（Photofrin，USA）、光疗素（Photosan，德国），光灵素（Photogem，俄罗斯）和 Haematodrex 比利时等。

一代光敏剂由于它们的组分复杂，各种成分在光动力损伤中的作用至今也未弄清和明了，非活性成分反而成为导致正常组织发生光敏反应的祸首。相比较而言，第一代光敏剂的光动力损伤强度和组织选择性都很差，很容易引起身体皮肤的光过敏反应，缺点是避光时间较长。混合卟啉类光敏剂吸收光谱位于红光部分的吸收带很弱的区域，这样也会大大地影响其临床的治疗疗效。对于临床高效使用光动力学治疗方式来讲，开发高效而且使用强、安全的光敏剂是势在必行的。

2. 二代光敏剂 随之而发展的二代光敏剂都是单体化合产物，多数为卟啉类化合物的衍生物，包括卟啉、红紫素、卟吩、内源性卟啉等。其他的成分还有稠环醌、金属酞菁类化合物等。二代光敏剂的具有高光敏活性、宽吸收光谱和敏感的组织选择性方面上，比第一代光敏剂有很大改良。二代光敏剂中研究最多、使用最广泛是 5-氨基乙酰丙酸（5-aminolevulinic acid，5-ALA）。5-ALA 本身不具有光敏活性,它为内源性光敏剂,是从甘氨酸合成原卟啉 IX(Protoporphyrin IX, PpIX),之后转化成亚铁血红素过程中的一种中间产物。635nm 波长为 5-ALA 的最佳激发波长和适合光波。PpIX 是细胞的正常成分,具有其毒性低,代谢快的特点。同时具有很强的光敏活性,避光时间只需 24~48h 左右。PpIX 可在很多恶性肿瘤细胞内选择性聚集和集中,胃肠道肿瘤组织内比周围正常组织浓度高 8~15 倍。1990 年 Kennedy 等人将 ALA-PDT 应用于临床以来,它在临床上治疗皮肤癌、胃肠道肿、膀胱癌及肺癌的效果得到越多临床医生的认可,此种治疗方法逐步成为研究热点和高效的治疗方法。在神经外科领域中,5-ALA荧光引导手术和 5-ALA-PDT 脑恶性肿瘤辅助治疗也逐渐被许多神经外科医师所采用。

四、脑肿瘤组织对光敏剂的摄入

脑肿瘤细胞具有极高摄取光敏剂的能力,目前的相关吸收机制还不十分清楚。GBM 肿瘤组织与正常组织内光敏剂浓度之比为 30:1,星形细胞瘤内为 8:1,间变性星形细胞瘤内为 12:1。使用胶质瘤小鼠模型实施 PDT 治疗研究,发现照射后的肿瘤组织表面颜色迅速变化,结痂直至肿瘤组织坏死。之后瘤组织逐步脱落和萎缩,镜下可见大量的瘤细胞坏死和凋亡。

五、激发光源和辅助设备简介

1. 光动力疗法对激发光源的要求　长波紫外光和蓝光是荧光定位诊断的必须光源。其特点如下:①波长多位于 450~1000nm;②光波波长应与光敏剂吸收峰相匹配;③激光器发射装置应具有稳定的和较大的工作性能和输出功率。

2. 荧光显影诊断或 PDT 疗法光源的选择 PDT 或荧光显影的使用光源必须具备以下特征:达到一定的组织穿透性光强;须有灵敏的明暗分界区域;光谱须明确界定和清晰;光强度足够强大和时效稳定性。用于 PDT 的传统光源可分为高、低压弧形灯、热二极管光。PDT 激光多为单色光源。所使用于荧光诊断或 PDT 的光敏剂均需为紫外线和可见光激发,所使用的光源可分为两大类:即传统光源和激光。所以,激发光源的选择原则一是光敏物质适合的吸收频谱;二是较强组织穿透能力。光敏剂能否被激发依赖于激发光的波长,若要使荧光显影或 PDT 达到最佳效果,最佳的方案是采用光敏物质吸收峰附近的光源。从可见光到红外光(波长在400~900nm)的光线对组织的穿透性随波长的增加而增加。二代光敏物质的吸收峰为 670 或 690nm。相对于第一代光敏物质穿透性差,吸收谱宽等副作用不足之处,使得二代光敏物质及与相适应的激发光源成为提高 PDT 效应的终极目标。

不断研究和深入探索荧光激发光源的努力之下,氙灯光源为目前最多使用的激发光源。与以往的显微光源、汞灯、频闪放电光源、紫外光、等光照强度不足比较而言,这种光源具有明显的优越性。氙灯光源具有独特的优点,并且具有较强的激发强度和使用稳定性。

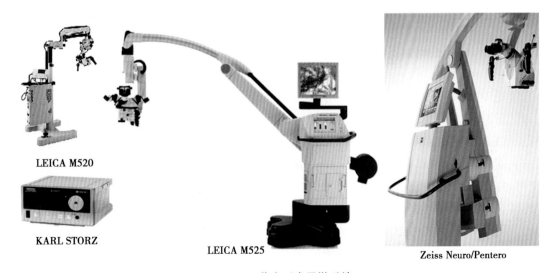

LEICA M520

KARL STORZ

LEICA M525

Zeiss Neuro/Pentero

图 7-46　荧光手术显微系统

3. 5-ALA 荧光手术显微系统简介　德国 LEI-CA 手术显微镜和德国 KARL STORZ 荧光系统组成了手术荧光系统。其光源和显微系统都配有滤片装置,主要包括 CCD 成像系统、D-LICHT 系统、监视器以及摄像系统等(图 7-46)。

荧光手术要求输出功率强和稳定的手术光源,采用流体光缆观察镜上各整合了特殊的滤光片。包括两个主要的一级和二级的滤光片,蓝色和黄色滤光片。黄色率光片能够通透过荧光发射峰位于(500nm～530nm)的光波波长,而不能透过 510nm 以下光波范围;激发滤光片是蓝色滤光片,能通透过荧光主吸收峰(465nm～490nm)的光波范围,因此能够大大地加强实际的观察效果和荧光术中的实际对比效果(图 7-47)。

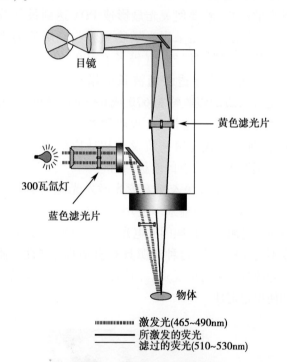

目镜

黄色滤光片

300瓦氙灯

蓝色滤光片

物体

‖‖‖‖‖‖ 激发光(465~490nm)
——— 所激发的荧光
——— 滤过的荧光(510~530nm)

图 7-47　荧光激发流程模式图

CCD 系统是专职服务于荧光成像质量的影像成像系统,其图像具有利于术中辨别和观察的可见光评价特点。该系统使用 Foot Switch 控制白光光源和荧光的立即转换,D-LICHT 是荧光激发核心精密部分,使用时能立即将滤片插入。大大地加快两种滤光片的转化和节省时间提高手术效率。使用常规像素的数码照相机既能抓拍或者捕捉到高清的荧光图像,同时也可被监视器以及摄像系统记录并保存。

六、荧光显影诊断或 PDT
治疗的安全性

PDT 的主要不良反应为光敏感。荧光显影或 PDT 所产生的冷化学反应,无组织发热,不会破坏结缔组织如弹力纤维、胶原,因此不会对基本的组织结构完整性造成破坏。接受 Photofrin 治疗的患者的皮肤在一个月内均呈现明显的光敏性。典型的反应为可发生瘙痒、水疱、烧灼感等。部分患者可能至 3 个月后仍呈明显的光敏性。

避免过多曝光敏感光源之下的方式多为皮肤以及眼避免暴露于室内强聚焦光和日光,如牙科灯、汽车灯、手术室灯光等。但是防紫外线眼罩实际作用无效,因为光敏性反应是由于可见光激发而产生的。患者可逐步过渡到暴露日光下,但是要逐渐完成,不能着急。户外情况下,患者应戴黑色太阳镜和穿防护衣。患者应暴露在有一定的光线情况下,使皮肤位于室内或者柔和光线下可通过光漂白反应(Photobleaching reaction),灭活残存的光敏剂。如果非要暴露强光之前,应作部分暴露试验。首先尝试暴露一小块皮肤,如果在一天之内无发生红肿或者水疱等情况,才能逐步地适应到户外的基本生活活动。高敏感的人体部位多为眼周围薄弱的部分皮肤部分等,所以不应采用眼周皮肤尝试暴露试验。为了进一步避免这一副作用的出现,可使用简易的治疗措施如利用覆盖衣物来避免治疗区域直接接受敏感光源照射。

七、国内荧光引导胶质瘤手术
的开展和研发

哈尔滨医科大学神经外科于 2005 年引进了此项技术,并开展了 5-ALA 荧光引导胶质瘤手术的临床应用,获得了良好的手术效果和社会效益。然而,随着使用这项技术的不断深入,我们也发现了潜在的不足之处。在 5-ALA 红色荧光的辅助下,成功的胶质瘤手术依赖于术者对残存肿瘤组织的红色荧光区域的辨别,但是肿瘤边界区域往往呈现弱荧光或者淡荧光,多由于肿瘤细胞的密度和质地不均一性所造成的,从而导致了 5-ALA 的不充分摄入,影响了荧光成像质量。另一方面,5-ALA 介导的光动力学治疗(5-ALA-PDT)的应用在神经外科领域也受到了不同程度的制约,主要体现在肿瘤细胞对 5-ALA 的摄入不足所造成的,不能最大限度地杀伤肿瘤细胞。进一步地提高肿瘤及边界区域的 5-ALA 摄入量势必会加大 5-ALA 荧光成像质量和 5-ALA-PDT 效应。

该治疗组集中探讨 PpIX 代谢酶-亚铁螯合酶(Ferrochelatase,FECH) 在 PpIX 荧光激发过程中的作用,试图寻找到提高 PpIX 荧光强度和 5-ALA 光动力效应的方法。通过系列实验之后发现胶质瘤组织 FECH 的表达水平明显低于正常脑组织;胶质瘤细胞和组织中 FECH 的表达与 PpIX 的堆积呈现负相关。利用这一实验发现使用 RNA 干扰技术靶向下调 FECH 表达,实现了大量内源性 PpIX 堆积,显著地提高了 5-ALA 分子成像质量和光动力学效应。通过该项研究发现 FECH 是胶质瘤细胞内源性 PpIX 代谢的关键酶,抑制其生物学活性可以大大地增强 5-ALA 的荧光强度。这一实验探索为提高 5-ALA 荧光强度和改善其成像质量提供了新的实验基础和理论依据,加强了我们寻找增强 PpIX 荧光强度办法的信心(图 7-48)。

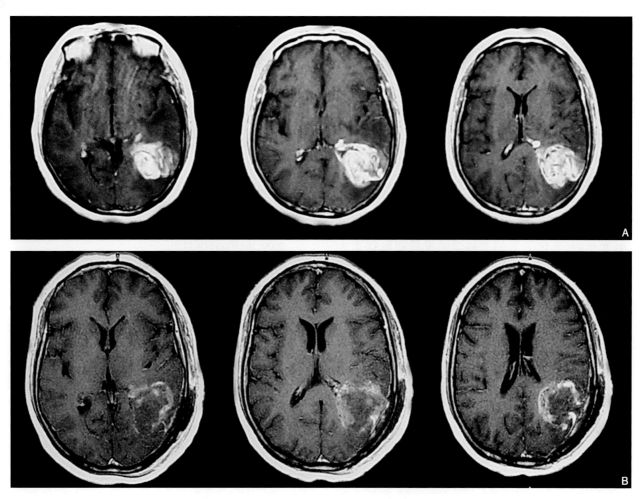

图 7-48　WHO Ⅲ胶质瘤荧光引导手术增强 MRI 影像
A. 术前;B. 术后(哈尔滨医科大学第一医院神经外科)

八、尚待解决的潜在问题

荧光诊断和 PDT 疗法相关的理论研究和机制探索的首要问题是:需要不断深化探索此项技术所使用荧光物质的吸收机制及生物学效应,发掘荧光引导胶质瘤手术切除术的潜在价值和规范使用策略;其次是研究荧光显影各要素之间相互作用的影响因素、转化规律、量效关系,使荧光引导手术切除术的临床应用更规范化、科学化。基于基础理论研究的不足和滞后,荧光诊断和 PDT 疗法的探索不足,导致了此项技术的发展和使用上的停止不前。寻找高特异性、安全光敏剂，以及合适的激发光源；规范荧光引导技术或 PDT 治疗的临床适应证和禁忌证，寻找最佳的整体有效的治疗方案，是本项技术所遇到的最大的挑战和尚待解决的棘手问题。我们相信荧光引导技术的不断深入研究和基础理论的不断探索，这种有效的治疗的胶质瘤的辅助方法一定会有更加广阔的前景。

九、荧光引导技术及光敏剂的展望

尽管荧光引导以及光动力疗法在很多方面存在需要进一步研究解决的问题，基于诸多临床和科研事实表明，和其本身所特有的独特优势，并且随着对此项技术的不断认识和医学科学技术的不断进步与发展，该方法作为一种有前途的高效辅助治疗手段，必将使人类在征服脑恶性肿瘤上进程中迈进历史性的一步。可以预见，荧光引导手术切除脑恶性肿瘤法将会成为造福脑肿瘤患者和胶质瘤手术的有效辅助手段。各国神经外科科研工作者不断的深入研究 5-ALA 荧光引导手术技术，多是因为其独特的优点，这些研究领域和范围将会随医学、光生物、光化学等相关科学的发展而取得重大突破和进展。

参 考 文 献

1. Kabuto, M. Experimental and clinical study of detection of glioma at surgery using fluorescent imaging by a surgical microscope after fluorescein administration. Neurol Res, 1997, 19 (1):9-16.

2. Kabuto, M. Experimental study of detection of brain tumor at surgery using fluorescent imaging under a surgical microscope after fluorescein administration. No To Shinkei, 1997, 49(3): 261-265.

3. Kuroiwa T, Y. Kajimoto and T. Ohta. Comparison between operative findings on malignant glioma by a fluorescein surgical microscopy and histological findings. Neurol Res, 1999, 21 (1):130-134.

4. Moore G. E, W. T. Peyton. The clinical use of fluorescein in neurosurgery; the localization of brain tumors. J Neurosurg, 1948, 5(4):392-398.

5. Duffner F. Specific intensity imaging for glioblastoma and neural cell cultures with 5-aminolevulinic acid-derived protoporphyrin IX. J Neurooncol, 2005, 71(2):107-111.

6. Hirschberg H. Effects of ALA-mediated photodynamic therapy on the invasiveness of human glioma cells. Lasers Surg Med, 2006, 38(10):939-945.

7. Kuroiwa T, Y. Kajimoto, T. Ohta. Development of a fluorescein operative microscope for use during malignant glioma surgery: a technical note and preliminary report. Surg Neurol, 1998, 50 (1):41-48; discussion 48-49.

8. Bogaards A. Increased brain tumor resection using fluorescence image guidance in a preclinical model. Lasers Surg Med, 2004, 35(3):181-190.

9. Stylli S. S, A. H. Kaye. Photodynamic therapy of cerebral glioma-a review. Part II-clinical studies. J Clin Neurosci, 2006, 13 (7):709-717.

10. Kaye A. H, J. S. Hill. Photodynamic therapy of brain tumours. Ann Acad Med Singapore, 1993, 22 (3 Suppl): 470-481.

11. Hirschberg H. Repetitive photodynamic therapy of malignant brain tumors. J Environ Pathol Toxicol Oncol, 2006, 25(1-2):261-279.

12. Van Meir E. G. Exciting new advances in neuro-oncology:the avenue to a cure for malignant glioma. CA Cancer J Clin, 2010, 60(3):166-193.

13. Wong M. L. Tumour angiogenesis:its mechanism and therapeutic implications in malignant gliomas. J Clin Neurosci, 2009, 16(9):1119-1130.

14. Stummer W. Technical principles for protoporphyrin-IX-fluorescence guided microsurgical resection of malignant glioma tissue. Acta Neurochir (Wien), 1998, 140(10):995-1000.

15. Baas P. Fluorescence detection of pleural malignancies using 5-aminolaevulinic acid. Chest, 2006, 129(3):718-724.

16. Stummer W. Intraoperative detection of malignant gliomas by 5-aminolevulinic acid-induced porphyrin fluorescence. Neurosurgery, 1998, 42(3):518-525; discussion 525-526.

17. Rodriguez L. Mechanisms of 5-aminolevulinic acid ester uptake in mammalian cells. Br J Pharmacol, 2006, 147(7): 825-833.

18. Miyatake S, Y. Kajimoto, T. Kuroiwa. Intraoperative photodynamic diagnosis of brain tumors. Brain Nerve, 2009, 61 (7):835-842.

19. Teng L, Nakada M, Zhao SG, et al. Silencing of ferrochelatase enhances 5-aminolevulinic acid-based fluorescence and photodynamic therapy efficacy. British Journal of Cancer, 2011, 104(5):798-807.

20. Zhao SG, Chen XF, Wang LG, et al. Increased expression of ABCB6 enhances protoporphyrin IX accumulation and photodynamic effect in human glioma. Annals of Surgical Oncol-

ogy,2012.

21. 滕雷,鞠东辉,单强等.5-氨基乙酰丙酸介导鼠脑 C6 胶质瘤荧光特性的研究.中国神经肿瘤杂志,2008,6(1):25-29.

22. 赵世光,滕雷,李一等.5-氨基乙酰丙酸荧光引导显微手术切除人脑胶质瘤.中华神经外科杂志,2007,23(5):369-372.

23. 赵世光,滕雷,赵洪波等.荧光引导鼠脑胶质瘤切除的实验研究.中华神经外科杂志,2006,2(22):120-122.

（滕雷　王春雷　赵世光）

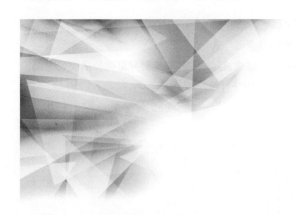

第八章 内科治疗学

第一节 全身化疗

一、全身化疗

全身化学药物治疗简称为全身化疗,也称为系统性化疗。全身化疗与手术治疗、放射治疗等局部治疗手段不同,它是通过全身(静脉或口服)给药来直接杀死肿瘤细胞,或者通过遏制肿瘤细胞增殖,改变肿瘤细胞的生物学行为。与手术治疗、放射治疗比较而言,化学治疗属于比较新兴的学科。20世纪40年代氮芥被成功应用于淋巴瘤的治疗,这一成就促进了烷化剂的合成和应用研究,从而拉开了肿瘤现代化学治疗的序幕。此后,随着新型细胞毒性药物,如紫杉类、喜树碱类、鬼臼类的衍生物、新型烷化剂(替莫唑胺)等的发现,推动了药物治疗的发展。虽然肿瘤现代化学治疗至今仅有60余年的历史,但由于新药的不断涌现及在细胞增殖动力学理论指导下的联合化疗的出现,使化疗的重要性日益增加。目前,化学治疗与外科手术、放射治疗已成为恶性肿瘤治疗的三大常用手段,包括化疗在内的多学科综合治疗已成为绝大多数实体瘤的标准治疗模式。

但长期以来,由于神经系统肿瘤发生来源的特殊性,以及缺乏有效的化疗药物、存在血-脑脊液屏障等特殊问题,化疗在神经系统肿瘤治疗中的地位和作用并未引起人们足够的重视。随着新药(如替莫唑胺)的不断出现,以及对神经系统肿瘤分子生物学和分子遗传学特征的认识,化疗在神经系统肿瘤中的应用范围在不断扩大。目前,化疗用来治疗原发中枢神经系统恶性肿瘤如间变性星型胶质瘤和多形性胶质母细胞瘤已被广泛认可;在原发中枢神经系统淋巴瘤、生殖细胞肿瘤、髓母细胞瘤等化疗敏感肿瘤中,化疗已成为常规治疗;在脑转移瘤中,化疗也开始扮演越来越重要的角色,逐渐成为综合治疗不可缺少的一部分。综合12个随机对照研究进行的Meta分析以及前瞻性的多中心临床Ⅲ期研究均证实,化疗确实可以延长恶性脑胶质瘤患者的生存时间。

全身化疗主要是通过静脉或口服给药,可以单药给予,也可联合用药。单药不易克服耐药,联合用药可起到协同或叠加作用,也有利于克服耐药。联合用药的原则是:各药单独使用时证明对脑肿瘤有效;尽量选择作用机制不同,作用时相各异的药物;尽可能选择不良反应类型不同的药物联合;所设计的联合化疗方案应经严密的临床试验证明其有实用价值。根据化疗目的可分为根治性化疗、辅助化疗、新辅助化疗、姑息性化疗和研究性化疗。辅助化疗在诊断和其他治疗之后实施,如胶质母细胞瘤在手术和放疗后,但在复发前、即尚未出现疾病进展时给予。有时候,化疗也可以和其他治疗如放疗同时给予(同期放/化疗),可增加放疗的敏感性,提高疗效。姑息性化疗主要用于其他治疗失败之后的挽救治疗。此外,为了寻找高效低毒的新药和新方案,开展探索性的新药或新化疗方案的临床试验即研究性化疗也是必要的,但研究性化疗应有明确的目的、完善的试验计划,详细的观察和评价方法,并需严格遵守医学伦理学原则,现在已有规范化的质控标准,称为"GCP"(Good Clinical Practice)。

二、药 物 选 择

化疗药物发挥作用要求在肿瘤局部有足够的药物浓度,以及肿瘤细胞对药物敏感。由于中枢神经系统肿瘤在生物学行为和生长环境等方面与颅外其他部位的肿瘤有着很大的差异,因此对神经肿瘤化疗药物的临床选择方面,具有其独特规律。神经系统肿瘤化疗药物的选择主要从血-脑脊液屏障(blood brain barrier,BBB)、脑肿瘤化疗耐药机制、脑肿瘤分子遗传学特征、抗癫痫药物对化疗药物代谢的影响等方面来考虑。

中枢神经系统肿瘤血-脑脊液屏障、血瘤屏障(blood tumor barrier,BTB)的存在,可以影响肿瘤内的药物浓度,因此在一定程度上影响化疗药物的选择。脂溶性差且分子量大于40Kda和(或)蛋白紧密结合的分子不易通过血-脑脊液屏障。但血-脑脊液屏障对化疗的影响不是绝对的。肿瘤的新生血管失去了正常的解剖和生理特性,以这样的血管为基础形成的血-脑脊液屏障是不完整的;另外,肿瘤细胞还可能分泌出一种弥散性物质,使局部血管容易渗漏;脑CT或MRI显示颅内肿瘤病灶通常呈现为增强的影像,这是造影剂通过不完整的"血-脑脊液屏障"漏到病灶内的结果。在脑肿瘤局部,血-脑脊液屏障存在一定程度的开放,有利于化疗药物的进入。为了提高进入脑肿瘤的药物浓度,临床上在用化疗药前可先用甘露醇或其他药物治疗性开放血-脑脊液屏障。

脑肿瘤耐药可能通过几个机制介导,如P-糖蛋白(P-glycoprotein,P-gp)、O^6-甲基鸟嘌呤-DNA甲基转移酶(O^6-methylguanine-DNA methyltransferase,MGMT)等。P-gp是肿瘤细胞膜上的一种磷脂糖蛋白,ATP提供能量,可将多种抗生素类和生物碱类抗癌药物泵出细胞,包括长春新碱、依托泊苷、紫杉醇等,减少这些药物在细胞内的积聚,使肿瘤表现为对这些药物的耐药。脑肿瘤的化疗中由MGMT引起的耐药比较常见。MGMT能将DNA鸟嘌呤六号氧上的烷基,转移到MGMT的半胱氨酸残基上,使DNA上烷基化的鸟嘌呤被还原,而MGMT则成为失活的烷基化MGMT。许多研究结果表明MGMT在肿瘤对烷化剂类抗癌药(亚硝基脲类、替莫唑胺等)耐药中起重要作用。MGMT表达阳性胶质瘤患者对亚硝基脲类药物和替莫唑胺化疗的有效率明显低于MGMT阴性患者,因此,对MGMT表达阳性患者避免使用这些药物有望减少抗药而提高化疗疗效。采用抑制(耗竭)MGMT活性的措施可以阻止DNA修复而减少MGMT介导的耐药。临床上常通过联合用药、改变用药方式、假性底物灭活MGMT克服耐药的作用。

脑肿瘤的遗传分子学特征对化疗的敏感性也有较大影响。少枝胶质细胞瘤(Oligodendroglioma)是脑肿瘤中第一个应用遗传分子学特征指导治疗的肿瘤。少枝胶质细胞瘤显示特异性的基因改变,其中最常见的基因改变是19号染色体长臂(19q)的杂合子缺失(loss of heterozygosity,LOH),其常见缺失区位于19q13.3,发生率为50%~80%,其次是1号染色体短臂(1p)的LOH,发生率为40%~92%。大量研究发现,存在1p/19q LOH的少枝胶质细胞瘤对化疗敏感。早在20世纪八九十年代就已发现,少枝胶质细胞瘤患者进行PCV联合化疗(丙卡巴肼,洛莫司汀,长春新碱)时疗效肯定,奠定了PCV方案作为少枝胶质细胞瘤经典化疗方案的临床基础。尤其是对于1p/19q联合缺失的少枝胶质细胞瘤患者,由于其对化疗的高度敏感性,目前的研究方向旨在探索对其单用替莫唑胺化疗,延迟后续放疗这种治疗模式的可行性。

神经系统肿瘤患者常伴有癫痫症状,需要长期服用抗癫痫药物,其中某些抗癫痫药物对化疗药物有较大影响。抗癫痫药如苯妥英钠、卡马西平、苯巴比妥诱导细胞色素酶p450的表达,称为肝药酶诱导剂(Enzyme-inducing antiepileptic drugs,EIAEDs),它们将明显地降低化疗药物的作用。因此,一些通过该酶代谢的化疗药或分子靶向药物如伊立替康(Irinotecan,CPT-11)、厄洛替尼(Erlotinib)等在服用EIAEDs的患者中需要增大剂量,或者改用非EIAEDs类药物如加巴喷丁、拉莫三嗪或左乙拉西坦等。

神经系统肿瘤化疗药物的选择原则为:①选择脂溶性高、分子量小、非离子化、对正常脑组织毒性较小的药物。②对于不能通过血-脑脊液屏障的药物,应选择适用于瘤腔内放置或鞘内给药。此外,还可以经动脉用高渗性药物或罂粟碱开放血-脑脊液屏障,随后再给注射化疗药物。③选择对神经肿瘤化疗敏感的药物。④根据肿瘤细胞动力学原理,选择作用于不同细胞周期的药物联合应用。可先选用对增殖期细胞和非增殖期细胞均有杀伤作用的非细胞周期特异性药物,行大剂量短期冲击疗法,然后再改用细胞周期特异性药物,交替使用以提高疗效。

三、治 疗 方 案

化疗药物按其作用机制分为细胞周期非特异性和细胞周期特异性药物,前者对整个增殖周期中的细胞均有杀灭作用,后者只对细胞周期某一时期细胞有杀伤作用。另一部分肿瘤细胞处于静止期,对各类药物均不敏感。根据药物的来源、化学结构和作用机制,化疗药物又可分为烷化剂、抗代谢类、抗肿瘤抗生素类、植物类、激素类药物5类。神经系统肿瘤常用的化疗药物主要包括前4类,以下分别介绍:

1. 烷化剂 烷化剂是第一个用于肿瘤治疗的化疗药物,其细胞毒性作用主要通过直接与DNA分子内鸟嘌呤碱基上N7或腺嘌呤N3的分子形成交叉联结,或在DNA和蛋白质之间形成交联,从而影响DNA的修复和转录,导致细胞结构破坏而死亡。烷化剂是细胞周期非特异性药物,对非增殖期细胞也敏感。环磷酰胺(Cyclophosphamide,CTX)、异环磷酰胺(Ifosfamide,IFO)、塞替派(Thiotepa)等均属此类。CTX在复发恶性脑肿瘤有抗肿瘤活性,IFO单药抗脑肿瘤活性较小,与CBP和VP-16合用治疗恶性胶质瘤可起到协同作用。亚硝基脲类药物亦属烷化剂,主要包括氯乙亚硝基脲(Carmustine,BCNU)、环己亚硝基脲(Lomustine,CCNU)、甲环亚硝基脲(Semustine,Me-CCNU)、嘧啶亚硝基脲(Nimustine,ACNU)、福莫司汀(Fotemustine,FTM)等,因系脂溶性,可顺利通过血-脑脊液屏障,常用于中枢神经系统恶性肿瘤的治疗。达卡巴嗪(Dacarbazine,DTIC)和丙卡巴肼(Procarbazine,PCZ)等通过形成活性甲基与DNA起烷化作用。PCZ有较好的口服生物利用度。PCZ也具有单胺氧化酶抑制剂的作用,因此,在服用PCZ的时候应该避免富含酪胺的食物,例如红酒、奶酪和黄豆。PCZ可以单药给予,但是通常联合CCNU和VCR(PCV方案)用药,是治疗少枝胶质瘤的经典方案。DTIC口服吸收不完全,个体差异很大,只能由静脉内给药。DTIC不能通过血-脑脊液屏障,DTIC的咪唑四嗪衍生物替莫唑胺(Temozolomide,TMZ)是一种新型烷化剂,可通过血-脑脊液屏障,广泛应用于胶质瘤的化疗。此外,金属类抗肿瘤药顺铂(cisplatin,DDP)与DNA双链形成义矛状的交叉联结,作用与烷化剂相似。卡铂(carboplatin,CBP)为第二代铂类抗肿瘤药,肾毒性和胃肠道反应均较轻。CBP和DDP都是水溶性的,不能

通过完整的血-脑脊液屏障,但是在治疗脑肿瘤时有效,这可能是由于脑肿瘤的血-脑脊液屏障部分被破坏。CBP和DDP可单独使用也可与别的药物联合。可应用于恶性胶质瘤、原始神经外胚层肿瘤、室管膜瘤和生殖细胞肿瘤等。

2. 抗代谢药 这类药物与体内某些代谢物相似,但不具有功能,以此而干扰核酸、蛋白质大分子的生物合成和利用,导致肿瘤细胞的死亡。甲氨蝶呤(methotrexate,MTX)是叶酸类似物,通过阻断细胞内四氢叶酸合成发挥细胞毒性,作用于细胞周期的S期,可口服或静脉给药。MTX用于原发中枢神经系统淋巴瘤、脑膜转移瘤和儿童原始神经外胚层瘤。大剂量MTX($3g/m^2$以上)化疗是原发中枢神经系统淋巴瘤的首选治疗,手术仅起到明确诊断的作用。阿糖胞苷(cytarabine,Ara-C)是细胞周期S期特异的嘧啶类似物,可以通过血-脑脊液屏障。Ara-C用于治疗原发中枢神经系统淋巴瘤和脑膜转移瘤。羟基脲(hydroxycarbamide,HU)抑制核苷酸还原酶的活性,阻止胞苷酸转变为脱氧胞苷酸,选择性地阻止DNA的合成。HU治疗恶性脑膜瘤有中等活性。

3. 抗肿瘤抗生素 主要通过插入DNA双链邻近的碱基对,引起DNA双链的解离,干扰了DNA的转录和MRINA的生成。总的来说,这类药物血-脑脊液屏障穿透力弱,容易受多药耐药表型的影响。虽然抗肿瘤抗生素对神经系统肿瘤的作用有限,但是多柔比星(adriamycin,ADR)联合DTIC可用于治疗恶性脑膜瘤,博来霉素(bleomycin,BLM)可直接引起DNA单链断裂,BLM联合VM-26、DDP用于治疗颅内生殖细胞瘤。

4. 植物类药物:长春花类植物的生物碱如长春碱(Vincaleukoblastine,VLB)、长春新碱(Vincristine,VCR)、长春碱酰胺(Vindesine,VDS)主要与肿瘤细胞核的微管蛋白结合,阻止微管的聚合和形成,令细胞有丝分裂停止于中期,干扰细胞的增殖。VLB早年曾用于颅脑生殖细胞肿瘤的化疗。VCR通常与PCZ和CCNU联合应用(PCV方案),用于恶性胶质瘤、室管膜瘤和原发中枢神经系统淋巴瘤等。替尼泊苷(teniposide,VM-26)和依托泊苷(etoposide,VP-16)是表鬼臼毒素的半合成衍生物,作用机制是抑制Ⅱ型拓扑异构酶,是周期特异性细胞毒药物,作用于细胞周期的S后期和G_2期。单药有抗恶性胶质瘤活性,但常与其他药物联合应用,可用于治疗恶性胶质瘤、低级别胶质瘤、室管膜瘤和原始神经外胚层肿瘤。伊立替康(Irinotecan,CPT-11)是半合成喜树碱

衍生物,作用机制是抑制 DNA 拓扑异构酶 I,阻止 DNA 复制时双链解旋后的重新接合,造成 DNA 双链断裂,为细胞周期 S 期特异性药物。CPT-11 单独或联合其他靶向药物治疗恶性胶质瘤有一定效果。

神经系统常见肿瘤的化疗方案具体选择如下:①成人幕上侵袭性低级别星形细胞瘤/少枝胶质细胞瘤(除外毛细胞型星形细胞瘤):辅助治疗可采用替莫唑胺 5 天高剂量标准方案,28 天一个周期。复发或进展时的一线方案也可采用替莫唑胺 5 天高剂量标准方案,二线方案包括亚硝基脲类单药化疗,或联合化疗如 PCV 方案(CCNU+丙卡巴肼+长春新碱)。②多形性胶质母细胞瘤:辅助治疗在术后与放疗同期替莫唑胺 $75mg/m^2$ 每天口服,放疗结束后辅助替莫唑胺 $150\sim200mg/(m^2\cdot d)$,口服 5 天,28 天一个周期,共 6 个周期。肿瘤复发时的挽救化疗目前尚无标准方案,替莫唑胺单药、伊立替康单药或联合贝伐单抗、贝伐单抗单用或联合化疗、丙卡巴肼、亚硝基脲类、PCV 方案、铂类为基础的方案均可用于挽救化疗。③间变性星形细胞瘤/间变性少枝胶质细胞瘤(包括混合型间变性少枝星形细胞瘤):辅助治疗考虑替莫唑胺或亚硝基脲类,肿瘤复发时的挽救化疗方案参考多形性胶质母细胞瘤的方案。④成人颅内室管膜瘤:化疗主要用于复发进展患者的挽救治疗,化疗药物包括 VP-16、替莫唑胺、亚硝基脲类、铂类等。⑤局限性(1~3 个)或多发(>3 个)脑转移瘤:脑转移瘤可使用对原发肿瘤有效的药物即原发肿瘤的方案,或替莫唑胺 5 天高剂量标准方案(器官特异性治疗)。卡培它宾、大剂量 MTX 可用于乳腺癌和淋巴瘤脑转移。拓扑替康可用于肺癌脑转移。⑥癌/淋巴瘤性脑脊髓炎:选择器官特异性的全身系统化疗,强调药物具有较好的中枢神经系统通透性。脑脊液内化疗(脂溶性的阿糖胞苷、MTX、阿糖胞苷、塞替派)。淋巴瘤性脑脊髓炎采用大剂量 MTX。⑦原发性中枢神经系统淋巴瘤:初始治疗采用大剂量 MTX $3.5g/m^2$ 或更高剂量单药或联合化疗。复发或进展时:再次使用大剂量 MTX,利妥昔单抗联合 TMZ,利妥昔单抗,拓扑替康,铂类,大剂量阿糖胞苷,地塞米松,TMZ 单药,MVP 方案(MTX,VCR,丙卡巴肼,阿糖胞苷巩固)等。⑧转移性脊髓肿瘤:使用原发肿瘤的方案。神经系统肿瘤常用化疗方案见表8-1。

表 8-1 神经系统肿瘤常用化疗方案

1. 恶性胶质瘤

方案	药物	剂量	给药途径	给药时间	周期
PCV	CCNU	$110mg/m^2$	PO	D1	6~8 周
	PCZ	$60mg/(m^2\cdot d)$	PO	D8~21	
	VCR	$1.4mg/(m^2\cdot d)$(max 2mg)	IV	D8,29	
BCNU+DDP	BCNU	$40mg/(m^2\cdot d)$	IV	D1~3	4 周
	DDP	$40mg/(m^2\cdot d)$	IV	D1~3	
MeCCNU+VM-26	MeCCNU	$125mg/m^2$	PO	D3	6~8 周
	VM-26	$100mg/(m^2\cdot d)$	IV	D1~3	
ACNU+VM-26	ACNU	2-3mg/kg	IV	D1	6~8 周
	VM-26	$80\sim100mg/(m^2\cdot d)$	IV	D1~3	
TMZ 常规	TMZ	$150\sim200mg/(m^2\cdot d)$	PO	D1~5	4 周
TMZ21/28d	TMZ	$75\sim100mg/(m^2\cdot d)$	PO	D1~21	4 周
TMZ 7d on 7d off	TMZ	$150mg/m^2/d$	PO	D1~7,15~21	4 周
TMZ 低剂量持续	TMZ	$50mg/(m^2\cdot d)$	PO		
TMZ+DDP	TMZ	$150\sim200mg/(m^2\cdot d)$	PO	D2~6	4 周
	DDP	$40mg/(m^2\cdot d)$	IV	D1,2	
TMZ+VM-26	TMZ	$150\sim200mg/(m^2\cdot d)$	PO	D1~5	4 周

续表

方案	药物	剂量	给药途径	给药时间	周期
	VM-26	$100mg/(m^2 \cdot d)$	IV	D1~3	
TMZ+CPT-11	TMZ	$200mg/(m^2 \cdot d)$	PO	D1~5	4周
	CPT-11	$125mg/(m^2 \cdot d)$	IV	D6,13,20	
TMZ+PCB	TMZ	$200mg/(m^2 \cdot d)$	PO	D1~5	4周
	PCB	$100mg/(m^2 \cdot d)$,TMZ前1h	PO	D1~5	
VM-26+DDP	VM-26	$100mg/(m^2 \cdot d)$	IV	D1~3	3周
	DDP	$80mg/m^2$	IV	D1~3	
VM-26+CBP	VM-26	$100mg/(m^2 \cdot d)$	IV	D1~3	3周
	CBP	$300mg/m^2$	IV	D1	
CPT-11+Bevacizumab	CPT-11	$125mg/m^2$(non-EIAEDs)或 $340mg/m^2$(EIAEDs)	IV	D1,15,29	6周
	Bevacizumab	$10mg/kg$	IV	D1,15,29	

2. 髓母细胞瘤

方案	药物	剂量	给药途径	给药时间	周期
CCNU+DDP+VCR	CCNU	$75mg/m^2$	PO	D1	6周
	DDP	$60~75mg/m^2$	IV	D1	
	VCR	$1.4mg/(m^2 \cdot d)$(max 2mg)	IV	D1,8,15	
CCNU+Pred+VCR	CCNU	$100mg/m^2$	PO	D1	6周
	Prednisone	$40mg/(m^2 \cdot d)$	PO	D1~14	
	VCR	$1.4mg/(m^2 \cdot d)$(max 2mg)	IV	D1,8,15	
VP-16+CBP	VP-16	$80~100mg/(m^2 \cdot d)$	IV	D1~4	3周
	CBP	$300~400mg/m^2$	IV	D1	
IFO+CBP+VP-16	IFO	$2000mg/(m^2 \cdot d)$(mesna解毒)	IV	D1~3	4周
	CBP	$400mg/m^2$	IV	D1	
	VP-16	$100mg/(m^2 \cdot d)$	IV	D1~3	

3. 原发中枢神经系统生殖细胞肿瘤

方案	药物	剂量	给药途径	给药时间	周期
PEB	DDP	$100mg/m^2$	IV	D1	3-4周
	VM-26/VP-16	$80-100mg/(m^2 \cdot d)$	IV	D1-5	
	BLM	$10mg/(m^2 \cdot d)$	IV	D1,D5	

4. 原发中枢神经系统淋巴瘤

方案	药物	剂量	给药途径	给药时间	周期
HD-MTX	MTX	$\geq 3000mg/m^2$	IV	D1	3周

(注:注意检测MTX血药浓度,CF解救,碱化、水化。由于毒性大,在有条件的医院才能实施)

四、并发症和预后

并非所有患者均适合化疗,化疗的禁忌证包括:白细胞总数低于$4.0×10^9/L$或血小板计数低于$80×10^9/L$者;肝、肾功能异常者;心脏病、心功能低下者,不选用蒽环类抗癌药;一般状况衰竭者;有严重感染的患者;精神病患者不能配合治疗者;食管、胃肠道有穿孔倾向的患者;妊娠妇女,可以先做人工流产或引产;过敏体质患者应慎用,对抗癌药过敏者忌用。

化疗必须在有经验医师指导下进行,治疗中应当根据病情变化和药物毒副作用随时调整治疗用药以及进行必要的处理。一般情况下,每 2 个周期化疗后需全面复查(脑 MRI、胸腹部 CT 等)肿瘤情况评价化疗疗效,如病情有变化需随时复查,以调整化疗方案。化疗过程中需密切观察血象、肝肾功能和心电图变化,定期检查血象(包括血红蛋白、白细胞和血小板计数),一般每周检查 1 ~ 2 次,当白细胞和血小板降低时每周检查 2 ~ 3 次,直到化疗疗程结束后血象恢复正常时为止;肝肾功能于每周期化疗之前检查 1 次,疗程结束时检查 1 次;心电图根据情况复查;年龄 65 岁以上或一般状况较差者应酌情减量用药;既往化疗、放疗后骨髓抑制严重者用药应该注意;全骨盆放疗后患者应注意血象,并根据情况掌握用药;严重贫血的患者应先纠正贫血。

常规化疗过程中或化疗药物使用不当,会导致严重的并发症,实施化疗的医生需掌握化疗药物的常见不良反应及其处理。化疗药物的不良反应可按照世界卫生组织(WHO)的分类分为 0 ~ Ⅳ 度,以下分别叙述其临床表现、预防或处理措施。

1. 药物外渗 许多化疗药物注入静脉可引起化学性静脉炎,漏出或外渗到血管外可表现局部皮下或深部组织红肿、疼痛,甚至坏死、溃疡,可经久不愈。常见为 BCNU、VP-16、VM-26、DTIC 等。静脉注射应选择前臂近心侧静脉穿刺,避免手背及关节附近部位,并观察、证实静脉穿刺成功,输液流畅无外渗后方可静脉冲入或静脉滴入化疗药物。深静脉插管化疗则更有助于防止和减少化疗所致静脉炎,并减少反复长期化疗静脉穿刺的疼痛。此外,用药前医护人员应参阅药品说明书用药。一旦发生化疗药物外渗,局部皮下疼痛或肿胀一般可立即皮下注射生理盐水使药物稀释,并冷敷。长春碱类药物及 VP-16、VM-26 可用透明质酸酶 300U 加生理盐水 1 ~ 2ml 局部注射并热敷(不宜冷敷)。个别局部严重坏死、溃疡病变,经久不愈需考虑外科治疗。

2. 胃肠反应 胃肠反应是化疗最常见的早期毒性反应,主要表现为恶心、呕吐及腹泻、便秘和黏膜炎。①恶心/呕吐:可发生于化疗后数小时或数天,可导致患者水电解质紊乱,脱水、衰弱,造成拒绝或恐惧化疗。可引起较重呕吐的药物有顺铂、达卡巴嗪、环磷酰胺、卡铂、CCNC、BCNU、阿糖胞苷、丙卡

巴肼等。对恶心呕吐的预防和治疗药物包括:5-HT$_3$ 受体拮抗剂类药物、甲氧氯普胺(甲氧氯普胺)等。对引起严重呕吐的药物如顺铂宜在用药前 30 分钟应用止吐药可收到更好的预防和止吐效果。②腹泻/便秘:化疗药物如抗代谢药阿糖胞苷、甲氨蝶呤等常引起腹泻,严重可出现血性腹泻、引起脱水、水电解质紊乱等。便秘、腹胀常见于长春碱类药物特别是长春新碱,老年人尤易发生,严重时可表现麻痹性肠梗阻。CPT-11 导致的急性腹泻发生于用药后 24 小时之内,轻者可自行缓解,严重者予阿托品 0.25mg 皮下注射;CPT-11 导致的迟发性腹泻发生于给药 24 小时后,可危及患者生命,必须及早应用止泻药洛哌丁胺(首剂 4mg 口服,以后 2mg,2 小时一次,直至末次稀便后继续服用 12 小时,用药最长时间不超过 48 小时),并补充大量液体。一般的腹泻可服用颠茄类及复方樟脑酊及中药健脾利湿等对症治疗。腹泻每日 5 次以上和出现血性腹泻时应停止化疗。便秘可采取对症治疗,服用液体石蜡等软化大便或酌情用缓泻剂。麻痹性肠梗阻经保守治疗常于数日内缓解。③黏膜炎:迅速增殖的黏膜组织是最易受到化疗药物损伤的组织之一。临床表现为口腔炎、舌炎、食管炎、黏膜及胃肠道溃疡,引起进食疼痛,严重可出现血性腹泻、黏膜屏障的损伤也可导致细菌的侵入和感染的发生。大剂量 MTX 化疗时容易引起黏膜炎,应注意适当掌握用药的剂量及时间。治疗主要是对症治疗,可用 20% 利多卡因液 15ml 进食含漱止痛,以及治疗口腔溃疡外用药。可服用 VitB$_2$ 等多种维生素。病情重时应予静脉营养支持治疗。

3. 骨髓抑制 骨髓抑制是化疗最常见的重要限制性毒副作用。粒细胞半数生存期最短 6 ~ 8 小时,因此常最先表现白细胞下降。血小板半生期为 5 ~ 7 天,血小板下降出现较晚较轻。红细胞半生期 120 天,化疗影响较小,下降通常不明显。不同类型化疗药骨髓抑制的程度、出现及持续时间以及骨髓功能恢复的时间均有不同。烷化剂、鬼臼毒类药、MTX、Ara-C、亚硝基脲类、卡铂等药物骨髓抑制程度较重。长春新碱、顺铂骨髓抑制较轻。CTX、MTX、Ara-C、鬼臼毒类、羟基脲、长春碱类及顺铂等骨髓抑制出现快,恢复快,白细胞减少最低值出现在用药后 1 ~ 2 周左右,约 2 ~ 3 周恢复。而亚硝基脲类、丙卡巴肼等白细胞减少最低值出现晚,约 3 ~ 8 周不等,恢复也较慢约 1 ~ 2 月。白细胞减少 <1.0×10^9/L,特别是粒细胞 <0.5×10^9/L 持续 5 天以上,患者发生严

重细菌、真菌或病毒感染率大大增加,可达90%以上,且病情危重。血小板<50.0×10⁹/L 特别是<20.0×10⁹/L 则处于出血危象,可发生脑出血、胃肠道及妇女月经期大出血等。骨髓抑制的处理:①通常白细胞<3.5×10⁹/L,血小板<80.0×10⁹/L不宜应用骨髓抑制的化疗药物(急性白血病例外),应参考骨髓造血功能状况(白细胞及血小板计数和骨髓象)调整化疗药物剂量。②白细胞 < 1.0×10⁹/L,粒细胞<0.5×10⁹/L,可考虑适当应用抗菌药物预防感染,一旦出现发热应立即做血培养及药敏,并给予广谱高效抗生素治疗。应酌情予 G-CSF 或 GM-CSF。③血小板<50.0×10⁹/L可酌情应用泼尼松或酚磺乙胺等止血药预防出血。血小板≤20.0×10⁹/L属血小板减少出血危象,应予输注血小板及较大剂量酚磺乙胺,及泼尼松等治疗。对于实体瘤及非髓性白血病患者,前一疗程化疗后发生Ⅲ、Ⅳ度血小板减少症,下一疗程化疗结束后可预防性予重组人白介素-11、血小板生成素等促血小板生长因子升高血小板数目,以减少患者因血小板减少引起的出血和对血小板输注的依赖性。推荐于化疗结束后 24~48 小时开始或发生血小板减少症后皮下注射,每天一次,疗程一般 7~14 天。血小板计数恢复后应及时停药。

4. 肝脏毒性 肝脏损害多见既往已有活动性肝炎等肝病患者,通常表现为急性过程,多为一过性血清谷丙转氨酶升高、谷草转氨酶升高,或血清胆红素升高(黄疸)。常见易于引起肝损害的药物为大剂量 MTX、阿糖胞苷、环磷酰胺、BCNU、依托泊苷等。此外,长期服用甲氨蝶呤可引起肝纤维化、肝硬化。大剂量放疗、化疗后(尤其是骨髓移植的大剂量放、化疗预处理)还可导致严重的肝静脉闭塞病,但常规剂量化疗罕见。因此,实施化疗前需全面了解患者有无传染性肝炎等肝病史,进行肝功能及病毒性肝炎的血清学检查。对患者肝功能状况有全面评估,正确选择化疗药物及剂量。通常可应用 10% 葡萄糖、维生素 C 及维生素 B、葡醛内酯、联苯双酯等保肝药物治疗。此外,许多颅脑肿瘤患者常需要长期服用抗癫痫药物或使用激素,这些药物也可导致肝功能损害,对这类患者实施化疗时需密切监测肝功能变化,必要时停止化疗。

5. 心脏毒性 引起心脏毒性的抗癌药主要是蒽环类抗癌药,大剂量环磷酰胺也有心脏损害,与剂量呈正相关。近期急性心脏毒性反应主要表现窦性心动过速、心律失常、传导阻滞、心电图 ST 段下降、T 波低平等。停药及对症处理后常是可逆性的。迟发

的心脏毒性表现为充血性心力衰竭、心脏组织学检查表现心肌细胞肿胀和变性,心肌纤维溶解、断裂。心力衰竭发生与多柔比星累积总剂量有关。总剂量 400mg/m² 发生率为 3%,总剂量 550mg/m² 发生率 7%,总剂量 700mg/m² 发生率18%。但是,多柔比星引起充血性心力衰竭可见于各种剂量水平,包括低于 200mg/m²。老年人、儿童,有纵隔、心脏、左侧乳腺放疗史及心脏病病史,联合应用环磷酰胺均为心脏毒性的高危因素。充血性心力衰竭可发生于用药结束后 9~280 天,中位数 34~63 天。化疗前应全面评估患者的心脏功能状况,以便决定化疗方案。可采用心电图、左心室射血分数和经皮心腔内心肌活检(这一方法最敏感可靠)监测以早期发现心肌损害。目前临床主要推荐正确掌握、控制用药总累积量,多柔比星目前总剂量以不超过 400~500mg/m² 较安全,并按照患者是否具有前述高危因素适当调整剂量。

6. 肺毒性 常见引起肺毒性的抗癌药为博来霉素、甲氨蝶呤、BCNU、环磷酰胺、丙卡巴肼等。肺毒性临床表现常呈隐匿、缓慢发展的咳嗽、呼吸短促,早期肺部可闻及小水泡音。血气分析示动脉低氧血症,胸部 X 线检查显示弥漫性肺间质浸润和片状浸润,晚期可呈不可逆肺纤维化改变。少数患者应用博来霉素或甲氨蝶呤可发生急性肺毒性反应,表现为发热、咳嗽、呼吸困难、肺弥漫性浸润,应用糖皮质激素治疗有效。博来霉素肺毒性与剂量有关,总量超过450mg 肺毒性发生率为 10%~20% 以上,且病情严重时可以致命。70 岁以上、纵隔及肺部放疗、慢性肺疾患史均为高危因素。甲氨蝶呤肺毒性与用药频率有关,连续用药较间歇用药易发生。BCNU肺毒性发生时间为用药后 5 天~5 年。发病与总剂量有关,总剂量超过 1500mg/m²,发病率高达 30%~50%。总剂量低于 960mg/m² 发病极少。单次大剂量可引起肺毒性反应,900~1050mg 分三天应用可引起 22% 致命性肺毒性反应。处理肺毒性主要是要注意控制药物的总剂量,博来霉素应在300mg 以下,BCNU 总剂量低于 960mg/m² 较安全,且单次用药剂量不宜过大。老年患者、胸部照射史、慢性肺疾病患者慎用或少量用药。MTX 宜间歇用药。用药期间应密切观察患者有无呼吸道症状、定期进行胸部 X 线检查及肺功能检查,发现异常应及时停药。出现肺毒性反应可试用泼尼松等糖皮质激素治疗,早期 MTX 或博来霉素肺毒性反应用泼尼松治疗可能有效。

7. 肾及膀胱毒性　轻度损害临床上可无明显症状而表现血清肌酐升高、轻度蛋白尿、镜下血尿，严重可出现少尿、无尿、急性肾衰竭、尿毒症，甚至致命。常见可引起肾及膀胱毒性的药物有顺铂、甲氨蝶呤、环磷酰胺、异环磷酰胺等。顺铂的主要限制性毒性是肾毒性，约45%于4天内由尿排出。主要经肾小球滤过及肾小管排出，其毒性主要损害肾小管及其功能。甲氨蝶呤以原形及代谢物经肾小球滤过及肾小管分泌。大剂量MTX，特别是在pH值小于5.7的酸性环境下，MTX溶解度降低可沉积于肾小管引起肾功能损害。异环磷酰胺及大剂量异环磷酰胺的4-羟基代谢产物主要是丙烯醛可损伤尿路上皮尤其是膀胱黏膜上皮，引起出血性膀胱炎，尿频、尿急、血尿。因此，化疗前需全面评估患者的肾功能状况。顺铂单次剂量超过$40mg/m^2$以上及大剂量MTX时均应给予充分水化、尿液碱化（pH≥7），保持尿量100ml/h以上。监测血清肌酐水平、应用顺铂时还需给予甘露醇及呋塞米利尿。水化：在使用DDP的当天及使用后第2～3天均应给予2000ml以上的静脉补液。使用DDP当天应先给予1000ml以上补液后再给DDP化疗。利尿：DDP滴注前给予20%的甘露醇250ml静脉滴注，DDP滴注结束后给予呋塞米20mg。并记录24h的尿量和检查尿常规。如患者存在颅高压症状，不适合水化大量补液，DDP总量可分3～5天给药，不需要水化。大剂量MTX给予时应给予甲酰四氢叶酸解救及监测血清MTX水平。应用异环磷酰胺及大剂量环磷酰胺除应注意适当水化、碱化尿液外还需给予泌尿道保护剂巯乙磺酸钠（Mesna，美司钠），该药可与丙烯醛结合成硫醇，并降低4-羟基代谢物的降解速度，而减低膀胱毒性。Mesna剂量的计算应为异环磷酰胺总剂量的60%或以上，于异环磷酰胺给药0、4、8h时静注。

8. 神经毒性　长春花植物碱类尤其是长春新碱及顺铂常引起末梢神经病变，临床表现早期腱反射减低、消失、肢端麻木、疼痛、肌无力、肌萎缩、自主神经病变可产生便秘，甚至麻痹性肠梗阻、尿潴留、体位性低血压。脑神经损害可致复视，偶有面瘫。可有肌痉挛急性下颌或腿部肌肉疼痛。顺铂还易发生听神经毒性，耳鸣、听力下降或丧失。长春花植物碱类毒性与用药剂量有关。鞘内注射甲氨蝶呤或阿糖胞苷偶可引起化学性脑炎、截瘫及器质性脑病。临床表现为鞘内注射后出现头痛、呕吐、嗜睡、脑膜刺激征，数小时或几周后出现截瘫，可有腰腿及腹部疼痛。少数患者偶见白质脑病发生，可表现为记忆丧失、痴呆、癫痫、语言障碍、共济失调等，严重者昏迷死亡。病理表现为白质脱髓鞘及海绵样改变及多灶凝固性坏死。患者对抗癌药物神经毒性反应，有较大个体差异，用药时应密切观察毒性反应，及时调整用药剂量。抗癌药物神经毒性缺乏有效治疗方法，一旦出现毒性反应，应及时停药防止严重毒性反应发生。及时停药后神经毒性常常是可逆的，经数天至数月可能恢复。鞘内用药要正确掌握用药剂量，避免药物浓度过高，用药间隔不宜过短，谨防药物外漏至硬膜外，注意脑脊液循环有部分梗阻时可能造成药物局部浓度过高。

9. 皮肤毒性　全身皮肤毒性反应为脱发、皮肤色素沉着、角化过度及皮疹。环磷酰胺、MTX、DDP等均可引起脱发。脱发通常可逆，停药1～2个月后毛发可恢复、再生。MTX、博来霉素等均有使皮肤对阳光增敏的作用，使皮肤易于晒黑。对于脱发目前还缺乏有效可行的方法，应向患者说明，停止化疗后毛发常可以恢复、再生。患者可佩戴假发。

10. 药物过敏反应　许多抗癌药物和其他药物一样可因药物过敏引起多种皮疹，停药后可消失。少数抗癌药物如左旋门冬酰胺酶、紫杉醇、博来霉素（包括博来霉素）、替尼泊苷可发生严重速发性过敏反应。临床表现：胸闷、呼吸困难、喘鸣、皮疹、血管水肿、青紫、低血压、休克、抢救不及时可致死。应用上述可能发生严重速发过敏反应的抗癌药应密切观察，特别在注药2小时内密切观察患者反应、脉搏、呼吸及血压；左旋门冬酰胺酶用药前应做皮肤试验。左旋门冬酰胺酶及紫杉醇用药前常规应用地塞米松及抗组胺类药物；一旦发生过敏性休克应立即给予肾上腺素、地塞米松、吸氧、升压药等进行抢救。

11. 远期毒性　抗癌药物还具有远期毒性。主要表现为性腺功能障碍、致畸胎作用及继发恶性肿瘤（secondary cancer）。性腺功能障碍表现为不育和妇女闭经，已知引起生殖腺功能障碍的药物主要为烷化剂氮芥、环磷酰胺、亚硝基脲类、塞替派等。其毒性与药物剂量相关。长期大剂量应用烷化剂及含烷化剂的联合化疗常可造成永久性不育。继发肿瘤是化疗重要的远期毒性并发症，发病率约6%～15%，比一般人群高20～30倍。发病约在停止治疗后的2～10年，发病高峰在5年左右。常见引起第二肿瘤的抗癌药主要为烷化剂和和亚硝基脲类以及VM-26、VP-16、丙卡巴肼等。引发第二肿瘤与用药总量及增加的用药时间正相关。化疗引起的第二肿瘤最常见是急性非淋巴细胞白血病、其他如骨肉瘤、膀胱癌(常由环磷酰胺引起)、乳腺癌等也有报告,但较少见。现代化疗及肿瘤综合治疗的发展使疗效不断提高,患者长期生存率、治愈率不断提高,化疗的远期毒性日益受到重视。远期毒性的处理主要在于预防。目前要重视正确掌握化疗包括辅助化疗的适应证,避免盲目扩大适应证,不适当的长期维持治疗。医生在患者治疗初始阶段就应考虑到在保持和提高现有疗效的前提下选择远期毒性较小的方案。防止和减少远期毒性并发症已是临床和实验研究面临的重要课题之一。

推 荐 书 目

1. 曾益新. 肿瘤学. 第 2 版. 北京:人民卫生出版社,2006.
2. 万德森. 临床肿瘤学. 第 3 版. 北京:科学出版社,2010.
3. 孙燕. 内科肿瘤学. 北京:人民卫生出版社,2001.
4. 陈忠平,杨群英. 神经系统肿瘤化疗手册. 北京:北京大学医学出版社,2012.
5. 中国抗癌协会神经肿瘤专业委员会. 中枢神经系统常见肿瘤诊疗纲要. 第 2 版. 北京:北京大学医学出版社,2012.
6. 陈忠平. 神经系统肿瘤. 北京:北京大学医学出版社,2009.

参 考 文 献

1. Stewart LA. Chemotherapy in adult high-grade glioma:a systematic review and meta-analysis of individual patient data from 12 randomised trials. Lancet,2002,359(9311):1011-1018.
2. Stupp R,Hegi ME,Mason WP,et al. Effects of radiotherapy with concomitant and adjuvant temozolomide versus radiotherapy alone on survival in glioblastoma in a randomised phase Ⅲ study:5-year analysis of the EORTC-NCIC trial. Lancet Oncol,2009,10:459-466.

(杨群英 陈忠平)

第二节 局部(间质)化疗

局部(间质)化疗是指通过一定途径将抗肿瘤药物直接灌注到肿瘤所在区域或将其缓释制剂植入肿瘤组织、瘤周组织的间质中或肿瘤切除后的瘤床,达到局部较高药物浓度,杀死或抑制肿瘤细胞,减少、延迟局部复发或转移从而改善预后,降低全身毒不良反应的一种化疗方式,有着广阔发展前景。脑肿瘤瘤腔内化疗可采用头皮下埋置 Ommaya 贮液囊,导管与瘤腔相连给药;局部缓释化疗是在手术时植入缓释药物如卡莫司汀缓释植入剂 Gliadel;鞘内化疗的药物可通过腰椎穿刺给药;动脉内化疗在脑肿瘤治疗中已不再推荐。

一、优 点

胶质瘤细胞扩散是以向周围组织局部浸润为主。Aydin 等学者临床观察发现,93.5% 的恶性胶质瘤复发是在距首次切除边缘 3cm 以内,转移至神经系统以外比率低。因此瘤腔局部给药是理想的治疗方式。近来的 GliaSite I^{125} 间质内放疗、局部生物治疗、瘤腔内注射淋巴因子激活的杀伤细胞(Lymphokine activated killer cell,LAK)免疫治疗及间质内注射重组单克隆抗体的靶向治疗等新方法也是基于胶质瘤的这一生长特点。

局部化疗可避开血-脑脊液屏障限制。研究表明肿瘤中心坏死区血-脑脊液屏障已破坏,药物较易透过,肿瘤与正常组织交界区的血-脑脊液屏障仍完整,药物浓度往往不足以杀死肿瘤细胞。因此提高局部药物浓度便成为增强药物效果的关键。近年有报道采用高渗药物临时增加血-脑脊液屏障通透性以提高靶区药物浓度,但其确切疗效有待评估。其他增强通透性的方法包括疏水基团分子修饰,与转铁蛋白等可通过血-脑脊液屏障的分子融合及脂质体或纳米颗粒包裹以提高血-脑脊液屏障穿透性等均未能显著提高胶质瘤疗效,而既往采用的鞘内、脑室内给药方法,虽可提高脑脊液中的药物浓度,但药物难以到达深部病变区域,疗效不佳。胶质瘤局部给药、间质内化疗具有可绕过血-脑脊液屏障限制、局部药物浓度高、受药物理化性质影响小、可选择的药物谱广等特点,使其在抗胶质瘤治疗中独树一帜。

局部化疗可降低化疗的全身毒性。大多数抗肿瘤药物具有剂量依赖性的毒副作用,主要是对肝、肾等代谢器官及骨髓等造血系统的损害。局部给药使药物仅局限于肿瘤病灶周围,血-脑脊液屏障的存在限制了其向其他组织、器官的扩散,从而降低了全身毒副作用,提高化疗患者的生活质量。

局部化疗可保证药物持续、有效地作用于肿瘤细胞。间质内给药方法可保证局部有效的药物浓度,对于某些细胞周期特异性的抗肿瘤药物,持续给药方法,可以"等待"肿瘤细胞进入此时期而将其杀灭。缓释载体还可将半衰期短的药物直接输送至肿瘤内,维持其有效浓度。

二、适应证和禁忌证

局部化疗的主要适应证:①大脑半球胶质瘤;②术前肿瘤直径大于 3cm,有手术切除指征;③肿瘤未进入脑室系统,术后无脑穿通畸形;④手术后残瘤腔周围无严重脑水肿、脑移位。

局部化疗的主要禁忌证:①严重颅内压增高者;②一般情况差,不能耐受化疗者;③估计生存期在 2 个月内者;④其他不宜行局部化疗者。

三、方 法

1. 瘤腔内单次给药 指术中将浸有化疗药物的吸收性明胶海绵铺布于瘤床壁上的局部化疗给药方式。既往有学者将浸有 BCNU、VM-26 等的吸收性明胶海绵铺布于术后胶质瘤床壁上行单次给药化疗,取得了一定的疗效。此类方法虽具有操作简单、成本低廉、排斥反应低等优点,但药物浓度不易控制、药物从载体中突释效应明显、药物作用时间短、确切疗效难以量化,目前很少在临床应用。

2. 经导管给药 指通过术中预埋的瘤腔引流管或者 Ommaya 囊给药系统定期将化疗药物注入瘤腔的局部化疗给药方式。最早见于 Garfield 等通过术中放置瘤腔引流管,定期通过将化疗药物注入瘤腔。鉴于通过瘤腔引流管给药虽有操作简便、费用低廉等优点,但由于引流管造成了颅内外沟通易于引发颅内感染、局部药物浓度难以控制等诸多缺点,20 世纪 60 年代日本的 Ommaya 等开发了 Ommaya 囊给药系统并开始应用于治疗真菌性脑膜炎,后主要用来脑室内给药治疗原发、继发性中枢神经系统肿瘤。Ommaya 囊给药系统虽可多次给药,但有引起感染、出血、贮液囊移位、抽搐发作及脑白质病变等风险和并发症。后续改进包括微电脑控制的药物泵替换 Ommaya 囊,可控制药物输注速度,但售价昂贵,难以推广应用。另外,置管化疗方法均有导管末端堵塞的问题。

3. 局部缓释给药 指在切除肿瘤后将含有化疗药物的缓释载体置于瘤腔,药物随着载体的降解逐渐释放,药物不需通过血-脑脊液屏障而直接作用于病灶部位,肿瘤细胞较长时间接触高浓度的药物,

达到持续、有效杀灭肿瘤细胞作用。缓释治疗载体多为高分子聚合物,分为降解型和非降解型两类,后者药物释放速度取决于药物通过多聚物微孔的弥散速率,前者则是由药物的弥散率和载体的降解率共同决定。临床应用的缓释载体其降解时段从数日至数年不等。已在美国上市的 Glidel,便是以 PCPP-SA 为载体制成的 BCNU 缓释植入剂。Glidel 直径 14mm,厚 1mm,每片含有 7.7mg 的 BUNU,推荐使用 8 片(BCNU 总剂量为 61.6mg)。载体释放出卡莫司汀的同时,解离为 PCPP 和 SA,前者主要在肾脏代谢随尿液排出,后者通过肝脏转化为二氧化碳呼出体外,但也有报道术后半年以上仍有载体残留。临床研究表明 Glidel 对提高恶性脑胶质瘤患者的生存率具有一定疗效,已收录于美国国家综合癌症网(The National Comprehensive Cancer Network,NCCN)指南作为初发或复发恶性胶质瘤患者辅助治疗手段。

4. 对流增强输送给药 药物一般是通过弥散向周围扩散,而通常体内分子的弥散速度很缓慢,随着弥散距离增大,药物浓度迅速降低。对流增强输送给药(Convection-enhanced delivery,CED)是人为施予压力在局部形成对流,可以使药物以恒定的浓度向周围扩散,提高弥散距离,增强抑瘤效果,局麻下借助立体定向方法便可实施。临床研究证实 CED 可有效提高大分子物质的输送效率和胶质瘤的化疗疗效。Kawakami 等研究表明相对于常规血管内给药,CED 具有更广的弥散范围和更佳的输送效果。临床目前应用较多的是末端单开口的微导管(One port catheter,OPC),但存在定向给药困难及药物反流等问题。近来的改进包括抗反流导管(Reflux-preventing catheter,RPC)、多孔型导管(Hollow fiber catheter,HFC)、球囊型导管(Balloon-tipped catheter,BTC)及微电脑控制个体化给药(computerized-individualized CED drug distribution)等,临床效果有待进一步证实。目前 CED 方法主要用于复发胶质瘤的辅助治疗。所用的药物包括新型靶向药物和传统化疗药物。Lopez 及 Kunwar 等分别应用 CED 技术输送紫杉醇和基因重组的细胞毒药物治疗复发胶质瘤均取得良好疗效。目前临床上尚在研究的包括白介素-13(Interleukin-13,IL-13)及托泊替康等的 CED 治疗。

5. 鞘内灌注给药 指通过腰椎穿刺将化疗药物注射到蛛网膜下腔,通过脑脊液循环通路将化疗药物带到肿瘤区域并作用于肿瘤细胞的给药方式,常用于治疗中枢神经系统白血病或淋巴

瘤、中枢神经系统原发性肿瘤及其他恶性肿瘤的中枢神经转移。目前鞘内用药仍以 MTX、Ara-C 和皮质激素为主。

四、并 发 症

局部化疗的并发症较常见的有颅内感染、癫痫、脑水肿、切口愈合不佳等，不同的给药方式有不同的主要并发症。经导管给药由于预留的导管造成颅内外沟通，容易引起感染、出血、贮液囊移位、抽搐发作及脑白质病变等风险和并发症。局部缓释化疗及对流增强输送化疗为近年来主要的创新给药方法，缓释给药技术具有可持续给药、稳定的释药动力学特征、可术中给药降低操作侵袭性、峰值浓度相对于常规给药方法降低对组织器官损害、生物相容性好等特点，但也存在药物作用范围有限、给药剂量受到载体体积的限制、只能单次给药等缺憾以及癫痫发作、脑水肿、切口愈合不佳甚至脑积水、瘤床囊肿的形成等并发症；CED 技术使药物弥散范围更广、局部药物浓度恒定、可供使用的药物及治疗方案较多等优势，但本身属于有创操作，目前尚存在有潜在致颅高压风险、药物扩散范围不可控等缺点，目前临床应用不多。因此，借鉴术后分子病理检测结果，评估肿瘤细胞动力学及增殖和生长的特点，合理地选择联合抗肿瘤药物及不同局部给药方式，可能会获得更理想的疗效。

参 考 文 献

1. Aydin H, Sillenberg I, von Lieven H. Patterns of failure following CT-based 3-D irradiation for malignant glioma. Strahlenther Onkol, 2001, 177:424-431.

2. Gabayan AJ, Green SB, Sanan A, et al. GliaSite brachytherapy for treatment of recurrent malignant gliomas: a retrospective multi-institutional analysis. Neurosurgery, 2006, 58(4):701-709.

3. Rainov NG. A phase Ⅲ clinical evaluation of herpes simp lex virus type Ⅰ thymidine kinase and ganciclovir gene therapy as an adjuvant to surgical resection and radiation in adults with previously untreated glioblastomamultiforme. Hum Gene Ther, 2000, 11(17):2389-2401.

4. Hayes R L, Arbit E, Odaimi M, et al. Adoptive cellular immunotherapy for the treatment of malignant gliomas. Crit Rev Oncol Hematol, 2001, 39(1-2):31-42.

5. Luther N, Cheung NK, Souliopoulos EP, et al. Interstitial infusion of glioma-targeted ecombinant immunotoxin8 H9scFv-PE38. Mol Cancer Ther, 2010, 9(4):1039-1046.

6. Zunkeler B, Carson RE, Olson J, et al. Quantification and pharmacokinetics of bloodbrain barrier disruption in humans. J Neurosurg, 1996, 85(6):1056-1065.

7. Fortin D, Desjardins A, Benko A, Niyonsega T, et al. Enhanced chemotherapy delivery by intraarterial infusion and bloodbrain barrier disruption in malignant brain tumors: the Sherbrooke experience. Cancer, 2005, 103(12):2606-2615.

8. Misra A, Ganesh S, Shahiwala A, et al. Drug delivery to the central nervous system: a review. J Pharm Pharm Sci, 2003, 6(2):252-273.

9. 赵克明, 贡雁衍, 卫启铭, 等. 局部化学治疗脑恶性肿瘤例临床随访. 中华神经外科杂志, 1996, 2(1):41.

10. 刘金龙, 陈硕朗, 林佳平, 等. 胶质瘤显微手术切除加术中间质化疗的临床效果. 中华显微外科杂志, 2003, 26(2):156-158.

11. Kawasaki H, Shimizu T, Takakura K, et al. Pharmacodynamic study of mitomycin C mixed with fibrin glue for treatment of malignant brain tumors. No Shinkei Geka, 1994, 22(9):819.

12. Garfield J, Anthony D D. Postoperative intracavitary chemotherapy of malignant gliomas. J Neurosurg, 1973, 39(3):315-322.

13. Ommaya AK. Subcutaneous reservoir and pump for sterile access to ventricular cerebrospinal fluid. Lancet, 1963, 9:983.

14. Ommaya AK. Implantable devices for chronic access and drug delivery to the central nervous system. Cancer Drug Delivery, 1984, 1(2):169-179.

15. Sandberg DI, Bilsky MH, Souweidane MM, Bzdil J, Gutin PH. Ommaya reservoirs for the treatment of leptomeningeal metastases. Neurosurgery, 2000, 47:49-54.

16. Saltzman W M. Drug Delivery: Engineering principles for drug therapy. first edition. New York: Oxford University Press, 2001.

17. Shaw C, Alvord E. Cava septi pellucidi et vergae: their normal and pathologic states. Brain, 1969, 92:213-216.

18. Brem H, Piantadosi S, Burger P C, et al. Placebo-controlled trial of safety and efficacy of intraoperative controlled delivery by biodegradable polymers of chemotherapy for recurrent gliomas. The polymer-brain tumor treatment group. Lancet, 1995, 345:1008-1012.

19. Brem H, Mahaley M S Jr, Vick NA, et al. Interstitial chemotherapy with drug polymer implants for the treatment of recurrent gliomas. J Neurosurg, 1991, 74(3):441-446.

20. Morrison P F, Chen M Y, Chadwick R S, et al. Focal delivery during direct infusion to brain: role of flow rate, catheter diameter, and tissue mechanics. Am J Physiol, 1999, 277(4 Pt

2）:1218-1229.

21. Yang W,Barth R F,Wu G,et al. Convection-enhanced delivery of boronated EGF as a molecular targeting agent for neutron capture therapy of brain tumors. J Neurooncol,2009,95（3）:355-365.

22. Kawakami K,Kawakami M,Kioi M,et al. Distribution kinetics of targeted cytotoxin in glioma by bolus or convection-enhanced delivery in a murine model. J Neurosurg,2004,101（6）:1004-1011.

23. Mut M,Sherman JH,Shaffrey ME,Schiff D. Cintredekin besudotox in treatment of malignant glioma. Expert Opin. Biol,Ther. 2008,8（6）,805-812.

24. Fiandaca MS,Forsayeth JR,Dickinson PJ,et al. Image-guided convectionenhanced delivery platform in the treatment of neurological diseases. Neurotherapeutics,2008,5（1）,123-127.

25. Varenika V,Dickinson P,Bringas J et al. Detection of infusate leakage in the brain using real-time imaging of convectionenhanceddelivery. J Neurosurg,2008,109（5）,874-880.

26. Lopez KA,WaziriAE,Canoll PD,et al. Convection-enhanced delivery in the treatment of malignant glioma. Neurol Res,2006,28（5）:542-548.

27. Hall W A,Rustamzadeh E,Asher A L. Convection-enhanced delivery in clinical trials. Neurosurg Focus,2003,14（2）:e2.

28. Kunwar S,Westphal M,Medhorn M,et al. Results from PRECISE:a randomized Phase 3 study in patients with first recurrent GBM comparing cintredekin besudotox administered via convectionenhanced delivery with Gliadel wafers. Neurooncol,2007,9:531.

29. Label approved for Gliadel,NDA no. 020637（2003）［monograph on the Internet］Center for drug evaluation and research. U. S. Food and Drug Administration. Available from:www. fda. gov.

30. LaRocca R,Glisson S,Hargis J,et al. High-grade glioma treated with surgery;carmustine wafer;postoperative radiation;and procarbazine,lomustine,and vincristine chemotherapy. Neurosurg Quart,2005,15（3）:167-171.

（陈银生　陈忠平）

第九章　放射治疗学

肿瘤学放射治疗学,是研究放射线单独或结合其他方法治疗肿瘤的临床学科。放射治疗是恶性肿瘤最重要的治疗手段之一。最大限度地消灭肿瘤,同时最大限度地保存正常组织的结构与功能,提高患者的长期生存率和生活质量,是放射治疗的目的。放射治疗学的主要内容有:肿瘤放射技术学,肿瘤放射物理学,肿瘤放射生物学,临床放射肿瘤学。

第一节　放射治疗原理

一、放射生物学基础

肿瘤放射生物学的内容包括研究射线对肿瘤和正常组织的作用的生物学机制,讨论预测和提高肿瘤放射敏感性,减少正常组织损伤的生物学途径。电离辐射线能杀灭位于正常组织中的恶性肿瘤临床和亚临床病灶,其常作为恶性肿瘤治疗的主要手段之一。电离辐射的生物效应主要是 DNA 损伤所致,DNA 是关键靶点,包括电离辐射的直接作用和间接作用。

1. 电离辐射生物学作用的物理、化学基础

(1) 电离辐射的种类与物质的相互作用:电离辐射可分为两类:直接电离辐射和间接电离辐射,直接电离辐射发射的是带电粒子,如电子,质子,α 粒子等,它们与物质发生碰撞使物质电离,间接电离辐射发射的是非带电粒子,如光子(χ,γ 线),中子等。

(2) 传能线密度和相对生物效应:传能线密度(Lineal Energy Transfer, LET)是指带电粒子在组织或其他介质中经过一定距离,由于碰撞而损失的能量。单位是每微米密度物质的千电子伏(keV/μm)。电离辐射构成的生物损害与 LET 的高、低有关,高 LET 粒子在物质中产生生物效应的概率较高,高 LET 的快中子要比低 LET 的 γ 线更有效地产生生物效应。相对生物效应(relative biological effectiveness, RRE)才能照射剂量相等,电离辐射种类不同所产生的生物效应不同,因此,高 LET 辐射的生物效应大于低 LET 的辐射效应。RBE 等于参与辐射引起特定生物效应所需的吸收剂量/所研究的辐射在相同照射条件下,引起同等程度生物效应所需的吸收剂量。

(3) 电离辐射的分子生物学效应:细胞 DNA 是辐射作用的靶,DNA 损伤形式有三种:①DNA 链断裂,②氢键断裂和碱基损伤,③分子交联。电离辐射对 DNA 的损伤机制包括直接作用和间接作用。直接作用指电离辐射作用于生物系统引起生物活性大分子的损伤,生物大分子 DNA 可在辐射作用时直接出现功能和结构的改变。间接作用指辐射通过水的原发辐解产物对生物大分子的损伤。电离辐射的吸收剂量(D)= dE/dm,dE 是致电离辐射给与质量为 dm 的物质的平均能量。单位 J/kg 符号 Gy。

DNA 辐射损伤的修复包括亚致死性损伤的修复、潜在致死性损伤的修复。亚致死性损伤的修复只有在分割剂量实验中才能表现出来,将一个剂量分割成两个较小的剂量,中间隔几个小时照射,表现细胞的存活率增高。分隔剂量照射与单次照射相

比,引起同等存活率所需的剂量明显增大。潜在致死性损伤的修复:照射后细胞处于次优条件时潜在致死性损伤即被修复,表现为存活分数增高,细胞存活曲线的斜率变小。

2. 不同组织、器官和细胞的放射敏感性　与分裂活动成正比,与分化程度成反比。按放射敏感性不同,将组织分为:①高度敏感的组织:淋巴、胸腺、骨髓、胃肠上皮、性腺、胚胎组织。②中度敏感组织:感觉器官、内皮细胞、皮肤上皮、唾液腺、肾、肝、肺组织。③轻度敏感组织:中枢神经系统、内分泌腺、心脏。④不敏感组织:肌肉、骨组织、结缔组织。

3. 电离辐射对神经系统的作用　神经系统要受到特大剂量($>50Gy$)照射时才会引起形态的改变。受到特大剂量照射后形态改变主要为神经细胞的充血、水肿和出血,渐进性坏死,特别是头部受到大剂量照射后,病变遍及大脑、小脑、间脑、脑干等,出现神经细胞变性坏死,神经胶质细胞增生,胶质细胞包绕变性坏死的神经细胞,形成所谓的"卫星"现象,胶质细胞吞噬神经细胞形成噬节现象。小脑颗粒层细胞大量固缩,其严重程度与剂量有密切关系。

二、放射物理学基础

放射物理学内容包括研究放疗设备的结构,性能以及各种射线在人体内的分布规律,探讨提高肿瘤剂量降低正常组织受量的物理方法。

1. 放射源的种类及照射方法

(1) 临床放射治疗中使用的射线主要有三类:①放射性核素:^{60}Co、^{192}Ir 等;②常压 X 线治疗机和医用加速器;③能产生重粒子束的加速器:快中子、质子等。

(2) 照射方法

1) 体外照射(放射源位于体外一定距离的照射)包括:①固定源-皮距技术,②固定源轴距,③旋转照射技术。

2) 体内照射(密封源直接放入被治疗的组织或人体天然腔内),包括:腔内、管内、组织间插入、术中和敷贴治疗。

外照射与内照射区别见表9-1。

2. 放射治疗设计的剂量学四原则　①肿瘤剂量要准确;②肿瘤区域内,剂量分布要均匀,剂量梯度变化不超过±5%,即90%的等剂量曲线要包括整个靶区;③照射野设计应尽量提高肿瘤治疗区域内剂量,降低周围正常组织受量;④保护肿瘤周围重要器官。

表 9-1　外照射与内照射区别

	外照射	内照射
照射源距离	$75 \sim 100cm$	$5\ mm \sim 5cm$
照射源强度	MV	mci-ci
照射方式	能量大,射程远,经准直器,限速器屏蔽只有少部分到达组织	无屏障,大部分被组织吸收
对正常组织影响	经皮肤,正常组织后到达肿瘤组织,肿瘤受照量受到皮肤,正常组织耐受量的影响	直接置于瘤体,瘤体内受周围组织影响小
照射内剂量分布	能量梯度变化不大,靶区内剂量分布均匀	能量与距离平方成反比,靶区内剂量不均匀

3. 计划设计中的有关概念　肿瘤区(GTV)肿瘤的临床灶,为一般诊断手段(CT,MRI)能够诊断出的可见的具有一定形状和大小的恶性病变的范围,转移的淋巴结或其他转移病变认为是第二肿瘤区。临床靶区(CTV)临床灶(肿瘤区),亚临床灶及肿瘤可能侵犯的范围,同一个 CTV 可以出现两个或两个以上的 GTV。计划靶区(PTV):包括临床靶区本身(CTV)照射中器官的运动(ITV),和由于日常摆位治疗中靶位置,体积变化等因素引起的扩大照射的组织范围,以确保临床靶区 CTV 得到规定的治疗剂量。目前临床上应用的照射技术主要是固定野照射技术,旋转照射技术,特殊照射技术。治疗计划设计步骤包括:患者资料信息获取阶段,计划设计阶段,计划的评估与确认,治疗计划的执行。临床放射治疗中的分割方式包括:常规分割、超分割、加速分割、加速超分割、低分割等。

第二节 放 疗 设 备

一、常用的放射治疗设备

包括深部治疗 X 线机、远距离^{60}Co 治疗机、医用直线加速器、近距离后装治疗机。

1. 千伏 X 线治疗机　主要是指利用 400kV 以下 X 线治疗肿瘤的装置。400kV 以下 X 线机主用于：体表肿瘤或者浅层淋巴结转移性肿瘤的治疗或预防性照射。

2. ^{60}Co 治疗机　^{60}Co 的射线能量为 1.25MeV，半衰期为 5.24 年。钴半影（照射野边缘的剂量随着离开中心轴距离增加而发生急剧的变化，这种变化的范围称之为半影）包括几何半影、穿射半影、散射半影。^{60}Co 治疗机临床应用特点：①穿透力强，提高了深部肿瘤的疗效；②^{60}Co 射线的建成深度位于皮下 5cm 皮肤剂量相对少；③物理效应以康普顿效应为主，骨吸收类似软组织吸收，可用于骨后病变治疗；④旁向散射少，放射反应轻；⑤经济可靠，结构简单，维护方便。缺点：需换源，不治疗也有少量的放射线，半影，半衰期短。

3. 直线加速器的临床应用特点　①发射不同能量电子线，便于治疗浅表部位病变，同时有效保护深部组织；②可根据病变部位选择一定能量的 X 线，对体部病变也能达到较理想的剂量分布；③设野方便，照射野均匀性好；④便于改装成 X-刀，进一步提高疗效。缺点：维修相当复杂。

4. 近距离后装治疗机是与远距离治疗相对而言的　它主要包括腔内，管内照射，组织间插植，术中置管，术后照射，敷贴照射。现代近距离治疗的特点：①放射源微型化，程控步进电机驱动（源微型化，通过任何角度，治疗身体各部位肿瘤，针细，损伤小程控步进电机驱动，可任意控制源的潴留位置，时间，实现理想的剂量分布；②高活度放射源形成高剂量率治疗：缩补了照射时间，减轻了医护人员的负担；③微机治疗计划设计：可提高治疗质量，同时微机还能提供更好的优化方案。

二、精确放射治疗

包括三维适形放射治疗、调强适形放射治疗、立体定向放射治疗（伽马刀、X 线刀）、射波刀等。

1. 三维适形放射治疗（3DCRT，3-Dimension Conformal Radiation Therapy）　通过立体三维定位，与其相适应的多叶光栅（multiple leaves collimator）能够随射野改变而适形变化，达到准确适应肿瘤形状，使高剂量区分布形状在三维方向上与病变靶区完全一致。它以直线加速器 X 线作为放射源，通过 CT 3～5mm 的层扫描，进行靶区和重要器官的三维重建，借助三维定向固定系统，应用三维治疗系统设计治疗计划。可治疗颅内病变，也可治疗体部病变。其精确度、疗效，并发症均优于常规治疗。一些部位的肿瘤受呼吸及心脏搏动的影响，会发生移位，治疗时靶区加大，会增加肿瘤周围正常组织或重要器官的损伤。

2. 调强适形放射治疗（IMRT，Intensity Modulation Radiation Therapy）　是 3D CRT 的进一步发展，是由计算机治疗计划优化和计算机控制使用多叶准直器（MLC）实施放疗的发展，其目的是通过调整每个射野内的强度来进一步改善剂量分布。IMRT 的治疗需要把整个靶区划分为小的照射野，利用多叶光栅或者动态 MLC，进行治疗计划的逆向设计，即根据靶区对剂量的需要和要求，决定入射线束的强度，靶区内可达到高的照射剂量且剂量分布均匀，并能使靶区（肿瘤）的形状和高剂量分布的形状在三维方向上与靶区的实际形状完全一致，从而大幅度增加肿瘤靶区的照射剂量，并最大限度减少靶区周围正常组织的放射量。同时，可在 1 个计划中实现大野照射及小野的追加剂量照射，并能在 1 次照射中同时照射数个独立的病灶，适用于头部及体部肿瘤的治疗。调强放疗与三维适形放疗的主要区别在于以下方面：①逆向计划设计：适形放疗计划设计和剂量计算为正向，肿瘤靶区受照射较之常规放疗均匀、理想，但较之调强则均匀度尚差。调强为逆向的剂量计算、设计计划，使肿瘤受更理想的照射；更理想地保护周围重要的正常器官组织，更好地降低放射毒副作用。②提供多方位的图像及计量分布（冠状、矢状、横断面）。③验证：择优方案选择后将信息转至治疗机电脑按上述条件运转，将各种附加条件如机架，准直器，床移动范围，射野大小，多叶光栅叶片运动及调整机匹配。

3. 立体定向放射外科（SRS，stereotactic radio-surgery）和立体定向放射治疗（SRT，stereotactic ra-

diotherapy）　是采用立体定向等中心旋转照射技术,将高能放射线在空间三维集束聚于某一局限性的病变靶区（target volume）进行单次或分次大剂量照射,使之发生不可逆转的生物毁损,而病变靶区外组织因迅速的剂量递减免受和少受照射,从而在病变靶区边缘形成一如刀割样的损伤边界,达到类似外科手术的效果。由于立体定向放射治疗单次照射剂量远远大于常规分割剂量,且有多种剂量分割模式,造成各种治疗模式之间进行疗效比较的困难。通常采用线性二次模式（linear quadratic model,LQ）等效换算公式进行生物效应剂量（biological effective dose,BED）的换算。$BED = nd \times 1 + d/(\alpha/\beta)$。式中 n 为分次数,d 为分割剂量,肿瘤 α/β 值通常取 10。该公式不完全适合大剂量照射的 BED 等效换算,且没有考虑间隔时间和总时间的影响,但可作为各治疗模式间剂量比较的参考。

（1）伽马刀（γ-刀）:伽马刀通过聚焦,等中心照准,于单次短时间或多次较长时间给予肿瘤超常规致死量治疗,达到摧毁瘤区细胞的目的,伽马刀利用约 30 ~ 200 个钴源,在等中心条件下,从立体不同方向位置,在短距离内对小肿瘤进行一次或多次照射,给予总剂量超过肿瘤及正常组织耐受量,用准确聚焦的办法使多个 ^{60}Co 源的剂量集中在靶区,分射束聚焦使周围正常组织受量仍在可能的耐受量中,由于采用电脑、CT,以及准确的立体设计定位,因而射野边界锐利可达 ±2mm 以下,确保了非瘤区正常组织安全。伽马刀分为头部伽马刀和体部伽马刀,头部伽马刀可无创根治三叉神经痛、胶质瘤、脑膜瘤、听神经瘤、垂体瘤、颅咽管瘤等。其特点是定位准确,误差常小于 0.5mm,对于直径小于 3.0cm 的肿瘤,首选伽马刀治疗可 1 次达到根治的效果,对于

直径大于 3.0cm 的肿瘤,应先行手术治疗,术后残余部分再行伽马刀治疗比较好。体部伽马刀主要用于全身各种肿瘤治疗。随着科技发展,对一些较大的肿瘤伽马刀亦可进行分次放射治疗,最后累计达到需要的治疗剂量。对于一些经过普通放射治疗瘤体缩小,但达不到根照射剂量的瘤体,应用伽马刀可进行很好的剂量追加。

（2）X 刀:以直线加速器 X 线作为放射源,采用立体定位技术,计算机化治疗计划系统以及三维重建系统,利用几何立体聚焦原理,以多个小野或旋转等中心照射技术,使肿瘤组织得到最大的照射剂量,更好地保护病灶周围的正常组织。多功能扫描 X 刀,主要用于体积小于 $10cm^3$ 和重要结构距离大于 5mm 肿瘤的治疗,可单次完成治疗,亦可分次完成治疗。为避免肠管等管腔器官在高剂量照射下被击穿,腹腔内肿瘤被列为治疗禁忌。立体照射（γ,X 刀）技术应用中还存在许多问题,如放射生物学中的远期并发症,肿瘤的局部控制问题,远处转移仍未得到解决,因此想单靠一种这样机器是不能完全解决放射治疗的所有问题的。

4. 图像引导放疗（IGRT）　射波刀（cyberknife）是集中了 IMRT 和立体定向放射外科特点的 4D 治疗系统。它将 6MHz 的医用直线加速器安装在 1 个机器人手臂上,采用金标追踪技术,精度可达 1.0mm 以内。还可以应用呼吸追踪技术,机器臂会按射波刀计划系统（TPS）和呼吸模型规律移动,实时准确跟踪靶区位置,进行精确照射。在临床上,除了可用于治疗众多直径在 6cm 以下的肿瘤以外,还可以治疗脑干、脊髓或附近的病灶。射波刀的单次照射剂量较大,一些消化道内的肿瘤在大剂量的照射后会造成穿孔或溃疡,因此消化道肿瘤为其治疗禁忌。

第三节　中枢神经系统肿瘤的放射治疗方法

一、中枢神经系统肿瘤放射治疗原则

用"有效、安全"四个字来概括。符合这一原则的计划必须做到靶区确定准确,靶区剂量适宜,即准确、均匀,同时尽量使靶区周围正常脑组织受量低,而周围未受侵及的重要结构如脑干、脑神经等免受照射或在耐受量以内。

1. 中枢神经系统现代放射治疗常规的特点
①放射源多为高能 X 线;②采用固定装置的立体定

向定位;③三维适形照射（3D-RT）或调强适形放疗（IMRIT）;④立体定向放射治疗（SRT）,采用小多叶光栅或准直器。

2. 多年传统技术应用的临床资料为新技术的安全、有效开展奠定了基础　仍按常规剂量分割 1.8 ~ 2.0Gy/d,立体定向放射治疗（SRT）则采用单次剂量大分割,视具体情况而定。

3. 最大限度缩小正常组织高剂量体积　避免平行对穿野照射,健侧结构免受照射,保护其功能。

二、3D-CRT 和 IMRT

这两项现代放射治疗新技术用于中枢神经系统肿瘤治疗比传统放疗可减少 30%～50% 正常脑组织受到高剂量照射,因而可安全地使肿瘤靶区剂量适当提高,从而提高治疗增益,降低放疗所致副作用。

三、立体定向放射外科(SRS)和立体定向放射治疗(SRT)

目前临床使用的设备有 r 刀, X 刀(X-knife)。另一类设备为利用高能回旋加速器产生的质子束或其他重离子束进行立体定向等中心旋转照射。典型的治疗方法:单面旋转照射(single plan rotation),非共面多弧度聚束照射(non-coplanarg multi-converging ARC),动态旋转(dynamic rotation),锥形旋转(coni-cal rotation)。临床应用这一技术并进一步发展和扩大其治疗范围,由颅内良性肿瘤发展到脑转移瘤的治疗,其疗效得到一致肯定。采用立体定向放射治疗(SRT)这一分次治疗方法更符合肿瘤放射生物学规律,减轻正常脑组织放射反应和降低并发症发生。选择合适病例采用立体定向放射治疗(SRT)技术治疗脑部肿瘤,能明显提高疗效。

四、放射治疗分割方式

根据肿瘤放射生物学的"4R"规律,国内外放射治疗专家对放疗时间、剂量、分次的模式进行了几十年的探索,确立每日 200Gy,每周 5 次的标准放射治疗方案是一个好的模式,并意识到这可能并不是最好的分次模式,对有些临床情况并不合适。因此,临床放疗专家进行了少分次(大分割短疗程),超分次(超分割),加速治疗(加速超分割)等探索,有些显示出提高局部控制率的结果。

第四节 中枢神经系统肿瘤放射治疗适应证及预后

一、放射治疗在中枢神经系统肿瘤中应用

该技术应用较广泛,主要包括:高级别胶质瘤(WHO Ⅲ-Ⅳ级)术后放疗或不能手术患者的单纯放疗;未完全切除或恶性少枝胶质瘤和混合性恶性少枝胶质瘤应术后放疗;对弥漫型病变的脑干肿瘤,放疗为主要治疗手段;原发性中枢神经系统恶性淋巴瘤;间变性或不全切除的室管膜瘤或室管膜母细胞瘤;垂体瘤术后放疗;恶性脑膜瘤或间变性脑膜瘤,次全切患者,需作术后放疗;颅咽管瘤的术后放疗;脑转移瘤等。

二、全脑放疗适应证

1) 中枢神经系统恶性淋巴瘤。

2) 多发脑转移瘤。

3) Gliomatosis cerebri(大脑胶质瘤病)。

4) 多灶性恶性胶质瘤。

5) 软脑膜恶性播散癌(需全中枢神经系统照射)。

三、全脑全脊髓放疗

主要用于某些经脑脊液播散的恶性肿瘤,如髓母细胞瘤、生殖细胞瘤,室管膜瘤,中枢神经系统恶性淋巴瘤,脉络丛乳头状癌,除髓母细胞瘤外,后四种是有选择地进行全脑全脊髓放疗。

四、预 后

中枢神经系统肿瘤的预后差异较大,影响因素包括:①肿瘤恶性程度:例如良性脑膜瘤较恶性脑膜瘤预后好;②手术切除范围:手术切除完全者较部分切除者预后好;③脑脊液播散:有无脑脊液播散者预后较差;④肿瘤生长方式:例如脑干弥漫浸润型患者预后差;⑤放疗剂量:需放疗的肿瘤中放疗足量者预后较好。其他因素包括患者年龄、神志、KPS 评分等。

第五节　毒性反应及处理

一、放射治疗急性毒性反应

1. 放疗中病情恶化　如脑水肿或肿瘤进展、感染、糖尿病血糖控制不稳定等,应积极控制感染、高血糖等。

2. 恶心、呕吐　处理降颅压,减轻脑水肿,可应用皮质醇激素、甘露醇、甘油果糖等。长期使用有激素依赖现象,并注意监测肝、肾功能和水电解质平衡。注意补钾。应用激素注意事项:有脑水肿症状者,放疗前开始应用;避免激素危象,减药要早,缓慢,有计划调整用药;糖尿病,高血压,胃溃疡,青光眼患者慎用。

3. 脱发。

4. 放射性皮炎　处理:保护照射区皮肤,避免皮肤摩擦或接触刺激性物品,避免强烈阳光直射,保持皮肤清洁,避免肥皂等清洁剂。Ⅰ、Ⅱ度皮肤反应采取局部用药,可用外用放疗皮肤保护剂(三乙醇胺);重度放射性皮炎可用复方硼酸溶液局部湿敷,止痛、防感染等。

5. 放射性中耳炎或外耳炎　处理:中耳积液者可鼓膜置管引流,感音神经性听力下降可用激素减轻组织水肿。

6. 疲劳、乏力。

二、放射性亚急性毒性反应

一般发生在放疗后6~12周。

1. 嗜睡、或神经系统症状恶化。

2. 影像学检查　显示恶化、如为恶性胶质瘤疑为病变进展的早期阶段,此期间采用 PET、SPECT、PET-CT 和 MRI 能帮助诊断,增加激素用量4~8周后重复影像学检查。

三、放射性晚期毒性反应

1. 局部损伤、坏死出现、视神经炎、垂体功能低下　放射性脑损伤可用皮质类固醇、血管扩张剂、神经细胞营养药,手术治疗是放射性脑坏死的有效治疗方法。放疗后出现垂体功能低下,通常采用激素替代疗法。

2. 神经精神病,认识、识别能力障碍　症状轻重与损伤的程度、照射体积、分割方式、剂量、年龄有关。

3. 脑白质病　在脑部放疗与 MTX 治疗同时进行者和老年患者易发生此病。

参 考 文 献

1. 胡逸民. 现代放射治疗学进展. 北京:北京医科大学中国协和医科大学联合出版社,1998.

2. David L, Elizabeth J, Adams R, et al. Cardiac avoidance in breast radiotherapy: A comparison of simple shielding techniques with intensity modulated radiotherapy. Radiother Oncol,2001,60:247-255.

3. Schw EA, Shiomi H, Adler J. Respiration tracking in radiosurgery. Med Phys,2004,31:2738-2741.

4. Sarah SD, Fred L, and Fisher PG. Advances Toward an Understanding of Brainstem Gliomas. J Clin Oncol,2006,24:1266-1272.

5. Paul LN, Arnab C, Dianne MF et al. Results of Whole-Brain Radiation As Salvage of Methotrexate Failure for Immunocompetent Patients With Primary CNS Lymphoma. J Clin Oncol,2005,23:1507-1513.

6. Blay JY, Conroy T, Chevreau C, et al. High-dose methotrexate for the treatment of primary cerebral lymphomas: Analysis of survival and late neurologic toxicity in a retrospective series. J Clin Oncol,1998,16:864-871.

7. Ferreri AM, Blay JY, Reni M, et al. Prognostic scoring system for primar CNS lymphomas:the international extranodal lymphoma study group experience. J Clin Oncol,2003,21:266-272.

8. Pourel N, Auque J, Bracard S, et al. Efficacy of external fractionated radiation therapy in the treatment of meningiomas:A 20-year experience. Radiat Oncol,2001,61:65-70.

9. 殷蔚伯. 肿瘤放射治疗学. 第4版. 北京:中国协和医科大学出版社,2008.

（肖建平　刘峰）

第十章 生物治疗策略及展望

第一节 基因治疗

概 述

脑肿瘤作为一种基因病,已经得到了医学界的认同。伴随分子生物学技术的进步,颅脑肿瘤基因治疗的发展亦较迅速,其中最有代表性是胶质瘤的基因治疗。

在脑肿瘤的发生、发展过程中,一些肿瘤抑制基因未被激活,而相当多的癌基因却过渡表达,同时,肿瘤细胞分泌的免疫抑制物质也使其逃避了免疫系统的监视功能。基因治疗的目标就是激活并增强抑癌基因,抑制癌基因的激活,以及增强免疫反应,增强抗血管生成作用等,从而获得有效的抗肿瘤效应。

目前,基因治疗主要还处于动物实验阶段,但其为脑肿瘤基因治疗的临床应用奠定了基础。同时,一系列的临床试验也在开展。自 1992 年美国 NIH 批准首个运用病毒介导的 HSV-tk/GCV 系统治疗脑胶质瘤的临床方案以来,全球掀起了肿瘤基因治疗的热潮。但是,由于从实验到临床之间的转化困难,目前还没有取得理想的临床效果。基因治疗需要从靶基因和转运系统两方面考虑。

一、抑癌基因

所有的癌细胞都是来自正常的前体细胞。但是癌细胞在一些关键基因上,无论是癌基因还是抑癌基因,都存在有害性突变。现在,关于肿瘤发生是一个多步骤过程的认识已经为医学界接受,其中涉及了单个细胞 DNA 上的许多基因突变带来的功能障碍。比如,加速细胞周期进程、生长因子的独立性、新生血管形成、细胞锚定依赖性、细胞凋亡减少和对化疗药物的敏感性降低。其中,在胶质瘤的形成过程中有四个通路很关键,分别是:P53/ARF/human MDM2 通路;P16/Rb/cyclinD/CDK4 通路;RTK/Ras 通路;PI3K/PTEN/Akt 通路,这其中又以前 2 者最为重要。

(一)*p53* 基因

p53 通常被称为"基因组的守护者"。人类 *p53* 基因定位于 17p13.1,鼠 *p53* 定位于 11 号染色体,并在 14 号染色体上发现无功能的甲基,进化程度迥异的动物中,*p53* 有极为相似的基因结构,约 20Kb 长,都由 11 个外显子和 10 个内含子组成。其转录翻译编码的野生型 P53 蛋白由 393 个氨基酸残基组成,包含多个功能域。*p53* 基因生长抑制结构域位于氨基酸 65~90 位,富含脯氨酸,含 5 个重复的 *pxxp* 序列,可与含 SH3 结构域的蛋白质相互作用,将 *p53* 与信息传递途径连接起来。

p53 基因在人类肿瘤中有超过 50% 发生突变或缺失。而其他已知的调节 P53 表达的蛋白质比如 c-Jun、MDM2,以及 *p53* 的下游基因包括 *p21* 和 *E2F1* 也经常发生突变。事实上,*p53* 组件在超过 90% 的人类肿瘤中存在突变,其中也包括胶质瘤。*p53* 作为抑癌基因的主要作用是检测 DNA 合成过程中的主要遗传导常。在静止细胞中,*p53* 的表达是不存在的,但在细胞周期或基因毒性损伤的时候 *p53* 才开始表达。一旦检测到基因异常,*p53* 就开始监测修复过程,甚至在 DNA 损伤太严重时诱导凋亡。这种行为大大降低了肿瘤的形成概率。

在低级别胶质瘤和高级别的胶质母细胞瘤中，17p 染色体等位基因的缺损或 p53 的突变存在相同的几率，这也暗示了 p53 的失活应该出现在肿瘤发生的早期阶段，同时也提示了它可以作为基因治疗的一个重要对象。将野生型 p53 重新导入存在 p53 基因突变的胶质瘤是研究的一个热点。早期的体外实验结果表明 p53 的重新导入可以抑制胶质瘤细胞的增殖，并且抑制肿瘤细胞移植到裸鼠时形成肿瘤。p53 的作用还不仅仅局限在已经失去 p53 功能的胶质瘤上。通过使用病毒载体过渡表达 p53 可以有效抑制仍存有野生型 p53 基因表达的胶质瘤细胞系。许多 p53 下游基因如 p21，E2F1 和 p16 在胶质瘤模型中也显示出很好的作用。事实上，表达 p16 和 p21 比表达 p53 更能有效提高生存率，虽然这还没有在临床试验中得到验证。

另外一些研究亦利用了 P53 的抗病毒特性。人类 AdE1B 基因在腺病毒感染期间表达 55kDa 的蛋白质，其结合 p53 基因并使之失活。E1B 是病毒在宿主细胞内复制过程中至关重要的基因。如果腺病毒缺乏 E1B 基因，则不能在 p53 表达正常的细胞内复制。一个关于溶瘤病毒载体 ONYX-015（一种 E1B 基因缺失的腺病毒）的临床 I 期试验正是对 p53 缺失的荷瘤裸鼠产生肿瘤细胞毒作用，未发现任何毒副作用。

（二）Rb 基因

Rb 基因是随着对视网膜母细胞瘤的研究而最早发现的一种肿瘤抑制基因。Rb 基因的纯合子丢失见于所有的视网膜母细胞瘤及部分骨肉瘤、乳腺癌和小细胞肺癌等。Rb 基因定位于染色体 13q14，编码一种核结合蛋白质（P105-Rb）。它在细胞核中以活化的脱磷酸化和失活的磷酸化的形式存在。活化的 Rb 蛋白对于细胞从 G_0/G_1 期进入 S 期有抑制作用。当细胞受到刺激开始分裂时，Rb 蛋白被磷酸化失活，使细胞进入 S 期。当细胞分裂成两个子细胞时，失活的（磷酸化的）Rb 蛋白通过脱磷酸化再生使子细胞处于 G_1 期或 G_0 的静止状态。如果由于点突变或 13q14 的丢失可使 Rb 基因失活。

P16/Rb/cyclinD/CDK4 通路是脑肿瘤中是最常见的基因突变途径。突变表现在低级别肿瘤中多以相对性低增殖率为主，而在中间级别脑肿瘤却出现显著的细胞增殖率。腺病毒介导的 Rb 基因治疗已成功地应用于治疗脑胶质瘤的临床前模型上，其被证实可以减少垂体肿瘤在 Rb+/-小鼠的增殖，并延长生存期。前述 p53 相关的 ONYX-15，一种缺乏

AdE1A（Δ24）的重组腺病毒，亦只在表达磷酸化 Rb 的细胞内复制，并优先攻击肿瘤细胞。单次注射 Δ24 可使肿瘤生长减少 66%，多次注射可减少达 84%。几个研究小组正在积极研究第二代溶瘤腺病毒。一个例子是重组腺病毒 Ad5-Δ24RGD，将 Arg-Gly-Asp（RGD）模序基因整合到 HI 环病毒纤维结内。RGD 序列提高病毒对神经胶质瘤细胞上非常丰富的亲和素 αv 的敏感性。

另外，P16INK4A 在减少啮齿类动物模型上的神经肿瘤增殖并延长存活期亦有非常大的潜在价值。P16INK4A 在 50% 以上的恶性胶质瘤内抑制 Rb 基因的磷酸化。P16INK4A 表达载体被证实可以延长胶质瘤动物模型的生存期，甚至比 P53 表达载体的效果还要好。然而，长期的转基因表达导致诱导性 Rb 蛋白表达的减少，这表明关于 P16INK4A 的基因治疗最终可能导致 Rb 缺陷性肿瘤的出现。

二、基因转运系统

理想的脑肿瘤基因治疗系统应具有以下特点：①特异性与靶向性强，对正常细胞无毒副作用；②无免疫毒性反应；③同药物一样具有可控性；④具有旁观者效应。尽管在基因转运系统方面研究较多，但目前仍无理想转运系统，大多在体外实验中疗效明显，而体内实验效果较差，这种体内感染率低与肿瘤的组织类型相关，同时与大分子物质不易通过及弥散入肿瘤内部有关。

目前主要的载体有两类，非病毒载体和病毒载体。总体而言，实验研究和临床试验均更倾向于应用病毒载体。

（一）非病毒载体

非病毒载体主要包括裸露的 DNA 和脂质体或颗粒介导的 DNA，具有无复制危险，无免疫原性的特点。但是缺陷较多，包括转染效率低，稳定性差，只能介导瞬时表达，有时有明显的毒性反应，同时无靶向性。这些缺陷都限制了其应用。

裸核酸注射，包括反义寡核苷酸，双链 RNAs，小干扰 RNAs（siRNA 或 RNA 干扰，RNAi）以及质粒 DNAs。基于 RNA 的典型方法通常为一段长度约 15～30 个核苷酸的短序列，其与靶标 MRINA 的互补序列杂交，从而激活靶标 MRINA 的降解。因此，他们是通过抑制癌基因的表达发挥作用。例如，反义 VEGF 序列被证实可以降低内源性血管内皮生长因子的水平，从而抑制脑胶质瘤皮下模型中的肿瘤

生长。最近,波兰的一项临床试验报告恶性脑胶质瘤患者手术切除肿瘤后予以术腔内注射针对腱生蛋白(tenascin)的 RNAi 后可以显著改善患者的生存。腱生蛋白是一个在高级别胶质瘤中高表达的细胞外基质蛋白,参与肿瘤的侵袭和血管生成。在荷瘤鼠模型中直接动脉内注射编码表达血管内皮抑制素质粒 DNA 后能显著提高生存时间达 47%。

利用物理或化学的方法可以屏蔽载体基因的降解和提高到达目标肿瘤细胞的可能性。一个特别复杂的策略是在胶质瘤体外、体内实验中使用一种聚脒的树枝状大分子(PAMAM)来运输针对表皮生长因子受体(EGFR)的 siRNA。这种大分子连接有 Tat 肽和一种细菌性磁性纳米粒子。其中的基本原理是 PAMAM 提供了运输基因的载体结构,Tat 肽协助穿越细胞膜,细菌性磁性纳米粒子因为其覆盖面存在脂质双分子层,故具备较强的弥散能力。不管是体外还是体内实验,均证实有很高的抗肿瘤作用。这类高分子聚合物可减少与血浆蛋白的相互作用,延长循环半衰期以便有效地将基因转入肿瘤,并且无细胞毒性,在增强靶向性后可能成为转基因的最佳选择。

(二) 病毒载体

相对于非病毒载体,病毒载体在将目的基因转入肿瘤细胞中更有效,并提供更长时间的基因表达。然而,病毒载体具有免疫原性,可能存在毒性,并可能导致更多副作用。很多病毒被修饰后保留转导基因的能力而很少有病毒内源性基因的表达。

基因治疗的病毒载体主要是腺病毒(Adenoviruses, AdV),腺相关病毒(Adeno-associated viruses, AAV)和反转录病毒(Retroviruses, RV)。腺病毒有易于纯化和培养,宿主范围广、无致癌性和感染率高等优点,但它也存在外源基因的表达时间短、无靶向性和本身有免疫原性等缺点。反转录病毒载体的优点包括对分裂细胞感染率高,可整合到宿主基因组中并长期表达,利用重组病毒可将目的基因传递至整个细胞群体,携带的外源基因较大,但它能整合入宿主基因组导致基因插入突变的缺点限制了临床上的应用。AAV 载体的优点是可稳定整合存在于宿主基因组内,其主要缺陷是装载能力较小。目前病毒载体的主要研究方向,除了在转染效率、免疫原性、装载容量等方面加以改进外,主要是构建靶向性腺病毒,主要思路就是消除病毒的天然嗜性、建立新嗜性、加入靶向配基和选择靶向新受体。

在某些应用中,病毒被改造成保留复制能力并且表达细胞毒性抗癌基因,这些病毒被称为溶瘤病毒(Oncolytic viruses, OV)。孤病毒(reovirus)是一种天然的溶瘤病毒,其复制需通过肿瘤细胞的 RAS 通路的活化,在胶质瘤中酪氨酸激酶的上调可导致 RAS 通路的活化。这种病毒转入后可有效地杀死肿瘤细胞,但在动物模型中也会产生严重的毒性问题,需要进一步研究以明确病毒的特性。宿主的免疫反应是应用中的严重障碍。单纯疱疹病毒(Herpes simplex virus, HSV)对神经细胞有特殊的亲和力,故在胶质瘤中的研究也较多。在 HSV 载体构建的过程中,去除或破坏病毒基因组的一些关键基因,可制造出对肿瘤组织有选择性破坏的溶瘤 HSV(oncolytic HSV),它对正常细胞的毒性下降。

(三) 病毒的可控性与病毒包装

慢病毒(Lentiviruses, LV)是反转录病毒的亚型,有可能成为 C-型反转录病毒载体的替代。慢病毒感染的选择性可受外源性磁场调控。这种磁场调控方式的基础是反转录病毒可在抗鼠纤维素蛋白抗体的导向下被肿瘤捕获,故将磁场施加在与多克隆抗鼠纤维素蛋白抗体结合的 PMPS(一种顺磁性物质)上,可使反转录病毒浓集,并引导反转录病毒感染。但它也存在对非目的细胞感染的缺点,反转录病毒载体的可逆性失活是一种有用的方法。有一种修饰的病毒载体不经长波 UV 光的照射时,对靶细胞的感染力较弱或几乎不存在,而经长波 UV 光的照射后感染力明显增强。这样增强了病毒的可控性。电子学的发展将允许植入一极小的可控的或被编程的装置,在特定的部位与特定的时间产生磁场与发射 UV 光,来改变病毒的感染力、增强其靶向性与可控性。另外一种方法是病毒经包装后直接注射,它可缓慢释放病毒载体,较直接注射大量的病毒载体的优点是减少其毒性反应和增加靶细胞与病毒接触的几率。有研究采用一种包被性藻酸钠,靶基因与病毒分子包装入藻酸钠微包囊,包囊植入颅内后可保持免疫上的独立,并缓慢释放出病毒分子并杀死肿瘤细胞。肿瘤切除后,在瘤腔中植入包囊可杀灭术后残留的肿瘤细胞或不能切除的微转移灶,进而防止术后的复发。

各种病毒载体各有其优缺点,目前研究的方向是优化各种病毒载体,构建嵌合性载体、靶向性载体等,在减少病毒毒性同时,增强外源基因感染的靶向性、表达的稳定性与可控性,同时增殖性病毒也受到重视。

三、免疫基因治疗

（一）肿瘤抗原呈递功能的加强

肿瘤抗原呈递直接与肿瘤免疫相关,增强抗原呈递能力的途径有细胞因子的刺激与树突细胞的激活。从临床患者的血液和脑胶质瘤手术切除标本中获取自身抗原呈递细胞,在体外经 GM-CSF 等细胞因子作用下扩增,抗原呈递细胞体外表达肿瘤抗原的 DNA 或 MRINA,然后回输入患者的体内,由此调动患者的肿瘤抗原免疫识别,产生抗肿瘤免疫反应。

（二）细胞因子基因转导肿瘤细胞

细胞因子参与免疫反应的多个环节。将 IL-2 基因体外转染脑胶质瘤细胞,体外培养扩增后接种于患者自身皮下,可发现肿瘤病灶明显缩小,颅内胶质瘤明显坏死。目前已报道用于胶质瘤基因治疗的细胞因子很多,有 IFN-γ、β、IL-1β、IL-2、4、7 和 MCSF 等。IFN-γ 是一种 Ⅱ 型干扰素,已被证明具有增加肿瘤的免疫原性,扰乱肿瘤细胞增殖,以及抑制肿瘤血管生成的作用。正常情况下,肿瘤细胞和 T 细胞均产生少量 IFN-γ。基因工程处理后提高转导 IFN-γ 至脑肿瘤微环境,可用于增强抗肿瘤免疫反应。

（三）B7 共刺激分子基因导入肿瘤细胞

肿瘤细胞的免疫耐受与恶性肿瘤细胞表面 B7 共刺激分子缺失有关,B7 分子的导入可激活 CD8+ CTL 细胞,引起肿瘤消退。向恶性脑胶质瘤细胞表面转导 B7 共刺激分子基因或 MHC Ⅰ 类分子基因,可激发 T 淋巴细胞的抗肿瘤免疫反应,引起胶质瘤的消退。

四、抗肿瘤血管生成治疗

血管生成(angiogenesis)是新生毛细血管从已存在的血管中以"出芽"方式形成,涉及内皮细胞增殖,迁移以及基底膜降解的过程。血管生成是肿瘤的一个特征性标记,肿瘤的发生、发展、转归在很大程度上依赖于血管生成。而另外亦有两种血管形成方式,血管新生(vascularization)和血管拟态(vascular mimicry),前者是循环性骨髓间充质细胞向肿瘤内植入并分化出内皮细胞从而新生血管,后者却不依赖机体内皮细胞,而是全新肿瘤微循环模式,肿瘤细胞自身分化,参与血管形成。

抗肿瘤血管生成治疗可使肿瘤生成处于抑制状态,它的传统优势是:抗肿瘤血管生成治疗不是直接攻击肿瘤细胞,不会产生放疗和化疗所造成的肿瘤细胞遗传性质的不稳定和治疗后耐药性,同时由于肿瘤部位的血管内皮细胞比肿瘤细胞遗传性状稳定,而正常血管内皮细胞处于不分裂的状态,故抗肿瘤血管生成治疗对其影响不大,其次由于内皮细胞本身就浸泡在血液中,药物到达血管比肿瘤药容易得多。

（一）减少血管生成基因表达产物

1. VEGF 所有的对象中,VEGF 最为研究者认识。胶质瘤的血管密度及 VEGF 水平与肿瘤恶性程度相关,肿瘤的 VEGF 越高、生成血管越多,肿瘤预后越差。VEGF 人源单克隆抗体-贝伐单抗(Avastin)是 FDA 批准的第一个临床验证抗肿瘤血管生成治疗的有效性抑制因子。结果证明,贝伐单抗可以抑制肿瘤生长,并延长患者的生存期。贝伐单抗治疗恶性胶质瘤单药应用时对其他治疗措施很少有拮抗作用。

2. FGF FGF 是生长因子的一种,其结合肿瘤内及内皮细胞上的受体,从而激活受体的二聚化和自我磷酸化作用,结果导致了一系列的信号级联放大效果,促进细胞增殖,迁移和血管生成。由于 FGF 的作用同时体现在肿瘤细胞及肿瘤内皮细胞,实验证实在荷瘤小鼠通过一种溶瘤病毒 HSV-1(bG47Δ-dnFGFR)表达反义 FGFR 从而抑制 FGF 的信号传递,可以显著提高存活期。

（二）提高抗血管生成基因表达产物

1. BAI1 BAI1 由于基因内还有一个 p53 反应组件在 1997 年被定义为血管基因谱中的 p53 反应基因。但是由于其细胞外结构域中重复出现 TSP 1,故被认为具备抗血管生成功能。研究已经证实 BAI1 在大部分恶性胶质瘤标本内存在表达的降低。重建 BAI1 基因被发现有效降低肿瘤的血管生成和肿瘤生长。

2. 血管抑素(angiostatin) 血管抑素是蛋白溶酶原的 4 个 Kringle 结构域中的第一个结构域经蛋白水解后的产物。Krisch 在 1998 年发现荷瘤小鼠应用血管抑素不仅抑制血管生成同时可以抑制肿瘤的生长。在体内实验中,通过应用腺相关病毒(AAV)载体可以持续供给血管抑素。

3. 血管内皮抑素(endostatin) 血管内皮抑素是胶原蛋白 XⅧ 裂解所产生的一个 20kDa 蛋白质。它已被证明可抑制内皮细胞增殖和迁移并诱导其凋亡。同时亦能够抑制 MMP-2 的活性,从而减少内皮细胞和肿瘤细胞的迁移。目前使用不同途径进行内皮抑素基因治疗方法已经有很大的拓展,从骨髓间充质细胞、神经干细胞、腺病毒载体及质粒等均证实有抗肿瘤的疗效。

4. 血小板反应素(Thrombospondin) Thrombospondin 现称为血小板反应素,最早被称为凝血酶敏感蛋白 thrombin sensitive protein(TSP),由 Baenziger 发现并命名。1978 年 Lawler 等全面鉴定了这个分子量为 45kDa 的糖蛋白,并将此蛋白称为 thrombospondin,其意为一种在凝血酶刺激下,从血小板亚细胞成分中释放出来的反应性蛋白。它是一种细胞外基质糖蛋白,能够结合内皮细胞受体。TSP 家族由 5 个细胞外钙结合蛋白构成,TSP-1,TSP-2,TSP-3,TSP-4 和 TSP-5。其中,以 TSP-1 研究最为透彻,其广泛表达在内皮细胞,成纤维细胞,平滑肌细胞,巨噬细胞和恶性胶质瘤细胞等。TSP-1 是内源性糖蛋白,因为具有非常低的免疫反应性而作为联合治疗方案的一个组成方案。最近的一项研究发现使用过渡表达 TSP-1 的人源神经干细胞,表明其通过作用于神经胶质瘤的血管成分,从而限制肿瘤的血管密度以抑制肿瘤的生长。在一项临床 I 期试验中,使用 TSP-1 类似物并结合替莫唑胺化疗和放疗,报告结果显示增加了药物剂量的耐受性,且中位生存期达 16 个月,比目前已有报道的中位生存期稍有改善。这项研究皮下注射水溶性醋酸盐,目前的缺点是其生物利用度不佳以及快速的酶降解。

5. 基质金属蛋白酶组织抑制剂(Tissue inhibitor of matrix metallo proteases,TIMP) 基质金属蛋白酶(matrix metallo proteases,MMPs)是一个分泌性蛋白酶家族,主要作用是降解细胞外基质,促进肿瘤细胞和内皮细胞的迁移。同时,随着细胞外基质的降解,原先为之所限制的生长因子的释放也得到了促进。在多形性胶质母细胞瘤(GBM)细胞中,可以观察到 MMP 表达和活性的提高,以及 TIMP 表达的下降。因此,相关基因治疗的目标就是提高 TIMP 的表达以及降低 MMP 的活性。用表达 TIMP-2 的腺病毒和 HSV 转导到体外胶质瘤细胞内可以降低其侵袭性。有趣的是,表达 TIMP-3 的条件复制性腺病毒可以抑制 MMP 的活性,但是对荷脑胶质瘤小鼠无抗肿瘤效果。因此,TIMPs 的治疗效果可能取决于肿瘤的类型和(或)载体类型。

五、基因治疗的临床试验

目前基因治疗的临床试验主要集中在溶瘤病毒方面。溶瘤病毒的实际应用已经有 8 项临床试验和 3 个案例报告的结果已发表:5 次试验使用 HSV G207 和 1716 株,1 次试验用 AdV ONYX-015,1 次试验用孤病毒,1 次试验用新城疫病毒(Newcastle disease virus,NDV)HUJ 株,以及 3 个案例系列采用 NDV MTH-68 株。在这些试验中,共有近 120 名患者被纳入。令人鼓舞的是,所有试验的结果没有任何大规模的病毒相关的并发症,没有剂量相关性毒性反应。不过,临床治疗的效果相对来说并不是很高。

(一) HSV

目前有两种 HSV-1 株(G207 和 1716)完成了临床 I 期和 II 期试验,III 期临床试验还尚未结束。另外的两种 HSV 治疗方案,G47Δ 和 M032 被计划纳入临床试验。应用 G207 的两个临床 I 期试验共纳入 27 例患者。研究者报道并没有发现明显的不良事件发生,不过在随后的 Ib 试验中,仅有 50% 的患者其颅内肿瘤中发现有病毒复制的情况,并且没有临床治疗效果的出现。III 期临床试验通过对肿瘤多部位的注射 G207,同时隔日辅助应用放疗。目前结果尚未可知。另外报道应用 HSV-1716 的应用主要是在欧洲,目前完成了 I 期和 II 期试验,结果也是没有发现不良的毒副作用。少数几例患者出现生存期的延长。

(二) 腺病毒

应用腺病毒的临床 I 期试验报道应用 ONYX-015,完成了 24 例复发性恶性胶质瘤患者。没有明显的不良反应,但是,也未有发现与 ONYX-015 相关的治疗效果。而目前在 MD Anderson 另外进行了一项应用基因工程改造过的 Ad-Delta-24-RGD(DNA-Trix)的临床 I 期试验正在进行中。

(三) 孤病毒

目前报道了 2 项临床 I 期试验,入组了 30 例患者。Forsyth 等人报道 12 例入组患者没有发现明显的不良事件,其中 1 例患者生存期达 6 年。而美国进行的多中心临床试验中入组 18 例,亦没有不良事件出现,其中 3 例出现病情稳定,1 例患者出现部分治疗效果。

综上所述,基因治疗的发展为治疗颅脑肿瘤提供了一种崭新的模式。但目前各种基因治疗策略都有一定的局限性。提供高效、特异的靶向性载体,联合多种机制基因治疗策略成为今后基因治疗的发展方向。随着基因转移系统的逐步完善,这门新兴的分子外科与传统治疗相结合的方式将成为常规方法,用来征服致命的脑肿瘤。

参 考 文 献

1. Fomchenko EI, Holland EC. Mouse models of brain tumors and their applications in preclinical trials. Clin Cancer Res, 2006,12:5288-5297.

2. Merlo A. Genes and pathways driving glioblastomas in humans and murine disease models. Neurosurg Rev, 2003, 26: 145-158.

3. Holland EC, Varmus HE. Basic fibroblast growth factor induces cell migration and proliferation after glia-specific gene transfer in mice. Proc Natl Acad Sci U S A, 1998, 95: 1218-1223.

4. Hambardzumyan D, Becher OJ, Rosenblum MK, et al. PI3K pathway regulates survival of cancer stem cells residing in the perivascular niche following radiation in medulloblastoma in vivo. Genes Dev, 2008, 22:436-448.

5. Louis DN. The p53 gene and protein in human brain tumors. J Neuropathol Exp Neurol, 1994, 53:11-21.

6. Asai A, Miyagi Y, Sugiyama A, et al. Negative effects of wild-type p53 and s-Myc on cellular growth and tumorigenicity of glioma cells. Implication of the tumor suppressor genes for gene therapy. J Neurooncol, 1994, 19:259-268.

7. Li H, Alonso-Vanegas M, Colicos MA, et al. Intracerebral adenovirus-mediated p53 tumor suppressor gene therapy for experimental human glioma. Clin Cancer Res, 1999, 5: 637-642.

8. Chen J, Willingham T, Shuford M, et al. Effects of ectopic overexpression of p21 (WAF1/CIP1) on aneuploidy and the malignant phenotype of human brain tumor cells. Oncogene, 1996, 13:1395-1403.

9. Fueyo J, Gomez-Manzano C, Yung WK, et al. Overexpression of E2F-1 in glioma triggers apoptosis and suppresses tumor growth in vitro and in vivo. Nat Med, 1998, 4:685-690.

10. Wang TJ, Huang MS, Hong CY, et al. Comparisons of tumor suppressor p53, p21, and p16 gene therapy effects on glioblastoma tumorigenicity in situ. Biochem Biophys Res Commun, 2001, 287:173-180.

11. Chiocca EA, Abbed KM, Tatter S, et al. A phase I open-label, dose-escalation, multi-institutional trial of injection with an E1B-Attenuated adenovirus, ONYX-015, into the peritumoral region of recurrent malignant gliomas, in the adjuvant setting. Mol Ther, 2004, 10:958-966.

12. Maher EA, Furnari FB, Bachoo RM, et al. Malignant glioma: genetics and biology of a grave matter. Genes Dev, 2001, 15: 1311-1333.

13. Riley DJ, Nikitin AY, Lee WH. Adenovirus-mediated retinoblastoma gene therapy suppresses spontaneous pituitary melanotroph tumors in Rb +/-mice. Nat Med, 1996, 2: 1316-1321.

14. Fueyo J, Gomez-Manzano C, Alemany R, et al. A mutant oncolytic adenovirus targeting the Rb pathway produces anti-glioma effect in vivo. Oncogene, 2000, 19:2-12.

15. Suzuki K, Fueyo J, Krasnykh V, et al. A conditionally replicative adenovirus with enhanced infectivity shows improved oncolytic potency. Clin Cancer Res, 2001, 7:120-126.

16. Lee SH, Kim MS, Kwon HC, et al. Growth inhibitory effect on glioma cells of adenovirus-mediated p16/INK4a gene transfer in vitro and in vivo. Int J Mol Med, 2000, 6:559-563.

17. Simon M, Simon C, Koster G, et al. Conditional expression of the tumor suppressor p16 in a heterotopic glioblastoma model results in loss of pRB expression. J Neurooncol, 2002, 60:1-12.

18. Thomas CE, Ehrhardt A, Kay MA. Progress and problems with the use of viral vectors for gene therapy. Nat Rev Genet, 2003, 4:346-358.

19. Im SA, Gomez-Manzano C, Fueyo J, et al. Antiangiogenesis treatment for gliomas: transfer of antisense-vascular endothelial growth factor inhibits tumor growth in vivo. Cancer Res, 1999, 59:895-900.

20. Rolle K, Nowak S, Wyszko E, et al. Promising human brain tumors therapy with interference RNA intervention (iRNAi). Cancer Biol Ther, 2010, 9:396-406.

21. Barnett FH, Scharer-Schuksz M, Wood M, et al. Intra-arterial delivery of endostatin gene to brain tumors prolongs survival and alters tumor vessel ultrastructure. Gene Ther, 2004, 11: 1283-1289.

22. Han L, Zhang A, Wang H, et al. Tat-BMPs-PAMAM conjugates enhance therapeutic effect of small interference RNA on U251 glioma cells in vitro and in vivo. Hum Gene Ther, 2010, 21:417-426.

23. Wilcox ME, Yang W, Senger D, et al. Reovirus as an oncolytic agent against experimental human malignant gliomas. J Natl Cancer Inst, 2001, 93:903-912.

24. Hughes C, Galea-Lauri J, Farzaneh F, et al. Streptavidin paramagnetic particles provide a choice of three affinity-based capture and magnetic concentration strategies for retroviral vectors. Mol Ther, 2001, 3:623-630.

25. Pandori MW, Sano T. Photoactivatable retroviral vectors: a strategy for targeted gene delivery. Gene Ther, 2000, 7:1999-2006.

26. Read TA, Sorensen DR, Mahesparan R, et al. Local endostatin treatment of gliomas administered by microencapsulated producer cells. Nat Biotechnol, 2001, 19:29-34.

27. Kane A, Yang I. Interferon-gamma in brain tumor immunotherapy. Neurosurg Clin N Am, 2010, 21:77-86.

28. Selznick LA, Shamji MF, Fecci P, et al. Molecular strategies

for the treatment of malignant glioma--genes, viruses, and vaccines. Neurosurg Rev, 2008, 31: 141-155; discussion 155.

29. Los M, Roodhart JM, Voest EE. Target practice: lessons from phase Ⅲ trials with bevacizumab and vatalanib in the treatment of advanced colorectal cancer. Oncologist, 2007, 12: 443-450.

30. Rini BI, Rathmell WK. Biological aspects and binding strategies of vascular endothelial growth factor in renal cell carcinoma. Clin Cancer Res, 2007, 13: 741s-746s.

31. Liu TC, Zhang T, Fukuhara H, et al. Dominant-negative fibroblast growth factor receptor expression enhances antitumoral potency of oncolytic herpes simplex virus in neural tumors. Clin Cancer Res, 2006, 12: 6791-6799.

32. Nishimori H, Shiratsuchi T, Urano T, et al. A novel brain-specific *p53*-target gene, BAI1, containing thrombospondin type 1 repeats inhibits experimental angiogenesis. Oncogene, 1997, 15: 2145-2150.

33. Kudo S, Konda R, Obara W, et al. Inhibition of tumor growth through suppression of angiogenesis by brain-specific angiogenesis inhibitor 1 gene transfer in murine renal cell carcinoma. Oncol Rep, 2007, 18: 785-791.

34. Kirsch M, Strasser J, Allende R, et al. Angiostatin suppresses malignant glioma growth in vivo. Cancer Res, 1998, 58: 4654-4659.

35. Ma HI, Lin SZ, Chiang YH, et al. Intratumoral gene therapy of malignant brain tumor in a rat model with angiostatin delivered by adeno-associated viral (AAV) vector. Gene Ther, 2002, 9: 2-11.

36. Lorico A, Mercapide J, Solodushko V, et al. Primary neural stem/progenitor cells expressing endostatin or cytochrome P450 for gene therapy of glioblastoma. Cancer Gene Ther, 2008, 15: 605-615.

37. Szentirmai O, Baker CH, Bullain SS, et al. Successful inhibition of intracranial human glioblastoma multiforme xenograft growth via systemic adenoviral delivery of soluble endostatin and soluble vascular endothelial growth factor receptor-2: laboratory investigation. J Neurosurg, 2008, 108: 979-988.

38. Yin J, Kim JK, Moon JH, et al. hMSC-mediated concurrent delivery of endostatin and carboxylesterase to mouse xenografts suppresses glioma initiation and recurrence. Mol Ther, 2011, 19: 1161-1169.

39. Jaffe EA, Leung LL, Nachman RL, et al. Thrombospondin is the endogenous lectin of human platelets. Nature, 1982, 295: 246-248.

40. Lawler JW, Slayter HS, Coligan JE. Isolation and characterization of a high molecular weight glycoprotein from human blood platelets. J Biol Chem, 1978, 253: 8609-8616.

41. Tandle A, Blazer DG, Libutti SK. Antiangiogenic gene therapy of cancer: recent developments. J Transl Med, 2004, 2: 22.

42. Volpert OV, Dameron KM, Bouck N. Sequential development of an angiogenic phenotype by human fibroblasts progressing to tumorigenicity. Oncogene, 1997, 14: 1495-1502.

43. van Eekelen M, Sasportas LS, Kasmieh R, et al. Human stem cells expressing novel TSP-1 variant have anti-angiogenic effect on brain tumors. Oncogene, 2010, 29: 3185-3195.

44. Nabors LB, Fiveash JB, Markert JM, et al. A phase 1 trial of ABT-510 concurrent with standard chemoradiation for patients with newly diagnosed glioblastoma. Arch Neurol, 2010, 67: 313-319.

45. Kaur B, Cripe TP, Chiocca EA. "Buy one get one free": armed viruses for the treatment of cancer cells and their microenvironment. Curr Gene Ther, 2009, 9: 341-355.

46. Friedl P, Wolf K. Tube travel: the role of proteases in individual and collective cancer cell invasion. Cancer Res, 2008, 68: 7247-7249.

47. Nakagawa T, Kubota T, Kabuto M, et al. Production of matrix metalloproteinases and tissue inhibitor of metalloproteinases-1 by human brain tumors. J Neurosurg, 1994, 81: 69-77.

48. Hoshi M, Harada A, Kawase T, et al. Antitumoral effects of defective herpes simplex virus-mediated transfer of tissue inhibitor of metalloproteinases-2 gene in malignant glioma U87 in vitro: consequences for anti-cancer gene therapy. Cancer Gene Ther, 2000, 7: 799-805.

49. Lu W, Zhou X, Hong B, Liu J, Yue Z. Suppression of invasion in human U87 glioma cells by adenovirus-mediated co-transfer of TIMP-2 and PTEN gene. Cancer Lett, 2004, 214: 205-213.

50. Lamfers ML, Gianni D, Tung CH, et al. Tissue inhibitor of metalloproteinase-3 expression from an oncolytic adenovirus inhibits matrix metalloproteinase activity in vivo without affecting antitumor efficacy in malignant glioma. Cancer Res, 2005, 65: 9398-9405.

51. Freeman AI, Zakay-Rones Z, Gomori JM, et al. Phase Ⅰ/Ⅱ trial of intravenous NDV-HUJ oncolytic virus in recurrent glioblastoma multiforme. Mol Ther, 2006, 13: 221-228.

52. Csatary LK, Bakacs T. Use of Newcastle disease virus vaccine (MTH-68/H) in a patient with high-grade glioblastoma. JAMA, 1999, 281: 1588-1589.

53. Csatary LK, Gosztonyi G, Szeberenyi J, et al. MTH-68/H oncolytic viral treatment in human high-grade gliomas. J Neurooncol, 2004, 67: 83-93.

54. Wagner S, Csatary CM, Gosztonyi G, et al. Combined treatment of pediatric high-grade glioma with the oncolytic viral strain MTH-68/H and oral valproic acid. APMIS, 2006,

114:731-743.

55. Markert JM, Medlock MD, Rabkin SD, et al. Conditionally replicating herpes simplex virus mutant, G207 for the treatment of malignant glioma: results of a phase I trial. Gene Ther, 2000, 7:867-874.

56. Markert JM, Liechty PG, Wang W, et al. Phase Ib trial of mutant herpes simplex virus G207 inoculated pre-and post-tumor resection for recurrent GBM. Mol Ther, 2009, 17:199-207.

57. Rampling R, Cruickshank G, Papanastassiou V, et al. Toxicity evaluation of replication-competent herpes simplex virus (ICP 34.5 null mutant 1716) in patients with recurrent malignant glioma. Gene Ther, 2000, 7:859-866.

58. Papanastassiou V, Rampling R, Fraser M, et al. The potential for efficacy of the modified (ICP 34.5(-)) herpes simplex virus HSV1716 following intratumoural injection into human malignant glioma: a proof of principle study. Gene Ther, 2002, 9:398-406.

59. Harrow S, Papanastassiou V, Harland J, et al. HSV1716 injection into the brain adjacent to tumour following surgical resection of high-grade glioma: safety data and long-term survival. Gene Ther, 2004, 11:1648-1658.

60. Forsyth P, Roldan G, George D, et al. A phase I trial of intra-tumoral administration of reovirus in patients with histologically confirmed recurrent malignant gliomas. Mol Ther, 2008, 16:627-632.

（陈正和 陈忠平）

第二节 靶向治疗

传统细胞毒性化疗药物缺乏特异性,取得疗效的同时,对正常组织和器官也有较常见甚至较严重的毒性。近年来,随着分子遗传学和分子生物学在肿瘤研究中的应用,肿瘤的分子发病机制正被逐步地认识。肿瘤的恶性表型涉及癌基因的扩增和过表达、抑癌基因的缺失及一些重要的信号转导通路的异常。这些分子改变影响肿瘤细胞的增殖、凋亡、血管生成、侵袭和转移等一系列生物学行为。针对肿瘤组织或细胞在上述通路上所具有的特异或相对特异的分子为靶点的分子靶向治疗(molecular targeted therapy)近年来取得了一定进展,有望成为传统细胞毒化疗以外的肿瘤化学治疗的突破口。近几年来,许多不同机制的分子靶向药物已进入原发脑肿瘤的临床研究中,包括:酪氨酸激酶抑制剂(tyrosine kinase inhibitors)和靶向细胞表面受体的单克隆抗体(monoclonal antibodies),法尼基转移酶抑制剂(farnesyl transferase inhibitors, FTIs),PI3K-Akt-mTOR通道抑制剂,基质金属蛋白酶抑制剂(matrix metalloproteinase inhibitors, MMPIs),组蛋白脱乙酰基酶抑制剂(histone deacetylase inhibitors, HDACs),蛋白激酶C抑制剂(protein kinase C inhibitors)等。

以下介绍目前脑肿瘤中常用或正在开展临床研究的分子靶向药物:

1. 贝伐单抗(Bevacizumab) 恶性胶质瘤是一种高度血管化的实体肿瘤。贝伐单抗是一种针对血管内皮细胞生长(vascular endothelial growth factor, VEGF)的单克隆抗体。2007年美国Duke大学Vredenburgh等完成的一项Ⅱ期临床研究中,对既往手术、放疗、替莫唑胺化疗后复发的32例恶性胶质瘤患者采用贝伐单抗联合伊立替康方案化疗,总的客观有效率63%,中位无进展生存时间23周,中位生存时间40周。之后,Vredenburgh等对胶质母细胞瘤(Glioblastoma, GBM)患者增加伊立替康剂量强度化疗,35例复发GBM患者的6个月无进展生存率46%,客观有效率57%。2009年Friedman等进一步比较贝伐单抗单用和贝伐单抗联合伊立替康两种方案的疗效和毒性,167例复发GBM患者随机接受贝伐单抗单独或联合伊立替康治疗,6个月的无进展生存率分别为42.6%和50.3%,客观有效率分别为28.2%和37.8%,中位生存时间分别为9.2个月和8.7个月,两组患者的激素用量均减少,认为贝伐单抗单用或联合伊立替康治疗复发GBM均安全有效。Kreisl等对48例复发GBM患者采用先单独用贝伐单抗,待肿瘤进展后再采用贝伐单抗联合伊立替康治疗的治疗策略,客观有效率为35%,中位无进展生存时间16周,6个月的无进展生存率29%,中位生存时间31周。目前,美国国家综合癌症网络(NCCN)肿瘤临床实践指南推荐贝伐单抗单用或联合伊立替康均可用于复发高级别胶质瘤。

2. 西地尼布(Cediranib) Cediranib是一种口服的泛VEGF受体酪氨酸激酶抑制剂,Batchelor等的一项临床Ⅱ期研究中,复发的GBM患者接受Cediranib口服直至肿瘤进展或毒性不能耐受。31例患者入组,6个月的无进展生存率25.8%,30例可评价患者中17例有效,客观有效率56.7%。

3. Aflibercept(VEGF Trap) Aflibercept是一种

作用于 VEGF 和胎盘生长因子的重组融合蛋白。2011 年北美脑肿瘤协会报道了一项临床 II 期研究结果,对既往经替莫唑胺化疗后首次复发的恶性脑胶质瘤患者采用 Aflibercept 治疗,42 例 GBM 患者和 16 例间变胶质瘤患者的客观有效率分别 18% 和 44%,6 个月的无进展生存率分别是 7.7% 和 25%,中位无进展生存时间分别是 12 周和 24 周。

4. 尼妥珠单抗 40% ~63% 的脑胶质瘤存在表皮生长因子受体(epidermal growth factor receptor, EGFR)过渡表达,导致肿瘤细胞无限增殖、去分化、抗凋亡、持续生成新生血管、侵袭组织并远处转移,从而促进肿瘤的不断形成和恶化。EGFR 也和胶质瘤患者对放疗、化疗的抵抗及预后和生存密切相关。尼妥珠单抗是一种靶向 EGFR 的人源化单克隆抗体。一项临床 I/II 期研究中采用尼妥珠单抗联合放疗治疗 29 例成人恶性胶质瘤,患者放疗同期每周接受尼妥珠单抗治疗,客观有效率为 37.9%,疾病稳定率为 41.4%,并且免疫成像法检测^{99m}Tc 标记的尼妥珠单抗在颅内病变残留部位存在放射性活性选择性集聚。中山大学肿瘤防治中心神经肿瘤科采用尼妥珠单抗联合化疗治疗 14 例恶性胶质瘤患者的客观有效率 21.4%,中位无进展生存时间 4 个月,6 个月的无进展生存率 30.6%。

5. 西仑吉肽(Cilengitide) 西仑吉肽是一种整合素抑制剂,体外实验显示西仑吉肽与放疗和化疗具有协同作用。一项多中心的 I/II 期临床试验评价了新诊断 GBM 患者采用标准替莫唑胺同期放疗及辅助化疗联合西仑吉肽治疗的疗效和安全性。52 例入组患者的 6 个月和 12 个月的无进展生存率分别为 69% 和 33%,中位无进展生存时间 8 个月,1 年和 2 年生存率分别为 68% 和 35%,中位生存时间 16.1 个月。

6. 他仑帕奈(Talampanel) 研究显示,谷氨酸能在脑胶质母细胞瘤的增殖和转移中发挥重要作用,阻断 a-氨基-3-羟基-5-甲基-4-异唑丙酸(alpha-amino-3-hydroxy-5-methyl-4-isoxazolepropionic acid, AMPA)谷氨酸受体可能使恶性胶质瘤患者受益。他仑帕奈是一种口服的 AMPA 谷氨酸受体抑制剂,口服具有良好的中枢神经系统通透性。Grossman 等的一项多中心 II 期临床中,采用他仑帕奈联合替莫唑胺同期及辅助化疗治疗 72 例新诊断的 GBM 患者,直至毒性无法耐受或疾病进展。他仑帕奈的剂量从小剂量开始逐步增加。中位生存时间 18.3 个月。

7. Enzastaurin 是一种口服的丝氨酸-苏氨酸蛋白激酶抑制剂,可抑制蛋白激酶 C-β(PKC-β)和 PI3K/AKT 的信号转导途径,通过降低细胞增殖能力、加速肿瘤细胞凋亡以及抑制肿瘤诱发的血管生成等多种机制抑制肿瘤生长。临床前试验显示 Enzastaurin 对胶质瘤细胞有直接的细胞毒作用。2010 年美国国立癌症研究所(National Cancer Institue, NCI)的一项临床 I/II 期研究中,服用肝药酶诱导剂(EIAEDs)的患者进入临床 I 期研究,enzastaurin 的剂量为 525 ~900mg/d,未服用 EIAEDs 的患者进入临床 II 期研究,enzastaurin 的剂量为 500 或 525mg/d。118 例患者入组,服用 EIAEDs 患者血清 enzastaurin 的浓度比未服用患者的血药浓度低 80%,口服剂量上升至 900mg/d 时血浆药物浓度没有提高,也未达到最大耐受剂量。在 81 例可评价疗效的患者中,21 例获得了客观疗效(25%),GBM 患者的 6 个月无进展生存率 7%,AG 患者的 6 个月无进展生存率 16%。2010 年,德国海德堡大学 Wick 等的临床 III 期研究比较了 enzastaurin 和 CCNU 在复发 GBM 中的疗效和安全性。患者按 2:1 比例随机接受 6 周的 enzastaurin(500mg/d,第 1 天起始剂量 1125mg)或者 CCNU(100 ~ 130mg/m², 第 1 天)。266 例患者入组(enzastaurin 组 174 例,CCNU 组 92 例),两组患者的疾病稳定率分别是 38.5% 和 35.9%,客观有效率分别是 2.9% 和 4.3%,中位无进展生存时间分别是 1.5 个月和 1.6 个月,中位生存时间分别是 6.6 个月和 7.1 个月,6 个月的无进展生存率和至临床症状衰退时间在两组患者中也无差异。4 例患者由于药物相关的严重不良沙利度胺服用 enzastaurin,服用 enzastaurin 组患者中 11 例在研究期间死亡(4 例由于严重不良反应导致死亡,1 例与药物相关)。CCNU 组的 4 例死亡患者均死于疾病进展。CCNU 组的 III/IV 度血液学毒性更高(46 例),Enzastaurin 组血液学毒性低(1 例)。结论是:治疗复发 GBM,Enzastaurin 在血液学方面的耐受性好,但疗效不优于 CCNU。目前,美国食品和药物管理局和欧盟委员会已批准 enzastaurin 治疗 GBM 的孤儿药资格。

此外,多种靶向药物如 EGFR、PDGFR 抑制剂、FTIs、mTOR 抑制剂、血管生成抑制剂(如 Bevacizumab)等联合放射治疗恶性胶质瘤的临床试验也已在进行中。新一代的多靶点小分子酪氨酸激酶抑制剂(如 Sunitinib、Sorafenib、Lapatinib)也正在进行临床研究,用于调节肿瘤和肿瘤相关系统上的多个信号转导通路。临床前试验显示其疗效优于单靶点激酶抑制剂，但由于其对多信号通道的影响，也可能产生潜在的更大的毒性。综上所述，与传统的细胞毒化疗相比，分子靶向治疗的特异性、选择性，相对低毒副作用，显示出了一定的优越性，有很大的发展潜力。随着分子遗传学、分子生物学及一些新技术的发展，分子靶向治疗也将不断完善。分子靶向治疗与放疗、细胞毒（传统）化疗等治疗手段有机结合，必将在恶性脑肿瘤的治疗中发挥积极作用。

推 荐 书 目

陈忠平，杨群英. 神经系统肿瘤化疗手册. 北京：北京大学医学出版社，2012.

参 考 文 献

1. Vredenburgh JJ, Desjardins A, Herndon JE 2nd, et al. Phase II trial of bevacizumab and irinotecan in recurrent malignant glioma. Clin Cancer Res, 2007, 13(4): 1253-1259.

2. Vredenburgh JJ, Desjardins A, Herndon JE 2nd, et al. Bevacizumab plus irinotecan in recurrent glioblastoma multiforme. J Clin Oncol, 2007, 25(30): 4722-4729.

3. Friedman HS, Prados MD, Wen PY, et al. Bevacizumab alone and in combination with irinotecan in recurrent glioblastoma. J Clin Oncol, 2009, 27(28): 4733-4740.

4. Kreisl TN, Kim L, Moore K, et al. Phase II trial of single-agent bevacizumab followed by bevacizumab plus irinotecan at tumor progression in recurrent glioblastoma. J Clin Oncol, 2009, 27(5): 740-745.

5. Ramos TC, Figueredo J, Catala M, et al. Treatment of high-grade glioma patients with the humanized anti-epidermal growth factor receptor (EGFR) antibody h-R3: report from a phase I / II trial. Cancer Biol Ther, 2006, 5: 375-379.

6. Batchelor TT, Duda DG, di Tomaso E, et al. Phase II study of cediranib, an oral pan-vascular endothelial growth factor receptor tyrosine kinase inhibitor, in patients with recurrent glioblastoma. J Clin Oncol, 2010, 28(17): 2817-2823.

7. de Groot JF, Lamborn KR, Chang SM, et al. Phase II study of aflibercept in recurrent malignant glioma: a north american brain tumor consortium study. J Clin Oncol, 2011, 29(19): 2689-2695.

8. 杨群英，沈冬，赛克，等. 尼妥珠单抗联合化疗治疗恶性脑胶质瘤：附14例经验. 中华肿瘤杂志, 2011, 33: 232-235.

9. Stupp R, Hegi ME, Neyns B, et al. Phase I / IIa study of cilengitide and temozolomide with concomitant radiotherapy followed by cilengitide and temozolomide maintenance therapy in patients with newly diagnosed glioblastoma. J Clin Oncol, 2010, 28(16): 2712-2718.

10. Grossman SA, Ye X, Chamberlain M, et al. Talampanel with standard radiation and temozolomide in patients with newly diagnosed glioblastoma: a multicenter phase II trial. J Clin Oncol, 2009, 27(25): 4155-4161.

11. Kreisl TN, Kotliarova S, Butman JA, et al. A phase I / II trial of enzastaurin in patients with recurrent high-grade gliomas. Neuro Oncol, 2010, 12(2): 181-189.

12. Wick W, Puduvalli VK, Chamberlain MC, et al. Phase III study of enzastaurin compared with lomustine in the treatment of recurrent intracranial glioblastoma. J Clin Oncol, 2010, 28(7): 1168-1174.

（杨群英　陈忠平）

第三节　免 疫 治 疗

肿瘤免疫治疗的目的是激发或调动机体的免疫系统，增强肿瘤微环境抗肿瘤免疫力，从而控制和杀伤肿瘤细胞。免疫治疗有希望清除肿瘤细胞而不损害正常脑组织，无论对临床医生和患者，都应是一种理想的选择。肿瘤免疫学治疗的方法种类繁多，已与现代生物高科技技术结合，发展成为继手术、化疗和放疗之后的第四种肿瘤治疗模式。在黑色素瘤、肾细胞瘤及其他实体肿瘤免疫学治疗的研究激发了人们对抗恶性胶质瘤免疫治疗的兴趣，尽管恶性胶质瘤的免疫学疗法没有取得像恶性黑色素瘤或肾细胞瘤那样的进展，逐渐形成的知识体系预示了这些途径用来治疗脑胶质瘤的可行性。

一、脑的免疫特点

对于脑并非是免疫豁免器官的认识是免疫治疗的重要理论基础。传统观点认为，正常脑组织既不表达 MHC 分子，又凭借血-脑脊液屏障（Blood brain barrier, BBB）与血液循环相隔，是免疫豁免区（immunological privilege area），而大脑缺少真正的淋巴结构及初始 T 淋巴细胞意味着免疫反应的传输缺陷，加上脑胶质瘤细胞大量分泌的或肿瘤细胞表面表达的免疫抑制因子，如 TGF-β、PG E2、IL-10、IL-6、IL-8、VEGF 等，免疫治疗难以奏效。因此推测，上述综合因素使得恶性神经胶质瘤逃避了免疫监视。

现代观点对以上的假设提出了挑战。现在有大量的资料证明，神经系统存在免疫传输途径。在多种病理情况下血-脑脊液屏障受到破坏使淋巴细胞可以进入中枢发挥免疫作用。虽然脑组织中缺乏结构完整的淋巴管，但是脑脊液与颈部淋巴结之间存在联系。20世纪90年代初，业已证实小胶质细胞和星形胶质细胞在中枢神经系统的免疫中起监视作用，小胶质细胞可以表达一些巨噬细胞相关的表面标志物，其中包括MHC抗原，因此，在脑组织中小胶质细胞可作为抗原呈递细胞(antigen presenting cell，APC)发挥作用。甚至有学者认为，不仅小胶质细胞可以呈递抗原，血管内皮细胞、平滑肌细胞、星形细胞、血管周围的巨噬细胞、脉络膜上皮细胞均有呈递抗原的可能。此外，尽管存在血-脑脊液屏障，但活化T细胞仍可通过血-脑脊液屏障进入中枢神经系统。大多数胶质瘤组织中有淋巴细胞浸润(Tumor-Infiltration Lymphocyte，TILS)，这常常预示着患者预后较好。体外培养TILS发现存在肿瘤特异性抗淋巴母细胞，这表示在胶质瘤中已经发生较为成熟的获得性免疫反应。以上这些均说明中枢神经系统存在免疫反应的物质基础。因此，脑胶质瘤的免疫治疗有一定可行性。

二、恶性胶质瘤与免疫治疗的关联性

致瘤性和免疫抑制可能是紧密相连的过程。清除肿瘤细胞是正常未受损害的免疫系统的常规生理功能，免疫监视功能是一种强大的机制，它受NK细胞调节并少部分受T细胞调节，可以清除基因突变或致瘤性信号产生的瘤细胞，致癌性细胞成功地逃避这最初的免疫杀伤而增殖成为肿瘤。当它们增殖时，这些肿瘤细胞积聚另外的突变类似于达尔文的选择学说，这可能增加肿瘤细胞更多的逃避优势。因此，当肿瘤在临床上发现时，它已经具有免疫抑制功能而抑制宿主的抗肿瘤免疫，这可能特别与恶性胶质瘤患者有关联，因为它们表现明显的免疫功能缺陷。有研究发现恶性胶质瘤细胞免疫原性弱；胶质瘤细胞分泌大量免疫抑制因子及肿瘤细胞的MHC和共刺激分子B7的表达障碍；肿瘤生长使调节T细胞增多，而这种T细胞可抑制APC的功能并抵抗T细胞介导的免疫反应。肿瘤微环境中存在的免疫抑制细胞如Treg、胶质瘤中浸润的巨噬细胞/小

胶质细胞(Glioma-infiltrating macrophages/microglia，GIM)、髓系抑制细胞(myeloid-derived suppressor cells，MSDC)也均参与了胶质瘤免疫抑制的过程。这些均是胶质瘤能够在机体内存在，并逃逸免疫监视的原因。在这些免疫反应性缺陷的共同作用下，胶质瘤患者本身很难对肿瘤发起有效的免疫反应，因而肿瘤可不断生长。通过各种手段来增强机体免疫系统对胶质瘤细胞的靶向作用，成为我们对抗肿瘤的重要治疗手段。

三、免疫治疗主要方法

免疫治疗分为主动和被动两种方式，前者试图通过调节机体的免疫反应抗肿瘤，例如用非特异性炎性细胞因子、树突状细胞(dendritic cells，DC)等作为刺激物；后者则是通过传输免疫效应物，如肿瘤特异性抗体或T细胞等，取得直接的抗肿瘤效果。分述如下。

(一) 主动非特异性免疫治疗

最早的免疫治疗尝试用卡介苗、弓形虫等非特异性免疫刺激物，但是效果令人失望，此后发展为全身或局部传输细胞因子。细胞因子是由生物有机体的免疫细胞和非免疫细胞合成和分泌的一组异质性多肽调节因子，具有广泛的生物学功能，参与机体的多种生理和病理过程。细胞因子包括由单核/巨噬细胞产生的单核因子和淋巴细胞产生的淋巴因子。按生物活性可分5大类：①干扰素(interferon，IFN)；②白介素(interleukin，IL)；③肿瘤坏死因子(tumor necrosis factor，TNF)包括TNF-α和TNF-β；④集落刺激因子(colony stimulating factor，CSF)；⑤转化生长因子(transforming growth factor，TGF)等。它们在肿瘤生物治疗的实验和临床研究中已不同程度地受到重视与肯定。

细胞因子抗肿瘤的机制目前尚不十分清楚，其基本原理可概括如下：①对肿瘤细胞生长和分化的直接调节作用：细胞因子可作为恶性肿瘤细胞的直接调节剂，还可通过诱导产生细胞因子网络中的其他成员而发挥作用；②对肿瘤细胞的毒性作用：某些细胞因子可专门杀伤肿瘤细胞，而不影响正常细胞；③对肿瘤血管和营养系统的作用：某些细胞因子可通过作用于肿瘤组织的血管和营养系统来影响宿主/肿瘤的关系，从而导致肿瘤细胞的死亡；④激发

宿主对肿瘤的免疫作用:某些细胞因子可激发宿主对肿瘤的免疫反应,如白介素-2(IL-2)可激活 LAK(lymphokines activated killer,LAK)细胞,而这些被激活的 LAK 细胞可优先杀伤许多新分离的肿瘤细胞,对正常细胞则几乎没有毒性作用;⑤刺激造血功能、促进骨髓恢复:对造血有调节作用的细胞因子,可用于抗癌疗法的辅助治疗,如何恢复全身照射或大剂量化疗引起的骨髓抑制。

IL-2 是已知抗肿瘤细胞因子中最有效的细胞因子之一,它展现出广泛的生物学活性,如刺激细胞毒性 T 细胞、辅助 T 细胞和 LAK 细胞的扩增。1992 年 Merchant 等将重组白介素-2(rIL-2)用于 I 期临床试验,共治疗 9 例复发性脑胶质瘤患者,仔细观察了 rIL-2 的毒性反应及疗效。其中 5 例仅向肿瘤腔内注入 rIL-2,另外 4 例除向瘤腔内注入 rIL-2 外,同时皮下注射 TNF-α。每周 3 次输注 rIL-2,共 10 周,开始每次输注 1 万 IU,随后每 2 周增加 1 次剂量,直到出现毒性反应为止,其中 1 例 rIL-2 的最大用量达 58 万 IU。联合治疗组 rIL-2 的开始用量为 1 万 IU,IFN-α 为 3×10^6 IU,分别增至 5 万 IU 及 18×10^6 IU。rIL-2 剂量为 1 万 IU 时,未出现毒性反应,所有患者均能耐受;当剂量增至 5 万 IU 时,CT/MRI 扫描发现 3/5 患者的肿瘤周围组织水肿增加,并出现毒性反应。联合治疗组的患者则出现疲劳、乏力及恶心等症状,CT/MRI 扫描发现 2/4 患者的肿瘤周围组织水肿增加。单纯 rIL-2 治疗组及联合治疗组的有效率分别为 2/5 及 2/4,无明显差异。

在肿瘤细胞因子疗法中,IFN 仍然是应用最早、最广、最多且疗效最为肯定的一个细胞因子类群。IFN 能通过多种途径直接或间接地发挥抗癌作用,包括抑制肿瘤病毒的繁殖及其转化作用,增强肿瘤杀伤细胞的活性,抑制肿瘤细胞增殖,诱导其分化,调节其表面抗原等。Siesjo 等将 IFN-γ 及半纯化的树突状细胞联合用于鼠脑胶质瘤,与对照组相比能明显延长存活时间。同样 Knupfer 等观察了 IFN-C 对人恶性胶质瘤细胞的体外增殖影响,结果发现 IFN-C 强烈地抑制了人恶性胶质细胞瘤的增殖,并使透明质酸的黏附减低。除了 IFN-外,IFN-A 也可用于胶质瘤的免疫治疗。如 Horton 等用编码鼠 IFN-A 的质粒 DNA 进行肌内注射可对鼠的原发性和转移性肿瘤(胶质瘤和黑色素瘤)产生强有力的抗肿瘤效果。

临床上应用细胞因子直接注入肿瘤部位的治疗方法已证明效果有限,因而细胞因子的基因治疗吸引着众多的探索者,并进行了大量的实验研究,这一疗法的基本思路是将抗癌免疫增强因子基因导入肿瘤组织,以增强肿瘤微环境中的抗癌免疫。为提高局部应用效率,研究者开发了各种细胞因子载体,如病毒载体及人工合成的聚合物载体等。有些研究者利用骨髓间质细胞、神经干细胞等靶向肿瘤细胞的特点将其作为投送载体,还有研究者则利用基因转染技术使自体胶质瘤细胞、同种成纤维细胞或异种细胞表达相应细胞因子后达到治疗目的。在以细胞因子为基础的免疫治疗中,细胞因子表达载体构建及体外培养通常需要花费较多时间,并且细胞因子载体在体内的表达时效较短,通常需要反复注射。因此,原位的病毒或非病毒基因转染效率会更加理想。Wu A 用睡美人(sleeping beauty)转座子作为载体进行相关基因转染,在体内可以达到较好的效率和时效,并且该细胞因子表达载体的表达程度可以被一些小分子物质所调节,具备良好的开发前景。

由于细胞因子主要属于自分泌或旁分泌性的局部递质,生物半衰期又很短,因而与临床上对外源性细胞因子全身应用的要求相矛盾;同时细胞因子网络和作用机制十分复杂,既有相互促进的正效应,又有抑制性的负效应,某些细胞因子还具有生理和病理的双重作用。而迄今为止人们对细胞因子的生物学及生理学的知识还很欠缺。因此只有加强关于细胞因子的基础性研究,才有可能比较合理而有效地将细胞因子应用于临床。

(二) 主动特异性免疫治疗

1. 肿瘤疫苗　初始的胶质瘤疫苗接种策略,采用皮下接种停止生长的完整的肿瘤细胞。通过设计能释放免疫调节因子的肿瘤细胞,肿瘤疫苗的免疫原性经常被加强。Herrlinger 等和 Yu 等描述了临床前疫苗模型,应用分泌 GM-CSF 的胶质瘤细胞作为引发抗肿瘤免疫有效的途径并保护啮齿动物抗肿瘤的再次挑战。关于一例 GBM 患者的早期临床报道,混合照射过的自体肿瘤细胞和分泌 IL-2 的成纤维细胞的疫苗接种导致了明显的肿瘤坏死和 CD8[+] T 细胞介导的抗肿瘤免疫的增加。随后,在手术切除主要肿瘤组织后复发的 15 例患者中,Holladay 等测试了一种照射的自体肿瘤疫苗。混合肿瘤细胞和 BCG 加强了疫苗的免疫原性。这种疫苗接种治疗联合静脉内注射过继性转移的数量较多的 CD4+T 细胞,15 例患者有 7 例患者对治疗有反应并且所有的疫苗接种者都发生了迟发型超敏反应。最近,Steiner 等报道 28 例胶母患者在接受放射治疗后皮下免疫接种转染新城病毒的肿瘤细胞,结果 1 例肿瘤残留的患者看到了完全的影像学上的改变。总的中位生存期是 23 个月,比常规治疗结果要好。且 8 例复发胶质瘤手术患者中有 5 位出现显著的 CD8+淋巴细胞浸润。Ishikawa 等将取自患者自身的多形性胶质母细胞瘤标本用甲醛固定后,皮下注射到患者皮下,结果 12 位患者中完全缓解 1 例,部分缓解 1 例,轻微缓解 2 例,稳定 1 例,进行性发展 7 例,中位生存期 10.7 个月,其中有 3 例至少生存 20 个月以上。这些结果是令人鼓舞的。

2. 树突状细胞(Dendritic Cells,DC) 虽然肿瘤细胞基础上的疫苗策略有一定的效果,但是这种方法的主要问题集中在胶质瘤细胞缺乏抗原呈递功能。现在相当多的观点支持应用专职性 APCs 激活肿瘤细胞特异性 T 细胞反应,这可能是癌症疫苗治疗更有前途的策略。尤其是包括 DCs 的治疗策略得到了越来越多的注意。理论上,DC-介导的抗原呈递应该比应用照射的肿瘤细胞更有效,因为 DCs 大量表达多种共刺激分子,它们对适当的激活原始 T 细胞是很重要的。并且,它们联合细胞表面分子 MHC 有效地加工和呈递抗原多肽。以 DC 为基础的细胞疫苗大多是以肿瘤的抗原肽、提取物、核酸、凋亡小体等致敏 DC 或将 DC 与肿瘤细胞融合或将胶质瘤细胞 m RNA 导入 DC 细胞制成。在多种肿瘤包括胶质瘤在内的临床前研究中和临床试验中已显示出有效性和安全性。Liau 等描述了利用肿瘤多肽刺激的 DC 疫苗成功的治疗鼠颅内建立的胶质瘤。Yu 等描述了在 I 期临床试验中应用 DC 疫苗,包括新诊断的高级别的胶质瘤患者。在体外,患者 PBMCs 来源的 DCs 用 acid-elution 法获得的自体肿瘤细胞表面多肽刺激,手术切除和放疗后的 9 例患者(2 例 III 级星形胶质细胞瘤,7 例 GBM)接受了 3 次 DC 疫苗接种。研究组的中位生存期为 455 天而对照组为 257 天,表明 DC 疫苗可以提供一些生存获益。这些数据表明应用在恶性胶质瘤患者中的 DC 疫苗能安全有效的激活抗肿瘤免疫反应,免疫反应被外周细胞毒性分析和肿瘤内 T 细胞浸润所证实。Yamanaka 等将肿瘤溶解产物与 DC 制成疫苗,予 10 例恶性胶

质瘤患者皮内注射及经 Ommaya 囊瘤内注射,结果 6 例患者外周血 CD+56T 细胞比率上升,5 例受检者中 2 例诱导出 T 细胞介导的抗肿瘤免疫反应,3 例患者表现出针对肿瘤溶解产物的迟发性超敏反应,2 例有较轻的临床反应;2 例再次手术时,患者肿瘤区域有 CD+4、CD+8T 细胞的浸润。Zeng 等采用同源肿瘤细胞溶解物片段,负载 DC 接种 12B1 荷瘤小鼠,结果表明,致敏的 DC 能够在其细胞表面高表达 CD40、MHC-II 分子,并产生更多 IL-12,疫苗接种荷瘤小鼠后,小鼠生存期延长,肿瘤消退率达 75%,用该方法制备的 DC 疫苗已进入 II 期临床试验。

3. DC-融合瘤苗 作为通过加强肿瘤和 APC 接触提高 DC 介导的抗原呈递的策略,Akasaki 等对颅内胶质瘤小鼠接种 DC-胶质瘤融合细胞,随着特异性抗肿瘤 CTL 活性的有力提高,这种治疗明显的抑制了颅内胶质瘤生长并且显著地延长了治疗动物的生存期。后来,Kikuchi 等在临床 I 期试验中应用了这一治疗方法。8 例患者(5 例 GBM,2 例 III 级星形胶质细胞瘤和 1 例少突神经胶质瘤)接受了 3 到 7 次的皮下注射 DC-自体胶质瘤融合细胞的治疗。没有发现明显的肿瘤特异性 CTL 活性,只在 2 例患者中有较少的暂时的治疗反应但后来病情逐渐恶化。作者推测令人失望的治疗结果可能是由于肿瘤表达免疫原性抗原外形的改变,使它们的融合细胞在体内局部抗肿瘤无效。

总之,应用激活抗肿瘤 T 细胞反应治疗策略证明是治疗胶质瘤最有效的免疫治疗方法。该法成功的关键是诱导一种具有足够潜能和特异性抗胶质瘤免疫反应,以便清除手术、化疗和放疗后的残留肿瘤。基于 DC 的强烈地激活特异性原始 T 细胞的能力,应用专职 APCs 比如 DCs 在体内呈递肿瘤抗原可能是激活肿瘤清除 T 细胞反应的最适当的方式。

(三)被动免疫治疗-抗体介导的免疫治疗

应用特异性抗肿瘤抗体是一种有潜能的选择性治疗正常组织中浸润肿瘤的方法。理论上,高特异性单克隆抗体能识别特异性表达在肿瘤细胞表面的抗原。这种抗体如果被连接比如放射性核素,这样被选择性传到肿瘤细胞而对正常组织毒性很小。并且,可以设计抗体用来中和肿瘤特异性的控制肿瘤生长下游信号的细胞表面受体。这种方法的关键是鉴定在恶性胶质瘤细胞表达但不在正常组织中表达的细胞表面分子。很多抗原在脑肿瘤中高表达,但

是没有一个在胶质瘤细胞中单独表达,因此应用它们将会危害正常脑细胞,并且任何具有这种目的肿瘤特异性抗原必须要稳定的表达。被临床以这种方式鉴定的人胶质瘤抗原包括"胶质瘤相关抗原",神经细胞黏附因子,硫酸软骨素蛋白多糖,细胞粘合素,野生型表皮生长因子,一种肿瘤相关 EGFR 的变异体 EGFRⅧ。在这些策略中,最重要的包括细胞粘合素(tenascin)和表皮生长因子受体(EGFR)。

细胞粘合素是一种最广泛的靶向胶质瘤相关抗原。在恶性脑肿瘤中,细胞粘合素是一种细胞外基质蛋白,它的沉积物在 90% 的胶质瘤细胞中被发现。最近,利用^{131}I-标记的^{81}C6 抗细胞粘合素抗体进行的临床试验,已经得到了鼓舞人心的结果。34 例接受了外科手术和放射治疗的复发或转移的脑肿瘤患者给予了单剂量的抗体直接进入术后肿瘤病灶,中位生存期比传统治疗(外科手术、高剂量近距离放射治疗术、立体定向放射治疗、或外放射治疗和glidal 植入)要明显延长。在这同样的群体中包括新诊断的没有放疗和化疗过的胶质瘤患者,追加的 I 期临床试验同样得到最小的毒性和鼓舞人心的中位生存期。Ⅱ期临床研究同样出现了鼓舞人心的结果,尽管治疗并发 27% 血液毒性和 15% 神经毒性。这些结果说明了抗体介导的胶质瘤免疫学治疗具有潜在的治疗价值。然而,这种治疗的重要问题是人抗鼠抗体(human anti-murine,HAMA)反应和毒性,并且,胶质瘤细胞的细胞粘合素是一种大规模的细胞表面蛋白这一事实表明,它可能并不是最好的颅内胶质瘤特异性靶标。

抗体介导的免疫治疗的另外一个靶标是EGFR,一种跨膜糖蛋白,广泛表达在体表、特别是肝上皮细胞。关于胶质瘤,EGFR 的表达随级别的增加而增加,27% 到 57% 的低级别星形细胞瘤和 90% 以上的GBM 能被免疫组织化学检测出。Crombet 等报道了 I 期临床试验应用一种中和性抗-EGFR 抗体与早期放射性核素连接的抗体相比,9 例复发的胶质瘤或脑脊膜瘤患者静脉注射这种抗体,没有客观的治疗反应发生,1 例患者产生严重的 4 级超敏反应。总体上而言,针对 EGFR 的实验还没有得到像抗 tenascin 那样的效果。并且,EGFR 的广泛表达使它应用有很多问题。然而,EGFR 的变异体(命名为 EGFRⅧ)在 50% 胶质瘤患者中发现,这种变异体包括 EGFR 细胞外结构域 N-末端的一个框架的缺失,导致

表达在胶质瘤上的特异性变体。Sampson 等描述了一种成功应用抗-EGFRⅧ抗体治疗鼠颅内高表达EGFRⅧ的黑色素瘤。因此,开发抗 EGFRⅧ特异性抗体作为一个特异方式传达肿瘤毒性到胶质瘤,是治疗颅内肿瘤的一种有前途的方法。然而,并不知道这种变异体是否对肿瘤生存起关键作用,并且应用具有放射毒性的肿瘤表面抗原抗体仍然是具有潜在长期的 CNS 毒性。并且,胶质瘤有明显的细胞异质性,仍然不清楚是否单个抗原足以作为所有胶质瘤患者的免疫治疗靶标。

(四) 被动免疫治疗-过继免疫治疗

肿瘤的过继性免疫治疗(adoptive cellular immunotherapy,ACI 或 AIT)是指向肿瘤患者输注具有抗肿瘤活性的免疫细胞直接杀伤肿瘤细胞或激发机体免疫反应杀伤肿瘤细胞,达到治疗肿瘤的目的。这些肿瘤特异性 T 细胞需要在体外扩增达到一定量的细胞毒 T 细胞(cytotoxic T cells,CTLS)和辅助 T 细胞后回输体内,希望这些效应细胞会调节正常的免疫监视、免疫识别功能并最终靶向性清除肿瘤细胞。理论上 ACI 治疗最大的优点是它能产生大量的特异性针对某一抗原或某些抗原的 T 细胞。研究表明,抗肿瘤反应的强度和循环中特异性抗肿瘤细胞的数目相关,这种特异性 T 细胞越多越好。重组细胞因子的商业产品特别是 IL-2 使得体外 T 细胞的存活和扩增成为可能。

合适的效应细胞是进行有效过继性免疫治疗的主要问题。目前研究者在脑胶质瘤 ACI 计划中应用的效应细胞有多种来源。如①淋巴因子激活的杀伤细胞(lymphokine-Activated killer cell,LAK 细胞);②自然杀伤细胞(Nature kill cell,NK);③肿瘤浸润性淋巴细胞(tumor infiltrating lymphocytes,TILs);④肿瘤引流淋巴结(Tumor-Draining Lymph Node,TDLN)T 细胞;⑤体外激活的抗原特异性 T 细胞(Antigen-Specific T cells);⑥细胞因子诱导的杀伤细胞(cytokine-induced killer cells,CIK 细胞)。并且,除 TDLN T 细胞外,其他效应细胞的研究主要集中在脑胶质瘤的局部治疗。龚德生等总结了采用局部而不采用静脉回输治疗脑胶质瘤的理由:①多数未被切除的肿瘤细胞位于瘤腔边缘;②抗肿瘤需要的效应细胞和(或)细胞因子供应不足;③肿瘤部位可获得高浓度的效应细胞和(或)细胞因子;④肿瘤内及其周围,注入激活的淋巴细胞可增强肿瘤部位宿

主效应细胞的募集和浸润;⑤效应细胞及细胞因子可直接到达肿瘤组织内;⑥不损伤正常脑组织,全身毒副作用低。

1. LAK 细胞 Rosenberg 等发现,LAK 细胞能裂解大范围的自体或同种异体肿瘤细胞,但是对正常组织没有细胞毒作用。在 20 世纪 80 年代早期开始了应用 LAK 细胞治疗肿瘤的尝试。然而 LAK 细胞并不特意的趋向到肿瘤部位,缺乏回归功能,因而静脉内给予无效而需要局部治疗。

1986 年,Jacobs 等局部注射 LAK 细胞进入脑肿瘤,能避免 IL-2 的全身毒性,并且,希望体外 IL-2 培养预先激活注射的淋巴细胞,从而避免体内胶质瘤细胞对淋巴细胞裂解功能的活化和诱导抑制。Ingram 等报告 51 例复发胶质瘤患者,术中将 rIL-2 及 LAK 细胞悬液植入肿瘤周围,术后几天内少数病例有低热及恶心等反应,其中 15 例对该治疗无反应或早期复发,该组病例平均生存 60 周。Dillman 等人报道了一项将自体 NK 细胞用于 40 例复发胶质瘤患者的研究,31 例最初诊断为胶质母细胞瘤的患者从最初诊断开始的平均总生存期为 17.5 个月,对比 41 例同期的胶质母细胞瘤患者其平均总生存期为 13.6 个月。证实了局部应用 LAK 细胞治疗的安全性和疗效的可行性。随后,Dillman 等人又报道了瘤腔内注射 LAK 细胞作为辅助治疗用于 33 例初发胶质母细胞瘤患者的研究,其从最初诊断开始的平均总生存期为 20.5 个月,1 年生存率为 75%。进一步证实局部应用 LAK 细胞治疗是安全的,使用 LAK 细胞治疗与生存期相关。尽管多个临床试验均证实了局部应用 LAK 细胞治疗可以延长胶质瘤患者的无疾病进展生存期,但目前缺乏 II 期临床试验的实施限制了应用 LAK 细胞免疫治疗胶质瘤患者的热情,特别是在其他恶性肿瘤中发现联合应用 LAK 细胞和 IL-2 并不比单独应用 IL-2 疗效更加优越。未来随着培养和分离淋巴细胞方法的改进,倾向于培养出具有更多特异性的 LAK 细胞,以更好的用于胶质瘤的免疫治疗,如 CD3 单抗诱导的杀伤细胞(CD3monoclonal antibody activating cells,CD3AK)、黏附性淋巴因子激活的杀伤细胞(Adherent lymphokine activated killer cells,A-LAK)、植物血凝素及淋巴因子激活的杀伤细胞 Phytohemagglutinin and lymphokine activated killer,PHA-LAK)等。

2. 自然杀伤细胞(Nature kill cell,NK) NK 细胞(CD3-/CD16+/CD56+)被认为是机体抗感染、抗肿瘤的第 1 道天然防线,是机体天然免疫的主要承担者,还是获得性细胞免疫的核心调节细胞。与 T 细胞不同,NK 细胞不受 MHC 类型的限制,不需要肿瘤特异性抗原识别便可以直接杀伤肿瘤细胞。数个临床前期的研究均证实,应用白介素-2(IL-2)或白介素-15(IL-15)激活的 NK 细胞可以杀死胶质瘤细胞。然而关于 NK 细胞应用于临床研究的报道却不多,主要原因是 NK 细胞的体外扩增效率低,扩增比较困难,如何提高其增殖效率和细胞毒活性是其临床需要解决的主要问题。Eiichi Ishikawa 等人发现了一种简单扩增 NK 细胞的方法并随后报道了一个应用 NK 细胞治疗恶性胶质瘤患者的临床研究。即将有高度杀瘤活性的 NK 细胞通过静脉或颅内应用于 9 例复发恶性胶质瘤患者(共 16 个疗程),其中有 3 例部分缓解(Partial Remission,PR),2 例微小变化(Minor Response,MR),4 例无明显变化(No Change,NC),7 例疾病进展(Progressive Disease,PD)。在所有的患者中没有发现明显的毒性反应。表明 NK 细胞对恶性胶质瘤患者有一定的疗效且没有明显的毒副作用。然而,NK 细胞由于其作用的非特异性,增殖困难,杀伤时间短等因素,单独应用 NK 细胞的效果仍很有限;由于 NK 细胞还是获得性细胞免疫的核心调节细胞,NK 细胞通过 MHC-1 与肿瘤特异性免疫细胞如 CTL 细胞,TIL 细胞等的联合应用发挥疗效有待进一步研究。

3. 肿瘤浸润淋巴细胞(Tumor infiltrating lymphocyte,TIL) 在 20 世纪 80 年代早期,研究发现尸解的 GBM 患者 30% 肿瘤内有淋巴细胞的浸润,虽然这不能充分表明免疫系统试图清除肿瘤细胞,但有些证据显示浸润淋巴细胞的存在与生存期相关。

Quattrocchi 等从 6 例复发 GBMs 切除的肿瘤组织中提取 T 细胞并在体外用 IL-2 扩增。在大多数病例中,主要是一群含有 CD8+T 细胞。在第 1 天和第 14 天通过 Ommaya 回输这些细胞进入切除病灶后的残腔。每周静脉给予低剂量的 IL-2 治疗。没有严重的毒性,3 例患者对治疗具有完全或部分反应并且较没有反应的 3 例患者生存期延长。但是在治疗胶质瘤其他研究中,TIL 的总体治疗只有少数有效。

TILs 的优点是具有较强肿瘤特异性,肿瘤周围浸润的淋巴细胞可能会富集已经识别和应答肿瘤呈递抗原的 T 细胞。TIL 细胞比 LAK 细胞具有更强的杀伤活性,其细胞毒性是 LAK 细胞的 50~100 倍。缺点是这些胶质瘤组织中分离的 TILs 细胞生物功能具有严重的免疫缺陷,包括细胞信号转导、增殖、分泌细胞因子以及细胞毒功能的缺陷。可能由于肿瘤诱导的免疫抑制或其他逃逸机制,大部分 T 细胞还不知道是否是反应无能或对表达的肿瘤抗原耐受,这些 T 细胞不能有效地清除肿瘤,尽管体外扩增细胞达到了一定高的数量有可能增加抗肿瘤 T 细胞的比率和效应。因此还不能确定 TIL 是否代表 T 细胞免疫治疗的一个好的来源。

4. TDLN T 细胞 动物实验表明荷瘤鼠获得的过继性转移 T 细胞不如免疫了肿瘤抗原的非荷瘤鼠的过继性转移 T 细胞有效。但荷瘤鼠 TDLN T 细胞在过继免疫治疗中能有效清除肿瘤。这些 TDLN T 细胞能被 anti-CD3 或细菌超抗原激活,并且它们的活性与免疫的非荷瘤鼠的 T 细胞一样有效。放射后的肿瘤混合细胞因子(比如 GM-CSF)经常被用作免疫接种的抗原来源,鼠模型证明这是产生敏感的适合过继性治疗的 TDLN T 细胞的一种有效的方法。

Peng 等实验证明 TDLN T 细胞能大大加强抗颅内肿瘤的过继免疫疗法的效果。Plautz 等用 TDLN T 细胞治疗 12 例脑肿瘤患者。其中 10 例是高级别的胶质瘤(4 例间变星形细胞胶质瘤,6 例 GBM)。这些患者皮内免疫接种照射后的自体肿瘤细胞混合 GM-CSF,静脉回输前对 TDLN 淋巴细胞用细菌超抗原刺激 48 小时,IL-2 刺激 6~8 天,没有治疗相关的严重毒性,并且 2 例间变性星形细胞和 2 例 GBM 残留肿瘤部分消退。

TDLN T 细胞的优点是用来扩增的足量 T 细胞的来源从淋巴结比从切除的脑肿瘤组织更容易,可以克服应用这种自然敏感性 T 淋巴细胞的几种缺点,如长期接触肿瘤抗原的组织耐受、不完全抗原呈递等,并且可能加强肿瘤反应性 T 细胞的作用。缺点为 TDLN T 细胞的体外培育过程比较费力,对于脑肿瘤患者还不知道颈部淋巴结(脑肿瘤推测的引流淋巴结)是否有自然敏感的 T 细胞存在,并且这些淋巴结需要手术切除。加强这种方法的有效性的措施:增加肿瘤特异性细胞的数量或消除淋巴结内抑制性细胞的作用;在容易获得淋巴结的部位免疫肿瘤抗原以便获得足够量的肿瘤敏感淋巴结 T 细胞等。

5. 体外激活的抗原特异性 T 细胞 体外激活的抗原特异性 T 细胞就是由 APCs(比如 DCs)呈递的肿瘤细胞或肿瘤抗原在体外激活的 T 细胞,这是 ACI 中产生肿瘤特异性 T 细胞最成熟的方式。这种 T 细胞在临床试验中表现出了一些抗肿瘤效应。Kitahara 等证明直接注射放射后肿瘤细胞和 IL-2 共培养的淋巴细胞,5 例患者中有两例脑肿瘤明显减小。Tsurushima 等用自体肿瘤细胞和 anti-CD3 刺激扩增的淋巴细胞共培养后治疗 3 例 GBM 患者和 1 例间变性星形细胞瘤患者。这些细胞回输进术后病灶,4 例患者中 3 例患者的肿瘤体积明显减小。Plautz 和 Shu 描述了应用 anti-CD3 和细菌超抗原直接激活 T 细胞活化联合应用自体肿瘤细胞疫苗取得了振奋人心的结果,12 例治疗患者中 4 例患者表现为肿瘤部分消退。

该疗法的优点:不需要肿瘤组织作为肿瘤抗原的来源,因为患者外周血单个核细胞可以作为异种抗原的来源,其缺陷:不能静脉应用,并且它不能提供长期的免疫。

6. 细胞因子诱导的杀伤细胞(CIK 细胞) 1991 年斯坦福大学的 Schmidt Wolf 等首先报道,是将人的外周血单个核细胞在体外用多种细胞因子(如抗 CD3McAb,IL-2,IFN-γ,IL-1α 等)共同培养一段时间后获得的一群异质细胞。它主要的抗肿瘤机制:细胞(杀伤)作用;直接的细胞质颗粒穿透封闭的肿瘤细胞膜,导致肿瘤细胞裂解;通过分泌 IL-2,IL-6,IFN-γ 等多种抗肿瘤细胞因子起作用。由于 CIK 细胞同时表达 CD3 和 CD56 两种膜蛋白分子,故又称为 NK 细胞样 T 淋巴细胞,兼具有 T 淋巴细胞强大的抗肿瘤活性和 NK 细胞的非 MHC 限制性杀瘤优点。已有研究证实将人细胞因子诱导的杀伤细胞注入到胶质瘤原位移植裸鼠模型肿瘤组织及静脉注射到人胶质瘤皮下移植裸鼠模型都有一定的抑制胶质瘤细胞生长的效应。JUYOUN JIN 等人报道了人细胞因子诱导的杀伤细胞与 TMZ 协同治疗颅内移植 U-87MG 细胞株的裸鼠时有更强的诱使细胞凋亡,减少肿瘤细胞复制及血管密度等效应。CIK 细胞在胶质瘤的临床应用报道不多,国内牟永告等曾报道了应用 CIK 细胞局部治疗脑胶质瘤的研究,6 例患者在神经外科显微镜下尽量彻底切除肿瘤,术中行快速冷冻,对病理为恶性(WHO 分类 Ⅲ 级以上)埋置 Ommaya 储液囊;术后患者常规先行放射治疗;放疗结束后先化疗2个疗程;然后进行局部免疫治疗。自首次 CIK 细胞治疗至随访终点平均生存期12.5个月。6例中2例 CR,1例 PR,1例 SD,2例 PD。并初步显示部分病例有一定疗效。且恶性胶质瘤 CIK 细胞局部免疫治疗不良反应轻,对症处理均能缓解;在严格掌握适应证的前提下,该方法安全,患者能够耐受。当然,CIK 细胞局部治疗的诸多问题在临床还需要进行大样本的随机对照研究。

胶质瘤过继性 T 细胞疗法的早期试验证明免疫系统能够调节 CNS 高级别肿瘤的衰减,目前这些试验中虽然只有少量临床反应很好,但已说明能够大大提高免疫治疗方法的期望。我们已经获得了体外维持扩增 T 细胞的相当可观的经验,但只是刚刚开始理解怎样为过继免疫治疗制备一种较好的 T 细胞。因此,将来治疗恶性脑肿瘤的过继性 T 细胞治疗包括在 T 细胞激活、扩增、体内维持和效应功能所有阶段新的发展。例如,通过基因工程加强 T 细胞功能的修饰、体外刺激前清除 CD4+CD25+T 抑制性细胞、过继转移肿瘤特异性 CD4+T 细胞等。

四、结 语

尽管胶质瘤免疫治疗试验还相当有限,但是免疫治疗在其他肿瘤的进步和啮齿类动物模型的资料揭示了进一步研究的合理性。将来的研究集中在临床前研究和治疗试验包括抗特异性抗体、DNA 和多肽疫苗,以及树突状细胞、防止肿瘤逃逸等策略。随着基础研究不断获得的关于中枢神经系统的基础免疫学机制和抗原呈递的资料将会提高免疫抗肿瘤策略的成功机会。未来新型免疫细胞的应用、应用途径的改进、各种免疫细胞的联合应用及过继免疫与主动免疫的等方法的联合应用,必然会为胶质瘤的免疫治疗产生新的突破,从而更好地治疗胶质瘤患者。

参 考 文 献

1. 黄强,陈忠平,兰青.胶质瘤.北京:中国科技出版社,2000.

2. 牟永告,赛克,史泓浏等.细胞因子诱导的杀伤细胞局部治疗脑胶质瘤的临床研究.广东医学,2005,26(9):1188-1190.

3. 夏建川,曾益新.肿瘤生物和基因治疗的研究进展.中国肿瘤临床年鉴.北京:中国铁道出版社,2003.

4. Akasaki Y,Kikuchi T,Homma S,et al. Antitumor effect of immunizations with fusions of dendritic and glioma cells in a mouse brain tumor model. J Immunother. 2001,24:106-113.

5. Akasaki Y,Kikuchi T,Homma S,et al. Antitumor effect of immunizations with fusions of dendritic and glioma cells in a mouse brain tumor model. J Immunother,2001,24:106-113.

6. Albert ML,Sauter B,Bhardwaj N. Dendritic cells acquire antigen from apoptotic cells and induce class I-restricted CTLs. Nature,1998,392:86-89.

7. Alizadeh,D. ,et al. Induction of anti-glioma natural killer cell response following multiple low-dose intracerebral CpG therapy. Clin Cancer Res,2010,16(13):3399-3408.

8. Badie B,Schartner J,Prabakaran S,et al. Expression of Fas ligand by microglia:possible role in glioma immune evasion. J Neuroimmunol,2001,120(1-2):19-24.

9. Banchereau J,Steinman RM. Dendritic cells and the control of immunity. Nature,1998,392:245-252.

10. Blankenstein T,Schuler T. Cross-priming versus cross-tolertance:are two signals enough? Trends Immunol,2002,23:171-173.

11. Castriconi,R. ,et al. ,NK cells recognize and kill human glioblastoma cells with stem cell-like properties. J Immunol,2009,182(6):3530-3539.

12. Davis FG,McCarthy BJ. Epidemiology of brain tumors. Curr Opin Neurol,2000,13:635-640.

13. Dillman,R. O. ,et al. ,Intracavitary placement of autologous lymphokine-activated killer (LAK) cells after resection of recurrent glioblastoma. J Immunother,2004.27(5):398-404.

14. Dillman,R. O. ,et al. ,Intralesional lymphokine-activated killer cells as adjuvant therapy for primary glioblastoma. J Immunother,2009.32(9):914-919.

15. Dix AR,Brooks WH,Roszman TL,et al. Immune defects observed in patients with primary malignant brain tumors. J Neuroimmunol,1999,100:216-232.

16. Dudley ME. Cancer regression and autoimmunity in patients after clonal repopulation with antitumor lymphocytes. Science,2002,298:850-854.

17. Dunn GP,Bruce AT,Ikeda H,et al. Cancer immunoediting:from immunosurveillance to tumor escape. Nat Immunol,2002,3:991-998.

18. Dunn GP,Dunn IF,Curry WT. Focus on TILs:prognostic significance of tumor infiltratinglymphocytes in human glioma. Cancer Immun,2007,7(13):12-28.

19. Ehtesham M,Kabos P,Gutierrez MA,et al. Intratumoral dendritic cell vaccination elicits potent tumoricidal immunity against malignant glioma in rats. J Immunother,2003,26:

107-116.

20. Flieger D, Kufer P, Beier I, et al. A bispecific single-chain antibody directed against EpCAM/CD3+ in combination with the cytokines interferon alpha and interleukin-2 efficiently retargets T and CD3$^+$ CD56$^+$ natural-killer-like T lymphocytes to EpCAM-expressing tumor cells. Cancer Immunol Immunolther,2000,49(8):441-448.

21. Fontenot JD, Rudensky AY. A well adapted regulatory contrivance: regulatory T cell development and the forkhead family transcription factor Foxp3. Nat Immunol,2005,6(4): 331-337.

22. Gainer AL, Young ATL, Parney IF, et al. Gene gun transfection of human glioma and melanoma cell lines with genes encoding human IL-12 and GM-CSF. J Neurooncol,2000,47: 23-30.

23. Giese A, Westphal M. Treatment of malignant glioma: a problem beyond the margins of resection. J Cancer Res Clin Oncol,2001,127:217-225.

24. Gorelik L, Flavell RA. Immune-mediated eradication of tumors through the blockade of transforming growth factor-beta signaling in T cells. Nat Med,2001,7:1118-1122.

25. Graf MRI, Prins RM, Hawkins WT, et al. Irradiated tumor cell vaccine for treatment of an established glioma. I. Successful treatment with combined radiotherapy and cellular vaccination. Cancer Immunol Immunother, 2002, 51: 179-189.

26. Harada,H. ,et al. Selective expansion of human natural killer cells from peripheral blood mononuclear cells by the cell line,HFWT. Jpn J Cancer Res,2002.93(3):313-319.

27. Hempel DM, Smith KA, Claussen KA, et al. Analysis of cellular immune responses in the peripheral blood of mice using real-time RTPCR. J Immunol Methods,2002,259:129-138.

28. Horton HM, Anderson D, Hernandez P, et al. A gene therapy for cancer using intramuscular injection of plasmid DNA encoding interferon alpha. Proc Natl Acad Sci USA,1999,96 (4):1553-1558.

29. Insug O, Ku G, Ertl HC, et al. A dendritic cell vaccine induces protective immunity to intracranial growth of glioma. Anticancer Res,2002,22(2A):613-621.

30. Ishikawa E. Autologous natural killer cell therapy for human recurrent malignant glioma. Anticancer Res,2004.24(3b): 1861-1871.

31. Ishikawa E, Tsuboi K, Yamamoto T, et al. Clinical trial ofautologous formalin-fixed tumor vaccine for glioblastomamultiforme patients. Cancer Sci,2007,98(8):1226-1233.

32. Iwadate Y, Yamaura A, Sato Y, et al. Induction of immunity in peripheral tissues combined with intracerebral transplantation of interleukin-2-producing cells eliminates established brain tumors. Cancer Res,2001,61:8769-8774.

33. Jin,J. Synergistic therapeutic effects of cytokine-induced killer cells and temozolomide against glioblastoma. Oncol Rep, 2011,25(1):33-39.

34. Kammula US, Marincola FM, Rosenberg SA. Real-time quantitative polymerase chain reaction assessment of immune reactivity in melanoma patients after tumor peptide vaccination. J Natl Cancer Inst,2000,92:1336-1344.

35. Kim H. M. Antitumor activity of cytokine-induced killer cells in nude mouse xenograft model. Arch Pharm Res,2009,32 (5):781-787.

36. Kikuchi T, Abe T, Ohno T. Effects of glioma cells on maturation of dendritic cells. J Neurooncol,2002,58:125-130.

37. Kikuchi T, Akasaki Y, Irie M, et al. Results of a phase I clinical trial of vaccination of glioma patients with fusions of dendritic and glioma cells. Cancer Immunol Immunother, 2001,50:337-344.

38. Kikuchi T, Akasaki Y, Abe T, et al. Intratumoral injection of dendritic and irradiated glioma cells induces anti-tumor effects in a mouse brain tumor model. Cancer Immunol Immunother,2002,51:424-430.

39. Kitahara T, Osama W, Yamaura A, et al. Establishment of an IL-2 dependent cytotoxic T-cell line specific for autologous brain tumor and its intratumoral administration for therapy of the tumor. J Neurooncol,1992,4:329-336.

40. Knupfer MM, Knupfer H, Van Gool S, et al. Interferon gamma inhibits proliferation and hyaluronic acid adhesion of human malignant glioma cells in vitro. Cytokine,2000,12(4): 409-412.

41. Komatsu F, Masuda T, et al. Cell-cell adhesion-independent killing due to lymphokine-activated killer cells against glioblastoma cell lines. Oncol Res,2000,12(9-10):371-381.

42. Legler JM, Ries LA, Smith MA, et al. Cancer surveillance series [corrected]: brain and other central nervous system cancers. Recent trends in incidence and mortality. J Natl Cancer Inst,1999,91:1382-1390.

43. Liau LM, Prins RM, Kiertscher SM, et al. Dendritic cell vaccination in glioblastoma patients induces systemic and intracranial T-cell responses modulated by the local central nervous system tumor microenvironment. Clin Cancer Res, 2005,11 (15):5515.

44. Lillehei KO, Liu Y, Kong Q. Current perspectives in immunotherapy. Ann Thorac Surg,1999,68:S28-S33.

45. Liu Y, Ehtesham M, Samoto K, et al. In situ adenoviral inter-

leukin12 gene transfer confers potent and long-lasting cytotoxic immunity in glioma. Cancer Gene Ther,2002,9:9-15.

46. Liu Y,Ng K,Lillehei KO. Time course analysis and modulating effects of established brain tumor on active-specific immunotherapy. Neurosurg Focus,2000,9:1-9.

47. McKinley BP,Michalek AM,Fenstermaker RA,et al. The impact of age and sex on the incidence of glial tumors in New York State from 1976 to 1995. J Neurosurg,2000,93: 932-939.

48. Merchant RE,Ellison MD,Young HF. Immunotherapy for malignant glioma using human recombinant interleukin-2 and activated autologous lymphocytes. A review of pre-clinical and clinical investigations. J Neurooncol,1990,8:173-188.

49. Nagaraj S,Ziske C,Schmidt-Wolf IG,et al. Human cytokine-induced killer cells have enhanced in vitro cytolytic activity via non-viral interleukin-2 gene transfer. Genetic Vaccines and Therapy,2004,2:12-17.

50. Nomura LE,Walker JM,Maecker HT. Optimization of whole blood antigen-specific cytokine assays for CD4(+) T cells. Cytometry,2000,40:60-68.

51. Okano F,Storkus WJ,Chambers WH,et al. Identification of a novel HLA-A * 0201-restricted, cytotoxic T lymphocyte epitope in a human glioma-associated antigen,interleukin 13 receptor alpha2 chain. Clin Cancer Res,2002,8:2851-2855.

52. Okada H,Kohanbash G,Zhu X et al. Immunotherapeutic approaches for glioma. Crit Rev Immunol,2009,29(1):1-42.

53. Papetti M,Herman IM. Controlling tumor-derived and vascular endothelial cell growth:role of the 4Ff2 cell surface antigen. Am J Pathol,2001,159:165-178.

54. Parker JN,Gillespie GY,Love CE,et al. Engineered herpes simplex virus expressing IL-12 in the treatment of experimental murine brain tumors. Proc Natl Acad Sci USA,2000, 97:2208-2213.

55. Parney IF,Farr-Jones MA,Chang LJ,et al. Human glioma immunobiology in vitro:implications for immunogene therapy. Neurosurgery,2000,46:1169-1178.

56. Peng L. Helper-independent,L-selectin low CD8 + T cells with broad anti-tumor efficacy are naturally sensitized during tumor progression. J 1mmunol,2000,165:5738-5749.

57. Perrin G,Schnuriger V,Quiquerez AL,et al. Astrocytoma infiltrating lymphocytes include major T cell clonal expansions confined to the CD8 subset. Int Immunol,1999,11:1337-1350.

58. Prins RM,Scott GP,Merchant RE,et al. Irradiated tumor cell vaccine for treatment of an established glioma. Ⅱ. Expansion of myeloid suppressor cells that promote tumor progression. Cancer Immunol Immunother,2002,51:190-199.

59. Proescholdt MA,Merrill MJ,Ikejiri B,et al. Site-specific immune response to implanted gliomas. J Neurosurg,2001,95: 1012-1019.

60. Quattrocchi KB. Pilot study of local autologous tumor infiltrating lymphocytes for the treatment of recurrent malignant gliomas. J Neurooncol,1999,45:141-157.

61. Reardon DA,Akabani G,Coleman RE,et al. Phase Ⅱ trial of murine (131)I-labeled antitenascin monoclonal antibody 81C6 administered into surgically created resection cavities of patients with newly diagnosed malignant gliomas. J Clin Oncol,2002,20:1389-1397.

62. Riva P,Arista A,Franceschi G,et al. Local treatment of malignant gliomas by direct infusion of specific monoclonal antibodies labeled with 131I:comparison of the results obtained in recurrent and newly diagnosed tumors. Cancer Res,1995, 55:5952～5956s.

63. Sampson JH,Crotty LE,Lee S,et al. Unarmed,tumor-specific monoclonal antibody effectively treats brain tumors. Proc Natl Acad Sci U S A,2000,97:7503-7508.

64. Schmidt-Wolf IG,Fink S,Trojaneck B,et al. Phase I clinical study applying autologous immunological effector cells transfected with the interleukin-2 gene in patients with metastic renal cancer,colorectal cancer and lymphoma. Br J Cancer, 1999,81(6):1009-1016.

65. Schmittel A,Keilholz U,Thiel E,et al. Quantification of tumorspecific T lymphocytes with the ELISPOT assay. J Immunother,2000,23:289-295.

66. Schneider T,Gerhards R,Kirches E,et al. Preliminary results of active specific immunization with modified tumor cell vaccine in glioblastoma multiforme. J Neurooncol,2001,53: 39-46.

67. Speller SA,Warren AP. Ex vivo detection and enumeration of human antigen-specific CD8 + T lymphocytes using antigen delivery by a recombinant vaccinia expression vector and intracellular cytokine staining. J Immunol Methods,2002,262: 167-180.

68. Steiner HH,Bonsanto MM,Beckhove P et al. Antitumor vaccination of patients with glioblastoma multiforme:a pilot study to assess feasibility,safety,and clinical benefit. J Clin Oncol,2004,22:4272-4281.

69. Stevens A,Kloter I,Roggendorf W. Inflammatory infilitrates and natural killer cell presence in human brain tumors. Cancer,1988,61:738-743.

70. Surawicz TS,Davis F,Freels S,et al. Brain tumor survival: results from the National Cancer Data Base. J Neurooncol,

1998,40:151-160.

71. Tsurushima H,et al. Reduction of end-stage malignant glioma by injection with autologous cytotoxic T lymphocytes. Jpn Cancer Res,1999,90:536-545.

72. Wang,P. ,et al. ,Experimental study on the treatment of intracerebral glioma xenograft with human cytokine-induced killer cells. Cell Immunol,2008. 253(1-2):59-65.

73. Wu A,Oh S,Ericson K,et al. Transposon-based iterferon gamma gene transfer overcomes limitations of episomal plasmid for immunogene therapy of gblastoma. Cancer Gene Ther,2007,14(6):550-560.

74. Yamanaka R,Zullo SA,Tanaka R,et al. Enhancement of antitumor immune response in glioma models in mice by genetically modified dendritic cells pulsed with Semliki forest virus-mediated complementary DNA. J Neurosurg,2001,94:474-481.

75. Yamanaka R,Homma J,Yajima N et al. Clinical evaluation of dendritic cell vaccination for patients with recurrent glioma:results of a clinical phase Ⅰ/Ⅱ trial. Clin Cancer Res,2005,11:4160-4167.

76. Yang T,Witham TF,Villa L,et al. Glioma-associated hyaluronan induces apoptosis in dendritic cells via inducible nitric oxide synthase:implications for the use of dendritic cells for therapy of gliomas. Cancer Res,2002,62:2583-2591.

77. Yu JS,Lee PK,Ehtesham M,et al. Intratumoral T-cell subsets and endothelial fas ligand expression in brain tumors. J Neurooncol,2003,64:55-61.

78. Zeng Y,Feng H,Graner MW,et al. Tumor-derived,chaperone-rich cell lysate activates dendritic cells and elicits potent antitumor immunity. Blood,2003,101(11):4485-4491.

（牟永告　陈忠平）

第四节　生物治疗的展望

在前面的章节中,我们已经对脑胶质瘤生物治疗的策略和技术方法有了认识。尽管在临床前研究中许多生物治疗方法对脑肿瘤具有明显治疗作用,甚至安全性也在Ⅰ期临床试验中获得验证,但在Ⅱ期和Ⅲ期临床试验中疗效获得证实的生物治疗方法却寥寥无几。恶性胶质瘤生物治疗临床前研究的良好疗效和临床试验中令人失望的结果,促使我们对这种反差可能的原因进行思考和分析,这对研究改进当前恶性胶质瘤生物治疗策略及方法至关重要。首先,生物治疗临床试验所募集的患者,大多是对传统治疗产生抵抗或已发生远隔迁移的晚期胶质瘤及复发性恶性胶质瘤患者,恶劣的临床病情影响了生物治疗的显效;第二,稳健和严格的临床前生物治疗研究需要有满意的脑胶质瘤动物模型,以利于在临床前实验中就能较可靠地判断一种生物治疗方法是否具有临床转化价值,但目前缺乏这样的脑胶质瘤动物模型;第三,在生物治疗临床试验中较难实施剂量递增试验,尤其在临床试验样本量较小的情况下进行剂量爬坡困难,因而无法确定或实施最大耐受剂量,也是不能达到满意疗效的原因之一;第四,脑自身的生理学特点及血-脑脊液屏障限制了生物治疗"药物"进入中枢神经系统的效率;第五,恶性脑胶质瘤组织学的不均一性及侵袭性的生物学特点影响生物治疗"药物"

在肿瘤内的弥散和对肿瘤细胞的追踪,组织学诊断相同的肿瘤间基因遗传背景的差异也令临床试验很难找到"同质"患者,这些都影响生物治疗的效果。在本章中,我们将对目前生物治疗策略方法进行逐一剖析,并展望恶性胶质瘤生物治疗的未来发展。

一、恶性胶质瘤基因治疗策略的分析

恶性胶质瘤基因治疗中自杀基因治疗、溶肿瘤病毒治疗和免疫调节治疗是最常见的治疗策略。我们首先来分析一下这三种主要治疗策略的优点及目前仍存在的局限性。

恶性胶质瘤自杀基因治疗是通过药物激活基因的表达阻止胶质瘤细胞 DNA 的复制,HSVtk/GCV 和 CD/5-FC 是最常使用的自杀基因治疗系统。自杀基因治疗的优点是不仅能杀灭转导了自杀基因的肿瘤细胞,对未被转导的周围肿瘤细胞也具有杀伤效应,亦即"旁观者效应";仅需自杀基因的短期表达;这类治疗系统优先影响增殖活跃的细胞,因而对肿瘤细胞具有靶向性;自杀基因治疗还能对传统放化疗起协同作用,增强对传统治疗的敏感性。其局限性包括:满意的基因转移载体的缺乏限制了体内肿瘤细胞的转染效率,自杀基因转导阳性的肿瘤细

297

胞空间分布有限,也不能追踪已远隔迁移播散的肿瘤细胞。

恶性胶质瘤溶肿瘤病毒治疗的基本思路是对病毒基因组进行遗传改造,使病毒仅选择性地在肿瘤细胞内复制,达到对肿瘤细胞的杀伤效应,OHSVs、CRAds、麻疹病毒、呼肠孤病毒是代表性的溶肿瘤病毒。溶肿瘤病毒治疗的优点是病毒滴度高,对肿瘤细胞转染效率较高。在肿瘤内的分布良好;在溶肿瘤病毒基因组中插入其他治疗性基因,还可以产生附加治疗效应。其局限性包括:宿主可能会对病毒产生免疫排斥;溶肿瘤病毒具有复制能力,有潜在的安全性担忧;需要在手术过程中局部给予溶肿瘤病毒注射。

恶性胶质瘤免疫调节基因治疗的根本目的是针对中枢神经系统免疫特点和肿瘤微环境的免疫抑制,诱导抗肿瘤免疫反应,杀灭恶性胶质瘤细胞。细胞因子介导、免疫细胞募集和应用抗体导向的细胞载体是最基本的策略。免疫调节基因治疗的优点是通过被动或主动的抗肿瘤免疫,杀死手术后残余的肿瘤细胞,还能对肿瘤的微环境进行调节。其局限性包括:肿瘤可能诱导免疫抑制;脑组织内缺乏具有抗原递呈作用的树突状细胞;免疫抑制性调节性 T 细胞分泌具有免疫抑制作用的细胞因子。

根据目前生物治疗的共性难题和胶质瘤基因治疗的局限性,我们可以采取如下策略加以克服和改进:①选择干细胞作为基因治疗的细胞载体:干细胞对肿瘤具有趋向性,以干细胞携带治疗基因,可以使治疗基因具有更好的空间分布,甚至可能追踪到远隔播散的胶质瘤病灶,另一个潜在优点是干细胞载体可以免于被宿主免疫系统清除,对所携带的治疗基因起到了屏蔽作用;②将传统治疗和基因治疗方法相结合,发挥治疗的协同作用,不仅针对多种肿瘤细胞类型,对胶质瘤干细胞也具有细胞毒性;③新型溶肿瘤病毒的开发方面,一是要提高溶肿瘤病毒载体的透过和转导效果。二是通过遗传修饰实现新的溶肿瘤治疗策略,如表达 TNFα、VEGF 特异性 shRNA、L-4。三是开发特异性针对胶质瘤细胞,特别是针对胶质瘤干细胞的新型溶肿瘤病毒;④通过免疫基因治疗的疫苗,调节肿瘤微环境,抑制宿主抗肿瘤免疫反应;⑤优化治疗基因载体的投递方式:脂质体和纳米颗粒等合成载体可以全身分布并可以通过血-脑脊液屏障,对流增强的输送方式可以在较大体积的靶组织内增加病毒载体的浓度,增加基因转导的水平;⑥建立能模仿人类胶质瘤的肿瘤微环境、不均一性、生长模式、组织学及抗肿瘤免疫反应的动物模型,更好地判定胶质瘤基因转染的药代动力学和药效学。

二、恶性胶质瘤分子靶向治疗策略的分析

随着脑肿瘤分子机制研究的进步,对恶性胶质瘤发生、发展的细胞信号转导通路的相关研究非常活跃。肿瘤细胞发生、增殖与凋亡、血管生成、侵袭迁移等信号转导通路的确认,促进了许多小分子抑制剂和单克隆抗体的相续研发,其在恶性胶质瘤的靶向治疗中的安全性和疗效也被评估。遗憾的是,绝大多数分子靶向药物在恶性脑胶质瘤中疗效甚微,不能向临床应用转化。截至目前,仅有两个靶向药物进入恶性胶质瘤Ⅲ期临床试验,一个是贝伐单抗(bevacizumab),另一个是西仑吉肽(cilengitide)。贝伐单抗作为抗血管形成的靶向药物,其对胶质瘤的治疗作用曾被寄予厚望,但迄今的临床结果已证明贝伐单抗虽可以延长胶质母细胞瘤患者的无进展生存期,但并不延长总生存期,而且有研究发现贝伐单抗虽然抑制了肿瘤的血管生成,但也有促进肿瘤细胞向肿瘤外周侵袭迁移的趋向。整合素抑制剂西仑吉肽作为唯一进入Ⅲ期临床试验的抗胶质瘤侵袭的靶向治疗药物,迄今的结果表明,对接受联合放化疗的恶性胶质瘤患者给予西仑吉肽治疗,患者生存期并没有明显延长。

肿瘤的靶向治疗药物,从广义上说,分为单克隆抗体(单抗)类药物和小分子药物。治疗性的单抗靶向于细胞表面的跨膜受体或细胞外生长因子。单抗也可以与放射性核素或毒素结合,引导它们特异性地到达肿瘤部位。小分子药物可以穿过细胞膜,与细胞内的靶分子作用,干扰目标蛋白酶的活性。同其他化学药物一样,开发成功的靶向治疗药物一般具有通用名和商品名。如贝伐单抗(bevacizumab),罗氏公司推向市场的商品名为安维汀(avastin)。

靶向药物通用名的命名原则可以提供给我们一个判断此药物类型和细胞内靶标的线索。如单抗药

物的词尾为"-mab"（monoclonal antibody，mab）。更进一步，"-ximab"代表人鼠嵌合型抗体，"-zumab"代表人源化鼠抗体，而"-mumab"为完全的人类抗体。小分子药物的词尾为"-ib"，提示此药具有蛋白抑制剂特性。在单抗中，如果名字中间包含"-ci-"代表以循环系统为靶标，而"-tu-"代表以肿瘤为靶标；在小分子药物中，包含"-tin-"代表酪氨酸激酶抑制剂，而"-zom-"代表蛋白酶体抑制剂。循此规则，我们就明白了贝伐单抗（beva-ci-zumab）提示我们此药是在血液循环中发挥消耗 VFGF-A 的作用，而其本身是人源化鼠抗体。

恶性胶质瘤靶向治疗的现实状况说明，恶性胶质瘤靶向治疗的研究仍任重而道远，需要我们审视脑肿瘤靶向治疗的药物研制和临床试验所有环节，认真分析存在的问题，更好地规范未来靶向治疗的临床试验。

恶性胶质瘤靶向治疗疗效的重要制约因素，包括较难确定靶向药物的使用剂量、药物进入到中枢神经系统的能力及药物在肿瘤内的生物学活性。对于传统的细胞毒性抗肿瘤药物，最佳剂量的确定是患者能耐受的最大承受量，而在这一剂量下对患者不引起显著的副作用。这种判断标准显然不宜简单地推广到作用于细胞信号通路的靶向药物。对于分子靶向药物来说，如果施予的剂量小于最大承受量，或者由于药物的最大承受量太小而不能推高剂量，都不能发挥靶向药物的生物学活性，而不能产生疗效。直接测定新鲜胶质瘤组织中的靶向药物浓度的研究少有人做，而药物进入脑组织的数据一般来自间接评价方法。在未来临床试验中，可以设计一组要行肿瘤切除的患者，术前服用靶向药物，对切除的肿瘤组织直接分析药物分布和药代动力学，确定信号通路抑制的水平及需达到的靶向药物浓度。

恶性脑胶质瘤靶向治疗中不能确定哪一部分患者能够真正受益也是一个重要问题。每一个分子靶向药物都是针对特定靶分子，由于肿瘤的复杂性，并不是组织学相同的肿瘤必然都有相同的靶点异常，而不同肿瘤间也可能有相同的靶点异常，只有能够事先预知这些靶点异常，才能做到"有的放矢"。在将来的临床试验中，应重视对靶向治疗前手术切除或活检肿瘤组织标本的搜集和保存，对肿瘤标志物和信号通路活性进行检测。一旦这些患者被招募为新的靶向治疗药物Ⅰ期临床试验的志愿者，所留存

的此患者组织标本中与治疗的个体反应相关的分子图谱就可以得以分析，若分子标志与治疗反应的试验性治疗关系在Ⅰ期临床试验中得以建立，就可以复习组织样本库，为接下来的Ⅱ期临床试验研究提供更充分的受试群体。

目前，恶性胶质瘤靶向治疗的Ⅲ期临床试验，均是结合放疗和替莫唑胺化疗来开展。由于大部分分子靶向药物仅是使肿瘤处于控制状态，并不根治肿瘤，至少在目前阶段，联合传统治疗比单纯应用靶向药物更具有伦理学的优势和更好的治疗效果。另外，靶向药物还可能对放化疗起协同作用，如抗血管生成的药物能使肿瘤血管"正常化"，增加传统化疗药物在肿瘤内的弥散，增强化疗效果；对 p53 或 EG-FR 信号的修饰能加强肿瘤对放射治疗的敏感性。多靶点联合抑制也是一种重要的靶向治疗思路，除了开发具有多靶点抑制作用的单药物之外，多个靶向药物的联合应用也是重要的尝试。但是，即便是将已开发出的靶向药物两两组合进行试验，也是非常庞大的试验数目，因此药物的临床前预筛选研究非常重要。

恶性胶质瘤遗传不稳定性和不均一性突出，相关信号转导通路的作用及相互调节机制尚未完全清楚，这些决定着治疗靶点的选择和药物的研发进程。靶向药物能否作用于预计的靶部位，是否能有效抑制下游信号通路，潜在的毒副作用如何，均关乎靶向治疗的安全性及疗效，这些问题也需要深入研究解决。恶性胶质瘤患者是否能从靶向治疗中获益，生存期延长和生活质量提高应为金标准，而发展与靶向治疗配套的分子成像技术，确定可靠的肿瘤标志物，可能会成为恶性胶质瘤分子靶向治疗微观疗效评价的新方法。

三、恶性胶质瘤免疫治疗策略的分析

对于恶性胶质瘤免疫治疗来说，存在三个主要挑战，包括免疫编辑（immune-editing）、抗原递呈减少和免疫细胞激活减少。要根除肿瘤，免疫系统必须能够识别肿瘤特异性的抗原、激活其他的免疫细胞以及建立基本的抗肿瘤反应。免疫编辑作为胶质瘤免疫治疗的主要挑战之一，包括三个阶段，：即"清除"、"平衡"及"逃逸"。"清除"包括特异性的获得

性免疫和非特异性的天然免疫两种抗肿瘤功能。如果清除过程彻底,肿瘤细胞被完全排除,免疫编辑过程就此结束。如果一些变异的肿瘤细胞逃过了免疫编辑的"清除"作用而存活下来,它们与免疫系统的关系就进入了第二种状态,即"平衡"状态。在这种状态下,肿瘤细胞的抗原性减弱,因而不会轻易被免疫系统识别和清除,但又时时处在免疫系统的清除压力下而不能过度生长。特异性的获得性免疫是维持这种平衡状态的主要机制,一般认为天然免疫机制不参与这个过程。因此,免疫编辑的平衡状态实际上就是一种带瘤生存状态。"逃逸"是指肿瘤细胞逃脱了免疫监视,并对抗肿瘤免疫产生抵抗,通常是由于关键抗原的基因组不稳定性或者表达下调造成的。免疫编辑在高级别胶质瘤的治疗中已有表现,尤其是在涉及针对 EGFR Ⅷ 抗原的树突状细胞疫苗的试验中出现。在 EGFR Ⅷ 疫苗试验中,82% 的复发肿瘤患者 EGFR Ⅷ 的表达缺失。肿瘤微环境的免疫抑制是恶性胶质瘤免疫治疗的另一个挑战,会导致抗原识别的减少以及免疫细胞激活的低迷。胶质瘤细胞中存在 HLA 表达降低。最近研究报道,50% 的胶质瘤患者存在 HLA-I 表达的缺失,其中80% 表现出 HLA-A2 的选择性缺失。巨噬细胞与小胶质细胞在抗原递呈方面的潜力亦有下降。体外实验发现,单核细胞暴露于胶质瘤细胞之后,失去吞噬活性;体外研究数据还表明,与正常脑组织相比,从胶质瘤组织中分离出的小胶质细胞与吞噬细胞中MHC Ⅱ 类分子的活性显著降低。肿瘤相关性免疫抑制中另一个值得注意的方面是免疫细胞活性的降低。从胶质瘤患者瘤组织及外周血中分离出的CD4+细胞都表现出细胞功能、增殖活性、IL-2 合成能力等方面受到抑制。尽管一些研究发现 CD8+浸润性淋巴细胞的增加与患者生存期的延长有关,但有研究报道,大部分肿瘤浸润性 CD8+细胞并没有活性。免疫抑制分子的表达与免疫抑制性细胞因子的释放同样与免疫细胞活性的降低有关。参与细胞凋亡调控的表面分子 FAS, galectin-1 和 B7-H1 的表达升高能够导致肿瘤浸润性淋巴细胞的减少;同样,胶质瘤微环境中 IL-10、前列腺素 E-2、TGF-beta 等细胞因子的释放增加,致使免疫细胞活性降低。

恶性胶质瘤免疫治疗的挑战还涉及如何增强抗原递呈能力、有效地打破肿瘤诱导的免疫耐受、提高肿瘤特异性杀伤细胞的活化。提高免疫应答虽然是有效手段,但必须顾及导致继发性脑水肿和自身免疫性疾病等一系列严重不良事件。树突状细胞生物免疫疗法,通过提高抗原递呈细胞能力,形成有效和持久的抗肿瘤 T 细胞应答,具有临床应用价值。但是,关于如何培养和获得强效、活化的树突状细胞,方法学仍需进一步成熟。尽管动物实验和临床研究表明,结内注射是树突状细胞生物治疗最有效的途径,但尚需建立使用树突状细胞治疗脑肿瘤的最佳途径。但对于胶质瘤患者的免疫状态来说,疫苗疗法出现被动"刹车",会限制免疫系统对疫苗的应答。耗竭调节性 T 细胞可能是避免这种"刹车"的策略之一。

高级别胶质瘤侵袭性生长的特性导致肿瘤极易复发。尽管对肿瘤实施了手术切除,在瘤周及以远的地方可能已经存在微小的病灶,所以有前途的治疗措施必须具备追杀经手术和辅助治疗后仍残存的肿瘤细胞的能力。T 细胞介导的抗肿瘤免疫作用能特异性地追踪并杀伤播散出去的肿瘤细胞,而不误伤正常组织。但在中枢神经系统内产生有效抗肿瘤T 细胞免疫反应的细胞与别处不同,在胶质瘤中究竟哪一类细胞负责抗原递呈及其机制仍需研究,也尚未找到特异性的肿瘤抗原。未来的研究重点应放在确认不同类型胶质瘤的特异性抗原和具体的免疫机制,建立可靠的免疫治疗途径和免疫应答的评估方法,改进和完善免疫治疗的临床试验设计。

四、恶性胶质瘤生物治疗的寄语

恶性胶质瘤的生物治疗尽管还面临很多挑战和难题,有些甚至是由于当前科技能力的制约和认知水平的局限造成的,但是这并不意味着我们对恶性胶质瘤生物治疗已无可为。我们在设计生物治疗方案时仍有一些基本的原则需要坚持,临床前研究也毋庸置疑需要加强,临床试验环节中的同质患者纳入、给药剂量、给药途径、疗效评定、个体化方案实施等方面需要优化和革新。

恶性胶质瘤的生物治疗在很长一段时间内,作为传统治疗的补充,仍需要同手术及放化疗相结合。基因治疗、免疫治疗和靶向治疗在方案运用上可以互相交叉,发挥各自优势,起到治疗的协同作用,但多种生物治疗方法之间的协同优势需要建立科学的评价体系。

恶性胶质瘤的不均一性是生物治疗必须要考虑的组织学特点。针对恶性胶质瘤的不均一性，最佳的生物治疗组合方案应当针对肿瘤的不同组织学成分，胶质瘤干细胞是必须着重关注的细胞成分。

恶性胶质瘤的生物治疗试验，患者入选标准一般要求符合Ⅲ/Ⅳ级胶质瘤的组织学诊断。在未来的临床试验的患者纳入中，组织分型标准可能需要更详细，以除外笼统的组织学分型所导致的混杂性预后因素的存在。已有文献对胶质母细胞瘤进行分子分型，包括经典型、间质型、原神经型、神经型四种，不同分型对传统治疗的反应和生存获益并不相同。这种在组织学分型基础上，对恶性胶质瘤分子分型的思路值得生物治疗研究中借鉴，这不仅将会使生物治疗临床试验患者的纳入和分组更加同质和均衡，还有助于未来在各组中寻找重要的分子靶点，制定合适的治疗干预及最佳靶向治疗选择。

在恶性胶质瘤的临床诊治中早已发现，相同组织学诊断的胶质瘤患者在临床进程、预后、肿瘤治疗反应及治疗耐受、复发的风险、治疗的长期并发症等方面存在很大的不同。人类肿瘤生物学上的不均一性和个体化的基因组变异需要更个性化的肿瘤治疗方案。恶性胶质瘤的生物治疗也应聚焦于个体化生物信息，并能据此实时调整生物治疗方案。每个个体肿瘤除了各自的肿瘤病理组织学的特性之外，在肿瘤分子遗传学（DNA、MRINA、microRNA）和表观遗传学上也具有独特的变化图谱。恶性胶质瘤生物治疗更高层次的策略是要根据患者的分子病理学特征，开发针对性的基因治疗、免疫治疗和靶向治疗方案，组成"鸡尾酒"药物联合发挥作用。即使在将来不能从根本上治愈胶质瘤，也能达到带瘤生存或大大延长恶性胶质瘤患者的生存期。

生物治疗策略如果要对恶性胶质瘤发挥高效的治疗作用，首先要透过血-脑脊液屏障，高浓度作用于肿瘤实体，而生物因子靶向性不强，系统给药往往不能在靶部位达到需要的药物浓度，需要我们改进生物药物的投递系统。对流增强输送（Convection-enhanced-delivery，CED）和控释投递系统是重要策略。

传统的局部给药方法，如直接注射、放置 Ommaya 囊等，尽管克服了血-脑脊液屏障，但均是靠自身的浓度梯度向周围的组织渗透扩散，分布有限且不均匀。对流增强输送方式是在立体定向引导下，在瘤内或瘤腔周围脑组织中植入用于传送药物的一根或多根导管或套管，以一定的速率和压力泵入药物，促进药物在病变的组织间隙形成对流持续发挥作用，使药物分布更广和均匀，并且不受药物分子量大小和极性的限制，增加了局部的药物浓度和作用时间。适于对流增强输送的药物不仅包括传统的化疗药物，还包括病毒载体、靶向性的免疫物质、寡核苷酸、生物毒素、放射性的轭合物、携带修饰病毒基因的脂质体等。可见对流增强输送是生物治疗药物投送的理想方式。

适于恶性胶质瘤生物治疗的控释投递系统包括聚合物纳米微粒和脂质纳米微粒。聚乳酸和聚羟基醋酸是研究最广泛的聚合物纳米微粒，被包装进微粒内的治疗因子能缓慢释放几天到几个月。与聚合物纳米微粒相比，脂质纳米微粒是生物性的，毒副作用小，包括固体性脂质纳米微粒和脂质纳米胶囊。纳米微粒包载的药物不仅全身输注可以透过血-脑脊液屏障，还可以和对流增强输注方式结合直接投送到颅脑肿瘤。由于纳米微粒能阻止治疗因子被化学降解或酶降解，达到持久稳定的释放，也非常适合投送脑肿瘤生物治疗药物。

总之，恶性胶质瘤治疗的历史及现状告诉我们，单凭提高手术技术和采用标准的联合辅助治疗方案，尽管一定程度上改善了患者的生存质量，延长了患者的生存期，但还不能实现治愈。恶性胶质瘤治疗的突破尚需要基础研究的进步、生物治疗技术与方案的改进，并围绕个体化方案展开诊治工作。

参 考 文 献

1. 杨学军. 恶性胶质瘤靶向治疗从实验室走向临床的范例：抗肿瘤血管生成治疗. 中华神经外科疾病研究杂志，2009，(01)：1-4.

2. 杨学军，江涛，陈忠平等. 脑胶质瘤的规范化和个体化治疗与临床实践. 中国神经精神疾病杂志，2009，(06)：321-322.

3. 杨学军. 现代神经肿瘤学研究新世纪十年进展. 中国现代神经疾病杂志，2010，(01)：103-110.

4. Altaner C, Altanerova V. Stem cell based glioblastoma gene therapy. Neoplasma, 2012, 59(6): 756-760.

5. Asadi-Moghaddam K, Chiocca EA. Gene-and viral-based therapies for brain tumors. Neurotherapeutics, 2009, 6: 547-557.

6. Assi H, Candolfi M, Baker G, et al. Gene therapy for brain tumors: basic developments and clinical implementation. Neurosci Lett, 2012, 527(2): 71-77.

7. Bidros DS, Vogelbaum MA. Novel drug delivery strategies in neuro-oncology. Neurotherapeutics, 2009, 6:539-546.

8. Bobo RH, Laske DW, Akbasak A, et al. Convection-enhanced delivery of macromolecules in the brain. Proc Natl Acad Sci U S A, 1994, 91:2076-2080.

9. Chang SM, Lamborn KR, Kuhn JG, et al. Neurooncology clinical trial design for targeted therapies: lessons learned from the North American Brain Tumor Consortium. Neuro Oncol, 2008, 10:631-642.

10. Das S, Raizer JJ, Muro K. Immunotherapeutic treatment strategies for primary brain tumors. Curr Treat Options Oncol, 2008, 9:32-40.

11. Gatson NN, Chiocca EA, Kaur B. Anti-angiogenic gene therapy in the treatment of malignant gliomas. Neurosci Lett, 2012, 527(2):62-70.

12. Golden PL, Pollack GM. Blood-brain barrier efflux transport. J Pharm Sci, 2003, 92:1739-1753.

13. Gubanova NV, Gaĭtan AS, Razumov IA, et al. Oncolytic viruses in the therapy of gliomas. Mol Biol (Mosk), 2012, 46(6):874-886.

14. Han SJ, Zygourakis C, Lim M, et al. Immunotherapy for glioma: promises and challenges. Neurosurg Clin N Am, 2012, 23(3):357-370.

15. Herrlinger U, Woiciechowski C, Sena-Esteves M, et al. Neural precursor cells for delivery of replication-conditional HSV-1 vectors to intracerebral gliomas. Mol Ther, 2000, 1:347-357.

16. Hugger ED, Audus KL, Borchardt RT. Effects of poly(ethylene glycol) on efflux transporter activity in Caco-2 cell monolayers. J Pharm Sci, 2002, 91:1980-1990.

17. Husain SR, Puri RK. Interleukin-13 receptor-directed cytotoxin for malignant glioma therapy: from bench to bedside. J Neurooncol, 2003, 65:37-48.

18. Kreuter J. Influence of the surface properties on nanoparticle-mediated transport of drugs to the brain. J Nanosci Nanotechnol, 2004, 4:484-488.

19. Kunwar S. Convection enhanced delivery of IL13-PE38QQR for treatment of recurrent malignant glioma: presentation of interim findings from ongoing phase 1 studies. Acta Neurochir Suppl, 2003, 88:105-111.

20. Le Mercier M, Hastir D, Moles Lopez X, De Nève N, Maris C, Trepant AL, Rorive S, Decaestecker C, Salmon I. A simplified approach for the molecular classification of glioblastomas. PLoS One, 2012, 7(9):e45475.

21. Mamot C, Nguyen JB, Pourdehnad M, et al. Extensive distribution of liposomes in rodent brains and brain tumors following convection-enhanced delivery. J Neurooncol, 2004, 68:1-9.

22. Mohyeldin A, Chiocca EA. Gene and viral therapy for glioblastoma: a review of clinical trials and future directions. Cancer J, 2012, 18(1):82-88.

23. Nagasawa DT, Fong C, Yew A, et al. Passive immunotherapeutic strategies for the treatment of malignant gliomas. Neurosurg Clin N Am, 2012, 23(3):481-495.

24. Nicolaidis S. Personalized medicine in neurosurgery. Metabolism, 2013, 62 Suppl 1:S45-48.

25. Nikaki A, Piperi C, Papavassiliou AG. Role of microRNAs in gliomagenesis: targeting miRNAs in glioblastoma multiforme therapy. Expert Opin Investig Drugs, 2012, 21(10):1475-1488.

26. Parney IF. Basic concepts in glioma immunology. Adv Exp Med Biol, 2012, 746:42-52.

27. Polivka J Jr, Polivka J, Rohan V, et al. New molecularly targeted therapies for glioblastoma multiforme. Anticancer Res, 2012, 32(7):2935-2946.

28. Prabha S, Labhasetwar V. Critical determinants in PLGA/PLA nanoparticle-mediated gene expression. Pharm Res, 2004, 21:354-364.

29. Rahman M, Hoh B, Kohler N, et al. The future of glioma treatment: stem cells, nanotechnology and personalized medicine. Future Oncol, 2012, 8(9):1149-1156.

30. Robles Irizarry L, Hambardzumyan D, Nakano I, et al. Therapeutic targeting of VEGF in the treatment of glioblastoma. Expert Opin Ther Targets, 2012, 16(10):973-984.

31. Roger M, Clavreul A, Venier-Julienne MC, et al. The potential of combinations of drug-loaded nanoparticle systems and adult stem cells for glioma therapy. Biomaterials, 2011, 32:2106-2116.

32. Ruzevick J, Jackson C, Phallen J, et al. Clinical trials with immunotherapy for high-grade glioma. Neurosurg Clin N Am, 2012, 23(3):459-470.

33. Saito R, Bringas JR, Panner A, et al. Convection-enhanced delivery of tumor necrosis factor-related apoptosis-inducing ligand with systemic administration of temozolomide prolongs survival in an intracranial glioblastoma xenograft model. Cancer Res, 2004, 64:6858-6862.

34. Thomas AA, Ernstoff MS, Fadul CE. Immunotherapy for the treatment of glioblastoma. Cancer J, 2012, 18(1):59-68.

35. Tobias A, Ahmed A, Moon KS, et al. The art of gene therapy for glioma: a review of the challenging road to the bedside. J Neurol Neurosurg Psychiatry, 2013, 84(2):213-222.

36. Van Meir EG, Hadjipanayis CG, Norden AD, et al. Exciting

new advances in neuro-oncology：the avenue to a cure for malignant glioma. CA Cancer J Clin,2010,60:166-193.

37. Vogelbaum MA. Convection enhanced delivery for the treatment of malignant gliomas:symposium review. J Neurooncol, 2005,73:57-69.

38. Weller M,Stupp R,Hegi M,et al. Individualized targeted therapy for glioblastoma:fact or fiction? Cancer J,2012,18 (1):40-44.

39. Westphal M,Hilt DC,Bortey E,et al. A phase 3 trial of local chemotherapy with biodegradable carmustine（BCNU）wafers（Gliadel wafers）in patients with primary malignant glioma. Neuro Oncol,2003.5:79-88.

40. Wissing SA,Kayser O,Muller RH. Solid lipid nanoparticles for parenteral drug delivery. Adv Drug Deliv Rev,2004,56: 1257-1272.

41. Wollmann G,Ozduman K,van den Pol AN. Oncolytic virus therapy for glioblastoma multiforme:concepts and candidates. Cancer J,2012,18(1):69-81.

42. Xu Q,Yuan X,Yu JS. Glioma stem cell research for the development of immunotherapy. Adv Exp Med Biol,2012,746: 216-225.

43. Yang W,Barth RF,Adams DM,et al. Convection-enhanced delivery of boronated epidermal growth factor for molecular targeting of EGF receptor-positive gliomas. Cancer Res, 2002,62:6552-6558.

（杨学军　于圣平）

第二篇　各论

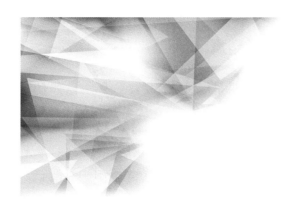

第十一章　头皮肿物

头皮是覆盖在头颅穹隆部的软组织,按位置可分为额顶枕部及颞部。额顶枕部境界:前至眶上缘,后至枕外隆凸和上项线,侧方至颞上线。该部头皮由外向里分为5层:皮肤、皮下组织、帽状腱膜、腱膜下层及骨膜。颞部境界:上界为颞上线,下界颧弓上缘。该部分为6层:皮肤、皮下组织、颞浅筋膜、颞深筋膜、颞肌及骨膜。头皮血供丰富,血管吻合很紧密,同名动静脉及神经伴行,自上而下呈放射状分布。

第一节　头皮血管性肿瘤

1. 毛细血管瘤(capillary hemangioma)　又称草莓状痣,多见于女婴,常发生于出生后 2~4 周。是由皮肤内毛细血管扩张和迂曲而形成,早期在皮肤表面表现为小的粉红色斑,逐渐增大,形成草莓状分叶,边界清晰,质软,呈葡萄酒色或鲜红色,压之可褪色,一年之内可长到极限,之后停止生长或自行消失。毛细血管瘤一般不需要治疗,对于持续长大的病灶,可采用局部注射激素、硬化剂后使用干扰素等可获得满意效果,也可用激光、冷冻或手术切除病灶。

2. 海绵状血管瘤(cavernoma)　常在出生时或出生后不久发生,成人少见。病变多位于睑裂附近,随小儿生长而增长,局部呈隆起肿块,边界不清,质软有弹性感、紫红色、压之体积可缩小,放手后恢复原状。多伴发血小板减少症及紫癜。海绵状血管瘤多手术治疗,术前应行血管造影以了解确切范围,术后残余可辅助放疗和硬化剂局部注射。

3. 动静脉畸形(arteriovenous malformations)是动静脉异常交通形成。常发生于皮下或肌肉内,亦可侵及颅骨。病变触之柔软,有膨胀和搏动感,可在皮下滑动,听诊可有吹风样杂音。生长较快的病灶可造成局部的溃疡和出血,一旦出血有生命风险。治疗宜尽早行手术切除,术前须行血管造影,必要时可先行介入治疗,阻断病灶供血动脉,然后再将病灶切除。病变范围大者,术后头皮缺损应植皮。

第二节　黑　色　素　瘤

黑色素瘤是由表皮、真皮内的黑色素细胞恶变而成,也可由痣内的黑色素细胞恶变而成。好发于成人,并随年龄增长发病率增高,白种人较其他有色人种发病率高,强烈的日晒是其诱因。临床上将头皮黑色素瘤分三型:恶性雀斑样痣性黑色素瘤、表浅扩展性黑色素瘤及结节性黑色素瘤。

治疗:原发性头皮恶性黑色素瘤唯一的治疗方法是手术切除,术后 4~6 周根据头皮淋巴结引流方向,选择性头颈部局部淋巴结切除有利于提高生存率。

第三节　神经纤维瘤和神经鞘瘤

1. 神经纤维瘤（neurofibroma）　可单发，也可多发，瘤体较小，质软，呈肉色，边界清晰，可于皮下活动，偶有自发性疼痛或相应神经分布区麻木感。多发的神经纤维瘤称为神经纤维瘤病，是遗传性疾病。表现为皮下沿神经干分布的实质性结节，瘤体大小不一，呈肉色或粉红色、质软、范围和形态不一的皮肤咖啡牛奶斑最早出现。治疗宜手术治疗，如有头皮缺损应行修补。

2. 神经鞘瘤（neurilemmoma）　又称 Schwann 细胞瘤。头皮神经鞘瘤常见于真皮层，生长缓慢，常无症状，表现为无特征的丘疹或结节，偶伴有疼痛。手术切除为主。

第四节　基底细胞癌

是最常见的恶性皮肤肿瘤，恶性程度低，多起源于皮肤及附件的基底细胞。其特点是生长缓慢，呈浸润性生长，但少有血行或淋巴转移。基底细胞癌早期为有光泽或花纹状结节，表面逐渐破溃呈边缘不整齐的溃疡，易出血，创面不易愈合。溃疡边缘继续扩张，可见多数灰白色呈蜡样或珍珠样小结节，参差不齐并向内卷起，称为侵蚀性溃疡，为典型临床表现。可手术治疗，该肿瘤对放疗敏感，对于无法耐受手术或肿瘤位于无法手术部位或手术未能全切者，可放射治疗。

第五节　鳞状细胞癌

起源于表皮或附件的角朊细胞，比基底细胞癌恶性程度高。最初皮肤上出现结节状或疣状突起，边界不清，淡红色，生长迅速易破溃出血。可转移至淋巴结或向远处转移。治疗首选手术切除，术后辅以局部放疗和淋巴结的预防性放疗。

第六节　肉　　瘤

1. 纤维肉瘤　多见于四肢和躯干，发生于头部者多见于枕颈部及眼眶部，中年人多见，表现为局部硬而无痛的结节，生长迅速、质地较硬、不活动、不痛、有胀感。治疗多采用根治性手术，对放疗不敏感，预后一般较差。

2. 横纹肌肉瘤　多见于青少年，是一种较常见的恶性程度高的肿瘤，原发于头部者极少，仅见于颞部和枕部。肿瘤质地硬，血供丰富，不活动，生长迅速，常侵袭颅骨。治疗以早期手术切除为主，术后辅以放疗或化疗。预后恶劣。

3. 脂肪肉瘤　发生于头部者少见，以中、老年居多，常无明显症状，偶有压痛。肿瘤呈浸润性生长，质软，不活动，可累及头皮和颅骨。治疗采用手术治疗，复发率较高，少见转移。

4. 平滑肌肉瘤　发生于头皮者罕见，多见于中老年人。肿瘤呈圆形或结节状，浸润生长，边界清晰，可有假包膜。手术切除为主。

5. 血管肉瘤　又称恶性血管内皮瘤（malignant angioendotheliomatosis），是一种少见的血管源性恶性肿瘤，常见于头颈部。临床表现多种多样，可为紫色、瘀斑样、蜂窝织炎样和结痂的斑块，也可是暗黑色结节或有溃疡的结节等。肿瘤生长迅速，形成溃疡和出血，向皮下组织侵入，并经淋巴和血液向远处转移。预后不良。治疗以早期诊断和彻底手术切除肿瘤为主。放射治疗有效，可延长患者生命。

第七节　头皮转移瘤

肾脏、乳房和肺等部位的恶性肿瘤可转移至头皮，颅内恶性肿瘤也可直接扩展至头皮。治疗重点在原发病的治疗，头皮转移瘤可手术切除，若已有全身多处转移，只能予以放、化疗。

第八节　表皮样囊肿和皮样囊肿

均为胚胎残留组织形成肿瘤。常见于成人,多见于颞顶和枕部。表皮样囊肿又称胆脂瘤,囊壁白色,有珍珠光泽,囊内为乳酪样物质,可见发亮的胆固醇结晶。边界清晰,表面皮肤光滑,肤色正常,中央可有窦道与皮外相通。皮样囊肿的囊内容物包含有皮肤附件,如毛囊、皮脂腺、汗腺及毛发等,囊内容物多为黄白色。表皮样囊肿和皮样囊肿生长缓慢,可长期压迫颅骨使其变薄,肿瘤基底部与颅骨可粘连。以手术治疗为主。

第九节　脂　肪　瘤

可发生于头皮的任何部位,中年患者多见。肿瘤位于皮下,表面皮肤正常,质软,边界清晰,可推动。一般不必治疗,若患者要求,可行手术切除。

参 考 文 献

1. 王忠诚. 王忠诚神经外科学. 武汉:湖北科学技术出版社, 2005.
2. 周良辅. 现代神经外科学. 上海:复旦大学出版社,2004.
3. Alaggio R. Myxoinflammatory fibroblastic sarcoma:report of a case and review of the literature. Pediatr Dev Pathol,2012,15 (3):254-258.
4. Miedema JR, Zedek D. Cutaneous meningioma. Arch Pathol Lab Med,2012,136(2):208,211.
5. Rodriguez-Peralto JL, Riveiro-Falkenbach E, Carrillo R. Benign cutaneous neural tumors. Semin Diagn Pathol,2013,30 (1):45-57.
6. Evans MS, Madhunapantula SV, Robertson GP, et al. Current and future trials of targeted therapies in cutaneous melanoma. Adv Exp Med Biol,2013,779:223-255.
7. Deonizio JM, Guitart J. The role of molecular analysis in cutaneous lymphomas. Semin Cutan Med Surg,2012,31(4):234-240.
8. Willemze R. Thirty years of progress in cutaneous lymphoma research. G Ital Dermatol Venereol,2012,147(6):515-521.

（赵世光　滕雷）

第十二章　颅骨肿瘤

颅骨是头部的支架,由23块骨组成。可分为后上方的脑颅(大致呈卵圆形,位居全颅的上后部)和前下部的面颅。脑颅和面颅可由眶上缘至外耳门上缘连线分界。脑颅共有骨8块,包括额骨、顶骨、枕骨、颞骨(2块)、蝶骨及筛骨。手术学上将此区域分为颅盖骨区和颅底区。此区域肿瘤起源和病理成分种类较多,按病变性质可分为三类:原发性颅骨肿瘤、继发性颅骨肿瘤和颅骨肿瘤样病变(类肿瘤)。

摘要

最常见的颅骨肿物是颅骨的非瘤性病变,一般包括颅骨表皮样囊肿和皮样囊肿,颅骨嗜酸性肉芽肿和颅骨纤维异常增殖症等。真正的颅骨肿瘤性病变仅占颅骨肿物的小部分;良性肿瘤,如骨瘤和成骨细胞瘤,通常发生在成人,发生率仅占所有骨性肿瘤的1%;原发于颅骨的恶性肿瘤发生率更低,以骨肉瘤最为常见,其次为软骨肉瘤和纤维肉瘤。颅骨肿瘤的治疗通常采取手术切除。大的肿瘤切除后常需要行颅骨重建术。需要作神经减压或纠正外貌畸形也是手术的指征。确定有局部侵犯的肿瘤和恶性肿瘤可辅以放射治疗和化学治疗。

第一节　概　　述

1. 症状和体征　颅骨肿瘤患者通常有可见的或可触及的头皮肿块,但有部分患者因为其他原因作影像学检查时发现。一般来说,无症状的肿瘤倾向为良性,不生长或生长较慢。疼痛或触痛也可以是良性肿瘤的症状,但见于局部颅骨遭侵袭病变,例如,嗜酸性肉芽肿、骨样骨瘤和动脉瘤性骨囊肿;或者是恶性肿瘤的症状,是由于局部显著的组织反应引起的。如果肿瘤位于颅底,可以侵犯一根或多根脑神经和(或)脊神经而出现相应的神经损害症状。

2. 诊断　颅骨肿瘤的诊断首先是体格检查,如发现颅骨肿物,随之要进行的是影像学检查。头颅X线片检查可以显示颅骨肿瘤的一般放射学特征,如肿瘤的大小、位置和附加损害等。CT可以显示骨皮质结构、骨破坏类型、肿瘤钙化等,且能更好地显示结构复杂部位的病变,例如眶骨、颅底等处的肿瘤。MRI检查是CT检查的有益补充,有助于评价肿瘤颅内外生长的界线和肿瘤与神经血管等结构的关系。骨骼的核素扫描用于评估多发性病灶,如怀疑恶性肿瘤的患者、颅骨纤维异常增殖症和颅骨嗜酸性肉芽肿等。核素扫描具有相对非特异性,但是如果出现"双密度征"则有助于骨样骨瘤的诊断。

颅骨肿瘤的影像检查常能显示成骨活动、破骨活动或二者兼有的证据。骨边缘和累及板障的溶骨损坏是值得关注的重要征象。硬化反应骨通常出现在生长缓慢的肿瘤边缘;生长迅速的病变,由于在病变周围来不及形成新生骨,所以在病变边缘很少见到或没有硬化反应骨形的形成。沿板障扩展或颅骨内外板侵袭不成比例的肿瘤常常为良性;病变内基质的钙化类型有助于区分肿瘤产生的是良性骨组织还是软骨组织。对于骨损害为多灶性,病灶边缘不规则或颅骨内外板障破坏较一致,则应怀疑其为恶性骨肿瘤。

3. 治疗　颅骨肿瘤的治疗通常采取手术切除。

大的肿瘤切除后常需要行颅骨重建术。需要作神经减压或纠正外貌畸形也是手术的指征。确定有局部侵犯的肿瘤和恶性肿瘤可辅以放射治疗和化学治疗。

第二节　非肿瘤性颅骨病变

1. 表皮囊肿和皮样囊肿　表皮样和皮样囊肿是最常见的颅骨非肿瘤性病变,约占儿童头颅肿块的60%左右。起源于发育期的颅骨残留上皮外胚层组织,一般生长于板障内部,扩张和侵蚀颅骨的内板及外板。表皮样囊肿和皮样囊肿的囊壁衬以分层的鳞状上皮,包含脱落的角蛋白、细胞脱屑和胆固醇(图12-1-A)。由于上皮也有皮肤的附属组织,所以皮样囊肿也含有毛发及皮脂腺等组织。因为原始外胚层能形成表皮和真皮,所以这些囊肿在胚胎学上统称为皮样囊肿。在一些报告中,特别是某些早期的文献中,并没有将皮样囊肿与表皮样囊肿进行区别。同样,送做病理学检查的组织也不能反映病变组织的全貌,或者囊肿真皮组织已经因为炎症而消失。板障内的皮样囊肿和表皮样囊肿在临床表现和发生学上极为相似。它们都以出现无痛性肿块为特征,X线片显示为有明确边缘硬化的圆形溶骨性缺损。在CT扫描,显示为颅骨内板的低密度肿块侵蚀超过外板,有时两者都有明显的缺损(图12-1-B),囊形钙化和增强仅仅在极少数情况下出现。MR检查可见囊肿呈长T$_1$长T$_2$信号,无强化表现(图12-1-C)。近年来,有文献报道利用MR弥散加权成像和波谱分析能对表皮样囊肿的诊断和鉴别诊断提供重要的价值。

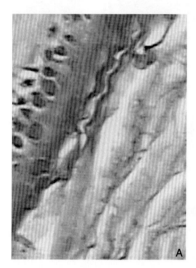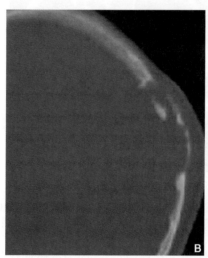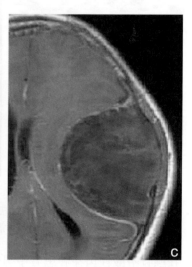

图 12-1　颅骨表皮囊肿

A:囊壁衬以分层的鳞状上皮,包含脱落的角蛋白、细胞脱屑和胆固醇等无结构物质(HE ×200);B:CT骨窗位,
可见颅骨内板的侵蚀延及外板;C:MR T1WI增强,可见囊肿呈长T1信号,无明显强化

大多数皮样囊肿位于靠近中线的眶上区,且沿颅缝生长,但是也有些囊肿生长于中线,常见于前囟门及后枕部。颅骨的皮样囊肿可以伴有先天性皮样窦(congenital dermal sinus),先天性皮样窦是衬以复层鳞状扁平上皮的管道。该管道被发现位于鼻根或枕部的中线处等有上矢状窦的区域,但不进入颅骨。这些管道可能就终止于皮下,也可能通过盲孔从鼻根延伸到颅内的鸡冠。先天性皮样窦可以为一个或多个包涵性囊肿,这些囊肿大小不一,小的直径可以几乎与管道的直径相等,大的可以为一个大肿块,这些囊肿可以出现在沿着管道的任何部位,但多见于管道的终端。由于真皮外胚层和神经外胚层的非正常联系形成的先天性皮样窦在胚胎发育早期不大,所以对围绕管道的形成颅骨的中胚层干扰微乎其微。由于上述原因,管道周围颅骨的结构紊乱微不足道,影像学发现颅骨缺损通常也极为困难。同样的,先天性皮样窦在皮肤表面的开口极小,如果不仔细检查,往往难以发现。在这些病变周围有时会伴随血管瘤样病变,尤其以枕部多见。可见毛发突出于这些孔隙。开口处可有脱落物或脓性分泌物流出。先天性皮样窦的临床表现与其侵犯的深度和是否伴随一个或多个皮样囊肿相关。先天性皮样窦一

般不被患者注意,除非发生感染。感染最常见为皮下感染,但也可发展硬膜内、外脓肿或脑膜炎。一般来说,CT 或 MRI 扫描有助于鉴别先天性皮样窦,但有时也不能确诊。虽然影像学检查看不出皮样窦的窦道,但这并不意味着影像学检查不需要,影像学检查对于确定先天性皮样窦伴有一个或多个皮样囊肿很有帮助。治疗,只需行包括包膜在内的完整的肿瘤切除就可治愈本病。

2. 嗜酸性肉芽肿(Eosinophilic Granuloma) X 组织细胞增多症可以影响人体任何器官,尤其易侵犯颅盖骨。尽管病因未明,但是肉芽肿中存在的非肿瘤性朗格罕细胞(Langerhans histiocytes)、嗜酸性细胞、多核巨细胞等(图 12-2),都可以说明该病与免疫调节缺陷有关。X 组织细胞增多症依据疾病侵犯系统的广度分为三类。其一,嗜酸性肉芽肿,是最普通的形式,约占 60% ~ 80%,通常为良性孤立性损害,也可出现多发性颅骨损害;其二,黄脂瘤病(Hand-schuller-Christian disease),患者有尿崩,眼球突出和颅骨嗜酸性肉芽肿三主症,但对于同一个患者很少同时出现三个典型症状。其三,勒-雪病(Letterer-Siwe disease),是一种婴儿期呈暴发性,恶性过程的疾病,具有广泛溶骨,累及内脏,死亡率高等特点。散发的嗜酸性肉芽肿和黄脂瘤病通常影响 5 岁 ~ 10 岁的儿童,通过治疗预后较好。

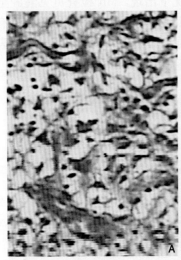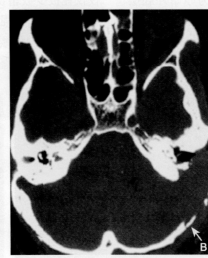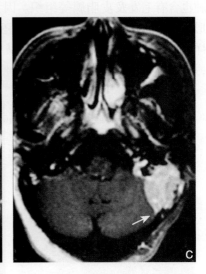

图 12-2

A:肉芽肿中可见非肿瘤性朗格罕氏细胞、嗜酸性细胞、多核巨细胞等(HE ×100);B:CT 骨窗位,可见颅骨破坏及破坏病灶内残留小骨(箭头);C:MRI,T1WI 增强可见肉芽肿有明显强化的高信号(箭头)

在颅骨嗜酸性肉芽肿患者中男性多于女性,且通常位于顶骨和额骨,常常表现为颅骨疼痛性肿块及较短的病史。颅骨嗜酸性肉芽肿的影像学表现包括:①颅骨破坏及破坏病灶内残留小骨,典型为"钮扣"样死骨(图 12-2),其病理改变为肉芽组织替代正常骨组织。由于颅骨内外板破坏范围不一致造成 X 线上的"双边征",破坏周边可见不同程度骨质硬化,见不到骨膜反应;②病灶周围软组织改变:CT 和 MRI 可显示软组织肿块,向颅骨外板突出,CT 上为等或略高密度,MR T_1WI 上为低等信号,T_2WI 上为不均匀高信号,增强后强化明显,部分病例可仅显示有骨破坏。CT 检查在骨缺损区与脑组织间正常应有一细白线,此白线多为硬脑膜以及附近被挤压的蛛网膜、软脑膜,当此细线模糊不清时,提示硬脑膜受浸润。

通常通过肿块切除和病理检查可以明确诊断。

因为本病具有多个骨骼或多器官被侵犯之可能性,故一旦诊断成立,则详细的皮肤体检,胸部 X 线片,全身骨骼放射性核素扫描,全血细胞计数,肝功能等进一步检查是必要的。单个病灶可以通过手术切除或刮除而治愈,但是大概有三分之一的病例在数年内可出现新的病灶。青少年患者比成人再发的风险大,因此长期随访是必要的。多发性损害可以通过低剂量的放射治疗(300 ~ 1000rads)或化学治疗也有治愈之可能。对于放疗和化疗不能控制的病例,可以通过病灶内反复注射类固醇激素而有希望控制其进展。

3. 骨纤维异常增殖症(Fibrous Dysplasia) 骨纤维异常增殖症发生率约占所有骨肿瘤的 2% ~ 5%,通常影响颅骨和颌面部骨,尤其好发于蝶骨,额骨和上颌骨。该病是一种进行性地以纤维结缔组织代替正常骨质为特征的良性疾病。组织学检查证实,它是由松散的纤维性结缔组织混合骨小梁组成。骨纤维异常增殖症通常在儿童期发病。在儿童骨骼快速增长期其变得极为活跃,进入青春期后,病变过程通常会停止,而一旦到了成人阶段,该生长过程又再次出现,女性较男性多见。单病灶的骨纤维异常增殖症的临床表现较为不活跃,在成人早期常被偶然发现。相对于单病灶形式,多病灶的骨纤维异常增殖症常在青少年期间就得到诊断,这可能因为广泛的骨骼受累及病程进展迅速。多病灶的骨纤维异常增殖症可自发性恶变为骨肉瘤,恶变率不到所有病例的1%。多病灶的骨纤维异常增殖症往往与咖啡样色素斑(café-au-lait spots)和被认为有内分泌功能障碍的 Mccune-Albright 综合征相关。大多数有该

综合征的患者为女性,且有青春期性早熟病史。

骨纤维异常增殖症患者最初常发现一侧无痛性局部颅骨增大,累及颅底时可以导致神经血管受压症状。临床上通常拍 X 线片来诊断,根据纤维成分多少有以下不同表现:①以纤维成分为主者,表现为大片骨疏松区或有囊腔形成;②纤维化骨多而广泛者,呈典型的磨砂玻璃样改变;③混杂有软骨组织者,则呈云雾状,骨皮质变薄,膨胀,但无骨膜反应。该病在 CT 扫描上的形状多样,而被分成如下几类:硬化型(等密度),囊肿型(周围被以厚壁的射线透明区)和变形性骨炎型(放射性透明区和不透射线区混杂,具有毛玻璃外表)(图 12-3)。骨纤维异常增殖症在核医学骨显像中的特征表现

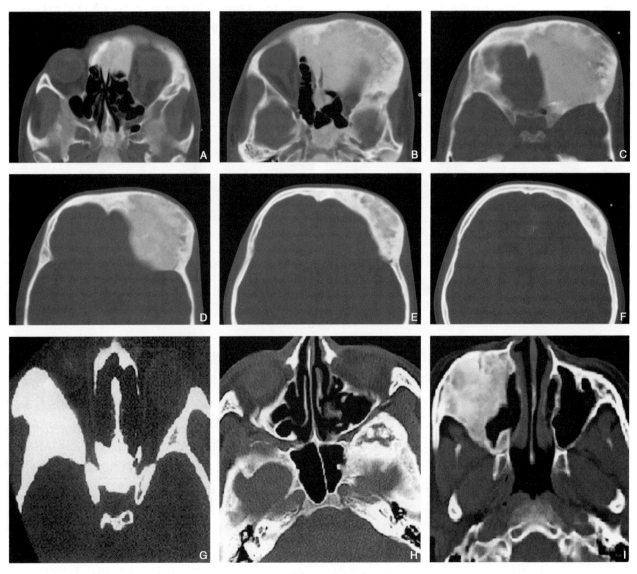

图 12-3　骨纤维异常增殖症 CT 骨窗位

A~F 为同一病例,低于和等于颅骨密度的混合性病变从左眼眶、前颅凹、右前额;G~I 为 3 个不同病例,其中 G 为侵袭右蝶骨、眶骨和颧骨,呈增厚的致密骨质样改变;H 为侵袭左蝶骨大翼和颞骨,呈密度增高,中心见低密度的增生性改变;I 为侵袭右眶骨和颧骨增厚呈混杂性度,具有毛玻璃样外表

为:四肢骨和肋骨呈干状或条索状放射性浓集,但骨形不增大,颅骨和髂骨呈块状放射性浓集,因此有很大的临床价值。特别是对于多骨型骨纤维异常增殖症的诊断,一次全身放射性核素扫描,就可全面诊断,比全身拍X线片的接受射线的剂量大大减少。

完全切除病变和颅-面的重建是治疗的首选方法。外科治疗的目的是纠正畸形,停止进一步的功能损伤和防止恶变。如果没有危及视力,预防性的视神经减压对于视神经管狭窄是没有必要的。大多数情况视力的下降是由于骨纤维异常增殖症伴随的囊肿和黏液囊肿压迫产生的,而非仅来源于变窄的视神经管。因为视神经减压本身就带有很高的引起失明的风险。只有当患者有进行性视力下降的证据时,才会采取视神经减压术。一般而言,病变不利于

完全切除的应该观察。放射线治疗被认为禁忌,因其可引起恶变发生率的增加。

4. 骨化性纤维瘤(Ossifying Fibroma) 骨化性纤维瘤是良性的缓慢生长的颅骨肿瘤。经常是偶然在X线片上被发现,但是有时也因为它们快速地扩大引起症状被发现。它们可能是骨纤维异常增殖症的罕见形式,和骨纤维异常增殖症有着相类似的分布状态。但组织学上两者有不同,骨化性纤维瘤有瘤体钙化和成骨细胞形成的突出边缘,这些特征在骨纤维异常增殖症是不存在的(图12-4)。在X线片上,一个骨化性纤维瘤表现为均一密度影和骨纤维异常增殖症是相类似的,但它的边缘更不连续。治疗是对畸形区域的全切除。如位于颅底的肿瘤很难全切,只能部分切除减压,此肿瘤对放射治疗不敏感,对于复发的肿瘤可再次手术。

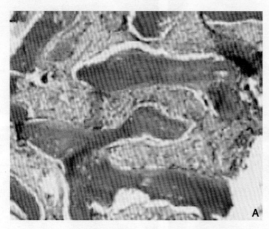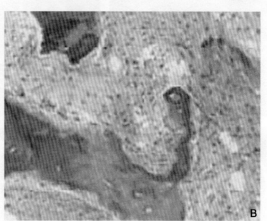

图12-4 骨化性纤维瘤和骨纤维异常增殖症光镜所见(HE×200)
A:骨化性纤维瘤:板层骨小梁,周围可见骨母细胞镶边;B:骨纤维异常增殖症:弯曲的编织骨,周围无骨母细胞环绕

5. 动脉瘤样骨囊肿(Aneurysmal Bone Cyst) 动脉瘤样骨囊肿是颅骨板障内非肿瘤性膨胀生长的肿物,它主要影响长骨,在颅骨的发生率为2%～6%。这些囊肿三分之二发生在上颌骨或下颌骨,也侵犯颅盖骨,经常发生于枕骨和颞骨。患者20岁发病并且迅速地扩大成块。颅内压增高和脑神经障碍的症状不常见,主要症状是疼痛。充满血的囊肿壁由衬有结缔组织和巨细胞小梁样骨组成。颅骨X线片和CT可显示出具有隔室的膨胀性的骨损害和特征性液平。在MRI表现为边界清楚的多房、分叶状、囊性膨胀性骨破坏病灶,边缘有薄如纸的低信号边界,囊腔大小不一,信号不均,在T_2WI上呈高信号,T_1WI上呈等或低信号,部分可为高信号,多数患者可见典型的液平面,在T_2WI上显示较清楚,特别是在TE较长的

T_2WI上更为清楚。液面上部呈明显长T_2、长T_1信号,下部多呈等T_2、等T_1信号。增强扫描示囊腔明显强化。根据上述特征,MRI对绝大多数动脉瘤样骨囊肿都能作出正确诊断(图12-5)。

外科手术切除是治疗的首选。动脉瘤样骨囊肿是富有血管的病变,在外科手术前行血管造影术和可能的栓塞是很有价值的。血管造影的主要目的是显示动脉瘤样骨囊肿的侵犯范围、供应血管及其相关的侧支血管;血管栓塞目的一是减少术中大量出血,二是有利于囊肿与周围正常组织分离,使病灶易于完全切除。残留的不正常的骨组织易复发最好还是手术切除。血管内的硬化剂注射作为初步治疗也可以考虑。大约30%颅骨的动脉瘤样骨囊肿伴随另一个主要骨质疾病,比如下述的巨细胞瘤,成软骨细胞瘤和成骨细胞瘤。

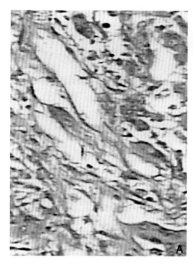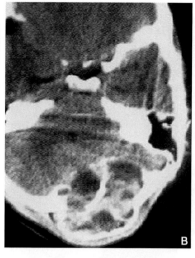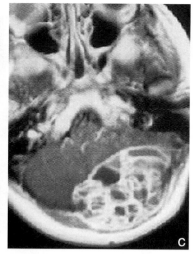

图 12-5 动脉瘤样骨囊肿
A:肿瘤由大小不同的血窦组成,窦壁厚薄不一,缺乏血管壁,血窦由纤维结缔组织分隔(HE×100);
B:CT 平扫,可见肿瘤呈蛋壳样钙化;C:MRI 可见,肿瘤呈蜂窝样增强

第三节 肿瘤性颅骨病变

一、颅骨良性肿瘤

1. 骨瘤(Osteoma) 骨瘤是好发于膜状骨的良性骨肿瘤,在颅盖骨的赘生物中最多见。它们起源于成熟皮质骨内的间充质,绝大部分凸出向外生长,形成致密骨样的球状团块,少数也可向内生长。骨瘤的新生骨外表与邻近的颅骨外板肉眼所可无差别。显微镜下,在不成熟的病变周围可见增生的造骨细胞(图 12-6)。

骨瘤好发于 25 岁~50 岁的成人,儿童罕见。表现为典型的缓慢生长、坚硬、无触痛的突出于颅骨团块。当骨瘤阻碍鼻窦引流,可引发有症状的鼻窦炎。X 线片可以显示局部突出的致密皮质骨,边缘平滑。CT 上几乎都表现为均一等密度影,但是偶尔有稍低密度存在(图 12-6)。多发颅骨骨瘤的患者可以有 Gardner 综合征。并且需要注意患者有无结肠息肉病和其他软组织肿瘤的存在。

对于有症状的骨瘤,一些外科医生提倡整块完全切除骨瘤。然而由于其低复发率的特征,亦可行用高速磨钻逐步磨除肿块达到正常骨组织边缘。无症状的骨瘤可以进行观察。有下列情况可考虑行颅骨骨瘤切除一期钛网修补术:①直径超过 3.0cm 的外板型骨瘤;②颅骨板障和(或)内板有破坏;③内板型骨瘤,患者因骨瘤出现头痛、呕吐等颅高压症状;④短期内骨瘤突然生长较快者;⑤额部骨瘤影响外观,患者害怕凿除后复发,要求行骨瘤切除一期修补者。

2. 颅骨血管瘤(Skull Haemangioma) 血管瘤是良性、生长缓慢,起源于脉管的肿物。大多数发生于椎体。颅骨血管瘤相对少见,在所有骨肿瘤中约占 1%,在原发于颅骨的良性病变中占 10%。女性发生率高于男性,常见于大龄儿童以及成人。患者可以无症状或者有一个硬的头皮下肿块,有些病例伴有疼痛。病变一般位于额顶区,多数为单一病灶。

颅骨血管瘤是位于板障内部的扇形病变,可使颅骨内、外板扩张。颅骨血管瘤大多是海绵状血管瘤,而不是毛细血管瘤,是由散布于骨小梁间的大量宽大的血管窦组成。在 X 线片上,见到的是呈辐射状分布的圆形或卵圆形透光区,其间针样的骨质如蜂巢或阳光散射状。CT 或 MRI 可显示肿块颅内扩张部分的占位效应或由其引起的硬脑膜外血肿(图12-7)。在血管造影片上,血管瘤表现为富有脉管,但也有报道提示虽无异常血管显示,也不能排除血管瘤的诊断。

大多数偶尔发现的血管瘤没有严重的后果,可以不需要任何干预。对于有症状的病变和出于美容的原因,可以行手术治疗。切除或刮除都可以治愈。如果病变位于手术不易接近的部位,采用放射治疗也有效。

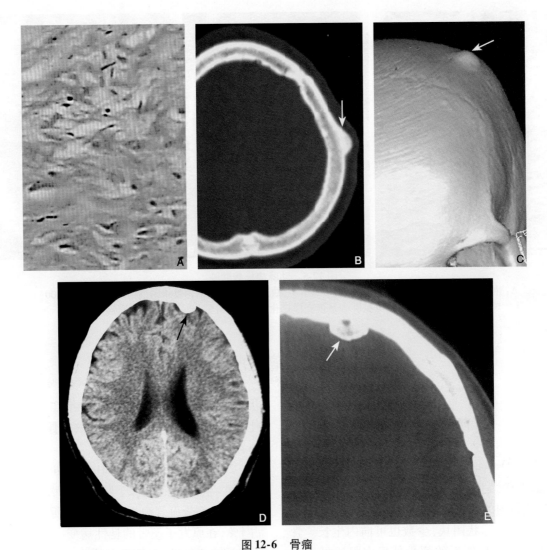

图 12-6　骨瘤

A:肿瘤组织光镜(HE×400),不成熟的病变周围可见增生的造骨细胞;B 和 C 分别为 CT 骨窗位和三维重建,清楚显示向外突出的骨瘤外形(箭头);D 和 E 为另一病例的 CT 平扫和骨窗位,显示的是内生型骨瘤(箭头)

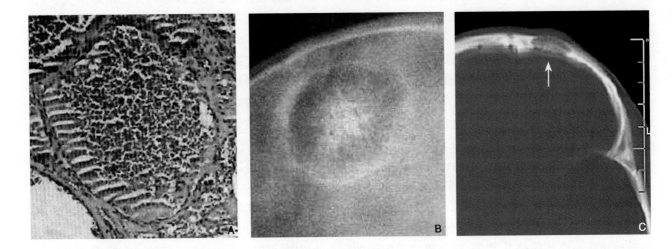

图 12-7　海绵状血管瘤

A:光镜下见大量密集扩张血管,为海绵状血管瘤组织(HE×200);B:X 线片可见辐射状分布的针样骨质呈圆形透光区如阳光散射状;C:CT 骨窗位示左侧额骨膨胀性骨质破坏,骨内外板骨皮质变薄,局部软组织外突(箭头)

3. 巨细胞瘤(Giant Cell Tumor) 巨细胞瘤约占原发骨肿瘤的 4% ~5%，在女性和 Paget 病患者中高发。常因病变部位的肿痛而就诊，发病高峰年龄在 20 岁 ~40 岁之间。肿块被发现时，常已较大。肿瘤好发于长骨，而发生在颅骨小于 1%。在颅骨中，蝶骨和颞骨好发，可能由于它们和长管骨一样为软骨内成骨。肿瘤大体上呈现一个粗糙、质软、伴有出血的棕色团块。在显微镜下，破骨细胞样的巨细胞散布在单核基质细胞之间。巨细胞瘤在组织学上是良性的，但可表现侵袭性，有复发倾向，可发生转移，特别向肺脏转移。恶性者发生于 5% ~10% 的患者，恶性肿瘤可以是开始即为恶性或是放射诱导而转化的结果。X 平片表现出类似于那些侵蚀性的肿瘤，表现为骨皮层的膨胀，骨质溶解，非硬化的边界。CT 平扫可见颅骨增厚、膨胀，板障呈筛孔样溶骨破坏，其间见点状钙化及残留骨质，部分内外板增厚，内板见局限性凹陷、中断、消失。也可见肿块向颅内外同时生长。MRI 见增厚的颅骨呈广泛不均匀 T_1WI 低信号、T_2WI 高信号，颅骨板障呈不均匀虫蚀样低信号缺损。增强扫描见破坏颅骨及肿块呈不均匀明显强化。可见颅骨内外包块阴影(图 12-8)。颅骨巨细胞瘤即使行较广泛的手术切除，局部复发率仍在 30% ~40%。辅助放射治疗的应用仍存在争论，因为疗效没有被证实，且有潜在的诱导恶性转化的风险。因为肿瘤富有血管，在手术前可考虑进行血管栓塞以减少术中出血。

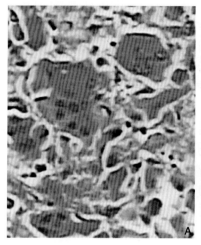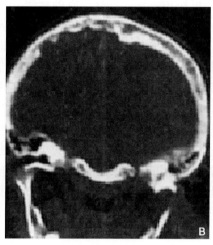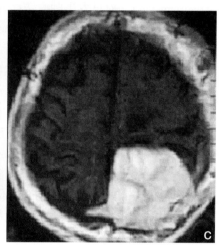

图 12-8 颅骨巨细胞瘤
A：显微镜下，破骨细胞样的巨细胞散布在单核基质细胞之间(HE×100)；B：CT 示颅骨广泛增厚，内板见局限性凹陷、中断、消失；C：MRI 增强示破坏颅骨和肿块呈不均匀，强化明显

4. 脊索瘤(Chordoma) 脊索瘤是发生于骨骼中轴上，起源于原始脊索残余的肿瘤。占所有原发骨肿瘤的 2% ~4%。脊索瘤是一种缓慢生长的肿瘤，发病高峰年龄为 30 岁 ~60 岁，很少在儿童期出现。典型的脊索瘤起源于骶骨或斜坡，颈胸腰椎骨却很少发生。成人的脊索瘤好发于骶骨，年轻儿童的脊索瘤大多发生在斜坡。因此，儿童患者常有脑神经瘫痪和锥体束受损的症状。斜坡脊索瘤由于位置深在，具有侵袭性生长的性质，且有复发和转移倾向，所以处理是很困难的。

脊索瘤在 X 线片的显示为界限清晰的溶骨团块伴有硬化性骨反应。CT 扫描显示肿瘤大多表现为略高密度或混合密度影，骨结构破坏。在 MR 上可以看到病变向相邻结构浸润。肿瘤的软组织成分在 MR 的 T_2 加权像呈高信号，在 T_1 加权像呈低信号，增强扫描时，肿瘤表现为由小叶组成的蜂窝样外观(图 12-9)。

在显微镜下肿瘤呈分叶状，小叶间为厚薄不一、含薄壁血管的纤维性间隔。小叶内由瘤细胞和富于黏液的基质构成。典型的瘤细胞核小，含有凝集成块状的染色质，细胞质丰富，含大量大小不一的空泡；单个空泡状细胞似印戒细胞，堆积的大空泡状细胞具有特征性，被称为空泡化细胞，又称液滴状细胞。对颅底脊索瘤，除少数累及范围过于广泛或患者全身情况难以承受外；应首选手术。其预后与肿瘤切除的程度以及患儿年龄有关。总的来看，小于 5 岁的患儿其病程呈进行性发展，在组织学上，其结构不规则，有转移存在。外科手术加放射治疗，对于颅底脊索瘤，儿童长期生存率 50%，成人为 70% 左右。全身化疗可用异环磷酰胺(ifosfamide)和多柔比

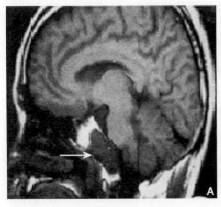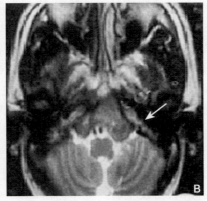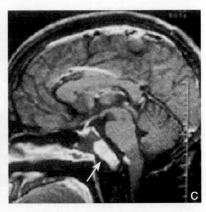

图 12-9 脊索瘤

A:头颅矢状位 T_1WI 肿瘤呈低信号,边界清楚,局限于斜坡；B:头颅轴状位 T_2WI 肿瘤呈等信号；
C:头颅矢状位 T_1WI 增强,肿瘤明显强化

星(adriamycin)。对已发生肿瘤转移者,可鞘内或脑室内注射氢化可的松(hydrocortisone)、阿糖胞苷(cytarabine)、甲氨蝶呤(methotrexate)。肿瘤复发的患者,即使采用补救性手术,预后依然很差。

5. 骨样骨瘤(Osteoid Osteoma) 骨样骨瘤是可发生于任何年龄的良性成骨细胞性肿瘤。男性多于女性为 3:1。肿瘤可发生于全身的任何骨骼,但颅骨罕见。由纤维管样的骨样组织构成中心病灶,周围由硬化的骨质包绕。病灶直径通常不超过 2cm,在 X 线片上,病灶中心表现为均一硬化骨质,中心有可透光的斑点。CT 典型表现为病灶中心小瘤巢直径不超过 2cm,为一小圆形或卵圆形低密度区,周围有不同程度的骨质增生硬化。部分病例瘤巢中心有高密度钙化,呈"牛眼征",为骨样骨瘤最具典型表现。闪烁照相检查放射性示踪剂在病灶摄取多,而在硬化骨放射性示踪剂摄取少,形成"双密度征"(double-density sign),可考虑骨样骨瘤诊断。绝大多数患者都有疼痛,并有进行加重的特点。开始钝痛,而后锐痛,夜间加重,疼痛持续时间逐渐变长。有学者认为,这种疼痛与病灶产生的前列腺素有关。患者血液中的前列腺素明显升高,为正常人的 100 倍~1000 倍。前列腺素引起瘤巢内的血管扩张充血,张力增高,压迫瘤巢内的无髓神经纤维导致剧烈疼痛,而强烈抑制前列腺素作用的水杨酸类药物能迅速缓解疼痛。通过外科手术切除病灶治疗肿瘤,也能解除疼痛。

6. 成骨细胞瘤(Osteoblastoma) 良性成骨细胞瘤很罕见,在所有骨肿瘤中仅占 1%。发病的年龄跨度很大,较多见于儿童,男性多于女性。所有成骨细胞瘤中 10%~20% 发生于颅骨。其骨质损害包括未成熟的骨样组织及增殖的成骨细胞基质血管

化。有的病例,在组织学上不易与骨样骨瘤区别,然而在临床和影像学上成骨细胞瘤和骨样骨瘤的区别是明确的。成骨细胞瘤通常无触痛,假如出现疼痛,非类固醇类消炎药止痛作用不明显。普通 X 线片和 CT 扫描都显示溶骨性损害,但成骨细胞瘤的典型病灶的直径远大于 2cm。成骨细胞瘤的骨质损害在 X 线通透性上也和骨样骨瘤不同,其病灶硬化程度低且具有大小不一的钙化中心,反映出有新骨的形成。放射性核素骨扫描可以看到病灶的放射性核素浓集,但没有"双密度征"。因为成骨细胞瘤可能复发和转变成恶性,建议行肿瘤全切除。

7. 骨内脑膜瘤(Intraosseous Meningeoma) 骨内脑膜瘤罕见,被认为起源于残余的蛛网膜细胞。组织学检查显示肿瘤为脑膜瘤细胞组织岛被纤维包绕。肿瘤四十岁左右出现症状,在儿童期很少出现症状。有些病例的骨内脑膜瘤可能与神经纤维瘤病有联系。眼眶常受侵犯,导致眼球突出。在颅顶的骨内脑膜瘤通常附着于中耳,靠近颅缝处,以前该处可能有过骨折。在 CT 上表现与骨纤维异常增殖症相似,显示颅骨呈膨胀性生长,伴有骨质增生和毛玻璃样的外观;但在骨纤维异常增殖症,其颅骨内板是光滑的,而骨内脑膜瘤的颅骨内板不规则,尤其在其起源部位,此点可资鉴别,治疗是肿瘤全切除。

8. 婴儿期黑色素沉着性神经外胚层肿瘤(Melanotic Neuroectodermal Tumor of Infancy) 黑色素沉着性神经外胚层肿瘤是色素沉着的溶骨性肿瘤,主要生长于一岁以内婴儿的上颌骨和下颌骨。颅骨前囟处好发。受侵组织学上这些肿瘤由含有黑色素的大细胞混合神经母细胞样的细胞组成。病变被认为是来自于神经脊细胞。肿瘤呈良性,但生长迅速,很少有肿瘤恶变、侵袭脑组织及肿瘤发生转移的病例

报道。肿瘤表现不规则,但在影像学上肿瘤边界清楚。可以伴有血清和尿中多巴胺水平升高,肿瘤全手术全切除后出现的复发率高达60%。

9. 软骨的良性肿瘤(Chondric Benign Tumor) 软骨瘤(chondroma)、成软骨细胞瘤(Chondroblastoma)、软骨黏液样纤维瘤(chondromyxoid fibroma)是软骨骨质起源的良性肿瘤,通常大部分发生于青年人。软骨瘤和软骨黏液样纤维瘤被认为是源于异位的透明的残余软骨,而成软骨细胞瘤即使组织学上由成软骨细胞和软骨样的基质组成的,但被一些作者认为是成骨性的肿瘤,因为这三种肿瘤都是典型地侵犯软骨起源的骨骼。颅底,尤其颞骨,它保留有软骨结合的地方,是最常发生这类肿瘤的部位。颅盖在CT扫描片中,这些肿瘤表现为边界清楚的溶骨性损害,溶骨性损害被不同数量的环状和弧状的钙化所围绕。成软骨细胞瘤和软骨黏液样纤维瘤可有典型的触痛。软骨瘤除了疼痛,通常没有其他症状,假如出现疼痛,则表明可能恶变。多发的软骨瘤不论是否伴有奥利埃氏病(Ollier's disease)或马富西氏综合征(Muffucci's syndrome),都有高的恶变率。

二、颅骨恶性肿瘤

1. 肉瘤(Sarcoma) 侵犯颅骨的恶性肿瘤,包括有颅骨骨肉瘤(osteogenic sarcoma)、软骨肉瘤(chondrosarcoma)、纤维肉瘤(fibrosarcoma)、尤因肉瘤(Ewing's sarcoma)。这些肿瘤常发生于身体的长骨,很少发生于颅骨。发生于颅骨的肉瘤通常比转移瘤少。上述的几类肉瘤中除了骨肉瘤,其他肉瘤患者都有典型的骨质损害区的疼痛。在X线片和CT片上,肉瘤通常表现为不规则的溶骨性破坏,边界不清,没有反应性骨硬化。MR检查是必需的,用于评估颅内是否存在侵犯和扩展。血管造影检查可以帮助手术计划的制订,以及对于血管丰富的肿瘤的供应动脉行栓塞术。治疗是行肿瘤全切除,包括切除被肿瘤侵犯的硬脑膜,继而进行化学治疗和放射治疗。然而尽管肿瘤全切除后再辅以化疗和放射治疗,恶性肿瘤的复发率仍然很高。长期生存和功能恢复取决于恶性肿瘤的大小和生长部位,以及恶性肿瘤组织学上的病理分级和转移情况。发生于颅骨的肉瘤尽管有上述的共同之处,还有下述的不同点。

骨肉瘤是原发于颅骨的肉瘤中最常见的恶性肿瘤,多发生于青年,儿童并不常见。这种肿瘤约占所有颅骨肿瘤1%~2%,在具有骨纤维异常增殖症或佩吉特氏病(Paget's disease)和以前受过辐射的患者中发生率增高。在CT片上见到破坏性骨团块内有肿瘤基质的钙化,可提示骨肉瘤的诊断。

尤因肉瘤,起源于红骨髓,在恶性骨肿瘤中是最致命的。和骨肉瘤不同,常是儿童和青少年患病。普通X平片可以显示分层的骨膜反应呈典型的洋葱皮样表现。CT表现为颅骨内外高密度影,增强扫描因明显均一强化而常常误诊为脑膜瘤。颅骨外膨胀的类炎性头皮包块有助于两者的鉴别。

软骨肉瘤是一种软骨起源的恶性肿瘤,由软骨样的组织和不成熟的软骨组成。它可以是新生成的,或者是继发于软骨瘤。从X线片和CT扫描上软骨肉瘤不能与软骨瘤相区别,因此从影像学上不能判断其有无恶变。然而,如果病变部位出现疼痛则提示可能有恶变。通过手术切除和放射治疗可获得较好的预后。

纤维肉瘤也可能是原发或继发的颅骨肿瘤,往往从以前存在损伤或局部接受过放射治疗的部位产生。其组织学特征为恶性的成纤维细胞被包埋胶原基质中。

2. 转移性肿瘤(Metastatic Tumors) 在颅骨恶性肿瘤中,无论儿童还是成人,转移性或颅外肿瘤的直接侵袭最为常见。在成人,前列腺癌、乳腺癌和肺癌发生颅骨转移的更常见。儿童颅骨转移瘤最可能来自成神经细胞瘤,因为它是这一年龄组最常见的颅外实体瘤。非白血性白血病、淋巴瘤和多发性骨髓瘤当颅骨的骨髓被循环中的恶性肿瘤细胞侵犯时,颅骨会发生转移瘤。普通X线片和CT扫描,转移灶通常显示为成骨性和破骨性并存的多发性病灶。来自前列腺癌和乳腺癌的颅骨转移灶可以使颅骨硬化和增厚。而成神经细胞瘤,肺癌和黑色素瘤颅骨转移灶在X线的片子上表现为半透明性损害。当原发灶不清楚时,手术治疗是为了神经减压或活组织检查以明确诊断。否则,应采用放疗或系统化疗。

第四节 鉴 别 诊 断

幼童的颅骨肿块,可能源于颅骨创伤引起的头颅血肿钙化。通常由出生时的创伤造成骨膜下血肿机化、钙化而形成。绝大多数发生于婴儿早期,位于顶骨区,不越过颅缝。随着颅骨的生长和塑形,隆起的肿块会缩小,仅有很少一部分有手术治疗指征。通过抽吸骨膜下血肿可防止头颅血肿的钙化。颅骨生长性骨折或称软脑膜囊肿通常发生于 3 岁之前的儿童,这些病儿其前有颅骨骨折变形导致下面的硬脑膜撕裂。

见于新生儿和幼儿的先天性的颅骨病变,蛛网膜颗粒肉芽形成(pacchionian granulation)、顶骨孔(parietal foramina)、颅骨膜血窦(sinus pericranii),真皮先天性发育不良(cutis aplasia congenita)及退化的脑膨出;在成年人甲状旁腺功能亢进,骨髓炎和佩杰特氏病也应包括在颅骨病变的鉴别诊断中。

参 考 文 献

1. Martinez-Lage JF, Capel A, Costa TR, et al. The child with a mass on its head: diagnostic and surgical strategies. Childs Nerv Syst, 1992, 8:247-252.

2. Arana E, Latorre FF, Revert A, et al. Intradiploic epidermoid cysts. Neuroradiology, 1996, 38:306-311.

3. 龚向阳, 章士正. 颅骨表皮样囊肿的 MR 扩散加权成像和波谱分析二例. 中华放射学杂志, 2006, 40 (6):667-668.

4. Crawford R. Dermoid cyst of the scalp: intracranial extension. Pediatr Surg, 1990, 25:294-295.

5. Stull MA, Kransdoff MJ, Devaney KO. Langerhans cell histiocytosis of bone. Radiographics, 1992, 12:801-823.

6. 蔡强, 谭丽, 许永刚, 等. 36 例颅骨嗜酸性肉芽肿的临床分析. 肿瘤防治研究, 2005, 32(4):239-240.

7. Kilpatrick SE, Wenger DE, Gilchrist GS, et al. Langerhans' cell histiocytosis (histiocytosis X) of bone, A clinicopathologic analysis of 263 pediatric and adult cases. Cancer, 1995, 76:2471-2484.

8. Lustig LR, Hoil May M J, McCarthy EF, et al. Fibrous dysplasia involving the skull base and temporal bone. Arch Otolaryngol Head Neck Surg, 2001, 127:1239-1247.

9. Ruggieri P, Sim FH, Bond JR, et al. Malignancies in fibrous dvsnlasia. Cancer, 1994, 73:1411-1424.

10. 朱瑞森, 罗琼, 陆汉魁, 等. 骨纤维结构不良症 Tc™-MDP 骨显像特点及诊断. 上海交通大学学报(医学版), 2008, 28(1):36-38.

11. Michael CB, Lee AG, Patrinely JR, et al. Visual loss associated with fibrous dysplasia of the anterior skull base. Case report and review of the literature. J Neurosurg, 2000, 92:350-354.

12. Papadopoulos MC, Casey AT, Powell M. Craniofacial fibrous dysplasia complicated by acute, reversible visual loss: report of two cases. Br J Neurosurg, 1998, 12:159-161.

13. Mark PJ, Poen J, Tran LM, et al. Postirradiation sarcomas. A single-institution study and review of the literature. Cancer, 1994, 73:2653-2662.

14. Slootweg PJ. Maxillofacial fibro-osseous lesions: classification and differential diagnosis. Semin Diagn Pathol, 1996, 13:104-112.

15. Wenig BM, Vinh TN, Smirniotopoulos JG, et al. Aggressive psammomatoid ossifying fibromas of the sinonasal region: a clinicopathologic study of a distinct group of fibroosseou lesion. Cancer, 1995, 76:1155-1165.

16. Engelbrecht V, Preis S, Hassler W, et al. CT and MRI of congenital sinonasal ossifying fibroma. Neuroradiology, 1999, 41:526-529.

17. 米吉提·沙克, 阿吉木, 赵长地, 等. 颅骨骨化性纤维瘤一例. 中华神经外科杂志, 2005, 21 (9):534.

18. Matt BH. Aneurysmal bone cyst of the maxilla: case report and review of the literature. Int J Pediatr Otorhinolapyngol, 1993, 25:217-226.

19. Sheikh BY. Crannial aneurysmal bone cyst with special emphasis on endovascular management. Acta Neurochir(Wien), 1999, 141:601-610.

20. 詹阿来, 李红婴, 黄庆文, 等. MR I 诊断颅骨动脉瘤样骨囊肿三例. 中华放射学杂志, 2006, 40(11):1224-1225.

21. 刘璋, 汤建荣, 林成业, 等. 动脉瘤样骨囊肿的影像学特点及介入技术在其诊疗中的意义. 实用放射学杂志, 2006, 22(9):1101-1103.

22. Chartrand-Lefebvre C, Dubois J, Roy D, et al. Direct intraoperative sclerotherapy of an aneurysmal bone cyst of the sphenoid. Am J Neuroradiol, 1996, 17:870-872.

23. Martinez V, Sissons HA. Aneurysmal bone cyst. A review of 123 cases including primary lesions and those secondary to other bone pathology. Cancer, 1988, 61:2291-2304.

24. Tucker WS, Nasser-Sharif FJ. Benign skull lesions. Can J Surg, 1997, 40:449-455.

25. Greenspan A. Benign bone-forming, lesions: osteoma, osteoio osteoma, and osteoblastoma. Clinical, imaging, pathologic, an differential considerations. Skeletal, 1993, Radiol 22:485-500.

26. Mehta JS, Sharr MM, Penney CC. Unusual radiological appearance of a skull osteoma. Br J Neurosurg, 1999, 13:332-334.

27. Wantne AL, Lai HY, Carrier J, et al. The diagnosis and surgical treatment of patients with Gardner's syndrome. Surgery, 1997, 82:327-333.

28. Haddad FS, Haddad GF, Zaatari G. Cranial osteomas: their clasification and management. Report on a giant osteoma and review of the literature. Surg Neurol, 1997, 48:143-147.

29. 张定平, 谭绪云, 唐子美, 等. 颅骨骨瘤切除后一期钛网修补颅骨缺损(附 23 例报告). 中华神经外科疾病研究杂志,2007,6(2):176-177.

30. Bizzozero L,Solaining Talamonti C,Villa F,et al. Cavernous hemangioma of the skull. Case report and review of the literature. J Neurosurg Sei,1997,41:419-421.

31. Heckl S,Aschoff A,Kunze S. Cavernomas of the skull:review the literature 1975-2000. Neurosurg Rev,2002,25:56-62;discussis 66-57.

32. Bastug D,Ortiz O,Schochet SS. Hemangiomas in the calvaria:imaging findings. Am J Roentgenol,1995,164:683-687.

33. Uemura K,Takahashi S,Sonobe M,et al. Intradiploic humangioma associated with epidural mematoma. Neutoradiology,1996,38:456-457.

34. Magitsky S,Lipton JF,Reidy J,et al. Ultrastructural features of giant cell tumors in Paget's disease. Clin Orthop 2002,213-219.

35. Bertoni F,Unni KK,Beabout JW,et al. Giant cell tumor of the skull. Cancer,1992,70:1124-1131.

36. Boutou-Bredaki S,Agapios P,Papachristou G. Prognosis of giant cell tumor of bone. Histopathological analysis of 15 cases and review of the literature. Adv Clin Path,2001,5:71-78.

37. Marui T,Yamamoto T,Yoshihasa H,et al. De novo malignant transformation of giant cell tumor of bone. Skeletal Radiol,2001,30:104-108.

38. Doucet V,Peretti-Viton P,Figarella-Branger D,et al. MRI of intracranial chordomas,Extent of rumour and contrast enhancement:criteria for differential diagnosis. Neuroradiology,1997,39:571-576.

39. 田秋红,云径平,吴秋良,等. 脊索瘤的临床病理及免疫组织化学研究. 中华肿瘤防治杂志,2006,13(8):611-613.

40. 邱吉庆,许海洋,于洪泉,等. 颅底脊索瘤的诊断、分型与手术入路选择. 中国微侵袭神经外科杂志,2007,12(7):296-298.

41. Borba LA,Al-Mefty O,Mrak RE,et al. Cranial chordomas in children and adolescents. J Neurosurg,1996,84:584-591.

42. Crockard HA,Steel T,Plowman N,et al. A multidisciplinary team approach to skull base chordomas. J Neurosurg,2001,95:175-183.

43. Scimeca PG,James-Herry AG,Black KS,et al. Chemotherapeutic treatment of malignant chordoma in children. J Pediatr Hematol Oncol,1996,18:237-240.

44. 肖利华,孟悛非,江波,等. 骨样骨瘤的 CT 诊断价值. 中国医学影像学杂志,2008,16(5):367-369.

45. Haegerstam GAT. Pathosiology of bone pain. Acta Orthop Scand,2001,72(3):308-317.

46. Choudhury AR,al Amin MS,Chaudhri KA,et al. Benign osteoblastoma of the parietal bone. Childs Nerv Syst,1995,11:115-117.

47. Maninez-Lage JF,Garcia S,Torroba A,et al. Unusual osteolytic midline lesion of the skull:benign osteoblastoma of the parietal bone. Childs Nerv Syst,1996,12:343-345.

48. Cabezudo JM. Recurrent benign osteoblastoma of the parietal bone. Neurosurgery,1989,25:1021-1013.

49. Figarella-Branger D,Perez-Castillo M,Garbe L,et al. Malignant transformation of an osteoblastoma of the skull:an exceptional occurrence. Case report. J Neurosurg,1991,75:138-142.

50. Van Tassel P,Lee YY,Ayala A,et al. Case report 680. Intraosseous meningioma of the sphenoid bone. Skeletal Radiol,1991,20:383-386.

51. Shuangshoti S. Primary meninglomas outside the central nervous system. In AI-Mefty O(ed):Meningionmas. New York,Raven Press,1991.

52. Hansen-Knarhoi M,Poole MD. Preoperative difficulties in diferentiating intraosseous meningiomas and fibrous dysplas aroud the orbital apex. J Craniomaxillofac Surg,1994,22:226-230.

53. Hoshino S,Takahashi H,Shimura T,et al:Melanotic neuroectodermal tumor of infancy in the skull associated with high serum levels of catecholamine. Case report. J Neurosurg,1994,80:919-924.

54. Kapadia SB,Frisman DM,Hitchcock CL,et al. Melanotic neuroectodermal tumor of infancy. Clinicopathological,immunohistochemical,and flow cytomertic study. Am J Surg Pathol,1993,17:566-573.

55. Pettinato G,Manivel JC,d'Amore ES. et al. Melanotic neuroectodermal tumor of infancy. A reexamination of a histogenetic problem based on immunohistochemical,flow cytometric,and ultrastructural study of 10 cases. Am J Surg Pathol,1991,15:233-245.

56. Pierre-Kahn A,Cinalli G,Lellouch-Tubiana A,et al. Melanotic neuroectodermal tumor of the skull and meninges in infancy. Pediatr Neurosurg,1992,18:6-15.

57. Aigner T,Loos S,Inwards C,et al. Chondroblastoma is an osteoid-forming,but not cartilage-forming neoplasm. J Pathol,1999,189:463-469.

58. Mii Y,Miyauchi Y,Morishita T,et al. Ultrastructural cytochemical demonstration of proteoglycans and calcium in the extracellular matrix of chondroblastomas. Hum Pathol,1994,25:1290-1294.

59. LeMay DR,Sun JK,Mendel E,et al. Chondromyxoid fibroma of the temporal bone. Surg Neurol,1997,148:148-152.

60. Robbin MR,Murphey MD. Benign chondroid neoplasm of bone. Semin Musculoskelet Radiol,2000,4:45-58.

61. Murphey MD, Flemming DJ, Boyea SR, et al. Enchondroma versus chondrosarcoma in the appendicular skeleton: differentiating features. Radiographics, 1998, 18: 1213-1237.

62. Dodick DW, Mokri B, Shaw EG, et al. Sarcomas of cavarial bones: rare remote effect of radiation therapy for brain tumors. Neurology, 1994, 44: 908-912.

63. Kornrelch L, Grunebaum M, Ziv N, et al. Osteogenic sarcoma of the calvarium in children: CT manifestaions. Neuroradiology, 1998, 30: 439-441.

64. 吴明灿, 罗国才, 陈世洁, 等. 原发性颅骨尤因肉瘤 1 例报告并文献复习. 华中医学杂志, 2006, 30(4): 315-316.

65. Rosenberg AE, Nielsen GP, Keel SB, et al. Chondrosarcoma of the base of the skull: a clinicopathologic study of 200 cases with emphasis on its distinction from chordoma. Am JSurg PathoI, 1999, 23: 1370-1378.

（董军 兰青）

第十三章 脑膜肿瘤

第一节 脑 膜 瘤

脑膜瘤主要发生在颅内有脑膜组织覆盖的区域,是由脑膜组织中的蛛网膜细胞形成的轴外病变。无脑膜组织覆盖的器官因胚胎时期残留蛛网膜细胞也可形成脑膜瘤,如头皮、眼眶、鼻窦等部位,在这里不做讨论。脑膜瘤位置多样,脑膜的结构及各种发病部位解剖学特点在各章节分别介绍,在这里不做赘述。本章主要介绍脑膜瘤的一些临床常见特点及处置原则。

一、病　因

脑膜瘤的病因目前尚不清楚。可能与染色体缺失、癌基因和抑癌基因调控失衡、脑膜损伤、放射线、病毒感染等因素有关,也可能是多种因素共同作用的结果。

1. 基因水平　目前报道脑膜瘤患者基因异常可发生在 1、3、6、7、8、10、12、14、18、19、X 和 Y 等染色体上,但与之关系最为密切的是 22 号染色体,理由是:①部分脑膜瘤患者 22 号染色体为单体型,染色体缺失造成与之相关的抑癌基因缺失;②Ⅱ型神经纤维瘤病和乳腺癌患者可并发脑膜瘤,而这两种病也存在 22 号染色体缺失。此外,*H-ras*、*c-fos*、*c-myc*、*c-erb*、*c-sis* 等一些癌基因也与脑膜瘤的发生相关。

2. 脑膜损伤　脑膜瘤发病可能与脑膜损伤有关,有研究发现部分脑膜瘤患者有外伤病史,发病部位与外伤部位一致;而颅脑手术后患者在手术部位亦有发生脑膜瘤的。

3. 放射线　研究发现接受头部放疗的患者,脑膜瘤的发病率增高,放疗剂量越大,危险性越高。

4. 其他因素　脑膜瘤的发生还可能与病毒感染和性激素、生长因子、细胞因子等受体异常有关,但都缺乏确切证据,有待于进一步研究。

二、发　病　率

脑膜瘤是颅内发病率最高的良性肿瘤之一,占颅内肿瘤的 15% ~ 24%。成年人发病占中枢神经系统肿瘤的近 30%,而儿童及青少年的发病较低,约占 0.4% ~ 4.6%(Kotecha,2011)。Wiemels 等人做的脑膜瘤流行病学调查显示,女性发病率要略高于男性并随年龄增长发病率升高(Wiemels,2010)。

近年来,随着 CT、MRI 技术的发展,脑膜瘤的患病率呈逐年增高趋势,全国 50 家大型医院 2008 年至 2010 年收治肿瘤 118 484 例,脑膜瘤 28 750 例,脑膜瘤占颅内肿瘤平均 24.2%。

三、发　病　部　位

脑膜瘤可发生于颅内任何部位,好发部位靠前的依次是:①矢状窦旁和大脑镰旁(两者起源和临床表现具有相似之处);②大脑凸面;③蝶骨嵴;④嗅沟、鞍结节(两区相近);⑤桥小脑角、小脑幕(两区相近);⑥颅中窝、斜坡(两区相近)。

四、病　理

脑膜瘤由脑膜组织发生,大脑表面有三层脑膜组织:硬脑膜、蛛网膜、软脑膜。目前认为脑膜瘤主要是由蛛网膜细胞发生,其理由是①蛛网膜细胞具有修复和演变功能;②细胞演变后形态与脑膜瘤多种亚型细胞形态相似;③蛛网膜颗粒的分步与脑膜瘤的好发部位一致;④蛛网膜颗粒细胞巢结构与脑膜瘤病理相似。

脑膜瘤形态多呈球形或类圆形,在颅底存在骨嵴或硬脑膜游离缘的部位,因其阻隔作用而呈哑铃形,部分脑膜瘤呈扁平状;良性脑膜瘤多有一层包膜,肿瘤借此包膜与脑组织间形成明显界面,呈球形

的脑膜瘤一般质地韧,包膜厚,而扁平状或不规则形态的脑膜瘤多质地软而包膜薄;恶性脑膜瘤常无包膜或包膜不完整,呈浸润性生长。肿瘤实质多为灰白色,剖面有旋纹,内部可有钙化、骨化或囊变。周围颅骨可因破坏或反应性骨增生而出现筛状小孔和骨疣。

1993 年 WHO 在 1979 年分类的基础上对脑膜瘤进行了重新分类,2000 年 WHO 根据脑膜瘤侵袭性和复发倾向对分类的亚型进行分组和分级(表13-1)。

表 13-1 脑膜瘤病理分型(2000 年 WHO 根据侵袭性分组)

病理分型	WHO 分级	特 点
较少机会复发和侵袭的脑膜瘤		
脑膜内皮细胞型	I 级	常见亚型,多见于大脑镰、蝶骨嵴和嗅沟
纤维型(成纤维细胞型)	I 级	常见亚型,细胞排列成同心圆漩涡,退行性变时可出现星形细胞瘤改变,磷钨酸苏木精染色(-)
过渡性(混合型)	I 级	常见亚型,介于脑膜内皮细胞型和纤维型之间
砂粒型	I 级	常见于嗅沟或椎管内,中年女性多见
血管瘤型	I 级	有许多成熟微血管,血供丰富
微囊型	I 级	存在大小不定的囊,好发于男性
分泌型	I 级	免疫组织化学测定角化素(+),癌胚抗原(+),瘤周有明显水肿
淋巴浆细胞丰富型	I 级	常伴有 γ-球蛋白血症
化生型	I 级	含有软骨、骨、脂肪、黏液样变
较多机会复发和(或)侵袭性强的脑膜瘤		
非典型脑膜瘤	II 级	多见于儿童,细胞可存在坏死带可转变成恶性脑膜瘤
透明细胞型	II 级	好发于桥小脑角和马尾
脊索型	II 级	瘤间质产生黏性物质;可伴血液系统疾病,如:Castleman 病
横纹肌样	III 级	少见,可仅见于复发脑膜瘤
乳头状型	III 级	少见,好发于儿童,侵袭,转移
恶性或间变型	III 级	侵袭脑实质,可转移至颅外

颅内有多个不相连的脑膜瘤,同时伴有神经纤维瘤病,称为脑膜瘤病。

颅内有多个不相连的脑膜瘤,不伴有神经纤维瘤病,称为多发脑膜瘤。

脑膜瘤肉眼全切后,在肿瘤原生长部位处又重新出现肿瘤,称为复发脑膜瘤。

五、临床表现

局灶性症状 因脑膜瘤生长缓慢,增大的肿瘤体积因脑组织和脑脊液的代偿作用而不引起明显的

颅内压增高,局灶症状常常是脑膜瘤的首发症状,最常见的是癫痫(额、颞叶多见),尤以老年人明显。根据肿瘤部位不同可出现不同的症状,如:肢体运动或感觉障碍、精神症状、记忆力和计算力下降、失语、视野缺损、脑神经功能障碍、眩晕、眼震、共济障碍、尿崩、意识障碍等,将在各部位脑膜瘤分论中详细论述。

颅内压增高症状 脑膜瘤引起颅内压增高症状常不明显,常有轻微头痛。视乳头水肿常见,有时可见视神经萎缩,当肿瘤增长到一定体积,颅内压失代偿时会出现剧烈头痛、恶心、呕吐症状。

六、辅 助 诊 断

1. 头颅 CT　是筛查和体检中发现脑膜瘤的最常见手段,可显示肿瘤钙化情况,肿瘤邻近骨质变化情况。典型表现:①边界清晰、密度均一的占位病变,多呈类圆形、半圆,也可有分叶状或不规则形改变。②肿瘤多呈等密度或略高密度,少数可低密度,囊变者可密度不均,钙化者局部可伴点、块状高密度影。③增强扫描均匀强化。④部分肿瘤附近颅骨可见增厚、骨疣或缺失。⑤有的伴有瘤周低密度水肿带。

2. 头部 MRI　可在轴位、冠状位、矢状位清晰显示肿瘤部位,肿瘤与周边邻近神经、血管、脑组织等的关系,特别是肿瘤与硬膜的关系,成为脑膜瘤的主要诊断方法,是手术前不可缺少的诊断资料。脑膜瘤具有诊断意义的 MRI 表现:①边界清晰、密度均一的肿瘤影,T_1 加权像多呈等 T_1 或略长 T_1(低)信号,少数可呈略短 T_1 信号;T_2 加权像多呈等 T_2 信号或略长 T_2(高)信号,肿瘤可有囊变(长 T_1、长 T_2 信号)或钙化表现(长 T_1、短 T_2 信号)。②多数呈广基底与硬脑膜接触,少数向

脑内球状生长者亦可找到与脑膜相连接处,脑室内脑膜瘤与脉络丛相连;肿瘤基底硬脑膜附着处可见脑膜尾征,为其特征性表现。③少数脑膜瘤在瘤周或瘤内形成囊变,囊变部分表现为长 T_1 和长 T_2 表现(图 13-1)。④有的脑膜瘤伴有明显的瘤周水肿(图 13-2)。

3. 血管成像(DSA、MRA、CTA、MRV)　邻近鞍结节、蝶骨嵴或侧裂、静脉窦、斜坡、枕骨大孔等部位的脑膜瘤应行血管成像。血管成像目的:①观察肿瘤周边动静脉的出入情况,血管受侵袭情况,重要血管术中加以保护,如海绵窦内脑膜瘤观察颈内动脉位置及受累情况,斜坡脑膜瘤观察基底动脉是否被包裹。②观察肿瘤供血动脉,增粗、分支变多而无重要功能的动脉可术前栓塞或在适当时机结扎,如颈外动脉供血术前栓塞,脑膜中动脉供血在开骨窗时电闭。③观察静脉窦受侵袭情况及阻塞程度,静脉窦完全阻塞可术中切除,如矢状窦旁脑膜瘤矢状窦闭塞术中切除。众多方法中因 MRA、MRV 为无创检查应用逐渐增多。CTA 能够很好地显示颅底脑膜瘤与颅底骨质、血管的关系。DSA 有多个成像期,是观察肿瘤血管细微形态的有利手段,在毛细血管期可

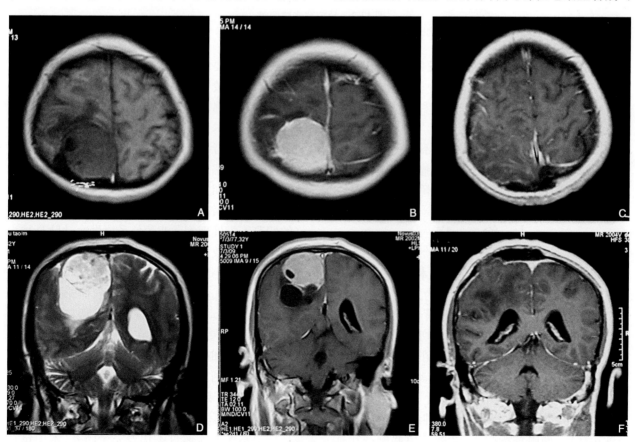

图 13-1　右顶部矢状窦旁脑膜瘤
肿瘤内和瘤周伴有囊性改变。A 为 T_1 相,D 为 T_2 相,B、E 为增强扫描,C、F 为术后增强扫描

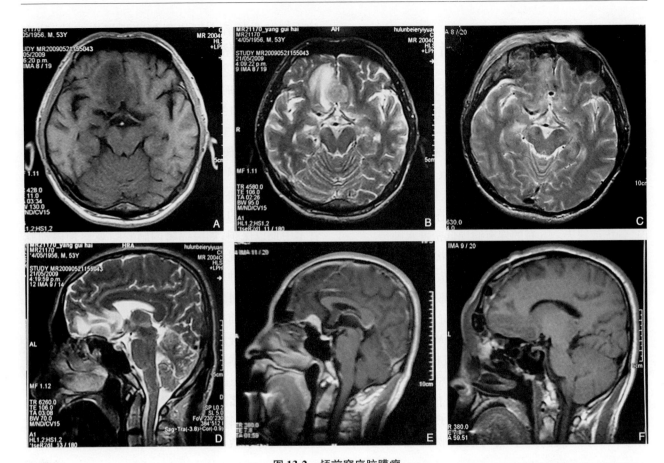

图 13-2 颅前窝底脑膜瘤
较小的肿瘤引起明显的脑组织水肿。A、F 图为 T_1 相，B、C、D 为 T_2 相，E 为增强扫描，C、F 为术后改变

见肿瘤染色，静脉期仍可见，称迟发染色；因其有创和价格昂贵在脑膜瘤的辅助诊断中应用较少，需要术前栓塞的病例更适合做 DSA。各种血管成像的特点不再一一介绍。

4. 头部 X 线片 目前已基本不用于脑膜瘤的辅助诊断，可看到一些间接征象：肿瘤钙化可见高密度影，局部骨质破坏或增生改变，板障静脉增粗等。

七、治 疗

脑膜瘤的有效治疗方法包括手术治疗和立体定向放射外科治疗，目前以手术治疗为主。

1. 手术治疗 大多数脑膜瘤属于良性肿瘤，通过手术切除可以达到治愈，肿瘤全切是防止术后复发的关键，因此任何部位的脑膜瘤在不引起不可逆性功能障碍和致命性损伤的前提下都应该力争全切肿瘤。下列情况出现其中一条应行手术治疗：①肿瘤有明显的占位效应，引起局灶性神经功能缺失、脑室受压移位、梗阻性脑积水；②肿瘤引起颅高压症状、刺激症状如癫痫、局部改变如瘤周水肿；③肿瘤直径大于 3cm，且两次检查对比肿瘤有增长趋势；

④肿瘤邻近重要结构，肿瘤生长导致手术难度大大增加或不能行放射外科治疗的区域，如：大脑凸面、矢旁、镰旁、海绵窦旁、鞍结节、嗅沟、桥小脑角、蝶骨嵴。脑膜瘤手术没有绝对的适应证和禁忌证，其他情况应根据患者年龄、患者全身状态、肿瘤大小、肿瘤部位综合考虑是否需要手术治疗。肿瘤较小而无症状者建议定期复查，长期随访。

在这里浅谈一些手术体会供参考：①在条件允许的情况下先处理瘤蒂或颈外系统供血动脉是减少术中出血的有效方法；②肿瘤包裹神经、有功能血管或操作空间较小时分块切除扩大空间是保护神经血管的有效途径；③保护肿瘤周边粘连而未进入肿瘤的动静脉，邻近动静脉可在设计手术切口和入路时避开；④术中不要刻意寻找在影像学上观察到的肿瘤周边的血管和神经，减少对脑组织的牵拉和损伤；⑤静脉窦旁的脑膜瘤先处理窦周肿瘤，再处理窦内肿瘤，切开静脉窦前要做好止血和静脉窦修补或重建的准备，完全闭塞的静脉窦可切除，但有时术前静脉成像显示无血流通过不代表完全闭塞，术中试行夹闭是有效观察手段，同时要防止气体栓塞；⑥前颅底和岩骨嵴附近的脑膜瘤，处理硬膜及颅骨后要防止脑脊液鼻漏和耳漏;⑦全切肿瘤、处理受侵硬膜和颅骨是防止复发的关键,但斜坡、蝶骨嵴内侧等深在复杂区域的脑膜瘤适当残留有助于提高患者术后生活质量。

Simpson 在 1957 年提出对脑膜瘤切除程度的评估分类法得到国际公认,G1:彻底切除-全切肿瘤,并切除附着硬膜及受侵颅骨;G2:全切除-全切肿瘤,但与其附着的硬膜仅做电灼;G3:肉眼全切除-全切肿瘤,但肿瘤附着的硬脑膜及受侵颅骨未作处理;G4:次全或部分切除-肿瘤未全切,有残留;G5:开颅减压-肿瘤仅作减压或活检。

2. 立体定向放射外科治疗 治疗方法包括 γ 刀、X 刀和粒子刀,其优点是无手术创伤、无感染、低并发症。X 刀照射准确性略差;粒子刀具有高度精准性且正常组织副损伤微小,治疗病灶体积可大于 3cm 等优点,但价格昂贵使其应用较少;一般 γ 刀因高度准确性(误差小于 0.2mm),操作简单而得到广泛应用,在此简单介绍 γ 刀对脑膜瘤的治疗。γ 刀一般治疗小于 3cm 的脑膜瘤,适用于位于颅底及重要结构附近的脑膜瘤,术后残存或早期复发者,年高体弱不适合手术者。γ 刀治疗肿瘤生长控制率(肿瘤停止生长或缩小)在 90% 左右,γ 刀治疗后脑水肿的发生率较高,尤其是大脑凸面脑膜瘤,所以大脑凸面脑膜瘤及已经有瘤周水肿的脑膜瘤建议手术治疗;有一定的副损伤距离,例如肿瘤上表面与视交叉的距离必须大于 3mm;治疗效果有潜伏期,需半年至数年后才能观察到肿瘤缩小。

3. 其他治疗方法 包括栓塞治疗、放射治疗和药物治疗,这些方法均为辅助治疗手段。术前应用栓塞治疗或放射治疗减少肿瘤血供,有利于术中操作增加手术安全性,栓塞常用物理性栓塞,放射治疗也用于偏恶性的脑膜瘤术后辅助治疗。药物治疗包括溴隐亭、枸橼酸他莫昔芬、米非司酮等,应用较少,在此不做介绍。

八、不同部位脑膜瘤

(一) 矢状窦旁和大脑镰旁脑膜瘤

矢状窦旁脑膜瘤是指脑膜瘤的基底部主要位于矢状窦外侧壁或一部分基底部覆盖矢状窦;前者主要是起源于矢状窦壁的脑膜组织,而后者可能起源于大脑镰或者大脑凸面,随着肿瘤不断增长基底部蔓延覆盖矢状窦,当矢状窦受累后肿瘤的临床表现、处理方法和预后与前者相似,所以归为一类。矢状

窦旁脑膜瘤瘤体多位于矢状窦一侧,早期多位于矢状窦外,后期长入矢状窦可造成矢状窦部分或完全阻塞,晚期肿瘤浸透矢状窦,从对侧矢状窦壁长出,形成矢状窦双侧脑膜瘤。Krause-Merrem 按照肿瘤生长过程将矢状窦旁脑膜瘤分为 6 型:Ⅰ 型:肿瘤仅附着于矢状窦的侧壁;Ⅱ 型:肿瘤侵犯上矢状窦的外侧角;Ⅲ 型:肿瘤向窦腔内生长,同侧窦壁全层受侵;Ⅳ 型:上矢状窦部分闭塞,肿瘤侵及上矢状窦顶;Ⅴ 型:上矢状窦完全闭塞,肿瘤侵及对侧窦壁内侧;Ⅵ 型:上矢状窦完全闭塞,肿瘤侵袭对侧窦壁全层,生长至对侧。大脑镰旁脑膜瘤起始于大脑镰,基底部附着于大脑镰而肿瘤突向脑实质内,矢状窦旁和大脑镰旁脑膜瘤约占脑膜瘤的 23% ~ 31%。

1. 临床表现 颅高压症状包括:头痛、视力减退。局灶症状前中后各异:①肿瘤位于矢状窦或大脑镰前 1/3,局灶症状以额叶症状为主,包括癫痫、痴呆、淡漠、欣快、记忆力减退、计算力下降,癫痫常常是主要和首发症状;②肿瘤位于矢状窦或大脑镰中 1/3,局灶症状以癫痫、对侧肢体运动障碍和(或)感觉障碍为主,病变位于大脑纵裂内因累及中央旁小叶症状以下肢为重,凸面受压出现上肢症状,最后是面部;③肿瘤位于矢状窦或大脑镰后 1/3,常缺乏局灶神经缺损表现,可引起对侧视野缺损。

2. 影像学要点 ①矢状窦旁脑膜瘤侵袭颅骨时,CT 骨窗位或 X 线可见邻近肿瘤的颅骨受侵袭破坏,MRI 可判断肿瘤是否穿透颅骨长至皮下;②MRI 可显示肿瘤的基底部位,确定肿瘤是矢旁还是镰旁,判断肿瘤与矢状窦或大脑镰的关系,矢状位分辨前、中、后 1/3 关系;③MRI 冠状位可辨肿瘤是单侧或双侧生长,有助于合理设计切口;④MRI 水平位常可见中 1/3 位置肿瘤前后粗大血管,对术中操作有重要提示作用;⑤动脉成像(DSA、MRA 或 CTA)了解肿瘤供血动脉,矢状窦前、中 1/3 肿瘤供血多主要来源于大脑前动脉,脑膜中动脉也可供血,如脑膜中动脉供血丰富,可术前栓塞,后 1/3 肿瘤供血主要是大脑后动脉;⑥静脉成像(DSA 或 MRV)观察矢状窦是否阻塞变细或中断,回流静脉与肿瘤的关系及移位情况(图 13-3,13-4)。

3. 手术治疗 矢状窦旁或大脑镰旁脑膜瘤以手术切除为主,手术应考虑如下情况:①肿瘤是单侧还是双侧生长,单侧生长手术切口达中线,上侧生长手术切口过中线;②开骨窗时注意保护矢状窦,矢状窦表面出血以吸收性明胶海绵压迫止血为主,单侧开骨窗要贴近矢状窦,有利于打开纵裂;③中 1/3 部

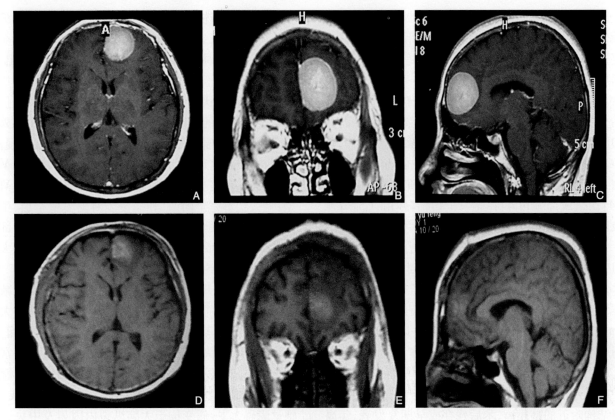

图 13-3　镰旁脑膜瘤
肿瘤广基底与大脑镰相连,A-C 为增强扫描,D-F 为术后改变

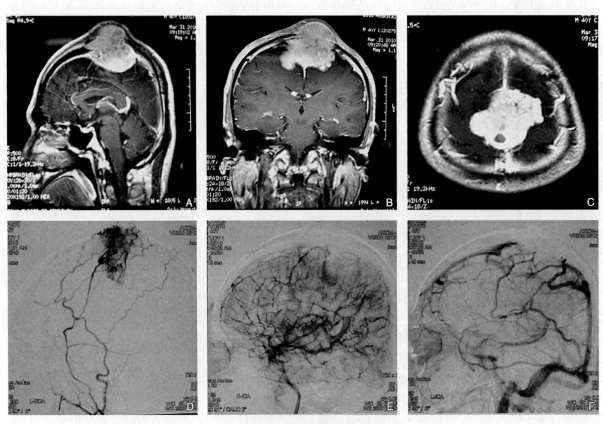

图 13-4　矢状窦旁脑膜瘤
肿瘤向矢状窦两侧生长,颅骨受到侵蚀,肿瘤长至头皮下。A-C 为增强扫描,D-F 为 DSA 成像,D 图可见肿瘤主要供血动脉
来自颈外系统,E 图可见颈内动脉系统也有供血,F 图静脉相可见矢状窦受侵蚀完全中断,中断周边存在代偿的回流静脉

位手术时要根据动脉成像及 MRI 判断回流静脉与肿瘤的位置关系,合理设计入路,尽可能避开回流静脉或给予保护,避免术后偏瘫;④前 1/3 部位手术可做矢状窦结扎,中后 1/3 部位手术如果术前或术中证实矢状窦已经闭塞,可做矢状窦切除,但是要保护周围代偿回流静脉,如果证实未完全闭塞,窦内可不做切除,或切开窦壁刮除同时做窦壁修补或矢状窦再建成形术;⑤如切开矢状窦应预防气体栓塞或瘤细胞栓塞;⑥做到 Simpson 1 级切除是防止复发的关键,在条件允许的情况下尽可能切除受侵的矢状窦或大脑镰。

(二)大脑凸面脑膜瘤

大脑凸面脑膜瘤的发生率较高,约占颅内脑膜瘤的 18%～27.7%,大多数凸面脑膜瘤呈半球形,基底位于硬脑膜而球面突向脑实质;有的肿瘤瘤蒂窄小,而大部分被脑组织覆盖深埋于脑实质内,这类肿瘤血供主要来源与脑表面血管,整体切除困难;部分肿瘤可至颅骨反应性增生,手术时应一并处理颅骨,恶性度高的脑膜瘤可侵袭穿透颅骨长至皮下,这类脑膜瘤术中尽可能不要使用自体血回输,避免种植转移。

1. **临床表现**　症状依部位不同而各异,包括:癫痫、精神症状、运动障碍、感觉障碍、视野缺损、失语、头痛、呕吐、视乳头水肿,视神经萎缩等。

2. **影像学要点**　凸面脑膜瘤的影像学表现没有特殊之处,较易诊断。阅片时:①注意脑膜瘤基底宽度与肿瘤最大直径间的关系,有利于手术切口的设计;②注意增强 MRI 上脑膜尾征,个别病例脑膜尾征呈小的串珠样改变,术中应尽可能全切避免复发;③动脉成像(DSA、MRA、CTA)可观察肿瘤的血供,有时肿瘤以颈外系统供血为主(图 13-5)。

3. **手术治疗**　大脑凸面脑膜瘤治疗原则是彻底切除脑膜瘤及其附着的硬膜,处理受侵的颅骨,手术治疗相对简单,术中可用神经导航系统辅助设计

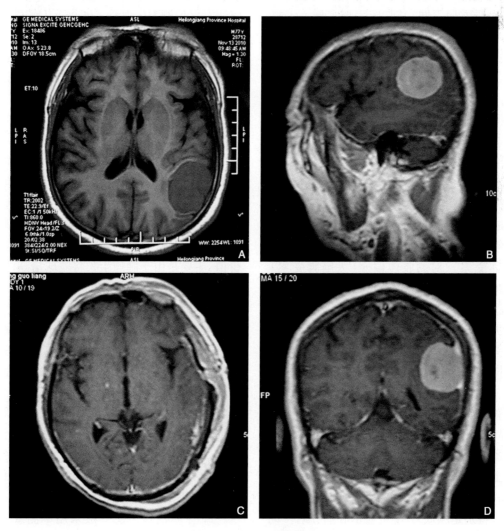

图 13-5　大脑凸面脑膜瘤
A 图为 T1 相,B、D 为增强扫描,C 图为术后影像

皮、骨瓣,减少开颅面积,功能区脑膜瘤注意保护周边引流静脉,尽可能从蛛网膜层分离肿瘤。

(三) 蝶骨嵴脑膜瘤

起源于蝶骨大、小翼表面脑膜,内自前床突,外达翼点范围内的脑膜瘤称为蝶骨嵴脑膜瘤。蝶骨嵴脑膜瘤占颅内脑膜瘤 10.6% ~ 23%,发病率仅次于矢状窦+大脑镰旁、大脑凸面脑膜瘤。Cushing 将蝶骨嵴球形脑膜瘤按肿瘤与脑膜的黏着部位不同分为三型,被广泛采用和接受:蝶骨嵴内部(内 1/3),称床突型;蝶骨嵴中部(中 1/3),称小翼型;蝶骨嵴外部(外 1/3),称大翼型。Al-Meft 进一步将床突型脑膜瘤细分为三种:Ⅰ 型:肿瘤起源于前床突下方;Ⅱ型:肿瘤起源于前床突上方或侧方;Ⅲ型:起源于视神经管。临床上各种分型常混合存在,无法细分。

1. 临床表现 蝶骨嵴附近结构复杂,有垂体、视神经、颈内动脉、动眼神经、滑车神经、展神经、三叉神经、大脑中动脉及其分支等,蝶骨嵴脑膜瘤因其起源部位和生长方向不同,其临床表现多样。①蝶骨嵴内侧(床突型):视力下降,肿瘤压迫视神经或造成颅高压引起,肿瘤生长较大时,因慢性颅高压可出现 Foster-Kennedy 综合征,表现为同侧视神经萎缩,对侧视乳头水肿;突眼、眼睑肿胀,原因有两种,一种是肿瘤引起蝶骨嵴或蝶骨翼骨质增生,造成眶内容积变小,一种是肿瘤压迫海绵窦,两者均可引起静脉回流受阻,这种突眼一般无疼痛、无波动;上睑下垂、眼球固定、瞳孔散大、角膜反射消失、眼神经分布区感觉障碍等症状形成眶上裂综合征或海绵窦综合征,主要是由于肿瘤累及Ⅲ、Ⅳ、Ⅴ、Ⅵ对脑神经;精神症状(额叶受累)、嗅觉丧失(嗅神经受累)、垂功低下(垂体受累)、对侧肢体偏瘫(大脑脚受累)等。②蝶骨嵴中部(小翼型):颅高压症状:头痛、恶性、呕吐、视力下降;额叶症状:记忆力、计算力下降,精神症状,失语,运动障碍等。③蝶骨嵴外部(大翼型):癫痫、头痛、颅骨局部隆起、精神症状、运动障碍等;肿瘤生长至蝶骨嵴中内部时,可引起相应的中内部症状。

2. 影像学要点 ①CT 或 MRI 可见肿瘤位于前颅中窝交界、蝶骨嵴所在位置处。②MRI 可观察肿瘤与垂体、颈内动脉、大脑中动脉、海绵窦、侧裂的关系,是否有主要血管在肿瘤内穿行,是重要术前参考资料。③动脉成像可显示肿瘤的供血动脉及与肿瘤的毗邻关系,特别是颅底 CTA 可显示肿瘤、颅骨、动脉三者的毗邻关系;内侧型多与颈内动脉和大脑中动脉粘连或包裹,颈内动脉虹吸部拉直后移,有时可见大脑前动脉向对侧移位;外侧型多与大脑中动脉及其分支粘连或包裹,大脑中动脉弧形走向消失,陡峭抬高,颈外系统的脑膜中动脉是外侧型主要供血动脉,血供丰富者可术前栓塞(图13-6)。

3. 手术治疗 蝶骨嵴脑膜瘤常选用翼点入路或扩大翼点入路,也可选用经额下或颞下入路。术中一些经验包括:①蝶骨嵴脑膜瘤应尽可能全切,但有神经、血供粘连包裹,特别是内侧型脑膜瘤,不要刻意全切,避免术后出现严重并发症,残存肿瘤可术后放射治疗。②蝶骨嵴脑膜瘤颈外动脉系统供血丰富,使邻近肿瘤的颞肌和颅骨血供增多,在开颅时易出血,应快速、沉稳止血;皮瓣形成过程中可解扎颞浅动脉,翻开骨瓣后可缝扎脑膜中动脉,减少外侧型脑膜瘤出血。③蝶骨嵴脑膜瘤一般血供丰富,手术难度大;球形脑膜瘤一般质韧,不易切除,但电凝肿瘤易止血,且与脑组织易分辨;不规则形态的脑膜瘤,质地软,不易止血,邻近侧裂不易与脑组织分辨,应注意保护侧裂内血管。④靠近内侧的脑膜瘤尽可能分块切除,可扩大操作空间,保护颈内动脉和视神经,靠近外侧的肿瘤先处理肿瘤基底部,减少肿瘤血供,肿瘤体积小、质地韧、与脑组织间有蛛网膜分界是整体切除的有利条件。

(四) 嗅沟脑膜瘤

嗅沟脑膜瘤基底位于嗅沟及附近筛板至鞍结节之间的硬脑膜,文献报道发病率不尽相同,报道占颅内脑膜瘤的百分比范围为 8% ~ 18%,可单侧生长也可双侧生长,哪种生长占多数,统计结果各异,肿瘤供血主要来自眼动脉的分支筛前和筛后动脉。

1. 临床表现 ①嗅觉障碍,最常见且具有诊断价值,主要是由于肿瘤生长将嗅球抬高或推向外侧,嗅神经被拉断造成嗅觉障碍,可发生单侧或双侧障碍,单侧障碍常因不影响患者主观感受而被忽略。②视力障碍,视神经受压或颅高压造成视乳头水肿、视神经萎缩都可引起视力障碍。③颅高压症状,头痛、恶心、呕吐,部分患者嗜睡。④额叶症状,精神症状、癫痫、记忆力下降等。

2. 影像学要点 ①CT 或 MRI 可见肿瘤位于前颅底中线一侧或双侧,单靠 CT 难与颅前窝底脑膜瘤鉴别。②MRI 可观察颅底骨质变化和肿瘤与大脑前动脉的关系。③动脉成像(DSA、CTA、MRA)可见大脑前动脉向后移位,A_2 段抬高。

3. 手术治疗 ①一般采用单侧或双侧额下入路或翼点入路。②双侧额下入路,结扎并切断矢状窦和大脑镰。③分离肿瘤周边蛛网膜,减少对视神

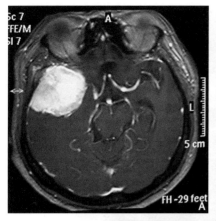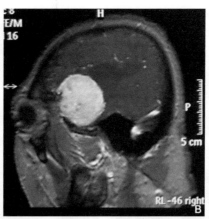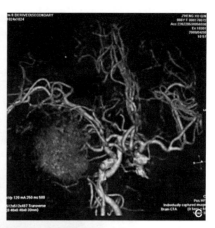
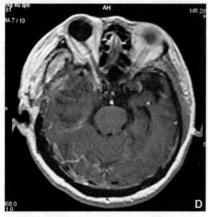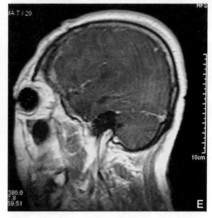

图 13-6 蝶骨嵴脑膜瘤

A、B 为增强扫描;C 为 CTA 扫描,右侧大脑中动脉受肿瘤抬高并有数个分支供应肿瘤;D、E 为增强扫描术后改变

经的牵拉,尽可能多地保留嗅神经。④双侧嗅沟脑膜瘤时,术中争取至少保留一侧嗅神经,避免术后双侧嗅觉丧失。⑤至肿瘤后方要注意保护视神经、视丘下部和大脑前动脉,特别是肿瘤巨大时要注意减少对视丘下部的牵拉和损伤,以免造成术后昏迷、内分泌功能不足和生物节律紊乱。⑥处理筛孔处防止脑脊液鼻漏,如肿瘤侵袭严重,可用肌肉、生物胶、人工硬脑膜等修补。

(五)鞍结节脑膜瘤

鞍结节脑膜瘤起源于鞍结节脑膜,临床上的鞍结节脑膜瘤还包括鞍膈、前床突、蝶骨平台脑膜瘤。鞍结节脑膜瘤占颅内脑膜瘤的 5% ~10%。

1. 临床表现 ①视力减退、视野缺损,因视神经受压可出现单眼或双眼颞侧偏盲,随着肿瘤的增长逐渐加重至视力完全丧失。②头痛,以额部、颞部为主。③尿崩、无力、闭经、性欲减退,垂体受压出现内分泌功能障碍症状。④眼球运动障碍(Ⅲ、Ⅳ、Ⅵ脑神经受累)、脑积水(三脑室)、嗜睡(下丘脑)、精神症状(额叶)、运动障碍(后期累及内囊、大脑脚、脑干)等。

2. 影像学要点 ①CT、MRI 可见鞍上区肿瘤影像,视交叉被抬高,颈内动脉可毗邻粘连或被包裹。②动脉成像可见双侧大脑前动脉上抬、后移,呈拱门形改变。③肿瘤向上方生长突入三脑室,向下方生长进入鞍内,肿瘤也可长入视神经管内(图 13-7)。

3. 手术治疗 一般采用翼点入路、扩大翼点入路或单侧额下入路,也可采用双侧,操作与嗅沟脑膜瘤相似,①注意保护肿瘤两侧的颈内动脉、后交通动脉,注意保护后方的视交叉、终板、大脑前动脉和前交通动脉,注意保护前方的视神经。②该区动脉分支较多,注意保护过路的穿通动脉,特别是贴附于肿瘤表面蛛网膜内的穿支,这些血管多供应下丘脑、视神经、视交叉等结构,损伤容易造成严重并发症。③切除肿瘤时尽可能先行基底部切断,有利于减少出血。④可在视交叉间隙、视神经和颈内动脉间隙、颈内动脉与小脑幕游离缘间隙内对肿瘤不同的角度电凝使之缩小或分块切除,减少对周边组织的牵拉。

(六)桥小脑角脑膜瘤

桥小脑角脑膜瘤基底部多位于岩骨后面,岩骨嵴上下,发病率与小脑幕脑膜瘤相近,占颅内脑膜瘤

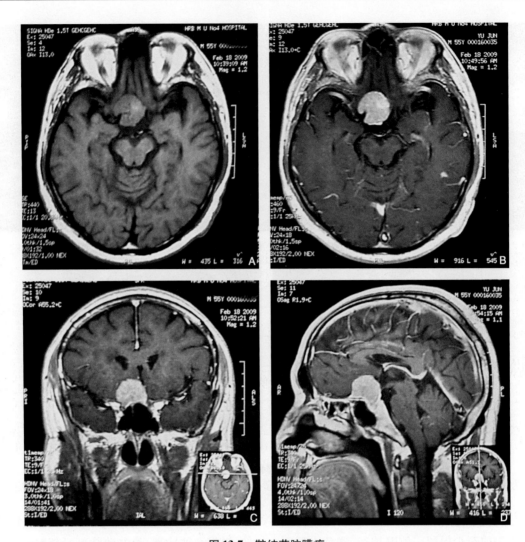

图 13-7 鞍结节脑膜瘤
肿瘤广基底附着于鞍结节,后方经鞍膈长至斜坡上端。图 A 为 T₁ 相,图 B-D 为增强扫描

的 2%~4% 。Nakamura 等按肿瘤在内听道周边的生发部位不同,以内听道为解剖标志将桥小脑角脑膜瘤分为五型:①内听道前型即岩斜坡型,肿瘤位于岩骨嵴内,内听道前方;②内听道型,肿瘤位于内听道内,单纯的内听道型脑膜瘤较少见;③内听道上型,肿瘤位于内听道上方与岩上窦之间;④内听道下型,肿瘤位于颈静脉孔与内听道之间;⑤内听道后型,内听道后方至乙状窦前。

1. 临床表现 桥小脑角脑膜瘤主要累及脑神经、小脑、脑干,因部位不同症状出现的先后顺序无规律性。常见症状有:①脑神经症状:听力障碍、耳鸣(位听神经的耳蜗神经症状)、水平眼震、眩晕(位听神经的前庭神经症状);面部麻木、痛温觉减退等感觉障碍(三叉神经症状),角膜反射消失(三叉神经症状);声音嘶哑、吞咽困难、饮水呛咳(尾组脑神经症状)。②小脑症状:走路不稳、共济障碍(小脑症状)。③脑干症状:肢体无力。桥小脑角脑膜瘤引

起前庭功能障碍较听神经瘤少,而引起面神经和三叉神经功能障碍较听神经瘤多。

2. 影像学要点 ①CT 可见桥小脑角脑膜瘤有岩骨尖骨质破坏,有时伴钙化;而听神经瘤多有内听道扩大。②MRI 可见桥小脑角脑膜瘤一般宽基底,基底底角锐利,增强可见脑膜尾征;听神经瘤基底底角圆润,无脑膜尾征(图 13-8)。

3. 手术治疗 手术方案与听神经瘤相同,常用入路包括:①枕下乙状窦后入路,是桥小脑角区脑膜瘤的首选入路,该入路适用于单纯桥小脑角脑膜瘤或肿瘤部分累及斜坡者,其优点在于路径短,显露充分,术中可见面、听神经多位于肿瘤的前下方,三叉神经多位于肿瘤的后下方,尾组脑神经多位于肿瘤下方。②颞枕开颅乙状窦前入路,该入路适用于瘤体横跨岩尖生长至颅中窝者,对斜坡中下部肿瘤也有良好的显露作用,缩短骨窗到斜坡的距离。③颞枕开颅颞下小脑幕入路,该入路适合于肿瘤经上斜

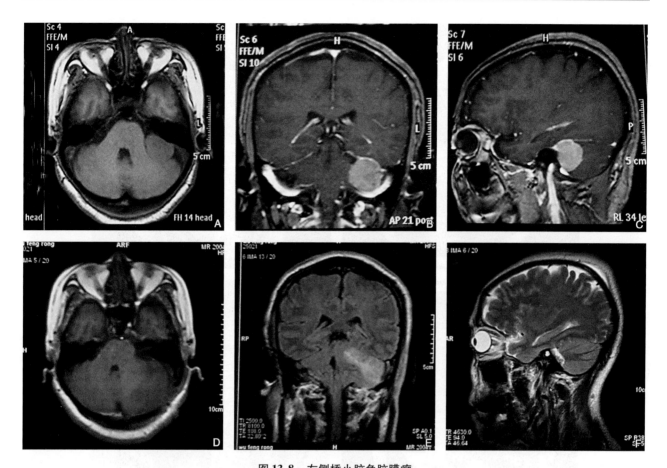

图 13-8 左侧桥小脑角脑膜瘤
肿瘤广基底附着于岩骨后面。A、D、E 图为 T₁ 相，F 为 T₂ 相，B、C 为增强扫描，D-F 为术后改变

坡长至鞍旁者，或肿瘤侵及小脑幕内侧缘，切除范围可达中斜坡，但不能处理下斜坡肿瘤，术中注意保护 Labbe 静脉。

（七）小脑幕脑膜瘤

小脑幕脑膜瘤基底附着于小脑幕，窦汇区及幕切迹脑膜瘤亦属于小脑幕脑膜瘤，小脑幕脑膜瘤可向幕下、幕上生长，或幕上下穿透型哑铃状生长，穿透型多由幕下长至幕上，小脑幕脑膜瘤占颅内脑膜瘤 2%~5%，幕下生长居多，常生长在窦汇、直窦、横窦处。对小脑幕脑膜瘤的临床分型各家说法不一，都是依据瘤体与小脑幕之间的位置关系进行分型，Yasargil 提出的分型概况的全面且易于理解，在此做简单介绍，①按小脑幕的内外环分为：内环型，肿瘤附着于小脑幕游离缘；外环型，肿瘤沿横窦生长；中环型，肿瘤基底附着于小脑幕内外环之间的区域。②按肿瘤在内外环上的位置分为：前、侧和后。③按瘤体在小脑幕上下的生长方向分为：幕上型、幕下型或跨幕型。

1. 临床表现 ①小脑症状（幕下）：走路不稳，向患侧倾倒；查体指向患侧水平眼震，共济障碍。

②视野缺损，幕上生长压迫视觉中枢导致同向性偏盲或象限盲。③头痛，占位效应或静脉窦阻塞导致颅高压引起。

2. 影像学要点 ①CT 或 MRI 可见天幕区肿瘤影，MRI 判断肿瘤幕上或幕下生长，小脑幕切迹前方肿瘤与脑干的关系，肿瘤与窦汇、直窦、横窦的关系。②静脉成像（DSA、MRV）观察静脉窦与肿瘤的关系，静脉窦是否完全闭塞，窦汇区脑膜瘤是单侧横窦受累还是双侧横窦受累，哪一侧横窦是主窦，这些情况对手术入路选择和术中处理静脉窦有指导作用（图13-9）。

3. 手术治疗 ①幕上生长的肿瘤采用枕下幕上入路或颞枕入路。②幕下生长的肿瘤采用颅后窝入路。③窦汇区脑膜瘤位于幕上者可采取跨矢状窦幕上下联合入路，幕上下穿透型位于一侧可以单侧跨横窦入路，双侧穿透型可采取跨横窦、矢状窦入路。先处理瘤蒂减少出血，保护静脉窦，尽可能全切肿瘤。④如果可以确定矢状窦或一侧横窦闭塞，可以术中将闭塞部位窦与肿瘤一同切除；如果不能确定是否闭塞，术中可以试行夹闭 15~30 分钟，观察

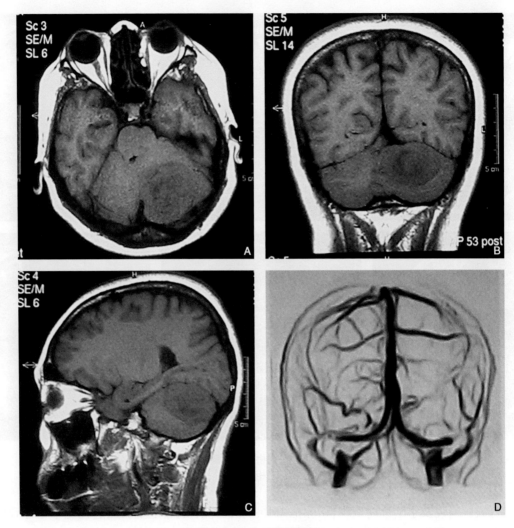

图 13-9　小脑幕脑膜瘤
A-C 为 T_1 相,D 为 MRV,肿瘤与小脑幕广基底相连,未侵袭横窦或窦汇

颅内静脉是否膨胀,大脑是否肿胀。⑤术前双侧颈内动脉造影显示一侧横窦不显影不代表该侧横窦一定闭塞,需要谨慎。如果代偿不好,但术中窦壁破损,最好行窦成形术。窦成形术可选用自体静脉(如大隐静脉)或人工血管修补。修补前可将一内引流硅胶管两端分别植入双侧矢状窦断端架桥,减少矢状窦出血和避免气栓进入。修补窦的过程中可用肝素盐水冲洗窦腔,术后抗凝治疗,防止血栓形成。

(八) 颅中窝脑膜瘤

颅中窝脑膜瘤是指基底部位于蝶骨大翼内侧,眶上裂、海绵窦、岩尖外侧,蝶骨嵴后方,颞骨岩部前方颅中窝底部的脑膜瘤。发生于内侧常称为鞍旁脑膜瘤。颅中窝脑膜瘤发病率约占颅内脑膜瘤 2% ~ 3%。

1. 临床表现　①岩尖部症状:可出现岩尖综合征,表现为三叉神经分布区痛觉过敏或温觉障碍,咬肌萎缩,展神经受累致眼球内斜、复视。②眶上裂或

海绵窦部症状:表现为眶上裂综合征或海绵窦综合征。眶上裂综合征:病变累及第Ⅲ、Ⅳ、Ⅵ脑神经和第Ⅴ脑神经的 1、2 支,造成上睑下垂、眼球固定、瞳孔散大、角膜反射消失,眼神经和上颌神经分布区痛温觉障碍;海绵窦综合征的临床表现除眶上裂综合征的上述表现外,可合并因眼静脉回流障碍导致的结膜充血和搏动性突眼;如出现眶上裂综合征表现的同时出现视神经萎缩或水肿引起视力下降,则称为眶尖综合征。③岩骨部症状:听力障碍、面瘫。④外侧部症状(颞叶):癫痫。⑤颅高压症状,多由脑脊液循环受阻引起。

2. 影像学要点　①通过 MRI 判断肿瘤是位于外侧还是邻近中线结构,观察邻近中线肿瘤与眶上裂、岩尖等部位的关系。②通过 MRI 判断与海绵窦内脑膜瘤鉴别。

3. 手术治疗　①手术可采取颞下入路或翼点入路;骨窗要低,尽可能靠近颧弓,必要时可打开颧

弓;②肿瘤位置较深,特别是侵及颅骨向颅外生长侵入眶内或颞下窝时,可采用经眶颧额颞下入路切除肿瘤,该入路损伤较大,手术费时,应用较少;③术中注意保护邻近肿瘤的脑神经,注意保护 Labbe 静脉。

(九) 斜坡脑膜瘤

斜坡由蝶骨、枕骨和颞骨构成,上界为鞍背,下界为枕骨大孔的前缘,外界为枕岩峰和颈静脉孔。解剖学上按骨性标志将斜坡分为:①上斜坡,内耳门上缘平面以上至鞍背,上斜坡又分为蝶窦顶平面以上的鞍后斜坡和蝶窦顶平面以下的窦后斜坡;②中斜坡,颈静脉孔上缘上至内耳门上缘之间区域;③下斜坡,颈静脉孔上缘以下至枕骨大孔前缘之间区域。

斜坡脑膜瘤发病率占颅内肿瘤小于 2%。Sekhar 按脑神经标志把斜坡区脑膜瘤分成三个区:上斜坡区,三叉神经以上,包括鞍背和后床突;中斜坡区,三叉神经与舌咽神经之间区域,下斜坡区:舌咽神经以下至枕大孔。目前对斜坡脑膜瘤没有统一的分型,常按照 Sekhar 斜坡分区分为上、中、下斜坡区脑膜瘤。

1. 临床表现 ①脑神经症状:根据肿瘤上下位置的不同可出现Ⅲ～Ⅹ对脑神经症状。②锥体束征:肿瘤位于中央可出现双侧锥体束征,肿瘤偏心生长出现对侧锥体束征。③颅高压症状。

2. 影像学要点 ①MRI 观察肿瘤位于斜坡的位置,及对应的脑干部位,肿瘤是否生长至颅中窝或枕骨大孔区,选择合适手术入路。②MRI 观察椎、基底动脉与肿瘤关系,是否肿瘤内有动脉穿行。③观察脑干受累程度及有无脑干水肿。

3. 手术治疗 斜坡区神经血管结构复杂,斜坡脑膜瘤手术治疗要根据肿瘤部位选择合适手术入路:①斜坡上中部的肿瘤或肿瘤横跨岩尖生长至颅中窝者一般采用颞枕开颅乙状窦前入路;②斜坡中部向两侧生长的肿瘤可采用枕下乙状窦后入路;③肿瘤位于中下斜坡可采用枕下远外侧入路;④斜坡中上部肿瘤经斜坡长至鞍旁者,或肿瘤侵及小脑幕内侧缘者,可采用颞枕开颅颞下小脑幕入路,肿瘤的主体位于鞍区、鞍旁和中颅底发展者可采用翼点入路。

斜坡区毗邻众多重要结构,术中注意保护颈内静脉、椎基底动脉及供应脑干的分支动脉,保护脑干及脑神经。

(十) 海绵窦脑膜瘤

海绵窦脑膜瘤发病率较低,分为原发于海绵窦内的脑膜瘤和海绵窦周边发生脑膜瘤侵入海绵窦的继发性脑膜瘤,两者手术都涉及处理海绵窦内复杂结构,固将其归到一起论述。

1. 临床表现 ①Ⅲ～Ⅵ对脑神经受累症状:眼球固定、瞳孔散大、角膜反射消失,三叉神经第一、二支分布区疼痛或麻木。②突眼,静脉回流受阻引起。③头痛。④视力、视野改变。

2. 影像学要点 动脉成像有助于观察颈内动脉的位置及与肿瘤的关系。

3. 治疗 海绵窦脑膜瘤较难达到根治性切除,小于3cm,特别是没有脑神经症状的海绵窦脑膜瘤建议伽马刀治疗。肿瘤体积较大时,可先行手术做大部分切除,术后辅以伽马刀治疗,不可刻意寻求全切而损伤脑神经。

手术治疗:①先切除海绵窦外部肿瘤再切除内部肿瘤。②海绵窦内操作要注意保护颈内动脉和脑神经。③切除海绵窦内肿瘤易出血,可用速即纱、明胶海绵、肌肉填塞止血。

(十一) 脑室内脑膜瘤

脑室内脑膜瘤发生于脉络丛组织,包括侧脑室、四脑室、三脑室,总体发病率较低,包括松果体区脑膜瘤在内大约占颅内脑膜瘤的2%～5%,侧脑室大约占80%,三角区最为多见,三脑室次之,四脑室脑膜瘤罕见(图13-10)。

1. 临床表现 ①侧脑室脑膜瘤:头痛、视乳头水肿(颅高压症状),可因肿瘤阻塞室间孔造成急性颅高压;运动、感觉障碍(内囊受压症状);癫痫(刺激症状);同向性偏盲(上丘受压症状)。②四脑室脑膜瘤:梗阻性脑积水而产生颅高压;眼球震颤、眩晕、呕吐(前庭、小脑受累)等。③三脑室脑膜瘤:梗阻性脑积水引起颅高压;尿崩症、意识障碍(下丘脑受压);视力视野障碍(视交叉受压)。

2. 手术治疗 侧脑室脑膜瘤根据肿瘤生长部位不同选择不同的手术入路:①顶枕入路,适合于侧脑室三角区、后角及较大的肿瘤,该入路可直达侧脑室三角区,利于处理脉络膜后动脉;②颞中回入路:经颞角进入侧脑室三角区,适用于脉络膜前动脉供血的三角区脑膜瘤,术中注意保护 Wernicke 区,避免发生失语;③额中回入路,适合位于侧脑室额角、体部及长入三脑室的脑膜瘤;④胼胝体后部入路,适于横跨双侧脑室三角区肿瘤。

三脑室脑膜瘤的手术入路选择取决于肿瘤的位置:①额下经终板入路或经胼胝体穹窿间入路,适用于三脑室前部的脑膜瘤;②经胼胝体经室间孔入路或经侧脑室额角入路,适用于肿瘤经室间孔长入一

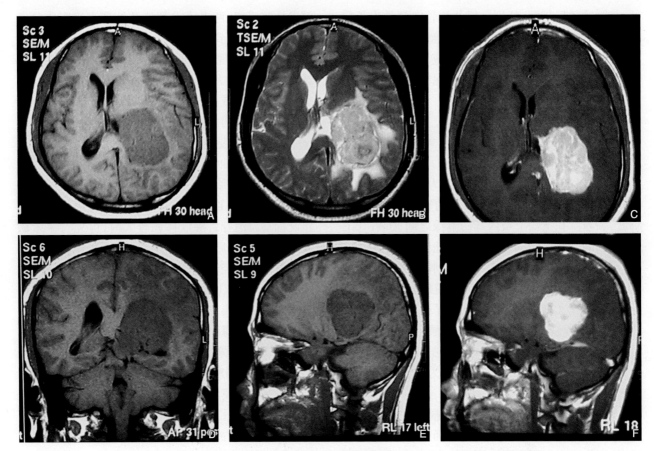

图 13-10 侧脑室脑膜瘤
可见左侧侧脑室枕角内肿瘤影,图 A、D、E 为 T_1 相,图 B 为 T_2 相,图 C、F 为增强扫描

侧侧脑室者;③胼胝体穹隆间入路,适用于三脑室后部肿瘤。

四脑室脑膜瘤常采用枕下正中入路,四脑室上部肿瘤可采用枕部经小脑幕入路(Poppen 入路)。

脑室内脑膜瘤手术入路选择应遵循路径最短、皮层损失最小原则,术中注意:①手术时要尽可能避免血液流到其他邻近脑室内,以免造成梗阻性脑积水。②注意保护脑室壁不受损伤,特别是侧脑室内侧壁、四脑室底、三脑室下壁。③切开皮质进入脑室时,切开方向要与大脑皮质纤维投射方向平行,减少功能区神经损伤,如顶枕入路时要保护缘上回和角回等。

(十二) 枕骨大孔区脑膜瘤

枕骨大孔区脑膜瘤是指肿瘤基底部附着于斜坡下 1/3 的枕骨大孔周边脑膜瘤,一般指桥延沟以下至 C1-2 节段水平脑膜瘤。枕骨大孔区脑膜瘤占全部脑膜瘤的 1.40%。Cushing 等将肿瘤主体位于颅内长入椎管的脑膜瘤定为颅脊型,而肿瘤主体位于椎管内长入颅内的脑膜瘤定为脊颅型。肿瘤多位于枕骨大孔前缘,肿瘤向后生长压迫延髓。

1. 临床表现 ①枕下、颈肩疼痛,上肢麻木、痛温觉减退或无力(延髓或上颈髓受压)。②声音嘶哑、吞咽困难(迷走神经受累),斜颈(副神经受累)。③步态不稳,共济障碍(小脑受累)。④颅高压症状。

2. 手术治疗 枕骨大孔区脑膜瘤的手术治疗根据肿瘤位置不同,选择不同的手术入路,常用的手术入路包括:枕下中线入路、枕下远外侧入路;其他入路如经口-经斜坡入路等因术野小、暴露不充分、易引起感染、脑脊液漏等并发症而较少采用,齿突高于双侧颈静脉球连线的病例应采用经口-经斜坡入路。肿瘤位于脑干背侧或背外侧常采用枕下中线入路切除;肿瘤位于脑干腹侧或腹外侧常采用枕下远外侧入路,肿瘤达到斜坡中上部时,该入路不易完成肿瘤全切,Rhoton 将远外侧入路分为经枕骨髁入路、经枕骨髁旁入路、经枕骨髁上入路三种。远外侧入路游离椎动脉有利于显露中下斜坡及脑干腹侧,特别是肿瘤侵及硬膜外和椎动脉时。磨除后 1/3 ~ 1/2 枕髁既不引起寰枕失稳,又可明显增加脑干腹侧病变的显露角度,研究显示每磨除枕髁 1mm,可使手术视角增加2°～4°。切除颈静脉结节有利于扩展术野,显露同侧椎动脉远端和对侧的椎动脉、基底动脉、后组脑神经、小脑后下动脉,并能增加枕骨大孔前缘的术野。开骨窗及术中操作时要注意保护延髓、上颈髓和椎动脉,防止呼吸停止和术后椎动脉及分支、乙状窦和颈静脉球损伤、后组脑神经损伤、脑脊液漏、脑膜炎、脑脊膜膨出、颅颈失稳等并发症的发生(图13-11)。

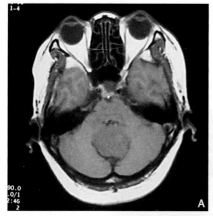
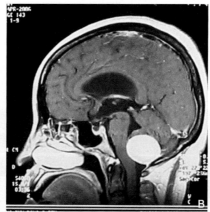
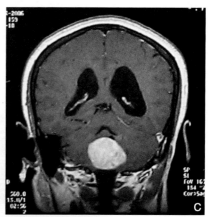
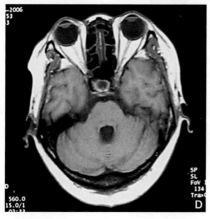
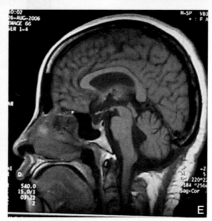

图13-11　枕骨大孔区脑膜瘤

图A、D、E为T_1相,图B、C为增强扫描,D、E为术后改变,枕骨大孔区肿瘤影消失

参 考 文 献

1. Kotecha RS, Pascoe EM, Rushing EJ, et al. Meningiomas in children and adolescents:a meta-analysis of individual patient data. Lancet Oncol,2011,12(13):1229-1239.

2. Wiemels J,Wrensch M,Claus EB. Epidemiology and etiology of meningioma. J Neurooncol,2010,99(3):307-314.

3. Marin Sanabria EA,Ehara K,Tamaki N. Surgical experience with skull base approaches for foramen magnum meningioma. Neurol Med Chir (Tokyo),2002,42(11):472-480.

4. J. T. P. D. Hallinan, A. N. Hegde, W. E. H. Lim. Dilemmas and diagnostic difficulties in meningioma. Clinical Radiolog, 2013,68:837-844.

5. Yasargil MG. Microneurosurgery of CNS tumors. Stuttgart,New York:Georg Thieme-Verlag,1996.

（赵世光　韩大勇）

第二节　脑膜血管外皮细胞瘤

　　脑膜血管外皮细胞瘤(meningeal hemangiopericytoma,MHP)是一种中枢神经系统恶性肿瘤,具有易复发和发生中枢神经系统外转移的倾向,一般认为其起源于脑膜血管外皮细胞或血管母细胞的前体细胞。2007版WHO病理学分类将其与脑膜瘤区分,归入间质细胞肿瘤:血管外皮细胞瘤属WHOⅡ级,间变性血管外皮细胞瘤属WHOⅢ级。临床诊治过程中,应充分重视其恶性侵袭特征。

　　1. 流行病学特点　血管外皮细胞瘤约占脑膜肿瘤2%～4%,约占原发中枢神经系统肿瘤的

0.4%，其中约10%患者为儿童。与脑膜瘤不同，血管外皮细胞瘤在男性（56%～75%）较女性更常见。平均发病年龄为40岁（图13-12）。发病部位与脑膜瘤相似，15%位于颅后窝，15%位于椎管内。其中椎管内肿瘤中约一半位于颈椎管内。有个案报道血管外皮细胞瘤也可发生于无脑膜的脑实质内。

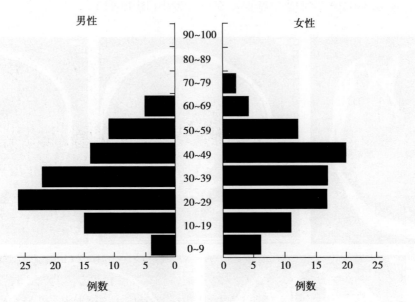

图13-12 脑膜血管外皮细胞瘤的年龄和性别分布图

2. 病理与发病机制 大体形态，血管外皮细胞瘤常为实质性，分叶状，颜色为灰红色或红色；富含血管，常与硬膜相粘连；一般不侵犯脑组织或片状扩散，极少发生钙化。镜下血管外皮细胞瘤肿瘤细胞丰富，细胞形态为圆形或卵圆形，镜下结构多样，与普通脑膜瘤相似。核异型性和分裂象差异较大，间变性MHP中更高。血管外皮细胞瘤富含血管，肿瘤细胞围绕薄壁血管分布，形成特征性"鹿角样"毛细血管结构。坏死少见，不出现钙化或砂粒体。肿瘤可能侵及邻近骨质，但不会出现类似脑膜瘤的骨质增生。免疫组织化学上，血管外皮细胞瘤常弥漫性表达波形蛋白（85%），散在分布因子Ⅷa阳性细胞（70%），leu-7（70%）和CD34（33%～100%）。肿瘤细胞不表达S-100、CD31、黄体酮受体等。这些有助于与其与脑膜瘤或实质性纤维瘤相鉴别。血管外皮细胞瘤的生物学行为与其组织学特征（如分裂象、MIB-1、Ki67和DNA倍性）不存在相关性（图13-13）。

遗传学上血管外皮细胞肿瘤与脑膜瘤不同。核型分析常见染色体12q13重排，该区分布有癌基因，如MDMa、CDK4和CHOP/GADDl53等。而脑膜瘤中染色体12q13、19q13、6q13、7p15等细胞遗传学改变并不常见。脑膜瘤中常见的NF2肿瘤抑制基因突变，在血管外皮细胞瘤中未被发现。脑膜瘤中常见的染色体1p32、14q32、4.1B缺失，在血管外皮细胞瘤中罕见。

3. 临床表现 血管外皮细胞瘤就诊前出现症状的时间较脑膜瘤短，可能由于其生长迅速。首发症状与肿瘤位置相关，最常见的首发症状是头痛和局部压迫症状。仅16%的幕上MHP患者以癫痫起病，可能与其不侵犯脑组织并生长迅速有关。少数病例以瘤卒中起病。

4. 影像学表现 血管外皮细胞瘤影像学表现与脑膜瘤相似。CT典型表现为与脑膜呈窄基底或宽基底相连，大部分表现为高密度病灶，局部呈低密度；增强扫描呈不均匀强化。可能出现提示肿瘤具备侵袭性的征象，如脑组织受侵、"蘑菇样"不均匀强化、边缘不整等。超过50%的患者可见骨质受侵，不出现骨质增生，少数患者可出现周边钙化（图13-14）。

血管外皮细胞瘤MRI T1和T2相中常表现为等信号，并有明显的血管流空影。增强扫描最常表现为不均匀强化，约半数可表现"硬膜尾征"（图13-15）。CT和MRI检查有助于鉴别MHP和脑膜瘤，窄基底多见于MHP，而骨质增生仅见于脑膜瘤。

脑血管造影中，MHP常出现特征性表现，包括螺旋样动脉走行、分流及长时间的静脉期染色（图13-16）。MHP常拥有颈内动脉系统或椎基底动脉和颈外动脉系统的双重供血。半数患者有显著的颈内动脉供血，而早期静脉引流少见，这是其与普通脑膜瘤的另一鉴别点。

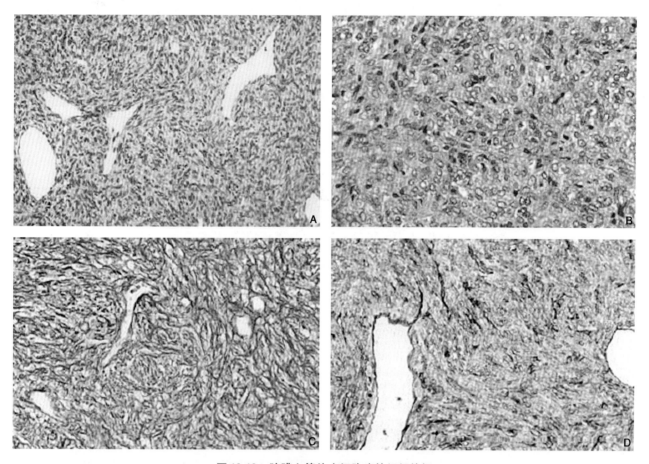

图 13-13　脑膜血管外皮细胞瘤的组织特征
A. MHP 细胞丰富,并有扩张的"鹿角样"血管;B. 高倍镜显示无序排列的梭形细胞;C. 网状蛋白纤维丰富;
D. 免疫组织化学显示肿瘤细胞和内皮细胞表现为 CD34 阳性

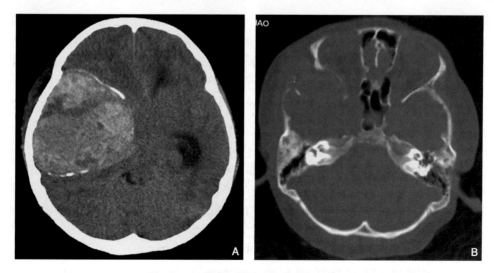

图 13-14　脑膜血管外皮细胞瘤 CT 表现
A. 肿瘤呈高低混杂密度占位影,伴有周边钙化;B. CT 轴位相(骨窗)
显示颞骨和眶外侧壁骨质受侵蚀

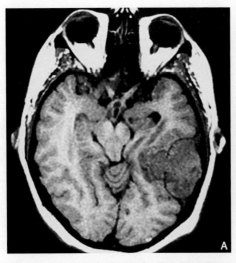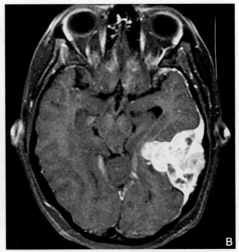

图 13-15 脑膜血管外皮细胞瘤 MRI 表现
A. 肿瘤位于脑凸面,侵蚀骨质,并浸透硬膜长入脑实质内;B. 增强扫描
呈不均匀强化,可见"硬膜尾征"

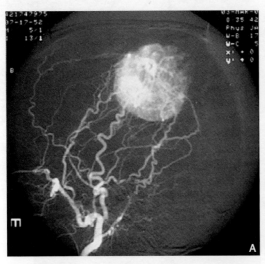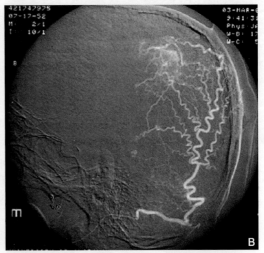

图 13-16 脑膜血管外皮细胞瘤 DSA 表现
A. 肿瘤由颈外动脉来源的的大的脑膜血管分支供血,肿瘤充盈染色迅速;B. 选择性栓塞供血动脉
后肿瘤供血明显减少,可以显著减少肿瘤切除术中出血

5. 治疗 脑膜血管外皮细胞瘤的治疗需要综合应用多种治疗手段、密切随访并积极治疗肿瘤复发。患者首诊时常误诊为脑膜瘤,一旦明确诊断,医生必须认识到该肿瘤的恶性侵袭特点并采取相应的治疗手段。

(1) 手术治疗:脑膜血管外皮细胞瘤手术切除原则与脑膜瘤相同,手术全切肿瘤(Simpson Ⅰ级)是 MHP 的首选治疗手段。手术切除范围包括硬膜、骨质、必要的"无功能"脑组织和血管。首次手术应尽量全切,复发后再次手术全切更困难。大宗报道显示手术全切率仅有 50% ~ 67%,肿瘤全切较部分切除患者的无病生存期长、复发率低。Guthrie 报道首次手术后中位生存期为 60 个月,5 年、10 年和 15

年存活率分别为 67%、40% 和 23%。Schroder 等总结了截至 1985 年的 118 例患者,累积生存期分别为 65%、45% 和 15%。Fountas 报道平均生存期为 5.5 年。术前血管栓塞能够有效减少 MHP 术中失血,有利于肿瘤切除。Fountas 报道术前血管栓塞能够减少 50% 的失血。如果肿瘤不能全切,推荐辅助放疗。

(2) 放射外科:放射外科治疗可以有效控制脑膜瘤生长,其对 MHP 可能也是一种合理的治疗措施。多项研究报道了立体定向放射外科对残留肿瘤和复发肿瘤的治疗。Lunsford 报道立体定向放射治疗可以使 80% 病变得到局部控制。Galanis 等报道 20 例患者中 17 例反应良好。Chang 等报道 75% 的患者反应良好,Guthrie 等发现首次术后接受放射治疗的患者,肿瘤复发时间平均为 74 个月,5 年和 10 年复发率分别为 38% 和 64%；未接受放射治疗的患者,肿瘤复发时间平均为 29 个月,5 年和 10 年复发率为 90%。作者还观察到存在剂量效应关系,放射剂量小于 4500cGy 的患者较放射剂量大于 5000cGy 的患者复发更快。同一组病例中,首次术后接受放疗的患者平均生存期为 92 个月,而为接受放疗的患者仅为 62 个月。尽管这些报道病例数较少,但是证据明显支持立体定向放射外科用于残余肿瘤和复发肿瘤的治疗。

6. 肿瘤复发　MHP 有强烈的复发趋势,即使肿瘤在全切除情况下。因为对"切除范围"和"复发"含义的差异,报道中术后中位无复发期从 40 至 70 月不等。多年无复发生存不常见。在回顾文献资料后,Schoroder 等发现 MHP 患者 5 年复发率约 60%。Guthrie 和同事计算了其 5 年、10 年和 15 年复发率分别为 65%、76% 和 87%。Kim 报道 5 年无复发率为 59.2%,其中全切组可达 72.7% 而不完全切除组大 20%。以上数据表明 MHP 较脑膜瘤侵袭性更强；患者存活 5 年以上,复发率高；且存活时间越长复发率越高。因此,MHP 患者需要密切随访而且一旦复发需要积极治疗(表 13-2)。

表 13-2　脑膜血管外皮细胞瘤的行为学特征

	5 年	10 年	15 年
总体复发率(%)	65	76	87
行全脑放疗	38	64	—
未行全脑放疗	90	90	—
转移率(%)	13	33	64
生存率(%)	67	40	2

7. 肿瘤转移　脑膜血管外皮细胞瘤可以发生中枢神经系统外转移,最常见的转移部位依次是骨骼、肺和肝。MHP 患者 5 年、10 年和 15 年转移率分别为 13%、33% 和 64%,可见患者存活时间越长转移发生率越高。需要重视的是,MHP 患者可能在多年无明显肿瘤生长情况下,出现中枢神经系统外转移。MHP 在中枢神经系统种植播散极为少见。神经系统外转移对患者危害明显,可显著缩短生存期。在 Mayo Clinic 的病例中,包括 10 例发生神经系统外转移的 44 例患者中,平均生存期为 99 个月。出现转移灶后平均生存期仅为 24 个月。生存期超过 99 个月且无转移的 5 例患者,又继续存活了 76 个月。转移瘤的治疗也需要根据不同发病部位采取个体化综合治疗。

参 考 文 献

1. Winn, H. R. Youmans neurological surgery (6th Edition). Philadelphia, Saunders, 2011.
2. Louis, D. N. and International Agency for Research on Cancer. (2007). WHO classification of tumours of the central nervous system. Lyon, International Agency for Research on Cancer.
3. Chen, Q. Intracranial meningeal hemangiopericytomas in children and adolescents: CT and MR imaging findings. AJNR Am J Neuroradiol, 2012, 33(1):195-199.
4. Rajaram, V. Anaplastic meningioma versus meningeal hemangiopericytoma: immunohistochemical and genetic markers. Hum Pathol, 2004, 35(11):1413-1418.
5. Fountas, K. N. Management of intracranial meningeal hemangiopericytomas: outcome and experience. Neurosurg Rev, 2006, 29(2):145-153.
6. Kumar, N. Intracranial meningeal hemangiopericytoma: 10 years experience of a tertiary care Institute. Acta Neurochir (Wien), 2012, 154(9):1647-1651.

(赵世光　于洪伟)

第三节　脑 膜 肉 瘤

1. 概述　脑膜肉瘤是原发于颅内软脑膜的恶性肿瘤,多累及局部硬脑膜。多见于儿童,发生率约为 0.1% ~ 5.5%,无男女差别。由于其恶性程度高,其病程较短,颅内压增高症状明显,手术后易复发。1 年术后生存率为 50%,化疗效果不佳。肿瘤也可以发生在其他肿瘤放疗后,多在放疗后 2 ~ 10 年内发现。肿瘤多位于幕上。血运丰富,常浸润邻近脑组织,与正常脑组织间界面不明显。质地较软,容易用吸引器吸除,血运较丰富。

2. 临床表现　临床表现缺乏特征性。主要表现为三个方面,第一,颅内压增高症状,绝大多数患者病程不超过一年,肿瘤生长迅速,因此颅内压增高症状明显,头痛、恶心、呕吐,以晨起为重,视乳头水肿。第二,神经系统缺损或者刺激症状,可表现为偏瘫,精神人格改变,癫痫等。第三,局部症状,颅骨或头皮无痛性肿物。

3. 辅助检查 术前定性诊断该肿瘤较难,容易与脑膜瘤混淆。

颅骨平片,脑膜肉瘤可侵蚀颅骨,表现为较广泛的"针样"放射状骨质增生,同时伴有局部不规则的骨质破坏,肿瘤还可以经破坏的颅骨向颅外生长。

CT、MR,脑膜肉瘤与脑膜瘤不易区分,不过,有些特征具有重要的参考价值。瘤周水肿,由于肿瘤对周围正常脑组织浸润所致。肿瘤边界不清,脑膜肉瘤有时可沿软脑膜或血管呈弥漫性生长。不均一强化,脑膜肉瘤由于生长迅速,故多有坏死和囊变。

4. 组织学特征 脑膜肉瘤多来源于未分化的间充质细胞和非脑膜内皮细胞。往往是由一些纺锤状细胞组成,肿瘤细胞内细胞质较少,其内围绕细胞长轴有大量的网织纤维,均因浸润局部脑组织而在周边呈现较明显的胶质反应。免疫组织化学表现为 PCNA 和 Ki-67 阳性,波形蛋白是唯一发现的中间丝结构。

5. 治疗 术中全切肿瘤仍是脑膜肉瘤的首选治疗,争取达到 Simpson Ⅰ级切除。在此基础上,如有可能,将周边硬膜广泛切除,颅骨也需尽可能切除。若肿瘤部位深在,周边结构重要,则不应勉强全切。虽然放疗效果不确定,大多数学者仍主张术后给予放疗以延缓复发,化疗效果不佳。平均生存期32 个月。长期存活患者也有报道。

参 考 文 献

1. Bruner JM, Tien RD, Enterline DS. Tumors of the meninges and related tissues. Bigner DD, McLendon RE, Bruner JM (eds) Russel and Rubinstein's Pathology of Tumors of the Nervous System. 6th edn. Arnold Publishers, London, 1998.

2. Rueda-Franco F, L'opez-Corella E. Sarcomas in the central nervous system of children. Pediatr Neurosurg, 1995, 22:49-56.

3. Hope AJK, Armstrong DA, Babyn PS. Primary meningeal tumours in children: correlation of clinical and CT findings with histologic type and prognosis. AJNR, 1992, 13:1353-1364.

4. Paulus W, Slowik F, Jellinger K. Primary intracranial sarcomas: histopathological features of 19 cases. Histopathology, 1991, 18:395-402.

5. 何理盛. 脑膜瘤. 北京:人民卫生出版社, 2003.

（赵世光 郑秉杰）

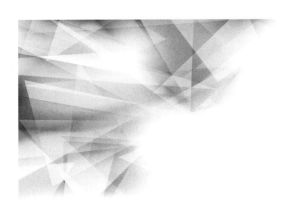

第十四章　脑实质肿瘤

第一节　幕　　上

一、大脑胶质瘤

1. 摘要　神经胶质瘤简称胶质瘤,起源于神经间胶质、室管膜、脉络丛上皮、神经元等,是最常见的原发性颅内肿瘤,主要有 4 种病理类型:星形细胞瘤、少突胶质细胞瘤、室管膜瘤和混合性胶质瘤。WHO 中枢神经系统肿瘤分类中将胶质瘤分为 Ⅰ ~ Ⅳ级。低级别胶质瘤(LGG,WHO Ⅰ ~ Ⅱ级)常见的有毛细胞型星形细胞瘤、多形性黄色星形细胞瘤和室管膜巨细胞星形细胞瘤等。此外还包括混合型胶质神经元肿瘤,如节细胞胶质瘤、胚胎发育不良性神经上皮肿瘤等。近 30 年来,原发性恶性脑肿瘤发生率逐年递增。根据美国脑肿瘤注册中心统计恶性胶质瘤约占原发性恶性脑肿瘤的 70%。在恶性胶质瘤中,间变性星形细胞瘤(AA,WHO Ⅲ级)和多形性胶质母细胞瘤(GBM,WHO Ⅳ级)最常见,其中 GBM 约占所有胶质瘤的 50%,二者统称高级别胶质瘤。近 30 年来,胶质瘤发生率逐年递增,年增长率约为 1.2%,中老年人群尤为明显。胶质瘤主要特征是肿瘤细胞弥漫性浸润生长、无明确边界、无限增殖并具有高度侵袭性,容易复发。胶质瘤发生的病因尚未明确。诊断主要依靠 CT 及增强 MRI 等影像学检查。目前,脑胶质瘤的基本治疗手段为手术切除加放疗和化学治疗的综合治疗。然而,任何单一的手段都难以达到真正的治愈。

2. 流行病学特点　在美国,原发性脑肿瘤的发病率为 14.8/10 万,胶质瘤约占所有原发脑肿瘤的的 40%。胶质母细胞瘤及星形细胞瘤约占胶质瘤的 75%。

不同部位、不同病理类型胶质瘤的发病年龄不尽相同:髓母细胞瘤等原始神经外胚层起源的肿瘤好发于儿童,胶质母细胞瘤及星形细胞瘤在 22 岁 ~ 74 岁有一个发病高峰期。少突胶质细胞瘤患者预后较好,青壮年患者的 2 年生存率超过 80%,生存超过 10 年者也不乏其人。20 世纪 70 ~ 80 年代,髓母细胞瘤患者 5 年生存率提高了 20%,而生存率近年来保持稳定。胶质母细胞瘤患者无论年龄如何,预后均是最差的,1 年生存率约为 30%。新型化疗药物替莫唑胺虽然可以在一定程度上提高患者的生存期,但是作用亦相当有限。神经胶质瘤在颅内各种肿瘤中最为多见。在神经胶质瘤中以星形细胞瘤为最常见,其次为多形性胶质母细胞瘤,室管膜瘤占第三位。根据北京市宣武医院和天津医学院附属医院的统计,在 2573 例神经胶质瘤中,分别占 39.1%、25.8% 和 18.2%。胶质瘤发生的病因尚未明确,随着分子生物学、细胞生物学和遗传学的不断深入,基因与环境的相互作用成为目前肿瘤流行病学研究热点。胶质瘤的发生是机体内部遗传因素和外部环境因素相互作用的结果,具体发病机制尚不明了,目前确定的两个危险因素是暴露于高剂量电离辐射和与罕见综合征相关的高外显率基因遗传突变。

3. 病理　全世界 70 多位病理学家和遗传学家参与了第 4 版世界卫生组织(WHO)中枢神经系统肿瘤分类的修订工作,其中 25 位专家组成的工作组于 2006 年 11 月在海德堡的德国癌症中心最终达成一致意见。2007 年 7 月由 Lois DN、Ohgaki H、Wiestler OD 和 CaveneeWK 共同编辑出版了《WHO 中枢神经系统肿瘤分类》。目前,该分类为全球神经肿瘤领域学者所共同认可。

常见胶质瘤的病理特点:

(1) 星形细胞瘤:①发生:由星形细胞起源,占胶质瘤中的半数以上,成年人多发生在大脑半球,小儿多发生在小脑。其他如丘脑、脑干和脊髓均可发生。星形细胞瘤可分为纤维型和原浆型两类。肿瘤在脑内呈浸润性生长,大小不一,可以侵犯 1 个或 2 个以上的脑叶,甚至可以经胼胝体侵入对侧大脑半球。②大体形态:纤维型星形细胞瘤比较硬韧,原浆型星形细胞瘤质软,常可见有囊性变,瘤内出血和坏死比较少见。③显微镜下形态:瘤组织由分化比较成熟的星形细胞组成,纤维型星形细胞瘤富于胶质纤维,原浆型星形细胞瘤富于细胞质,若是星形细胞比较密集,细胞有异型性,且见丝状核分裂象,血管内皮细胞和外膜细胞增生,小灶状出血和坏死,则称星形母细胞瘤,或称分化不良星形细胞瘤。

(2) 多形性胶质母细胞瘤:①发生:是成年人比较多见的恶性胶质瘤,发生率仅次于星形细胞瘤,多发生在大脑半球,很少发生在小脑。②大体形态:肿瘤浸润范围比较大,可以侵犯几个脑叶,或经胼胝体侵犯对侧大脑半球。肿瘤质软,灰红色,常出现大片出血和坏死区,瘤周围组织显著水肿,甚至液化,出现假性分界,其实瘤细胞浸润范围远较肉眼所见广泛得多。③显微镜下形态:瘤细胞分化不成熟,多形性,异型性,有较多核分裂象,常出现单核和多核瘤巨细胞,血管内皮细胞和外膜细胞显著增生,血管腔内有血栓形成,散在大片出血和坏死,和分化不良星形母细胞瘤没有明确的区。

(3) 少突胶质细胞瘤和少突胶质母细胞瘤:①发生:由少突胶质细胞发生,患者多是中年人,也可见于儿童,主要发生在大脑半球白质内。②大体形态:肿瘤质软,灰红色,界限不清,常有钙化和囊性变。③显微镜下形态:瘤细胞形态比较一致,胞核圆形,深染,核周细胞质因水肿而显空白,间质少,常见钙化灶和囊肿形成若是瘤细胞大小、形态、核染色性不一致,并出现巨瘤细胞,具有核分裂象,血管内皮细胞增生,有出血和坏死,则称少突胶质母细胞瘤。

(4) 室管膜瘤和室管膜母细胞瘤:①发生:常和脑室壁和中央管有联系,多见于第四脑室、侧脑室和脊髓内,患者多为幼儿和青年人。②大体形态:肿瘤灰红色,质软,多呈结节状突于脑室腔内或位于脑或脊髓实质内。③显微镜下形态:室管膜瘤分为上皮型、乳头型、乳头黏液型和细胞型四种。

(5) 混合性胶质瘤:肿瘤是由两种或者两种以上的胶质瘤类型所组成,各占相当的比例,这种胶质瘤多见于小儿,可见于小脑及大脑内,肉眼观察与一般胶质瘤形态无异,需依靠组织学检查来诊断。

(6) 髓母细胞瘤:①发生:是小儿颅内较常见的恶性肿瘤,主要发生在小脑蚓部,可突入第四脑室内,亦可侵入周围组织,常沿脑脊液呈种植性播散。②大体形态:肿瘤紫红色,粘冻状,与脑实质之间界限不清,出血坏死少见。③显微镜下形态:瘤细胞密集,间质少,瘤细胞小,胞核圆形或椭圆形,深染,细胞质少,核分裂象多见,细胞常呈假菊花形排列,如肿瘤侵及软膜,常伴有纤维结缔组织的明显增生。

(7) 脉络丛乳头状瘤:①发生:由脑室内脉络丛发生,好发于第四脑室和侧脑室可经第四脑室侧孔突入小脑脑桥角内生长。②大体形态:肿瘤呈粉红色,质软,表面呈绒毛状,常见有钙化。③显微镜下形态:瘤组织呈乳头样结构,外覆盖着分化良好的上皮细胞,可有钙化或砂粒小体形成,其恶性类型称脉络丛乳头状癌。

随着分子生物学的进展,根据《中国中枢神经系统胶质瘤诊断和治疗指南》强烈推荐,胶质纤维酸性蛋白(GFAP)、异枸橼酸脱氢酶 1(IDH1)、Ki-67、染色体 1p/19q 杂合性缺失(1p/19q LOH)的检测有助于胶质瘤的诊断、综合治疗及预后的评测。

4. 诊断及鉴别诊断

(1) 放射核素脑扫描:放射性核素扫描有三种方式,即基于放射性核素 ^{99m}Tc 的常规影像检查、单光子发射 CT 扫描(SPECT)和正电子发射扫描(PET)。最先使用的常规放射性核素医学技术是静脉注射放射性核素标志物,如 ^{99m}Tc 检测组织的发射量。SPECT 是用与常规 CT 扫描相似的系统检测 ^{99m}Tc 的发射图像,因此,也在多个平面上重建影像图。使用这两种基于 ^{99m}Tc 的影像检测,幕上星形细胞瘤的检出率受肿瘤血管分布的影响。通过应用放射性核素,如 ^{11}C 和 ^{18}F 在衰变时发射光子,改进了 SPECT 的空间分辨,这些正电子在遇到电子时被消灭,这就导致有特征性光子的形成。它有相等的或相反的能量和方向,根据这些成对的 r 粒子到达的时间可以进行精确的空间定位(确定起源)—通过对衰变的检测。当这些放射性核素结合到体内分子,像葡萄糖或神经递质后,可研究肿瘤的新陈代谢和脑功能。

正电子发射图像可以帮助鉴别肿瘤是实体的还是水肿、区别放射坏死或肿瘤复发、预测患者的预后、定位组织结构。脱氧葡萄糖荧光正电子发射图像可用来立体定向,指导对靶组织的活检。

高成本和高价格限制 PET 的使用。另外,具有不同组织学特征的肿瘤却可表现出查体外摄取异质性脱氧荧光葡萄糖能力,如一些间变性星形细胞瘤对 PET 显示了低新陈代谢,放射坏死可能增加了对脱氧葡萄糖的摄取,一些纤维性星形细胞瘤也证实有高的荧光脱氧葡萄糖的摄取。

(2) 脑脊液检查:脑脊液的检查通常对胶质瘤的诊断帮助不大。常常由于肿瘤的占位效应禁忌腰穿,几乎 50% 的星形细胞瘤患者,脑脊液的成分是正常的。不正常的发现通常是非特异性的,并可能生产误导。蛋白质和细胞的水平常增高,蛋白质常在 500 ~ 1000mg/L,细胞增高到 10 ~ 60 个/ul,有 40% 的病例细胞学分析能检测是肿瘤细胞,但很少能提供特异性诊断。然而,一些肿瘤(如髓母细胞瘤、室管膜瘤、间变性脉络丛乳头瘤)易于种植在蛛网膜下腔,它们有可以确定的标志物(如多为髓母细胞瘤的标志物),对治疗可做出判断。

(3) 脑电图检查:脑肿瘤可以导致脑电图异常-激惹或抑制。肿瘤周围脑组织常见的是 δ 或 θ 慢波,大约 15.6% 为正常脑电图,20% 为弥漫性不正常,61% 有局灶性慢波,3% 有局灶性棘波。脑电图的敏感性依赖于肿瘤的位置。另有研究报道,80% 幕上胶质瘤可有脑电图异常,而幕下的肿瘤有 65% 见脑电图异常,能够用脑电图定位肿瘤在脑叶的只有 60%。在很少情况下,脑电图发现局灶性 δ 波,后来颅 CT 或 MRI 证实为神经上皮肿瘤。

电生理资料可以指导肿瘤及其癫痫灶的切除,开颅切除肿瘤时可进行皮质脑电图的检测(详见相关章节)。脑电图与高分辨性能的磁共振影像匹配可以帮助对功能皮质的定位,帮助选择性切除神经上皮肿瘤。对白质传导束的定位目前仍很困难。

(4) 神经影像学检查:胶质瘤主要依靠 CT 及 MRI 检查(一些新的 MRI 序列,如 DTI、DWI、PWI、MRS、fMRI 有助于提高诊断水平及判断预后)。如果患者的病史和体格检查提示有颅内占位指征,应该行颅 CT 或 MRI 增强检查。患者的年龄、症状持续的时间和发生的频率、病变的位置、占位的影像表现,常能帮助对病变性质的判断。

胶质瘤位于脑实质内或脑室内或两个部位都存在,可以扩展到蛛网膜下腔。它们很少是单纯硬性膨胀性生长的肿瘤,就像在 CT、MRI 上所见的那样,它们在脑内的信号强度、形状是任意变化的,重要的

放射性特征包括所观察到的病变数量、位置、大小、形状、边界、病变固有信号范围、在用了不同影像参数之后信号范围的变化方式。MRI 或 CT 能检查出几乎所有有症状的颅内肿瘤,肿瘤的形状、边界、固有的信号范围以及范围变化的方式和这些方式在用了不同参数之后的变化可提供一些肿瘤状态(硬性、液体)的线索,包括它的组成成分,如相对有优势的细胞、基质、坏死、出血、钙化、囊液和水肿。

1) CT 影像诊断:某些 CT 特征可提供肿瘤性质的线索。钙化及脑积水较常见于低度恶性胶质瘤;不规则的 CT 增强较常见于高度恶性星形细胞瘤。少突胶质细胞瘤患者多有钙化及一致增强的影像,且脑水肿比其他胶质瘤较少发生(图 14-1)。

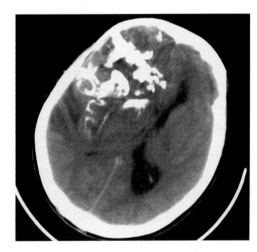

图 14-1　少突胶质瘤 CT 表现

检查中需要与神经上皮肿瘤鉴别的有:梗死、脱髓鞘、脑炎、脓肿、肉芽肿、血肿、血管畸形、错构瘤、胶质增生。

在最初几天,梗死 CT 显示均匀、低密度、边界清、无强化,部位和形状同血管分布有关。随着临床病情改善,3 周后病变回缩而不是扩张。重复 CT 扫描可以区分肿瘤与梗死,梗死在病变 3 天到 3 周之间,病变周围有增强。

脱髓鞘在 CT 上显示为圆的、边界锐利的低密度病灶。急性损伤期可有强化。如果病灶足够大,可形成占位。为了同肿瘤区分,可再次行 CT 扫描或 MRI 检查,可增加病灶的检出。随时间的推移,对照增强消失,占位效应萎缩。

脑炎显示为边界不规则、均匀低密度、有中度强化的病变,可发展成有包膜的脓肿,显示为球形、边界锐利低密度区,包绕一个增强的壁。脓肿壁比肿瘤光滑,厚度更趋一致。相反,脑炎可发展成胶质增

生,CT见不均匀的等密度,或增强后为不均匀的高密度。胶质瘢痕的回缩可出现低密度区空腔,无增强,不像肿瘤。肉芽肿常是轻度密度增高的病变,产生不同程度的占位效应,有水肿、对比增强。

脑内血肿或挫伤时,除明确的外伤病史,CT显示为一系列的变化影像。血肿最初显示为高密度病灶,伴有明显水肿和占位效应。在血液吸收之后,血肿回缩,CT为一个可中度增强的、均匀薄壁包绕的低密度区。随着血肿的吸收和患者临床情况的改进可同肿瘤区别。挫伤开始时显示有不规则的形状和密度,水肿和斑点状出血相混杂,可有增强影,这些征象可能同肿瘤相混淆,但最终挫伤成为胶质增生,然后形成空腔。

实质内囊肿不多见,显示为圆形、有光滑壁的病灶,不增强。大的动脉瘤有相似的光滑的圆形壁,但它的壁可以钙化,可以增强。血管畸形可以像脑内肿瘤,但相对缺乏占位效应,线圈样增强通常可资鉴别。

CT影像不仅可提供病变的大体特征:实体、囊性、钙化、出血,而且也提示组织学成分。如针对胶质母细胞瘤的影像研究认为,中心低密度区是坏死灶,增强的环是增殖的肿瘤,周围的低密度灶是被部分肿瘤浸润的、水肿的脑组织。幕上间变性星形细胞瘤常有强化,但并没有一定联系。

2)磁共振影像诊断:由于MRI显示没有颅骨伪影,灰、白质之间高度的对比性,肿瘤边界良好的分辨性,静脉顺磁剂高效的对比性和肿瘤中组织学不相似部分之间的差异性,使得MRI对颅内肿瘤的诊断更具优越性,增强或不增强的MRI扫描均可为此病提供精细的解剖学描述。在现有的技术中,增强的研究是描述肿瘤扩散、瘤周水肿及发现细小病灶最准确的方法。

应用MRI可对实质性肿瘤、肿瘤浸润的脑组织、水肿、出血和其他正常的和病理的组织进行区别。脂肪在T_1是高信号T_2是低信号,通过脂肪抑制而消除了它在像中的高密度对于区分肿瘤增强与其周围的多脂肪组织是有帮助的。检测大多数神经上皮肿瘤,T_2像显得更加敏感。事实上,大多数神经上皮肿瘤在被T_1对照增强检出之前已能在T_2非增强检查中发现。然而,T_2像在肿瘤与其他病理组织之间很少有特异性,而T_1增强像常更有特异性。

高度恶性肿瘤,静脉应用对比剂后肿瘤被增强,如胶质母细胞瘤在T_1像中显著增强(图14-2)。但不能依赖于是否增强而判断肿瘤的恶性程度,多数室管膜下巨细胞星形细胞瘤、多形性黄色星形细

瘤也可见增强,纤维型星形细胞瘤也可见增强。间变性星形细胞瘤增强无规律,并在同一肿瘤中增强不一致。由于许多非肿瘤性病变在T_2呈显著高密度,所以当怀疑是肿瘤病变时应该检查增强像。

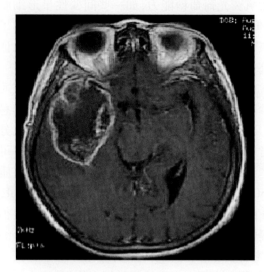

图14-2 胶质母细胞瘤MR表现

大多数肿瘤在T_2加权像中显示高信号,水肿在T_1像是低信号,而在T_2像也是高信号。正是由于MRI对肿瘤和水肿有更高敏感性的结果,所以MRI所显示的异常区域常大于CT所见。不同胶质瘤的MRI平扫及增强扫描结果见表14-1。

5. 肿瘤辅助检查诊断

(1)星形细胞瘤辅助检查诊断:头颅MRI表现为长T_1、长T_2、水肿小、钙化10%。囊变偶尔发生,没有强化。血管造影表现为微小变化。颅骨X线仅偶见非特异颅内压增高表现。放射性核素扫描见灌注缺损。

(2)间变性星形细胞瘤辅助检查诊断:头颅MRI表现为T_1像低信号T_2像高信号,即长T_1、长T_2信号,几乎所有的间变性星形细胞瘤对造影剂有增强作用。在CT上肿瘤是低密度的,或为混杂密度,10%有钙化。超过90%的患者有占位效应,大多数有肿瘤周边水肿,2%的患者可见肿瘤囊性影像。在应用造影剂增强后呈环形、弯曲扭转、结节形,或者可见到均匀形的生长方式。鉴别诊断包括其他胶质瘤、转移瘤、脑膜瘤、血肿、脓肿、淋巴瘤和融合的脱髓鞘病变。胶质母细胞瘤辅助检查诊断磁共振影像检查较其他影像检查好,它显示了肿瘤成分的改变和脑结构的破坏,除非有出血,肿瘤坏死的信号在T_1像是非常低的,增强扫描可使肿瘤实质强化,而坏死部分仍是低信号。在T_2像,整个肿瘤是高信号。

表 14-1　不同胶质瘤的 MRI 平扫及增强扫描结果

胶质瘤类型	MRI 平扫	MRI 增强
毛细胞型星形细胞瘤	肿瘤实性部分呈 T_1WI 稍低信号、T_2WI 稍高信号;囊性部分呈 T_1WI 低信号、T_2WI 及水抑制 T_2WI 均为高信号	肿瘤实性部分呈明显不均匀强化;囊性部分无强化或延迟强化
毛细胞黏液型星形细胞瘤	通常边界清楚,囊变少见,呈 T_1WI 稍低信号或等信号、T_2WI 高信号	明显均匀强化
多形性黄色星形细胞瘤	实性部分呈 T_1WI 稍低信号、T_2WI 稍高信号;囊性部分呈 T_1WI 低信号、T_2WI 高信号,水抑制 T_2WI 呈低信号	实性部分及壁结节呈明显强化;囊性部分无强化,肿瘤邻近脑膜常可受累并明显强化,约70%可呈现"硬膜尾征"
星形细胞瘤 WHO Ⅱ 级	肿瘤呈边界不清的均匀信号肿块,有时甚至呈弥漫性浸润分布的异常信号,而无具体肿块,也可既有肿块又有弥漫性异常信号;T_1WI 稍低信号或等信号,T_2WI 稍高信号;囊变呈 T_1WI 低信号、T_2WI 高信号	通常无增强或仅有轻微不均匀增强
少突胶质细胞瘤 WHO Ⅱ级	肿瘤信号常不均匀,实性肿瘤部分呈 T_1WI 稍低信号、T_2WI 稍高信号,钙化在梯度回波 T_2WI 呈明显不均匀低信号	约50%的肿瘤呈不均匀强化
室管膜瘤	肿瘤信号欠均匀,呈 T_1WI 等或稍低信号、T_2WI 稍高信号,囊变呈 T_1WI 低信号、T_2WI 高信号,钙化在梯度回波 T_2WI 呈明显不均匀低信号	呈中等度不均匀强化
血管中心型胶质瘤	边界清楚,呈 T_1WI 稍低信号、T_2WI 稍高信号,并可见肿瘤延伸至邻近侧脑室旁	无强化
胚胎发育不良型神经上皮瘤肿瘤	肿瘤呈 T_1WI 稍低信号、T_2WI 稍高信号,肿瘤内常可见"小泡征",呈多发 T_1WI 低信号、T_2WI 高信号	通常无强化或轻微强化
节细胞胶质瘤	囊实性节细胞胶质瘤表现为囊性病灶内见实性壁结节,囊性成分呈 T_1WI 低信号、T_2WI 高信号,水抑制 T_2WI 多为低信号,实性节细胞胶质瘤表现为 T_1WI 稍低信号、T_2WI 稍高信号	可呈现不同程度强化
中央神经细胞瘤	实性部分呈 T_1WI 等信号、T_2WI 稍高信号,囊变呈 T_1WI 低信号、T_2WI 高信号,钙化呈 T_2WI 低信号,梯度回波序列 T_2WI 呈明显低信号	呈中等度至明显强化
高级别胶质瘤	通常为混杂信号病灶,T_1WI 为等信号或低信号,T_2WI 为不均匀高信号,肿瘤常沿白质纤维束扩散	呈结节状或不规则环状强化。肿瘤血管生成明显。胶质瘤病多无强化或轻微斑块样强化
髓母细胞瘤	T_1WI 多为较均匀的低信号、T_2WI 为等信号或略高信号,边缘清晰,可有小部分囊变	大多数为明显均匀的强化,少数呈中等强化
PNET	T_1WI 呈稍低信号,T_2WI 呈稍高信号,或 T_1WI、T_2WI 均呈混杂信号强度。可见肿瘤沿脑脊液扩散	不均一强化、不规则"印戒"样强化,偶见沿室管膜播散

（3）胶质母细胞瘤辅助检查诊断：大多数胶质母细胞瘤在 CT 下像是不均匀的低密度或等密度，偶见出血或钙化造成的高密度。周围脑组织显得被挤压或侵蚀，肿瘤与周围水肿常难以区分。95% 的肿瘤可被强化，常见到中心坏死区为低密度，而周围对应的活性血管增殖区为高密度，不规则形的厚环状而被低密度水肿区包绕。常有浸润的肿瘤细胞。

（4）少突胶质细胞瘤辅助检查：T_1 低信号，T_2 高信号，但钙化部分 T_2 为低信号。CT 像肿瘤组织常表现为等密度或低密度。90% 的患者 CT 有钙化灶，钙化部分为不规则结块状高密度影，常位于肿瘤周边。肿瘤可较均匀增强或不增强，瘤周水肿较轻。X 线显示大约 50% 有不规则的斑点样钙化。

6. 临床表现

（1）颅内压增高症状：常见有头痛、呕吐、视力急骤下降、大脑功能障碍、没有临床局部发作迹象的抽搐。

1）头痛、恶心、呕吐：虽然头痛的患者中有脑瘤者不到 1%，但大多数脑瘤的患者有头痛。1/3 颅内胶质瘤的患者首发症状为头痛，头痛常是间断的、中等程度的头痛，偶见有偏头痛。

分布在脑膜血管的痛觉敏感神经末梢受刺激可引起头痛。双侧弥漫性的非定位性头痛常是颅内压增高所致。头痛而无颅内压增高表现，单侧头痛大多是肿瘤引发的。眶上头痛多是由于三叉神经第一支和滑车神经引起，这种迹象代表肿瘤位于颅前窝或颅中窝。颅后窝肿瘤常引起下枕部痛，是上部颈神经分布区，而幕上肿瘤引起"中心"脑疝时也可出现下枕部痛，是颅后窝肿瘤的假象。颅内压增高常常引起呕吐，呕吐伴或不伴恶心，常常表现为进食无关的喷射性呕吐。

2）视乳头水肿与视力减退：脑肿瘤引起颅内压增高最常见的体征是视乳头水肿。大约 50% 的脑肿瘤患者有视乳头水肿，并且多数是双侧视乳头水肿。可缓慢发生视力下降甚至失明和视神经萎缩。

3）精神与意识障碍：精神意识的改变可从微小的损伤到高水平的认知功能障碍，从微妙的人格改变到精神运动和意识破坏。大约 2/3 病例发生智力的改变，包括记忆、判断、理解、计算能力的丢失和语言流利性改变；注意力、洞察力的损坏可产生人格无感情、迟钝、嗜睡、情绪不稳定、易怒、坐立不安等。2/5 的患者有意识水平的抑制。精神状态改变除了因颅内压增高外，放射治疗、化学治疗、低钠血症及其他代谢紊乱均可影响精神运动功能。颅内肿瘤可

引起平衡觉障碍，颅内压增高产生头晕、不稳定感，可能是肿瘤压迫延髓核第Ⅷ脑神经的前庭成分或干扰了前庭迷路而引起的。颅内压增高常产生展神经麻痹和复视。脑干的移位能牵拉第Ⅵ脑神经使其进入 Dorellos 管，使神经受压。对侧第Ⅲ脑神经功能也可受到影响，这是由于中脑压迫对侧小脑幕缘引起，且发生在小脑幕切迹疝前。在沟回疝发生后，同侧Ⅲ脑神经可直接被颞叶压迫。脑疝综合征很少累及滑车神经。

4）脑疝及生命体征变化：局部颅内压增高引起颅内压力差而导致脑组织移位，产生各种脑疝综合征。一侧大脑半球肿瘤引起扣带回大脑镰下疝，临床上出现因大脑前动脉受压引起的梗死，但发生率很低。小脑幕切迹疝或中脑受压到对侧幕缘，也继发于单侧半球的肿瘤，引起动眼神经瘫、偏瘫、意识障碍、去皮层强直、体温调节失调、脑干反射消失、呼吸循环衰竭。枕部的栓塞继发于大脑后动脉受压，可引起偏盲。扁桃体枕大孔疝，可因中心型大脑半球病变或颅后窝病变引起，造成头部倾斜、弓形颈和痛性强直、肩部感觉异常、延髓脑神经功能障碍、长传导束征、角弓反张的伸肌痉挛、意识障碍、呼吸循环失调（不规律）等。在急性神经系统破坏的脑疝患者，可迅速引起颅内压增高，其因素有：①急性肿瘤水肿（由于瘤内栓塞或出血）。②来源于肿瘤或其周围的血管的脑实质、脑室或蛛网膜下腔出血。③肿瘤损害了血液供应或排出，使邻近或远隔脑组织梗死。④部分脑室引流的急性阻塞。

脑肿瘤的全身症状包括发热和假性脑膜炎，主要是由于肿瘤出血、坏死或沉积的血性坏死碎片组织进入脑脊液而引起。

（2）局部症状和体征：了解肿瘤引起的局灶性神经功能障碍与解剖的关系，有助于精确的肿瘤定位。脑肿瘤，尤其是缓慢生长的脑肿瘤，不常出现局灶性神经功能障碍。然而在诊断时，大多数患者有一个或更多的局灶性症状，症状的产生多与解剖部位的功能有关。

1）额叶症状：额叶的肿瘤能产生广泛而不同的症状，包括认识、行为、运动障碍等。额叶前部内侧面肿瘤损伤智力、注意力、解决问题的能力和判断力，引起思维迟钝、抽象逻辑思维能力减弱，患者不能吸收新的知识，不能有计划和持久地进行有目的的行为活动，尤其不能完成复杂的系统性工作。由于额叶前部损伤引起的行为变化表现为缺乏主动性的受抑制状态，患者的兴趣范围变得狭窄，对事物不

感兴趣,丧失了他们的智力、精神和社会活动能力,对周围事物以及对自己的表现漠不关心,不活跃,感情和意志缺乏。

位于额中回并毗邻额下回运动前区嘴部的肿瘤破坏了额叶的眼区(Brodmann 8 区),使向对侧凝视功能短暂丧失,共轭眼斜向病损侧。运动性失语是由于肿瘤损伤了位于优势半球额下回的岛盖和三角区(Brodmann 44,45 区),甚至像缺血病变那样,引起短暂的语言表达障碍(也可由该部位肿瘤引起)。书写障碍也常见。在非优势半球额中、下回的损伤可使语调、手势语言受到影响。

单侧损伤中央前回导致对侧偏瘫,限于 Brodmann 4 区的损伤产生弛缓性瘫痪。如果运动旁区也损伤,则为痉挛性瘫痪。根据腿、臂、面运动丧失的程度可以按上、下运动区皮质轴定位肿瘤。运动功能不对称的皮质代表区损伤常引起肢体远端较近端力弱、臂力比脚力弱,上腹部对称部位反射减弱可能是一个早期信号。除了对侧神经支配规律外,胸锁乳突肌受同侧神经支配,上面部表情肌、咬肌及发声、呼吸、排泄肌群受双侧神经支配。单侧或双侧旁中央小叶损伤产生括约肌失禁,侵犯深部扣带回,不仅产生失禁,而且出现无感情、淡漠平静、对疼痛无反应,严重时造成运动不能性缄默症。额顶区胼胝体损伤引起前分离综合征,形成非优势手的交叉感受性失用和感觉性命名不能。

2)颞叶症状:颞叶脑瘤可引起听觉、语言、平衡、视觉、行为和运动的改变。颞横回(Brodmann 41 区)是初级听觉区,它的损伤可使听觉阈值轻度提高,敏感性下降,患者可能出现听源定位困难。听觉连合区损伤(Brodmann 42 区和毗邻的 Brodmann 21 区)-颞上回中部,产生听觉性认知不能,患者能听到声音但不能适当地理解它,切除非优势颞叶(包括此区域)将妨碍对音乐的感知;而切除优势颞叶,则将失去读、写乐曲及对熟悉曲律的命名能力。

对语言的听觉失认构成 Wernicke 感觉性失语。Wernicke 区包括颞上回后部,正好位于颞横回侧面。这个区域的肿瘤引起失去理解讲话的能力。患者能够读语言,甚至能够重复语言,但他们不能明白(理解)他们正在说的话。自己的语言是流利的,但语言错乱和语词创新使人不能理解。命名不能有时同运动性失语不易区别。位于颞横回和角回之间的颞上回后部肿瘤也引起命名不能,肿瘤发生于颞叶中下,在海马和颞横回之间,弥漫浸润侧裂区后部。优势颞叶部位肿瘤患者有 50% ~70% 发生某种类型失

语。

行为的变化可发生在颞叶内侧肿瘤。一侧颞叶损伤或颞叶切除很少产生情绪改变;而非优势颞叶,尤其是颞叶内侧,参与识别面部表情和语言情绪的内容,双侧损伤将导致对该情绪识别的提高或压抑。然而,双侧颞叶损伤最严重的是记忆损伤。海马破坏将导致新的记忆不能形成,在某种程度上影响到对过去的记忆。非优势半球肿瘤或颞叶切除影响对知识信息的获取,主要表现在口头知识的获得,而优势半球肿瘤则影响对可视信息、知识的获取。

3)顶叶症状:顶叶实质内肿瘤影响感觉辨别能力。顶叶肿瘤患者临床感觉层次对应于初级感觉小体层次的信息加工。中央后回或其皮质下广泛损伤(Brodmann 13 区)很少引起初级感觉小体感知的丧失,通常仅仅是增加了感觉的阈值。感觉连合区的破坏(顶叶上部 Brodmann 5、7 区),将使整合感觉信息的能力丧失,主要是影响躯体立体关系感觉信息整合,并对基本刺激的感知发生错误,如单一皮肤刺激的定位、两点皮肤刺激的辨别、识别在皮肤上移动的刺激、感知被动运动的方向全部减弱。顶叶肿瘤对侧躯体一些更复杂的功能,如鉴别在皮肤上划写的字母或数字、识别所触及的物体的能力下降。顶叶上部肿瘤可致在刺激双侧皮肤时,病变对侧的感觉缺失。对肢体的运动、位置、立体关系的感觉障碍在非优势半球比优势半球更加显著。穿衣失用、否认肢体力弱、缺乏对侧视野物体的感知和建造失用构成了失用性失认综合征,提示患者有非优势顶叶后部的损伤。对局部解剖概念和地理记忆的困难,表现为决定地图路线或在熟悉的地域内寻找路线困难。不能识别熟悉的面孔提示骑跨于顶枕叶内下方肿瘤的存在。

4)枕叶症状:枕叶肿瘤可引起视觉变化或视幻觉,如无定形的闪烁或彩色光斑,常提示此区病变。肿瘤生长破坏枕叶时,可造成同向偏盲,常伴有"黄斑回避",即两侧黄斑的中心视野保留。双侧枕叶视皮质损伤可产生皮质盲,患者失明,但瞳孔对光反射存在。梭后回部病变造成精神性视觉障碍,表现为视物变形或失认,患者失明但自己否认(Anton 征)。

(3)癫痫:癫痫发作是仅次于头痛症状出现在脑肿瘤患者中的第二大病症。大约 1/4 的患者以癫痫为首发症状,而且 1/3 的患者最终都会有癫痫。肿瘤引起癫痫依赖于它的组织学、生长速度、位置。最可能引起癫痫的是缓慢生长的胶质瘤,其位于感觉运动皮质的表面。在缓慢性生长的星形、少突胶

质细胞瘤中,40%～50%患者的首发症状为癫痫。但在生长迅速的胶质母细胞瘤中仅为20%。额颞叶的肿瘤比枕叶、底节区、丘脑肿瘤更易发生癫痫。这可能是由于皮质兴奋刺激引发了癫痫,颅后窝肿瘤很少引起癫痫。另一种情况是幕上转移瘤,引起弥漫性颅内压增高,新陈代谢异常而引起癫痫。

局灶性癫痫:真正的局灶症状产生于肿瘤邻近的脑功能障碍。肿瘤引起的失神发作、精神运动性癫痫、感觉性癫痫、局灶运动性癫痫可提示一些肿瘤位置的特征。失神发作可以发生在儿童,肿瘤影响到了额叶和颞叶的边缘系统。任何年龄组的患者,肿瘤所引起的精神运动性癫痫包括意识紊乱(意识模糊,混乱,反应能力下降,遗忘,人格解体)、知觉紊乱(错觉和幻觉,如幻嗅、幻味、幻听、幻视)、情绪紊乱(焦虑、惊恐、激怒)、运动紊乱(反复刻板的口颊面自动症或紧张性痉挛、抽搐)。这些紊乱可相互组合构成临床表现。虽然额叶肿瘤有时产生精神运动性发作,但该类型癫痫常见于颞叶内侧肿瘤。幻味、幻嗅、幻听、内脏功能紊乱幻觉及平衡幻觉被认为是由颞叶或岛叶肿瘤病变引起,颞叶后部肿瘤可以引起有形的幻觉。几乎有一半的颞叶肿瘤患者有癫痫,而有一半的癫痫患者为精神运动性,许多可发展成癫痫大发作。

由于大脑的初级感觉区域广泛分布,局灶性感觉癫痫有助于肿瘤定位。躯体感觉癫痫由感觉异常、感觉缺失、肢体沉重或运动错觉组成,癫痫的发作表明病变在对侧中央后回。躯体特定区域可以沿脑回上下轴定位,肿瘤在距状皮质引起的癫痫可以表现为患者在视野中出现暗觉或亮点,而距状回皮质大多表现为光和彩色斑点波动性运动。

局灶运动性癫痫可定位肿瘤在对侧额叶的不同部位;紧张性阵挛性面部及眼的运动损伤位于中央前回的对应部位。运动前区肿瘤引起的癫痫通常有强直性姿势,特征性表现为眼、头向对侧歪斜。这常是额叶癫痫的发作形式,也是全身运动性癫痫大发作的主要形式。局灶或癫痫大发作后患者全身虚弱、运动失调。Todd瘫痪也有助于肿瘤定位。

7. 治疗 恶性脑肿瘤,特别是胶质瘤,常常发展很快,患者生存期较短,生存质量也不容乐观。胶质瘤的治疗目前国际公认采用以手术切除为主,结合放疗、化疗等疗法的综合治疗。胶质瘤治疗发展史见表14-2。

表14-2 胶质瘤治疗发展简史

1917 年	Havey Cushing 开创神经外科先河,首先提出了神经外科手术操作原则,为胶质瘤手术奠定了基础
1920 年	美国 Boston Peter Bent Brigham 医院成立了世界上最早、最大的神经外科机构:神经外科医师学会,此机构成为神经外科医师的摇篮。胶质瘤手术可裸眼下完成
1951 年	第一台远距离^{60}Co 治疗机在加拿大问世,20 世纪 70 年代放疗被证实是脑胶质瘤的标准治疗手段
1968 年	瑞士 Yasargil 教授首先开展了在显微镜下进行神经外科手术的先河,自此胶质瘤手术进入显微时代
1990 年	PCV 方案成为公认的治疗胶质瘤有效化疗方案
2005 年	欧洲癌症研究和治疗协会规范了脑胶质瘤的现代综合治疗标准
2005 年	替莫唑胺(TMZ)的问世改变了脑胶质瘤药物化疗的总体水平,被喻为"脑胶质瘤药物化疗的里程碑"
2007 年	第 4 版《WHO 中枢神经系统肿瘤分类》成为世界各国对中枢神经系统肿瘤进行诊断和分类的重要依据,也为胶质瘤病理学诊断明确了标准
2012 年	《中国中枢神经系统胶质瘤诊断和治疗指南》成为国内首部规范胶质瘤综合治疗的指导性丛书

(1)手术治疗:对成年人幕上大脑半球胶质瘤施行手术是治疗肿瘤最基本的方法,也是最有效的方法之一。手术目的包括明确病理组织诊断、减少肿瘤细胞数量,引起占位效应肿瘤组织的切除利于患者术后放射治疗及化学药物治疗。手术的核心宗旨是为了改善患者的生活质量及延长生存期。

手术应尽可能达到肿瘤全切除。通过研究,手术与生存期延长的关系,认为全切除与部分切除之间存在显著差异,低度恶性胶质瘤患者术后放射治疗前肿瘤残存体积的大小明显影响患者生存期,而同术前肿瘤体积无关。有研究表明,成人低度恶性胶质瘤 5 年生存率在肿瘤全切除后达80%,而在部分切除后为50%。对于高度恶性胶质瘤手术的研究结果认为,肿瘤全切后生存期明显长于近全切除和部分切除的患者,并且肿瘤切除的程度影响患者术前已存在的神经功能障碍的恢复。当肿瘤全切后,术前已遭受破坏的神经功能障碍恢复程度明显好于肿瘤非全切除的患者。

目前,对胶质瘤全切除的概念应该达到手术显微镜下肿瘤全切除,术后影像检查无肿瘤残余病灶,在有可能的条件下做到肿瘤切除后瘤周脑组织检查无瘤细胞残余。但由于胶质瘤浸润生长的特性,临床很难做到真正病理意义上的肿瘤全切除。

手术要求对肿瘤做到全切除,为了达到这一目的,对胶质瘤术前应行常规的颅 MRI 增强检查,明确肿瘤的病理解剖位置。要求应用显微手术技术、对重要功能区的肿瘤手术,可以应用术中功能 MRI,在显微镜调于高倍放大视野下,以利于对肿瘤的分辨,保护正常脑组织。对手术要做到微创,不破坏有重要功能的脑组织,术后不引起长久的神经功能损毁,以减少患者的功能障碍,提高患者的生存质量。

1)术前药物治疗:①减轻脑水肿治疗:对于有明显占位效应及水肿的幕上胶质瘤,成年患者使用脱水药物甘露醇和皮质激素地塞米松,可减轻脑水肿,降低颅内压,为手术创造有利条件。用法为甘露醇每次为 125～250ml,每日 2～3 次;地塞米松每次为 5～10mg,每日 2～3 次。地塞米松有不滞钠的优点,且生物半衰期仅 2～4 天。激素治疗最迅速的效应是减轻脑水肿,给药后 4h 内可见神经症状的改善。短期应用激素的不良反应不明显。并且有证据显示,激素可抑制肿瘤细胞的生长。②抗癫病治疗:幕上胶质瘤患者常有癫痫发作,或在患病的某个时期有过癫痫发作。对新诊断的无神经症状的患者可给予负荷量的苯妥英钠,总量为 300～600mg,于 8～12h 内分数次给药。此剂量可为大多数患者提供 24h 内有效的血药浓度(大多数成人用量为每天 300～400mg)。血药浓度应定期检测,调整血药水平在 10～20g/L 之间。

2)术中治疗:颅内胶质瘤的开颅手术常在气管内插管、全身麻醉状态下进行。所有患者均用动脉通道、EKG、中央静脉通道及中心静脉导管监测。手术开始时应给予患者额外的类固醇、预防性抗生素、渗透性利尿剂。若暴露硬脑膜后张力较高,可加用甘露醇及呋塞米(速尿)并给高通气,待硬膜有搏动时再切开,这表明此时颅内压已降低,可正常手术,以防止切开硬膜后脑组织迅速膨出导致嵌顿。

3)手术方法:①开颅术:神经影像学,特别是 MRI 在显示肿瘤的同时也描绘了相应大脑半球上的重要沟回,并可进一步在计算机中根据不同的切面显示肿瘤和深部结构的关系。在清楚地了解肿瘤的体积、空间分布、与周围结构的关系后,根据患者头部的外在特征,如眼、耳等标志,可将肿瘤立体地投影到患者头颅表面,从而设计头皮开颅的切口。通过神经导航系统可完成无框架立体定向手术。定位探针在头颅表面活动即可在影像上显示出其与肿瘤的关系,就算是细小的深部肿瘤亦可很容易地精确定位,从而实现了开颅术的目标性和个体化。②皮质入路:对于未侵犯表面的皮质下病变,手术时一般采取以下步骤。打开硬膜后,术者需确认肿瘤,评估大小和与周围组织的空间关系,然后决定从哪里切开皮质。B 型超声波探测、躯体感觉诱发电位测定、神经导航系统影像定位均可帮助手术者确定皮质切口。但目前,在工作中更多的是注重肿瘤在头颅体表的投影位置与手术入路的角度,选择皮质切口与肿瘤的解剖关系,借助手术显微镜进行手术。术中 MRI 可以更加精确的确定切除范围(详见相关章节)。

为了尽可能保护脑叶皮质和其下面的纤维,可经脑沟手术入路。利用自然生理间隙,术者可不切开脑组织,深入约 2～3cm 深度而仍在脑外。一般的脑组织脑沟是垂直于脑表面的,但皮质下肿瘤可打破这一规律。因此,必须通过这些受压和倾斜的脑沟找到肿瘤,可以从脑沟的底部或最接近肿瘤的侧壁切开脑皮质。

注意:保护重要功能区脑皮质,利用手术显微镜对光的扩散作用,术者可通过长 10cm、宽 5cm 大小的开口,在 10～12cm 深的地方操作,可有效地减少手术对皮质的损伤。

③肿瘤切除:A. 对手术方法切除肿瘤的建议:显微外科切除肿瘤常有两种手术方法:a. 当肿瘤侵犯皮质位置表浅或位于功能相对不重要的皮质下时,从肿瘤四周分离肿瘤与正常脑组织,将肿瘤整体切除。b. 当肿瘤位于皮质下重要功能区或深部脑组织,尤其位于神经核团区,如底节区域、丘脑等部位时,应该从肿瘤中心向外周切除肿瘤,术留的空腔用脑压板轻柔地、无创伤性地离开周围组织进行清理,最后切除肿瘤浸润的周边区域。这时更要注意保护瘤周正常脑组织不被切除,以保护神经功能不被严重破坏。

当肿瘤只侵犯一个脑回的表面时,手术切除必须保留邻近脑回的长投射纤维并切至肿瘤深部边缘,保存瘤周血管组织。肿瘤侵犯多于一个脑回的表面时,一大部分的长投射纤维会受到破坏,但其他来自健康皮质的深部长纤维必须保留。对于广泛的皮质下肿瘤,可切除肿瘤下方完整皮质和一定数目的完整纤维。如实性胶质瘤侵犯到中枢核团,不必进行脑叶切除,可对基底核和内囊进行选择性的肿瘤切除,无论以肿瘤为中心还是尽量包括边界的切除均显示有同样的生存期和较好的生活质量。对大脑半球的囊性星形细胞瘤很少有手术难题,多囊性肿瘤切除效果也较满意,因为简单的囊性结节切除可获得良好的短、长期结果。但建议必须把 CT 或 MRI 上增强的部分全切除,以达到根治的目的。

B. 手术设备的使用:a. 超声吸引器:超声吸引器因在前端集合了吸引管和电栏环,使它在切除实性肿瘤时有许多优点。使用这一设备可使术野清晰,减轻对神经组织的机械损伤,如牵拉以及热伤害。超声吸引器的工作原理是:i 可击碎在振动尖端 2mm 范围内的组织。ii 由设备提供的冲洗液可混合组织碎片。iii 吸走水化的乳状物体。振动尖端的功率和吸引力可以调节,作用的速度视被切除肿瘤的硬度而异。当然,愈小的击碎功率对血管组织的损伤愈小。质地硬或中度钙化的、血供差的肿瘤是良好的使用超声吸引器的指征;对于低分级胶质瘤,尤其肿瘤血管丰富时,由于使用超声吸引器这种设备不具有止血作用,故需双极电凝的辅助。一个带有超声振动尖端的吸引器不仅在切除胶质瘤核心时很有用,而且在分开非常模糊不清的肿瘤边界时也有用。当尖端从肿瘤移行到周围水肿或健康组织时,不同的阻力信息将提醒术者边界所在。b. 神经导航系统:自 1985 年起,神经导航系统用于临床,这种基于影像技术的设备可探测手术点所在的颅内组织解剖位置,其边界误差约 2mm,在开放手术中,可以忽略不计。手术借助神经导航系统进行,优点在于:i 对深部小体积肿瘤可设定手术路径,避开重要解剖及功能结构,减少手术路径对脑组织的损伤。ii 对于较大体积的肿瘤,常有毗邻重要功能区域的解剖面,该系统监视下并结合显微镜,先分离这一界面,可提高对正常重要功能脑组织的保护。iii 有些肿瘤手术,显微镜下难以分辨肿瘤与正常脑组织,而神经影像学显示相对清楚,此种情况下可发挥神经导航系统的优势。iv 对于相互毗邻的多发病灶,利用导航系统可准确引导寻及病灶,进行切除。术中 MRI 手术是神经导航系统的发展,应用它可准确地做到肿瘤影像学意义的全切除,提高了肿瘤切除的手术质量,在临床有广泛的应用前景。c. 肿瘤化学染色技术:是利用静脉注射靛青绿染色剂的光学增强影像技术。这种方法使术者通过观察荧光显微镜

下不同的光学信号变化而辨别正常脑组织、低分级胶质瘤以及高分级胶质瘤,同时还可以在术中显示恶性肿瘤的清晰切除边界。有研究者利用注入基质标志物再配合红外线追踪系统,将红外探头的位置和基质影像联系起来。它的误差小于 1mm。

④内减压术:研究显示,采用内减压术对恶性胶质瘤及胶质母细胞瘤患者进行治疗,切除的组织范围越大,生存期越长,生存质量越好,术后的并发症越少,当然其前提是重要功能区域脑组织不能被切除。对于低度恶性胶质瘤,如能扩大病灶切除,对于肿瘤的治愈可能会起到积极作用。

⑤脑叶切除:肿瘤切除时通常增加一定空间以适应术后水肿,脑叶切除适用于位于额、颞、枕极的肿瘤。优势半球额叶切除 7cm,与脑表面呈 45°切入,以避免基底核及额下回 Broca 区的损伤。非优势半球切除 9cm,同样是 45°切入以避免基底核损伤。优势半球颞极限于切除 4cm,避免颞上回后部 Wernicke 区域的损伤,非优势半球切除 6cm,避免 Meyer Loop 的损伤。优势枕叶切除 4cm,避免角回的损伤,非优势枕叶切除 7cm。

手术中的皮质图和术前立体功能成像可以对个体患者调整功能解剖参数。例如,对优势半球额叶切除可在局麻下进行语言皮质图定位,切除范围扩展到语言皮质区域以外 1cm,如果实体瘤扩展到了潜在的重要区域,超出了脑叶切除范围,也可以小心地在肿瘤的假包膜内切除瘤体。

⑥止血和关颅:双极电凝器间断性电凝、微温等渗生理盐水滴洗以及棉片覆盖保护等技术在手术显微镜下的应用,使止血变得安全有效,甚至最小的非肿瘤血管也得到了保留。对充满生理盐水的空腔覆盖异体材料(如止血海绵、止血纱网)根据术中具体情况,可选择性应用。

应慎重考虑损害正常神经组织的扩大内减压手术,因为任何神经组织的牺牲都会引起神经功能或行为上的缺失,尽管目前还未能检测出来。

沿着骨窗边缘间断地把硬脑膜和骨膜缝合稳固后,硬脑膜应缝合至密水程度,因为骨窗较小并位于凸面,故骨瓣应复位。

⑦手术中的主要并发症及其处理:在打开有张力的硬膜前,采取改良的麻醉技术、预防性激素的应用和术中用大剂量甘露醇等措施有利于外科操作,术者可专注于避免血管的损伤和防止血液流入脑室、脑池和皮质脑沟中。

手术中有时可能发生脑叶或大脑半球肿胀,常

见原因有突发或持续性出血;脑脊液在脑室角甚至脑池中嵌顿;由于阻力血管壁的膨胀,导致毛细血管和静脉压力增高,造成血管淤血而引起水肿;由于充血或水肿所致术野组织局部或广泛肿胀。如果术中出现脑淤血而肿胀时,可使用大剂量甘露醇静脉注射,采取过度通气或放出脑脊液等手段,但首先外科医生必须确认脑肿胀不是由于麻醉、大的肿瘤残留、深部血肿或脑脊液嵌顿造成的,否则应该采取相应处理。

⑧术后处理:开颅术后,患者应收入重症监护室。1 周后拆线,放射治疗可于此后的任何时间开始。在术后的起初几周内及整个放射治疗过程中,应常规维持激素及抗癫痫药。

术后 24～48h 内,对患者进行密切神经系统和生命体征监测。如留置引流的,应于 24～48h 内拔除。渗透性脱水治疗在第 4～6 天停止,但应注意患者临床表现及 72 小时内复查 MRI。皮质激素治疗在几天后减量。预防性抗生素应用在术后 3 天停止。如无特殊情况,术后和术后 7 天应做相关检查。抗癫痫治疗或预防用药可维持 1 年,如术后有癫痫发生,需维持数年。

术后短期内可发生与术中相同的并发症,如脑肿胀、出血,也有因动静脉阻断引起术野四周或远处组织缺血梗死。神经影像检查和连续 ICP 记录有助于做出诊断。可根据临床情况给予相应治疗,甚至行手术治疗,包括血肿清除、扩大的去骨瓣减压、脑脊液外引流等治疗。

⑨二次手术:限期再手术的适应证包括:ⅰ脑内、硬膜下或硬膜外血肿,切口裂开以及感染或脑脊液漏。ⅱ由于肿瘤生长部位的限制,需两次开颅,于不同的切口部位分别切除肿瘤,而肿瘤可能是一个或是多个。ⅲ少数情况下,在首次手术时未能识别肿瘤,仅切除肿瘤的一部分,或切除了一个可切的肿瘤,也应于原手术部位再次开颅手术。早期再手术的概率大约有 3%。

更为常见的二次手术原因是在最初治疗有效的时间段肿瘤复发。如果再手术可以持续改善神经系统症状、提高生存质量以及显著加强对辅助治疗的影响,那么应该行再手术。对于复发的恶性肿瘤,再手术可能会延长患者生存期并提高患者生存质量。再次手术的患者至少 KPS 在 60 分以上,肿瘤复发时间至少 6 个月。

对于放射治疗后发生的复发肿瘤,局部肿瘤和放射性坏死可兼而有之,再次手术有积极的临床意义,不但可减轻患者的临床症状,改善神经系统功能,并且再手术后,其生存时间将长于那些未采用再手术的患者。但是要明确判别是否为肿瘤假性进展。

（2）放射治疗:大脑半球胶质瘤为恶性生长方式,具有浸润性,并具有从低度恶性向高度恶性进展的转化性,单纯肿瘤病灶切除疗效不佳,有报道显示,星形细胞瘤单纯手术 5 年生存率为 20%,术后放射治疗后可提高到 31.9%。对于高度恶性胶质瘤,有研究认为:术后放射治疗患者比单纯手术患者中位生存期可延长 20 周(14 周:35 周)。依据《中国中枢神经系统胶质瘤诊断和治疗指南》,大脑半球胶质瘤无论手术是否能全切肿瘤,术后均应进行放射治疗。

对恶性肿瘤进行放射治疗,是由于射线可电离破坏细胞的酶、遗传物质,从而产生细胞毒性,杀死肿瘤细胞。细胞对放射的敏感期是细胞周期的 & 期和 3 期早期。细胞群在敏感期的同步化可增大电离损伤的作用,依赖氧增加自由基是放射治疗中的一个重要部分,氧也抑制辐射引起细胞损伤的修复。通过外科切除肿瘤,减少了非分裂细胞的数量,使细胞群进入相同的分裂周期,并可增进对残余肿瘤氧的供应,可增强放射治疗的作用。

1）常规放射治疗:①放射剂量:对大脑半球胶质瘤行远距离照射,放射线剂量在一定范围内与疗效密切相关。目前常用的放疗总剂量为 54～60Gy,分割 30～33 次;多数研究表明,常规放疗总剂量大于 60Gy,尚未显现益处。采用近距离放疗增加剂量并无获益,分割方式的改变对生存率无影响。远距离照射可使用小的剂量分多次在较长时间内施予。正常脑组织的耐受剂量在 65～70Gy,时间在 6～8 周。大多数放射治疗方案先制订一个总剂量,约 55～60Gy,分 20～30 次,每次 1.8～2Gy,每周 5 个治疗日,持续 5～6 周。②放射术野:鉴于肿瘤多在原肿瘤部位边缘 2cm 范围内复发,手术切除肿瘤后,远距离放射治疗照射野也应与这一范围相吻合。治疗计划应主要参照术前颅影像资料,实施个体化治疗计划,对于弥散性方式生长的病例,应扩大照射野范围。除非特殊病例,不主张全脑放射治疗。RTOG推荐:CTV1 需包括瘤周水肿区外 2cm 区域,给予 46Gy;缩野的 CTV2 需在 GTV 外扩 2cm,推量至 60Gy。欧洲癌症研究和治疗组织(EORTC)推荐的 CTV 设定并不强调一定要包全所有瘤周水肿区。CTV1 过大并不能减少射野边缘或野外复发率,反而会增加脑受照体积美国 M. D. Anderson 医院:CTV1 为 GTV 外扩 2cm,并不刻意包全瘤周水肿区,照射剂量 50Gy;而缩野的 CTV 则仅包括 GTV 外 0.5cm,给予 10Gy;结果:局部失败方式与 RTOG 设定方法相似,但明显减少了脑组织的照射体积。意大利 Sant' Andrea 医院:CTV1 为 GTV 外扩 2cm,若 CTV1 体积大于 250cm³,则 CTV1 照射至 50Gy 后缩野至 GTV 外 1cm(CTV2)推量至 60Gy,其结果与 M. D. Anderson 医院一致,已被欧洲几个多中心随机研究所采纳。

2)其他方式放射治疗:①间质内放射治疗:近距离治疗可以收到高剂量局部传递的效果,该技术是一个间质内放射治疗的形式,应用立体定向,将 ^{125}I、^{192}Ir、^{252}Cf 直接放入肿瘤。对照研究证实,可延长患者生存期。有报道在 95 例复发的恶性胶质瘤中,用 30~120Gy ^{125}I 间质内治疗,大多数临床症状改进或稳定,中位生存期在胶质母细胞瘤为 54 周,间变性胶质瘤为 81 周。有 47 例需要再手术切除肿块,所有病例均有某种程度上的放射性坏死并伴有可见的肿瘤细胞。其生存质量在大多数病例是改善或者稳定。有资料显示,对复发间变性星形细胞瘤用此治疗手段延长了生存期,但对原发肿瘤用此方法未见生存期改善。^{32}P 在囊性星形细胞瘤患者中进行囊内治疗可达到局部控制作用,然而由于报道病例较少,难以确认这是一种较好的治疗方法。②短程放射治疗:短程放射治疗的总方案是用 50~60Gy,照射 0~5cm 大小的肿瘤,传送 1 周。目前,由于其单位时间照射剂量过大,加重水肿反应,该方法已经不被推荐。③放射外科治疗:放射外科的相应治疗方案是用 10~20Gy 照射 0~3cm 肿瘤,传送 1h。

短程放射治疗及放射外科治疗主要用于对手术切除后的残余肿瘤及复发胶质瘤的治疗。临床中 X 刀常对残余的肿瘤进行放射补充剂量照射治疗,放射剂量需根据个体病例制订。

放射治疗还包括热疗和光疗,尤其对不能接受放射线治疗的病例,可起到一定的辅助治疗作用,临床均有病例报道。

3)放射性病变:由于放射治疗而引起的神经学病变有:①在放疗期间或在放疗结束后 2 周之内出现脑水肿。②放疗后 6~12 周期间出现亚急性脱髓鞘损害。③放疗后 4~40 个月内出现迟发性坏死。

在对症治疗中,对脑水肿可用激素治疗。亚急性脱髓鞘常常是自限性疾病。然而,继发性坏死是进展的、不可逆的,常是致命的,这是由于肿瘤和瘤周脑组织进行性坏死灶扩大引起。间质的凝固性坏死、血管周围的炎症浸润会有纤维蛋白的液体渗出、血管外膜成纤维增生、血管壁纤维蛋白样坏死、血管内血栓形成;在远距离照射野出现白质水肿、脱髓鞘和稀少细胞成分,细胞由非常小的、暗的、不好辨别的、大的、奇异的多核的星形细胞成分组成。临床上多重新出现颅内压增高或进展的局灶体征。

放射治疗不良反应的严重程度取决于频率、总剂量、照射野的体积、放射线离子性质。为了减少不良反应,充足的剂量也应限制在肿瘤的区域,可在全脑放射治疗的基础上对局部施予一个冲击剂量,或者仅对局部进行放射治疗。总剂量保持在脑组织能耐受的水平。

脑组织的耐受剂量在 70~75Gy,但 60Gy 剂量的区域性远距疗法是现今大多数胶质瘤的标准放射治疗剂量。虽然此剂量引起放射性坏死的危险性低,但区域性的早期或早期迟发效应相对常见。在大多数病例中,组织肿胀表示有水肿发生,且是一过性的。由早期或早期迟发效应引起的急性放射效应常对短程的皮质激素有反应。T_1 低信号、T_2 高信号的水肿区域相当于放射的区域。大脑的这部分容积将逐渐地显示实质性萎缩、蛛网膜下腔增大及脑室外扩张,其临床症状可出现痴呆、淡漠、记忆力减退及精细动作控制的障碍。无论起源于高剂量节段性放射治疗、短程治疗还是放射外科,放射性坏死与复发性肿瘤在放射影像学上常难以分辨。它可形成一个戒指样对比增强的类似于恶性肿瘤的肿物,出现 CT 低密度、T_1 低信号、T_2 高信号的中心以及增强的环形区域;也可出现 CT 低密度、T_1 低信号、T_2 高信号的周围区域,这些周围区域符合白质放射类型的水肿。根据这些表现与复发性肿瘤的相似性以及它们发生时程长的相似性,提出了对放射坏死与复发肿瘤的区别。一些功能性神经诊断影像技术,现正用于研究功效以区别这两种可能性。这些技术包括 PET 扫描、SPECT 扫描及 MRS。PET、SPECT、血流图可表明肿瘤的高代谢区与放射坏死的低代谢区。高血量性的区域被认为可能区分相对代谢不活跃及低血流的放射性坏死。脑电图对放射坏死与肿瘤灶之间的区别帮助很小。放射坏死灶血管造影可见血管区域,放射性核素扫描有不可吸收区。虽然理论上认为,通过上述检查后区分肿瘤复发与放射性坏死的特异性高达 100%,但在临床许多病例中仍不能正确判断。

当增大的肿块为复发性肿瘤、放射性坏死或两者均有时,则需要激素治疗。约50%接受短程治疗及放射外科治疗的患者出现激素难以控制的或需要过度的长期激素治疗的症状,其中约有20%~40%患者需要手术切除增大的、有临床症状的肿块。在恶性胶质瘤局部放射治疗后,因放射性坏死而再次手术的患者,可发现5%为坏死,29%为单独肿瘤,坏死及肿瘤结合者在66%,在几乎所有病例中,可见肿瘤生长能力减弱。

(3)化学药物治疗:近年来国际上的大组随机对照研究(RCT)提示:辅助的化疗能增加患者的生存时间。国内学者也报道成人恶性胶质瘤患者在手术后同步放化疗组生存率明显优于单纯放疗组。利用化疗可以进一步杀灭实体肿瘤的残留细胞,有助于提高患者的无进展生存时间及平均生存时间已得到共识。化疗在恶性胶质瘤治疗中的作用目前越来越被重视。

1)胶质瘤化疗的基本原则:①尽量在化疗前减轻肿瘤负荷。绝大多数化疗药物作用于分裂活跃的肿瘤细胞,且细胞毒性抗肿瘤药物杀灭肿瘤细胞遵循一级药代动力学原则,即每次应用化疗药物化疗时只能杀灭一定数量的肿瘤细胞。当肿瘤体积较小时,分裂细胞的比例最大,化疗效果发挥较好。②尽早开始化疗,并可与放疗同步进行化疗,以取得较好的肿瘤控制结果。③联合化疗。因为胶质瘤的不均质性,使得一个实体病灶中含有对不同药物敏感性不同的亚克隆;通常选择药物作用机制不同及药物毒性不重叠的药物进行联合化疗,是杀灭肿瘤细胞的主要化疗方法。④充分化疗,采用最大耐受量化疗剂量并以尽可能短的间歇期以获得最佳的治疗效果(剂量密度原则)。⑤合理的化疗疗程,并注意保护患者的免疫力。⑥根据化疗药物敏感试验或分子病理试验结果,指导化疗药物的选择。⑦某些抗肿瘤药物(如BCNU,顺铂)可能会导致抗癫痫药物的血清浓度降低,而诱发癫痫发作;因此要注意化疗药物、抗癫痫药物的相互影响。⑧由于抗癫痫药物诱导肝酶活性增强,降低了某些经P-450肝酶途径代谢的抗肿瘤药物的血清浓度(如Irinotecan、Lomustine、Vincristin、Tamoxifen、Paclitaxel、Etoposide);因此,对于这类患者,应对其抗肿瘤药物的剂量进行调整。

2)胶质瘤化疗药物的概况:目前美国FDA批准的应用于恶性胶质瘤的化疗药物是①亚硝基脲类药物,包括:洛莫司汀Lomositing(CCNU),卡莫司汀Carmustine(BCUN),尼莫司汀Nimustine(ACUN);

②替莫唑胺。

其他在临床使用的被证明对恶性胶质瘤有效的化疗药物尚未通过FDA批准。目前FDA尚未批准化疗药物应用于低级别胶质瘤。

①亚硝基脲类Nitrosoureas:代表药物为洛莫司汀Lomositing(CCNU),卡莫司汀Carmustine(BCUN),以及欧洲及日本常用药物尼莫司汀Nimustine(ACUN)。亚硝基脲类具有高脂溶性及良好的中枢神经系统穿透力。该类药物主要使肿瘤细胞DNA在多位点烷基化,导致DNA交联并发生单链或双链断裂以及谷胱苷肽耗竭,最终抑制DNA修复及抑制RNA合成。该类药物的主要毒副作用为骨髓抑制,这种毒性可以是延迟的和累积性的。

②替莫唑胺(Teozolomide,TMZ):TMZ是甲基化药物,亦被认为是二代烷化剂,是恶性胶质瘤化疗的一线药物。该药口服吸收后自动分解并形成有活性的5-(3-甲基三嗪-1-基)咪唑-4-酰胺(MTIC),MTIC进一步分解为5-氨基-咪唑-4-酰胺(AIC)与重氮甲烷,重氮甲烷被认为是活性的烷基化物质,其细胞毒性是对DNA甲基化,甲基化发生主要在鸟嘌呤O6和N7位置,导致错配系统修复失败,使得DNA子链有缺口形成,最终阻碍DNA复制启动而致细胞凋亡。该药透过血-脑脊液屏障较好,脑脊液的药物浓度几乎是血浆浓度的30%。本药的代谢物主要通过肾脏排泄。本药可以单药化疗亦可进行联合化疗及与放疗同时进行同步化疗。本药的主要毒副作用为中度的骨髓抑制,恶心、便秘及疲乏。

③丙卡巴肼(Procarbazine,PCBZ):是一种口服烷化剂,在肝酶的代谢下生成中间体再生成活性产物氧化偶氮甲基化合物,后者使DNA甲基化从而抑制细胞分裂。本药虽可进行单药化疗,但多为联合化疗PCV(PCBZ+CCNU+VCR)的组成部分。本药的主要毒副作用为骨髓抑制、恶心、疲乏和皮疹。

④天然类抗肿瘤药物-长春碱及鬼白毒类药物:长春碱类主要来源于长春花植物(夹竹桃科),其的代表药物有长春新碱(Vincristine,VCR)和长春碱(Vinblastine VLB)。该类药物是细胞周期特异性化疗药物,本药主要作用于微管蛋白,阻止聚合作用和诱导细胞分裂中期停顿。本药常用于联合化疗,是PVC化疗方案的化疗药物之一。在鬼白毒类化疗药中,代表药物为依托泊苷,其作用机制是通过干扰DNA拓扑异构酶Ⅱ使得DNA单链和双链断裂,诱导肿瘤细胞停滞在G_2期,另外该药还与微管蛋白结合阻止微管形成。由于该药透过血-脑脊液屏障能

力较弱,故本药多作为联合化疗的一部分。

⑤以 VEGF 为靶标的分子靶向药物-贝伐单抗(Bevacizumab,阿瓦斯汀 Avastin)。胶母细胞瘤细胞具有表皮生长因子受体(EGFR)和血管内皮生长因子(VEGF)的过表达。贝伐单抗(bevacizumab)是人源化抗 VEGF 单克隆抗体,当其与拓扑异构酶 I 型抑制剂伊立替康(irinotecan)联合应用治疗直肠癌时显示出较好的治疗效果。因而贝伐单抗于 2004 年获得 FDA 批准上市,用于一线治疗晚期结直肠癌。利用贝伐单抗+伊立替康治疗至少在常规化疗一疗程后复发的恶性胶质瘤的研究表明上述治疗能使 6 个月无疾病进展生存达到 46%,6 个月平均生存率 84%,平均生存时间 12.6 月。贝伐单抗联合伊立替康治疗复发恶性胶质瘤目前正在研究中。

3)具体治疗方案:

①化疗与放疗同步进行:2002 年的一项高质量的荟萃分析指出化疗和放疗同步进行可以为患者带来益处:联合治疗的患者比单纯放疗患者的中位生存时间延长 2 个月,同时 2 年生存者的比例也提高了 5%。相似的结果早在 1993 年也被证实。2005 年由 Stupp 等组织的一项大规模 RCT 结果发现替莫唑胺(TMZ)联合放疗较单纯放疗可延长患者中位生存时间 2.5 个月,同时 2 年生存者的比例提高了 16%。同年的由 Athanassiou 等组织另一个 RCT 也证实 TMZ 联合放疗较单纯放疗可明显延长胶质母细胞瘤患者生存时间(从 7.7 月延长到 13.41 月)。

目前没有足够的证据表明联合治疗中采用多药化疗方案要比单药方案要好。1998 年由 Huncharek,Muscat,& Geschwind 组织的一项 RCT 指出采用多药方案的患者生存概率似乎较单药方案的患者要大,但是两者没有统计学差异,故作者不提倡多药方案。Shapiro 等(1989)也没有发现 BCNU 单药和以 BCNU 为基础的多药方案之间的区别。同样,Chang 等(1983)和 Prados 等(1999)也没有发现差异。

②替莫唑胺:对于新诊断的 GBM 患者,强烈推荐替莫唑胺(TMZ)同步放疗联合辅助化疗方案,该方案被美国国家综合肿瘤网(NCCN)指南、加拿大 GBM 共识以及英国卫生与临床优秀成果研究所(NICE)指南推荐,目前被认为是新诊断的胶质母细胞瘤的标准治疗方案。国内学者也发现了类似的结果。该方案具体是:放疗的整个疗程应同步化疗,口服替莫唑胺 $75mg/m^2$,疗程 42 天。应在放疗前约 1 小时给予;放疗过程中,在不接受照射日仍应按照相

同时间用药。放疗结束后 4 周,辅助替莫唑胺治疗,用药方法:$150mg/m^2$,连续用药 5 天,28 天为一个疗程,同时检测血液系统并发症,若耐受良好,则增量至 $200mg/m^2$。一般在 3 个疗程的辅助化疗后应该进行临床和影像学的评估,若有假性进展,则推荐继续服药至 6 个疗程。对于治疗中有持续的改善的患者可以考虑延长治疗周期。若 3 个疗程后有复发,则建议再手术或改用其他化疗方案。

HART 等最近通过对现存的替莫唑胺相关文献的荟萃分析发现替莫唑胺用于恶性胶质瘤患者主要有以下益处:a. 延长生存时间;b. 延长肿瘤无进展期;c. 对生活质量没有明显的负面影响;d. 较低的早期不良事件发生率。替莫唑胺的副作用有:恶心、呕吐、脱发、皮疹、疲劳、便秘、白细胞、红细胞、血小板减少,抽搐、虚弱、肝功能异常等。由于恶性胶质瘤患者的生存期总体上较短,故目前尚无长期毒副作用的可靠性文献报道。

对于高龄的恶性胶质瘤患者,有研究指出替莫唑胺也有益处。Brandes 等发现对于 65 岁以上 GBM 来说,放疗联合替莫唑胺比单独放疗或放疗联合丙卡巴肼有明显的生存益处。Glantz 等也发现年老患者使用替莫唑胺与标准的分次放疗同样有效。

对于间变星形细胞瘤推荐术后辅以化疗(如类似 GBM 的 TMZ 方案,但是目前尚无大规模的随机对照研究的结果。间变少突胶质细胞瘤和间变少突-星形细胞瘤也属于恶性胶质瘤,它们对化疗要比恶性星形细胞瘤敏感。这些肿瘤患者若有染色体 1p 19q 的联合缺失,则对 PCV 化疗方案(洛莫司汀 $110mg/m^2$,第一天+丙卡巴肼 $60mg/m^2$,第 8~21 天+长春新碱 $1.5mg/m^2$,第 8,29 天)反应率要明显高于 1p 19q 未缺失者(100% vs 23%~31%)。两项大规模的 III 期临床试验推荐放疗后使用 PCV 方案进行化疗。虽然目前关于间变少突胶质细胞瘤和间变少突-星形细胞瘤的化疗都采用 PCV 方案,但 TMZ 因为副作用少也备受重视,但有关 TMZ 在 III 级胶质瘤的 RCT 目前仍在进行中,且尚没有 PCV 和 TMZ 之间比较研究结果。对于初发的恶性间变室管膜瘤不推荐化疗,而在复发时可以考虑化疗。

③亚硝基脲类化疗药物:Stewart 对 1965—1997 年所进行的 12 项 RCT 详细地进行了深入的分层 Meta 分析,这 12 项 RCT 中所应用的抗肿瘤药物谱中均有亚硝基脲类药物,其中单独应用 BCNU 者 3 项,BCNU 联合其他抗肿瘤药物者 4 项,单独应用 CCNU 者 2 项,CCNU 联合其他抗肿瘤药物者 3 项

（其中 PCV 方案 1 项）；研究结果表明对高级别胶质瘤患者进行化疗，可以延长患者的生存期。Wolff 等对 1976—2002 年间进行过的 364 项的亚硝基脲类药物治疗高级别胶质瘤的临床试验进行了回顾性分析。该项研究包括 504 个队列研究，共 24 193 例患者，（72% 为 GBM，22% 为间变性星形细胞瘤）。本研究结果表明以 Nimostine（ACNU）为基础的化疗队列研究中，患者生存受益为 8.9 个月，以 Lomustine（CCNU）化疗的患者生存受益为 5.3 个月。该结果提示以 ACNU 及 CCNU 为基础的化疗效果优于以 BCNU 为基础的化疗。德国肿瘤协会神经肿瘤研究组发起 NOA-01 随机对照临床试验，以亚硝基脲类药物为主的联合化疗（ACUN+VM26 以及 ACNU+Ara C）治疗 GBM 及间变性胶质瘤，GBM 的全组 mOS 为 16.5 个月，而间变性胶质瘤为 60 个月，上述结果明显优于以往肿瘤放射治疗研究组（RTOG）结果。

亚硝基脲类化疗药物进行恶性胶质瘤化疗的具体用法是：

a. PCV 方案（洛莫司汀+丙卡巴肼+长春新碱）；8 周为一个疗程，不超过 6 个疗程。第一天，口服洛莫司汀（CCNU）110mg/m²，第 8~21 天，每日口服丙卡巴肼（PCB）60mg/m²，第 8、第 29 天，静脉给药长春新碱（VCR）1.4mg/m²（最大剂量为 2mg）。

b. ACNU 方案：

ACNU 单药治疗方案：ACUN 静脉用药 100mg/m²，每 6 周为一疗程，不超过 6 个疗程。

ACUNU 联合用药方案：每 6 周为一疗程，共 4~5 个疗程。第一天，ACNU 静脉用药 90mg/m²；第 1~3 天替尼泊苷（teniposide，VM26），每日静脉用药 60mg/m²。

④化疗局部应用：局部瘤腔植入的含卡莫司汀（BCNU）的生物可降解聚合物（Gliadel Wafer，美国 Guilford 公司）在一项随机对照的 3 期临床试验中显示出对新诊断的恶性胶质瘤患者的生存益处（平均生存时间从 11.6 提高到 13.9 月，该移植片能在肿瘤切除术后的数周内缓慢释放，从而杀灭残留的肿瘤细胞。这个临床试验入组的患者随后又被 Whittle，Lyles，& Walker（2003）长期随访验证发现有着较好的预后。英国的 NICE 指南提出该移植片仅仅用于肿瘤切除程度在 90% 以上。目前国际上尚无 BCNU 移植片和 TMZ 口服的大规模随机对照研究，由于该移植片尚未在我国上市，故还没有其对国人安全性和有效性的报道。

⑤动脉用药和骨髓移植：一项 RCT 的研究表明动脉使用 BCNU 对恶性胶质瘤进行化疗既无效又不安全。与静脉使用该药相比，动脉内化疗反而降低了生存期。但国外亦有学者通过动脉介入方法给药也取得了较好的效果。国内亦有学者采用选择性动脉介入方法，用卡氮芥（BCNU）或尼莫司汀（ACNU）灌注治疗高级别胶质瘤，取得了较满意结果。但这些阳性结果尚无大规模的随机对照研究的结果支持，并且费用高，技术要求也高，目前不建议推广。

目前没有证据表明高剂量化疗时需要常规辅助自体骨髓移植。通过对 22 例患者的研究，Mbiddle 等发现高剂量化疗时辅助自体骨髓移植能稍微延长生存时间，但是长期生存者的比例似乎没有增加。Fine & Antman 等（1992）也指出自体骨髓移植没有充分的证据支持，我们在此也不推荐常规使用。

⑥基因标志物：MGMT 是一个重要的 DNA 修复酶，其与 TMZ 的耐药有关。MGMT 启动子的甲基化能沉没该基因，降低 DNA 修复能力，从而使肿瘤细胞对 TMZ 更敏感。来自欧洲和加拿大的一项随机化研究指出同样使用 TMZ 的 GBM 患者，若 MGMT 启动子有甲基化，则其中位生存时间明显长于无启动子甲基化的患者（21.7 月对比 12.7 月，Ⅰ级证据）。国内学者在体外证实了 MGMT 基因表达与胶质瘤对烷化剂类耐药相关，但研究未涉及临床病例研究。国内学者对恶性脑胶质瘤患者在化疗之前检测 MGMT 蛋白表达，对 MGMT 表达阳性者采用不含亚硝基脲类和替莫唑胺的方案进行化疗，MGMT 表达阴性者用药不受限。结果发现通过 MGMT 指导选择化疗方案，可以明显提高近期化疗疗效，毒副作用耐受性好。总的来说，目前学术界尚未完全根据 GBM 患者的 MGMT 启动子甲基化状态来指导使用 TMZ。但若放射肿瘤治疗组（RTOG 0525）进一步证实 MGMT 启动子甲基化的重要性，则将来对 MGMT 启动子非甲基化的恶性胶质瘤患者需要采取其他化疗方法。目前有关 TMZ 的剂量密集方案以及 TMZ 联合 MGMT 抑制剂的化疗方法目前正在研究进展中，我们在这里推荐有条件的单位尽快开展 MGMT 蛋白的免疫组织化学检测或 MGMT 启动子的甲基化 PCR 检查，以便更好地开展恶性胶质瘤的个体化化疗。

对于间变少突胶质细胞瘤和间变少突-星形细胞瘤来说，若有染色体 1p19q 的联合缺失，则这些患者不但对化疗敏感，而且生存期也明显延长。

4）影响化学治疗的因素及对策：由于化学治疗的疗效有限并常常出现不良反应，这就需要人们发展不同的策略来克服这些限制。对有效化学治疗的屏障包括传递到肿瘤的药物剂量不充足、细胞对药物的耐受和药物毒性。结合肿瘤不完全的血管形成和血-脑脊液屏障的相对不渗透性，阻止了化学治疗药物充足地传递到肿瘤和有肿瘤浸润的脑组织中。外科切除肿瘤可以对抗第一个问题，设计脂溶性制剂或渗透性临时开放血-脑脊液屏障可防止发生第二个问题。

细胞的耐受性可能是由于细胞处于 G_0 期而对药物不敏感，或者是由于生化机制，损伤后细胞又重新修复，或者是由于药物的排除、药物失活等因素。外科切除了非细胞分裂期的瘤细胞或者使细胞进入活动的周期。应用细胞特异性周期和细胞周期依赖性药物可能是另一种解决细胞处于 G_0 期的手段。解决耐药性的生化机制受到了相同病理类型肿瘤中存在肿瘤细胞不一致性的困扰。而肿瘤的特性决定着对药物的敏感性。临床研究认为，患者肿瘤培养细胞对药物敏感性实验有助于对特殊患者肿瘤的治疗。然而，许多胶质瘤的异变性和治疗后的突变能改变对药物的敏感性，限制了这种技术的使用。单一用药比联合用药增加了耐药细胞出现的可能性。

药物的毒性问题要求所用药物对肿瘤未涉及的脑组织、造血组织和其他器官尽量减少毒性。用亚硝基脲类主要存在骨髓抑制作用，对肺、肾、肝毒性较小。使用多种药物时，一个重要的用药手段是各药物主要毒性作用不集中在某一器官系统。另一种方法是颈动脉、脑室、椎管、瘤内或经导管选择性动脉用药，药物直接到达肿瘤分布的脑区。理论上，局部药物高度集中减少了对非肿瘤侵蚀脑区和系统器官毒性。许多研究报道，用动脉注射方法导致了大脑和眼的毒性而没有出现存活的改善。但动脉内化学治疗仍然是一个有研究意义的领域。应用自主骨髓移植以对抗剂量增加所引起的骨髓抑制是一个企图达到增加药物剂量的手段。但广泛临床应用仍需进一步证实其疗效。如上所述，瘤内化学治疗直接作用于肿瘤，临床使用已经表明对复发肿瘤有效。

（4）生物学治疗：对颅内恶性胶质瘤进行常规综合治疗（手术治疗、放射治疗、化学治疗），并逐步改进治疗方法，借助先进的医疗设备提高手术质量，采用多种形式的放射、化学治疗手段，虽然在一定程度上提高了治疗效果，但仍不能令人满意。近年来，研究者试图通过生物学治疗方法改善对恶性胶质瘤的治疗效果。目前，这一治疗领域的研究多集中在动物实验，临床仅在一些治疗中心开展。治疗方法涉及基因治疗、免疫治疗等。

对恶性神经上皮肿瘤的免疫治疗仍处于研究阶段。研究认为，用增强剂增强免疫应答、被动免疫、继承免疫均没有作用。主动免疫和给予干扰素的实验结果令人鼓舞。在一个研究中，7 个胶质母细胞瘤患者用受到照射的恶性胶质瘤细胞系、卡芥苗细胞壁和左旋咪唑治疗，4 个患者生存了 4 年。另一个生物应答修饰剂-成人淋巴细胞干扰素，肠外给药 8 周，在 7/17 例胶质母细胞瘤患者产生应答，应答者的中位生存期为 511 天（从开始治疗算），而非应答者的中位生存期仅 147 天。

另有研究者制备肿瘤细胞某些高表达产物的抗体，如 EGFR、IGF-R，其本身具有抗肿瘤的作用，将该抗体偶连细胞毒性物质或标记放射性核素，可直接杀伤肿瘤细胞。临床试验证明有一定疗效。

有些细胞因子，如白介素 2、干扰素 α，可抑制肿瘤生长，有临床报道用于胶质瘤的治疗可增加放射、化学治疗作用。

使用血管形成因子的抑制剂是治疗肿瘤的另一个策略。用肿瘤浸润细胞进行治疗也是一个积极的研究领域。

基因和病毒治疗迅速进入了研究领域。方法包括瘤内应用减毒的疱疹病毒直接杀伤肿瘤；或用疱疹病毒、腺病毒、反转录病毒修饰后，表达缺失的抑癌基因，对抗癌基因的表达，增强宿主的免疫反应；或使用化学治疗剂容易损伤的基因表达。传导病毒胸苷激酶杀伤肿瘤是这些策略中首先用于临床试验治疗脑肿瘤的。

胶质瘤的生物治疗仍处于初级研究阶段，但细胞分子生物学、肿瘤分子生物学、基因分子生物学、免疫分子生物学、病毒分子生物学的研究进展，将对胶质瘤的生物治疗起到积极的推动作用。

8. 预后 目前，对幕上大脑半球胶质瘤的预后报道不同，总结国内外不同治疗中心的研究结果可以见到，近年所报道的患者生存期长于早期的结果，尤其对于高度恶性胶质瘤，这一结果确切的来自于采取积极的综合治疗，才可有效地延长患者的生存期。

有许多因素影响患者的预后，主要影响因素包括肿瘤组织学类型、肿瘤的生长部位、患者年龄、术前患者的身体状态、对肿瘤的手术切除程度、合理的术后综合治疗、肿瘤复发后合理的治疗手段。

（1）低度恶性胶质瘤患者预后：低度恶性星形细胞瘤达到显微镜下全部切除、青壮年、有正常的意识水平、没有人格的改变(个人行为的变化)是良好的预后因素;首发症状出现至诊断确定大于6个月、存在有癫痫、没有头痛、手术前后没有神经学方面缺陷(功能障碍)也是有意义的预后因素。在众多预后因素中,肿瘤全切除对患者预后影响最大。肿瘤的病理类型也是一个重要的预后影响因素。单中心研究报道,一组低度恶性星形细胞瘤最大手术切除后的中位生存期为7.4年。另一组对179例成人1~2级大脑半球星形细胞瘤的研究报道,肿瘤全切除后80%的患者达到5年生存期。但在临床上也会见到肿瘤全切并放射治疗后患者在1年内肿瘤复发,之后呈现高度恶性肿瘤生长方式并短期内死亡。与病理相联系的预后因素中纤维型和原浆型星形细胞瘤预后较好,而肥胖型星形细胞瘤预后较差。

在低度恶性胶质瘤中,少突胶质细胞瘤预后最好。肿瘤显微镜下彻底切除后辅助放化疗治疗,患者可获得良好的疗效。有报道平均生存为13年,个别报道达40年。仅做部分切除者(包括活检及减压者)术后平均存活3.3年。肿瘤部分切除后容易复发,这种患者可再次手术以延长生命。术后放射治疗可以在一定程度上提高生存期,5年及10年生存率可达到52%和32%。

(2)高度恶性胶质瘤患者预后:虽然对于高度恶性胶质瘤首次手术时扩大切除与肿瘤复发的时间及患者的生存期之间的关系存在争议,但多数报道认为肿瘤的切除程度是一个重要的预后因素,并且强调,只有肿瘤较彻底地全切除才能有效地延长患者的生存期。而患者的年龄、肿瘤组织学类型、术前身体健康状况、耐受治疗的程度以及肿瘤复发后接受再次治疗的情况均是重要的预后因素。对于间变性星形细胞瘤,有报道,如果肿瘤大体全切除并且进行放射治疗,5年生存率可达到50%,而仅接受手术治疗者只有21%。如果肿瘤未能全切除,术后放射治疗后5年生存率为16%。术后化学治疗是有效的,可用长春新碱、亚硝基脲类、丙卡巴肼等药物,尤其是新药替莫唑胺的问世,给高级别胶质瘤患者带来了新的希望。对复发肿瘤应该考虑再次手术,并且尽可能提供合理的化学治疗、基因治疗、免疫治疗或局部放射治疗。

胶质母细胞瘤预后很差,术后易复发(一般在8个月之内),平均生存时间为1年。有报道,即便肿瘤全切除并且术后进行放射治疗和化学治疗,2年生存率仅在10%,长时间生存者只有5%。在胶质母细胞瘤患者预后因素中,年龄小于45岁、术前症状持续时间大于6个月、有癫痫而不存在精神意识状态变化、肿瘤位于额叶和术前身体状况良好是有利的预后因素。手术治疗可改善患者的生活质量并延长患者的生存期,并且肿瘤全切除有积极意义。未能进行手术的胶质母细胞瘤患者95%在诊断之后3个月内死亡。目前,术后短期内替莫唑胺联合放疗已经成为胶质母细胞瘤的标准治疗方案。

(3)复发胶质瘤患者预后:复发性胶质瘤患者同样存在许多预后因素,在这些因素中尤为重要的是肿瘤组织学类型、患者年龄、患者身体条件、再手术的时间间隔、手术切除的范围以及是否进行合理的术后综合治疗。

一些来自国外的研究报道认为,复发肿瘤全切后患者的中位生存期为51.2周,而较局限切除后的患者为23.3周。病理也是重要的预后影响因素,有报道,间变性星形细胞瘤患者再手术后的中位生存期是88周,而胶母细胞瘤患者仅为36周;另有报道分别为61周和29周。年龄可能是更重要的因素,有研究发现,40岁以下的患者再手术后其中位生存期为57周,而40岁以上患者仅为36周。首次治疗与复发之间的时间间隔对于复发肿瘤预后有一定影响,有报道认为,如果手术间隔时间超过6个月,那么患者生存时间将延长1倍。普遍认为,复发肿瘤的位置、是否呈局限性生长、患者身体健康状况以及对再次手术和其他治疗手段的耐受性也直接影响患者的预后。如果患者身体条件较好、术后可耐受进一步的化学治疗或局部放射治疗、肿瘤位于非重要功能区、肿瘤生长局限,易于再次全切除,预后较好。对于肿瘤弥漫侵袭性生长而不能再次手术者,预后很差。

总的来讲,经手术及放射治疗后,肿瘤的复发是非常危险的,常常见到肿瘤的生长比原发肿瘤更快且更具侵袭性。这种抑制肿瘤生长的基础生物性改变,使肿瘤对随后的治疗反应较差,并且首次治疗后症状复发的间期较短常提示肿瘤的生长迅速。评估预后需考虑的因素包括肿瘤的生物学(病理学、生长率及侵袭性)、可切除性、对放射治疗及化学治疗的反应、肿瘤生长及侵袭的部位,以便估计其引起神经功能缺陷及死亡的潜在可能性。

9. 随访 胶质瘤的随访工作要求多领域专家参与,包括神经外科学、放疗和化疗、神经病学、影像学、精神心理学、护理学与康复治疗学等;随访内容包括监测并处理由肿瘤引起或治疗相关的病征:控制瘤周水肿中类固醇激素的使用、减量与停用、类固醇激素的副作用,抗癫痫药物的选择、减量与停药时机、放疗和化疗的近期及远期不良反应;随访应该采用国际通用的评定手段、量表与技术来评估患者意识、精神心理和认知状态、神经功能障碍及生存质量。

10. 结语 恶性胶质瘤的治疗需要神经外科、放射治疗科、神经肿瘤科和病理科等多学科合作,采取个体化综合治疗,遵循循证医学证据,优化和规范治疗方案,以期达到最大治疗获益,延长患者无进展生存期及总生存期,提高生存质量。

参 考 文 献

1. Louis DN,Ohgaki H,Wiestler OD,et al. Who classification of tumor of the central nervous system (4th edition). IARC,Lyon,2007.

2. NCCN clinical Practice Guidelines in Oncology Central Nervous System Cancers. V. 1. 2011.

3. 江涛. 脑胶质瘤. 北京:人民卫生出版社,2007.

4. 陈忠平. 神经系统肿瘤,北京:北京大学医学出版社,2009.

5. 中国中枢神经系统胶质瘤诊断和治疗指南. 北京:北京大学医学出版社,2012.

6. 王忠诚. 神经外科手术学. 北京:科学出版社,2000.

7. 唐振生. 神经病学. 神经系统肿瘤. 北京:人民军医出版社,2004.

8. 赵继宗. 微创神经外科学. 北京:人民卫生出版社,2008.

9. 王任直. 神经外科学. 北京:人民卫生出版社,2002.

10. 王忠诚. 王忠诚神经外科学. 武汉:湖北科学技术出版社,2005.

11. 凌锋,鲍遇海. 显微神经外科学. 北京:中国科学技术出版社,2006.

12. 陈忠平. 神经系统肿瘤化疗手册. 北京:北京大学医学出版社有限公司,2012.

13. 鲍圣德. 神经系统肿瘤学. 北京:人民卫生出版社,2008.

14. Fisher JL,Schwartzbaum JA,Wrensch M,et al. Epidemiology of brain tumors. Neurol Clin,2007,25:867-890.

15. Schwartzbaum JA,Fisher JL,Aldape KD,et al. Epidemiology and molecular pathology of glioma,2006,2(9):494-503.

16. Stupp R,Mason WP,van den Bent MJ,et al. Radiotherapy plus concomitant and adjuvant temozolomide for glioblastoma. N Engl J Med,2005,352:987-996.

17. Gorlia T,van den Bent MJ,Heqi ME,et al. Nomograms for predicting survival of patients with newly diagnosed glioblastoma:prognostic factor analysis of EORTC and NCIC trial 26981-22981/CE. 3. Lancet Oncol,2008,9:29-38.

18. Aldape K,Burger PC,Perry A. Clinicopathologic aspects of 1p/19q loss and the diagnosis of oligodendroglioma. Arch Pathol Lab Med,2007,131:242-251.

19. Wen PY,Kesari S. Malignant gliomas in adults. N Engl j Med,2008,359(5):492-507.

20. Gorlia T,van den Bent MJ,Hegi ME,et al. Nomograms for predicting survival of patients with newly diagnosed glioblastoma:prognostic factor analysis of EORTC and NCIC trial 26981-22981/CE. 3. Lancet Oncol 2008,9:29-38.

21. Kogiku M,Ohsawa I,Matsumoto K,et al. Prognosis of glioma patients by combined immunostaining for survivin,Ki-67 and epidermal growth factor receptor. J Clin Neurosci,2008,15:1198-1203.

22. Bello L,Gambini A,Castellano A,et al. Motor and language DTI Fiber Tracking combined with intraoperative subcortical mapping for surgical removal of gliomas. Neuroimage,2008,39(1):369-382.

23. Chen CM,Hou BL,Holodny AI. Effect of age and tumor grade on BOLD functional MR imaging in preoperative assessment of patients with glioma. Radiology,2008,248(3):971-978.

24. Mason WP,Maestro RD,Eisenstat D,et al. Canadian recommendations for the treatment of glioblastoma multiforme. Curr Oncol,2007,14(3):110-117.

25. Pang BC,Wan WH,Lee CK,et al. The role of surgery in high-grade glioma is surgical resection justified? A review of the current knowledge. Ann Acad Med Singapore,2007,36(5):358-363.

26. Senft C,Seifert V,Hermann E,et al. Usefulness of intraoperative ultra low-field magnetic resonance imaging in glioma surgery. Neurosurgery,2008,63(4 Suppl 2):257-266;discussion 266-257.

27. Wu JS,Zhou LF,Tang WJ,et al. Clinical evaluation and follow-up outcome of diffusion tensor imaging-based functional neuronavigation:a prospective,controlled study in patients with gliomas involving pyramidal tracts. Neurosurgery,2007,61(5):935-948;discussion 948-939.

28. Carsten N,Nicolaus A,Nicole W,et al. Radiotherapy for high-grade gliomas. Strahlenther Oncol,2004,180(7):401-407.

29. Chamberlain MC,Glantz MJ,Chalmers L,et al. Early necrosis following temodar and radiotherapy in patients with glioblastoma. J Neurooncol,82:81-83,2007.

30. Mason WP,Maestro RD,Eisenstat D,et al. for the Canadian GBM Recommendations Committee. Canadian recommendations for the treatment of glioblastoma multiforme. Curr Oncol,2007,14(3):110-117.

31. Hart MG,Grant R,Garside R,et al. Temozolomide for High Grade Glioma. Cochrane Database of Systematic Reviews 2008, Issue 4. Art. No.: CD007415. DOI: 10. 1002/14651858. CD007415.

32. van den Bent MJ. Anaplastic oligodendroglioma and oligoastrocytoma. Neurol Clin,2007,25:1089-109.

33. van den Bent MJ,Carpentier AF,Brandes AA,et al. Adjuvant procarbazine,lomustine,and vincristine improves progression-free survival but not overall survival in newly diagnosed anaplastic oligodendrogliomas and oligoastrocytomas:a randomized European Organisation for Research and Treatment of Cancer phase Ⅲ trial. J Clin Oncol,2006,24:2715-2722.

34. Andreas von Deimling eds. Gliomas-recent results in cancer research. Springer. 2009.

35. Hegi ME,Diserens AC,Gorlia T,et al. MGMT gene silencing and benefit from temozolomide in glioblastoma. N Engl J Med,2005,352(10):997-1003.

36. Stupp R,Mason WP,van den Bent MJ,et al. European Organisation for 5Research and Treatment of Cancer Brain Tumor and Radiotherapy Groups;National Cancer Institute of Canada Clinical Trials Group. Radiotherapy plus concomitant and adjuvant temozolomide for glioblastoma. N Engl J Med,2005,352(10):987-996.

37. Wen PY,Kesari S. Malignant gliomas in adults. N Engl J Med,2008,359(5):492-507.

38. Cairncross G,Berkey B,Shaw E,et al. Phase Ⅲ trial of chemotherapy plus radiotherapy compared with radiotherapy alone for pure and mixed anaplastic oligodendroglioma:Intergroup Radiation Therapy Oncology Group Trial 9402. J Clin Oncol,2006,24:2707-2714.

39. Athanassiou H,Synodinou M,Maragoudakis E,et al. Randomised Phase II study of Temozolomide and Radiotherapy Compared with Radiotherapy Alone in Newly Diagnosed Glioblastoma Multiforme. Journal of Clinical On-cology,2005,23(10):2372-2377.

40. Wolff JEA,Berrak S,Webb SEK,et al. Nitrosourea efficacy in high-grade glioma:a survival gain analysis summarizing 504 cohorts with 24193 patients. Journal of Neurooncology,2008,88:57-63.

41. Barbagallo GM,Jenkinson MD,Brodbelt AR. 'Recurrent' glioblastoma multiforme,when should we reoperate? Br J Neurosurg,2008,22(3):452-455.

42. Butowski NA,Sneed PK and Chang SM. Diagnosis and Treatment of RecurrentHigh-Grade Astrocytoma. J Clin Oncol,2008,24:1273-1280.

43. Combs SE,Debus J and Schulz-Ertner D. Radiotherapeutic alternatives for previously irradiated recurrent gliomas. BMC Cancer,2007,7:167.

44. Chamberlain MC,Wei-Tsao DD,Blumenthal DT,et al. Salvage chemotherapy with CPT-11 for recurrent temozolomide-refractory anaplastic astrocytoma. Cancer, 2008, 112(9):2038-2045.

45. Hou LC,Veeravagu A,Hsu AR,and Tse VCK. Recurrent glioblastoma multiforme:a review of natural history and management options. Neurosurg Focus,20(4):E3,2006.

46. Kreisl TN,Kim L,Moore K,et al. Phase II trial of single-agent bevacizumab followed by bevacizumab plus irinotecan at tumor progression in recurrent glioblastoma. J Clin Oncol,2009,27(5):740-745.

47. Martino J,Taillandier L,Moritz-Gasser S,et al. Re-operation is a safe and effective therapeutic strategy in recurrent WHO grade II gliomas within eloquent areas. Acta Neurochir,2009,151:427-436.

48. Mayer R,Sminia P. Reirradiation tolerance of the human brain. Int J Radiat Oncol Biol Phys,2008,70(5):1350-1360.

49. Poulsen HS,Grunnet K,Sorensen M,et al. Bevacizumab plus irinotecan in the treatment patients with progressive recurrent malignant brain tumours. Acta Oncol,2009,48(1):52-58.

50. Rosati A,Tomassini A,Pollo B,et al. Epilepsy in cerebral glioma:timing of appearance and histological correlations. J Neurooncol.,2009,93(3):395-400.

51. Wick A,Felsberg J,Steinbach JP,et al. Efficacy and tolerability of temozolomide in an alternating weekly regimen in patients with recurrent glioma. J Clin Oncol,2007,25(22):3357-3361.

52. Wolff JE,Berrak S,Koontz Webb SE,et al. Nitrosourea efficacy in high-grade glioma:a survival gain analysis summarizing 504 cohorts with 24193 patients. J Neurooncol,2008,88(1):57-63.

53. 王明,周永庆,徐庆生,等. 恶性脑胶质瘤个体化化疗的研究进展. 国际神经病学神经外科学杂志,2008,35:548.

54. 江涛. 大脑胶质瘤分子病理分型与化疗. 中国微侵袭神经外科杂志,2009,14:1.

55. 潘强,杨学军. MGMT表达在胶质瘤对烷化剂耐药中的作用. 国际神经病学神经外科学杂志,2009,36:33.

56. 朱正权,刘亮等. 替莫唑胺治疗34例高级别胶质瘤的临床疗效观察. 中国现代药物应用,2011,18:6-7.

57. 李方明,聂青等. 高度恶性脑胶质瘤放疗联合替莫唑胺（国产）化疗临床研究. 海军总医院学报,2009,22(01):6-9.

58. 侯艳丽,白永瑞等. 脑胶质瘤术后三维适形放射治疗的疗效分析. 世界肿瘤杂志,2009,1:28.

59. 吴劲松,毛颖,姚成军等. 术中磁共振影像神经导航治疗脑胶质瘤的临床初步应用（附61例分析）. 中国微侵袭神经外科杂志,2007,(3):105-109.

60. 王伟民,白红民,李天栋. 脑功能区胶质瘤手术中的新技术. 中华神经外科杂志,2007,23(6):428-431.

61. 张忠,江涛,谢坚. 唤醒麻醉和术中功能定位切除语言区胶质瘤.中华神经外科杂志,2007,23(9):643-645.

62. 赵世光,滕雷,李一.5-氨基乙酰丙酸荧光引导显微手术切除人脑胶质瘤.中华神经外科杂志,2007,23(5):369-372.

63. 张俊平,牟永告,张湘衡等.MGMT表达指导下的恶性脑胶质瘤预见性化疗近期疗效分析,中华神经外科杂志,2007,23(2),96-98.

64. 曾宪起,申长虹等.应用替莫唑胺对照司莫司丁治疗恶性脑胶质瘤的疗效观察.中华神经外科杂志,2006,22(4),204-207.

65. 李刚,牟永告等.替尼泊苷与尼莫司汀联合治疗 O6-甲基鸟嘌呤-DNA甲基转移酶(MGMT)阴性表达的恶性胶质瘤:附18例经验.中国神经肿瘤杂志,2009;7(1):53-57.

二、眶内肿瘤

眼眶内肿瘤包括肿瘤和假性肿瘤,因为解剖位置的特点,在临床诊断治疗过程中,需要神经外科医生、眼科医生和放射线科医生协同参与,充分了解颅、眶部尤其是眶尖部手术入路的解剖尤为必要。眶尖区病变部位深在、隐蔽,周围毗邻重要的血管和神经,一直是神经解剖学、眼科学、颅底外科学及影像医学研究中颇受重视的区域,在临床治疗中手术入路的多样性为最大限度保护神经,切除肿瘤时治愈眶内肿瘤的关键。

1. 摘要 眼眶是一个狭小的解剖空间,由额骨、蝶骨、上颌骨、颧骨、泪骨和筛骨六块骨构成。眶内容物包括眼球、眼外肌、血管、神经、筋膜和眶脂体等。眶上裂有诸多血管和神经通过,眶下裂构成眼眶和颞下窝与翼腭窝的通道,内有神经和血管走行。视神经管是眶颅间的骨性通道,有视神经和眼动脉穿行。此区病变分为肿瘤和假性肿瘤两部分。常见肿瘤有脑膜瘤、神经鞘瘤、视神经胶质瘤和海绵状血管瘤等;假性肿瘤为非特异性眼眶炎症,又称眼眶假瘤,是一种非外科治疗疾病。眶内肿瘤在临床表现为:突眼、视力丧失、复视和少见眼眶疼痛。鉴于解剖的复杂性,在选择治疗方案,尤其是外科手术入路方面,应严密计划,谨慎进行。本区域的常见的手术入路有经眶上壁入路(经颅硬脑膜外入路)和经眶外侧壁入路两种。

2. 局部解剖学 眼眶由额骨、蝶骨、上颌骨、颧骨、泪骨和筛骨6块骨构成(图14-3)。眶内容物包括眼球、眼外肌、血管、神经、筋膜和眶脂体等。眼外肌主要有4条直肌和2条斜肌。所有直肌均起源于

眶尖的漏斗形总腱环,即Zinn腱环,向前走行止于巩膜表面的不同方向上,形如漏斗,故称肌圆锥,为临床重要标志。

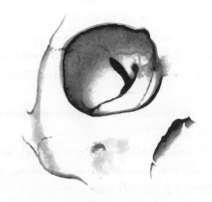

图14-3 眼眶解剖学(施米德克,2003)

(1) 眶脂体:眶脂体充填在眼球、眼肌、泪器和神经、血管之间的脂肪组织,具有固定眶内软组织和保护眶内器官的作用。脂肪被眼外肌间膜分为中央部和周围部,两部分在后部因无肌间膜而连续。中央部在视神经周围,为疏松组织;当眼球转动时,视神经及周围的血管、神经易于移动。周围部位于眶骨膜和4条直肌之间,前方以眶隔为界,于直肌附着部最厚。

(2) 视神经管:视神经管为颅-眶沟通的重要通道,颅内视神经和眼动脉由此进入眶内。视神经管有二口、四壁、一狭部,即颅口、眶口、上壁、下壁、内侧壁、外侧壁,及视神经管狭部。其颅口为水平卵圆形,外邻蝶骨小翼根部及前床突基底部,下有颈内动脉床突上段,眶口为垂直卵圆形,在进眶时变狭窄,其内侧壁远端较近端变厚,这一增厚部分,为骨管最狭窄处,称为视神经管环,该环借骨性结构分隔蝶筛窦,从眶口到颅口逐渐增粗。

视神经管内穿行结构主要有视神经管内段及其被膜、眼动脉管内段,视神经管内段被牢固地固定于视神经管内。眼动脉在视神经管内走行时,行于视神经硬膜鞘下壁壁内;颈内动脉虹吸弯及眼动脉的起始处靠近下壁后缘。

视神经管内有3层鞘膜包围视神经,从外到内依次为硬脑膜、蛛网膜和软脑膜,分别由脑的同名被膜延续而成。硬脑膜与蛛网膜之间为硬膜下隙,蛛网膜与软脑膜之间为充满脑脊液的蛛网膜下隙,这两个间隙与颅内同名的间隙相交通。视神经管内硬脑膜由内外两层构成,外层构成视神经管的骨膜层,内层称为脑膜层,两层紧密连接,不易分离。在眶口

处两层硬膜分开,内层继续包绕视神经眶内段,与巩膜融合,外层与眶骨膜延续(图14-4)。

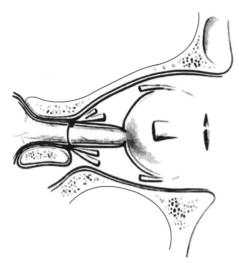

图14-4　包绕视神经的筋膜和颅腔、视神经管和眶部筋膜(施米德克,2003)

视神经管骨性上壁后缘有一弧形切迹,由硬脑膜反折形成的镰状皱襞填补,镰状皱襞坚韧、紧张、后缘锐利,自前床突向内侧延伸至蝶骨平台,覆盖在视神经上面,有时可压迫视神经。

(3)眶上裂:位于眶顶和眶外侧壁之间,是蝶骨大、小翼之间的裂隙,长约22mm,可分外侧区,中央区,下侧区。外侧区:是腱环外侧的狭窄区域,滑车神经、额神经、泪腺神经和眼上静脉经此区出入眼眶。中央区:由腱环包绕的区域,即动眼神经孔,动眼神经上下支,展神经和鼻睫神经以及睫状神经节的交感跟和感觉跟均经腱环出入眼眶。下侧区是未愈腱环下侧的区域,其内充满眶脂体,仅有眼下静脉通过。眶上裂是沟通眼眶和颅中窝的狭小腔隙。其间走行诸多运动神经和感觉神经支配。

(4)眶下裂:在眶底和眶外侧壁之间,构成眼眶和翼腭窝与颞下窝的通道。此裂有三叉神经上颌支、颧神经、蝶腭神经节的眶支及眼下静脉至翼丛的吻合支经过。

(5)眼外肌:是眶内最明显的解剖标志。4条直肌起始于总腱环。上斜肌起自总腱环的最内上端,在眶内向前紧贴额筛缝水平上方内壁前行,附着于眼球的后外上象限的巩膜上。下斜肌起始于内侧眶下缘骨膜,泪腺导管开口外侧,向外、向后经下直肌的下方,附着于眼球的外下方。

(6)眼眶解剖间隙:中央外科间隙:由肌肉和肌间隙围成的锥形间隙,亦称肌锥内间隙。前为眼球,后为眶尖,其中主要有视神经、球后脂肪和神经及血管。

周围外科间隙:为骨膜与肌鞘膜之间的间隙,前部主要有泪腺,后部为脂肪充填。

骨膜下间隙:骨膜与眶骨之间潜在的间隙,易于分离。

巩膜上间隙:为眼球与眼球筋膜之间的潜在间隙,其间为疏松的结缔组织。

3. 流行病学特点　海绵状血管瘤是成人中最常见的原发于眶内的良性肿瘤,多发生于10~50岁的成年人中,占此年龄组中导致突眼的10%~30%;眼眶内肿瘤5%~20%为脑膜瘤,可以完全位于眶内,也可以蝶骨嵴或眶周的脑膜瘤侵入眶内;周围神经肿瘤占眼眶肿瘤的5%~15%,临床大致分为,孤立的神经纤维瘤,弥漫的神经纤维瘤,丛状神经纤维瘤,神经膜细胞瘤和恶性周围神经肿瘤;皮样和上皮样囊肿约占4%~6%,主要发生于儿童;骨瘤约占发病率的1%;血管外皮细胞瘤约占2%~3%,主要发生于青中年人。

泪腺腺样囊性癌为最常见的恶性眼眶肿瘤,泪腺源性肿瘤在眼眶占位性病变中占有较大的比例,宋国祥等报道泪腺肿瘤占眼眶肿瘤的48%,倪速等报道1921例眼眶肿瘤中泪腺肿瘤占第2位,其中以多形性腺瘤(良性多形性腺瘤)最多,占13%。腺样囊性癌次之。视神经胶质瘤约占眶内肿瘤的2%~5%;眼眶内肿瘤大约有6%的转移病灶;横纹肌肉瘤临床少见,是儿童原发于眼眶内的恶性肿瘤最常见一种,可以发生任何年龄,但大多发生于16岁之前,文献报道平均年龄为7岁。

此外眼眶内占位病变还有眼眶假瘤,为非特异性眼眶炎症,发病率高。

4. 临床表现　无痛性或痛性突眼,进行性的视力下降,眼肌麻痹及眼球运动障碍,头痛等症状。病情因病变的性质不同,进展的速度也不同。

5. 病理与影像学

(1)病理学分类:何颜津报道良性肿瘤以海绵状血管瘤、脑膜瘤、血管平滑肌瘤、炎性假瘤最为多见。恶性肿瘤以泪腺肿瘤,横纹肌肉瘤,恶性淋巴瘤最为多见。其中良性肿瘤占81.90%,恶性肿瘤占18.10%。

(2)影像学特点:眶内占位性病变的CT表现眶内肿瘤性病变分良性肿瘤和恶性肿瘤。

良性肿瘤如海绵状血管瘤、视神经脑膜瘤、神经鞘瘤等。因肿瘤大多生长较慢,易造成眶内压力增高,CT 上显示眶腔扩大。CT 上肿瘤密度较均匀,较高或略高密度,边缘大多较光滑,边界较清楚。

恶性肿瘤其共同特点是:肿瘤大多呈侵袭性,浸润性生长,CT 上见肿瘤边缘不光滑,边界不清楚,密度不均匀,常见邻近骨质如鼻窦的受压破坏,有时向鼻窦、颅内、颞窝等处扩展,但也有一些眶内恶性肿瘤 CT 征象与良性肿瘤类似,如显示为边界清楚、光滑、密度均质、无明显骨质破坏等,常见的有淋巴瘤、泪腺腺样囊腺癌等,应注意结合临床进行鉴别。

眶内肿瘤的 MRI 表现学:MRI 除较 CT 检查能反映出眶内占位的形态及其与邻近结构的关系改变外,尚有信号改变;因 MRI 没有骨伪影,软组织分辨率较高,较 CT 更易判断肿瘤的范围,若增强扫描可使肿瘤显影更清晰。

CT、MRI 可行轴位,矢状位,冠状位扫描进行多方位观察,具有多参数,多信息采用于影像诊断参考,使病变检出率大大提高,很好地显示出肿物大小,形状和位置并能够分辨出眼眶内结构和眶周结构的境界,从而可以确定肿瘤的性质和原发部位。CT 增强扫描和 MRI 检查有助检出眶内肿瘤有无颅内蔓延。CT 和 MRI 明显优于 B 超;MR 的脂肪抑制技术和增强扫描对肿瘤定性和选择治疗有重要意义。

1)海绵状血管瘤:海绵状血管瘤发病年龄大多于 10～50 岁,是成年人最常见的眶内原发性良性肿瘤。海绵状血管瘤生长缓慢,肿瘤有包膜,由大的窦状血管腔隙构成,肿瘤通常位于肌锥内,边缘光滑,轻度分叶,视神经和眼外肌很少受累。因肿瘤压迫眼球可以导致眼球运动障碍,无痛性突眼和脉络膜褶皱。偶可压迫视神经导致视力下降和视野缺损等症状。CT 上呈圆形、类圆形肿块,明显均匀强化(图 14-5)。MRI 可见到均一的、边界清晰的团块,T_1 加权像与肌肉信号相当,T_2 加权像增低信号,注射造影剂后呈不均一的强化。动态增强呈渐进性强化。肿瘤表现出分隔增强,是海绵状血管瘤独有的特征。其极少早血管造影显影,可与其他肿瘤进行鉴别。

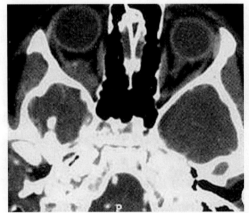
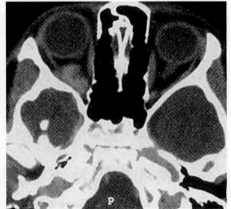

图 14-5　右眶海绵状血管瘤注射造影剂 30 秒和 5 分钟显影情况(张鹏国,2006 年)

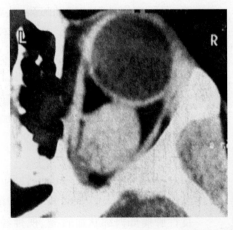
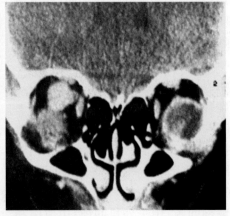

图 14-6　眼眶内脑膜瘤(施米德克,2003)

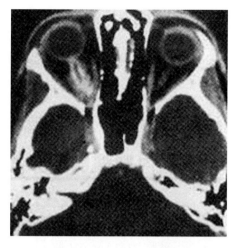

图 14-7　右侧视神经鞘脑膜瘤（张鹏国，2006 年）

2）脑膜瘤：眼眶内肿瘤 5%～20% 为脑膜瘤，可以完全位于眶内，也可以由蝶骨嵴或眶周的脑膜瘤侵入眶内（图 14-6）；根据其部位，可分为眶周脑膜瘤和视神经鞘脑膜瘤。脑膜瘤 CT 上表现为视神经的局限性增粗伴偏心性肿块，具备典型的"套袖征"和"车轨征"，车轨征为视神经脑膜瘤的特征性表现（图 14-7），但不是特异性征象。继发于颅内其他部位的脑膜瘤，常伴有眶裂增宽或视神经管的扩大。MRI 检查可以进步确定诊断。

3）视神经鞘瘤：视神经鞘瘤多发生于 20～60 岁年龄较大的人群。临床表现为突眼和视力模糊，生长缓慢，好发于眼眶的上限，CT 上表现为均一、边界清晰的、可显著强化的病变，也有个别因肿瘤中心坏死而出现密度不均的区域（图 14-8）。MRI 与 CT 的特点相似，T_1 加权像上与脑和肌肉等信号，T_2 加权像上信号强度高于脂肪，有不均一的强化。肿瘤有一层假包膜。预后良好。

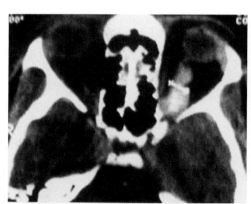
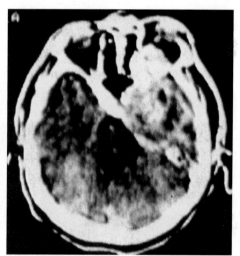
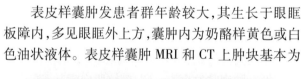

图 14-8　视神经鞘瘤 CT 表现（施米德克，2003）

4）皮样和表皮样囊肿：皮样囊肿与皮肤无粘连，因眼球可有移位。其肿物内成分可以穿透颅骨进入颅内。

表皮样囊肿发患者群年龄较大，其生长于眼眶板障内，多见眼眶外上方，囊肿内为奶酪样黄色或白色油状液体。表皮样囊肿 MRI 和 CT 上肿块基本为

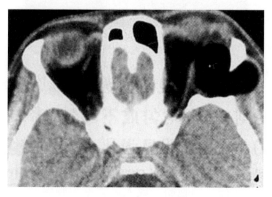

图 14-9　左颞眶皮样囊肿（张鹏国，2006 年）

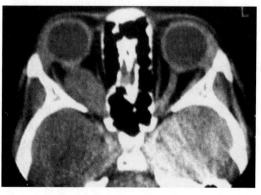

图 14-10　视神经胶质瘤 CT（施米德克，2003）

脂肪密度(图14-9),有炎症变化时,囊壁可见强化,极具特征性。

5)视神经胶质瘤:视神经胶质瘤比较少见,约占眶内肿瘤的2%~5%。大多发生于20岁之前,10岁以前的儿童,恶性变异类型可以发生在成年人。病变可为单发,也可合并于神经纤维瘤病(NF)1型。神经胶质瘤表现为缓慢的进行性视力丧失和突眼。

肿瘤可以导致包绕的硬膜反应性增生,构成其占位效应的原因是,恶性神经胶质瘤快速向颅内发展,侵犯下丘脑。组织病理学,特点类似间变型星形细胞瘤或胶质母细胞瘤。预后不佳。其CT征象取决于肿瘤的生长方式,肿瘤沿视神经生长,呈密度较均匀的肿块,轻至中度强化,典型CY征象为肿瘤和视神经合为一体(图14-10、图14-11、图14-12)。

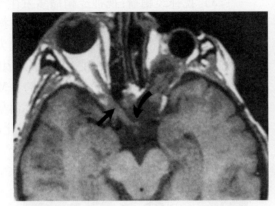
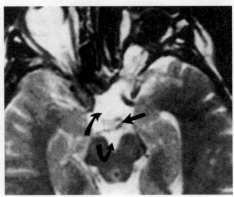

图14-11 视神经胶质瘤 MR 平扫

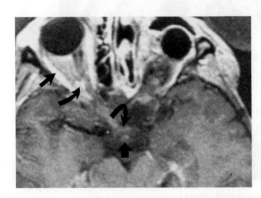

图14-12 视神经胶质瘤 MR 增强(施米德克,2003)

6)横纹肌肉瘤:横纹肌肉瘤临床少见,在儿童原发眶内恶性肿瘤中却最为常见,肿瘤来源自眼眶未分化的间充组织,可发生任何年龄,但以16岁前为常见。肿瘤常发生于一侧,横纹肌肉瘤其CT特点是病变范围广,边界不清,密度不均,明显强化。MRI影像可见T_1加权像与脑组织等信号,T_2加权像为高信号,有的肿瘤可伴有卒中。

7)骨瘤:骨瘤占眶内肿瘤1%,虽不多见,但是为眼眶骨性肿瘤中最常见肿瘤,多发生于男性,好发年龄为10~50岁,可以孤立生长,也可以是Gardner综合征(遗传性结肠息肉、表皮样囊肿和骨瘤)CT骨窗可以确诊。

8)淋巴瘤:淋巴瘤可位于眶内,也可位于眶外。表现为环绕视神经不对称分布,境界多较清楚的软

组织肿块(图14-13),CT平扫及增强扫描均表现为密度均匀一致肿块,有时与炎性假瘤难以鉴别,需结合病理检查。

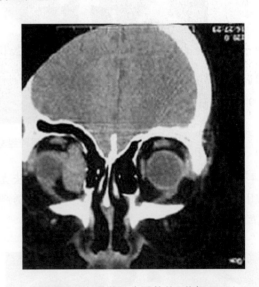

图14-13 左眼淋巴瘤冠状位(井辉 2010)

9)转移瘤:眼眶内肿瘤大约有6%的转移病灶,转移瘤可发生于眼球、眼眶、球后和视神经等部位。转移瘤形态通常不规则,呈浸润性生长(图14-14),有不同程度的强化。另外,鼻窦及蝶骨嵴及鞍旁的肿瘤也可侵及眼眶。儿童最常来源的是Ewing肉瘤和成神经细胞瘤。成人最常见为肺癌和乳腺癌的转移。CT上有明确的表现。视网膜母细胞瘤最

常见于儿童,CT 上表现为眼球后部局限性高密度肿块,有不同程度的钙化,肿瘤有时沿视神经延伸,显示为视神经增粗。MRI 影像上,肿瘤在 T_1 加权像为低信号,T_2 加权像为高信号,注射造影剂可明显增强。

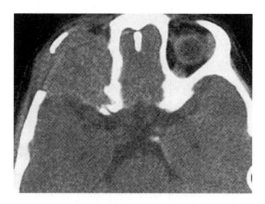

图 14-14　右眶瘤转移(张鹏国,2006 年)

10)泪腺恶性肿瘤:泪腺恶性肿瘤 CT 表现为泪腺区的软组织肿块,密度不均(图 14-15),可有钙化,常见邻近骨质的破坏,有不同程度的强化。

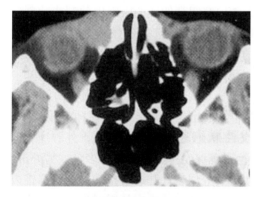

图 14-15　右侧泪腺区恶性黑色素细胞瘤
(张鹏国,2006 年)

11)脉络膜黑色素瘤:脉络膜黑色素瘤常见于成年人,CT 上表现为眼环的局限性增厚,可形成肿块突向球内或球外,较具特征性。

12)眶内炎症性病变:眶内炎症性病变是一种原发的、非肉芽肿的炎性过程,涉及眶内多种结构,更像是一种自身免疫性疾病。眶内炎症亦是造成突眼的主要原因之一,可发生在任何年龄组,但多见于 20~70 岁,男性略多于女性。临床可分为非特异性炎症即炎性假瘤和眶内感染两种情况。此病可为自限性,但会遗留有不同程度的视力下降和眼球运动受限。病变可导致严重的眼球运动障碍和疼痛。

炎性假瘤分为弥漫型和肿块型两种。弥漫型

CT 上表现为眼环增厚、眼外肌和视神经增粗、泪腺增大,有时表现为整个眼眶内弥漫性密度增高,眶内正常结构被掩盖显示不清。肿块型则表现为眼外肌或视神经或泪腺上局限性的软组织肿块,需要指出的是炎性假瘤造成的眼外肌增粗一般是肌腹和肌腱同时增粗(图 14-16、17),以上直肌和内直肌最易受累。MRI 的 T_1 加权像和 T_2 加权像上均为低信号,增强扫描后可有显著的增强。眶内感染多表现为眼眶蜂窝织炎,常见病因为邻近组织的感染引起,如鼻窦炎、眶部外伤或眶周颜面部皮肤感染等。CT 表现一般不具特征性。可见眶内正常结构界限不清或消失,眼睑软组织肿胀,眼球壁增厚,眼外肌增粗,球后脂肪密度增高。

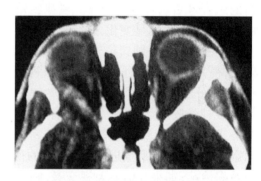

图 14-16　眶外侧壁嗜酸性肉芽肿
(施米德克,2003)

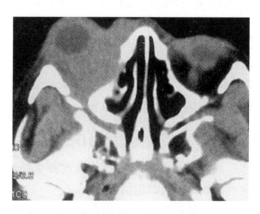

图 14-17　右眶炎性假瘤(张鹏国,2006 年)

6. 临床诊断和鉴别诊断

(1)在影像学上明确眶内占位病变的情况下,可确立临床诊断。

(2)根据病程进展速度,可以提供对于肿瘤的性质的判断。

(3)如下情况,应高度怀疑眶内肿瘤发生

1)糖皮质激素治疗无效或治疗效果不稳定的视神经炎。

2)原因不明的视神经萎缩。

3）视神经炎伴有头痛、眼外肌麻痹或复视症状。

4）B 超显示眼外肌肿大,眶指体增大的视力下降。

5）疑诊为视神经炎,但视野表现不典型者。

7. 治疗策略与选择 主要根据如下层面进行判断和选择

（1）病变性质的诊断。

（2）临床症状进展情况的观察和评估。

（3）创伤性治疗的收益和代价。

8. 显微外科手术适应证 具体分析如下：

（1）海绵状血管瘤:手术切除。

（2）脑膜瘤:蝶骨嵴脑膜瘤首选手术切除,未能根治的患者术后进行放射治疗。视神经鞘脑膜瘤,肿瘤偏前,视力无明显变化,进行严密的影像学和视力检查密切随访。肿瘤位于眶尖。视力稳定,进行随访;视力下降,进行外放射(50Gy);视力丧失或肿瘤持续生长,进行手术治疗。

（3）视神经胶质瘤:影像学无法确定诊断,无生长趋势,临床症状无视力下降者进行严密的临床观察。影像学有明确的肿瘤进展或有明显的视力下降进行手术治疗;如果肿瘤累及视交叉,临床有进展,可进行穿刺明确病理诊断,进行外照射放疗(50Gy);目前外科手术切除和化疗效果没有得到证实。

（4）神经鞘瘤进行手术切除。

（5）横纹肌肉瘤尽早手术切除。术后进行放疗化疗。

（6）骨瘤进行手术治疗。

（7）皮样囊肿和表皮样囊肿有症状患者建议进行手术治疗。

（8）转移瘤进行手术治疗可以改善生活质量,无法手术切除可进行放射治疗。

（9）炎性假瘤进行激素治疗,当出现激素抵抗的情况可进行诊断性活检,外放射治疗。

9. 放射治疗 放射治疗是利用放射线在人体所产生的电离辐射作用而达到治疗目的。由于放射治疗相关技术的提高,极大地降低了放射治疗并发症的发生率,提高肿瘤的治愈率。放射治疗适应证:

（1）眼眶内复杂的静脉性血管瘤。

（2）视神经鞘脑膜瘤向视神经管内蔓延,眶内异位脑膜瘤及蝶骨嵴脑膜瘤,手术残留或患者视功能好,或者向颅内蔓延手术危险性大者。

（3）眶后部肿瘤,特别是侵及眶尖者,患者对手术有顾虑,或术后病变残留者。

（4）恶性肿瘤的综合治疗。

10. 化疗 （见第 8 章内科治疗）

11. 外科手术原则 学者唐冬润等提出了眼眶内肿瘤操作的手术原则,阐述如下:

（1）尽量保持术野在无血或少血状态下进行手术操作。

（2）采取适当的暴露和直视下操作。

（3）安全减少损伤性的组织操作。

（4）经非病理性组织平面进入。

（5）对于恶性肿瘤,术前仔细分析病情极为重要;眶内的局灶恶性病变需要将病变边缘的正常组织和肿瘤完全切除;如果肿瘤位置较深、质地脆又无完整包膜或边界不清而难以完全切除时,术后应当辅助放射治疗和化学治疗,以预防肿瘤复发。

（6）适当的术后引流。对于眼眶内肿瘤的手术入路,由术前 CT,MRI 中病变的所在部位来决定。如果肿瘤位于眼眶内的上方、外侧方则可以根据患者情况及手术医师的熟悉入路,选择经眶入路或经外侧方入路。但肿瘤位于视神经的内侧,特别是通过眶上裂向海绵窦伸展的眼眶内肿瘤或肿瘤向视神经管伸展的肿瘤,应选择经颅入眶法。而侧方入路最好的适应证是视神经下方肿瘤。如果肿瘤巨大向多方向蔓延必要时则可以采用联合入路切除。眼眶内肿瘤根据其发生部位,分为肌圆锥内肿瘤与肌圆锥外肿瘤。肌圆锥内肿瘤中以视神经胶质瘤、神经鞘瘤、海绵状血管瘤等多见,肌圆锥外肿瘤中以泪腺肿瘤、由眼眶壁发生的脑膜瘤等多见。另外淋巴瘤、横纹肌肉瘤等侵袭性肿瘤常常伸展至肌圆锥内与肌圆锥外。眶内肿瘤手术中暴露眼眶的入路主要有经眶上壁入路(经颅硬脑膜外入路)和经眶外侧壁入路两种。

12. 手术入路

（1）经眶上壁入路(经颅硬脑膜外入路)

1）皮肤切口:为充分暴露眼眶上缘,设计两侧冠状皮瓣切口。眶上缘剥离骨膜,将眶上神经自眶上切迹剥出,从眶上壁内侧面剥离眶骨膜。

2）开颅(图 14-18):进行一侧额部开颅,为了使脑的牵引最小限度,骨瓣开至眶上缘。骨瓣的外侧为颞窝,内侧达到鼻根部直上正中,要开放额窦。由预先留置于腰部脊髓蛛网膜下腔的导管释放脑脊液,使脑压下降,自硬膜外牵引额叶,露出眶上壁。此时根据病例也有可能需要打开筛窦,但是关颅时要用骨膜瓣封闭。视神经胶质瘤、视神经鞘瘤患者需要打开视神经管。另外脑膜瘤浸润眶上裂、眼眶侧壁,并且向颅内伸展者,扩大颞窝开颅包括眼眶侧壁及前床突。

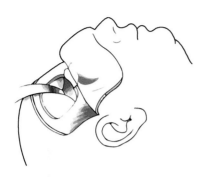

图 14-18　经眶上壁入路(经颅硬脑膜外入路)(施米德克,2003)

3)眼眶内操作:打开眶上壁的骨质(图 14-19),透过眶骨膜可见在眼眶上面正中走行的额神经和其分支,切开眶骨膜时要避免损伤这些神经。额神经之下有提上睑肌和上直肌走行,从其外侧进入肌圆锥。病变位于神经内侧的情况下或视神经胶质瘤等有必要在直视下观察视神经(图 14-20),从提上睑肌和上直肌的内侧进入肌圆锥。钝性剥离提上睑肌和上斜肌之间的脂肪组织,用棉片推移脂肪组织,原则上不能去除眼眶内脂肪组织。

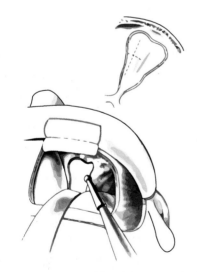

图 14-19　经眶上壁入路打开眶上壁的骨质(施米德克,2003)

①上内侧入路:该入路是从上斜肌、内直肌与上直肌、上睑提肌间进入。在该间隙中视神经内侧前方有近球处的眼动脉、鼻睫神经、眼上静脉;后方眶尖部有滑车神经和筛后动脉;而中间部则少有重要的血管与神经,正好提供了一个到达视神经上内侧区的通路。如果同时祛除视神经管的上壁,打开上

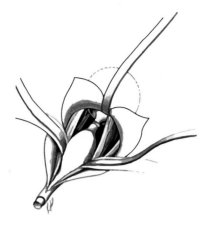

图 14-20　牵开器和棉片牵开眶内结构,可见视神经(施米德克,2003)

内直肌间的腱环就可暴露由球后到视神经管的整段视神经。

②上中央入路:该入路是从上睑提肌和上直肌间进入。依额神经牵拉方向不同又分为两种亚型:一种亚型是将额神经随上睑提肌内牵,就不需把额神经从上睑提肌表面游离,可减少对额神经的损伤。但额神经影响了对眶尖深部的暴露;另一种亚型是将额神经游离外牵,便不再影响对眶尖深部的暴露,眼动脉后部的视神经也得以显露。在牵开的上睑提肌和上直肌之间,分布着眼上静脉、睫状动脉、睫状神经、鼻睫神经、动眼神经到上睑提肌的分支、眼动脉及其到上睑提肌和上直肌的分支,众多的结构使术野十分复杂。在上中央入路的两种亚型中要想显露视神经均需打开由上直肌下表面发出的纤维隔(即眶隔),易损伤恰在此隔下跨过视神经的眼动脉和鼻睫神经。该入路到达眶内视神经中 2/3 段的距离最短。

③上外侧入路:该入路是从外直肌和上直肌、上睑提肌间进入。外侧入路也有两种亚型,第一种亚型是将眼上静脉与上直肌、上睑提肌一起牵向内,不分离眼上静脉,可减少对眶内结缔组织中睫状神经损伤的可能,但由于眼上静脉的阻挡,显露眶尖深部变得十分困难;第二种亚型是将游离出来的眼上静脉牵向外,这样便可对眶尖深部提供良好的暴露。在上、外直肌起点间打开 Zinn 氏环可暴露与眶上裂相接的眶尖深部区。

(2)经眶外侧壁入路

1)皮肤切口:眼眶侧方行 S 形皮肤切开,于眼眶外侧缘切开颞筋膜露出眼眶外侧的骨缘。为避免面神经前额支的损伤,切口端达外眼角后方 3~4cm,将颞肌剥离至骨膜下。向后牵引,显露眼眶外

侧壁。

2）眼眶外侧缘的骨切除：额骨与颧骨骨缝上方5cm和沿颧弓上缘线加眼眶外侧壁的一部分的切除后，断开眼眶外侧缘与蝶骨大翼的移行部。泪腺肿瘤等仅去除眼眶外侧缘就可达到肿瘤，但是肿瘤存在于眼眶后半部的情况下，为得到充分的视野，有必要削除蝶骨大翼露出额叶硬膜，进一步开放眶上裂的外侧。

3）眼眶内的操作：眼眶外侧的骨去除后，切开眶骨膜进入眼眶内，但是在泪腺肿瘤中眶骨膜菲薄化，去除眼眶外侧壁后直接下方就露出肿瘤。肌圆锥内肿瘤设计入路时，首先要与外直肌平行切开眶骨膜，但这时预先牵引外直肌处的肌腱，确认外直肌的位置，进入肌圆锥内是从外直肌上下两方均可，但是要根据肿瘤的局在而选择。

①外上方入路：在上、外直肌间进行。但上、外直肌是分别牵向上、下而不是内、外，手术路径也更为水平。只要将外直肌向下牵，肌锥的外部便得以显露。该间隙中碰到的结构与经眶上壁入路中的上外侧入路基本相同，只是视角有所变化。眼上静脉在腱环的上外方汇入海绵窦，此入路中它同样阻挡对眶尖的显露。

②外下方入路：从外、下直肌间进入，术野的暴露主要依靠牵拉外直肌。本入路所遇到的结构主要有：动眼神经下支的分支、睫状短神经、睫状神经节和眼下静脉。由于动眼神经的下斜肌支行程长，所以术中损伤的机会多。睫状神经节位于视神经外侧，它发出睫状短神经，在视神经的上、下走行抵达眼球的后表面。眼下静脉起自前部眼眶底的静脉丛，在下直肌上走行，从下、外直肌间穿出肌锥汇入眼上静脉或直接至海绵窦。眼下静脉较小，同眼上静脉相比很少阻挡手术显露。

13. 术前计划和准备

（1）首先影像学明确诊断，确定手术适应证。

（2）手术病例，根据影像学检查结果，确定肿瘤生长部位，确定手术入路方式，制订手术计划。判断能否手术根治，权衡外科干预的代价和收益。

（3）一般准备。

（4）经颅硬脑膜外入路进行腰大池置管引流，以便术中放脑脊液，降低颅内压。

14. 手术步骤、要点和风险

（1）具体手术步骤见外科手术详述。

（2）手术注意事项：A 经眶上壁入路（经颅硬脑膜外入路）要点

1）开颅骨瓣要尽量低，额窦开放进行消毒封闭处理，骨瓣尽可能低至眶上缘，便于手术操作。

2）保留硬膜的完整性，避免脑组织的损伤和血液进入颅内。

3）眶尖神经解剖复杂，操作过程容易损伤神经，该区手术副损伤较多，应高度重视。文献报道，视神经鞘脑膜瘤手术神经、血管损伤率最高。

4）眼上静脉是在肌圆锥内从前内侧向后外侧走行，所以在肌圆锥前半部提上睑肌与上直肌内侧，或肌圆锥后半部提上睑肌与上直肌外侧容易出现遭遇。暴露视神经全长时，有必要在提上睑肌与上直肌附着部的内侧切开 Zinn 氏环。肌圆锥头端视神经的外侧有动眼神经的上支与下支走行。因为有可能损伤这些分支，所以在提上睑肌与上直肌附着部的外侧切开 Zinn 氏环避免损伤。

5）滑车神经位于腱环的上方，在打开腱环前，要先将滑车神经自周围结构中游离出来，以免损伤。

6）关于视神经外侧的病变，采取提上睑肌与上直肌的外侧入路，但是因为也能选择侧方入路法，所以未必采用经颅入眶法。特别是病变位于视神经的外下方时，可选择侧方入眶法。

7）在使用显微磨钻磨开视神经管过程中，操作要认真，注意热传导造成的副损伤，同时注意骨屑的清洗。

8）术后的硬脑膜缺损必须进行严密的修复，必要进行颅底重建。关于颅底骨质的缺损是否必须重建目前尚有争议，部分学者认为只要硬膜修复完整，可不进行颅底骨性缺伤的修复。

B 经眶外侧壁入路要点

1）外直肌的下方，即从外直肌和下直肌之间进入肌圆锥内时有动眼神经的分支-毛样体神经节与短毛样体神经节，有必要十分注意保护这些神经。

2）动眼神经从海绵窦进入眼眶之前分为上支和下支，但是下支通过眶上裂进入眼眶内后分为三支，分别支配内直肌下直肌和下斜肌。支配内直肌和下直肌的分支附着于各肌肉的近端，但是支配下斜肌的分支进入眼眶后毛样体神经节发出运动根，然后沿下直肌的外侧缘走行，在眼球下方附着于下斜肌。因支配下斜肌的下支基本并行于下直肌的全长，所以手术中常常遇见此支。

3）最易受损伤的是泪腺动脉和泪腺神经。

15. 术后并发症的处理

（1）脑水肿进行常规处理。

（2）眶内和颅内血肿：术中严密止血尤为重要。

（3）眼球突出：在手术后缝合睑裂（图 14-21）或进行眼部加压包扎可以进行预防。

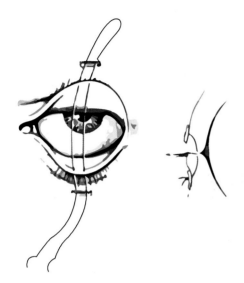

图 14-21 手术后缝合睑裂（施米德克,2003）

（4）眼球运动障碍和上睑下垂：为术中神经损伤所致,注意术中显微操作的精准,避免副损伤。

（5）视力丧失：是眶内肿瘤手术严重并发症,注意术中操作神经的保护,同时止血彻底,避免术后血肿的发生。

（6）感觉障碍：三叉神经分支损伤时可引起面部感觉障碍。轻度损伤多在 3～6 个月自行恢复,超过 6 个月未能恢复者为永久性损害。

（7）脑脊液漏和波动性突眼：手术后的颅底严密修复是避免产生此并发症的关键。

（8）术后眼睑及结膜的肿胀：需要使用抗生素眼药水等,这些情况随时间的经过自然消失,但是术后眼睑、结膜肿胀急进性加重时,需要注意考虑是否为术后眼眶内血肿,要时进行手术治疗。

参 考 文 献

1. 王任直. 神经外科手术学. 北京:人民卫生出版社,2010.

2. 2003 宋国样,双芝艳,徐大惠,等. 泪腺上皮性肿瘤. 眼科新进展,1988,8(1):15.

3. 倪速,马小葵. 1291 例眼眶肿瘤的组织病理分类. 眼科学报,1995,11(2):101-104.

4. H. Richard Winn, Michel Kliot, Henry Brem. 尤曼斯神经外科学. 王任直译 北京:人民卫生出版社,2009.

5. 何颜津,宋国祥,丁莹. 3476 例眼眶疾病病理分类. 中华眼科杂志,2002,38(7):396-398.

6. 张鹏国,曹殿波,张建等. 115 例眶内肿瘤 CT 分析. 中国临床医学影像杂志,2006,(17)244-247.

7. 鲜军舫,王振常,安玉志,等. 眼眶海绵状血管瘤的影像学表现及其意义. 中华放射学杂志,1999,6:400-402.

8. 李吉臣. 眶内脑膜瘤的 CT 诊断. 实用放射学杂志,2007(8):1025-1027.

9. 井辉,杨婷,陈莹莹. 常见眶内占位性病变的 CT 诊断价值. 泰山医学院院报,2010,(9)682-684.

10. Shields TA,Shields CL,Brotman HK,et al. Cancer metastatic to the orbit:the 2000 Robert M. curts lecture. Ophthal Plast Reconstr Surg,2001,17(5):346-354.

11. Weber A,Romo L,Sabates N:Pseudotumor of the orbit. Radiol Clin North Am,37:151-168,1999.

12. 李宏军,常青,贾西中. 眶内肿瘤的临床与影像学诊断价值分析. 河南外科学杂志,2004,(10)78-79.

13. Hollander M,Fitzpatrick M,O'Connor S,et al:Optic gliomas. Radiol Clin North Am,1999,37:59-71.

14. 唐东润,张楠. 眼眶肿瘤的综合治疗. 中华临床医师杂志,2010,4(1):12-18.

15. 胡德志,周良辅,毛颖. 眼眶肿瘤(附 80 例临床分析). 中华神经外科疾病研究杂志,2004,3(4):322-324.

16. 杨军,于春江,江涛,等. 显微外科治疗颅眶沟通肿瘤. 中华显微外科杂志,2003,26(4):313-314.

17. Miller NR Surgery for orbital lesions. Surg Neruol,2001,55(6):384-386.

18. 王忠诚. 颅脑外科临床解剖学. 济南:山东科学技术出版社,2001.

19. 韩晓勇,杨学军. 眶部经颅手术入路显微解剖学研究进展. 中国现代神经疾病杂志,2007(7)170-174.

20. Margalit NS,Lesser JB,Moche J,et al,Meningiomas inwolving the optic nerve:technical aspects and outcomes for a series of 50 patients. Neurosurgery,2003,53:523-533.

21. Chang DW,Langstein HN,Gupta A,et al. Reconstructive management of cranial base defects after tumor ablation. Plast Reconstr surg,2001,107:1346-1355.

22. Selva D,Chen C. Endoscopic approach to orbitofrontal cholesterol granuloma. Orbit,2004,23:49-52.

23. Glauser L,Dallera V,Sarti E,et al. Frontobasilar fractures in children. childs Nerv syst,2004,20:168-175.

三、大脑凸面脑膜瘤

大脑凸面脑膜瘤是指肿瘤瘤体位于大脑外侧面,肿瘤基底与颅底硬脑膜及静脉窦没有关系的脑膜瘤,其起源于蛛网膜内皮细胞。

1. 摘要 大脑凸面脑膜瘤多发生于额叶、中央沟前后、顶叶、颞叶、外侧裂和枕叶等部位。肿瘤呈球形或半球形生长,部分肿瘤可向外侵袭硬脑膜,累及颅骨,局部颅骨出现反应性增生或变薄甚至破坏,同时有较多的脑膜动脉参与肿瘤供血,进入肿瘤内。

根据肿瘤生长的特点可以大致分为三种类型:颅骨型,脑膜瘤主要向外生长侵蚀颅骨,骨膜也受累,而对脑皮层挤压和粘连轻微;颅内型,脑膜瘤主要长入颅腔内,肿瘤与脑膜紧密粘连血供主要来源于硬脑膜。脑皮质被压凹陷,形成深入的肿瘤窝。肿瘤与肿瘤窝粘连很紧,脑实质也可有动脉供应之。相应的颅骨部分则有刺激性增生变化;嵌入型,是脑膜瘤长入脑实质内,在硬脑膜上的根部很小,而在脑内的肿瘤结节则较大,血供主要来自颈内动脉供血。大脑凸面脑膜瘤手术难度不大,可以手术切除,预后良好。

2. 流行病学特点 脑膜瘤的发生率仅次于星形胶质细胞瘤,是颅内和椎管内最常见的肿瘤之一。由于其多为良性,生长缓慢,易于手术切除,此瘤在中枢神经系统肿瘤中预后最好。老年人尸检常可发现无症状的脑膜瘤。脑膜瘤多为良性,恶性或恶性变者约占 1% ~ 2% 。肿瘤大多为实质性,个别为囊性。脑膜瘤的形状与生长部位有关,多数呈球形或半球形,少数为扁平型。大脑凸面脑膜瘤文献记载发病率占脑膜瘤的 15% ~ 20% 。王忠诚报道达到27.25% ,女性发病率略高于男性,其发生率居颅内脑膜瘤首位;在大脑前半部的发病率比后半部高,发生部位以额叶和顶叶最为常见,其次为颞叶和外侧裂区域,枕叶最为少见。

脑膜瘤发病原因,早年学者认为脑膜瘤的发生与创伤有一定关系,然而,近一项研究发现,头部外伤的发患者脑膜瘤的发病率并不高于一般人群,外伤的严重程度和部位与以后的脑膜瘤的发生没有影响,近年来发现在啮齿类和非人类的动物中,许多DNA 和 RNA 病毒能够在中枢神经系统诱发新生物,同时肿瘤的放射治疗也有诱发脑膜瘤情形的出现,基因、激素、遗传因素等也有相关作用,但是具体机制目前尚不清楚。

3. 临床表现 大脑凸面脑膜瘤生长速度缓慢,病程长。临床表现与肿瘤生长部位密切相关,肿瘤临床表现在生长部位绝对相关的情况下,也会表现出颅内压增高症状。

4. 有临床症状脑膜瘤 肿瘤位于额极部,可有多年的间断性头痛,位于额部和额眶部,有一定定位意义。大约 50% 的患者会出现一侧肢体肌力的下降或轻度偏瘫,同时 30% 的患者可出现中枢性面瘫。20% 的患者会以癫痫作为额部脑膜瘤的首发症状,癫痫的发作类型多样。肿瘤位于优势半球累及

运动性语言中枢,可有运动性失语。少数患者会出现精神症状。肿瘤位于颞部和外侧裂区域可有颞叶癫痫和精神症状,出现幻听的表现。优势半球出现感觉性失语。肿瘤位于顶部可以出现中央感觉区域受到压迫挤压的症状出现感觉障碍,一侧肢体麻木。肿瘤位于枕部,以及颞叶后部可以出现同向性或者象限性视野缺损,也可幻觉。

5. 无症状脑膜瘤 但也有少部分无症状脑膜瘤的临床报道,Olivero(1995)年报道了 60 例无症状脑膜瘤,而其中大部分为大脑凸面脑膜瘤。此类人群往往在头外伤或是体检中发现颅内肿瘤病灶。肿瘤生长速度缓慢。Niiro 报道肿瘤有钙化、直径<3cm、MRI T_2 为低或等信号的无症状脑膜瘤,特别是女性患者,生长的可能性很小,可以进行临床观察随访。

6. 病理和影像学等辅助检查

(1) 病理分类:(具体见脑膜瘤总论)。

(2) 影像学等辅助检查

1) 脑电图检查:曾是凸面脑膜瘤的辅助诊断方法之一,伴随着 CT 和 MRI 的应用,目前脑电图主要应用于术前和术后对患者癫痫情况的估价,以及应用抗癫痫药物的疗效评定。

脑血管造影:可以了解肿瘤的血运情况及供血动脉的来源,但在凸面脑膜瘤术前诊断方面应用已不多,其必要时候可以进行术前的颈外动脉栓塞,为开颅手术创造条件。

2) X 线头颅平片可显示颅骨局部增生或破坏,因 CT 的广泛应用,现该检查使用较少。

3) CT 扫描:可见肿瘤所在部位有密度均匀、增强明显的团块影,边缘完整,肿瘤周缘常可见脑组织水肿带,骨窗位 CT 可见钙化与颅骨增生和破坏的表现。

4) MRI 扫描:肿瘤信号与脑灰质相似 T_1 加权像为稍低或等信号,T_2 加权像为低或等或高信号,肿瘤边界清楚,常可见到包膜和引流静脉亦可见到颅骨改变,瘤-脑界面上可见血管流空影。矢状位和冠状位摄片能清晰显示肿瘤与邻近结构的关系。在注射 Gd-DTPA 后,肿瘤病灶大多出现明显强化,与周围脑组织边界清楚,可见典型的"脑膜尾征",部分肿瘤可侵袭颅骨,长入、破坏颅骨,甚至向颅外生长。

7. 鉴别诊断

(1) 原发性癫痫:原发性(也称特发性)癫痫,指除遗传因素外不具有其潜在病因的癫痫,此类患者的脑部没有发现可以解释本病的病理变化和代谢

异常。可能和遗传因素有关。临床常表现为癫痫大发作也称全身性强直—阵挛发作,以意识丧失和全身抽搐为特征。发作可分四期:癫痫先兆期、强直期、阵挛期和惊厥后期。癫痫先兆期,患者可表现出精神异常、胃肠功能紊乱、睡眠不安以及感觉、运动功能异常等先兆症状。此后进入强直期,骨骼肌呈现持续性收缩。上睑抬起,眼球上窜,喉部痉挛,发出叫声。口部先强张而后紧闭,可能咬破舌尖。颈部和躯干先屈曲而后反张。强直期持续 10 ~ 20 秒后,在肢端出现细微的震颤。阵挛期表现为,再次痉挛都伴有短促的肌张力松弛,阵挛频率逐渐减慢,松弛期逐渐延长。本期持续约 0.5 ~ 1 分钟;最后一次强烈痉挛后,抽搐突然终止。阵挛期以后,尚有短暂的强直痉挛,造成牙关紧闭和大小便失禁。呼吸先恢复,口鼻喷出泡沫或血沫。心率、血压、瞳孔等恢复正常。肌张力松弛。意识逐渐恢复。自发作开始至意识恢复历时 5 ~ 10 分钟。醒后感到头痛、全身酸痛和疲乏,对抽搐全无记忆。不少患者在意识障碍减轻后进入昏睡。个别患者在完全清醒前有情感变化,如暴怒惊恐等,清醒后对发病情况不能回应。

大脑凸面脑膜瘤早期临床可出现癫痫表现,额部脑膜瘤 20% 的患者会以癫痫作为首发症状,中早期可以为局部发作或 Jaksonian 癫痫,意识状态清醒。进入病程后期表现出典型的大发作。颞叶可有癫痫出现幻听的表现和精神症状。枕部脑膜瘤可出现幻觉。病灶位于优势半球可出现感觉性失语和运动性失语的情况发生,通过影像学 CT 或 MRI 检查多较易鉴别。

(2)胶质瘤:因两种肿瘤生长位置可接近,所以可以出现相似的临床症状,从临床表现和体征鉴别有一定困难,但胶质瘤病程短,进展快,为脑内病变,呈浸润性生长,与周围脑组织边界不清,脑周围多有水肿,增强多有不规则强化,即使低级别胶质瘤在增强 MRI 的表现上也有明显不同特点。

(3)单发转移瘤:颅脑转移单发病灶,如体积较小,肿瘤位于脑表面与硬脑膜毗邻,周围水肿轻微或无,无明确原发肿瘤病灶或无肿瘤相关病史情形下,与脑膜瘤鉴别存在一定困难,此情形下,可进行临床严密观察,转移肿瘤发展进程快,影像学随诊会有变化,进而为临床诊断提供线索和依据。如果转移肿瘤病灶较大,多有明显瘤周水肿,增强扫描少见均匀强化,则可明确诊断,当然有明确肿瘤病史,则鉴别依据可更充分。

(4)中枢神经系统淋巴瘤:中枢神经系统淋巴瘤病程短,好发于免疫缺陷人群,外周血白细胞分类中淋巴细胞比例增高,脑脊液检查可见蛋白量和细胞数增高,脑脊液淋巴细胞计数增高,部分患者可检出肿瘤细胞。

8. 治疗的策略和选择

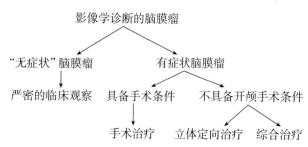

9. **手术治疗**　大脑凸面脑膜瘤手术难度不大,死亡率低,可以手术切除,预后良好。根据肿瘤生长部位,手术入路可以分为额部开颅,颞部开颅,顶部开颅,枕部开颅以及翼点开颅切除肿瘤。关于如何达到切除彻底,临床治愈方面,1993 年 Kinjo 在 simpson 分级的基础上提出了 simpson 0 级切除概念,在切除肿瘤、累及之硬脑膜和受累颅骨的同时,还要切除距肿瘤边缘 2cm 以上的硬脑膜,方可达到治愈。根据不同脑膜瘤的类型,手术特点也不尽相同,尤其位于功能区的脑膜瘤,因为肿瘤与脑组织皮层的粘连,注意脑皮层保护,切除时有一定困难。

(1)术前计划及准备

1)术前常规准备:目前 CT 和 MRI 影像学资料是术前准备的重要内容,部分患者脑血管造影是提供术前血管情况判断的手段之一。上述资料对于判断肿瘤的性质与位置,肿瘤的质地与供血情况,肿瘤与周围脑组织是否粘连,瘤周水肿情况,确定手术方案均有重要意义。

2)术前肿瘤血管的栓塞准备:对于巨大肿瘤,术前对于颈外动脉供应血管进行栓塞,可以明显减少术中出血,减少患者手术风险,减轻手术压力,提高肿瘤全切率,栓塞后 3 ~ 5 日可以进行开颅手术。

3)预防癫痫的准备:手术前 24 ~ 48h 应开始应用抗癫痫药物,预防或避免术后癫痫的发作。

(2)麻醉、体位与切口:麻醉采用气管插管静脉复合麻醉。

体位可选择仰卧位(额部、颞部脑膜瘤)和侧卧位(顶部、枕部脑膜瘤)以头部术野最高位为原则,同时避免气管插管受压和静脉回流障碍。根据肿瘤不同部位选择不同的手术切口,大多为马蹄形切口或额部冠状切口,以不出发际、美容保护为前提,保留皮瓣的主要动脉和神经为原则。

切口的类型和选择,见图14-22。

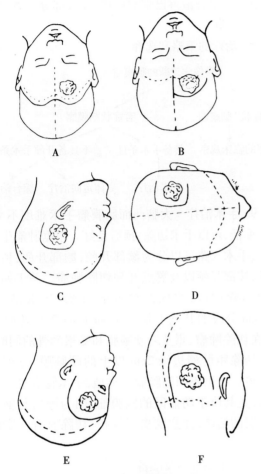

图14-22 切口的类型和选择

A:前额部脑膜瘤,仰卧位,发际内冠状切口;B:中央沟前后脑膜瘤,仰卧位,头抬高20°,"U"形切口;C:颞后脑膜瘤,仰卧位,头偏向对侧60°或侧卧位;D:顶叶脑膜瘤,侧卧位,马蹄形切口;E:侧裂区脑膜瘤,仰卧位,头偏向对侧45°,改良翼点入路切口;F:枕叶脑膜瘤,侧卧位或侧俯卧位,马蹄形切口

(3) 手术步骤、要点:累及颅骨的肿瘤,在翻起颅骨时,动作要轻柔,避免脑组织与肿瘤一起翻起。在切除肿瘤后,颅骨如需弃除,尽可能行Ⅰ期颅骨修补。①在肿瘤周边骨瓣钻孔,使用线锯或铣刀远离肿瘤边缘形成骨瓣,显露出正常硬脑膜。②颅压较高情况下,避免盲目剪开硬膜,而致脑组织疝出,应先降低颅内压后,剪开硬膜。③切除硬脑膜范围达正常边缘2cm。④沿肿瘤与脑组织的蛛网膜间隙进行显微镜下操作,对于保护脑皮层很重要。⑤皮层表面的血管保护很重要,高度重视静脉的保护,尤其在功能区。⑥可整块切除肿瘤,如不允许,不必强求整块切除。⑦如肿瘤巨大,与周围有明显粘连的肿瘤,先行包膜内分块切除,充分瘤内减压后然后全切(图14-23)。⑧使用人工硬脑膜进行修补,脑膜缘及表面止血需彻底。

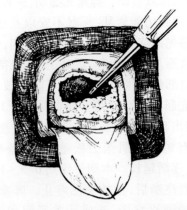

图14-23 进行囊内切除肿瘤,可使得囊壁陷落

(4) 术后常见并发症的处理

1) 神经功能障碍:原因多为功能区脑皮层的损伤和血管栓塞所致,扩血管治疗,尽早功能锻炼。

2) 血肿:少量术后血肿,可进行观察,保守治疗。血肿量较大,需要二次手术。

3) 癫痫:术后应用抗癫痫药物,预防癫痫发作,如出现癫痫发作情况,则对症处理。

10. 放疗、化疗、综合治疗 (见脑膜瘤总论)

参 考 文 献

1. 王忠诚. 王忠诚神经外科学. 武汉:湖北科学技术出版社,2005.

2. 安得仲. 神经系统疾病鉴别诊断学. 北京:人民卫生出版社,2000.

3. Olivero CW, Lister R, Elwood P. The natural history and growth nate of asymptomatic meningiomas:a review of 60 patients. J Neurosurg,1995,83:222.

4. Nirro M,Yatsushiro K,Nakamura K,et al. Natural history of elderly patients with asymptomatic meningiomas. J Neurol Neurosurg Psychiatry,2000,68:2.

5. 陈忠平. 神经系统肿瘤. 北京:北京大学医学出版社,2009.

6. Kinjo T, Al-Mefty O, Kanaan I, et al. Grade zero removal of supratentorial convexity meningiomas. Neurosurgery, 1993, 33:394.

7. Simpson D. The recurrence of intracranial meningiomas after surgical treatment. J Neurol Neurosurg Psychiatry,20:22-39, 1957.

8. 王任直主译. 神经外科手术学. 北京:人民卫生出版社,2003.

9. 万经海. 脑膜瘤. 上海:上海医科大学出版社,2002.

四、上矢状窦旁脑膜瘤

1. 概述　1922 年 Harvey Cushing 提出了脑膜瘤一词,用于描述中枢神经系统的脑膜、脊膜的良性肿瘤。脑膜瘤有颅内脑膜瘤和异位脑膜瘤之分。前者由起源于蛛网膜的内皮细胞,通常与静脉窦及其属支、脑神经孔、筛板、颅中窝的蛛网膜绒毛有关。后者指无脑膜覆盖的组织器官发生的脑膜瘤,主要由胚胎期残留的蛛网膜组织演变而成。矢状窦旁脑膜瘤是指肿瘤基底附着于上矢状窦并充满矢状窦角的脑膜瘤,在肿瘤和上矢状窦之间没有脑组织。矢状窦旁脑膜瘤起始于上矢状窦壁,常不同程度上侵犯上矢状窦,多沿同侧矢状窦旁发展。有时沿大脑镰发展凸入大脑内侧面类似大脑镰脑膜瘤。肿瘤如侵犯矢状窦可致部分或完全性的闭塞。该肿瘤多数位于一侧,少数病例可绕过矢状窦向两侧生长。肿瘤亦可侵犯颅骨,引起骨质增生。临床习惯上将上矢状窦划分为前、中、后三段,前段约相当于额叶前及中部(从鸡冠到冠状缝)、中段相当于额叶后部及顶叶前部(从冠状缝到人字缝)、后段相当于顶叶后部及枕叶(从人字缝到窦汇),以上三段属中段上矢状窦旁脑膜瘤发病率最高。

2. 应用解剖　硬脑膜是一厚而坚韧的双层膜,外层是颅骨内面的骨膜,称为骨膜层,内层较外层厚而坚韧,与硬脊膜在枕骨大孔处续连,称为脑膜层。硬脑膜内层在某些地方离开外层折叠成板状,突入到脑的裂隙中形成特殊的结构称硬脑膜隔幕。主要大脑镰,小脑幕,小脑镰和鞍膈等。大脑镰为两侧凸面硬脑膜内层在颅腔中线的延续、构成镰刀状的纵行皱襞,沿中线楔入大脑半球间裂、分隔两侧颅腔。

硬脑膜在某些部位内、外两层分开,内面覆盖一层内皮细胞,称硬脑膜窦。窦腔内含有静脉血,但无平滑肌,不能收缩。硬脑膜窦是一种特殊的静脉结构,也是颅内静脉血的回流通道。窦腔内无瓣膜,只在静脉注入窦腔的入口处有半月瓣、小梁和中隔等装置,这些装置起调节入窦血流量的作用。上矢状窦:位于大脑镰附着缘的两层和上矢状窦沟底的硬脑膜外层之间,横断面呈三角形。上矢状窦的三角形管腔前部较细,向后逐渐扩大,两侧壁有的地方向外膨隆扩张,形成外侧陷窝。外侧陷窝常有大脑上静脉汇入,还有蛛网膜颗粒突入其中。上矢状窦的下角和外侧陷窝之间常有许多横行的纤维相连。在上矢状窦后部的窦壁内有一海绵状间隙系统,在窦

壁内皮与硬脑膜之间,形成海绵状间隙,参与调节脑血流量。下矢状窦:位于大脑镰的下缘,前方起白盲孔,向后注入直窦。下矢状窦平均长 5 ~ 8cm,前部分窦腔管径细、后部分管径粗,移行于直窦处有大脑大静脉汇入,主要收集大脑镰和胼胝体回流的静脉血(图 14-24)。

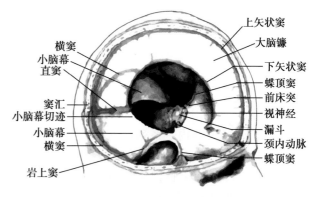

图 14-24　硬脑膜及静脉窦

3. 流行病学　矢状窦旁脑膜瘤占颅内脑膜瘤的 17% ~ 25% ,其在脑膜瘤中的发病率仅次于大脑凸面脑膜瘤排在第二位。

性别上青少年组中,男女相等或男性多于女性,而成人组中以女性多见,这可能与成人女性患者中存在女性激素受体蛋白有关。

在组织学上,青少年脑膜瘤易恶变,肉瘤和乳头型多见,常多伴有神经纤维瘤病。

4. 病因学　脑膜瘤的病因迄今不完全清楚。目前的文献倾向于和颅脑外伤、病毒感染、高剂量或低剂量照射、神经纤维瘤病Ⅱ型等致病因素有关。此外,内源性刺激因素如激素、生长因子等均可导致脑膜瘤。目前更多的观点赞成脑膜瘤的发生可能与一定的内环境改变和基因变异有关,并非单一因素造成。

(1) 外伤:二百年前,就有学者注意到颅脑损伤与脑膜瘤的关系了,1813 年意大利的 BerlingHieri 研究脑膜瘤的病因学时就怀疑脑膜瘤发生于颅脑损伤,1884 年 Keen 报道脑膜瘤的发生与外伤有关。1938 年 Cushing 在 313 例脑膜瘤中发现33% 有外伤史,其中 24 例在肿瘤部位的脑组织有瘢痕、凹陷骨折等外伤性痕迹。

(2) 病毒感染:病毒感染在脑膜瘤发生中的作用已研究主要集中在 DNA 病毒、乳多泡病毒家族。实验中常发现在人类脑膜瘤中有大量乳多泡病毒的 T 抗原,但病毒不能在实验动物身上产生脑膜瘤,推测病毒感染对正常的蛛网膜细胞可能起一定作用。

（3）放射线：放疗可能促发脑膜瘤的发生，放射线可通过直接或间接机制损伤DNA，导致肿瘤发生。1993年Ghin报道15例儿童在高剂量放疗后发生脑膜瘤，14例为良性，仅1例为多发。文献显示放疗剂量越大，患者越年轻，发生肿瘤的潜伏期越短。

（4）激素和生长因子受体：研究发现脑膜瘤细胞有黄体酮受体、雌激素受体、雄激素受体、糖皮质激素等多种受体，但是这些受体在脑膜瘤病因中的潜在作用存在争议。

Black认为类固醇激素和生长因子受体是脑膜瘤的特征之一，类固醇激素和生长因子与细胞膜受体相互作用，引发脑内一系列反应。从而影响细胞的增殖。此类固醇激素包括前列腺素、雌激素、雄激素和血小板源性生长因子（PDGF）。脑膜瘤中常含有高水平的生长因子及其受体。生长因子包括血小板源性生长因子、表皮生长因子（EGF）、成纤维细胞生长因子（FGF）、转化生长因子（TGF）、胰岛素生长因子（IGF）均可促进G_0、G_1越过G_1期的限制点而进入增殖状态，加速肿瘤细胞的分裂，促进肿瘤的生长。PDGF、EGF、FGF、TGFa、血管内皮细胞生长因子（VEGF）对肿瘤新生血管的形成起重要作用。在脑膜瘤中有多种生长因子及其受体表达上调，并通过上述作用途径影响脑膜瘤的生长增殖特性。

（5）染色体和基因异常：如意大利的Scarpellim发现染色体异常的脑膜瘤与复发危险相关，指出22号染色体部分缺失，还有p53基因突变可作为脑膜瘤的恶性转移的前兆。脑膜瘤与神经纤维瘤病Ⅱ型（NF2）伴发，与NF2基因突变或染色体22q缺失有关。多发脑膜瘤的患者常见NF2基因异常。而NF2基因是抑癌基因。脑膜瘤第10和22对染色体LOH（杂合性丢失）与肿瘤的发生、发展、增强密切相关，出现LOH的肿瘤表现出DNA合成增强、肿瘤增殖迅速、容易复发的特征。

5. 病理

（1）大体病理：肿瘤常有完整的包膜，表面光滑或呈结节状，质地较坚韧，可有钙化、骨化、少有囊变。肿瘤为灰白色，少数伴出血或坏死，瘤呈暗红鱼肉状。邻近硬脑膜的脑膜瘤可侵及颅骨导致颅骨破坏或反应性骨质增生。

（2）组织学分型：2007年WHO对中枢神经系统肿瘤进行新的分类，根据复发倾向和侵袭性对脑膜瘤进行了分级和分型（表14-3）。

表14-3 2007年WHO对脑膜瘤的组织学分型

组织学分型	WHO分级
脑膜内皮细胞型	Ⅰ级
纤维型（成纤维细胞型）	Ⅰ级
过渡型（混合型）	Ⅰ级
砂粒型	Ⅰ级
血管瘤型	Ⅰ级
微囊型	Ⅰ级
分泌型	Ⅰ级
淋巴浆细胞丰富型	Ⅰ级
化生型	Ⅰ级
非典型脑膜瘤	Ⅱ级
透明细胞型	Ⅱ级
脊索样型	Ⅱ级
横纹肌样	Ⅲ级
乳头状型	Ⅲ级
恶性或间变形	Ⅲ级

1）脑膜内皮细胞型脑膜瘤：又称"合体"细胞型脑膜瘤，脑膜瘤常见亚型。细胞境界不清，排列成巢状，细胞质丰富，具有圆形细胞核，核染色质纤细成网，偶尔可见中央透明。间质中纤维结缔组织形成条索，将肿瘤细胞分割成大小和形状不一的小叶，漩涡状分布和砂粒小体均不常见。

2）纤维型脑膜瘤：较常见类型。细胞及其核均呈长梭形，纺锤状细胞相互交错形成束状；胶原纤维较多，瘤细胞间有显著的网状纤维，包绕每个细胞。

3）过渡型脑膜瘤：也称混合型，常见类型。介于上述二者之间，细胞排列成漩涡状，常有一个血管在漩涡中央。可见砂粒小体。漩涡特别突出，形状和大小不一，中心成分也不相同，早期中心为松散的多个细胞，晚期为只有一两个瘤细胞居于层层旋绕的漩涡中心，再晚期中心被砂粒占据。

以上三型为脑膜瘤也是上矢状窦旁脑膜瘤的主要组织类型，以下分型均少见或常见于某种特定的脑膜瘤。

4）砂粒型脑膜瘤：在每个低倍镜视野中在排列成漩涡状的细胞中央有很多砂粒小体，这些小体可形成汇聚，形成钙化和石化。

5）血管瘤型脑膜瘤：脑膜瘤内有突出的血管成分，细胞丰富，间有许多成熟的微血管，血管壁薄，也可较厚并呈透明样变,脑膜瘤成分多为脑膜皮性。

6）微囊型脑膜瘤:由脑膜上皮细胞构成,呈铁丝网状。细胞间可见泡状微小囊肿,囊可大可小,多有细胞外液积储而成。血管壁有明显的透明样肥厚,胶原纤维增生。

7）分泌型脑膜瘤:细胞排列成腺样,腺腔内含有 PAS 阳性分泌物,免疫组织化学检测 CEA(+)。在脑膜内皮细胞瘤细胞质内出现大小不一、形态多样的包涵体(也称"假砂粒小体"),在"假砂粒小体"四周的细胞有上皮分化征象。

8）淋巴浆细胞丰富的脑膜瘤:脑膜瘤有生发中心和含有明显 Russell 体的浆细胞,瘤中可见明显淋巴细胞浸润,程度较轻的肿瘤脑膜瘤成分尚明显存在,程度较重的肿瘤淋巴细胞和浆细胞可掩盖脑膜瘤成分,常伴高 γ-球蛋出血症。

9）化生型脑膜瘤:脑膜瘤有时伴有脂肪、黄色瘤、骨、软骨、黏液性等化生性变化。

10）非典型脑膜瘤:有丝分裂活性较强,细胞丰富,高核质比例,核仁显著,成片生长,存在坏死带,术后易复发。

11）透明细胞型脑膜瘤:少见,肿瘤有较强的侵袭性。光镜下细胞质呈透明状态,细胞膜清晰,核居中或偏位。细胞内有丰富的糖原,间质有胶原沉积。本型易复发或接种,好发于桥小脑角和马尾。

12）脊索样型脑膜瘤:瘤间质内产生黏性物质,可有明显慢性炎症细胞浸润显示类似于脊索瘤的图像。几乎所有的病例可见淋巴细胞、浆细胞包绕肿瘤周围呈层状浸润。肿瘤细胞的免疫组织化学染色为 EMA、波形蛋白阳性,但是,与脊索瘤细胞不同,细胞角蛋白和 S-100 蛋白为阴性,次全切除后复发率较高。

13）横纹肌样脑膜瘤:可见成片的横纹肌样细胞,胞核偏心,核仁明显,胞质呈嗜酸性,有漩涡样中间丝,具有增生指数高等恶性肿瘤特性。

14）乳头状型脑膜瘤:肿瘤细胞的密度高,可见核异型和核分裂象。肿瘤细胞在血管周围排列为义乳头状。儿童发病多见,浸润性较强(75%),可复发(55%)、转移(20%)。

15）恶性或间变性脑膜瘤:可从一般或非典型脑膜瘤演变而来,也可一开始即为恶性,细胞丧失脑膜内皮型正常形态,细胞明显增多,局灶坏死,有丝分裂明显增多。肿瘤浸润脑实质,可转移。

6. 分型　Hakuba 等依据矢状窦受累及受阻的程度不同,将矢状窦旁脑膜瘤分为八个亚型。而手术切除模式的选择完全基于这八种情况:A 型仅可切除肿瘤,B～G 型应切除矢状窦壁,并行矢状窦修补或矢状窦重建术。H 型矢状窦已完全闭塞,可直接切除受累段的矢状窦(图 14-25)。

张懋植等将其简化分为三型:附着型、侵蚀型和堵塞型(图 14-26)。

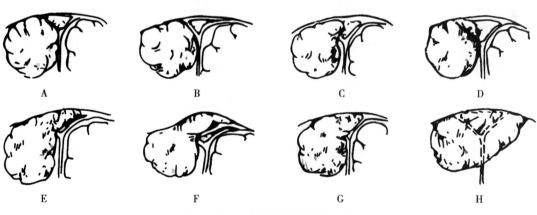

图 14-25　矢状窦旁脑膜瘤的分型

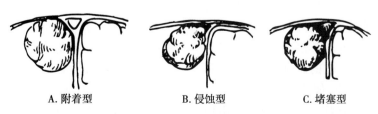

A. 附着型　　　　B. 侵蚀型　　　　C. 堵塞型

图 14-26　窦旁脑膜瘤简易分型

7. 临床表现 上矢状窦旁脑膜瘤的临床症状和体征与肿瘤的部位有密切关系,颅内压增高及癫痫发作常见于上矢状窦旁各部脑膜瘤。颅内压增高综合征的出现,除肿瘤自身占位因素外,还常由皮层静脉和上矢状窦回流障碍所致;癫痫也较常见,可分为局灶性癫痫发作和全身性癫痫发作。癫痫发作尤其是局灶性发作,对上矢状窦旁脑膜瘤的定位和定性诊断都有重要的临床意义。有些上矢状窦旁脑膜瘤同时侵及硬脑膜,头部表面常见有限局性颅骨隆起或头皮肿物,头皮血管(颞浅动脉或静脉)怒张等。有时头皮下肿物非常巨大,或肿瘤穿破颅骨而至皮下;本病发展缓慢,病程较长,多数患者因症状轻微未引起注意,常在一年以后或更长的时间就诊。上矢状窦旁脑膜瘤在不同部位的临床表现如下:

(1) 前1/3上矢状窦旁脑膜瘤:由于病变所在部位的皮层属非功能区,较少出现局灶性定位体征,多数病例头痛为其首发症状,可有长时间的头痛、视力减退、颅内压增高等症状。在肿瘤向后发展影响大脑半球中央区时可出现局灶性体征。本部位的脑膜瘤精神症状较其他两部分病变发生率高,主要表现为性格和情感方面的障碍,如表情淡漠、记忆力减退、稚气、欣快感以及生活懒散、易疲劳等。可有强握反射及摸索动作。癫痫以全身性发作为主要形式,部分患者可出现对侧中枢性面瘫或肢体运动障碍。患者常由于额部骨质增生而去就诊。

(2) 中1/3即大脑半球中央沟附近的上矢状窦旁脑膜瘤:局灶性体征出现较早,可出现对侧下肢、上肢的瘫痪,对侧上肢或下肢的局限性瘫痪,也可出现对侧肢体的感觉障碍。癫痫发作以局灶性癫痫发作发生率高,典型的发作顺序,多先下肢(亦可先从上肢)开始抽动,继而蔓延至半侧躯体,乃至全身性抽搐发作,并伴有意识丧失。此种局灶性癫痫发作仅见于肿瘤的早期,待晚期出现严重的颅内压增高,局灶性癫痫发作特点即不明显。影响旁中央小叶时可出现排尿障碍。

(3) 后1/3上矢状窦旁脑膜瘤:由于影响视觉中枢,早期可出现发作性幻视,如眼前光点、光束和变形等,但视力障碍和视野缺损少见。颅内压增高症状非常明显,而且几乎全部患者都有典型的颅内压增高综合征。癫痫的发生率其他两部分低,多为全身发作。有时可有对侧下肢的感觉异常,如针刺感、发热感。该段定位体征少,如肿瘤累及距状沟则可出现对侧同向偏盲并伴有黄斑回避,但一般出现较晚。

8. 辅助检查 CT检查:肿瘤常呈圆形或分叶状,边界清晰;多数病灶密度均匀呈等或偏高密度,少数可不均匀;瘤内钙化常为细小点状、沙粒状,多均匀,但可不规则;增强扫描后均匀强化,影响硬脑膜者可有脑膜尾征,局部颅骨可增生破坏;如果局部引流静脉受压,患者在肿瘤附近有不增强的低密度水肿带。

MRI检查:MRI相较CT能更清楚地显示肿瘤与上矢状窦的关系、与脑组织间的界面等情况。MRI常表现为:通常在 T_1WI 上的信号常为等信号,在 T_2WI 上为等信号掩盖;增强后脑膜瘤有显著而均匀的增强,影响硬脑膜者可有脑膜尾征;部分病变被移位了的脑脊液信号或血管流空信号包绕,似假包膜,构成了脑膜瘤特征性表现。MRV:可以明确肿瘤和静脉窦的关系,MRA用于明确肿瘤和周围动脉的关系,MRS典型表现为丙氨酸峰升高,对于鉴别诊断有一定价值,DWI有助于明确瘤周水肿及肿瘤是否侵犯正常脑组织(图14-27)。

DSA检查:DSA可显示肿瘤血供,了解上矢状窦受累情况,利于设计手术方案,还可用于术前瘤供血动脉栓塞。对上矢状窦旁脑膜瘤的治疗具有积极意义。上矢状窦旁脑膜瘤多是双重动脉供血,因此血运非常丰富。颈外动脉供血多来自左右两侧,颈内动脉供血以病变侧大脑前动脉为主,因此大脑前动脉常较大脑中动脉粗。在静脉期常见到均匀球状的肿瘤病理血管网。

PET检查:正电子发射计算机断层(positron emission tomography,PET)是用解剖形态方式进行功能、代谢、受体显像的先进医学影像核技术。PET通过检测肿瘤葡萄糖的代谢率,对脑膜瘤良恶性的鉴别、预后判断、复发或残存病灶的诊断、预测其生物学行为等方面有其独特的作用,目前不作为常规检查。

9. 诊断 根据患者的临床表现,例如出现颅内压增高、癫痫发作、精神症状及幻视等,再结合CT或MRI检查,对该病的诊断比较明确,大部分患者都能得到确诊,进行DSA检查更利于手术方案的设计。

10. 鉴别诊断

(1) 额叶胶质肿瘤:本病的临床表现与矢状窦旁脑膜瘤有很多相似之处,尤其上矢状窦前1/3和中1/3的矢状窦旁脑膜瘤更是如此。额叶胶质肿瘤的病情发展较快,病程短,头颅X线片颅骨骨质异常较少见,CT上肿瘤实质部分呈低或混杂密度灶,可有囊变。造影剂增强后可有轻度增强或不均匀强

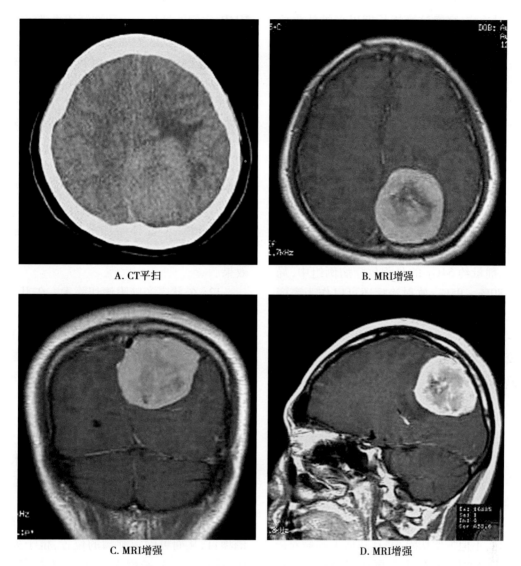

A. CT平扫　　　　　　　　　B. MRI增强

C. MRI增强　　　　　　　　　D. MRI增强

图14-27　上矢状窦旁脑膜瘤 CT 及 MRI 增强影像

化。MRI 显示 T₁像呈低信号,T₂像呈高信号,常不均匀,瘤周有不同程度水肿带,注射造影剂后不均匀强化可作为鉴别诊断的参考。

（2）原发性癫痫与上矢状窦旁脑膜瘤鉴别:原发性癫痫多为全身性发作,前 1/3 上矢状窦旁脑膜瘤也是以全身性癫痫发作为其特点。前者发作后待意识清醒后,如常人无任何异常的表现,而后者常伴有很多伴随症状如:不同程度的精神症状、早期颅内压增高综合征等特点,通过影像学检查可以鉴别。

（3）大脑镰旁脑膜瘤:二者有许多共同点,但其不同点,如大脑镰旁脑膜瘤局灶性癫痫多起始于下肢,而后者特别中段上矢状窦旁脑膜瘤局灶性癫痫发作多起始于上肢;前者头颅 X 线片无明显的异常改变,后者多有颅骨骨质增生或破坏,两侧脑膜中动脉沟迂曲扩张;颈动脉造影前者无颈外动脉供血,前后位片胼胝体缘动脉向同侧移位,侧位片胼胝体周围动脉水平段呈弧形向下移位,而后者则为双重供血,双侧颈外动脉供应肿瘤中心部,颈内动脉供血以大脑前动脉为主,病理血管多见等。

11. 治疗

（1）外科手术:因为该处脑膜瘤大多属于良性肿瘤,边界清楚,手术切除为本病首选方法,手术完全切除可治愈。

能否全切的相关因素包括:肿瘤的位置、大小、粘连程度、矢状窦受累程度以及是否是复发的肿瘤、先前的手术情况、是否接受过放射治疗等因素的影响。对于矢状窦前1/3 脑膜瘤,应力争全切肿瘤,而对于矢状窦中、后1/3 脑膜瘤矢状窦未完全闭塞时,为患者生命安全不强行肿瘤全切除,待肿瘤将矢状窦完全闭塞侧支循环建立后行二次手术将肿瘤全切。近年来显微解剖技术的发展和显微外科手术水平的提高,大大提高了手术切除的水平。

（2）放射治疗：窦旁脑膜瘤长期以来被认为放疗效果不佳。然而在近二十多年里，显示放疗可作为一种除手术之外的有效的辅助治疗方法。

对于血供丰富、术后复发及不能完全切除的窦旁脑膜瘤来说，放疗已经成为一种有价值的方法，一种相对安全有效的治疗手段。对于血供丰富脑膜瘤术前的辅助治疗，适用于：肿瘤的供血动脉在瘤内有许多小螺旋状或粗糙的不规则的分支形成；瘤内以脑实质动脉供血为主；肿瘤局部骨质破坏而无骨质增生，术前放射剂量一般 40Gy 为 1 个疗程，手术在照射村头皮的影响消退后即可施行；对于恶性脑膜瘤和非典型脑膜瘤术后的治疗，可延缓复发。据报道，当今在总剂量约 54Gy 的分割放疗病例组中，局部控制率为 80% ~ 95%；放射治疗还可以作为窦旁脑膜瘤次全切除后的辅助治疗。目前常用调强放疗，它的疗效优于普通放疗且副作用小。

（3）立体定向放射外科：包括 γ 刀、x 刀和粒子刀。适用于手术后残留或复发的窦旁脑膜瘤以及位于颅底、海绵窦等部位的中小型脑膜瘤，以肿瘤最大直径<3cm 为宜。γ 刀治疗后 4 年肿瘤控制率为 89%。γ 刀是一种安全、副作用小、可接受的、能够有效控制残留和复发肿瘤的手段，但对恶性脑膜瘤效果要稍差一些。

（4）栓塞疗法：脑膜瘤栓塞治疗的目的是为了阻断肿瘤血供，减少术中出血，降低手术并发症。缺血使肿瘤软化，不但方便切除，并且减低了肿瘤对周围正常神经组织的压迫，使手术更加安全和切除更加完全，缩短手术时间，降低可能的复发率。

大多数窦旁脑膜瘤仅需要手术切除，不需要术前栓塞治疗。常用的栓塞剂有聚乙烯醇（PVA）、微球、硅橡胶微粒、纤维蛋白胶等。近年来，随着微导管技术、栓塞剂和神经生理检测技术的发展，提高了术前栓塞治疗的安全性。栓塞治疗已经成为颅内富含血管的脑膜瘤的一种重要辅助治疗手段。

（5）化学治疗：一般来说，化疗药物对窦旁脑膜瘤是无效的。目前主要用于治疗复发恶性脑膜瘤的患者。Wilson 等用环磷酰胺、多柔比星和长春新碱化疗并联合放疗进行治疗，结果获得 1 年 100% 和 2 年 73% 的缓解率。指出在恶性脑膜瘤患者中应用辅助联合疗法，可以明显改善生存率和中位生存期。

研究已经证实重组干扰素 a2β 在抑制脑膜瘤生长方面起到一定作用。对于脑膜瘤耐药的机制也进行了有益的探索，Tews 等发现侵袭性和恶性脑膜瘤细胞及新生血管内有 P-gP、MRP、Top 酶-Ⅱa 和

MMP，它们能抵抗化疗药物穿透血-脑脊液屏障和血肿瘤屏障，所以认为如要获得较好的化疗效果必须辅以抗这些因素的治疗，解释了脑膜瘤化疗效果较差的原因，提示了化疗的新途径。

（6）其他疗法包括：抗血管生成、激素、免疫基因治疗等，其中针对血管的靶向药物治疗较传统化疗和激素治疗更具前景。其理论依据是：血管内皮增长因子（VEGF）及其受体、血小板衍生生长因子（PDGF）亚基及其受体在脑膜瘤细胞有表达，前者参与血管生成，后两者参与细胞增殖。验室研究发现 VEGF 和 PDGF 受体阻滞剂可有效控制肿瘤生长。随着分子生物学的发展，这些方法可望获得较好的效果。

12. 矢状窦旁脑膜瘤切除术　矢状窦旁脑膜瘤切除手术是比较困难的手术。手术困难的程度决定于肿瘤的大小，血运，是否伴有颅骨增生以及中央沟静脉是否受累。尤其是当矢状窦未闭塞时，彻底切除肿瘤，修补或再造矢状窦仍是现代神经外科一个技术难点。

（1）手术适应证

1）全身情况允许的任何部位的原发矢状窦脑膜瘤或者复发的矢状窦脑膜瘤，均应手术切除。

2）合并颅骨受到侵犯的矢状窦脑膜瘤。

（2）术前准备

1）CT 和 MRI：是矢状窦脑膜瘤术前必须检查的项目，从而可确定肿瘤的位置，位于矢状窦的前、中、或是后 1/3，肿瘤大小，位于矢状窦一侧还是双侧，以及颅骨是否受到侵犯。

2）脑血管造影：了解矢状窦的通畅情况（尤其对中、后 1/3 矢状窦脑膜瘤有重要意义），矢状窦是否阻塞？部分阻塞还是完全阻塞？还可了解肿瘤的血运情况及肿瘤周围的引流静脉的分布情况。

3）颅骨受侵犯严重者，术前应准备颅骨修补材料，以备术中使用。

4）术前 48h 静脉应用糖皮质激素减少肿瘤伴发的脑水肿。严重者术前口服激素 1 周。

5）术前有癫痫发作者应给予抗癫痫治疗，术后患者不能进食者，在手术结束时确认患者麻醉清醒后给予肌注苯巴比妥。

6）术前资料证实肿瘤血供非常丰富，术前备好充足红细胞，避免术中大量出血。

（3）麻醉和体位

1）气管内插管全麻，必要时可以控制性降压。

2）矢状窦前 1/3 脑膜瘤可取仰卧位，中 1/3

者,头抬高并颈略前屈,后 1/3 可取侧卧位。

（4）手术步骤

1）切口:多采用马蹄形切口,头皮切口一般应过中线 1~2cm,以保证中线骨瓣切口在中线上,适用于矢状窦单侧的脑膜瘤。对于双侧矢状窦脑膜瘤,切口需过线约 3cm,或根据肿瘤大小使皮瓣宽一些。可在矢状窦两侧钻孔,以咬骨钳咬除前后两个跨矢状窦骨桥。切开头皮,将皮瓣连同骨膜一起翻起,钻孔后以铣刀形成及取下骨瓣。对于矢状窦及其附近的蛛网膜颗粒多的渗血,以吸收性明胶海绵脑棉条压迫,可以止血。如有脑膜动脉供血可予以结扎。

2）切开硬脑膜:沿肿瘤边缘弧形剪开硬脑膜,硬膜瓣基底朝向矢状窦,在硬脑膜边缘缝线缝穿 1~2 针做牵引用。如果是中 1/3 者,注意保护皮质回流静脉(图 14-28)。

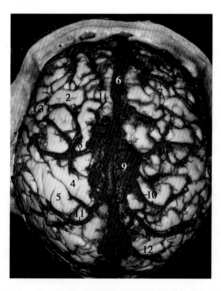

图 14-28　上矢状窦及重要引流静脉（石祥恩,2009）
1. 额上回　2. 额中回　3. 额下回　4. 中央前回　5. 中央后回　6. 额部上矢状窦　7. 额前桥静脉　8. 额后桥静脉　9. 静脉湖　10. 中央前回静脉　11. 中央后回静脉　12. 顶前桥静脉

3）分离肿瘤:有两种分离肿瘤的方法,①先分离肿瘤与脑组织的粘连,将瘤体向矢状窦方向翻转,再用电凝烧灼瘤根部,切除肿瘤。②先电凝和分离与矢状窦的粘连,然后分离肿瘤和脑的粘连,最后摘除。

方法一:步骤是剪开硬脑膜后,先从肿瘤周边与脑皮质的蛛网膜切开,找出肿瘤边界。以脑压板轻轻牵开脑实质,逐步从非功能区向功能区,由浅入深循序分离。分开处置入棉条以保护脑组织。分离过

程中,对穿入肿瘤内的血管,依先动脉、后静脉的原则——电灼后剪断。肿瘤如较大,结合瘤内切除法,将肿瘤充分减压,然后在瘤外分离,防止过分牵拉脑组织造成神经功能损害。向中线矢状窦一侧牵引肿瘤,待肿瘤与脑实质分离后,再分离肿瘤与矢状窦的附着点,电灼后剪开粘连带,最后翻开肿瘤。

方法二:步骤是先分离肿瘤与硬脑膜以及矢状窦的附着处。这种方法适用于肿瘤较小者。缝穿几针在硬脑膜边缘处向中线牵引,直抵中线并到大脑镰,将肿瘤附着处完全分离。然后再做肿瘤与皮层的分离。此种方法因先阻断了肿瘤的基底供血,因此出血较少(图 14-29),我们一般主张第二种方法。

4）矢状窦的处理:矢状窦壁肿瘤基底部的处理是手术成败的关键,也是彻底切除肿瘤减少术后复发的重要步骤。通常肿瘤与上矢状窦的粘连轻微而不紧密,容易分离,有时肿瘤与矢状窦粘连紧密或长入矢状窦仅面积很小的起源部。

①电灼矢状窦侧壁:肿瘤较小,与矢状窦侧壁附着面不大,切除肿瘤后可用双极电凝烧灼肿瘤残面。电灼过程中不断以生理盐水冲洗,防止矢状窦内血栓形成。

②矢状窦侧壁的切除和修补:当矢状窦侧壁被肿瘤广泛侵犯,窦腔尚通畅时可用此法处理。矢状窦的缺损可用海绵压迫止血,封闭并缝线固定。大的缺损需修补,方法是将肿瘤近全切除后,视肿瘤残面的面积取下每边大于残面 5mm 的骨膜作为修补材料备用。棉条较修补用的骨膜每边小 2mm,压在骨膜上。自前向后,用尖刀切开受肿瘤侵犯的矢状窦侧壁,每次 2mm,切开一小口即以骨膜修补一针,以此法直到将受侵犯的矢状窦侧壁修补完好。此法出血少,修补过程中如有出血可用手指压迫矢状窦前端,也可以用血管钳临时阻断,将准备切除的矢状窦侧壁前后方远端夹住,一次切下受肿瘤侵犯的侧壁,修补后祛除临时阻断夹。这种方法要求缝合技术熟练,不可长时间阻断矢状窦。

③切除已闭塞的矢状窦:肿瘤已侵入上矢状窦或包绕该窦者(矢状窦双侧脑膜瘤),为达到根治的目的,可考虑将受累矢状窦全切除。上矢状窦的前 1/3 可结扎和切断,连同肿瘤一起切除。中 1/3 和后 1/3 上矢状窦在被肿瘤完全阻塞时才结扎切除;否则必须保留。对残留窦内的肿瘤不处理,等待以后肿瘤把矢状窦完全阻塞,侧支循环建立后再手术切除。

证实矢状窦是否通畅可根据:术前脑血管造影

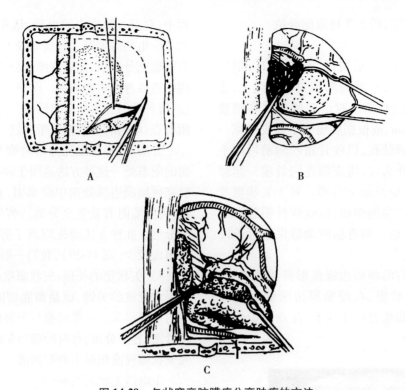

图 14-29　矢状窦旁脑膜瘤分离肿瘤的方法
A. 电凝剪开中线处硬脑膜（万经海，2002）　B. 先将肿瘤附着处完全分离
（万经海，2002）　C. 瘤内减压后做肿瘤壁与皮层的分离（万经海，2002）

的窦期；术中矢状窦穿刺有无回血来判断其是否通畅。

④矢状窦尚通畅的矢状窦脑膜瘤，如需切除受肿瘤侵犯的矢状窦时，需行矢状窦再造。通常使用大隐静脉。在手术显微镜下将大隐静脉与矢状窦两端分别端对端吻合。施行再造术时一种方法是使用临时阻断夹阻断矢状窦两端后进行静脉移植，缺点是阻断时间不能过长。另一种是向矢状窦内临时置入气囊导管后再进行静脉移植（图 14-30）。

5）矢状窦双侧脑膜瘤的处理：切口应过中线，切开硬脑膜后，先自肿瘤两侧分别分离肿瘤与脑组织的粘连。肿瘤游离后，方可处理上矢状窦。如矢状窦已闭塞，或肿瘤位于矢状窦前 1/3 部位，在矢状窦前端双重结扎剪断，将肿瘤牵起，连同大脑镰一并剪开，并向后翻转肿瘤。进一步游离瘤的底面。最后将矢状窦后界双重结扎后连同大脑镰一般剪断，完整切除肿瘤。但对矢状窦尚通畅的中、后 1/3 脑膜瘤不可使用此法。可按照单侧肿瘤处理方法，将肿瘤从两侧先作瘤内切除，瘤体缩小后，分块切除肿瘤包膜。如要彻底切除肿瘤和受累的矢状窦，需行矢状窦重建术。比较安全的做法是待术后再次复发矢状窦闭塞后，再次手术时连同受累的矢状窦全切肿瘤。

6）止血：仔细止血，防止形成颅内血肿。

7）关颅：对缺损的硬脑膜可用骨膜修补。受累的颅骨如范围小，可咬除病变部分。如受累面积大，应切除而行颅骨修补。

13. 术中要点分析和术后处理

（1）矢状窦旁脑膜瘤一般血供较丰富，术中需注意止血技术。主要包括：①骨瓣形成时，出血可能较多，所以操作要迅速，骨瓣翻起后，矢状窦出血可用吸收性明胶海绵覆盖，其上用脑棉轻压，骨缘出血用骨蜡涂抹。②分离肿瘤时尽量先电凝和分离与矢状窦的粘连，然后分离肿瘤和脑的粘连，此方法能明显减少出血。③必要时可采用控制性降压。

（2）切除中央区的窦旁脑膜瘤时，应注意保护中央区脑组织及中央静脉，以防术后发生严重的脑水肿。方法是如果肿瘤较大，先将肿瘤充分减压，然后在瘤外分离，防止过分牵拉脑组织。避免误凝脑组织的供血动脉。对于中央沟静脉，应特别小心保护，若中央沟静脉在进入矢状窦前进入硬脑膜，观察其走行，沿其走行的两侧剪开硬脑膜，以免损伤中央静脉。如果静脉与肿瘤粘连紧密时，可残留一薄层肿瘤，用微电流电凝残留肿瘤。Tomasello 等结合自己的一组病例及复习文献说明了保护引流静脉的重要性，强调在全切肿瘤及保护引流桥静脉间要注意保持平衡。

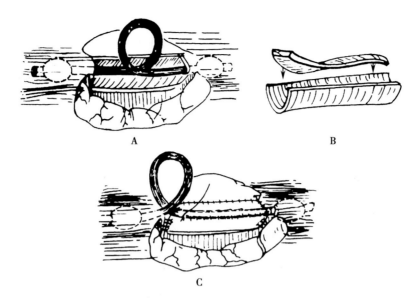

图14-30　矢状窦内临时置入气囊导管后静脉移植(万经海,2002)

（3）处理矢状窦双侧脑膜瘤时由于上矢状窦被肿瘤阻塞,可引起广泛的静脉侧支循环建立,这包括头皮静脉,上矢状窦两旁的凸面硬脑膜和大脑镰上的静脉、皮质静脉以及下矢状窦。因此术中应避免过多切除大脑镰和下矢状窦,以免破坏静脉回流。

（4）处理矢状窦时空气可能进入血液,细小气泡被溶解,但大气泡则会造成肺动脉栓塞,或经肺血流分散到全身各处。常发生于坐位手术时,所以术中在处理矢状窦时(如重建)应分段进行,不宜长时间开放矢状窦。

14. 术后处理　为有利于颅内静脉回流,术后通常取患者头部轻微抬高30°。术后患者躁动要给低剂量的镇静药物治疗,有呼吸障碍的患者,送至ICU严密监护,必要时行气管插管辅助通气,有利于防止脑肿胀。还要注意水,电解质,酸碱平衡紊乱,早发现,早治疗。

15. 肿瘤复发及预后　脑膜瘤的复发与多种因素有关,主要包括①肿瘤形状:复发率肿瘤呈蘑菇状最高;②肿瘤大小直径>4cm复发率较高;③肿瘤部位侵入大静脉窦术后复发率高;④瘤周水肿:肿瘤周围水肿明显,肿瘤与脑界面不清复发率高;⑤组织学类型:恶性脑膜瘤复发率高;⑥手术切除程度:手术切除范围与术后复发关系密切;⑦CT增强形态呈不均匀对比增强;⑧骨质改变:溶骨性改变是清晰特征。

在以上因素中,脑膜瘤的复发与肿瘤切除程度关系最为明显,切除的越彻底,复发的概率就越小。全切除后多数会不复发而获痊愈,但恶性脑膜瘤仍可复发,恶性脑膜瘤的恶性程度越高,其术后复发率越高。1957年Simpson分级法在临床中已经广泛采用。Simpson分级越低,复发概率就越小。

Simpson脑膜瘤切除术分类法:

①G1:脑膜瘤及其附着的硬膜、受侵的颅骨均切除;

②G2:瘤体完全切除,但与其附着的硬脑膜没有切除,仅作电灼;

③G3:瘤体切除,但与之粘连的硬脑膜及颅骨未作处理;

④G4:有相当一部分瘤体未切除;

⑤G5:开颅减压,肿瘤仅活检。

对于复发肿瘤,可二次手术切除肿瘤。直径<3cm,或其他原因不宜手术(年龄过大或健康状况)患者可作r刀治疗控制肿瘤生长。

影响脑膜瘤预后的因素也是多方面的,如手术切除程度、组织学类型、肿瘤形状、大小、部位、复发等,均可作为预测脑膜瘤预后和复发的显著危险因子和标准。DiMeco等报道共切除了108例侵入上矢状窦的病例,结果100例患者达到SimpsonⅠ、Ⅱ级切除,30例患者矢状窦完全阻塞连同受累的矢状窦一并切除,术后出现脑肿胀9例,血肿2例。随访19～233个月,共15例复发。经过多因素分析认为肿瘤病理类型、肿瘤大小、手术达到的Simpson分级是肿瘤复发的独立影响因子。总结多篇文章后的结论是:达到SimpsonⅠ、Ⅱ级切除可以明显减少脑膜瘤复发且预后良好,而病理类型也是一个重要的因素,不典型性和恶性脑膜瘤复发率明显高于其他病理类型,预后较差。术后辅以放疗有助于减少良性脑膜瘤的复发,预后佳,但对于恶性脑膜瘤来说,预后仍较差。

参 考 文 献

1. 万经海. 脑膜瘤. 上海：复旦大学出版社, 2002.

2. John M. Tew, Jr, Harry R. Vav Loveren, Jeffrey T. Keller. 显微神经外科手术图谱 脑肿瘤分册. 张建宁译. 天津：天津科技翻译出版公司, 2007.

3. 王忠诚. 现代颅脑肿瘤外科学. 北京：科学出版社, 2004.

4. 王建昌. 颅脑巨微解剖手术学. 北京：人民军医出版社, 2008.

5. 陈忠平. 神经系统肿瘤. 北京：北京大学医学出版社, 2009.

6. DiMeco F, Li KW, Casali C, et, al. Meningiomas invading the superior sagittal sinus：surgical experience in 108 cases. Neurosurgery. 2004, 55(6)：1263-1272；discussion 1272-1274.

7. Nowak A, Marchel A. Surgical treatment of parasagittal and falx meningiomas. Neurol Neurochir Pol, 2007, 41(4)：306-314.

8. Colli BO, Carlotti CG Jr, Assirati JA Jr, et al. Parasagittal meningiomas：follow-up review. Surg Neurol, 2006, 66 Suppl 3：S20-27；discussion S27-28.

9. Pettersson-Segerlind J, Orrego A, Lönn S, et al. Long-term 25-year follow-up of surgically treated parasagittal meningiomas. World Neurosurg, 2011, 76(6)：564-571.

10. Tomasello F, Conti A, Cardali S, et al. Venous preservation-guided resection：a changing paradigm in parasagittal meningioma surgery. J Neurosurg, 2013, 18.

11. Pollock BE, Stafford SL, Link MJ, et al. Single-fraction radiosurgery of benign intracranial meningiomas. Neurosurgery, 2012, 71(3)：604-612.

五、大脑镰旁脑膜瘤

1. 概述　大脑镰脑膜瘤是指基底部附着于大脑镰的一组脑膜瘤，一般埋藏于大脑纵裂内，位于大脑镰的一侧，少数穿过大脑镰向对侧生长，约占颅内脑膜瘤的 2% ~ 10%，多数附着于大脑镰的前 2/3。大脑镰旁脑膜瘤的特点是：向中线两旁发展的居多；不侵犯凸面硬脑膜及颅骨，颈外动脉供血不明显等。下面对大脑镰脑膜瘤的诊断、治疗等做一个简述。

2. 应用解剖　大脑镰为两侧凸面硬脑膜内层在颅腔中线的延续、构成镰刀状的纵行皱襞，沿中线楔入大脑半球间裂，将纵裂池分为左、右两侧。每层硬脑膜分别与同侧凸面硬脑膜的内层延续，两者与凸面硬脑膜外层间形成上矢状窦，其横断面大致呈三角形。大脑镰的下缘为游离缘，内含狭小的下矢状窦，与胼胝体毗邻。大脑镰的前端狭窄，附着于鸡冠；后端广宽，附着于枕内隆凸及小脑幕上面的正中

矢状线。大脑镰的下缘游离，与胼胝体背面靠近。大脑镰本身可有大小不等的缺损，前部尤为多见。在较大的间隙或缺损处可形成脑疝。在镰幕交接线内含有直窦，上矢状窦与直窦的后端交通，下矢状窦与直窦的前端交通。据报道，大脑镰前端最窄处的平均宽度为 1.56cm，中间最宽处为 5.53cm，前半平均厚度为 0.21mm，后半平均厚度为 0.32mm，上缘平均长度为 20.09cm，下缘平均长度为 16.05cm，33% 存在自然缺口。分布在大脑镰上的小静脉，直径为 0.1 ~ 0.5mm，分别注入上、下矢状窦。在中间部，有时可见下矢状窦向后上走行，汇入上矢状窦，占 2.8%。后部可有粗大的交通支，将上矢状窦与大脑大静脉连接起来，约占 9.6%。大脑镰下缘与胼胝体之间常有一定间距，少数与胼胝体直接接触，也可远离胼胝体，与胼周动脉间也常有蛛网膜相连。大脑镰的两侧为大脑半球的内侧面，汇向上矢状窦的静脉的终末段常紧贴大脑镰走行，此外，还有数支小静脉自皮层进入下矢状窦和大脑镰（图 14-24）。

3. 流行病学　大脑镰旁脑膜瘤占颅内脑膜瘤的 2% ~ 10%，女性多于男性，位于大脑镰前、中 1/3 及接合部者占 80%。

4. 病因学及病理　同上矢状窦旁脑膜瘤，病理类型中过渡细胞型较多见。

5. 临床表现　大脑镰旁脑膜瘤临床症状与窦旁脑膜瘤类似。由于肿瘤位于纵裂中，脑皮质损伤较轻，早期症状不明显，随着肿瘤增大，出现颅内压增高症状，是各部位大脑镰旁脑膜瘤的共性。

前 1/3 大脑镰旁的脑膜瘤，由于生长缓慢，早期常表现为颅内高压症状，多以头痛起病，其次是癫痫发作，而局部神经缺损症状常较晚出现。位于大脑镰最前部者，表现为头痛和精神症状，易与其他的精神异常混淆。可出现 Foster-Kennedy 综合征，即移位的脑组织压迫同侧视神经，导致同侧视神经萎缩；同时导致对侧视乳头水肿。肿瘤位于额前区时，早期症状和体征有癫痫、颅内高压征，行为异常等。局灶性脑水肿可导致运动和感觉障碍。如果主侧半球受累，还可出现语言障碍。压迫基底神经节可出现锥体外系症状，如帕金森综合征，有的甚至被误诊为神经变性疾病。

中 1/3 的大脑镰旁脑膜瘤，出现较为典型的临床表现：①癫痫发作：患者常因此就诊，早期常以局灶性癫痫发作开始，一般自下肢开始，并逐渐向其他部位扩延，直至最后导致全身性发作及意识丧失；②进行性偏瘫：肢体力弱开始于下肢而且程度较重，上肢力弱多在疾病晚期出现而且多较轻，由于肿瘤

常同时侵及大脑镰两侧,临床表现截瘫或三肢瘫,但多为不全性的轻瘫。可合并排尿困难,如果缺乏或未发现中央区有关的症状和体征,易误诊为脊髓病变,有无颅内高压症状和癫痫发作可资鉴别。

后1/3大脑镰旁脑膜瘤可出现幻视及视力视野障碍,同向性偏盲伴黄斑回避被认为是后1/3镰旁脑膜瘤的特征性表现。

6. 辅助检查

(1) 头颅X线片:除颅内压增高征象和少数的镰旁钙化斑点外,没有脑膜瘤的多种X线特征性改变。

(2) CT检查:平扫可见肿瘤呈等密度或略高密度,多数密度较均匀,约有10%不均匀或有囊性变。呈团块状,基底附着于大脑镰,常可生长至对侧,边缘清楚,其内可有斑点样钙化。注射造影剂后均匀强化,可见沿大脑镰延伸的"脑膜尾"征,瘤周多有轻、中度的低密度水肿区。

(3) MRI检查:大脑镰脑膜瘤常呈等或长T_1,等或长T_2信号,T_1及T_2信号越短,瘤体将越硬,肿瘤表面可出现血管流空的低信号圈。MRV可以确定需要保护的矢状窦回流静脉(图14-31)。

(4) DSA检查:除非是特别需要了解大脑前动脉和大脑中动脉主要分支的位置和受累情况,通常大脑镰旁脑膜瘤不必做脑血管造影。缺乏颈外动脉供血是大脑镰旁脑膜瘤与上矢状窦旁脑膜瘤的主要区别点,除非肿瘤侵犯了凸面硬脑膜,正常大脑镰不接受来自颈外动脉的血管供应。但在肿瘤靠近大脑镰前极或后极时也可以出现脑膜动脉供血现象,然而亦不是颈外动脉的分支,前者来自眼动脉和筛动脉,后者系由小脑幕切迹动脉供应,均不是颈外动脉的分支。在正位片上,可见胼缘动脉向外侧移位;在侧位片上,可见胼周动脉水平段向下弧形移位。

7. 诊断　大脑镰脑膜瘤常缺乏特异性的症状

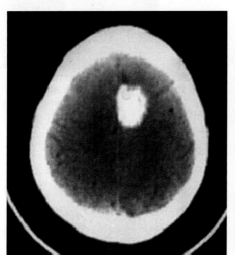

A. CT平扫

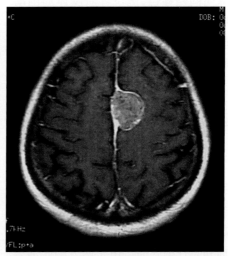

B. MRI增强

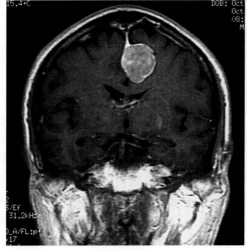

C. MRI增强

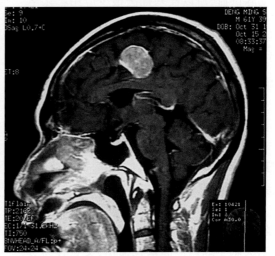

D. MRI增强

图14-31　大脑镰旁脑膜瘤 CT 及 MRI 增强影像

和体征,患者常常是因为持续性的头痛、智力减退或癫痫进行 CT 检查时发现。MRI 对病变的位置及定性诊断具有重要作用,有条件的医院已经成为术前必备的检查。MRA 和 DSA 可以帮助确定肿瘤的动脉血供以及肿瘤与上矢状窦及其相邻大脑上静脉的关系,可以发现主要的供血动脉,必要时可经其进行血管内栓塞治疗,以减少术中出血。头颅平片已经少用,但可以提示颅内高压和镰旁钙化性病变。

8. 鉴别诊断

(1)大脑镰旁脑膜瘤与上矢状窦旁脑膜瘤鉴别:二者共同点很多,不同点主要是:症状上大脑镰旁脑膜瘤局灶性癫痫多起始于下肢,而后者特别中段上矢状窦旁脑膜瘤局灶性癫痫发作多起始于上肢。辅助检查:前者头颅 X 线片无明显的异常改变,后者多有颅骨骨质增生或破坏,两侧脑膜中动脉沟迂曲扩张;颈动脉造影前者无颈外动脉供血,前后位片胼胝体缘动脉向同侧移位,侧位片胼胝体周围动脉水平段呈弧形向下移位,而后者则为双重供血,双侧颈外动脉供应肿瘤中心部,颈内动脉供血以大脑前动脉为主,病理血管多见等。

(2)大脑半球上部神经胶质瘤:本病的特点是病程短,发展快,出现颅内压增高的症状较早,神经系统检查局灶性定位体征较明显,通过 CT 及 MRI 可鉴别。

9. 治疗 大脑镰旁脑膜瘤的治疗方式类似于上矢状窦旁脑膜瘤,但主要的治疗方式还是手术切除。由于绝大多数肿瘤都能进行全切,所以,放射治疗和立体定向放射外科治疗应用很少,主要用于复发的镰旁脑膜瘤和恶性脑膜瘤。由于镰旁脑膜瘤大多无颈外动脉供血,所以栓塞疗法很少应用。化学治疗主要用于治疗复发恶性脑膜瘤的患者。

10. 手术治疗

(1)适应证:单侧生长或双侧生长的大脑镰旁脑膜瘤均属手术适应证。

术前准备:除 CT 或 MRI 外,为了解肿瘤的供血情况及大脑前动脉胼周支受压情况还可行脑血管造影。

(2)体位及切口、骨瓣:前、中 1/3 的大脑镰脑膜瘤均可取仰卧位手术,躯干和头部相应抬高。后 1/3 的大脑镰脑膜瘤需取俯卧位或侧卧位,躯干和头部相应抬高 10° ~ 20°。首先通过腰穿引流脑脊液、脱水及过度换气,使脑压充分下降。既可减轻暴露肿瘤时对大脑半球内侧面牵拉损伤,又更容易直视肿瘤包膜与大脑半球内侧面之间的界面,便于切除肿瘤和止血。单侧大脑镰旁脑膜瘤可作过中线皮

瓣,跨中线骨瓣,双侧大脑镰旁脑膜瘤作距离矢状窦外侧缘各 3cm 的双侧骨瓣或根据肿瘤大小确定更大的骨瓣。如果一侧肿瘤不大,也可以作瘤体较大侧跨中线单侧骨瓣,避免损伤矢状窦及回流静脉。作肿瘤侧或瘤体较大侧硬脑膜瓣,距离矢状窦 3cm 处半环形剪开硬脑膜,基底朝向矢状窦(图 14-32)。

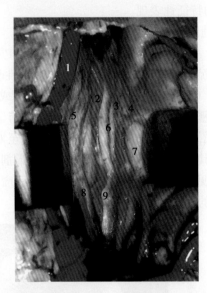

图 14-32 经纵裂入路所见结构(石祥恩,2009)
1. 上矢状窦 2. 左侧大脑前动脉 3. 右侧大脑前动脉 4. 胼缘动脉 5. 大脑镰 6. 胼胝体沟 7. 扣带回 8. 下矢状窦 9. 胼胝体

(3)肿瘤切除技术:在手术显微镜下解剖主要回流静脉在蛛网膜上的袖套,轻轻牵开同侧大脑半球内侧面 1 ~ 2cm,向深部探查显露出肿瘤及前后界,距离肿瘤边缘至少 1cm 自上而下牵开大脑镰,直至其游离缘。

充分暴露出肿瘤后先分离肿瘤与大脑镰的附着处,烧灼大脑镰动脉,必要时夹闭下矢状窦,阻断肿瘤血供。肿瘤如果较大,边分离肿瘤基底边用超声吸引器或 CO_2 激光等做囊内切除。充分的囊内切除将有效扩大手术野,不牵拉周围脑组织,同时便于识别肿瘤表面走行的血管,尤其是引流静脉。瘤壁塌陷后,与脑组织间的黏着程度也明显减小,此时可提着肿瘤包膜,沿其与大脑半球内侧面之间的蛛网膜界面分离切除之。仔细分辨供瘤血管和单纯的过路血管,电灼切断来自大脑前动脉和大脑后动脉皮质支供应肿瘤的小血管,用棉片保护好大脑皮质。胼周动脉一般不被肿瘤包裹,不难分离。最后处理受累大脑镰,在瘤完全剥离后予以广泛电凝,如果可能最好切除,大脑镰切开线至少应远离肿瘤基底面 1cm。

如果肿瘤位于大脑镰一侧且体积较小,可以沿肿

瘤周围将大脑镰完全切开,接下来在肿瘤的前方和后方辨认大脑前动脉(胼胝体周围动脉)的分支,再分离肿瘤与血管之间的粘连。大脑前动脉的主要分支不能损伤,夹闭后切断其向肿瘤供血的血管。将肿瘤及附着的大脑镰一并切除(图 14-33 ~ 图 14-36)。

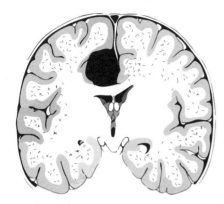

图 14-33 冠状位显示:大脑镰旁脑膜瘤,位置较深(Michael Salcman,2010)

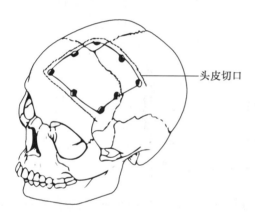

图 14-34 皮肤切口及骨窗(Michael Salcman,2010)

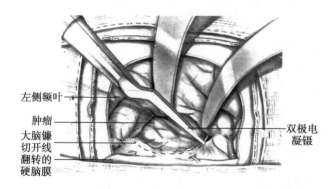

图 14-35 术中暴露及切除肿瘤(Michael Salcman,2010)

双侧大脑镰旁脑膜瘤通常先切除肿瘤大的一侧,如果对侧肿瘤体积较小,一般仅经大脑镰切开就可较好显露和切除,常不需经对侧大脑半球显露,将对侧的肿瘤分离后切除。如果对侧瘤体较大,可以切开对侧硬脑膜进行切除。最后将受累的大脑镰环

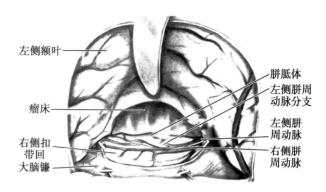

图 14-36 肿瘤切除后所见(Michael Salcman,2010)

形切除,并进一步探查是否存在肿瘤周围卫星结节,力争做到 0 级切除肿瘤。

(4)术中注意事项:

1)因为大脑镰旁脑膜瘤位置深在,所以要充分降低颅压,最大限度减轻暴露和切除肿瘤过程中对脑组织的牵拉损伤,尽量避免切除脑皮质。

2)避免整块切除肿瘤,必须耐心的分块切除,以免挫伤脑皮质,在阻断肿瘤血供后再做瘤内切除,以免造成术中大量出血。

3)注意保护矢状窦和主要回流静脉。

4)肿瘤如累及下矢状窦可一起切除。

5)如果双侧大脑镰脑膜瘤一期手术特别困难时,可分两期切除。

(5)并发症:

1)对侧偏瘫:以下肢多见且较重,主要是由于中央静脉,大脑前动脉的主要分支或皮质运动区损伤所致,术中应注意保护血管及无张力牵拉运动区皮质。

2)术后癫痫:由于皮质损伤所致,术中避免损伤脑皮质,术后即开始肌注苯巴比妥等抗癫痫药物加以预防。

3)同向偏盲:为过度牵拉枕叶内侧面损伤距状裂周围皮质所致,注意手术操作轻柔,注意保护脑皮质可以预防。

4)脑水肿:是由于静脉回流受阻或过度牵拉皮质所致,需要使用糖皮质激素等药物。如果术中迅速出现脑肿胀,应考虑术区或其他部位颅内血肿形成可能,并给予相应处理。Suga 报道了一例巨大血管瘤样镰旁脑膜瘤切除术中出现了大量出血和明显脑肿胀,总结对血供异常丰富的肿瘤术前应进行脑血管造影和术前栓塞。

11. 预后 预后常较好,全切后极少复发。Chung 等报道对 68 例镰旁脑膜瘤患者的手术结果,59 例效果好,6 例出现短暂的并发症,2 例有永久性神经功能缺损,1 例死于严重的脑肿胀。58 例全切,6 例患者复发。再次手术后效果良好。对于未能做

到组织学全切,术后复发的患者,进行伽马刀等放射治疗也可获得良好控制。

参 考 文 献

1. Michael Salcman. Kempe 神经外科手术图谱. 陈谦学,等译. 北京:中国医药科技出版社,2010.
2. 万经海. 脑膜瘤. 上海:复旦大学出版社,2002.
3. 何理盛. 脑膜瘤. 北京:人民卫生出版社,2003.
4. Zuo FX,Wan JH,Li XJ,et al. A proposed scheme for the classification and surgical planning of falcine meningioma treatment. Clin Neurosci,2012,19(12):1679-1683.
5. Barajas RF Jr,Sughrue ME,McDermott MW. Large falcine meningioma fed by callosomarginal branch successfully removed following contralateral interhemispheric approach. J Neurooncol,2010,97(1):127-131.
6. Suga Y,Tsutsumi S,Higo T,et al. Huge falx meningioma resected en bloc following acute brain swelling:a case report. No Shinkei Geka,2008,36(9):819-823.
7. Chung SB,Kim CY,Park CK,et al. Falx meningiomas:surgical results and lessons learned from 68 cases. J Korean Neurosurg Soc,2007,42(4):276-280.

（林浩哲）

第二节 幕 下

幕下是指小脑幕以下的空间和结构,亦称为颅后窝,其主要结构包括小脑、小脑脚、脑干以及小脑和脑干之间的裂隙-第四脑室。颅后窝包含有调节意识、重要自主神经功能以及头部、躯干、四肢运动和感觉的神经通路,而且还是控制步态和平衡的中枢所在。由于第四脑室和脑干的解剖结构和功能较特殊,其肿瘤的病理与小脑实质肿瘤也有所差别。本章仅对小脑实质的肿瘤进行叙述,脑干和第四脑室肿瘤另辟章节叙述(详见15章、16章)。

摘要

此区域范围从小脑幕切迹至枕大孔,并通过前者和幕上结构交通,通过后者与椎管交通,是颅腔三个窝中最大和最深的一个,解剖结构异常复杂。其骨性结构由枕骨、顶骨、颞骨和蝶骨围成,前界为鞍背、蝶骨体后部、枕骨斜坡部。后界为枕骨鳞部的下份,两侧为颞骨的岩部和乳突部。颅后窝的颅内面有颈静脉孔、内听道、舌下神经管、前庭导水管、蜗导水管和一些导静脉孔。12 对脑神经中仅有 2 对与颅后窝完全没有关系,其余的 10 对脑神经均与颅后窝相关。血供主要来自小脑上动脉、小脑前下动脉和小脑后下动脉。三组静脉回流包括颞骨岩部静脉、Galen 静脉、小脑幕静脉。幕下脑实质肿瘤,实际上是指小脑肿瘤,其中最常见的是髓母细胞瘤(medulloblastoma)和星形细胞瘤(astrocytoma),在成年人中还可见血管网织细胞瘤(angioreticuloma)等,少见的有室管膜瘤及转移瘤等。幕下脑实质外的肿瘤有神经源性肿瘤、脑膜瘤、先天性肿瘤(皮样囊肿和表皮样囊肿)等。临床表现为三方面:一是因颅内压增高引起的症状,包括头痛、恶心、呕吐、视乳头水肿及强迫头位等;二是小脑损害症状,包括肌张力下降、躯体平衡障碍及运动性共济失调等,眼球震颤及眩晕亦较常见;三是其他症状,包括精神障碍和脑神经损害症状等。

思维导图

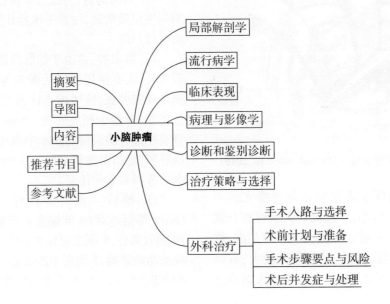

一、局部解剖学

颅后窝是颅腔三个窝中最大和最深的一个,解剖结构非常复杂。颅后窝手术入路的选择依赖于对颅后窝解剖结构及其病变与局部解剖关系的了解,这就要求深入地了解小脑、脑干、小脑脚、脑神经、动脉、静脉以及小脑与脑干裂隙之间的关系。

1. 小脑 小脑占据颅后窝容腔的大部分,其中间部分形状如蜷曲的蚯蚓称小脑蚓部,两侧较为膨大部分称小脑半球。小脑位于脑桥和延髓的后方,小脑后方为枕骨鳞部。上方借小脑幕与枕叶相邻,小脑幕后缘附着处为横窦。小脑前下方覆盖脑干的背面,同时构成第四脑室室顶的一部分。在腹侧面,小脑借其上、中、下脚分别与中脑、脑桥和延髓相连接。小脑后下方正中有矢状方向的小脑镰,其附着缘为枕窦。小脑前下方为枕骨大孔,小脑扁桃体位于枕骨大孔后缘上方,其前方是延髓,当颅内压增高时小脑扁桃体可能被挤入枕骨大孔而压迫延髓,形成枕骨大孔疝(小脑扁桃体疝)。小脑下面与颅后窝蛛网膜成小脑延髓池,小脑的两侧与乳突、乙状窦为邻。

为了方便描述更适用于手术操作,小脑表面按其所面对的结构或暴露的途径分为三个面。第一个面是幕面,其面对小脑幕牵拉小脑可以进行小脑上入路的手术操作。小脑幕面的半球部分包括方小叶、单小叶、和上半月小叶,而幕面的蚓部则包括山顶、山坡和蚓叶。第二个面是枕面,位于横窦和乙状窦的下方,是小脑三个面中最复杂的一个面。枕面的半球部由上半月小叶、下半月小叶、二腹小叶和扁桃体构成,蚓部则由蚓叶、蚓结节和蚓垂构成。第四脑室和大多数小脑肿瘤的手术入路通常直接围绕或经过此面,可以经枕下开颅进行暴露。第三个面是岩面,或称小脑的前面,与岩骨的后面、脑干和第四脑室相对。岩面外侧的小脑半球部,坐落于岩骨表面,向后牵拉可以暴露桥小脑角。

小脑的浅表为灰质,称小脑皮质,深部为白质及其包埋的灰质核团,称小脑髓质。小脑髓质内的灰质核团有4对,分别为顶核、齿状核、栓状核和球状核。顶核位于小脑蚓部深面的髓质内,齿状核、栓状核和球状核则分别位于两侧半球髓质中。

小脑的主要功能是:维持身体平衡、保持和调节肌张力及调整肌肉间的协同运动。小脑功能受损时症状出现于受损的同侧,但不伴肌肉瘫痪和感觉缺失。如小脑半球受损则表现为同侧肢体的共济失调,即随意动作的力量、方向和幅度发生紊乱,肌肉在进行动作时抖动而把握不住动作的方向,行走摇晃,步态蹒跚。小脑蚓部主要调节头、颈、躯干肌肉活动,维持身体平衡。上蚓部受损易向前倾倒,下蚓部受损则易向后倾倒。

2. 小脑的动脉 选择最佳的颅后窝手术入路,首先要明确小脑的动脉与脑神经、脑干、小脑脚、小脑与脑干间隙以及小脑各面之间的关系。颅后窝内有三组神经血管复合结构:上组与小脑上动脉(SCA)有关,中组与小脑前下动脉有关(AICA)有关,下组与小脑后下动脉(PICA)有关。

(1) 小脑上动脉(SCA):小脑上动脉经常与动眼神经、滑车神经和三叉神经相接触,通常在中脑的前面由基底动脉顶端附近发出,于动眼神经下方穿行;但偶尔亦起自大脑后动脉的近端,于动眼神经上方穿行。通常单干起源,但也可能双干起源。单干起源的小脑上动脉分支为头干和尾干,头干供应小脑蚓部和蚓旁部,尾干供应小脑半球的幕面。小脑上动脉亦发出供应脑干和小脑脚的穿支。向后在脑桥中脑交界附近围绕脑干,位于滑车神经下方和三叉神经上方之间。其近端位于小脑幕游离缘的内侧,远端行于小脑幕下方,为最靠前的幕下动脉。越过三叉神经上方后小脑上动脉进入小脑中脑裂,呈弯曲走行,并发出小脑前动脉,供应小脑深部白质和齿状核。离开小脑中脑裂之后,其分支再次游离小脑幕缘的内侧,经小脑幕缘的下方向后,分布于小脑的幕面。

小脑上动脉可分为脑桥中脑前段、脑桥中脑外侧段、小脑中脑裂段和皮层段等四段。脑桥中脑前段位于鞍背和脑干上部之间;脑桥中脑外侧段位于脑干的前外侧缘,此段的前部常位于幕上,而尾祥通常降至幕下,此段终止于小脑中脑裂的前缘,其上方之平行走行的血管有基底静脉和大脑后动脉;小脑中脑裂段位于小脑中脑裂内;皮层段包括小脑中脑裂以后的分支,行经小脑幕缘下方,分布于小脑的幕面。

(2) 小脑前下动脉(AICA):小脑前下动脉通常以单干起自基底动脉,但有时也可能为双干和三干。它可起源于基底动脉的任何位置,但多见于其下半部。两侧的起源通常不对称,一侧的起点常明显高于另一侧。发出后围绕脑桥向后至桥小脑角,近端与展神经的背侧或腹侧相接触,并与面神经和前庭蜗神经关系密切,在接近内听道神经及从腔外侧孔突出的脉络丛时发出分支,然后绕过小脑中脚表面的绒球,供应小脑脑桥裂的上下唇及小脑岩面。其经常在面-前庭蜗神经附近分叉分成一个头侧干和一个尾侧干,头侧干的分支沿小脑中脚向外侧,至小脑中脑裂上唇及其邻近的小脑岩面;尾侧干供应小脑岩面的下部,及其绒球和脉络丛的一部分。小脑前下动脉发出穿支动脉供应脑干,脉络膜支供应脉络膜和脉络丛,发出的神经相关动脉包括迷路动脉、回返穿动脉和弓状下动脉。

小脑前下动脉分为脑桥前段、脑桥外侧段、绒球段和皮层段四段。脑桥前段位于斜坡和脑桥腹侧之间,此段通常与展神经的根丝相接触;脑桥外侧段起自脑桥的前外侧缘,于面神经和前庭蜗神经上方、下方或之间穿桥小脑角,此段发出的神经相关支,经过内听道附近或进入内听道,与面神经和前庭蜗神经关系密切;绒球段动脉自绒球的头侧或尾侧至小脑中脚和小脑脑桥裂,沿小脑中脚走行时,其动脉干可能位于绒球或小脑脑桥裂唇缘的深面;皮层段主要供应小脑的岩面。

(3)小脑后下动脉(PICA):小脑后下动脉是最复杂、迂曲、行程及供血区域变异较大的小脑动脉。其起源于下橄榄附近的椎动脉,向后绕经延髓,在延髓的前外侧行于舌下神经根的头侧、尾侧或头尾之间,在延髓的后外侧穿行于舌咽神经、迷走神经和副神经根丝的头侧或二神经之间,然后围绕小脑扁桃体进入小脑延髓裂至第四脑室顶壁下半的后方,离开小脑延髓裂后分支分布于枕下面的小脑蚓部和半球。它的分布区域在小脑动脉中变异最大,大多数小脑后下动脉分叉形成内侧干和外侧干,内侧干供应蚓部及其邻近的半球部分,外侧干供应小脑扁桃体和半球的皮层表面。

二、流行病学特点

幕下脑实质肿瘤,实际上是指小脑肿瘤,由于第四脑室和脑干的解剖结构和功能较特殊,其肿瘤的病理与小脑实质肿瘤也有所差别。本章仅对小脑实质的肿瘤进行叙述,脑干和第四脑室肿瘤另辟章节叙述,小脑肿瘤通常指发生于小脑半球和小脑蚓部的肿瘤,占颅内肿瘤总数的12.6%~16.2%。小脑星形细胞瘤占幕下肿瘤总数的24.6%~30%,占颅脑总星形细胞瘤的25%,儿童较成人多见,占儿童颅内肿瘤10%~28%。文献报道小脑星形细胞瘤发病率无明显性别差异或男性稍高,发病高峰年龄

为8~14岁,而发生于成年人的小脑星形细胞瘤绝大多数见于40岁以前。肿瘤多数位于小脑半球内,其中部分可累及脑干;其次为蚓部及第四脑室内,少数可见于桥小脑角。

髓母细胞瘤占全部脑神经胶质细胞瘤的8%~10%。10岁以下为发病高峰,最小者可为新生儿,10~12岁以下儿童约占本病的69%,以6~9岁学龄儿童最常见,成年人少见,约占成人肿瘤的1%,早年Ingraham报告髓母细胞瘤占儿童颅内肿瘤的21.7%,现在报告一般占儿童期颅内肿瘤的10%~20%左右。人群发病率为每年6/百万人口。男性明显多于女性,男女性别比为3:1。Alston(2003)根据曼彻斯特肿瘤注册报告男孩发病率为5.5/百万、女孩发病率为3.4/百万。髓母细胞瘤可发生在幕下实质的任何部位,绝大多数位于第四脑室顶的小脑蚓部,但肿瘤可突入第四脑室及小脑延髓池,有的甚至可经枕骨大孔突到上颈段椎管内。少数亦可发生在小脑半球,极个别者发生于成年人大脑半球。

颅内血管网织细胞瘤又称血管网状细胞瘤(hemangioblastoma)。是一种血管源性病变,可以单独发生,也可以是von Hippel-Lindau病(VHLD)的一部分。起病年龄自新生儿至老年人均可发生,发病高峰年龄为30~40岁,男性稍多。多见于成人,小儿少见。大都位于小脑半球,少数在小脑蚓部或第四脑室,个别见于大脑半球或脑干等处。发生在小脑半球者占80%,小脑蚓部及第四脑室占13%。发生率占颅内肿瘤总数的1.5%~2%,占颅后窝肿瘤的7%~12%,大多数呈囊性,实质性血管网织细胞瘤是临床治疗的难题,预后较差。

三、临床表现

小脑肿瘤的临床表现为三方面:一是因颅内压增高导致的症状,包括头痛、恶心、呕吐、视乳头水肿及强迫头位等;二是小脑损害症状或体征,包括表现为肌张力下降或无张力、躯体平衡障碍及运动性共济失调等,眼球震颤及眩晕亦较常见;三是其他症状:包括精神障碍和脑神经损害症状等。

1. 小脑星形细胞瘤 小脑星形细胞瘤生长缓慢,病程较长,数周至数年不等,平均病程约10个月。通常早期出现颅内压增高症状,小脑损害症状出现较晚。肿瘤生长时间长,但有些病程不长的原因为病变在没有造成颅压增高或未侵及小脑齿状核时患儿可没有明显症状,一旦有症状说明肿瘤体积

已经较大。

（1）颅内压增高：小脑星形细胞瘤很容易压迫第四脑室或导水管引起梗阻性脑积水。头痛及呕吐常为首发症状，约占58.6%，初期头痛常为间歇性，随着病情的发展，头痛呈持续性剧烈性痛，以枕部为重，有时伴颈项部疼痛，且常因头颈部活动或体位改变而加重。头痛常发生在清晨或夜间，并可伴有恶心或喷射性呕吐，小儿语言不清时常烦躁不安，表现为阵发性哭闹或用手击打头。儿童常以呕吐为首发症状易误诊为胃肠炎。其原因可能是肿瘤压迫或刺激第四脑室底延髓呕吐中枢所致，或可能与颅内压增高有关。除头痛、呕吐外，小脑星形细胞瘤还经常伴有强迫头位和视乳头水肿、继发性视神经萎缩等体征。因患者出现保护性反射而出现强迫头位可能，这是肿瘤压迫形成慢性小脑扁桃体疝，压迫和刺激上颈段神经根所致。若为一侧小脑扁桃体疝到寰椎以下平面，可引起患儿头部固定向患侧倾斜。普遍存在视乳头水肿，有半数患者在病程早期即有此改变，晚期则几乎所有患者都可出现，青少年和成年患者还有可能因严重继发性视神经萎缩而导致双眼视力下降或完全失明。但幼儿因颅缝未完全闭合，故视乳头水肿多不明显。

（2）小脑危象（脑干性强直发作）：多为肿瘤直接或间接压迫脑干所致。常因急性严重颅内压增高引起，可见于晚期小脑星形细胞瘤患者。表现为阵发性去大脑强直，昏迷、角弓反张以及呼吸缓慢等，对这种危象必须立即采取有效的抢救措施予以纠正。

（3）小脑损害症状和体征：依肿瘤所在位置不同其临床表现也有所不同。

1）小脑半球星形细胞瘤：由于小脑半球功能可被锥体系统部分代偿，故出现病灶损害症状较晚。小脑损害突出表现为肌张力下降、躯体平衡障碍及运动性共济失调等，表现为患侧肢体的共济运动障碍，上肢重于下肢，表现为上肢动作笨拙，持物不稳。因随意运动的幅度、力量、方向及速度失调，故临床表现为精细动作（如写字、扣纽扣和穿针线）不能，右利者用勺进食困难（食物送不到口内）。指鼻试验、对指及轮替试验阳性，还可有患侧的肌张力及腱反射下降。小脑受损严重时可影响咽喉肌的协调运动，出现构音障碍或爆发式语言（小脑性语言）。多数患者还出现小脑性眼球震颤，即粗大的水平型眼震，眼震表现为振幅大、速度慢、不规律。向患侧注视时，眼震更缓慢且粗大；当注视前方时也可见水平

型眼球震颤；在静止时双侧眼球亦不在中线位置而略向健侧偏斜10°~30°；眼外肌发生共济失调时，偶可呈跳跃式眼球震颤，如出现旋转或垂直眼震，预示肿物可能已侵入脑干内。

2）小脑蚓部星形细胞瘤：肿瘤局限于小脑蚓部者并不多见，但极易引起脑脊液循环。早期出现颅高压表现，并伴由平衡障碍和静止性共济失调，表现为站立不稳，多向后倾倒，并可有小脑受损步态。随着病情的发展，逐渐不能独立行走与站立，Romberg征阳性。患者身体倾斜则也与肿瘤的位置有关，位于上蚓部时则多向前倾斜，位于下蚓部者则向后倾倒。同样，位于小脑蚓部星形细胞瘤的患者可伴有肌张力及腱反射下降，但是，通常不伴眼球震颤，如果肿物可能已侵入脑干内，也可出现旋转或垂直眼震。上肢共济运动失调亦较轻。肿瘤晚期累及一侧小脑半球时，则出现小脑半球受损症状。

3）其他症状：正如其他小脑肿瘤一样，少数小脑星形细胞患者可发生精神障碍，表现为反应迟钝、表情淡漠，并可出现幻视、幻想等。这些症状发生的确切机制尚难确定，推测发生原因可能与慢性颅内压增高所致有关或由于肿瘤局部压迫引起与脑干网状结构受损有关。此外，可见脑神经损害的表现，如慢性颅内压增高所致双侧展神经麻痹，偶还可见有患侧面神经、听神经、舌咽神经及迷走神经受累，一般较少发生。锥体束征及肢体感觉障碍。

2. 血管网织细胞瘤　肿瘤部位不同临床表现也不同。血管网织细胞瘤实质性者生长缓慢，病程可长达数年；囊性者发展较快，病程多为数周或数十周，也有少数可因瘤内出血或蛛网膜下腔出血呈急性发病者。位于小脑血管网织细胞瘤约80%为囊性肿瘤，病程多在3~6个月之间。常出现颅内压升高和小脑症状。一般多以慢性颅内压增高表现开始，如头痛、头晕、恶心、呕吐、以后逐渐出现视力下降等症状，在整个病程中，约80%的病例出现头痛，呕吐。继之伴有小脑症状，如行走不稳、强迫性卧位、眼震、共济失调等。如果为多发性，那么症状要复杂，位于CPA可出现脑神经受损症状，如耳鸣、听力下降或丧失；位于脑干可出现脑干受损症状，如强迫头位、肢体运动障碍、复视及眼球运动麻痹、颈项强直、吞咽困难、声音嘶哑、咽喉反射消失、饮水呛咳等；有时可引起顽固性呃逆；合并视网膜血管瘤时，可影响视力，严重者可致失明。伴有红细胞增多症者，除上述症状外，可有面颈部皮肤潮红、血压增高、四肢疼痛、脾脏肿大，或伴有胃、十二指肠溃疡等症

状。

眼底检查绝大多数可见有视乳头水肿,合并视网膜血管瘤的可见该瘤出血所引起的一些痕迹(约占10%)。此外,此症患者还可能伴有其他内脏的先天性疾病如多囊肾、胰腺囊肿、肝囊肿、肾癌、肾上腺嗜铬细胞瘤、附睾炎、附睾管状腺瘤、红细胞增多症等,均须注意详细检查。

3. 髓母细胞瘤 髓母细胞瘤病程较短,从数天至1年不等,平均病程为4~6个月,年龄越小病程越短。其主要临床表现如下:

(1) 颅内压增高症状:早期即可出现颅内压增高症状,并呈进行性发展,很少能自行缓解,是该幕下实质髓母细胞瘤临床表现的主要特征。由于肿瘤多生长于小脑蚓部,且常阻塞第四脑室,个别甚至压迫大脑导水管,故梗阻性脑积水进展甚为迅速。最常见的症状有头晕、头痛、恶心、呕吐、视力减退及视乳头水肿等。年龄较大的儿童,其头痛症状往往较严重,多位于枕下部或前额部;在年龄较小的儿童,由于颅缝未闭合及颅缝易分离,颅腔代偿空间较大,较大地缓冲颅内压症状,头痛多不严重,且视乳头水肿亦不明显。但是,呕吐与颅高压却无必然的关系,常常多由于第四脑室底部的迷走神经核受刺激,和(或)颅内压增高引起。有些儿童,尤其是幼儿,可能是仅早期有呕吐症状。病程后期除有视力减退及视乳头水肿外,还可因颅内压增高而出现发作性小脑危象,如强直性痉挛。此外,由于颅高压导致小脑扁桃体下疝,压迫和刺激上颈段神经根或出现保护性反射,而表现颈强直及强迫头位。部分幼儿头颅增大,叩诊时出现"破壶音"。

(2) 小脑损伤症状:肿瘤主要位于小脑,常常使小脑蚓部与脊髓和前庭之间的联系受到不同程度的损害,导致身体平衡功能障碍。主要表现在躯干及双侧下肢,病儿步行时足间距离加大,步态蹒跚。闭目站立时表现为身体前后摇摆不定,肿瘤侵犯上蚓部时,多向前倾倒,肿瘤位于下蚓部时,则多向后倾倒。病情严重时,不仅不能步行及站立,即使坐也感困难,因惧怕跌倒而经常常常表现卧床不起。有时出现小脑性语言,表现为构音障碍,当肿瘤侵犯小脑半球时出现肢体运动性共济失调,指鼻、对指、跟-膝-胫试验阳性、肌张力低,腱反射减弱或消失。此外,2/3的患儿出现水平型眼球震颤。

(3) 其他症状:主要与慢性进行性颅内压增高有关,由于慢性进行性颅内压增高致双侧展神经不全麻痹而出现复视,从而出现双眼球向内斜视,眼球向外侧注视时运动不到位。部分患儿由于肿瘤体积增大向前压迫脑桥致双侧锥体束征。晚期患儿可出现小脑危象,表现为呼吸变慢,突然丧失意识,伴双侧病理征阳性,或呈去大脑强直表现,其原因为颅内压急剧升高,发生小脑扁桃体下疝或肿瘤对脑干的直接压迫加重等,必须立即采取有效的办法,如行侧脑室穿刺引流,以解决颅内压。

四、病理与影像学

小脑肿瘤中最常见的是星形细胞瘤(astrocytoma)和髓母细胞瘤(medulloblastoma),在成年人中还可见血管网织细胞瘤(angioreticuloma)等。小脑肿瘤中有少数为室管膜瘤、脑膜瘤、先天性肿瘤(皮样囊肿和表皮样囊肿)以及转移瘤等。

1. 小脑星形细胞瘤 质地软硬程度依据有无囊变决定,一般实性部分灰白或灰红色,血运多数不丰富。囊性变为小脑星形细胞瘤的显著特点,囊变可表现两种类型:一是"囊在瘤内"即肿瘤由单房或多房构成,囊壁是瘤组织,边界不清。另一种是"瘤在囊内",即肿瘤为很大囊肿内的附壁瘤结节,而其余囊壁则为胶质增生带不是肿瘤组织。囊液多为黄色清亮液,蛋白质含量高,离体可自凝(Froin征阳性)。

一般而言,镜下实性星形细胞瘤为分化良好的纤维型星形细胞构成,细胞质少而有突起,细小突起互相连接形成疏松的网状结构。细胞核圆或卵圆形,部分胞核呈梭形,核分裂象少见,偶见钙化斑点。有时细胞较多呈梭形则可诊为Ⅰ级星形细胞瘤,亦称毛细胞型星形细胞瘤,占80%~85%,属良性,为低密度病灶,与脑组织分界清楚,占位效应显著;Ⅱ级为弥散型,约占小脑星形细胞瘤的15%,发病年龄晚于毛细胞型,其预后较毛细胞型者差。Ⅱ~Ⅲ级星形细胞瘤多表现为略高密度、混杂密度病灶或囊性肿块,可有点状钙化或肿瘤内出血。Ⅳ级星形细胞瘤则为略高或混杂密度病灶,病灶周围水肿相当明显,界限不清。毛细胞型星形细胞瘤极少转为高级别恶性肿瘤,放疗不是肿瘤恶变的原因。低级别星形细胞瘤全切除也不能说其绝对良性,少数也可复发。应强调随诊观察的重要性。极少数小脑星形细胞瘤可沿脑蛛网膜下腔播散,此时肯定已恶性转化。小脑星形细胞瘤CT平扫为等密度或低密度病灶。

CT显示其囊内容不增强,CT值介于正常脑实质和脑脊液之间。而实性部分为稍高、等密度或低密度。CT增强扫描,Ⅰ级星形细胞瘤无或轻度强化,Ⅱ~Ⅳ级星形细胞瘤可明显强化,呈密度不一的不规则形态或环状强化;瘤结节可强化,但程度低于血管网状细胞瘤的结节,局部隆起者可用骨窗像显示肿瘤部位颅骨的弧形变薄,肿瘤钙化率在10%左右。MRI检查:肿瘤在T_1像上呈等信号和低信号,瘤体可有不同程度的增强现象。一般肿瘤有比较明显的边界。囊液因蛋白含量高而与脑脊液信号有所差别。实性肿瘤可有小的囊变,肿瘤与正常脑组织间可有胶质增生层。瘤在囊内型的是有一个很大的囊壁无增强的囊肿,囊壁内表面光滑,瘤结节偏于囊壁的一侧,囊壁在病理学检查上纤维结缔组织,没有瘤细胞。囊在瘤内型的特点是囊壁有增强现象,囊壁厚薄不一,囊壁内表面粗糙,病理学检查为瘤细胞、瘤结节常偏于囊肿的一侧。

2. 髓母细胞瘤　一般血运丰富,柔软易碎、边界略可辨认的实质性肿瘤。切面呈紫红色或灰红色,较大肿瘤的中央可发生坏死。囊性变和钙化极少见。镜下肿瘤细胞密集,呈圆形或椭圆形,细胞质极少,常常呈裸核状。细胞大小一致,大部分肿瘤细胞排列无特殊,少部分可排成菊花团形,瘤内不含网状纤维和胶质原纤维,只有毛细血管散布于瘤细胞之间少数为促结缔组织增生型,又称为硬纤维型,即肿瘤硬、韧,似有硬性包膜、故外观边界清楚,手术可分大块切除。镜下瘤细胞散在分布,主要为纤维结缔组织成分。肿瘤呈浸润性生长,与正常脑组织界限不清。主要位于小脑蚓部或突入第四脑室内,并常侵犯第四脑室底,肿瘤向上可阻塞导水管,向下阻塞正中孔,并可长入小脑延髓池中。髓母细胞瘤有沿蛛网膜下腔弥漫和播散转移的倾向。肿瘤邻近的软脑膜常被浸润,在脑表面形成一层乳白色胶样组织。沿蛛网膜下腔播散到椎管内和大脑表面,尤以手术后更易发生。

髓母细胞瘤是颅内恶性程度最高的胶质细胞瘤之一,其高度恶性主要表现在3个方面:①肿瘤生长迅速;②手术不易完全切除;③肿瘤细胞有沿脑脊液向其他部位种植的可能,特别易于发生在手术后。CT检查:髓母细胞瘤一般呈圆形或卵圆形,位于颅后窝中线小脑蚓部。CT平扫肿瘤多呈均匀一致的高密度或等密度病灶。增强检查呈均匀一致强化,边缘较清楚。病灶中有小坏死灶时,CT平扫呈有高或稍高密度的肿物,瘤内有出血可呈混杂密度。有明显均匀强化。肿瘤钙化不多见,有时病灶周围环

绕低密度水肿带。第四脑室常被推挤向前或向侧方移位,常伴有梗阻性脑积水征。MRI检查:髓母细胞瘤实质部分表现为长T_1长T_2信号,出血可混有高信号,T_2加权像则为高信号,可有均匀或不均匀的明显强化,伴周围水肿带。正中矢状面显示第四脑室受压变形向上、向前移位。MRI在T_1加权像多为等或稍低信号肿瘤前下缘常与第四脑室之间常有一脑脊液信号的狭窄条影,提示肿瘤自小脑蚓部长出,与第四脑室较易分开,预示肿瘤可以全切除。

3. 血管网织细胞瘤　又称血管网状细胞瘤(hemangioblastoma)、成血管细胞瘤(angioma)或Lindou瘤,起源于中胚叶细胞的胚胎残余,为真性血管性肿瘤,生物学性质属良性肿瘤。血管网织细胞瘤多位于幕下小脑半球,偶见于幕上、脑干和脊髓。可为实质性或囊性两类,实体性好发于青壮年,最低发病年龄常大于16岁,小儿血网多为囊性。位于小脑的血管网织细胞瘤70%为囊性,位于脑干和大脑的血网囊性者仅为20%,幕上血网囊性率仅为49%。即使是实体性肿瘤也常有单个或多个小囊腔形成。小脑血管网织细胞瘤多为粉红色或黄色,无包膜,多数位于小脑的皮质下,囊液呈草黄色至深黄色,囊壁内面光滑,呈白色或黄褐色,与周围脑组织无明显分界。瘤结节位于囊内,大小为数毫米至1~2cm不等,位于囊壁近脑膜侧,表面的血管供应异常丰富。实质性肿瘤体积较大,呈紫红色,与周围脑组织分界清楚。肿瘤由血管网(血管内皮细胞和外膜细胞)和间质细胞两种成分构成。血管网内布满丰富的薄壁毛细血管,呈血窦状;间质细胞见于血管网之间,呈巢状或片状排列,细胞多而丰富,呈多边形,细胞质丰富,可有小空泡,细胞核呈圆形。间质细胞最典型的特征是核染色较深和无核分裂象,细胞空泡化。空泡化的间质细胞可与梭状血管内皮细胞相连,充填在毛细血管网中间。

典型囊性血管网织细胞瘤头颅CT平扫表现为在小脑半球位置出现单发类圆形等或低密度影囊性占位,边界清楚,内缘光滑,内有小的瘤结节,出血和钙化少见,囊肿周围可见低密度水肿带,大的病变常可引起第四脑室受压变小,可有梗阻型脑积水。增强扫描前后囊壁密度多无变化,囊内容物为低密度影,但瘤结节呈明显的均匀一致强化。实质性血网主要表现为边界不规则占位团块影,增强扫描,强化CT值可高达77~154Hu,但瘤周无水肿或只有轻度水肿。有时可见较粗大肿瘤血管影。若肿瘤内有坏死灶,则瘤体呈不规则强化。MRI扫描见囊肿的T_1

信号强度高于脑脊液，及长 T_2 信号。肿瘤结节多为等 T_1、长 T_2 信号。典型者为大囊、小结节，瘤结节常见等 T_1 等 T_2 信号，信号均匀，边缘欠清。还可在 T_2 像上见到肿瘤周围的长 T_2 水肿带，边缘可见血管流空影。肿瘤周边因有含铁血黄素沉着，T_1 和 T_2 加权可呈低信号带。增强扫描时可见肿瘤实质部分均匀增强，囊腔及囊壁部分不增强。实质性可见瘤内蛇形、迂曲的条状血管流空现象；强化明显。少数实质性 MRI 可见瘤中央囊变，T_1 加权图像为低信号，T_2 加权为高信号，也可有瘤内局灶高信号区（T_1 和 T_2 加权），提示陈旧出血。

脑血管造影或 DSA 检查：DSA 常可发现 CT、MRI 未发现的微小肿瘤，并能显示实质性血网的供瘤动脉和引流静脉以及肿瘤染色。椎动脉造影在毛细血管期肿瘤结节均匀染色，而肿瘤囊壁及囊腔无染色，，无静脉引流。常由一根或多根较大的动脉供血，周围有一圈微血管形成的病变区。实质型常见多条脑内细小动脉增粗供血，毛细血管期可见肿瘤均匀或不均匀染色，造影亦可见多条静脉引流。侵及脑膜时，常可见脑膜血管增粗供血。

五、临床诊断和鉴别诊断

1. 小脑星形细胞瘤的临床诊断和鉴别诊断 小脑星形细胞瘤主要发生在儿童，但多位于小脑半球，主要临床特点为慢性进行性颅内压增高，病程较长。当出现头痛、呕吐、走路不稳及颈项部疼痛，特别是这些症状发生青少年及幼儿时，应考虑本病的可能性。多数患者先表现为颅内压增高，数月后才会出现小脑受损症状。根据这些临床表现，结合脑 CT 或 MRI 检查即可获得诊断，但应与下列疾病相鉴别。

（1）髓母细胞瘤：主要见于少儿，其次是青年人。主要位于小脑蚓部和（或）突入第四脑室内，多伴有明显的颅内压增高及躯干、双下肢共济失调的症状。发病年龄较小，以 3～10 岁最为多见，病程进展迅速。实质性肿瘤，可合并大片液化、坏死，周围水肿明显，增强后实质部分明显均一强化，坏死、液化部分无强化，且沿蛛网膜下腔种植转移是其特征之一。肿瘤很少形成囊肿及钙化，颅后窝骨质亦较少破坏。脑脊液细胞学检查如能发现脱落的瘤细胞更有助于诊断。小脑星形细胞瘤主要表现为小脑运动性共济失调，而髓母细胞瘤则以平衡障碍为主。此外，颅骨 X 线片小脑星形细胞瘤的钙化率较高，常

可见肿瘤侧枕骨鳞部骨质吸收变薄等征象。

（2）室管膜瘤：主要发生在儿童及青年，主要位于第四脑室出口处或第四脑室内，颅内压增高症状出现较早，肿瘤较大可累及小脑蚓部或小脑半球而出现小脑损害症状，但多较轻且出现较晚。累及小脑蚓部者，有时与小脑髓母细胞瘤相似。但室管膜瘤发病年龄一般较髓母细胞瘤晚，病程较长。由于室管膜瘤常常累及第四脑室底部脑干诸脑神经核，其受累症状如复视、呕吐、耳鸣、眩晕、眼球震颤等则较为常见，多有强迫性头位。脑室造影第四脑室可呈现圆形充盈缺损，但较少发生移位。CT、MRI 平扫示肿瘤等、低密度影或信号常呈等信号，多不均匀，常无血管流空影，可有钙化。增强扫描示肿瘤常不规则增强。

（3）小脑血管网织细胞瘤：主要位于小脑半球，也常有囊性变，临床表现与小脑半球星形细胞瘤相似，但是囊性小脑星形细胞瘤多见于儿童及青少年，而小脑血管网织细胞瘤在儿童极为罕见。囊性小脑星形细胞瘤常较大，囊壁不规则，结节较大，信号不均匀，不规则强化，常无流空血管影，可有钙化、出血。小脑血管网织细胞瘤结节均匀强化，常见流空血管影，可合并红细胞增多症，常常有家族病史。椎动脉造影常可见肿瘤病理血管团影。实质性星形细胞瘤与实质性血管网织细胞瘤一样亦好发于小脑半球，但是以青少年多见，30 岁以上发病者少见。肿瘤体积大，形态欠规整，边界不甚清，CT、MRI 平扫可显示肿瘤较大，呈低密度或低、等密度混杂影、CT 值较实质性血管网织细胞瘤低，占位效应明显，瘤周有水肿，25% 可见钙化。增强后多呈不均匀化，坏死、囊变区无增强。实质性血网主要表现为边界不规则占位团块影，增强扫描时可见肿瘤实质部分均匀增强，囊腔及囊壁部分不增强。实质性可见瘤内蛇形、迂曲的条状血管流空现象；强化明显。还可在 T_2 像上见到肿瘤周围的长 T_2 水肿带，边缘可见血管流空影。肿瘤周边因有含铁血黄素沉着，T_1 和 T_2 加权可呈低信号带。

（4）小脑结核瘤：亦可发生在儿童，但多位于小脑半球，常有结核病史或结核病接触史，颅外，如肺部可能有结核病灶，活动期常常表现为低热、消瘦及血沉增快等结核病的一般表现。脑脊液检查可有白细胞增高，糖及氯化物下降等。

（5）梗阻性脑积水：因各种原因造成大脑导水管阻塞时，也可出现颅内压增高症状，但缺乏明显的小脑损害体征。CT 或 MRI 扫描幕下无占位病灶。

脑室造影仅有第四脑室以上部位的普遍性扩大,无第四脑室充盈缺损或移位表现。

2. 髓母细胞瘤临床诊断和鉴别诊断　凡儿童,特别是 3～10 岁者,若出现无明显诱因的持续性头痛,反复发作的呕吐或伴有走路不稳等症状,都应进一步检查。如发现眼球震颤、平衡障碍、走路不稳、强迫头位以及 X 线片有颅内压增高征象时,即应高度怀疑髓母细胞瘤的存在,可进一步采用脑 CT 或 MRI 检查,如表现为颅后窝中线部病变,更有助于诊断。髓母细胞瘤应与第四脑室室管膜瘤、小脑星形细胞瘤、小脑结核瘤及脑膜炎等鉴别。由于髓母细胞瘤的瘤细胞易脱落播散,可广泛种植于大脑和脊髓表面,出现脑膜刺激症状及脑脊液细胞数增多,类似于脑膜炎的表现。但脑膜炎患者有周身感染症状,脑膜刺激征更为明显,脑脊液混浊,白细胞数每立方毫米可达数百至数千个,糖和氯化物含量减低以及细菌培养阳性等,可借此进行鉴别。与第四脑室室管膜瘤、小脑星形细胞瘤、小脑结核瘤相鉴别见小脑星形细胞瘤临床诊断和鉴别诊断所述。

3. 小脑血管网织细胞瘤临床诊断和鉴别诊断男性成年人有明显的小脑症状及颅内压增高症状者,均应考虑到本病的可能。根据临床表现,结合血 RBc 和 Hb、CT、MRI、DsA 等辅助检查,若伴有 vHLD 或有家族史者,基本可以确立诊断。囊性血管网织细胞瘤应与囊性小脑星形细胞瘤、小脑囊肿、小脑脓肿等相鉴别,实质性血管网织细胞瘤需与实质性星形细胞瘤、髓母细胞瘤、室管膜瘤、脉络丛乳头状瘤等相鉴别。脉络丛乳头状瘤常发生于年龄较小儿童,可位于侧脑室、第三脑室及第四脑室内。肿瘤平扫 CT 或 MRI 示等密度影或等信号影,边缘毛糙呈砂粒状,肿瘤均匀增强。部分患者伴有脑脊液增多,脑室增大,颅压增高症状。囊性变少见。小脑囊肿和小脑脓肿也各有不同的临床和影像特点。与星形细胞瘤、髓母细胞瘤、室管膜细胞瘤的鉴别见上述所述。

六、治疗策略与选择

1. 小脑星形细胞瘤的治疗　本病对放疗及化疗不太敏感,故手术切除肿瘤为首选。以手术为主。由于颅后窝容腔较小,代偿空间有限,且容易影响脑脊液循环通路,故常伴有严重颅内压增高和慢性枕骨大孔疝的表现,甚至威胁患者生命。特别是小儿,多有呕吐频繁,不能进食,周身情况衰竭等表现。因

此,对于有脑积水的患儿,一般不主张做术前脑室一腹腔分流术,在开颅手术前,可先行侧脑室穿刺持续引流或安置储液囊再经储液囊持续外引流,以缓解颅内压力,改善周身情况,并挽救视力。侧脑室引流还有助于肿瘤切除时的显露,减轻手术后反应。对已有剧烈头痛、呕吐、小脑危象或已出现急性枕骨大孔疝者,应紧急行额角穿刺、侧脑室持续外引流,我们主张安置储液囊再经储液囊持续外引流,同时注意保持引流管高度,通常宜在相当于脑室平面上 20cm 左右,略高于正常颅内压水平。手术目的是要求肿瘤的全切除或近全切除,肿瘤的全切除或近全切除患者的 5 年生存率可在 95% 以上,毛细胞型星形细胞瘤影像学全切除后的复发率极低。实性肿瘤应尽量将瘤体切除;如果瘤在囊内,且瘤壁无强化者,只需将瘤结节切除即可,不需要切除囊壁;如果囊壁强化,囊在瘤内,应将肿瘤结节和囊壁一并切除。对于复发的小脑星形细胞瘤,主张应积极进行第二次手术,再结合放疗、化疗这是治愈肿瘤或延长患儿生命最有效的方法。许多学者发现没有完全切除肿瘤的患儿,在相当长的时间内残存的肿瘤在影像学上没有太明显的进展。因此,对于侵犯重要神经或血管的小脑星形细胞瘤,在手术时要充分权衡手术的安全性和全切除肿瘤可能引起的危险性。

2. 髓母细胞瘤的治疗　应尽可能地切除肿瘤并行枕下减压术,术后辅以放射治疗,亦可在术后应用化疗及免疫治疗。对于有脑积水的患者的肿瘤切除前的处理同小脑星形细胞瘤,一般不主张做术前脑室-腹腔分流术,可先行侧脑室穿刺持续引流或安置储液囊再经储液囊持续外引流。肿瘤的手术能否全切除影响患者预后。一般来讲,几乎所有髓母细胞瘤都能做到影像学上的全切除或近全切除。但是髓母细胞瘤的恶性程度高,生长迅速,肿瘤浸润范围较广泛,很难达到完全根治,术后易复发,且手术尚可促使肿瘤细胞脱落,沿脑脊液循环通路播散种植。手术的目的在于尽量切除肿瘤,建立脑脊液循环通路,降低颅内压,为术后放射治疗及其他治疗创造条件。

对于脑室-腹腔分流术是否造成肿瘤的腹腔转移,目前仍有争论。对于肿瘤有广泛的蛛网膜下腔转移或种植、不能首先进行手术治疗,应先做分流术,为化疗、放疗创造条件。

3. 小脑血管网织细胞瘤　小脑血管网织细胞瘤作为血管源性良性肿瘤,如能手术完全切除则预后良好,故无论囊性还是实质性的血管网织细胞

瘤,手术切除是治疗该病的首选方法。囊性肿瘤只需切除瘤结节即可治愈。对于多发的或隐藏在囊壁内的瘤结节应仔细寻找,不能遗漏。手术前的血管检查有利于发现瘤结节。实质性肿瘤若能全切预后也较好,但由于实质性肿瘤供血丰富且常位于重要功能区,位置较深,常不能完全切除。若肿瘤不能全切,术后可辅以放射治疗。血管网织细胞瘤若能全切,术后复发率较低,约为3%~10%,肿瘤若不能全切术后复发率可超过50%。复发原因多为肿瘤未全切除、遗漏多发肿瘤、多中心生长的肿瘤再发。复发肿瘤仍可以手术,并可收到良好效果。肿瘤不能全切导致恶性播散转移的血管网织细胞瘤非常少见。

4. 显微外科手术适应证 幕下脑实质肿瘤的外科切除,均应该应用显微外科手术。

5. 放疗 小脑星形细胞瘤全切除者术后不需放疗,这一点已无争议,但有残余肿瘤者是否放疗尚有不同的看法:有人认为小脑星形细胞瘤有残留肿瘤即使不做放疗也可长期存活,放疗对儿童有长远的副作用,因此不主张放疗。有人认为未能完全切除的小脑星形细胞瘤术后放疗5年和10年生存率明显高于无放疗者。我们认为对于未能全切除者局部接受放疗,对防止或延缓肿瘤的复发有肯定的作用。

髓母细胞瘤对放射线高度敏感,因此无论肿瘤是否完全切除或有残留,都应在术后尽早进行全头颅及椎管的放射治疗。一般主张在术后1~2周伤口愈合良好、全身情况允许时,即应开始放疗。术后放疗包括:局部+全脑+全脊髓轴,全脑放疗的范围应包括筛板,后达颈髓,脊髓放疗下界达骶2水平。放疗剂量的选择:全脑40Gy(4000rad)、颅后窝局部加15Gy(1500rad),脊髓35Gy(3500rad),每次不超过2Gy(200rad),最好在1.5~1.8Gy(150~180rad)。对于3岁以下幼儿该不该放疗目前有争议,但是鉴于髓母细胞瘤对放射线高度敏感和高度恶性,我们主张在充分告知的情况下,进行放疗。脊髓24Gy(2400rad),全脑35.2Gy(3520rad),颅后窝局部累及总量为48Gy(4800rad)。笔者遇到1例1岁多的患儿仅进行放疗处理,尽管身体矮小,存有癫痫,但是目前已生存27年,且生活能自理。

小脑血管网织细胞瘤若不能全切,术后可辅以放射治疗。但肿瘤对传统放疗特别是低剂量放疗不敏感,有报道称增加放疗剂量45~50(Gy)并照射4~5周,可降低复发率,提高患者的5年和20年生存率。γ刀对中小型(直径≤3cm)实质性血管网状细胞瘤有良好的中短期控制作用,其长期疗效有待研究。

6. 化疗 (见第8章内科治疗)

七、外 科 治 疗

1. 手术入路和选择 幕下实质肿瘤,根据病灶的原发部位和扩展范围,常用手术有2种,枕下正中入路和枕下旁正中入路,可根据病灶部位、大小、性质和范围进行适当扩展,患者的体位根据术者的习惯可选择俯卧位或侧卧位。

2. 术前计划及准备

(1)影像学检查。

(2)肿瘤标记物检查。

(3)一般准备:纠正营养不良、脱水等内环境紊乱。

(4)侧脑室外引流或侧脑室安置储液囊(伴有明显梗阻性脑积水患者)。

(5)小脑实性血管网织细胞瘤术前应充分备血,特别对于血供丰富的巨大实质性肿瘤。

3. 手术步骤、要点和风险

(1)小脑星形细胞瘤

1)手术入路:多选择枕下正中入路,采用颅后窝正中直切口,皮肤切口上端达枕外粗隆上1~3cm,下至第3颈椎棘突水平。

2)手术步骤:按颅后窝正中直切口常规行皮肤、软组织切开,显露枕骨,根据存在小脑扁桃体下疝与否,确定暴露第一、二颈椎棘突与否。钻孔后行游离骨瓣开颅,若肿瘤偏于一侧,则骨窗应于肿瘤侧尽量扩大,骨窗上方可显露横窦下缘,下方可咬开枕骨大孔,存在小脑扁桃体下疝者可咬开部分寰椎后弓,后者宽度在1.5cm左右。如硬脑膜张力高,可请助手在台下暂时打开已夹闭的脑室外引流装置,缓慢释放数10ml脑脊液,待硬脑膜张力下降后再重新夹闭引流管。硬脑膜可根据肿瘤的部位,行Y型或放射切开,需注意的是在处理枕骨大孔水平的硬脑膜时常伴有枕窦或环窦出血,如果肿瘤位置没有在这一水平,可以避免切开,如果要切开可用双极电凝处理。有时枕窦过于宽大电凝困难时,需用结扎。通常肿瘤侧较为小脑饱满,小脑脑回变宽,同时伴有小脑扁桃体下疝至枕骨大孔平面以下。如果肿瘤呈囊性变,先选择在小脑半球肿瘤的局部膨隆处试行穿刺,电凝穿刺点脑表面血管,以脑针徐徐向深部进针,达到肿瘤时,可有阻力增加的感觉,穿入囊内即有落空感,并可见淡黄色透明或微混浊囊液流出。在小脑膨隆处电凝表面小血管,横行切开小脑皮质,根据肿瘤大小决定切开长度,一般长约3～4cm,用脑压板牵开切口显露肿瘤。星形细胞瘤多呈灰褐色鱼肉状,质地软,血供不丰富。根据肿瘤组织外观及术中冰冻活检结果,可初步确定肿瘤性质。肿瘤位置确定后,可在手术显微镜下切除肿瘤。实性瘤应尽量将瘤体切除;如果瘤在囊内,且瘤壁无强化者,只需将瘤结节切除即可,不需要切除囊壁;如果囊壁强化,囊在瘤内,应将肿瘤结节和囊壁一并切除。当肿瘤侵及脑干时不可强求全切除,否则会造成脑干损伤。如肿瘤质地较硬和体积较大,可用超声吸引器(CUSA)辅助切除肿瘤。肿瘤切除后应彻底止血,颅后窝硬脑膜在切开后往往难以原位严密缝合,可选择枕颈部肌肉筋膜或人工脑膜行扩大修补,仍应强调硬脑膜的低张严密缝合,可减少术后皮下积液或脑脊液漏的发生率。游离骨瓣复位,并以钛链或钛夹等人工材料固定,对于骨质已咬除的缺损处可选择钛网等人工材料进行的修补。手术残腔放置引流管与否根据手术中情况而定,如果止血彻底,脑脊液循环未受到干扰,不需要放置引流管,对于肿瘤切除范围较大者或术后局部可能肿胀,导致脑脊液循环受到干扰者可以放置引流管。对于开颅时肌肉渗血较严重者,可于硬膜外或骨瓣外处置引流管,术后短期内拔除。分层严密缝合肌肉、皮肤。小脑半球或小脑蚓部肿瘤手术,务求解除肿瘤对四脑室导水管的压迫,打通脑脊液循环通道。如肿瘤切除不完全,不能完全解除脑脊液循环梗阻时,可同时进行侧脑室-脑池分流术,或术后行侧脑室-腹腔分流术,以缓解梗阻性脑积水的症状。

3)术中注意事项:手术切除肿瘤时必须清楚解剖关系,操作要细致、精准。不可损伤第四脑室底部、脑干和小脑后下动脉。肿瘤累及脑干时,可在显微镜下细心地剥离与切除瘤组织,注意保护脑干、周围神经与血管。

(2)髓母细胞瘤:

1)手术入路:取颅后窝枕下正中入路,颅后窝正中直切口,操作方法同小脑星形细胞瘤。

2)手术步骤:侧脑室外引流:髓母细胞瘤患者多伴有梗阻性脑积水和颅内压增高,于手术前常规行额部前角穿刺,置管做侧脑室持续外引流或安置储液囊再经储液囊持续外引流。目的是减低颅内压力,便于手术操作,同时可作为手术后外引流通道,

便于术后处置,根据情况可于术后3～5天拔除,拔除前应该常规夹闭引流管观察24小时,如果无颅高压表现,甚至应该复查颅脑CT,如果脑室无扩大,即可拔除。

肿瘤切除:髓母细胞瘤浸润范围广泛,向上可突入大脑导水管,向前可突入第四脑室并侵犯第四脑室底部及脑干。常规颅后窝枕下正中入路开颅,显露骨窗后,咬开枕骨大孔后缘,存在小脑扁桃体下疝者,或肿瘤疝入椎管者,可咬开寰椎后弓,Y或"H"型切开硬脑膜。可见小脑蚓部明显增宽、增大。如肿瘤未侵犯脑干结构,可做到肿瘤全切除。肿瘤血管一般来自双侧的小脑后下动脉,故切除肿瘤时均先找到供血动脉,予以处理,然后再切除肿瘤,可以明显减少出血。多数肿瘤质地软、脆,用粗吸引器快速吸除瘤体,肿瘤内有粗细不等的血管,应边吸除肿瘤边电凝血管,不可只强求止血。快速吸除肿瘤是止血的最好方法,当瘤体被大部吸除后,肿瘤出血自然减少或停止。髓母细胞瘤大多脆软,易于切割与吸除。吸除困难时,可分块切除肿瘤。侵犯小脑蚓部及小脑半球的肿瘤要尽量摘除,肿瘤与小脑半球无明确的边界,但有胶质增生层。手术中要注意用脑棉片垫在肿瘤与第四脑室之间及枕骨大孔处,保护脑干并防止血液及脱落的瘤细胞流入脑室系统和椎管。如肿瘤与第四脑室有粘连时,可由中间孔处向上纵行切开小脑蚓部,将小脑向两侧牵开,仔细切除第四脑室内肿瘤。全切除肿瘤后可看到扩入的导水管的开口及第四脑室内结构。多数肿瘤与第四脑室底无粘连,第四脑室底表面光滑。若肿瘤过于广泛侵犯脑干时,不可强行剥离,仅做肿瘤大部或次全切除,疏通大脑导水管,见有脑脊液流出即已达到手术目的。对脑干面有微小渗血不能电灼者可用止血纱布覆盖手术创面止血。彻底止血后,硬脑膜扩大严密缝合修补,根据需要放置术腔或硬膜外引流管,骨瓣复位固定,分层严密缝合颈项各层。

3)手术注意事项:①全切除肿瘤,以不损伤脑干是首要目标,术中不可过度牵拉脑组织,脑压板放置不得过深,以免损伤延髓及第四脑室底部。术中要防止第四脑室底的损伤。我们常常在肿瘤后下缘开始切除肿瘤,瘤内减压后用窄脑板自第四脑室底部向上抬起肿瘤,放入棉条将肿瘤与脑干隔开,再切开少许蚓部,将肿瘤分块或完整切除。②肿瘤细胞脱落后,可沿脑脊液循环通路播散。故切除肿瘤时避免多次冲洗手术野,肿瘤切除毕,移开原来棉片再重新在第四脑室与逆行进入导水管下口处及枕骨大

孔处放置棉片后多次冲洗手术野,并彻底清除第四脑室与逆行进入导水管下口的血液。③术中脑脊液循环梗阻未解除者,应行侧脑室外引流,并于术后适当的时候行侧脑室-腹腔分流术。④其他同小脑星形细胞瘤。

(3) 血管网织细胞瘤

1) 手术入路:手术取枕下正中入路,操作方法同小脑星形细胞瘤。

2) 手术步骤:操作方法同小脑星形细胞瘤。显露肿瘤后,囊性血管网织细胞瘤应先将囊液吸出并保存、送检,用以作血红细胞生成素试验。然后切开囊壁,在囊内仔细寻找肿瘤结节,予以全部切除。一般肿瘤结节只有一个,偶有一个以上,应分别将其与囊壁完全切除,可获得根治效果。实质性血管网织细胞瘤的切除要比囊性者困难,手术的危险性亦较囊性者大。对于供血丰富,位置深在的实质性肿瘤,术前造影能进一步了解肿瘤血供的具体细节,包括肿瘤血管和肿瘤染色的具体范围,明确的供血动脉来源和引流静脉途径。此外,术前血管完全栓塞能降低手术并发症和死亡率,但部分栓塞能否起到同样效果,则报道不一。切除时应从肿瘤的外围入手,进行瘤体分离。先电凝处理其供血动脉,逐步沿肿瘤的包膜周围剥离,力求将肿瘤完全切除。忌作瘤穿刺、活检或过早切开肿瘤作分块切除。因这样可能导致术中出血较多而使手术陷入困境,手术时如发现肿瘤已侵入延髓或颅底,亦应细致地保护脑干及神经和血管,必要时分块摘除肿瘤。由于血网与基因突变有关,实质性肿瘤血管丰富,术前抗血管生成治疗是否有利值得深入研究。

3) 手术注意事项:①囊性血管网织细胞瘤,要特别注意不要遗漏留结节,复发原因多为肿瘤未全切除、遗漏多发肿瘤、多中心生长的肿瘤再发。②实质性血管网织细胞瘤,忌作肿瘤穿刺、活检或过早切开肿瘤作分块切除。因这样可能导致术中出血较多而使手术陷入困境。③其他同小脑星形细胞瘤。

4. 术后并发症处理

(1) 星形细胞瘤:小脑星形细胞瘤术后的并发症主要有:切口感染、假性脑膜膨出(仅对于硬膜未缝合、骨瓣未复位的病例)、后组脑神经损伤、小脑性缄默征和假性延髓性麻痹等。这些并发症并非小脑星形细胞瘤手术所特有,所有颅后窝肿瘤的手术均有可能发生,许多并发症的发生与术者的手术技巧有明显的关系。

星形细胞瘤显微手术肿瘤全切除者61例(96.8%),近全切除2例(3.2%),手术死亡率为0%。

术后处理:术后并发症处理的核心之一是预防颅高压及脑膜的严密缝合。术前行侧脑室持续引流者可继续保持,使患者安全度过术后反应期(一般为3~5天),在确认脑脊液循环已恢复通畅时,可拔除脑室引流管,拔管前可先行试验性夹闭。因术中可能有部分血液流入脑室系统,术后引流脑脊液常呈淡红色或淡黄色,必要时可反复行腰椎穿刺或腰大池置管持续引流以释放脑脊液,直至其彻底清亮为止。如发现有皮下积液应及时做抽液后加压包扎;如果肿瘤切除后脑积水没有被解除,可做脑室腹腔分流术。约10%~50%的小脑星形细胞瘤全切除术后患儿需要做分流术以解决脑积水,这种术后脑积水可能是脑脊液吸收障碍所引起。其次,对后组脑神经损伤假性延髓性麻痹患者应及时进行胃管,避免误吸。小脑性缄默征表现表情呆滞哭闹或不说话。其发作的时间可在术后即刻出现,也可在术后数天才出现,几乎所有的缄默征都能恢复。

(2) 髓母细胞瘤主要并发症:①中枢性呼吸循环衰竭:系手术操作时累及脑干和第四脑室底部所致,术后可能发生中枢性呼吸循环障碍,应及时行气管切开,人工辅助呼吸及支持疗法。②其他同小脑星形细胞瘤。

(3) 血管网织细胞瘤:同小脑星形细胞瘤和髓母细胞瘤。

参 考 文 献

1. 罗世祺,张玉琪. 儿童神经系统肿瘤. 北京:北京大学医学出版社,2006.

2. 陈龙,林志雄,梅文忠,等. 儿童颅后窝病变术后皮下积液的成因及防治. 中华神经外科杂志,2009,25:1103-1105.

3. 章翔. 神经系统肿瘤学. 北京:军事医学科学出版社,1999.

4. Alston RD, Newton R, Kelsev, et al. Childhood medulloblastoma in northwest England 1954 to 1997:incidence and survival. Dev Med Child Neurol,2003,45:308-314.

5. Choux M. Lena G. Gentet JC, et al. Medullobeatoma in Mclone DG(ed). Pediatric Neurosurg. Philadelphia:WB Saunders,2001.804-821.

6. Due-Tonnessen BJ, Helseth E, Scheie D, et al. Long-term outcome after resection of benign cerebellar astrocytomas in Children and young adults(0-19years):report of 110 consecutive cases. Pediatr Neurosurge,2002,37:71-80.

7. Sgouros S, Fineron PW, Hockley AD. Cerebellar astrocytoma of childhood:long-term followup. Childs Nerv Syst,1995,11:

89-96.

8. Paulino AC, Wen BC. The significance of radiotherapy treatment duration in intracranial ependymona. Int J Radiat Oncol Biol Phys,2000,47:585-589.

9. 程伟,牛朝诗,丁宛海,等.颅内血管网状细胞瘤影像学分型与手术策略的探讨.中国微侵袭神经外科杂志,2013,18:204-206.

10. Zelter PM,Boyett JM,Finlay J L_et al. Mitastasis stage,adjuvant treatment,and residual tumor are prognosic factors for medulloblastoma in children:conclusions from the Children's Cancer Group 921 randomized phase 1II study. J Clin Oncol,1999,17:833-845.

11. Desai KI,Nadkarni TD,Muzumdar DP,et al. Prognostic factors for cerebellar astrocytomas in children:a study of 102 cases. Pediatr Neurosurg,2001,35:311-317.

12. Adams SA, Hilton DA. Recurrent haemangioblastoma with glial differentiation. Neuropathology and Applied Neurobiology,2002,28:142-146.

13. Pollack IF. Current concept:brain tumors in children. N Engl J Med,1994,331:1500-1507.

14. 胡飞,邵强,岑波,等.儿童第四脑室室管膜瘤的显微外科治疗.中华神经外科杂志,2012,28:699-701.

15. 杜郭佳,朱国华,汪水新,等.颅内结核瘤的诊治及误诊分析.中华神经外科杂志,2011,27:932-935.

16. Zhang X,Yi S,Li A,et al. Diagnosis and treatment of mixed glioma. J Med Coll PLA,1995,10:152-156.

17. Jiang CZ,Wu XY,Lin ZX,et al. External drainage with an Ommaya reservoir for perioperative hydrocephalus in children with posterior fossa tumors. Childs Nerv Syst,2013. DOI 10. 1007/s00381-013-2078-8.

（林志雄）

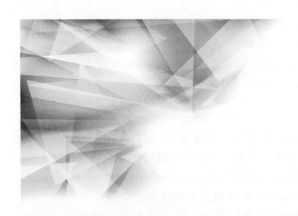

第十五章 脑干肿瘤

第一节 概 述

脑干肿瘤是指发生在中脑、脑桥或延髓的肿瘤，约占颅内原发脑肿瘤的 1%～7%，绝大多数为胶质瘤，占脑干肿瘤的 90% 以上，而儿童脑干胶质瘤明显高于成人，约占儿童脑质瘤 15%，占颅后窝肿瘤的 25%～35%。而成年脑干胶质瘤占颅内胶质瘤不足 2%；近来发现，脑干星形细胞瘤根据具体部位不同其恶性程度也有所不同，一般情况中脑及延髓的星形细胞瘤大多为低度恶性，而脑桥则高度恶性为多。发病率排第二位的是脑干海绵状血管瘤，其他肿瘤较少见，近年来由于全身恶性肿瘤患者生存

期延长，脑干转移性肿瘤逐渐增多。已超过了原发脑干肿瘤，排在首位。由于脑干的特殊性给治疗带来极大的困难和挑战，尤其外科手术更具挑战性，脑干胶质瘤相对预后较差，多数患者生存期不足 2 年，目前脑干肿瘤的治疗良性脑干肿瘤（海绵状血管瘤等）主要以外科手术为主，疗效较好可治愈。恶性脑干胶质瘤治疗仍以综合治疗为主，对于部分局限性边界清楚的脑干胶质瘤仍可首选外科手术治疗，效果良好，并获得较长的生存期，对弥漫性脑干胶质瘤放化疗仍是标准的治疗方案。

第二节 脑 干 解 剖

脑干包括延髓、脑桥及中脑。延髓尾端在枕骨大孔处与脊髓接续，中脑头端与间脑相接。延髓和脑桥恰卧于颅底的斜坡上。

一、脑干的外部形态

1. 脑干腹侧面 在延髓的正中裂处，有左右交叉的纤维，称锥体交叉，是延髓和脊髓的分界。正中裂的两侧有纵行的隆起，为皮质脊髓束（或锥体束）所构成的锥体。其外侧有卵圆形的下橄榄体，舌下神经从其前方的橄榄前沟出脑。在下橄榄体的背侧，自上而下依次有舌咽、迷走和副神经出（入）脑。

脑桥的下端以桥延沟与延髓分界，上端与中脑的大脑脚相接。宽阔的横行隆起构成脑桥的基底

部。在基底部正中的纵行浅沟为基底动脉压迹，称基底沟。基底部的横行纤维向左右集中，构成伸向小脑的脑桥臂（小脑中脚）。在脑桥基底向脑桥臂的移行处，有粗大的三叉神经根丝出（入）脑。在桥延沟，自内向外两侧有展神经、面神经和位听神经出（入）脑。位听神经恰居小脑、脑桥、延髓三角处。

中脑有锥体束纤维组成的一对大脑脚，其内侧面有浅的动眼神经沟，动眼神经从此出脑。两大脑脚之间的深窝为脚间窝，窝底深方有许多小血管并穿进脑内，称该处脑质为后穿质（图 15-1）。

2. 脑干的背侧面 延髓可分上、下两段。下段称为闭合部，其室腔为脊髓中央管的延续，正中沟的两侧为薄束结节和楔束结节，其中分别隐有薄束核和楔束核。延髓上段称为开敞部，脊髓的中央

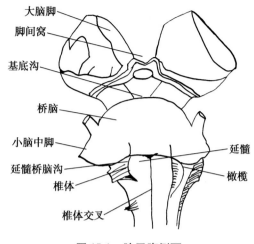

图 15-1 脑干腹侧面

管扩展成第四脑室底的下半部,薄、楔束结节偏向外侧。脑桥的背面构成第四脑室底的上半部。在第四脑室底具有横行髓纹,是延髓和脑桥的分界标志。

中脑的背部称为顶盖,由上下两对小丘组成,分别称为上丘和下丘,合称四叠体。在左右小丘间的纵沟上端容纳松果体。上丘是皮质下视觉反射中枢,通过上丘臂与外侧膝状体相连接;下丘是听觉通路上的重要中枢,通过下丘臂与内侧膝状体相连接。在下丘的下方,有发自中脑的滑车神经出脑。它在前髓帆内行左右交叉,再绕行大脑脚侧方至腹面。中脑顶盖的深部为被盖部,其中有纵贯中脑被盖的中脑导水管,此管与间脑的第三脑室和脑桥、延髓背方的第四脑室相贯通(图 15-2)。

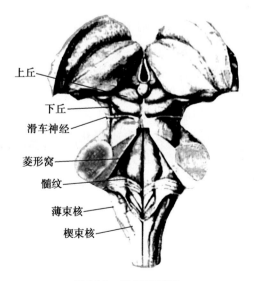

图 15-2 脑干背侧面

二、第四脑室底

第四脑室底又称菱形窝,由脑桥和延髓开敞部的背面构成。自两侧的外侧隐窝行向中线的髓纹,将菱形窝分为上下两部,即脑桥部和延髓部。上部的侧壁是小脑小脚(结合壁),下部的侧壁是小脑下脚(绳状体)、薄束结节和楔束结节。铺在室底的灰质与脊髓中央管和中脑导水管周围的中央灰质相连续,其下隐有重要的核团。

在菱形窝的上下角之间有正中沟,将窝底分为左、右对称的两半,每半又有界沟分为内、外两区。在正中沟与界沟之间又称内侧隆起。

在髓纹以上(脑桥部),内侧隆起有圆形的小丘,由其深方的展神经核与绕展神经核的面神经膝所形成,称面神经丘。在界沟的上端,于深方隐有蓝斑核。

在髓纹以下(延髓开敞部),内侧隆起被起自界沟的两条浅沟分为两个小的三角区,其中内上方是舌下神经三角,下隐舌下神经核,外下方是迷走神经三角或灰翼,深方隐有迷走神经背核。在灰翼和第四脑室边缘之间呈一窄带,称最后区,此区含有丰富的血管、神经胶质及少量神经细胞。Kyoshima 等研究者提出通过第四脑室底进入脑干的两个"安全"带:一个是面丘上三角,其内界是内侧纵束,尾界是面神经(脑内段),外界是小脑脚;另一个是面丘下三角,其内界是内侧纵束,尾界是髓纹,外界是面神经。在这两个三角区内,重要结构排列不很紧密,而且据研究脑干实质的血供主要来自腹侧和侧方的动脉穿通支,而不是第四脑室底的表面,由这两个三角进入脑干相对安全。

第四脑室的下角似笔尖,称为写翮,其两侧的边界为后髓帆与延髓的附着线,称为第四脑室带,两侧脑室带的交点称为闩。第四脑室菱形窝下角有一正中孔,左右外侧隐窝开口形成外侧孔。脑脊液通过上述三个孔与周围的蛛网膜下腔相交通。

脑干位于颅后窝斜坡,上为间脑,下连颈髓,脑干分为中脑、脑桥及延髓,脑干的腹侧面对斜坡,背侧被小脑覆盖,两者之间形成第四脑室,向上与中脑导水管相连,与第三脑室相通,向下与延髓和脊髓中央管相延续,围绕脑干是蛛网膜下池,包括小脑延髓池、四叠体池、延髓前池、桥前池、脚间池、视交叉池、脚池和环池。脑干含有许多神经核团和发出许多脑神经(第Ⅲ~Ⅻ)。

第三节　脑干肿瘤的影像学

脑干肿瘤目前最可靠的影像学检查仍是头部磁共振(MRI),MRI 不仅可以了解肿瘤的大小、部位,同时还可以初步确定肿瘤的性质及与周围组织的解剖关系。CT 对肿瘤钙化及鉴别肿瘤出血有很大的参考价值,对于海绵状血管瘤及了解肿瘤的供血情况 DSA 及 MRA 有一定的意义。

1. 脑干胶质瘤　脑干胶质瘤大多数表现为长 T_1 长 T_2 信号,在质子密度显像肿瘤的信号高于脑脊液,根据肿瘤的恶性程度不同可有不同的影像学特点,一般低级别胶质瘤多表现为均匀一致的低信号影,一般无明显强化,而高级别胶质瘤多表现为混杂信号影,多有不规则强化,边界不清楚,对于弥漫性脑干胶质瘤无明显界限,可以累及整个脑桥或延髓(图 15-3)。

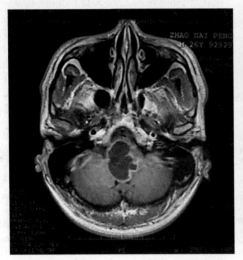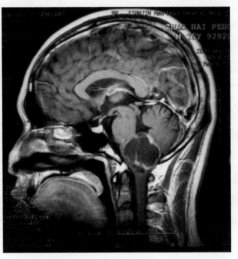

图 15-3　延髓星形细胞瘤Ⅱ级 MRI

2. 脑干海绵状血管瘤　脑桥海绵状血管瘤 MRI:根据出血情况及出血时间及出血次数表现为不同的影像学变化,可为 T_1 加权图表现为中心高信号(高铁血红蛋白),T_2 加权图表现高信号变为低信号,周围有很低信号环;也可以出现 T_1 和 T_2 加权图上表现为中心高低不均质信号,周围为低信号环(图15-4)。

3. 脑干血管网织细胞瘤　脑干血管网织细胞瘤也同小脑半球的血管网织细胞瘤,MR 主要有三种表现,一种是囊性,周围有环形强化,第二种是囊实性,占多数,多为囊性在囊壁上有强化明显的附壁结节,第三种是实性,T_1 加权像表现为局限性信号增高,内可见由于血窦产生的流空现象,有时可见到供瘤动脉及引流静脉。

4. 脑干转移瘤　脑干转移瘤在无出血时通常在 T_1 加权像表现为稍低信号或等信号,在质子图和 T_2 加权图常呈高信号,增强扫描呈实质性、环形或结节性强化,周围水肿明显。

5. 脑干胆脂瘤　CT 平扫呈等或稍高密度或低密度,增强可表现为均质强化;MRI 表现 T_1 加权图呈低信号或高信号,边界较清楚,周围水肿不明显。

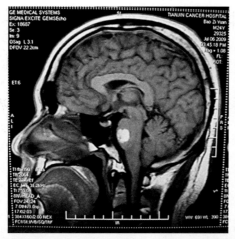
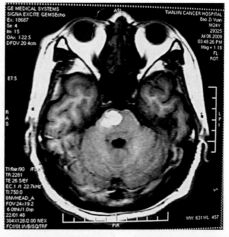
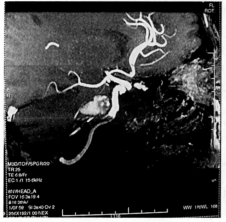
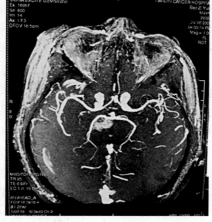
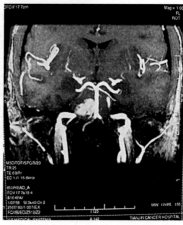

图 15-4　脑桥海绵状血管瘤 MR、MRA

第四节　常见脑干肿瘤的分类及脑干胶质瘤的分型

一、常见脑干肿瘤的分类

1. 脑干胶质瘤
2. 脑干海绵状血管瘤
3. 脑干血管网织细胞瘤
4. 脑干转移瘤
5. 脑干胆脂瘤
6. 肉芽肿

二、脑干胶质瘤的分型

1. 根据生长方式

（1）弥漫型：占大多数,约占 67%,弥漫性生长,与脑组织无明显边界,多为星形细胞瘤。

（2）外生型：肿瘤向脑干外生长,约占 22%,肿瘤的边界较清,脑干组织与肿瘤多有星形细胞增生,多为低级别星形细胞瘤,此型最适宜外科手术治疗。

（3）浸润性生长肿瘤：约占 11%,肿瘤多侵犯脑干结构。

2. 根据影像学特点

（1）弥漫性：MRI 表现为 T_1 低信号,T_2 高信号,70% 病例无明显强化或轻微强化,多广泛累及脑干,可同时累及脑桥、中脑及延髓,多不适宜手术;也有少数弥漫性肿瘤较小,与局限性肿瘤很相似,这种情况可能为良性弥漫性肿瘤的早期表现,可考虑手术。

（2）局限性肿瘤弥漫性生长：为弥漫性肿瘤有局限性成分,这些肿瘤髓内部分有较明显的分界,或有向髓外生长部分。

（3）局限性肿瘤：增强 MRI 可显示边界清楚的高信号影,部分病例有囊性变,肿瘤部分可强化。此型手术效果较好。

403

第五节 脑干肿瘤的临床表现

由于脑干解剖及功能特点,脑干肿瘤的临床表现也是复杂、多样,且个体差异很大,轻重悬殊很大,有时症状轻重与肿瘤大小不呈正相关。不同部位的脑干肿瘤所引起的症状及体征也不同。

一、脑干肿瘤比较典型的症状及体征

1. 脑神经损伤症状 如肿瘤位于中脑主要表现为第Ⅲ和第Ⅳ脑神经损伤表现,如动眼神经麻痹和眼上斜肌的麻痹;脑桥主要表现为第Ⅴ、Ⅵ、Ⅶ和Ⅷ脑神经损伤表现,延髓主要表现为第Ⅸ～Ⅻ脑神经损伤表现。

2. 交叉性麻痹(交叉性瘫痪) 是脑干特有的症状,主要表现为病变同侧的脑神经损伤症状及对侧肢体运动或感觉障碍。

3. 共济失调 脑干三个部位肿瘤均可引起共济失调。

二、脑干肿瘤的其他症状

1. 颅内压增高症状 主要是由于肿瘤本身的占位效应及由肿瘤引起的脑脊液循环梗阻造成的梗阻性脑积水,而后者是引起高颅压更主要的因素。

中脑顶盖部较早容易引起梗阻性脑积水。

2. 感觉功能障碍 大多数无明确的感觉功能障碍,部分患者可以主诉不确定度感觉功能障碍。

3. 运动功能障碍 可根据肿瘤部位的不同出现对侧肢体偏瘫、单肢瘫,双下肢截瘫、四肢瘫等,甚至可以出现节段性麻痹。如果肿瘤完全累及中脑的大脑脚,可以表现为对侧肢体较完全的肢体活动障碍,如果肿瘤位于脑桥,运动功能障碍多不明显。

三、脑干肿瘤的定位症状及体征

1. 中脑的症状及体征 可因为中脑导水管梗阻,引起急性颅内压增高或肿瘤急性出血,导致意识障碍甚至昏迷。如果肿瘤累及红核可出现对侧肢体震颤。如肿瘤累及四叠体下丘脑可出现耳鸣及听力下降。

2. 脑桥症状及体征 肿瘤位于脑桥背侧可由于累及展神经核与内侧纵束之间的侧视中枢,使两眼向病变同侧注视不能,如肿瘤累及脑桥腹侧,可出现病理性发笑;如肿瘤累及脑桥被盖背外侧区可出现排尿障碍。

3. 延髓症状及体征 病变累及延髓背侧,可出现呼吸变慢或停止,肿瘤累及延髓网状结构可出现顽固性呃逆。

第六节 脑干肿瘤的诊断

脑干肿瘤的诊断主要依据临床表现及影像学检查来判断其肿瘤的部位及性质,最有意义的临床表现是脑干的特有症状及体征,常用的影像学检查主

要是头部的 MRI、CT 及 DSA,同时还应与脑干非肿瘤性病变及脑干外肿瘤的鉴别。对鉴别确有困难的必要时可通过立体定向活检进行诊断。

第七节 脑干肿瘤的治疗

脑干肿瘤的治疗目前主要还是手术、放疗及化疗三大手段为主,对于良性脑干肿瘤只要情况允许尽可能的手术治疗,对脑干恶性肿瘤仍以综合治疗为主,包括手术,立体定向放射外科,放疗及化疗,部分患者也可以采用生物治疗及靶向治疗等治疗手段。

一、脑干肿瘤的外科治疗

脑干是掌控人体重要功能及生命体征的神经中

枢,内含有重要的神经核团及传导束,并有 10 对脑神经出入脑干,同时脑干周围还有许多重要的血管围绕,脑干位置深在,前方有骨性的斜坡及岩骨尖,后方有小脑覆盖,因此脑干的手术是极其风险及困难的,稍有不慎就可能造成严重的功能障碍甚至生命危险,因此以往把脑干视为手术禁区,但是随着人们对脑干解剖及功能的进一步认识,以及显微镜的问世、显微器械的改进和神经电生理的出现使脑干手术变为现实,但由于脑干的特殊性,脑干手术对神

经外科医生仍是一个巨大的挑战。

1. 脑干肿瘤的手术适应证

（1）对于全身状态允许的各种脑干良性肿瘤，局限性胶质瘤，有局灶性病变的弥散性胶质瘤和囊性肿瘤。

（2）有颅内压增高及进行性神经功能损害；全身状况能耐受手术，手术风险能被接受的脑干肿瘤。

（3）恶性弥散性肿瘤不作为首选。

（4）对术前已行放射治疗的脑干胶质瘤手术应慎重。

2. 术前准备

（1）一般术前准备同常规脑肿瘤手术。

（2）仔细阅片选择恰当的手术入路，这点十分重要。

（3）必须充分向家属交代病情，对手术的风险能够接受。

（4）术前3天使用抑酸药如洛赛克等药物预防应激性溃疡。

（5）对延颈髓肿瘤手术可能术后出现呼吸障碍的应行气管切开，有利术后呼吸道管理。

（6）常规准备电生理监护仪（脑干诱发电位）对术中保护脑干核团及传导束有一定意义。

（7）术后患者最好安置在 NICU 或 ICU 病房。

（8）术前应请内科医生、麻醉医生及 ICU 医生共同进行术前讨论，综合评估患者的全身状态。

3. 手术入路 主要根据肿瘤位于脑干的不同部位选择相应的手术入路，原则上是所选择手术入路应距肿瘤最近，暴露最充分，能最大限度地避开重要的神经核团，选择肿瘤距脑干表面最浅的部位进入脑干到达肿瘤。术中应结合脑干诱发电位监测的情况选择剖开脑干的具体部位。

常用的手术入路：

（1）颞枕下入路：用于肿瘤位于中脑一侧及脑桥上部一侧。取耳廓上方倒 U 形皮切口，骨瓣尽可能低达颅中窝底，抬起颞枕叶，向中线达小脑幕游离缘，其内侧即为中脑外缘，在小脑幕游离缘可见第Ⅳ脑神经及小脑上动脉通过，切开小脑幕游离缘其下方即为脑桥上部的一侧。注意保护 Labbes 静脉。

（2）侧裂入路：用于肿瘤位于中脑内侧偏前或一侧大脑脚内侧。常规取额颞 U 形皮瓣切口或额颞 S 皮肤切口，分离侧裂池达颈内动脉，沿后交通动脉或动眼神经向后深入即可到达脚间池、大脑脚，并可

见到基底动脉及其分支。

（3）Poppens 入路（枕下幕上入路）：用于肿瘤位于中脑顶盖及中脑导水管近端。取右枕倒 U 形皮瓣，骨窗内缘达中线，下缘达横窦，如颅压高可穿刺侧脑室枕角适量放出脑脊液使脑组织皱缩便于抬起枕叶，沿小脑幕上抬起枕叶逐渐深入达小脑幕切迹，在此可见到与直窦相连的大脑大静脉及前方的环池，打开环池即可见到四叠体。

（4）后正中入路：适用于脑桥及延髓背部及导水管远端肿瘤。由枕外粗隆上方至颈 1 水平正中直线切开，抬起小脑蚓部即可见第四脑室及由闩部斜向两侧外上方行走的髓纹，髓纹上方为脑桥，下方为延髓。由小脑延髓裂分开，不需要切开小脑蚓部。锐性分离蛛网膜附着点及脉络膜即能暴露至脑桥臂及导水管下口。

（5）乙状窦后入路：适用于脑桥及延髓前方及侧前方肿瘤。将小脑半球向牵开即可显露内上方的脑桥及内下方的延髓，同时可以显露脑干外侧的第Ⅴ、Ⅶ、Ⅸ～Ⅺ脑神经。

（6）侧脑室-第三脑室或大脑纵裂-第三脑室入路：主要用于导水管头端肿瘤。取右额以冠状缝为中心齐中线的 U 形切口，骨窗内侧达中线，沿中线牵开大脑内侧切开胼胝体进入三脑室或皮层造瘘进入侧脑室前角通过扩大的室间孔可到达第三脑室后部切除肿瘤。

4. 脑干常见肿瘤的手术要点

（1）脑干胶质瘤：对于边界较清楚的胶质瘤，如体积不大，可沿肿瘤周围水肿带分离肿瘤，切忌损伤正常的脑干组织；如体积较大的肿瘤应从离脑干表面最近的区域切开脑干组织，先行肿瘤内分块切除，待肿瘤体积缩小后再分离肿瘤周围至肿瘤全切。对肿瘤边界欠清的应先从肿瘤中心向外切除，直到肿瘤周围水肿带，对确无法辨认肿瘤边缘的只能行大部切除，术后行放化疗补救治疗，切忌盲目切除以免损伤正常的脑干造成严重的后果。术中最好是通过神经电生理监测，最好在切除肿瘤过程中保留呼吸，一旦出现呼吸变慢、无呼吸或心率、心律异常即刻停止操作，待恢复后再继续进行，如果再次出现应及时终止手术。另外手术使用的双极电凝镊子一定要使用尖细的，电流调到尽可能的低以减少损伤。术中也可以采用超声吸引可增加手术的安全性。对于高级别胶质瘤不要勉强追求全切，一定适可而止（图 15-5）。

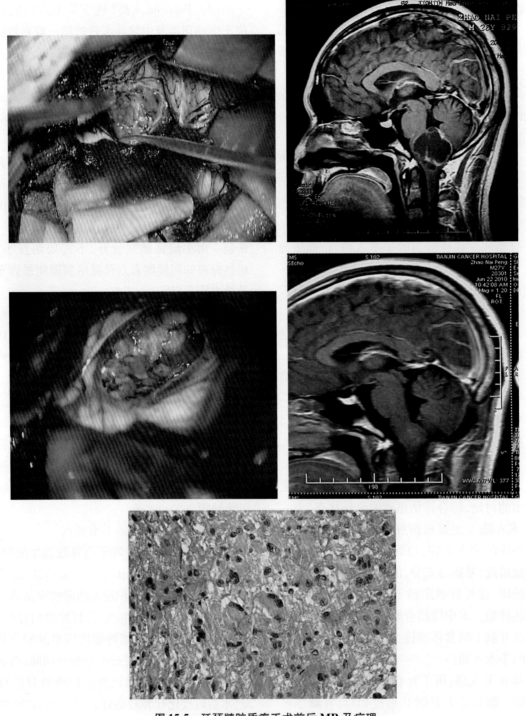

图 15-5 延颈髓胶质瘤手术前后 MR 及病理
病理:延颈髓星形细胞瘤 II 级

(2) 脑干海绵状血管瘤:海绵状血管瘤一般界限清楚,且往往有反复出血,所以肿瘤周围常常是有一层黄染的退变组织,肿瘤常夹杂着一些小的血肿,手术首先放出血肿使血肿壁塌陷后再分离肿瘤,这样可以最大限度地减少脑干的损伤。对血肿壁塌陷不理想的可能常常合并有钙化或纤维增生,此时应耐心分离(图 15-6)。

(3) 脑干血管网织细胞瘤(血管网状细胞瘤):脑干血管网织细胞瘤和小脑或大脑半球血管网织细胞瘤相似,分实性和囊实性,对大囊小结节的手术相对容易,只要切除瘤结节即可,不必勉强分离囊壁。多见脑桥,对完全实性的血管网状细胞瘤手术难度大,风险高,因为肿瘤主要是血管窦,有很多的静脉及动脉,碰破后出血猛烈且很难止血,因此手术尽可

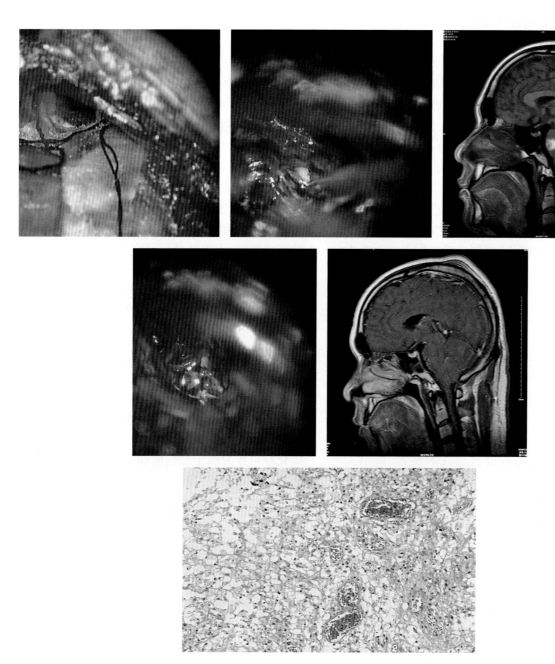

图 15-6 脑桥海绵状血管瘤手术前后 MR 及病理
病理:脑桥海绵状血管瘤

能的避免损伤肿瘤壁,首先应处理供血动脉,最后处理引流静脉,肿瘤一定要完整切除,切忌分块切除,处理的动静脉一定是进入肿瘤的血管,千万不要损伤过路的血管,因为这些血管可能是供应脑干的血管,一旦离断会造成脑干缺血而导致严重的并发症甚至生命危险。对于大的血管网状细胞瘤手术风险大,即使手术对脑干的干扰很小但仍可能产生严重后果,因为在这种情况由于肿瘤导致脑干处于长期的血低灌注量使脑干适应了缺血状态,一旦肿瘤切除后会出现脑干的血流灌注量发生变化,使脑干组

织不能适应新的灌注量导致发生水肿或渗血,导致病情急剧恶化而危及生命。

5. 脑干肿瘤手术常见并发症及处理

(1)颅内压变化:由手术过程中脑组织的过度牵拉造成脑挫伤而引起术后脑水肿或脑肿胀而导致颅内压增高,此时应强力脱水降颅压,配合激素,如保守治疗无效应尽早开颅减压,去除变性坏死的脑组织,必要时去骨瓣减压;如术中发现脑挫伤严重并出现脑肿胀明显应即刻行内减压及外减压,避免二次手术或出现危险。如术中损伤静脉窦不要盲目阻断,应进行修补,否则有可能因急性脑肿胀造成严重后果。

（2）梗阻性脑积水:常是由于手术过程中血液流进蛛网膜下腔或脑室系统,也可以由于术后脑肿胀引起脑脊液循环受阻所致,一旦出现应及早行脑室外引流,必要时行脑室腹腔分流。

（3）脑神经功能损伤及锥体束征改变:如手术中损伤第Ⅲ~Ⅻ对任何脑神经都会出现相应的脑神经功能障碍的症状和体征。

（4）神经传导束损伤:锥体束损伤常表现为病变对侧肢体肌张力增高,腱反射亢进,不同程度的偏瘫,出现病理反射。内侧丘系损伤主要表现为对侧肢体深感觉障碍。脊髓丘系损伤表现为对侧肢体痛、温觉障碍。外侧丘系损伤表现为耳鸣及听力内侧纵束损伤常表现为头、颈、眼对前庭协调反应障碍。

（5）生命体征的改变:意识障碍最常见的原因是中脑损伤,也是最严重的并发症,长期不醒预后极差,此外延髓及脑桥的网状结构损伤常导致呼吸循环障碍,表现呼吸不规则或停止,心率及心律的异常及血压不稳定,也是严重威胁生命的并发症。有呼吸障碍以致通气不足者,应用人工呼吸机作同步辅助呼吸或控制呼吸,保持血气于正常水平,直至恢复有效的自主呼吸。如手术次日咳嗽反射仍未恢复者,需行气管切开,酌情进行辅助呼吸。

对有循环功能障碍者,酌情给予升压药,如发生末梢循环不良时,可应用低分子右旋糖酐和丹参液静脉点滴,必要时可由有经验的专科医生协助治疗。

（6）应激性溃疡:是脑干手术容易出现的并发症,如处理不及时或不恰当也会导致严重后果甚至生命危险,所以脑干手术最好在术前3天即应开始使用抑酸药如洛赛克等预防应激性溃疡的发生,不要等出现后再使用。

（7）吞咽功能障碍者,应用鼻饲,避免吸入性肺炎。

二、脑干肿瘤的放射治疗

对于不能手术的脑干肿瘤,放射治疗仍是重要的治疗方法,对于边界较清、外生性的脑干胶质瘤可以先行手术后再行放疗,但对延髓或大脑脚低度恶性星形细胞瘤如能做到镜下全切一般不主张做放化疗,可严密随访观察,如出现复发可再行手术或其他治疗。对于弥漫性生长的脑干胶质瘤不宜手术应首先放射治疗,对于病灶较小且局限的也可首选立体定向放射外科治疗（射波刀、r 刀或 X 刀）,但脑干与大脑半球不同,由于特殊的功能特点使对放射治疗的剂量及施射方式及照射野都有严格的限制。一般放射治疗的原则应遵守靶区要准确,剂量要均匀及足够,照射野应根据肿瘤的性质来确定,一般在肿瘤边缘外 1~2cm。放疗剂量以 50~60GY 为宜,过大易造成放射性脑坏死。立体定向放射外科可提高肿瘤局部的照射剂量增加疗效。

三、脑干恶性肿瘤的化疗

化疗可作为脑干恶性肿瘤的辅助治疗,但多数患者疗效不理想。但近些年由于一些新的化疗药物的问世及给药方式及途径的改进,使化疗的重要性有所提高。化疗方案基本和大脑半球恶性肿瘤相同,脑干胶质瘤仍以烷化剂及抗癌抗生素类为主,常用的抗肿瘤药物有尼莫司汀（ACNU）,卡莫司（BC-NU）,VM-26、CCNU、MTX、长春新碱、博来霉素及阿糖胞苷等,近年来替莫唑胺（TMZ）的问世对脑干胶质瘤的化疗提供很好的前景,给药方式一般有全身静脉给药,选择性介入（动脉）给药,鞘内给药、口服给药及局部瘤腔内给药（间质性内化疗）等。方案有单药化疗和联合化疗,药物选择可根据基因检测及药敏。总之化疗方案应根据患者的具体情况综合考虑,包括患者的全身状态、肿瘤的病理类型、基因检测的结果及药敏等,采用个体化治疗方案。

第八节 预 后

良性脑干肿瘤手术后预后较好,脑干胶质瘤的预后仍然很差,但相对低级别胶质瘤好于高级别胶质瘤,中脑和延髓胶质瘤好于脑桥胶质瘤,局限性生长的脑干胶质瘤好于弥漫生长的脑干胶质瘤,成人脑干胶质瘤好于儿童脑干胶质瘤。早年有人报道脑干胶质瘤患者的 5 年生存率在 20%~30%,但不确切,也可能包括非胶质瘤的病例。Kaplan 等在 1996 年的一组报告显示,1 年生存率 37%,2 年生存率 20%,3 年生存率为 13%。中位生存期只有 10 个月。

第九节 总 结

脑干肿瘤一直是颅内肿瘤治疗最困难的肿瘤,但近些年随着诊断设备的提高,高档显微镜的问世以及手术设备及手术技术的提高,使良性脑干肿瘤和低级别局限性胶质瘤的手术变为现实,大大的提高了治疗效果,一些患者甚至可以治愈,但对恶性胶质瘤及弥漫性胶质瘤的治疗效果仍很差,无论手术、放疗还是化疗远期疗效都不理想,期待着能控制胶质瘤的新的化疗药物的出现,或出现新的靶向药物。

参 考 文 献

1. Steck J, Friedman WA. Stereotactic biopsy of brainstem mass lesions. Surg Neurol,1995,43:563-567.

2. Freeman CR, Farmer JP. Pediatric brain stem gliomas:A review. Int J Radiat Oncol Biol Phys,1998,40:265-271.

3. Mandell LR, Kadota R, Freeman C, et al. There is no role for hyperfractionated radiotherepy in the management of children with newly diagnosed diffuse intrinsic brainstem tumors:Results of a Pediatric Oncology Group phase III trial comparing conventional vs. hyperfractionated radiotherapy. Int J Radiat Oncol Biol Phys,1999,43:959-964.

4. Pollack IF, Humphreys RP, Becker L. The long term outcome after surgical treatment of dorsally exophytic brain-stem gliomas. J Neurosurg,1993,78:859-863.

5. Landolfi JC, Thaler HT, DeAngelis LM. Adult brainstem gliomas. Neurology,1998,51:1136-1139.

6. Packer RJ, Boyett JM, Zimmerman RA, et al. Hyperfractionated radiotherapy (72Gy) for children with brain stem gliomas:A Childrens Cancer Group phase I/II trial. Cancer,1993,72:1414-1421.

7. Jenkin RD, Boesel C, Ertel I, et al. Brain-stem tumors in childhood:A prospective randomized trial of irradiation with and without adjuvant CCNU, VCR and prednisone:A report from the Childrens Cancer Study Group. J Neurosurg,1987,66:227-233.

8. 阴鲁鑫,王宇,李德志,等. 成人脑干胶质瘤手术治疗的预后分析. 中华神经外科杂志,2010,5:

9. 李文良. 脑干肿瘤外科干涉的临床意义. 中国微侵袭神经外科杂志,2011.

10. 李德志,张俊廷,张力伟,等.134 例脑干胶质瘤的临床特征及预后分析. 中华神经外科杂志,2009,10:.

11. 李浩,陈兢,游潮,等.脑干海绵状血管瘤手术治疗13 例临床分析. 中华神经外科杂志,2009,1:.

12. Pool JL. Gliomas in the region of the brain stem. J Neurosurg,1968,29:164-167.

13. Konovalov AN, Atich J. The surgical treatment of primary brain stem tumors. In Schmidek HH, Sweet WH (eds):Operative Neurosurgical Techniques,2 ed,New York:Grune Stration,1998.

14. Pendl G, Vorcapic P. Microsurgery of intrinsic midbrain lesions. Acta Neurochirurg Sppl(Wien),1991,53:137-143.

15. Bricollo A, Turrazzi S, Cristofori I, et al. Direct surgery for brain stem tumours. Acta Neurochirurg Suppl (wien),1991,53:148-158.

16. Xu QW, Bao WM, Mao RI, et al. Surgical treatment of solid brain stem tumors in adults:A report of 22 cases. Surg Neurol,48:30-36.

17. Constantini S, Epstein P. Surgical indication and technical considerations in the management of benign brain stem gliomas. Neuro oncol,1996,28:193-205.

18. Pollack IF, Hoffman HJ, Hemphreys RP, et al. The long-term outcome after surgical treatment of dorsally exophytic brain stem gliomas. J Neurosurg,1993,78:859-863.

(李文良)

第十六章　脑室肿瘤

人体脑室系统是许多病理改变发生较集中的地方,这些重要的解剖结构对机体从基本的意识维持和内环境稳定到更加精细的记忆、情感和性格方面的功能都起到重要的帮助作用。由于它们位于脑的中心部位附近,因此,需要外科医生在处理侵袭性病变时,应使周围神经和血管的创伤最小化,特别是当处理脑室相关肿瘤时,应尽力采用避免损伤神经和功能的手术入路。

摘要

脑室系统包括左右侧脑室、第三脑室、中脑导水管、第四脑室四部分。此外,第五脑室和第六脑室亦有一定临床意义。其中两侧侧脑室经室间孔(Monro孔)与第三脑室沟通,中脑导水管将第三、四脑室连接起来。脑室腔内壁衬以室管膜,室腔内充满脑脊液。脑室肿瘤占中枢神经系统肿瘤的10%左右;根据起源可分两类:第一类为起源于脑室系统的肿瘤;第二类为起源于脑实质而长入脑室系统的肿瘤。脑室常见肿瘤包括室管膜瘤,星形细胞瘤,脉络丛乳头状瘤等。肿瘤根据不同的部位,所好发的肿瘤各有不同,因此,手术前对患者进行 CT、MRI 详细的检查,明确肿瘤的位置、大小、性质和与周围脑组织重要结构的关系至为重要。虽然脑室肿瘤部位深,但大部分可经外科手术成功切除,但是也存在一定的并发症和死亡率。因此术前必须充分考虑患者已有的神经功能障碍和手术目的,同时根据肿瘤的部位、大小、生长方式、病理性质以及肿瘤的血供和脑室大小,选择最佳的手术入路。

第一节　侧脑室肿瘤

一、局部解剖学

每侧侧脑室为一"C"形的腔,围绕丘脑,并位于大脑深部。每侧脑室由五部分组成:额角、颞角、枕角、体部和房部(三角区)。每一部分具有内侧壁、外侧壁、顶壁和底壁。这些壁主要由丘脑、透明隔、深部的大脑白质、脉脉体和围绕丘脑的两个"C"形结构-尾状核和穹隆构成(图 16-1)。

穹隆构成侧脑室底的一部分,它起自颞叶内的海马纤维,环绕丘脑。在三角区的底部,穹隆脚伸于脉脉体压部的下方。在侧脑室体部水平,成对的脚聚合成穹隆体部,穹隆继续向前,分叉后沿室间孔的前缘和内侧缘行走,下降后走向乳头体。

内囊与侧脑室也存在直接的联系。在室间孔水平,内囊膝构成了侧脑室壁的一部分,在此水平,内囊膝恰好在尾状核头部之后。

脉脉体是构成侧脑室壁的最大成分,主要有位于下方的嘴、前方的膝、中间的体部和后方的压部组成。脉脉体的嘴位于侧脑室前脚的下方,并移行至位于额角前方的膝部,继续向上、向后行走,形成体部和压部,后者共同构成侧脑室的顶(图 16-2)。

尾状核、丘脑、穹隆、内囊膝、脉脉体都参与了侧脑室壁的构成。手术切除侧脑室内肿瘤时,可由于直接牵拉神经纤维束和核团本身,或由于破坏它们的血供和损伤这些结构。因此,掌握此区域的血管解剖,对于成功治疗侧脑室系统的病变是至关重要的。

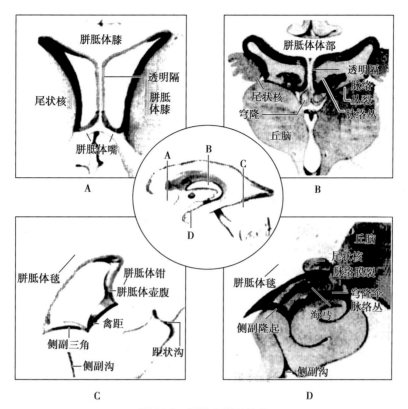

图 16-1 侧脑室解剖结构

每侧侧脑室由额角、体部、枕角、颞角、房部(三角区)构成。A. 通过额角水平的冠状面,显示中线附近结构,包括胼胝体膝、透明隔、尾状核头;B. 通过侧脑室体部的冠状面,显示胼胝体体部、穹隆、尾状核体部、脉络膜裂、丘脑;C. 通过侧脑室三角区的冠状面,显示胼胝体毯、距状沟、侧副沟;D. 通过侧脑室颞角的冠状面,显示尾状核尾、海马脉络丛、穹隆伞、侧副沟的深部

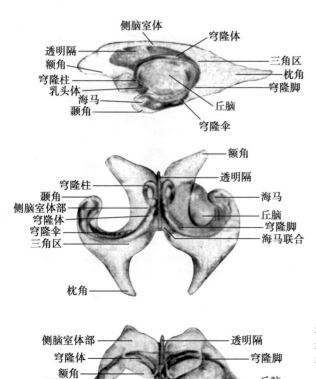

图 16-2 侧脑室周围神经解剖结构

通过前面、上面、侧面观,显示 5 个神经解剖结构与侧脑室的联系:尾状核、丘脑、穹隆、胼胝体、内囊膝

血管解剖:侧脑室内的静脉收集一些重要结构的血液回流。包括基底神经节、丘脑、内囊、胼胝体、透明隔、穹隆以及深部白质。这些静脉在室管膜下表面行走,根据它们与脉络膜的关系可分为内、外两组:外侧组行走于脉络膜裂的丘脑侧;内侧组行走于透明隔的一侧。在前角,隔静脉位于内侧,沿室间孔的内侧缘进入中间帆,在此处流入大脑内静脉;尾状核前静脉位于外侧,行走于尾状核头部的脑室表面。大多数情况下,它加入室间孔后缘的丘纹静脉。

在侧脑室的体部,丘纹静脉沿室间孔的后缘行走。在此处,它进入中间帆加入大脑内静脉。在丘纹静脉的后方,丘脑尾状核静脉引流尾状核和丘脑的血液,也流入大脑内静脉。然而,在这些静脉结构中,存在许多解剖变异。在三角区和枕叶内,静脉分为内侧组和外侧组。这些血管在脉络膜裂的外侧,合并成-总方静脉。此处的静脉血管解剖变异较多见,它们可有主要分支汇入大脑内静脉、大脑大静脉、基底静脉。

颞角的主要静脉包括脑室下静脉、杏仁核静脉以及海马横静脉。脑室下静脉起行于颞角的顶部,最后加入到丘脑外侧膝状体附近的基底静脉。杏仁核静脉越过杏仁核,大多加入到脑室下静脉。海马横静脉越过海马体进入环池,加入到海马纵静脉。

大脑内静脉是侧脑室的主要引流静脉,它起自中间帆内。中间帆是构成第三脑室顶部五层结构中的中间一层。第一层由穹隆构成;第三层是中间帆,血管组织,包括大脑内静脉、脉络膜后内侧动脉也位于此层内;第二、四两层是薄的脉络膜组织层,分别称为脉络膜组织上层和下层,包绕着第三层;第五层是脉络膜丛。两侧的大脑内静脉在胼胝体压部的后下方,汇集基底静脉,合成 Galen 静脉。

侧脑室的供血动脉主要有脉络膜前动脉、脉络膜中动脉和脉络膜后动脉。脉络膜前动脉起自颈内动脉分出大脑前、大脑中动脉的分叉附近,此动脉向上走行且平行于大脑后动脉走向脉络膜裂,进入脉络膜裂后,它供应侧脑室三角区及颞角内脉络膜丛的血供,同时提供苍白球、内囊膝、内囊后肢、杏仁体、海马、钩、尾状核的尾部、视放射、大脑脚、中脑及丘脑等处的部分血供。

脉络膜后外动脉有数条分支组成,由大脑后动脉经过环池时发出,它们自脉络膜前动脉的后方,通过脉络膜裂进入侧脑室,供应侧脑室颞角、体部及三角区内脉络膜丛的血液。另外,它还发出一个分支经室间孔到对侧侧脑室。脉络膜后外动脉同时还提供丘脑、膝状体、穹隆、大脑脚、松果体、后联合、尾状

核、胼胝体压部、颞叶皮质和中脑腹侧的血供。

脉络膜后内动脉由大脑后动脉在脚间池处发出,其环绕中脑向上进入第三脑室顶,与大脑内静脉相伴走行在中间帆内,提供第三脑室顶部脉络膜丛的血供。此动脉还供应大脑脚、膝状体、顶盖、上丘和下丘、丘脑枕、松果体、后联合、缰、丘脑和枕叶皮质等处的血液。

脉络膜动脉经常参与脑室内肿瘤的血液供应,在这种情况下,脉络膜动脉往往扩张变粗。尽管在切除脑室肿瘤时允许控制脉络膜动脉的供血,但外科医生必须权衡在阻断病变血供和脑深部结构缺血间的利弊。神经和血管的解剖分析显示,手术切除脑室肿瘤,带有重大的、潜在的风险(图 16-3)。

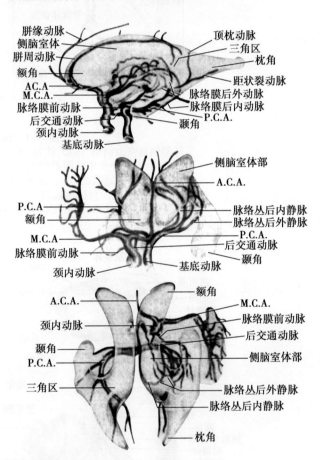

图 16-3　侧脑室血管解剖
Willis 环的前、后部均向侧脑室供血,脉络膜前动脉自颈内动脉分叉处发出;大脑后动脉在进入环池时发出脉络膜后外侧动脉;大脑后动脉在脚间池处发出脉络膜后内侧动脉

二、临床表现

侧脑室肿瘤患者最常见的症状是头痛。其他的常见症状包括:视力障碍、行走困难、认知缺陷及癫

病发作。

轻度偏瘫、失语等定位症状在此部位的肿瘤患者中较少见。侧脑室肿瘤常常出现头痛,记忆力减退,癫痫等一般症状,较少出现局灶性的神经功能缺失症状。

三、病 理 学

侧脑室肿瘤可分为常见的和次常见的。两种常见的肿瘤直接起源于侧脑室自身的结构,如室管膜、室管膜下的神经胶质、脉络膜丛、胚胎残留组织、感染或转移的组织等。侧脑室常见的肿瘤有:脉络膜丛乳头状瘤、脉络膜丛癌、脑膜瘤、神经细胞瘤、表皮样瘤以及囊虫病等。神经囊虫病是一全球性的常见感染,在15%~50%的病例中,它表现为脑室内的一明显团块。随着 MRI 的常规应用,在最近的系列报告中,这个百分比在增加。

次常见的肿瘤起源于侧脑室邻近的结构,随后通过或是缓慢的膨胀或是直接侵入的方式突入侧脑室。脑室周围的白质、尾状核、内囊、丘脑和紧靠侧脑室附近的其他结构均是肿瘤的好发部位。肿瘤可起源于这些部位然后侵犯脑室,包括胶质瘤(星形细胞瘤、少突胶质细胞瘤、多形性胶质母细胞瘤)和血管病变,如海绵状血管瘤、动静脉畸形。

大多数的侧脑室常见肿瘤在组织学上是良性的。Pendl 和他的同事观察到,在他们的此类患者中,良性肿瘤占56%,包括神经细胞瘤、脑膜瘤、脉络膜丛乳头状瘤、海绵状血管瘤、蛛网膜囊肿。31%的肿瘤属于中度恶性,如星形细胞瘤、少突胶质细胞瘤和室管膜细胞瘤,只有13%的肿瘤呈恶性变,如胶质母细胞瘤、黑色素瘤或转移瘤。Jelinek 和他的助手也观察到类似的趋势,在47例患者中,良性肿瘤占64%,包括室管膜下室管膜瘤、室管膜下大星形细胞瘤,中度恶性者占15%,其余21%系恶性肿瘤,包括原始神经外胚叶肿瘤、淋巴瘤和畸胎瘤。

四、治 疗 策 略

通过切开大脑皮质或胼胝体可以进入侧脑室。切开皮质有一些不利因素,特别是术后癫痫的发生率较高,而且重要功能区附近的皮质是不允许切开的。在纵裂间经胼胝体的方法允许分开大脑半球,但对于枕角和颞角内的肿瘤切除作用有限。

每种手术入路,在患者的体位、头皮切开和开颅方式上都有许多选择。必须考虑到重力的影响,对能够指导手术方向有定位价值的解剖标志(它可能因病变或手术的原因而扭曲、移位)的需求、脑室扩张的程度以及手术暴露时神经和血管所能承受牵拉的潜力。将患者头部的矢状面摆放成水平或垂直于地面而不是中间角度,这样解剖标志易于暴露。然而,要避免教条的、僵化的概念,在每一个病例中,要根据肿瘤的情况具体处理。术前仔细地研究患者的影像资料和临床表现,将会注意到一些突出特征,以帮助术者预见到手术结果(图16-4)。不论什么方法,特别是术中需要降低脑压力时,首先要考虑到释放脑脊液(CSF)。

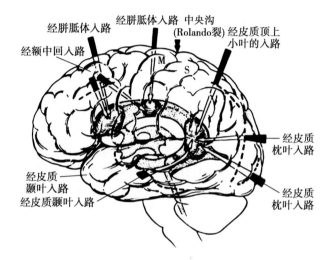

图16-4 侧脑室肿瘤手术入路
通过经皮质或经胼胝体切开的方法可以到达侧脑室,在每种方法中,患者的体位、头皮切口、骨瓣形成等都存在多种选择。必须要考虑到:重力的影响、指导手术方向的解剖标志(可能因肿瘤或手术原因而扭曲)、脑室扩大的程度、暴露术野时神经血管所能承受牵拉的程度

1. 经胼胝体入路 经胼胝体的方法最适合于额角内肿瘤的切除,特别是当脑室呈正常形态时,此法最佳。此入路优点是能够同时到达脑室的内、外侧。一些外科医生主张在病变的同侧切开,但若病变在优势半球侧,则可选择从对侧进入以尽量减少对优势侧额叶的损伤。手术时,患者通常取仰卧位,头部稍微抬高。不过,用经胼胝体入路切除侧脑室体部的肿瘤时,也经常选用侧卧位。如果采用病变同侧入路,可将病变放置下垂的部位,利用重力作用而使其收缩。如果采用病变对侧入路,可将病变放置在上方,重要的是头皮切开要跨过中线。冠状缝可作为标志,开颅时,骨瓣的2/3位于缝前,1/3位于缝后。骨瓣应跨过上矢状窦,这样能充分暴露大

脑纵裂,然后打开硬脑膜。当牵拉硬脑膜时,必须确保窦的通畅,尽可能地保护桥静脉。用脑叶牵开器沿纵裂逐渐暴露扣带回及胼周动脉,此处可能存在一些小动脉吻合支,为了顺利到达胼胝体这些小动脉可以被处理掉,但千万要小心保护主要血管。切开此处时,有时可能会把扣带回与胼胝体混淆。在硬度和颜色方面可以区分,胼胝体呈白色,而扣带回呈灰色;胼胝体较扣带回质地更硬。打开胼胝体后就可进入脑室,室间孔和丘纹静脉可以作为标志。不过,通常这些标志可能被下面的肿瘤所遮盖,这种情况可通过术前仔细研究患者的影像资料而预见。

2. 额前经皮质入路 适合于病变位于手术侧侧脑室额角内的肿瘤切除。除非有明显的脑积水存在,此法很难到达对侧额角。患者取仰卧位,抬高头部稍微转向病变对侧,由额中回进入,分开下面的白质,即可进入额角。

侧脑室体部肿瘤的切除最适于用通过大脑纵裂经胼胝体入路。对于病变扩展跨过胼胝体压部到达对侧脑室者,手术时患者取患侧卧位,这样重力作用可使对侧的肿瘤进入手术野,而大脑镰则可支持着上面半球的脑组织。通过这样简单的策略,可以最大范围的切除肿瘤。不过,对于大的肿瘤,可能需要联合行经胼胝体和经皮质入路以达到切除肿瘤的目的。

3. 经皮质顶上小叶入路 肿瘤位于三角区时,可通过经顶上小叶的入路切除肿瘤。患者取俯卧位,脸偏向地面方向,使顶叶处在最高点。开颅后,辨认并切开顶上小叶,皮质切口约 1.5～2cm,就可保证顺利进入三角区,而减少对脑组织的牵拉。无架的立体定向导航及术中超声仪有助于指导手术方向,以进入三角区。不过,一旦进入脑室后,流出的脑脊液可使一些重要的结构移位。因此,限制了参考患者术前影像资料而设定的导航系统的作用。三角区的肿瘤突入枕叶时,可以采用经枕极皮质的入路。同样,如果肿瘤突入颞角,可以考虑采用经颞中回的后部和颞下回的入路。

经胼胝体后入路,有利于保护视觉通路及保护有辅助语言和局部位置觉、深感觉的顶叶。然而,此入路也许对多数的三角区的肿瘤患者并不合适。由于侧脑室在压部分叉,因此,手术必须先切开压部,这妨碍了三角区外侧部的术野。而且,正如后面要讨论到的,切开压部本身可以带来许多生理影响。此入路还可损伤大脑前动脉的远端分支和大脑后动脉的小分支。由于这些原因,我们对三角区的肿瘤更喜欢用经皮质入路(图 16-5)。

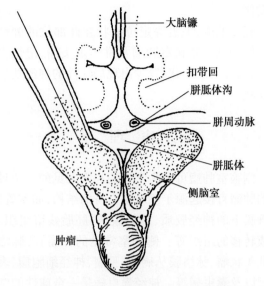

图 16-5　经皮质入路到扩大的脑室系统
这一入路角度的变化余地较经胼胝体入路小

4. 经皮质颞叶入路 可以通过切开颞中回或切除颞极的方法到达侧脑室的颞角,前者可以暴露沿外侧到内侧方向的术野;后者则可以暴露前后径的术野,更适宜位于颞角而明显向后扩展的肿瘤切除。

这两种方法,患者均取仰卧位,头向健侧偏转,有多种头皮切口可以获得颞底的暴露,为了进入颅中窝底,需要磨平蝶骨嵴和蝶骨大翼。颞中回入路的方法:切口平行颞叶脑回的长轴,切开颞中回下部的皮质,然后向后、向上走向侧脑室额角。颞角通常位于蝶骨嵴和颞极后的 3.5cm,因此,此方法避开了 Labbe 静脉和视放射。当行优势半球侧颞叶手术时,必须首先设计颞叶皮质切口。语言功能中枢的位置个体差异很大,有时可能位于优势半球侧颞叶的较前部。

与颞中回入路相比,切除颞叶前 5cm 的颞极,可以为手术提供更大的术野,不过,此法不适合于优势侧颞叶的肿瘤切除。打开硬脑膜后,垂直电灼颞中回与颞下回处的软脑膜,沿颞中回上缘切除直到颞极。这种水平切除因是与颞上回的脑沟平行到达颞角,因而,不会伤及颞上回。一定要注意保护好切除线后缘的 Labbe 静脉(图 16-6)。

手术要点和风险

(1) 进入侧脑室后应尽快将室间孔以棉条封闭,防止出血或肿瘤囊液进入脑室系统,引起脑室系统梗阻或产生无菌性脑膜炎。

(2) 侧脑室内侧壁的丘纹静脉、大脑内静脉术中应保护好,特别是打通室间孔时尤应注意,勿使其受到损伤。

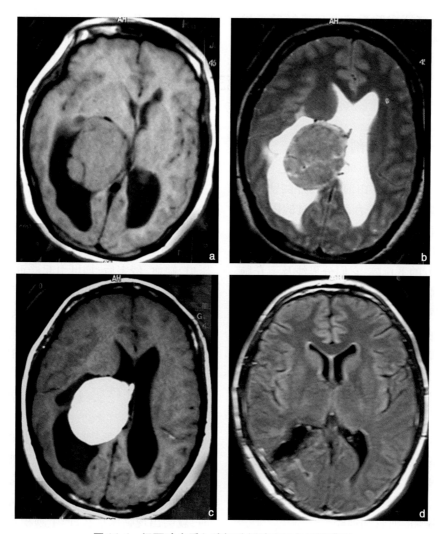

图 16-6　经颞叶皮质入路切除侧脑室三角区脑膜瘤
a，b，c:侧脑室三角区脑膜瘤磁共振 T_1，T_2，及 T_1 增强影像；d:术后磁共振影像

（3）与肿瘤有关系的脉络丛,在切除肿瘤后常有出血,对此可以电灼。

（4）侧脑室手术止血必须彻底,这是关系到手术成功非常关键的一步。侧脑室内手术后是否放引流管,依手术者的习惯而定,但不能作为止血欠佳的弥补手段。如置脑室内引流管,术后可留 24～48 小时。引流管的位置要保持适当,不可过低,以防止脑脊液过分引流而引起术后低颅压和颅内血肿。

五、术后并发症及处理

尽管侧脑室肿瘤通常为良性,但对神经外科医生仍是一种巨大的挑战。因为,它们深在的位置使得任何干预都存在潜在的困难。对此部位的所有手术方法都需要切开一些神经结构,如胼胝体、扣带回、顶叶皮层、颞叶皮质和穹隆等。而且进入脑室后,又面临着对深部血管结构的处理,如大脑内静

脉、脉络膜前动脉、脉络膜后内侧动脉及脉络膜后外侧动脉。因此,切除侧脑室肿瘤可能会引起许多潜在的严重并发症。

1. 手术后并发症

（1）术中出血。

（2）术后迟发性脑室内出血。

（3）皮质塌陷引起硬脑膜下血肿或硬脑膜下积液。

（4）术后脑水肿。

（5）术后脑积水。

2. 手术后处理

（1）维持适当的血容量。

（2）保持气道通畅和良好供氧。

（3）术前及术后一周应用激素。

（4）脑室内置引流48小时,监测颅内压和脑室内出血。

（5）拔除脑室内引流前,向脑室内注入染料如

靛蓝,30 分钟后腰穿证实脑脊液循环通畅后再拔管。或试验闭管 24～48 小时后再拔管。

（6）术后 2～4 天复查 CT,观察脑室大小、脑室内有无出血、硬脑膜下血肿或积液。

第二节 第三脑室肿瘤

一、局部解剖学

神经关系:第三脑室前部由前壁、两外侧壁、顶、底、一条从松果体附近及缰联合后部经过的限定此区域的假设线所组成。前壁由在前联合汇聚的穹隆柱、室间孔、终板和视隐窝组成;外侧壁由后上部的丘脑内侧面、前下方的下丘脑、它们分界线及下丘脑沟构成。边缘投射结构,包括髓纹、中前脑束、乳头丘脑束、缰核脚间束等穿行于此壁。从下方看从前到后,第三脑室底的组成有:视交叉、灰结节、漏斗、乳头体、后穿质、部分中脑顶盖。第三脑室的顶由脉络膜组织构成,它是从真胚层衍化而来的双层软膜组织,折叠形成间脑蓬。盖在上面的穹隆体(端脑投映)构成第三脑室上方的一个假想的顶。双层软膜组织的外侧缘进入脉络膜裂,从丘脑的上表面分离穹隆后进入侧脑室,构成侧脑室的脉络丛,在此处沿下表面向中线扩展,构成了第三脑室的脉络丛(图16-7)。直接压迫、缺血、肿瘤侵犯或手术因素等均可损伤第三脑室周围的血管和神经。

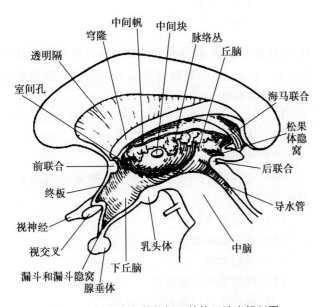

图 16-7 沿正中矢状位切开的第三脑室解剖图

血管解剖:从嘴侧到尾侧有大脑镰内的静脉窦、行走于胼胝体与扣带回之间的后交通动脉、脉络膜后内侧动脉、行于中间帆在脉络膜组织内的大脑内静脉、行于第三脑室底面之下的 Willis 环的一些分支。

二、临 床 表 现

第三脑室被具有许多功能的重要解剖结构所包绕。因此,这些重要神经核团、血管受到任何的直接压迫、缺血、侵害后,均可引起严重的症状和体征,包括脑神经功能缺失(如复视)、由于脑积水所致的颅内高压症状(如嗜睡,视物模糊,头痛,恶心,呕吐),认知功能的改变(如记忆缺失、表情淡漠、意志缺失、智力减退)、自主调节功能障碍(如尿崩症)。

三、病 理 学

胶样囊肿是第三脑室最常见的疾病,是否将其划归为肿瘤仍存在争议。胶样囊肿起源于第三脑室顶部的嘴侧,占据室间孔的前上象限。尽管一些囊肿可无临床症状,但当囊肿持续或间断堵塞室间孔时,就会出现临床症状,产生脑积水及颅内压增高的症状。偶尔,甚至发生突然死亡,这可能是由于囊肿压迫下丘脑引起心脏调节反射的结果。一般地,直径在 1～2cm 间的囊肿就会产生症状。

10%～30% 的脉络丛乳头状瘤起源于第三脑室,其属一种良性肿瘤,多发生于 2 岁以内。但起源于侧脑室内的肿瘤也可以通过室间孔滑动到第三脑室内,而像是第三脑室内的占位。神经细胞瘤是起源于室间孔附近,可累计侧脑室和第三脑室的一种脑室内肿瘤,多发于青年人。

脑室内的脑膜瘤是比较少见,但在儿童患者中,发生率却异常偏高,占所有脑膜瘤的 15%～17%;在成人中,只占脑膜瘤的 1.6%。文献资料显示,起源于第三脑室内的脑膜瘤病理报告,总共不超过 50例。通常,它们是由颅底部的肿瘤突入第三脑室底部所致。

此处的其他病变大多数是由于周围组织的病变侵犯第三脑室所致,多数是以胶质瘤为代表的第三脑室神经上皮肿瘤,包括幼稚纤维性星形细胞瘤、纤维性星形细胞瘤、原生质的星形细胞瘤、室管膜下巨细胞星形细胞瘤、多形性神经胶质细胞瘤和室管膜瘤等。

幼稚纤维性星形细胞瘤通常发生在脑室底部，虽肿瘤起源于视觉结构的组织，但也可发生于神经垂体。此肿瘤的特征是生长缓慢，很少发生恶变。从组织学上看，肿瘤组织细胞呈致密、疏松相交互地包绕在血管周围，中间夹有增生的星形细胞，有时还含有许多的微小囊肿，可有明显的血管增生，以至于往往被误诊为恶性程度较高的肿瘤。

典型的纤维性星形细胞瘤所源于丘脑，从后侧方累及第三脑室。与幼稚纤维性星形细胞瘤不同，此肿瘤的恶性程度不断进展。当不规则细胞核、有丝分裂象、血管增生等数量和程度增加时，就演变成了多形性成神经细胞瘤。原生质的星形细胞瘤经常见于纤维性星形细胞瘤附近的灰质内，因此，它被认为是纤维性星形细胞瘤的早期阶段。

室管膜下巨细胞星形细胞瘤是结节性硬化的典型表现，虽然多数发生于侧脑室，但也可见于第三脑室。此肿瘤是由含在纤维网格中的大星形胶质细胞构成。由于细胞大，常易与原胶性星形细胞瘤相混淆。手术切除可治愈，不会恶变为多形性胶质母细胞瘤。

像成人中常见的神经胶质细胞瘤一样，多形性成神经胶质瘤可影响第三脑室及毗邻结构。肿瘤从背侧丘脑侵入脑室后，可以阻隔脑室，肿瘤生长很快，生存期很少超过一年。肿瘤可以横穿第三脑室越过中线。第三脑室内及附近区域的结构特征为：细胞密集、细胞质和细胞核不规则、核分裂象多见、血管增生及坏死区。

室管膜瘤很少发生于第三脑室内，却可以起源于它的任何一个壁。尽管第三脑室的室管膜表面积要远大于第四脑室的室管膜表面积，但发生于第三脑室的室管膜在所有的室管膜瘤中不到8%。由于肿瘤阻塞了脑脊液的流出，所以可以产生明显的临床症状，肿瘤切除的手术相当复杂。组织病理学显示，血管周围玫瑰花样改变是此肿瘤的特征性表现。

原浆性星形细胞瘤、星形母细胞瘤、成纤维状星形细胞瘤在第三脑室中非常罕见，对它们的生长趋势、起源部位、预后等作出评估，是相当困难的。

室管膜下瘤，大多数位于第四脑室和侧脑室，位于第三脑室者少见。像室管膜下瘤一样，黄色肉芽肿、黄色瘤也主要于尸检时被发现，发生率约为2%～7%，有症状者罕见。肿瘤起源于侧脑室或第三脑室的脉络丛球部，推测可能的原因是由于细胞退化、组织对出血的反应，或者是由于脂质代谢的障碍所引起。产生于侧脑室或第三脑室室管膜下的肿瘤，在临床和病理方面并不相同，后者更有致死性危害。

转移性肿瘤可以通过第三脑室的顶、底、各侧壁或通过脉络膜种植而侵犯第三脑室。总的来说，此类肿瘤是较常见的成人脑瘤，肺癌、结肠癌、肾癌、乳腺癌都有较高比率的脑转移。肿瘤的病理学检查并不能够区分它们的原发部位，其预后很差，通常由于原发系统肿瘤的扩散而死亡。

鞍上的生殖细胞瘤和颅咽管瘤能够从下方侵及第三脑室。据报道，肿瘤侵及第三脑室底部时，可出现视力丧失、性功能减退、尿崩三联症。生殖细胞瘤有两种特征性的细胞类型：胞体卵圆形、胞核隆凸的大细胞和淋巴细胞。

颅咽管瘤是此部位的常见肿瘤，在儿童与中年人中有两个发病高峰，大多数的颅咽管瘤发生于鞍上区，随后侵及第三脑室底部，从而导致脑积水及视力障碍。对于明显侵及第三脑室及周围结构的肿瘤，手术切除非常困难。尽管由于肿瘤生长缓慢，使得生存期较长，但肿瘤复发是很常见的。

除了胶样囊肿外，其他一些囊肿也可以影响到第三脑室前部的区域，包括上皮样囊肿、皮样囊肿和神经性囊虫病。上皮样囊肿、皮样囊肿很少发生于第三脑室，二者在此处主要表现为固态组织而非囊性组织。上皮样囊肿是典型的复层鳞状上皮构成，伴有大面积的脱屑角化区。皮样囊肿含有真皮层的附属物，包括汗腺、皮脂腺、毛囊和脂肪组织。

神经型囊虫病是多见于墨西哥、东欧、亚洲、中美洲、南美洲和非洲的地方流行病。美国东南部随着墨西哥移民的进入，也出现了这种病。尽管病变通常发生在脑底部的蛛网膜下腔及实质内，但仍然有15%～50%的病例可感染第三脑室，由于阻塞脑脊液循环而产生临床症状。

第三脑室的海绵状血管瘤少见，在所有的文献报道中，总共不超过20个病例。其他血管病变，如动静脉畸形也极少见。

四、治疗策略

1. 手术策略　尽管包绕第三脑室的重要神经和血管结构妨碍了对此区的手术处理，但人们仍然发展了几种手术方法（图16-8A，16-8B），在所有此部位病变的患者中，病变性质的确定及脑脊液通道的重建是治疗的主要目标。根据病变的病理性质（如胶样囊肿和囊虫病），行手术治疗切除肿瘤是一个合理的选择。部分切除也是一个现实的目标。如何选择最佳的处理方法，依赖于对具体患者所定的手术目标（如为决定化疗和放疗方案而行肿瘤组织活检、囊性病变的抽吸、减压或手术全切）。反过来，这些目标又依赖于术前对病变切除可能性的估计，依赖于对肿瘤确切位置、大小、范围与结构的包裹等情况的掌握，以及依据术前的影像资料、肿瘤的特征表现、流行病学统计和其他信息所作出的鉴别诊断。在决定手术方案时，患者的一般情况是应该考虑的一个重要因素。

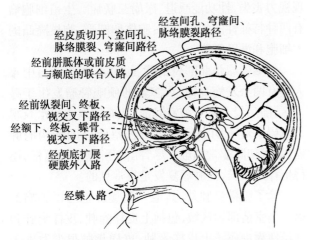

图 16-8A 在矢状位上显示进入第三脑室的不同路径

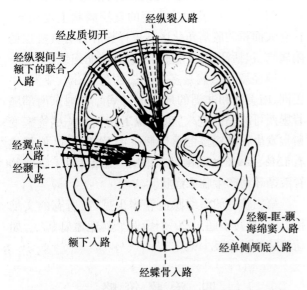

图 16-8B 在冠状位上显示进入第三脑室的不同路径

2. 立体定向组织活检 对于不具备良性肿瘤典型特征的肿瘤患者，一般首先采用立体定向组织活检。第三脑室占位的立体定向组织活检可带来一些潜在性的损伤。包括灾难性的大出血、静脉损伤、

肿瘤细胞沿活检器械途径的种植；而且，由于一些肿瘤包含几种不同的病理学类型，因此活检在理论上存在抽样误差。尽管有这些不足，立体定向组织活检对第三脑室占位的诊断仍是一种安全可行的方法。

神经导航技术与几种辅助技术的联合应用（包括神经内镜、间质内放疗和显微器械的使用），使得大量第三脑室肿瘤的组织活检、手术切除、囊液的抽吸、病变内放疗或放射核素的灌注等效果得到了明显提高。例如，立体定向术下的囊液抽吸术，尽管术后可能复发或者是当囊液黏稠时无法完全抽吸干净，但它仍是一个成熟的好方法。

3. 神经内镜 在处理第三脑室部的各种病变时，神经内镜都是一种重要的诊断和治疗工具，特别是对于含有囊性内容物的病变尤为适宜。随着经验的不断积累，神经内镜的应用价值正变得越来越大。但对尚未熟悉这种方法的初学者不推荐使用这项技术，因为这要比传统的显微外科更危险。通过这种方法，已经成功地对胶样和囊虫性的囊肿实施了抽吸，直视下的神经内镜组织活检，也已被应用。在立体定向术导航下，特别是应用内镜后，第三脑室内的手术不需要扩大脑室，并且使得通过室间孔处理病变已不存在问题。

4. 开颅手术 对于第三脑室内没有囊性变的良性肿瘤，开颅术是最恰当的主要方法。基于 Dandy 的研究，经皮质入路已完全可以达到暴露第三脑室的目的。此方法可以达到侧脑室，包括透明隔，很适于起自或突入第三脑室的肿瘤切除，特别是当侧脑室有扩大时，此方法尤为合适。进入侧脑室后，术者可以通过一系列的辅助策略进入第三脑室，这涉及一些对穹隆结构的处理。通过穿越室间孔（可能由于肿瘤或操作的原因已扩大）、经脉络膜穿过中间帆的途径或经穹隆间的方法。

（1）经侧脑室前入路：适用于第三脑室前上部的病变，特别是病变大部延伸到手术侧侧脑室的前部且伴有脑室扩大。经此入路难以达到对侧脑室。患者取仰卧位，头稍转向对侧，皮瓣和骨瓣位于非优势半球的额叶中部，中央沟的前方。仅当病变大部分延伸到优势半球侧的侧脑室时，才可选择优势半球侧做切口。此时切口应在中央沟之前、额下回后部语言运动区的前方和上方。沿额中回长轴作 4cm 长皮质切口，进入扩大了的侧脑室额角。在此可见丘纹静脉、隔静脉、尾状核静脉和脉络丛向室间孔集中，透明隔和穹隆在室间孔的前上方，丘脑在其后下

方,尾状核在其外方。留意内囊膝部与室间孔在侧脑室内壁上的解剖关系。侧脑室内壁相当于膝部的位置位于室间孔的外侧、靠近丘脑的前极。如经室间孔无法暴露第三室前部的病变,可切断同侧室间孔前上缘的穹隆柱。不可切断两侧穹隆,以免造成术后严重的记忆障碍。当同侧丘纹静脉不甚发达时,也可切断丘纹静脉,进入第三脑室,避免损伤穹隆,但经此途径也有报告术后发生严重并发症如昏睡、偏瘫、木僵和丘脑梗死。脉络膜裂下入路是前侧脑室入路的一个变种,适用于处理位于第三脑室上半部、第三脑室顶以下、室间孔之后的病变。此途径仅是将穹隆和脉络丛移位,并不破坏这些结构,而且提供了较方便的手术视角。打开穹隆和脉络丛间的室管膜和脉络组织,直到大脑内静脉进入视野。将同侧穹隆和脉络丛推向对侧,经纵向切口进入第三脑室顶壁的外侧缘,游离丘纹静脉并切断之,延长切口到室间孔,经此途径进入第三脑室。阻断丘纹静脉的并发症已如上述(图16-9)。

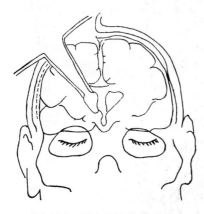

图16-9 进入侧脑室的路径

(2) 经前胼胝体入路:此入路有两种体位:一是仰卧位,头抬高20°~30°。另一种是病变侧在下的侧卧位,病变侧大脑半球可因重力作用而远离大脑镰。马蹄形或S形冠状切口,骨瓣越过中线,硬脑膜翻向矢状窦。如有桥静脉妨碍半球的牵开,切开此桥静脉上面的蛛网膜,松解此静脉,这样就可以较远地将半球内侧面牵离大脑镰。额叶内侧小的桥静脉有时可以切断。分离胼胝体周围池的蛛网膜直到大脑镰的游离缘,暴露胼胝体和大脑前动脉。在两侧胼周动脉间或一侧胼周动脉的外侧抵达胼胝体,后一种情况需要牺牲小的动脉支。在中线部朝向嘴部切开胼胝体前部,长度不要超过3cm。在冠状缝与中线的交点和通过两侧外耳道的假想线之间连线,此线段的中点为胼胝体切开的位置。胼胝体切

开后,有两种途径供选择:一是穹隆间入路,经胼胝体正中,从两侧透明隔、两侧穹隆柱之间进入第三脑室;另一种是脉络膜裂入路,即经胼胝体旁正中到侧脑室,再经侧脑室脉络膜裂进入第三脑室。透明隔间隙内无脑室内的各种结构,可与侧脑室相区别。打开透明隔可进入对侧侧脑室(图16-10)。

(3) 额颞(翼点)入路和颞下入路:用于第三脑室内病变,其中心偏向蝶鞍的侧方或蔓延到颅中窝。Syman采用颞下入路处理颅咽管瘤,认为手术区避开了重要结构,较为安全。采用额颞入路时,患者取仰卧位,头稍向后仰并向对侧扭转30°,头皮、颞肌、骨膜并作一层翻开,切除蝶骨嵴,硬脑膜翻向颅底,分离架于额、颞间的蛛网膜,打开侧裂池,牵开额叶和颞叶。颞下入路可抬起颞叶,暴露小脑幕缘和中脑的前缘和侧面。从侧裂回流到蝶顶窦的桥静脉可视情况保留或阻断。打开侧裂池的蛛网膜后,即可暴露颈内动脉、后交通动脉和前脉络丛动脉的起点和视神经。

额颞入路时可经视神经—颈内动脉—大脑前动脉组成的三角区进入病变,颞下入路时经颈内动脉和动眼神经之间的间隙达到第三脑室的底,然后经被肿瘤撑大了第三脑室的底或从底板之下进入第三脑室。手术关键在于保护从Willis环发出的穿通动脉。Symon认为采用颞下入路时难免损伤从后交通动脉发出来的穿通支。

(4) 后方入路:此组入路包括后侧脑室入路、后胼胝体入路、枕后经小脑幕入路和幕下小脑上入路,用于处理位于第三脑室后部的病变。

(5) 经后胼胝体入路:此入路用于第三脑室后部的病变,向上蔓延到胼胝体的后部,或病变起自大脑大静脉以上部分的胼胝体后部,蔓延到第三脑室后部。患者取侧卧位,右侧向上,面部朝向地面。右侧顶枕部开颅,骨窗内侧缘接近上矢状窦的外缘,前缘位于上吻合静脉(superior anastomotic vein)后方。切断位于此静脉后方的桥静脉,牵开大脑半球内侧面,分离大脑镰下的蛛网膜,暴露大脑前动脉的末梢段及其分支,有时尚可见大脑后动脉的压部分支。在中线部切开胼胝体后部,分离两侧海马连合,打开侧脑室。此时大脑内静脉和大脑大静脉的接合部即进入视野,位于脉络组织的上层之下、松果体之上。第三脑室肿瘤的背侧易于与这些静脉分离。若是松果体肿瘤,这些静脉常被包埋在肿瘤的背侧,尽可能保存这些静脉。脉络丛后内动脉和其分支混杂在大脑内静脉及其分支中。大脑后动脉,基底静脉和丘

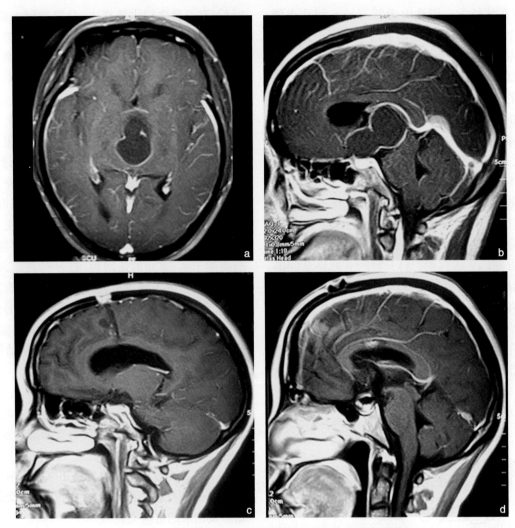

图 16-10 经纵裂胼胝体入路切除突入三脑室的颅咽管瘤
a，b：术前 MR 轴位及矢状位；c：手术创道；d：术后 MR

脑位于松果体肿瘤的外侧，小脑上动脉，滑车神经，四叠体位于下方。从四叠体分离松果体肿瘤是最危险的操作，因为松果体肿瘤常与四叠体紧密粘连或包埋其内。在完成肿瘤组织的囊内切除后再分离肿瘤与上、下丘间的粘连。在直窦旁纵行切开小脑幕并垂直切开大脑镰可便于对侧的暴露（图 16-11）。

（6）经后侧脑室入路：此入路提供暴露侧脑室

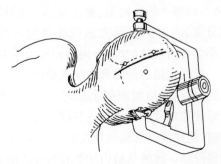

图 16-11 经胼胝体后入路的皮肤切口、骨孔位置

三角区和体后部病变的途径，如来自三角区和脉络丛的病变或来自第三脑室并向侧脑室后部延伸的病变。此入路不适合脑室不扩大的患者或欲暴露位于中线部位、从中线向后方及向小脑幕下蔓延的病变。顶枕部开颅，皮质切口从额上回延伸到顶叶的下部。欲达到三角区上部和松果体区，可采用高位顶叶开颅，切开顶上小叶。无论何种途径。患者均采用侧卧位，面部朝向地面，使病变侧顶部处于最高位置。经顶上小叶途径较好，因可以避开横穿顶叶深方的视放射和位于颞、顶叶接合部的语言感觉中枢。向矢状窦侧翻转硬脑膜时避免损伤流入矢状窦的桥静脉。在中央后回的后方纵行切开顶上小叶，在三角区和体部的结合部进入侧脑室内。脉络丛是侧脑室内的良好解剖标志。它沿脉络膜裂突入侧脑室，沿穹隆体和脚的外缘形成丘脑的上缘和后缘。穹隆体和脚卷曲向上填充于脉络丛和胼胝体下缘之间。海马连合位于穹隆脚的内侧。回流三角区各壁的静脉行向内经脉络膜裂汇入大脑内静脉,或基底静脉,或大脑大静脉。

脉络丛后外动脉和后内动脉的一些分支则行向外,穿经脉络膜裂并越过丘脑的上面。沿穹隆纤维的方向,切开由穹隆体和脚形成的薄层的脑室内侧壁,但应保存对侧的穹隆纤维。通常大脑内静脉、脉络丛后内动脉影响松果体肿瘤的暴露。有时只好牺牲个别小支,将主干保留并推向一侧。四叠体区域是最难分离的部位。打开第三脑室顶部脉络组织的下层,可暴露第三脑室腔、第三脑室顶壁的脉络丛和后者附着部附近的丘脑髓纹。

(7) 枕后经小脑幕入路:此入路适用于处理松果体区肿瘤,特别是肿瘤位于小脑幕缘中心或缘上,大部分瘤体没有向对侧或缘下延伸。此入路由 Fappen 首创,患者采用坐位手术,后经 lamieson 等人改进。采用侧卧位,患者面部朝向地面,手术侧的顶部处于最高位置,Clark 等仍采用坐位,患者头部稍转向术侧。右侧顶部开颅,骨瓣内缘和后缘应靠近矢状窦和横窦,剪成两个分别以矢状窦和横窦为基底的硬脑膜瓣,翻向内侧和后方。向上、向外牵开枕极的后内侧面,如有个别的桥静脉妨碍暴露,可以切断。在直窦的外侧并平行直窦,从横窦的前方剪开小脑幕,直到游离缘并翻向外侧。如小脑幕仍旧妨碍视线,可作楔形切除。剪开覆盖环池和四叠体池的蛛网膜。枕内静脉横架于枕叶的前内侧面和四叠体池之间,阻挡术野,可以切断。肿瘤之上为大脑内静脉、胼胝体压部。压部通常被肿瘤压薄,如不能保留,可以劈开。肿瘤之下为同侧的上蚓静脉、四叠体、滑车神经、小脑上动脉和小脑旁中央静脉。肿瘤的外侧为同侧基底静脉、脉络丛后内静脉、大脑后动脉和丘脑。如有导水管梗阻,可顺便做枕角和枕大池的分流术。此入路的缺点有二:一是大脑大静脉及其属支常妨碍术野;二是经此途径难以暴露对侧半的四叠体和丘脑。从四叠体和丘脑上分离肿瘤时需特别小心。

(8) 幕下小脑上入路:此入路避免了上述入路的缺点,适用于松果体区病变,并蔓延到第三脑室和小脑。此入路的最大优点是避开了深静脉系统的阻挡,但手术途径较深。手术采用坐位,头前屈使小脑幕处于水平位置。颅后窝枕下正中切口,切口上端超过横窦的下缘。硬脑膜以中线为对称轴,V 字形切开,上端延伸至横窦下缘,两侧辅以副切口,便于硬脑膜翻向上方。小脑因重力下沉,用牵开器将直窦和小脑幕牵向上方,将蚓部牵向下方。切断小脑上表面的桥静脉,并无危害。有时可切开小脑幕切迹后方的小脑幕缘以扩大暴露范围。打开四叠体池的蛛网膜,肿瘤和大脑大静脉系统即进入术野。松果体的上方为大脑大静脉、大脑内静脉。后方为小脑旁中央静脉,外侧为丘脑、脉络丛后内动脉、大脑后动脉和基底静脉。下方为四叠体、滑车神经、小脑上动脉和上蚓部。阻碍视野的小脑旁中央静脉需要切断,劈开上蚓部,牵开小脑山顶,可扩大术野。松果体肿瘤血运多不大丰富,通常来自大脑后动脉的脉络丛后内和后外动脉,偶尔来自小脑上动脉。四叠体区是最难于分离的部位。如第三脑室后部已被肿瘤洞穿或压薄,可置硅胶管用作第三脑室和枕大池的分流术。

(9) 经胼胝体下方或经胼胝体后部入路:此入路虽被 Dandy 用于切除松果体瘤,但更适于切除主要向上方长入胼胝体的第三脑室肿瘤,或位于大脑大静脉上方,由胼胝体长出并凸入第三脑室的肿瘤。手术时患者取左侧卧位,头略俯,做顶枕叶骨瓣,骨瓣的内侧缘到达矢状窦,前缘在中央区的后方;有一些学者倡导采用右侧卧位,右侧骨瓣。做工字形矢旁硬脑膜切口,狭长的硬脑膜翻向矢状窦。选择无桥静脉区向外侧牵开大脑的内侧面,可以切断中央区后方的桥静脉 1~2 根。切开大脑镰下方的蛛网膜,这时可分为胼胝体下方或经胼胝体后部入路,胼胝体下方入路不必要显露胼胝体压部。经胼胝体后部入路则需暴露胼胝体表面的胼周支末梢和大脑后动脉的胼支,将胼胝体后半,胼胝体压部上 2~3cm 沿中线切开。有时海马联合同时被切开,从而进入第三脑室,暴露脉络体上层的下方、松果体上方的大脑内静脉和大脑大静脉的汇合点。将这些静脉与第三脑室肿瘤的背侧表面分离。不过这些静脉往往深陷于松果体瘤中,分离时将受损伤。虽然 Dandy 曾将大脑大静脉、内静脉和直窦结扎而未造成神经系统功能障碍,但仍应采取一切措施予以保留,以免造成严重的功能障碍。有可能切断一根而保留另一根大脑内静脉不产生损害。脉络膜内后动脉及其分支与大脑内静脉及其分支相互缠绕。在松果体外侧有大脑后动脉、基底静脉和丘脑,下方有小脑上动脉、滑车神经和四叠体。松果体瘤常紧密黏着或陷入四叠体内,分离时产生危险。小脑幕可沿直窦纵向切开,以利向后方暴露肿瘤;大脑镰可垂直切开,以利向对侧暴露肿瘤。

经胼胝体下方或经胼胝体后部入路术中根据手术需要有几种变化:①进一步松解蛛网膜可较好的显露小脑幕切迹区;②切开小脑幕增加四叠体区、丘脑后结节、中脑的外侧方、脑桥头端、小脑脚头端的显露;③切开大脑镰(下矢状窦)增加对侧显露;④牵开胼胝体压部增加三脑室后部和四叠体区头端的显露;⑤切开胼胝体可直视三脑室后部和中间部;⑥切断压部(尽量不切)可增加三脑室的显露。经胼胝体下方或经胼胝体后部入路开颅术的选择:①如肿瘤位于四叠体区,侵袭三脑室后部,可采用枕外粗隆上沿中线8cm长骨瓣,可做镰和幕切开或不切开;②如肿瘤主要位于四叠体区,对三脑室侵袭不多,可采用枕外粗隆2cm,沿中线6cm长骨瓣;③肿瘤主要位于三脑室中-后1/3,肿瘤对四叠体区侵袭不多或无侵袭,可采用经胼胝体后部入路。

(10) 累及第三脑室不同部位肿瘤的手术入路选择(表16-1)

表16-1　第三脑室肿瘤的手术入路

手术入路	肿瘤位置
额底入路	第三脑室前、中部
翼点入路	第三脑室前、中部
经前胼胝体入路	第三脑室前、中部,三角以前方的侧脑室
经前皮质入路	前部和三角区
后入路	三角区和侧脑室后部
枕下经小脑幕入路	第三脑室中、后部,三角区、后部和松果体区
幕下小脑上入路	第三脑室后部,松果体区

五、术后并发症及处理

尽管许多并发症可能是由于切除第三脑室内肿瘤所引起(意识改变、消化道出血、内分泌障碍、视力丧失、失语以及其他间脑损害的表现),但经胼胝体入路的主要危害可能是轻偏瘫和记忆丧失。经皮质-脑室的方法带来的风险为损害皮质、尾状核、壳核。其他并发症为无菌性脑膜炎、癫痫发作、脑积水、脑室内出血以及其他非特异性术后并发症。

沿中线入路的手术中,小心保护有关的皮质静脉,最小程度地牵拉中线结构,那么术后永久性轻瘫的发生率接近于零,短时性轻瘫的发生率不超过10%。

短时性的逆行性记忆遗忘是术后经常遇到的问题,主要表现为对近期事件的记忆缺失,特别是术后24~72小时表现明显,此后逐渐恢复,该并发症的发生认为主要与病变的性质有关,而与大小关系不大,因为对质地较硬的肿瘤手术时,需要更多的局部操作,而且向脑室周围传递更多的压力,所以造成的影响更大。

第三节　第四脑室肿瘤

一、局部解剖

1. 第四脑室　为延髓、脑桥和小脑之间的腔隙,此室向上接中脑导水管通第三脑室,向下与延髓中央管相连,并通过第四脑室顶下角正中孔(一个)和两侧角的外侧孔(左右各一)与蛛网膜下腔相通。

2. 第四脑室的前面　是延髓和脑桥,两外侧为三对小脑脚,后面为小脑。其形状为菱形,垂直轴大,横轴短,有二面(底与顶)、四边、四角。其沿脑干纵轴长约35mm,其中15mm相当于延髓部分(延髓长约30mm),20mm相当于脑桥部分(脑桥长25mm),宽16mm。

(1) 前壁:第四脑室前壁(前面)或称底,由延髓和脑桥后面联合组成菱形,称为菱形窝。其分为上下二部分,即上三角和下三角。

1) 下三角(延髓三角):下三角的尖向下通向延髓中央管。①中央沟:为位于下三角中央的一条沟,将下三角分为两份,尖端为嘴部,居二侧薄束之间,嘴后方是闩,为一三角形薄板。沟两侧有横行的3~5条白色纤维束称听髓纹,此纹为下三角的上界,也是确定脑桥和延髓的分界。听髓纹向外侧达侧隐窝,听结节及耳蜗神经。②舌下神经三角(内白翼):位于下三角内侧,紧靠正中沟,是尖向下,底向上的小三角,呈白色,由一垂直沟将之分为内份,又称Retzius内测区;外份有室管膜皱褶形成的数条小斜行沟覆盖着,称为Retzius外侧区。该部为脊髓前角基底部向上延伸所成的躯体运动区。内侧区内有Ⅻ神经核,外侧区内有Staderini间界核,管理自主神经功能。③听神经三角(外白翼):位于下三角的外份,为尖向下的小三角形,其底为上三角的下界。其上外角为一横向突起,向外延伸抵达侧隐窝内,此即听结节。该部为延髓后角基底部向上延伸所成的躯体感觉区。由内向外有前庭神经内侧核、前庭神经外侧核、前庭神经上核和耳蜗神经核,孤束核居其内方,三叉神经感觉主核居其外方深处。④灰翼(下凹）：为尖向外上的小三角形，居内白翼和外白翼之间，其底斜向下内，因其呈灰色故名灰翼，与白色的白翼相区别。又因其表面凹陷故又名下凹，其内侧缘与舌下神经三角分界，外侧缘与听神经三角分界，底下缘以间索为界（间索为室管膜皱褶所构成的小峭），间索的下外方是最后区，色灰，居小脑下脚与延髓三角最下端之间，有时双侧的最后区相融合，称为最后区间连合。灰翼为自主神经运动核（迷走神经背核，下涎核）和内脏感觉核（孤束核）所在之处。

2）上三角（脑桥三角）：为菱形窝的听髓纹以上部分。①正中沟：与下三角的正中沟相连续，向上进入中脑导水管。②内侧区：主要是内侧隆突，又名面丘。位于舌下神经三角上方，系一卵圆形突起，向上由一条下宽 3mm，上宽 2mm 的纵索（圆索）连至中脑导水管。内侧隆突的深部为面神经绕过展神经核之处。展神经核与面神经核均为脊髓前角基底部向上延伸而成。③外侧区：位于延髓听神经三角之上方，为耳蜗神经核所在地，司管听觉。④中区（上凹，蓝斑）：居外侧区与内侧区之间，为室管膜下的一片灰质，呈灰蓝色，故名蓝斑。其下方有上涎核（司管泪腺、颌下腺和舌下腺），上方有三叉神经运动核，三叉神经中脑核。

（2）后壁：第四脑室后壁亦称为顶，从矢状面看是由二斜面连续而成的一个尖顶。此顶分为下份、上份和中份三部分。

1）下份：为延髓的顶部，由覆膜与第四脑室脉络组织构成。①覆膜：覆膜为室管膜上皮薄膜，呈三角形，覆盖在延髓三角后面，其底向上而尖向下，固定在闩上，两侧壁固定在绳状体上。覆膜正中有一孔名正中孔（Magendie 孔），呈圆形或卵圆形（长 7～8mm，宽 5～6mm）。为第四脑室与蛛网膜下腔沟通处。②下脉络组织：为三角形的软脑膜皱襞，位于覆膜与小脑之间，其底向上抵达后髓帆处。它由前后二层所构成，前层与覆膜紧密粘连，后层铺在小脑下蚓及小脑扁桃体前面。二层间由纤细的结缔小梁相连，并有脑脊液。③脉络丛：左右各一，系脉络组织，为富含毛细血管的格、穗样突起，由第四脑室顶的下份折入室内，有上皮层遮盖着。每丛又分垂直与水平二份，垂直份靠近正中线，但左右不并合，水平份伸入侧隐窝而由侧孔凸出。左右两水平份的内端互相连合。

2）上份：①小脑上脚（结合臂）：左右小脑上脚自上向内彼此靠近。其前面成为第四脑室顶的一部分，后面凸而光滑，外缘由大脑峡外侧沟与脑桥相分

隔，内缘为前缘帆。小脑上脚由下列各束构成：齿状核—红核—丘脑束，脊髓小脑前束，Russet 新月形束。②前髓帆：是三角形的神经结构．其后上面借双层软脑膜与小脑蚓部分隔，其前下面被第四脑室室管膜覆盖，其内侧缘为小脑上脚，其底与小脑上蚓（小脑小舌）相连续，其尖为前髓帆系带（居二侧小脑上脚之间）。前髓帆系带两侧为滑车神经从脑桥出来必经之地。前髓帆为两层结构重叠组成：一层为白色层向下与小脑髓质相连续；一层为灰色层与小脑皮质相连续。

3）中份：①外侧为小脑上中下三脚，上方为小脑上蚓前份及前髓帆，下方为下蚓前份。②后髓帆：呈一凹向前方的新月形，属小脑小结与绒球之间。其前缘浮游于第四脑室腔内，与覆膜相连续，其后缘与小脑白质相连续，上面被室管膜上皮所盖，下面为小脑扁桃体。

（3）边缘：上缘：斜向上内，抵达小脑脚与脑桥联合处。下缘：斜向上外，达绳状体处。绳状体为小脑下脚的发源地，是一圆柱状索。有下列各束通过绳状体：脊髓小脑后束、橄榄小脑束、前庭小脑束、小脑前庭束。

（4）角：上角：为中脑导水管。下角：到脊髓中央管。侧角：到三个小脑脚会合处的稍下方延伸成侧隐窝。侧隐窝的界限前为小脑下脚后面，后为绒球，下为小脑小舌横部。此窝为第四脑室侧孔（Luschka 孔）开口处，与小脑脑桥角的蛛网膜下腔相通，并有脉络丛通过。

二、临床表现

1. 颅内压增高　第四脑室肿瘤的病程一般较短，早期即可出现颅内压增高症，这是因为脑脊液循环因肿瘤的阻塞而发生障碍所造成。几乎所有患者的首发症状都为由颅内压增高所致的头痛，伴以恶心及呕吐，有的患者同时出现头晕。

2. 慢性枕骨大孔疝　由于肿瘤的压迫和不断生长，使其对脑组织的挤压加重，长期的颅内压增高，造成了小脑扁桃体向枕骨大孔疝出，出现相应的临床症状。但患者情况一般较好，疝出之小脑扁桃体可充血水肿，压迫延髓和颈髓上段，但患者一般症状不明显或只有较轻的临床症状。由于小脑扁桃体的疝出可使第四脑室中孔受阻，使颅内压进一步升高，后者又可使脑疝出的程度加剧。慢性枕骨大孔疝多数发生粘连，不易复位。当肿瘤向后生长压迫

或侵犯了小脑脚或小脑时,出现小脑症状。由于小脑管理肌肉间的协调功能,小脑病变导致患者出现共济失调,表现为走路蹒跚,步态不稳,常向患侧和后方倾倒。患者肌张力减低,肢体姿势异常,患侧肢体出现粗大而不规则的震颤,也即意向性震颤。小脑受损除以上症状外,常伴有眼球的水平、垂直及旋转性震颤。

3. 脑干症状 脑干症状是指肿瘤侵及第四脑室底,使延髓脑桥的脑神经核受到刺激或破坏而导致的脑神经症状。第四脑室肿瘤以脑干症状为首发症状者比较少见,第四脑室上部受损时,患者颅内压增高出现较早,主要表现为眩晕、眼球震颤、强迫头位,有的患者有听力减退、面瘫、面部感觉障碍、咀嚼无力、展神经麻痹等。第四脑室底下部受损,使Ⅸ、Ⅹ、Ⅺ、Ⅻ对脑神经核受累,患者出现呕吐、呃逆、吞咽困难、声音嘶哑、心血管及呼吸障碍也可发生。第四脑室底下部的肿瘤,一般颅内压增高症状出现较早,并因枕骨大孔疝对脑干的压迫而出现长束征,患者感觉及运动发生障碍,表现为两腿发软易跌倒,腱反射减退,有时可引出病理反射。

4. 视神经乳头改变 因肿瘤易于阻塞脑脊液循环通路,产生颅内压增高而导致视神经乳头水肿,表现为其边界不清,生理凹陷消失,久之产生视神经继发性萎缩,患者视力下降甚至失明。

三、病 理

第四脑室的肿瘤从来源上可分为四种:一是来自脑室壁室管膜的室管膜瘤;二是来自脑室内容的脉络丛乳头状瘤;三是来自脑室壁附近组织,如小脑胶质瘤、皮样囊肿、脑干胶质瘤和髓母细胞瘤;四为转移瘤、累及第四脑室的占位病变(表16-2)。

表16-2 第四脑室病变分类

	体部	外侧隐窝	下部和闩
成人	皮样或表皮样囊肿 脑囊虫、转移瘤	脉络丛乳头状瘤	室管膜下瘤 转移瘤
儿童	室管膜瘤、髓母细胞瘤 星形细胞瘤(脑干) 脑囊虫	室管膜瘤	胶质瘤

四、第四脑室肿瘤的手术入路

1. 小脑下蚓部入路 此入路开始于20世纪60年代Dandy的介绍,为传统的切除第四脑室肿瘤手术入路。其手术程序为,枕下中线颅后窝开颅,切开小脑蚓部,向两外侧牵拉小脑半球,切除四脑室肿瘤。该入路的优点是入路短,切除第四脑室底近中线下半部分及第四脑室顶部下半部分肿瘤时暴露良好。其缺点是:该手术入路的术野如第四脑室外侧壁、环绕外侧隐窝的外侧区域、深部导水管区域暴露不理想。尤其当病变位于第四脑室及脑桥中上段时,即使切开小脑蚓部,第四脑室外侧区的暴露仍不满意,致使外侧隐窝部分肿瘤残留。若过度牵拉小脑半球,则易损伤小脑脚、齿状核、球状核及小脑前庭区的纤维,导致共济失调、震颤、肌张力降低、小脑性缄默、小脑半球肿胀等严重并发症。

2. 正中孔或扁桃体蚓垂间沟入路 该手术入路曾由Kyoshmia等人于20世纪90年代进行尝试,但因无法获得第四脑室底部的良好暴露,且容易损伤延髓及小脑下后动脉,造成术后昏迷甚至死亡的严重后果,因此应用者寥寥。然而,随着现代神经内镜技术的不断进步,该入路用于治疗第四脑室肿瘤取得了初步推广。其方式为:颅后窝正中线和颈部皮肤的交点处行一小切口,枕骨鳞部开小骨窗,通过Magendie孔入路,导入内镜。通过该入路可以完整切除第四脑室肿瘤,而且可避免切开小脑蚓部引起的后蚓部综合征,并可避免过度牵拉小脑损伤齿状核及皮质齿状核束导致的小脑缄默综合征,内镜治疗是今后微创治疗第四脑室肿瘤的一大发展方向。

3. 小脑延髓裂入路 小脑延髓裂入路也称经膜髓帆入路(transtelovelar approach);经小脑后外侧裂入路(transcerebellar posterolateralfissure approach);扁桃体下经小脑延髓裂入路(subtonsillar transcerebellom edullary approach)。此入路在不切开小脑下蚓部前提下能很好地暴露第四脑室各壁。通过该入路能够清楚地观察肿瘤与第四脑室底的分界。此入路较传统的颅后窝手术入路的不同之处在于:病变偏一侧者,采用患侧向上的侧卧位。病变为非单侧性则采用左侧卧位,或者坐位,头架固定头颈部尽量向前倾的伸展位;切口上极在枕外粗隆上3cm,下极至$C_4 \sim C_5$水平;需尽量保持骨膜的完整性,双枕下骨窗,骨窗约5~6cm大小,由铣刀铣下,枕大孔区锐性分离,咬开枕大孔后缘并尽量靠近肿瘤侧的枕骨髁,注意保持寰枕关节的稳定性。若扁桃体下疝者应咬开寰椎后弓;切开硬脑膜后敞开枕大池,若扁桃体下疝严重或明显肥大,可行扁桃体下极切除;显微镜下切开枕大池与小脑延髓裂周围的蛛网膜,分离双侧的蚓垂扁桃体间隙和扁桃体延髓间隙,使双侧小脑扁桃体分开以增加其活动幅度,暴露正中孔(Magendie 孔)和侧孔(Luschka 孔),将小脑扁桃体、蚓垂牵向侧方以较好地暴露脉络膜、下髓帆及闩部、脉络丛、膜髓帆交界处,第四脑室顶和上髓帆下部,将小脑延髓裂充分暴露;关颅时,应紧密缝合硬膜而不放置硬膜下引流管,既能保证术后颅内压的稳定,减少术后脑创面渗血,又能防止肌肉的出血渗入硬膜下腔及防止术后脑积水;术后严密观察患者意识、瞳孔、肢体活动,尤其呼吸功能,确定呼吸平稳有力、意识清醒后方可拔除气管插管。此法可将上至中脑导水管下口区域下至延颈交界区进行良好暴露。第四脑室肿瘤的血供主要来自小脑后下动脉(PICA)及其分支。PICA 与小脑延髓裂及脉络膜和下髓帆之间关系密切,分离小脑延髓裂时务必注意小脑后下动脉的扁桃体延髓段有无通向脑干的细小穿通动脉,切勿损伤,以免造成闩部的血液供应障碍导致脑干缺血、梗死。临床上此手术后的围术期死亡病例多是此段血管的梗死或出血。打开小脑延髓裂时应将此两段动脉及分支连同小脑扁桃体一起向外侧牵拉,但不应过分牵拉而使血管损伤。对于第四脑室外侧及外侧孔附近的肿瘤,小脑延髓裂入路与传统的小脑下蚓部入路比较,前者具有对小脑无损伤、暴露良好的优点。

五、手术注意事项

如何全切或次全切除肿瘤而不发生或少发生并发症是手术医师时刻注意的重要问题。应注意以下几点:

1. 取离肿瘤最近的路径 选取距离肿瘤最近,功能损伤最小,最利于暴露肿瘤的部位入手。第四脑室肿瘤绝大部分位于中线附近,因此,从变薄的小脑蚓部切开就显得十分重要。应在显微镜下清楚确认在蚓部无血管区中线切开,作者体会有以下几点优点:①损伤最小,避免小脑半球深部的球状核、栓状核、齿状核的损伤,也避免了蚓部血管的损伤;②肿瘤暴露充分,由于肿瘤本身对蚓部、小脑半球有推挤张力,蚓部切开后,两侧的组织及血管便会从中线向两侧自然分开,有利于暴露肿瘤。有人报道蚓

部切开可发生缄默症,不可切得过长、过深,值得注意。切除肿瘤时,应注意直径小于 4cm 的血供较为丰富的肿瘤(尤其是良性肿瘤),力争全切。首先应寻找供瘤血管,然后紧贴肿瘤表面电凝阻断小脑后下动脉和小脑前下动脉分支对肿瘤的供血。但对不影响肿瘤切除的,供应脑干的小分支,应加以保护。接着再找到肿瘤与小脑蚓部、小脑半球、第四脑室底和正中孔的分界面,逐步深入,力争全切。肿瘤直径大于 4cm 时,根据经验,可分块切除,先切开蚓部,采取隧道式吸除法切除第四脑室内的瘤体,这样就为切除侵及脑干、CPA 区、斜坡的肿瘤提供了空间,然后从小脑半球下面将其抬起,切除下面的瘤体,继而切除侵及脑干、CPA 区、斜坡的肿瘤。

2. 恶性室膜瘤和星形细胞瘤 常常侵犯脑干,过多切除瘤体可能损伤脑干。作者强调术中冷冻切片的重要性。对于良性肿瘤(包括侵及斜坡、CPA区)力争做到全切;对于恶性肿瘤,特别是侵犯脑干的肿瘤,应保护脑干功能,不强求肿瘤的全切除。

3. 术后脑积水的防治 术后脑积水是本病最主要的并发症,脑积水的防治是治疗成功的关键。作者强调以下几点:

(1) 术前脑积水应提前 1~2 天作侧脑室外引流术,既有利于术中降颅压,也可起到术后防治脑积水的作用。

(2) 术中在显微镜下,应注意正中孔、侧孔、导水管出口等部位有无残余肿瘤,是否有血块、吸收性明胶海绵等堵塞。

(3) 术中应在肿瘤切除、止血完成后再打通导水管出口,避免血液倒流进导水管造成脑积水。术后缝合硬脑膜也可防止硬膜外血进入术区、脑室,以减少脑积水的发生。

(4) 术后放置脑室引流 3~7 天,即可观察脑压,也可促进脑脊液循环。仍出现脑积水者,可行脑室—腹腔分流达到治疗目的。

参 考 文 献

1. Yamamoto I. Pineal region tumor: surgical anatomy and approach. Journal of Neuro-Oncology,2001,54:263-275.

2. Apuzzo MLJ. Surgery or the Third Ventricle,2nd ed. Baltimore: Williams & Wilkins,1998.

3. Regis. J,Pablo. B,Rouby-Volot,et al. Pineal Region Tumors and the Role of Stereotactic Biopsy: Review of the Mortality, Morbidity, and Diagnostic Rates in 370 Cases. Neurosurgery, 1996,39:907-914.

4. 王忠诚. 现代颅脑肿瘤外科学. 北京:科学出版社,2004.

5. 张亚卓,刘恩重,江涛.脑室外科手术学.北京:中国协和 医科大学出版社,2001.

6. 王忠诚,石祥恩.应重视显微神经外科解剖学研究.中华 神经外科杂志,1999,15(4):195.

7. 范振,杨春春,魏祥品等.侧脑室肿瘤的临床分型及显微 手术策略.中国临床神经外科杂志,2011,16(8):452-455.

8. 张玉琪,王忠诚,马振宇等.儿童颅后窝肿瘤手术入路及 骨瓣复位.中华神经外科杂志,1998,14(5)266-268.

9. 唐铠,于春江.成人第四脑室肿瘤的诊断和外科治疗.中 华神经外科杂志,2005,21(3):171-173.

（游潮　王翔　杨燕武）

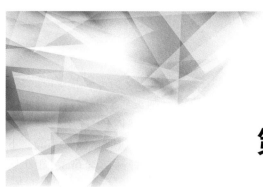

第十七章　松果体区肿瘤

松果体,其发生与视网膜感光细胞同源,其功能与昼夜生物节律和青春发育调节有关。其解剖属第三脑室后壁的上丘脑结构,凸向小脑幕裂孔后间隙的金字塔形状的四叠体池内。手术学上也因此有将此区域从不同角度划作第三脑室后部、四叠体区或小脑幕裂孔后间隙等。此区域虽小,但解剖结构细微,为大脑大静脉及属支所在,肿瘤起源和病理成分复杂,故从第三脑室手术学中另辟本章叙述。

摘要

此区域解剖除松果体和上丘脑其余结构外,还包括第三脑室后部、丘脑后部、中脑顶盖等重要神经结构,被覆于小脑幕后间隙前方的四叠体池内。血供主要来自脉络丛后动脉,静脉回流到大脑大静脉。其病理来源上分为四大类,依次为来自生殖细胞、来自松果体细胞和来自胶质细胞的肿瘤,其余比例较少见,如脑膜瘤、囊肿类或非肿瘤性占位。临床表现为两方面:一是因脑积水引起的一般性高颅压症状,二是定位征象,包括上丘受损造成的上视障碍和瞳孔改变,以及下丘脑症状和性早熟等。鉴于其解剖和病理的复杂性,无论诊断,还是治疗;均须缜密筹划,根据具体情况,综合多种途径,择善处之。本区域的手术入路有5种,其中常用手术入路为枕下经小脑幕入路和幕下经小脑上入路。

思维导图

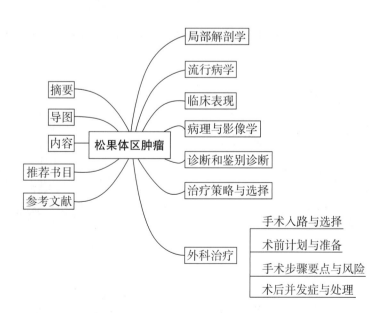

第一节 局部解剖学

一、松 果 体

松果体为卵圆形灰红色的神经内分泌腺体,重0.2g,长8mm,宽7mm,高2.5mm。借一短柄与第三脑室后壁连接。松果体柄有上下板,两板间凹陷为松果体隐窝。上板内为缰连合,下板内为后连合。松果体钙化发生于10岁以后。成人中1/3~2/3发生钙化,影像学上可作为判断中线结构位置的标志之一。

松果体属上丘脑结构。后者位于丘脑的背内侧,胼胝体压部的下方,除松果体外,还包括后连合、缰核、缰三角、缰连合、丘脑髓纹和室周器官(连合下器)。上述结构构成第三脑室后壁的大部。松果体位于小脑幕后间隙的四叠体池内,上以第三脑室顶壁中间帆后部的脉络丛组织与胼胝体压部相隔。下邻四叠体上丘。距离大脑大静脉前端6mm,距小脑幕切迹后缘9mm。供应动脉1~4支,仅有1支者,长3~12mm,外径平均0.3mm,占55%,两支者占33%,3支以上者占11%。动脉自松果体侧方进入者占64%,其余从基底部或顶部进入。其中起自脉络丛后动脉者60%,起自四叠体动脉者16%,双重来源者占24%(图17-1,17-2)。松果体静脉平均2

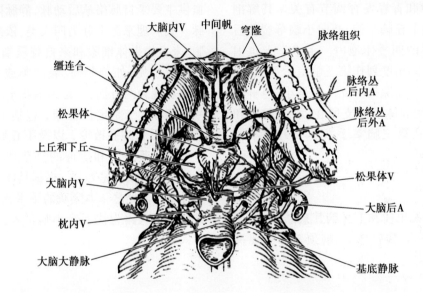

图 17-1 第三脑室后壁的背侧观,显示四叠体池内容与松果体血运(Apuzzo,1998)

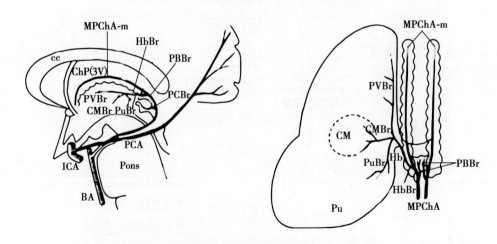

图 17-2 脉络丛后内动脉分布及其属支(Plets,1969)

CMBr 丘脑中央内侧核支,HbBr 缰支,MPChA-m 脉络丛后内侧动脉内侧支,PBBr 松果体支,PCBr 后连合支,PuBr 丘脑枕支,PVBr 室旁核支,cc 胼胝体,BA 基底动脉,CM 中央内侧核,ChP(3V) 第三脑室脉络丛,Hb 缰核,ICA 颈内动脉,PCA 大脑后动脉,Pu 丘脑枕部

（1～5）支，回流到大脑大静脉或大脑内静脉。松果体分泌松果体素等激素，接受昼夜周期变化刺激，受下丘脑视上核调节，抑制性腺、肾上腺和垂体等内分泌功能，并与青春期发育、哺乳和生物节律有关。

二、第三脑室后部

第三脑室后部是指第三脑室后1/3部分。第三脑室后部分为顶壁、后壁和两外侧壁，由松果体上隐窝、缰连合、松果体及松果体隐窝、后连合和中脑导水管组成（图17-3）。第三脑室顶部前起室间孔，后至松果体上隐窝，由四层组织组成：最上层为属于神经组织的穹隆，其下有两层脉络组织所属的蛛网膜层，其间夹有血管层。后者由来自脉络膜后内动脉及分支和大脑内静脉及属支组成。这两层脉络膜组织构成中间帆。穹隆由穹隆体和穹隆脚构成。体部在第三脑室顶部并行，向后下方移行为穹隆脚时，逐渐分离，最终止于杏仁核。两侧分离的穹隆脚之间有一层白质结构相连，称为海马联合。穹隆脚的外侧缘与丘脑之间的裂隙是脉络组织嵌入脑室的部位，称为脉络裂。是从侧脑室进入第三脑室的手术路径之一。侧壁的前下为下丘脑，后上为丘脑。两者以斜行的下丘脑沟为界。后者是第三脑室侧壁内上一条从室间孔行向后下，止于导水管上口的凹沟。外侧壁后上为丘脑，前下为下丘脑。缰三角位于松果体前方，是丘脑内侧壁上的凸起。跨过中线并连接两侧缰三角的白质纤维，构成松果体前方的柄，称为缰连合，构成松果体柄的上板。位居第三脑室后上半部内的中间块是连接两侧丘脑内侧面的白质纤维，存在于76%的人群中。

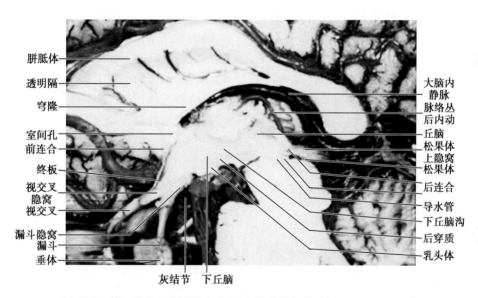

图 17-3 第三脑室矢状面概观，显示各壁结构和关系（Takahashi，2010）

丘脑髓纹起自室间孔，止于缰核，走行于丘脑内上表面，成为第三脑室外侧壁的上界。丘脑脉络丛系带（teniae）横架于两侧髓纹之间，为脉络组织后部附着丘脑处。缰核为第三脑室后部中线部的突起，恰位于松果体前上方。接受来自髓纹的纤维。后壁上为松果体上隐窝，下为中脑导水管。从上到下依次为松果体上隐窝、缰连合、松果体和松果体隐窝、后联合和导水管。

松果体是第三脑室后壁唯一突入四叠体池内的结构。其上被胼胝体压部遮盖，其外侧为丘脑，其下为小脑蚓部。第三脑室的底分为前后两部分。前部是由视交叉、视交叉隐窝、漏斗隐窝、灰结节和乳头体组成；后部则是中脑头端：大脑脚和中脑被盖和顶盖（图17-4）。

三、四叠体池

四叠体池，位于小脑幕后间隙内，由底面朝前，尖顶朝后，向后倾倒的金字塔形的五面体形成的脑池。内含松果体、脉络丛后内动脉和大脑大静脉及其部分属支。该金字塔的底部是五面体的前壁，由中脑顶盖部的四叠体组成。外侧为丘脑枕部。前壁的下部是由位居中线的蚓小舌和外侧的小脑上脚组成。滑车神经在下丘的下方出中脑，在小脑幕游离缘水平绕脑干外侧前行入海绵窦。大脑的深静脉系统在此集合成大脑大静脉。

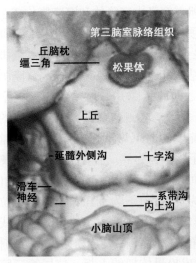
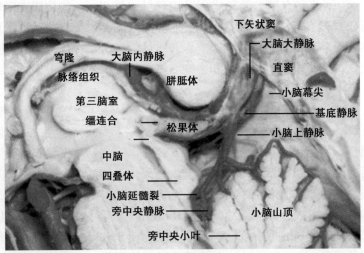

图 17-4 第三脑室后部、松果体和四叠体池（Chaynes，2003）

小脑上部凸入四叠体池，并参与构成四叠体池的前壁、底部和顶壁。四叠体池顶部由胼胝体压部的下面形成。四叠体池经前方的中脑和后方的小脑向外延伸到桥小脑角池。大脑大静脉位于四叠体池的上部，贴胼胝体压部的下表面弧形后行，至 Galen 点（矢状位上在大脑镰与两侧小脑幕结合部的前端，又称小脑幕尖，是下矢状窦和直窦的汇合点）进入小脑幕尖部直窦内（图 17-4）。

四、小脑幕后间隙

小脑幕裂孔由鞍背和小脑幕游离缘围成。中脑位居中央，与小脑幕裂孔之间形成前、中、后三个间隙。中脑背侧与中线附近的小脑幕之间形成小脑幕后间隙，为深静脉系统的汇集处。成对的大脑内静脉出中间帆后，沿松果体的上外侧面向后走行，汇合成大脑大静脉。后者位于松果体的上方或后方，胼胝体压部的下方或后方。小脑幕裂孔后间隙前壁的上部由缰三角，缰连合，松果体组成。松果体覆盖中脑顶盖的上丘和下丘。前壁的下半部由中线部位的蚓小舌和两侧的小脑上脚构成。小脑幕后间隙的顶壁是由胼胝体压部，穹隆脚和海马联合组成。外侧壁是由丘脑枕部在前，穹隆脚和小脑内侧面在后形成。在小脑幕尖端，四叠体池和小脑上池之间以肥厚的蛛网膜相区隔，其内含小脑旁中央静脉。

五、大脑大静脉

来自第三脑室顶壁的大脑内静脉和绕脑干外侧上行的基底静脉等属支在此处汇总成大脑大静脉，进入小脑幕尖的硬脑膜内，与下矢状窦汇合，接续为直窦。大脑大静脉长度 4～15mm 不等，最长可达

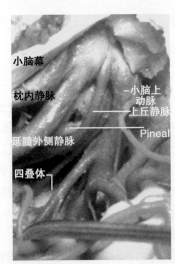
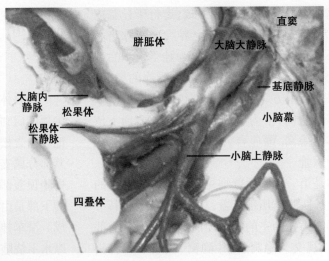

图 17-5 大脑大静脉及其松果体区属支（Chaynes，2003）

25mm,与松果体上隐窝的长度呈负相关。基底静脉在颞叶内侧面环池内形成后,或汇入大脑内静脉,或汇入大脑大静脉。小脑旁中央静脉走行于小脑延髓

裂内,接受上蚓静脉后,直接回流到大脑大静脉。大脑大静脉形成后,向后上走行,汇入镰幕接合部的直窦内(图17-5)。

第二节　流行病学特点

松果体瘤占成人颅内肿瘤的1%～2%,儿童颅脑肿瘤的3%～8%。据日本肿瘤登记数据库资料(Kobayashi,2009)统计1969～2000年间日本全国脑肿瘤病发病率,松果体区肿瘤以生殖细胞瘤最为多见,占全部松果体区肿瘤的49.2%,其后依次为松果体细胞瘤8.5%、胶质瘤6.5%、松果体母细胞瘤5.1%、恶性畸胎瘤5.2%、畸胎瘤5.1%。

年龄分布:生殖细胞瘤好发年龄段为10～19

岁,有些患者年龄>30岁;松果体母细胞瘤好发年龄段<5岁;而松果体细胞瘤好发年龄段较宽,分布于10～60岁间。

性别差异:生殖细胞瘤发生在第三脑室后部时,男性:女性为3:1,发生于第三脑室前部时则为1:1。

5年生存率:生殖细胞瘤89.4%;胚胎癌为35.3%,卵黄囊肿瘤37.5%,绒癌为58.1%。英国的统计资料见表17-1。

表17-1　松果体区肿瘤的病理学分布百分比和5年生存率(BTRJ 1984—2000)

疾病病理	男性(n)	女性(n)	总计	5年生存率(%)
生殖细胞瘤	542	43	585(49.2%)	89.4
松果体细胞瘤	51	50	101(8.5%)	84.1
松果体母细胞瘤	41	24	65(5.5%)	46.1
畸胎瘤	57	4	61(5.1%)	89.6
恶性畸胎瘤	58	4	62(5.2%)	70.6
卵黄囊肿瘤	31	3	34(2.9%)	37.3
绒癌	23	4	27(2.3%)	58.1
其他生殖细胞瘤	60	8	68(5.7%)	
胶质瘤	42	35	77(6.5%)	
皮样囊肿	4	1	5(0.4%)	
表皮样囊肿	13	2	15(1.3%)	
其他	32	22	54(4.5%)	
总计	985	203	1,188(100.0%)	

总结上述流行病学有如下特点:

1. 有明显的年龄差异。

2. 某些肿瘤还有明显的性别差。

3. 有地域差异,亚洲似乎多于欧美。尤其是年龄和性别对诊断有重要参考价值。

第三节　临床表现

分为一般症状和定位征两部分,发生频度比见图17-6。

一般症状:早期因梗阻性脑积水引起一般性高颅压症状和体征。如头痛、恶心、呕吐、复视等。

定位征:

1. 上视障碍　约占60%,上丘受损所致。

2. 瞳孔光反射和眼球运动障碍　约占40%。

3. 下丘脑症状和青春期前性早熟　后者虽不多见,但具有较高定位意义。

4. 转移症状　颅内转移或(和)椎管内转移,出现相应症状和体征。

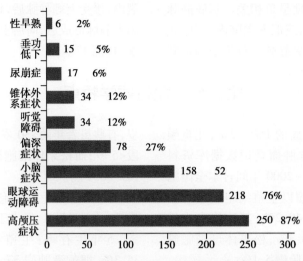

图 17-6 松果体区肿瘤临床常见症状发生率(从低向高排列)

第四节 病理与影像学

松果体区肿瘤的组织成分和来源复杂,发病率各家报告差异很大。按照来源分类大致有 4 种:生殖细胞,松果体实质细胞,胶质细胞、脑膜等其他支持组织细胞和某些非肿瘤性囊性占位性病变,如松果体囊肿等。具体病理学分类见表 17-2。

表 17-2 松果体区肿瘤来源与病理学分类

起 源	病理分类
生殖细胞来源	生殖细胞瘤
	混合型生殖细胞瘤
	胚原性癌
	卵黄囊肿瘤
	绒癌
松果体实质细胞来源	良性松果体瘤(WHO Ⅰ级)
	中分化松果体实质瘤(WHO Ⅱ/Ⅲ级)
	松果体母细胞瘤(WHO Ⅳ级)
胶质细胞来源	毛细胞型星形细胞瘤(WHO grade Ⅰ)
	分化不良型星形细胞瘤
	室管膜瘤
	脉络丛乳头状瘤
其他来源	脑膜瘤
	转移瘤
非肿瘤性占位病变	松果体囊肿
	蛛网膜囊肿
	血管畸形

各家据手术病例病理统计该区各类肿瘤发病率,差异很大。表 17-3 为 Konovalov 手术病例的病理统计:生殖细胞瘤、胶质瘤和松果体实质性肿瘤各占约全部病例的 1/3。

表 17-3 松果体区手术病例病理学分布
(n = 282,Konovalov,1976 ~ 1999)

肿瘤病理	病例数	百分比
生殖细胞性肿瘤	87	31%
生殖细胞瘤	51	
畸胎瘤	8	
恶性畸胎瘤	11	
其他	17	
胶质瘤	77	27%
低度恶性	37	
高度恶性	10	
室管膜瘤	5	
分化不良型室管膜瘤	25	
松果体实质性肿瘤	75	27%
松果体瘤	25	
分化不良型松果体瘤	16	
松果体母细胞瘤	34	
总计	286	100%

一、来源于生殖细胞

1. 生殖细胞瘤　生殖细胞瘤占松果体区肿瘤的50%以上,CSF转移高达50%。生殖细胞瘤发病率东西方有种族差异。亚洲人高于西方人数倍。90%为20岁以下的青年患者。有性别差异,发生于松果体区的CNS生殖细胞瘤男性占绝大比例。

CNS的生殖细胞来源肿瘤分为两类:纯粹来自生殖细胞的"纯"生殖细胞瘤和来自并非生殖细胞的生殖细胞瘤(Non germinomatous germ cell tumors)。后者包括畸胎瘤、绒毛膜上皮癌等,详见表17-4。纯生殖细胞瘤对放疗敏感,5年生存率近90%。非生殖细胞性生殖细胞瘤中,以成熟型畸胎瘤预后最好。其余预后不良。此类肿瘤发病率低,单纯临床和影像学上有时很难鉴别,但其肿瘤细胞表型有一定差异。因此可以通过血清和脑脊液中肿瘤标记物的检测做进一步鉴别。必要时可以定向或导航下活检,通过病理学和免疫组织化学方法以明确病理诊断。

表17-4　颅内生殖细胞瘤分类(Louis,2007)

分类	病理
生殖细胞瘤	"纯"生殖细胞瘤
非生殖细胞的生殖细胞瘤	胚胎癌
	卵黄囊肿瘤
	绒毛膜癌
	畸胎瘤
	成熟型
	未成熟型
	间变型
	混合型

血清或脑脊液中特异性癌蛋白不仅有鉴别诊断价值,还可以用于治疗效果的追踪观察指标。常用肿瘤标记物如下:

甲胎蛋白(AFP)正常由卵黄囊内胚层、胚肝、胚肠上皮分泌;绒毛膜促性腺激素(β-HCG):合体滋养层细胞分泌的糖蛋白;胎盘碱性磷酸酶(PLAP)合体滋养层和原始生殖细胞产生的细胞表面蛋白。各类肿瘤标记物的差异比较见表17-5。

表17-5　CNS生殖细胞瘤的免疫表型和鉴别(Kleihues,2002)

	甲胎球蛋白	人绒毛膜促性腺激素	人胎盘催乳激素	胎盘碱性磷酸酶	角蛋白
生殖细胞瘤	−	−[2]	−[2]	+	−[3]
畸胎瘤	+[1]	−	−	−	+[4]
卵黄囊瘤	+	−	−	+/−	+
胚胎癌	−	−	−	+	+
绒毛膜癌	−	+	+	+/−	+[5]

1　甲胎蛋白肠腺上皮阳性
2　合体滋养层巨细胞,免疫组织化学绒毛膜促性腺激素和人胚盘催乳素阳性
3　少数生殖细胞角蛋白斑片状阳性
4　角蛋白阳性是上皮细胞特点
5　合体滋养层巨细胞阳性;细胞滋养层细胞阴性

不同病理类型的生殖细胞瘤的预后有很大差异(表17-6)。

生殖细胞瘤影像学:CT上表现为稍高密度的均质性占位病变,并可均匀强化。MRI T$_1$上表现为稍低或等信号,T$_2$上为等或高信号,并可存在囊性改变。全部病例均应行强化成像,转移病灶可在转移部位呈显著增强改变。生殖细胞瘤强化后表现为程度不同的混杂信号。MRI生殖细胞瘤T$_1$像呈略低灰质信号强度的低信号病变,在T$_2$像上为等信号和高信号混杂;或在T$_1$和T$_2$上均为等信号强度。囊变发生率:生殖细胞瘤50%恶性生殖细胞瘤可以显示对周围组织的浸润或脑膜播散征象(图17-7)。对放疗高度敏感是区别于胶质瘤和畸胎瘤的特征之一。除定向活检等措施外,常可行试验性放疗以资鉴别。放疗5年存活率可达75%~85%。

2. 畸胎瘤　畸胎瘤发病率仅次于生殖细胞瘤,在松果体区原发肿瘤中占第二位。发患者群主要为婴幼儿,好发年龄在10岁以内,男性占绝大多数。分为成熟(良性)、中分化和未成熟(恶性)三类,表现为巨大反差的异质性,如钙化、脂肪、脂类成分、出血、坏死和囊变等混合存在。钙化为线状或结节状,CT上很容易被检出。

表 17-6 生殖细胞瘤治疗预后分类(Echevarria,2008)

预 后	肿瘤病理类型
预后良好	纯生殖细胞瘤 成熟型畸胎瘤
预后中度良好	生殖细胞瘤伴 β-HCG 升高 广泛蔓延/多灶性生殖细胞瘤 未成熟畸胎瘤 间变畸胎瘤 混合型畸胎瘤,以生殖细胞瘤和畸胎瘤 为主
预后不良	软脑膜癌 卵黄囊肿瘤 胚胎癌 混合型肿瘤,以绒癌、卵黄囊瘤或胚胎 癌为主

CT 和 MRI 上混杂密度或信号,伴环形强化。脂

肪或脂类在 T_1 上表现为高信号。畸胎瘤病理学上表现为明显的异质性,反映在影像学上为混杂密度(或混杂信号),并常有钙化,T_1 和 T_2 上显著高信号,偶见脂肪信号(图 17-8,9)。恶性畸胎瘤除上述表现外,还显示浸润性生长特征。如侵蚀中脑顶盖部、胼胝体压部等结构。畸胎瘤区别于松果体细胞瘤的主要表现是为高度异质性的蜂巢状多发囊变,混杂脂肪和钙化组织。

二、来源于松果体细胞

1. 松果体瘤 松果体瘤来源于松果体细胞,WHO Ⅱ级,缓慢生成,很少转移。占松果体实质性肿瘤的45%,全部颅内肿瘤的0.4%～1%。发病年龄在18～50岁之间,无性别差异。组织学上为小的成熟的松果体细胞组成,细胞质比例较多,形成松果体样的条带。松果体细胞瘤为良性限界良好的成熟

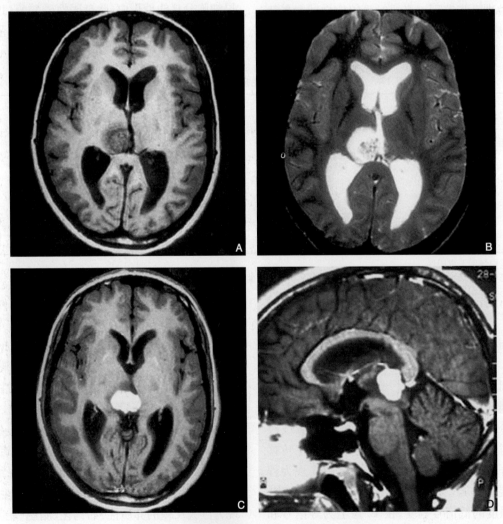

图 17-7 生殖细胞瘤 MRI(Drevelegas,2011)
图 A:T_1 像;图 B:T_2 像;图 C 和 D:强化后 MRI 像

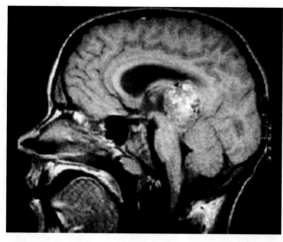
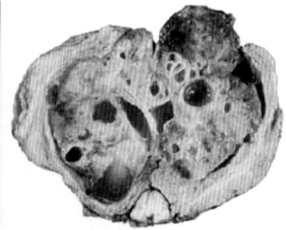

图17-8 松果体区畸胎瘤
左图:MRI T_1;右图:大体病理(Kleihues,2000)

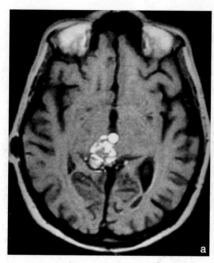
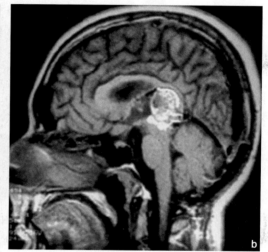

图17-9 畸胎瘤 MRI(Drevelegas,2011)

的细胞,与支持松果体细胞几乎难以区别。影像学表现的变化差异很大。MRI 上为分叶状实质性占位,显著强化。CT 等密度或高密度。均质性或异质性强化,可见钙化。MRI 上 T_1 低信号,T_2 高信号。中等度增强,信号均匀或不均匀混杂(图17-10)。囊变发生率:松果体细胞瘤为90%。中度分化的松果体细胞瘤占松果体实质性肿瘤的10%～20%。各年龄段均可发生,但较易侵犯年轻人,女性偏多。进展较快,WHO Ⅱ～Ⅲ级。镜下从松果体细胞或其前体细胞发展而来。中等程度的细胞成分,核的非典型性和有丝分裂象。CT 上稍高密度,并伴有较多数目的钙化。MRI T_1 上病变显示高信号,T_2 上低或等信号,提示细胞成分较多。显著强化,较大肿瘤显示混杂信号(异质性)。

2. 松果体母细胞瘤 松果体母细胞瘤由恶性的、未分化的松果体细胞组成,WHO 分级属Ⅳ级。虽然各年龄段均可发生,但易侵犯 10 岁以内和 20 岁以内两个年龄段的青少年。此类肿瘤是发生于松果体的神经外胚层肿瘤,实属神经外胚层肿瘤的亚型之一,类似于髓母细胞瘤或神经母细胞瘤。多数确诊时蛛网膜下腔或脑室内就已经转移。生长迅速,发现时肿瘤直径往往≥4cm。肿瘤形状不规则,无被膜,侵入周围结构,如顶盖、胼胝体、丘脑和小脑蚓部等,同时可合并 CSF 转移。肿瘤内常有出血和坏死,因此表现为混杂密度或信号。MRI T_1 相对灰质为等信号或低信号,T_2 为等信号或高信号。可被对比剂增强。偶见间杂囊状坏死灶。在 T_2 像上信号与大脑灰质相同的的等信号。如细胞成分比例增大,则表现为高信号,同时可能还有瘤周水肿和侵蚀周围结构的表现(图17-11)。5 年生存率50%。

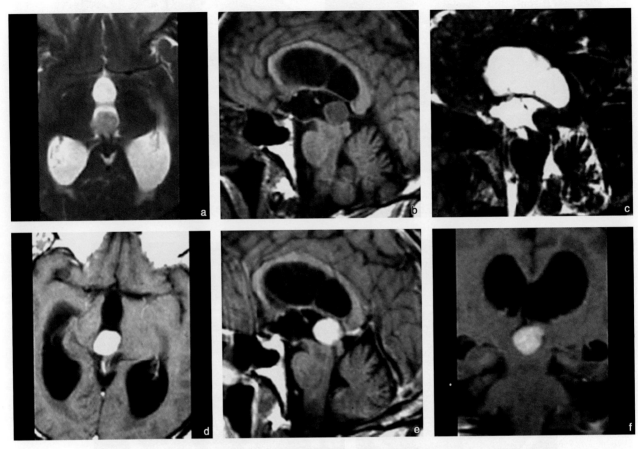

图17-10 松果体细胞瘤(Kornienko,2009)

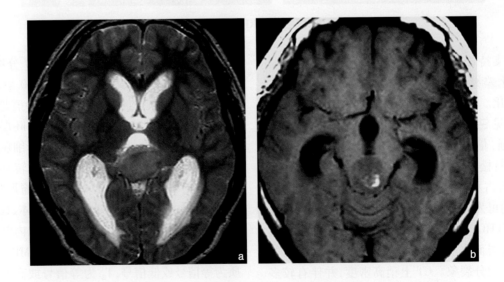

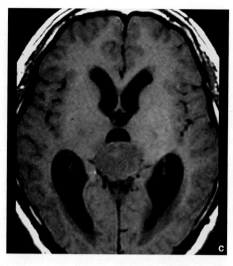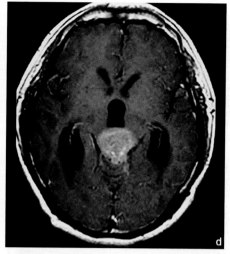

图 17-11　松果体母细胞瘤（Kornienko,2009）

三、来源于胶质细胞

松果体区的胶质瘤多为来自附近脑组织向该部位蔓延形成,少有起始于松果体胶质的肿瘤。如发生于中脑顶盖部,多为低级别胶质瘤,压迫导水管,早期形成脑积水。来自丘脑和胼胝体的胶质瘤恶性度较高,多为分化不良型或胶质母细胞瘤（图 17-12）。

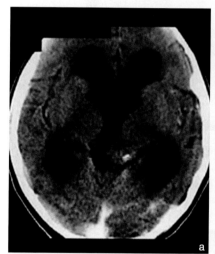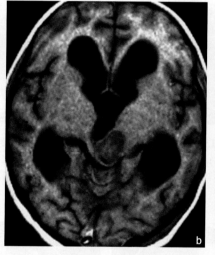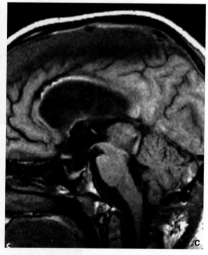

图 17-12　胶质瘤（Kornienko. 2009）

四、来源于其他支持细胞

脑膜瘤

脑膜瘤多从小脑幕尖发生,T₁ 为低信号,T₂ 半数为等信号,半数为高信号。均匀性强化显著。硬膜附着处增厚并强化,形成硬膜尾征是其特征（图 17-13）。

松果体囊肿

松果体囊肿占松果体区肿瘤的 15%,难与真性肿瘤鉴别。大小多数在 10～15mm。松果体囊肿为常见的良性囊性占位,在尸检中的检出率高达40%,囊壁由松果体细胞、胶质细胞和胶原纤维构成,囊壁光滑,境界清楚。囊内容物对于 CSF 为均质性等信号或高信号。后者提示囊液被孤立,或高蛋白含量,甚或出血。影像学表现各异,MRI 表现一般无强化或强化延迟,如有松果体细胞残留,该处可有强化表现（图 17-14）。

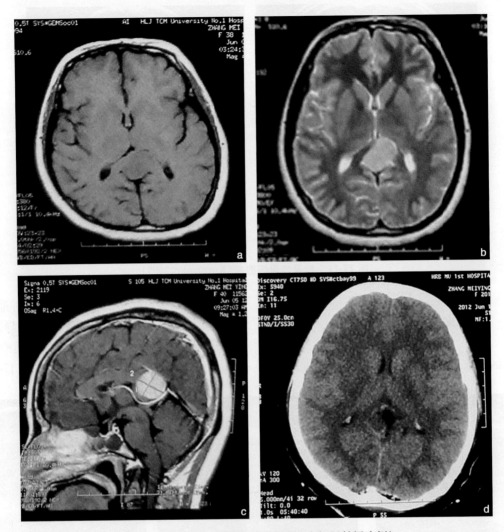

图 17-13 松果体区脑膜瘤手术前后(张相彤教授病例)
上列 a:术前 MRI T$_1$ 像;b:术前 MRI T$_2$ 像;下列:c:术前 MRI 强化,显示大脑镰硬膜尾征和
大脑内/大静脉与肿瘤关系;d:术后 CT. 3/4 体位,右侧(手术侧)朝下,枕下后纵裂入路肿瘤
全切除

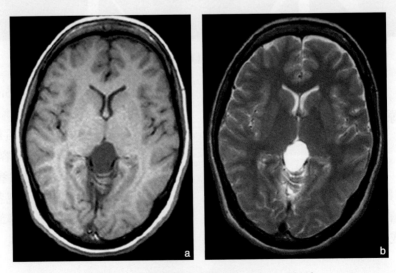

图 17-14 松果体囊肿 MRI(Drevelegas,2011)

第五节　临床诊断和鉴别诊断

下列原则有助于诊断和鉴别诊断(图 17-15)：

1. CT 和 MRI 对于诊断有重要价值。尤其是 MRI,不但可以明确病变周围的解剖关系和蔓延范围,而且对手术入路的选择起决定性作用。

2. 生殖细胞瘤在 CT and MRI 常有(40%)表现为"蝴蝶"征的影像学特点,结合年龄、性别、流行病学倾向和特异性肿瘤标记物检测,其结果是放疗指征。

3. 检测生殖细胞瘤的肿瘤标记物 AFP,HCG 等对于诊断、鉴别诊断和治疗随访均有价值。

4. 对于疑难病例,导航或定向活检是相对安全和有效的诊断手段。

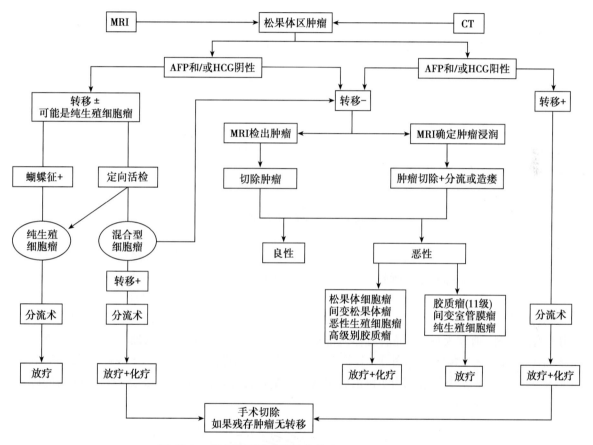

图 17-15　松果体区肿瘤的诊治策略(Konovalov,2003)

第六节　治疗策略与选择

主要有 3 个层次上的问题,需要缜密筹划(图 17-15)。

1. 肿瘤病理学性质是否对放疗敏感？如果通过影像学和肿瘤标记物检测,或定向活检,确诊为是生殖细胞瘤,首选放疗。

2. 明确有无转移？如果有转移存在,肿瘤的原发灶切除并不能提高患者生存率,可改作分流术或内镜造瘘术。

3. 根据病理学诊断,选择术后综合治疗方案,

如术后放疗或放疗+化疗。

选择要点：

1. 分流术,或内镜第三脑室底造瘘术是恶性松果体瘤重要治疗措施。但在分流术后计划二期开颅手术的病例,要做 CT 和 MRI 随访,如发现脑室塌陷或肿瘤增大,开颅手术的风险极高。

2. 良性肿瘤如畸胎瘤、松果体细胞瘤、室管膜瘤等应选择手术治疗。恶性肿瘤应筹划综合治疗方案。

3. 单纯性生殖细胞瘤通过普通放疗就可以治愈。脊髓照射对于预防椎管转移与对照组无显著差异。

4. 常用手术有两种:枕下经小脑幕入路和幕下小脑上入路。前者适合于幕上生长较多,瘤体较大的病例;后者适合于中等大小,主要位于中线,幕下部分较多,没有向侧方伸展的病例。对于蔓延到第三、四脑室的巨大肿瘤可以采用幕上下联合入路切除。

一、显微外科手术适应证

治疗策略各不相同,仍有争议。

1. 良性肿瘤,如松果体瘤、脑膜瘤等;

2. 对放疗不敏感的非生殖细胞性恶性肿瘤;

3. 囊壁完整,无转移征象的肿瘤。

二、立体定向活检

手术指征:①取材明确病理诊断;②囊性病变的治疗。

立体定向活检是有一定风险的诊治操作,死亡率1.3%,病残率7%。质地坚韧,难以穿入者穿刺活检的并发症较多,不可勉强,改行开颅术为妥。

三、放 疗

生殖细胞瘤对放疗敏感,为放疗首选病种。对诊断稍有疑惑者,有时可行5Gy小剂量的放疗敏感试验。如果肿瘤缩小,可继续行全剂量放疗。对于脑和椎管转移病例,除增加病变部位照射剂量外,还须行全脑和脊髓的照射。但后者对于防止广泛转移的预防性应用的效果尚存争议。

四、化 疗

(见第8章内科治疗)

第七节 外 科 治 疗

一、手术入路概况和选择

1. 后方入路 根据病变的原发部位和扩展范围,常用手术有5种,细分为后上(经胼胝体压部切开),后外上(经侧脑室三角区),后外下(经颞底),正后中线旁幕上(枕下经小脑幕切开)和正后中线幕下(幕下小脑上)等入路(图17-16),可根据病变部位、大小、性质和范围,患者一般情况和术者经验恰当选择。其中较常用的是枕下经小脑幕入路和幕下小脑上入路,基本可以满足临床需要。

2. 枕下经小脑幕入路 适当切开镰幕接合部附近的小脑幕前缘和(或)大脑镰下缘,有利于扩大暴露视野,由于此处病变已经将大脑内静脉和基底

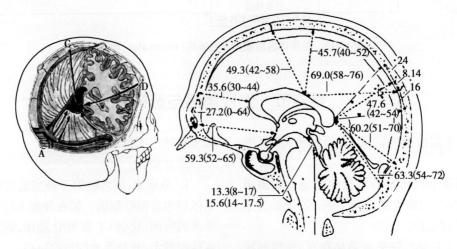

图17-16 第三脑室后部手术途径(Yamamoto,2001)和相关径线测量(Lang,1985)
左图:A. 小脑上入路,B. 枕下经小脑幕入路,C. 后胼胝体入路,D. 经三角区入路,E. 后颞下入路;右图:此图显示幕下小脑上入路的路径最长,且要求小脑幕对水平面的倾角要小,以便于经幕下小脑上的途径对第三脑室内结构的视线保持平直

静脉推挤开,游离该静脉并不困难。幕下小脑上入路的优点是在深静脉系统后方进入四叠体池,对大脑大静脉及其诸回流支(基底静脉、大脑内静脉等)的损伤最小,同时易于处理病变向深静脉系统回流的出血,适合于病变向下延伸,小脑幕比较平坦的病例。两者比较见表17-7:

表17-7 两种常用手术入路优缺点的比较

枕下优点	幕下优点:
1. 视野宽阔	1. 术野位于颅底中线部位,易于定位
2. 鲜有从枕叶回流到矢状窦的桥静脉	2. 神经结构损伤少,经轴外到三脑室
3. 深静脉暴露良好	3. 术区位于深静脉后方
4. 适于幕上大轴外病变	4. 没有与顶叶和枕叶相关并发症
5. 对中脑同侧、背部和外侧暴露较好	
枕下缺点:	**幕下缺点:**
1. 有损伤枕叶和枕静脉的危险	1. 术野狭小、深在
2. 小脑幕裂孔变异很大	2. 需要阻断小脑旁中央静脉或其属支
3. 对侧四叠体和同侧丘脑暴露不充分	3. 有时需要分离切开上蚓部
4. 有时需要切开胼胝体压部	4. 幕上结构暴露不充分
	5. 难以达到三脑室侧方
	6. 观察三脑室内的视角和视野受限

3. 枕下经小脑幕入路 躯干摆放同醉汉体位,令术侧朝下,以减少该侧枕叶牵开;头颈部适当前屈,头部抬高,头纵轴向对侧倾斜,使大脑镰与地平面呈45°倾角。后枕部马蹄形切口,切口起止两端齐上项线,内侧缘跨过中线,皮瓣翻向后方。骨窗内侧缘恰位于矢状窦外侧,下缘平齐横窦上缘,具体高度和宽度根据术前 MRV 上矢状窦后部和横窦走行个别调整。X 形沿两对角线切开硬膜,或先切开连接后上角至外下角对角线硬脑膜,然后在此线中点,向内下角做1/2对角线的切开,硬脑膜切口呈斜丁字形。未曾切开的外上1/2硬脑膜作为枕叶的保护,内下和外下1/4硬脑膜瓣,分别翻向矢状窦和横窦侧悬吊。牵开枕叶内侧面,刺破四叠体池后壁蛛网膜,释放脑脊液。待脑张力下降后,再进一步牵开枕叶,扩大术野,分离深静脉,游离肿瘤,切除病变。肿瘤体积较大时,可先行瘤内挖空,待病变与周围组织出现间隙时,再沿分离界面切除肿瘤,见图 17-17,7-18。

4. 幕下小脑上入路 体位:坐位、半坐位、俯卧位、协和式体位和醉汉体位。作者习惯采用醉汉体位。坐位或半坐位摆放复杂,对麻醉条件要求高,容易发生气栓和气颅并发症。

此入路有两个基本要求:松果体区肿瘤大部位于中线并向幕下延伸,向幕上和向两侧扩展较少;患者小脑幕对水平面的倾角较小。反之,若该倾角较大,小脑幕陡立,术者视线严重受限,视线不能平视直达松果体区和第四脑室内。如再遇患者颈部较短,前屈困难,给体位摆放增加难度,可改行选择枕下经小脑幕开颅。如小脑幕两侧之间对矢状面的下夹角较锐利,则有利于经此入路暴露病区(图17-19,7-20)。术前应进行静脉影像检查(MRV、CTA 或 DSA),了解横窦、枕窦以及深静脉和颅后窝静脉回流等变异情况,以设计颅后窝硬脑膜切口。

术中有时需要多普勒超声测量桥静脉临时夹闭后小脑半球 rCBF,以确定该静脉是否可以永久性阻断(Kanno,2003)。

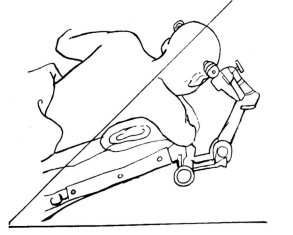
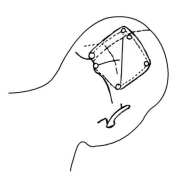

图 17-17 幕下经小脑幕入路手术体位和切口(Tanaka,2003)

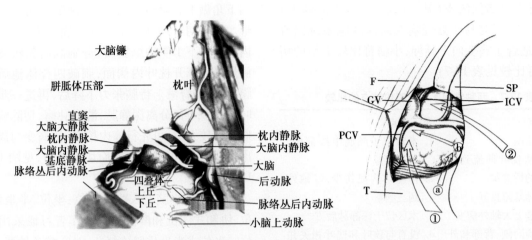

图 17-18　枕下经小脑幕入路术野（Yamamoto,198；Tanaka,2003）

左图：右侧小脑幕（Tent）部分切开，小脑牵向下方，枕叶（Occ. Lobe）内侧面牵向外侧，暴露胼胝体、松果体和大脑大静脉及其分支。V. Galen 大脑大静脉，Int. Cer. V 大脑内静脉，Int. Occ. V 枕内静脉，Bas. V 基底静脉，Str. Sinus 直窦，PCA. 大脑后动脉，Med. Post. Ch. V 脉络丛后内动脉，SCA 小脑上动脉，Sup. Coll 四叠体上丘，Inf. Coll 下丘

右图：①配合胼胝体压部牵开，②暴露大脑大静脉及属支，a. 处理同侧病变，b. 处理对侧和后下部分病变。F. 穹隆，SP. 胼胝体压部，GV. 大脑大静脉，ICV. 大脑内静脉，PCV. 小脑旁正中静脉，T. 小脑幕

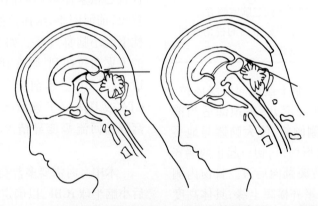

图 17-19　小脑幕倾角对幕下小脑上入路视角的影响（Kanno,2003）

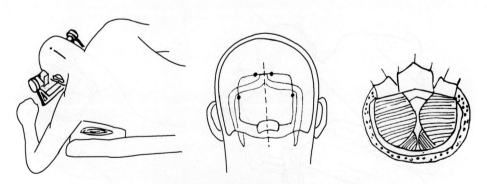

图 17-20　幕下小脑上入路的体位和开颅（Little,2001）

二、术前计划及准备

1. 影像学　鉴别、排除转移瘤和生殖细胞瘤。后者对放疗敏感，因此可以采取放射治疗。对于难以确定病理性质的病例，考虑病理活检等鉴别措施。对于手术计划，了解病变位置和扩展范围，浅静脉有无阻挡，深静脉属支与病变的关系，确定术式。有利深静脉成像：确认上矢状窦的走行、位置和偏离中线的程度；横窦的位置和优势引流侧；回流到上矢状窦的桥静脉的分布、走行、位置和粗细，是否阻挡手术路径，可否阻断，有助于选择手术侧别；明确大脑大静脉及其属支的位置、分支及其与病变的关系等。

2. 肿瘤标记物　用作来源于生殖细胞的肿瘤诊断和鉴别参考。

3. 一般准备　纠正营养不良、脱水等内环境紊乱。

4. 脑室外引流　一般情况下，术中可先行脑室钻孔置管外引流，以备术中调节颅内压和术后引流之需。如果术前患者因脑积水出现严重的高颅压和意识障碍，为提高手术的安全性和耐受性，可酌情采用术前脑室外引流，3~4天后，再行开颅切除肿瘤。脑室外引流应距钻孔切口3~5cm以外，另作小切口引出，或用特制尾端带引流管的三棱针穿出。引流管在帽状腱膜下间隙内潜行一段，再引出皮外，引出前预置两针缝合线，一针用于固定引流管；另一预置针线用作拔出引流管后，结扎头皮切口。一个部位引流管放置时间通常不应超过4~5天。如果术后需要继续引流，可更换部位引流，如拔出额角引流管，改行枕角再引流。内镜第三脑室底造瘘术；可以同时探查第三脑室和松果体并行活检。诊断治疗并举，对于囊性病变尤其值得推荐。

三、手术步骤、要点和风险

手术步骤和要点已在上节叙述，详情可参考有关手术学书籍。本节主要谈手术的难点和风险。"适可而止"，这一外科医生经验准则是说：术者在术中不仅时刻清楚"处于何处"，而且要正确掌控手术进行该"在何处打住"。脑和神经结构的完整性保留，动脉、静脉和脑脊液循环通畅性的保持与病变切除同等重要，甚至有时病变切除要让位于结构保存原则。神经外科学人性化准则不提倡以牺牲脑重要结构与功能为代价，一味追求病变的全切除。

松果体区的动脉走行方向是从后向前，从外向内。这一走行与经后方入路暴露方向和顺序一致，因此动脉出血的控制并不十分困难。此区最重要的影响因素是深静脉系统和静脉窦与病变和手术路径的关系。松果体区和第三脑室的病变均位于此深静脉系统的前方，病变的静脉是向后回流到大脑大静脉系统或其属支。当这些静脉在术中意外地被齐根撕断后，这些大静脉的前壁形成漏孔，出血较凶猛，且背向术者，术者视线被静脉干遮挡，不易看到出血漏口，影响直视下的止血。对于此类出血，不应牺牲所在静脉主干，应用小肌肉片或止血纱贴在吸收性明胶海绵上，压迫静脉破口，再用适当口径的吸引器带小块脑棉吸引、冲洗，反复交替进行，直至出血停止。防止此类出血发生要直视下分离肿瘤，看清肿瘤的供血地面和回流静脉，逐一阻断，不可粗暴牵拉。肿瘤体积较大阻挡视野时，可先行瘤内挖空，待瘤中心体积缩小后，周边腾出操作空间再寻找恰当界面分离。

幕下小脑上入路偶有遭遇横窦缺如或发育不良时枕窦替代横窦的变异情况，此时需要保留枕窦，分别在枕窦的左右侧剪开硬膜；或是偶遇小脑旁中央静脉或小脑上静脉发达，或保留该静脉，或在术中应用多普勒超声，试验性临时夹闭该回流静脉，看是否影响小脑的血流，再决定是否可以永久性阻断该静脉，以防止小脑静脉淤血性水肿和梗死（图17-21~23）。术前如能常规检查MRV或CTA，了解静脉窦和相关静脉回流情况，或可避免如此灾难发生。

1. 调整显微镜和术者站位（通常需要转90°），改变视角至面对出血漏口，再进行止血操作。

2. 用适当口径的吸引器带小棉片，压迫出血点并翻转静脉干，使静脉漏口处于直视下。

3. 保留大的静脉，不用电凝，用小面积的肌肉

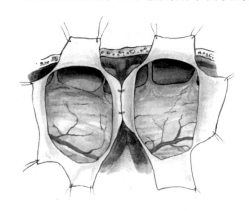

图17-21　当枕窦必须保留时，两侧硬脑膜分别切开（Kanno, 2003）

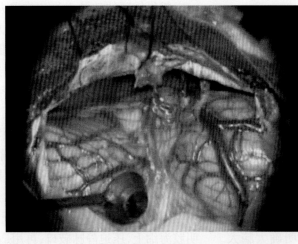

change of r-CBF
IRt. bridging v.
40 ——→ 12
IMid
35 ——→ 40
ILt
20 ——→ 25

图 17-22 小脑桥静脉术中临时夹闭试验(Kanno,2003)
左图:临时夹闭桥静脉,多普勒超声检测小脑半球 rCBF;右图:术中分别试验性临时夹闭小脑上静脉左、中间和右侧的回流支,同时用多普勒超声测定小脑半球血流,结果提示右侧桥静脉夹闭后,同侧小脑半球 rCBF 明显下降,必须保留。其余变化不大,可以永久性阻断

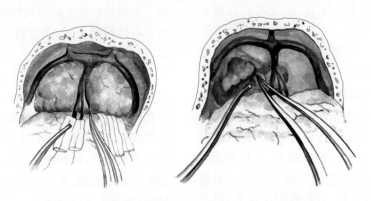

图 17-23 暴露和保留小脑旁中央静脉(Kanno,2003)

片-海绵-脑棉片覆盖出血漏口,压迫片刻至出血停止为止。

4. 开颅后,充分切开四叠体池后壁的蛛网膜,并充分松解足够长度的静脉干,以便一旦出血,可以按照随后的上述步骤处理。

其次是病变层次与蛛网膜关系。脑膜瘤发生于四叠体池蛛网膜外位,当其生长时,将蛛网膜推挤到肿瘤的表面,与大脑大静脉及其属支均有蛛网膜相隔,剥离时保持手术剖面在蛛网膜外,可以降低损伤深静脉的机会。但起源于四叠体池内的病变,与深静脉两者之间无蛛网膜相隔,直接接触或粘连,分离病变时容易损伤。

最后,由于松果体距离导水管很近,后者是幕上脑脊液排向第四脑室的咽喉要道,因此解决脑积水问题,恢复脑脊液循环通畅性是手术应实现的最基本目标。手术最低要求是打通脑脊液的循环通路。此区患者术前多数合并脑积水,一期手术起码要求解决脑积水引起的高颅压问题,肿瘤切除多少还排

在其次地位。措施包括:行侧脑室-枕大池分流术、侧脑室-腹腔分流术或第三脑室造瘘术等。如果第一次手术不能实现这一最低目标,术后会出现头皮切口愈合不良,脑脊液漏。颅内感染和高颅压等一系列棘手问题。

四、术后并发症处理

松果体区域的手术死亡率在显微外科技术应用前高达 26.5%(丁育基,1979)。随显微外科技术的走向成熟,目前手术死亡率多数降低到 5% 以下(表17-8)。

大脑大静脉系统损伤:Samii 总结术后静脉并发症有 4 种机制:①静脉窦撕裂;②静脉或静脉窦闭塞;③脑牵拉造成静脉回流障碍;④由于病变切除后静脉血流动力学改变。大脑大静脉及其属支的损伤除术中出血外,部分分支梗阻引起相应部位的静脉性梗死,如大脑大静脉主干回流受阻,引起几乎是全

表 17-8　松果体区肿瘤手术死亡率(漆松涛,2007)

作者	研究年份	手术例数	死亡率(%)
Luo	1981～1985	64	3
Matsutani	1963～1994	80	5
Bruce	1981～1995	160	4
Fukui	1976～1997	29	7
Pendl	1975～2002	112	2.7
Shirane	1989～1999	31	0
Mussa	1991～2002	23	0
Qi	1996～2004	62	1.6

脑的静脉淤血性弥漫性脑肿胀,患者表现为静脉窦闭塞性高颅压症状:头痛、呕吐,意识恶化等,严重者出现脑室或脑实质内出血(图 17-24)。头部抬高,脱水治疗,数周后自行缓解。重者合并视力障碍者须做脑室腹腔分流术。脑室出血者可行临时的脑室外引流。

视野缺损:属脑牵拉性损伤。枕叶牵拉过重,或时间过长造成的枕叶视皮质中枢功能障碍。较大的动脉或静脉损伤也可以造成枕叶缺血性梗死或淤血性梗死。当手术需要切开胼胝体压部的病例,左侧枕叶损伤还会增加术后失读的风险,故尽可能采用右侧入路。

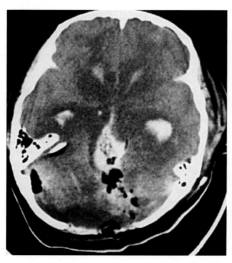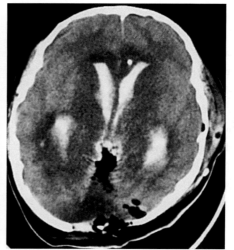

图 17-24　深静脉闭塞引起静脉淤血性梗死和脑室出血(Kanno,2003)

脑积水:导水管直径仅 3mm,极易因肿瘤或水肿压迫闭塞引起脑积水。对于术前已经有脑积水存在的病例,因梗阻的导水管术后不一定马上开放,或可因水肿而加重,因此开颅前最好先做经枕角预置脑室外引流管,便于术中控制颅内压和术后引流数日,待脑水肿逐渐消退后拔除。如为内镜手术,切除病变前,可先行预防性第三脑室底造瘘术。

脑脊液漏:多半在脑积水的基础上发生。因高颅压存在,头皮张力高不易愈合,或硬脑膜和头皮缝合不确切,脑脊液经伤口漏出很容易引起颅内感染。一旦发现,应及时补针,严密缝合,并行腰池引流数日,暂缓颅高压,以利伤口愈合。

气栓和气颅:是特殊体位和麻醉带来的风险。如严重脑积水引起脑室扩张,一旦梗阻打通后,脑室迅速塌陷,产生气颅,硬脑膜下积液、积血,甚或 SAH 或颅内血肿。坐位、半坐位或头位过高时,静脉窦压力为负值,术中意外破裂时,极易发生气栓。当头高

25°时,窦汇内静脉压力为零。坐位手术气栓发生率为 9.3%。

推荐书目

1. 王忠诚. 颅内肿瘤. 北京:人民卫生出版社,1979.
2. 王忠诚. 颅脑外科临床解剖学. 济南:山东科技出版社,2001.
3. 罗世祺,张玉琪. 儿童神经系统肿瘤,北京大学医学出版社,2006.
4. 漆松涛. 松果体区肿瘤的争论及其治疗策略. 中国神经肿瘤杂志,2007,5:77-83.
5. 张为龙,钟世镇. 临床解剖学 头颈部分册. 北京:人民卫生出版社,1988.
6. Apuzzo MLJ ed. Surgery of the Third Ventricle. 2nd ed. Williams & Wilkins Balimore,1998.
7. 世界卫生组织. 神经系统肿瘤病理学和遗传学(WHO:2000 年版). 李青,徐庆忠主译. 北京:人民卫生出版社,2006.

8. Rhoton AL. The Supratentorial cranial space Neurosurgery Suppl. 2002.

参 考 文 献

1. Chaynes P. Microsurgical anatomy of the great cerebral vein of Galen and its tributaries. J Neurosurg,2003,99:1028-1038.

2. Drevelegas A,Strigaris AK and Samara CH. Pineal Tumors in Antonios Drevelegas ed. Imaging of Brain Tumors with Histological Correlations Springer-Verlag Berlin Heidelberg,2011, 201-213.

3. Echevarria M. E,Fangusaro J,Goldman S. Pediatric Central Nervous System Germ Cell Tumors:A Review The Oncologist. 2008,13:690-699.

4. Kanno T,Kiya O,Akashi K,et al. Infratentorial Supracerebellar Approach for Pineal Lesions Operative Techniques in Neurosurgery,2003,6:222-230.

5. Kobayashi T,Lunsford LD eds. Pineal Region Tumors. Diagnosis and Treatment Options. Prog Neurol Surg. Basel,Karger,2009,23:1-11.

6. Konovalov AN,Pitskhelauri DI. Principles of treatment of the pineal region tumors. Surg Neurol,2003,59:250-268.

7. Lang J. Clinical Anatomy of the Head Spring-Verlag,Berlin, Kornienko V N & Pronin I N. Diagnostic Neuroradiology Springer-Verlag Berlin Heidelberg,2009.

8. Little K M. Friedman AH and FukushimaT,Surgical approaches to pineal region tumors Journal of Neuro-Oncology, 2001,54:287-299.

9. Louis DN,Ohgaki H,Wiestler O et al. WHO Classification of Tumours of the Central Nervous System,Third Edition. Albany,NY:WHO Publication Center,2007,197-204.

10. Plets C. The arterial blood supply and angioarchitecture of the posterior wall of the third ventricle. Acta Neurochir (Wien),1969,21:309-317.

11. Regis. J,Pablo. B,Rouby-Volot,Françoise RV,et al. Pineal Region Tumors and the Role of Stereotactic Biopsy:Review of the Mortality,Morbidity,and Diagnostic Rates in 370 Cases. Neurosurgery,1996,39:907-914.

12. Tanaka R and Washiyama,K. Occipital Transtentorial Approach to Pineal Region Tumors Operative Techniques in Neurosurgery,2003,6:215-221.

13. Takahashi S. Neurovascular Imaging. Springer-Verlag,London,2010.

14. Yamamoto I,Rhoton AL,Peace DA. Microsurgery of the third ventricle:Part 1,Microsurgical anatomy. Neurosurgery, 1981,8:334-356.

15. Yamamoto I. Pineal region tumor:surgical anatomy and approach Journal of Neuro-Oncology,2001,54:263-275.

（刘恩重）

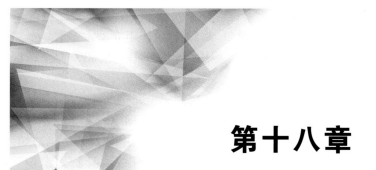

第十八章　垂体与鞍区肿瘤

第一节　垂体区肿瘤

垂体是由两个来源不同的原基共同发育而成。腺垂体来自 Rathke 囊,神经垂体来自神经垂体芽。Rathke 囊和神经垂体芽逐渐增长并相互接近。胚胎第 2 个月末,Rathke 囊的根部退化消失,其远端长大并与神经垂体芽相贴。后者远端膨大形成神经垂体;起始部变细,形成漏斗柄。而腺垂体的形成主要是 Rathke 囊的前壁迅速增厚,形成垂体的远侧部,由远侧部向上长出结节状突起包绕漏斗柄,形成结节部;囊的后壁生长缓慢,形成垂体中间部。腺垂体和神经垂体组织学来源不同,其各自生理功能也不同。

摘要

垂体位于颅中窝底蝶鞍的垂体窝内。垂体腺瘤是来源于腺垂体的肿瘤,垂体腺瘤的临床表现主要有肿瘤增大后引起的神经压迫症状和功能性腺瘤分泌过多激素所引发的内分泌功能紊乱的临床症状。垂体腺瘤的血供主要来自脑膜垂体干、海绵窦下动脉和 Mc Connell 垂体被膜动脉的分支。手术、药物和放射是治疗垂体腺瘤的三种方法,手术是治疗垂体腺瘤的主要方法,包括显微镜经蝶窦入路(术中可酌情选择 MRI、导航和超声)、神经内镜和内镜辅助经蝶窦入路、翼点入路、额下硬脑膜外和硬脑膜下入路、眶上锁孔入路等手术方式,95% 以上患者适合经蝶窦手术。

思维导图

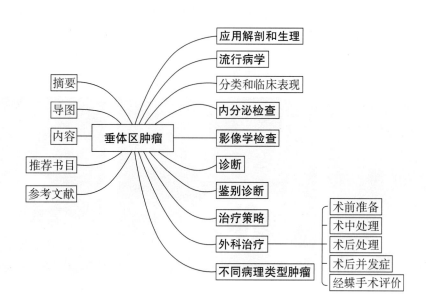

一、垂体应用解剖和生理

垂体位于颅中窝底蝶鞍的垂体窝内,前后径约10mm,横径 10~15mm,高 5mm,成年男性垂体重量 350~700mg,女性 450~900mg,平均 750mg。垂体与垂体窝的静脉窦有前海绵间窦、海绵间窦和后海绵间窦,部分病例海绵间窦发达,给垂体腺瘤手术带来困难。垂体窝的周围被硬脑膜包裹,硬膜后上方有鞍膈孔,垂体柄经鞍膈孔与下丘脑相连。垂体窝下方通过鞍底骨质与蝶窦相隔,鞍底骨质厚度多数为 1~2mm,部分病例鞍底骨菲薄甚至缺如,一些病例蝶窦气化不良形成甲介型蝶窦,给经蝶窦手术定位增加难度。垂体窝上方毗邻视神经和视交叉,两侧紧邻颈内动脉、海绵窦及海绵窦内脑神经。

脑垂体分腺垂体和神经垂体,腺垂体包括远侧部和结节部,神经垂体包括中间部和神经部。体积虽小,却是人体极为重要的神经内分泌器官。后叶又称神经垂体,主要储存下丘脑释放的加压素(抗利尿激素)和缩宫素。前叶又称腺垂体,可分泌生长激素、泌乳素、促肾上腺皮质激素、促甲状腺素、卵泡刺激素、黄体生成素等多种激素,作用于靶器官和靶腺,发挥极其重要的生理功能;还以神经和血管与下丘脑相连。垂体在神经与内分泌两大整合系统的相互关系中居枢纽地位。

1. 垂体与蝶窦、鞍膈、海绵窦的关系

(1) 蝶窦:

1) 蝶窦的气化分型和中隔:蝶窦位于蝶鞍的下方,两侧为海绵窦。蝶窦的大小、形状和气化程度多变,成人蝶窦分型有多种方法。Hamberger 等依蝶窦气化程度分为:全鞍型:鞍底突入蝶鞍内;鞍前型:气化不超过蝶骨鞍结节的垂直平面,蝶鞍前壁不突入蝶窦;甲介型:气化未达蝶骨体。Elwany 等以鞍结节垂直线为界,分为鞍前型和鞍后型,报告鞍前型24%,全鞍型 76%,12 岁以前甲介型占多数。本文作者报道,20% 为甲介型或鞍前型,80% 为全鞍型(图 18-1)。

蝶窦中隔大多数为一个完整的骨性隔,呈矢状位,少数有 2 个或以上分隔(图 18-2)。Renn 等报道,一个主隔占68%,4% 两个主隔,28% 主隔缺如,仅为单腔;蝶窦中隔多数不在中线而偏于一侧,偏于左侧占 55%,居中线者只占 10%,故蝶窦中隔不能作为术中定位中线的唯一标志。在蝶窦腔中还可能有多个间隔或间嵴,继续地分隔蝶窦腔,变异大,数目不定。蝶窦腔内单侧或双侧同时出现各种方向不同、长短不一的骨隔或骨嵴,有前后斜行、矢状、水平状和冠状,将窦腔完整地或部分地分隔为 2~3 个小腔。多个完整的冠状面隔分蝶窦为前后数个窦腔,术中凭经验常很难鉴别是蝶窦隔还是鞍底。因此,手术前 CT 薄层增强加三维重建,术中 X 线、导航等定位,有助于确认蝶窦的形态特征。

2) 蝶窦及其侧壁隆起:蝶窦骨性开口多为卵圆形,呈八字形排列,内上缘靠近中线,外下缘远离中线,开口形状两侧不完全一致。吕学宇等报告蝶窦开口长轴的平均值为 5.50mm(2.66~10.04mm),短轴的平均值为 3.50mm(1.52~5.98mm);开口形状有:卵圆形、圆形及肾形、月牙形、弓弦形、三角形、棱形和裂隙状。蝶窦开口及其周围是蝶窦前壁最薄弱区域,是手术的重要标志,手术中在蝶窦开口下方扩大骨窗是安全的。

前颅底后部是隐藏视神经、海绵窦和颈内动脉的最后筛房和蝶窦外侧壁。视神经管在最后筛房或蝶窦的外侧壁上形成向窦内突出的隆起,按形态分 3 种类型,①管型:视神经管 50% 以上周径突入窦内;②半管型:视神经管近 50% 周径突入窦内;③压迹型:视神经管仅向窦内略有凸出。

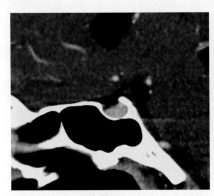

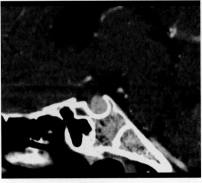

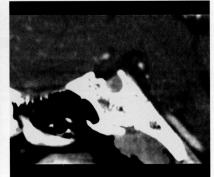

全鞍型　　　　　　　　　　鞍前型　　　　　　　　　　甲介型

图 18-1 蝶窦气化分型

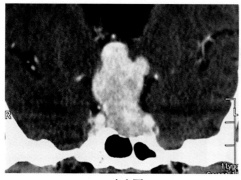
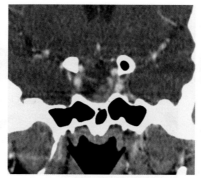
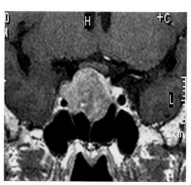

| 一个主隔 | 两个主隔 | 三个主隔 |

图 18-2 蝶窦中隔

颈内动脉隆起对垂体手术是至关重要的,有利于术中定位。Renn 和 Rhoton 发现:98% 有鞍前隆起,80% 有鞍内隆起,78% 有鞍后隆起。颈内动脉隆起通常位于鞍结节水平,Fujii 等报道,颈内动脉隆起位于鞍结节水平占 72%,鞍底水平占 20%,8% 为斜坡水平。

Rhoton 报道,颈内动脉与蝶窦间骨质层厚度小于 0.5mm 者接近 90%,而近 10% 颈内动脉与蝶窦间无骨质间隔,这种情况可出现于双侧。而 Fujii 等解剖 50 例标本发现,颈内动脉与蝶窦间骨质厚度为 1.0mm。半数标本中,视神经、三叉神经和颈内动脉与蝶窦黏膜之间有 0.5mm 或更薄的骨质使它们与隔开,少数病例这些结构间缺乏骨质。骨质缺如是经蝶手术引起神经和动脉损伤的原因。损伤蝶窦侧壁可发生潜在性的失明,眼外肌麻痹和面部麻木等并发症。

3)鞍底:鞍底是垂体下方的蝶窦顶壁。成人蝶窦的前后径平均为 17mm(12～23mm)。鞍底厚度在全鞍型为 0.1～0.7mm(平均 0.4mm),鞍前型为 0.3～1.5mm(平均 0.7mm);通常鞍结节和斜坡骨质最厚,蝶鞍前壁骨质最薄。王海军报道 20 例鞍底外形,球形隆起占 75%,平坦形占 25%。经蝶手术中要注意鞍底打开的范围和方向,前界一般不超过鞍结节,后界不超过鞍背,左右两侧可达到海绵窦内侧缘。过度向前、向后或两侧,均可能导致前颅底、脑干、海绵窦等重要结构损伤或脑脊液漏(图 18-3)。

2. 海绵窦 海绵窦位于颅中窝底蝶鞍的两侧,是两层硬脑膜包绕静脉汇合而成不规则的腔隙。海绵窦有上壁、后壁、内壁、外壁和下壁。两侧的海绵窦借海绵间静脉窦相连接。海绵间静脉窦按其与垂体的位置关系,分为前间窦、下间窦、后间窦和基底窦(图 18-4)。海绵窦的前部与蝶顶窦相通,并借眼静脉与内眦静脉相通;海绵窦的后部借岩上窦与横窦相通,借岩下窦与乙状窦和颈内静脉相通。海绵窦收纳眼上下静脉、大脑浅静脉、蝶顶窦的静脉血,由岩上窦、岩下窦以及颅底的导静脉引流。

(1)海绵窦内的血管:颈内动脉海绵窦段是海绵窦内重要的结构,在海绵窦内分为 5 段:后垂直部、后曲、水平部、前曲、前垂直部。总长度平均为

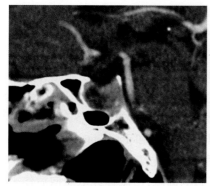
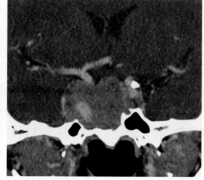
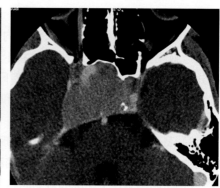

图 18-3 蝶窦多房性

鞍底不规则,甚至鞍底缺如

449

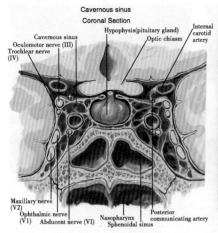
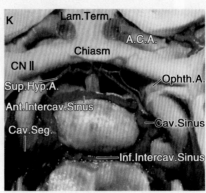
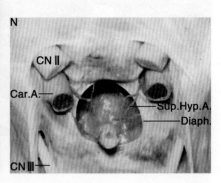

图 18-4　垂体与海绵窦的关系（摘自 Rhoton AL）

18mm，直径平均为 5.4mm。前、中床突和颈动脉沟等骨性结构使得颈内动脉海绵窦段相对固定，但巨大垂体腺瘤可使动脉向侧方移位。颈内动脉行走于海绵窦途中进入床突上段前发出侧下干，再进入床突区。

颈内动脉海绵窦段主要分支是脑膜垂体干、海绵窦下动脉和 Mc Connell 垂体被膜动脉。

1）脑膜垂体干是颈内动脉海绵窦段最大的分支，起源于后曲的顶壁，70% 有 3 个分支：小脑幕动脉、脑膜背侧动脉和垂体下动脉，30% 以上 3 支动脉有一支或多支直接起自颈内动脉。①小脑幕动脉：经海绵窦后外方，穿海绵窦上壁和颞骨岩部，至小脑幕游离缘，分支供应海绵窦上壁、外壁、动眼神经、滑车神经和 Meckel 囊，与眼动脉的脑膜支和对侧同名动脉吻合。②脑膜背侧动脉：经海绵窦后下方，穿海绵窦后壁至斜坡，分支供应斜坡硬脑膜和展神经，可有分支进入鞍背后方的基底窦，与对侧同名动脉吻合。③垂体下动脉：经海绵窦后内侧至鞍底后部硬脑膜，分支供应神经垂体、鞍底和鞍背前方硬脑膜，与对侧同名动脉吻合。

2）海绵窦下动脉：多数来源颈内动脉水平段，少数与脑膜垂体干和小脑幕动脉共干，穿过展神经后分出前后两支，供应海绵窦外侧壁下部和下壁，并有分支供应卵圆孔、棘孔周围硬脑膜和周围脑神经，与脑膜中动脉吻合。

3）Mc Connell 垂体被膜动脉：出现率低，起自颈内动脉水平段内侧方，至鞍底前部硬脑膜后分前后两支，分别与同侧垂体下动脉和对侧同名动脉吻合。

海绵窦内颈内动脉的分支存在许多变异，如脑膜垂体干与海绵窦下动脉共干发出，无小脑幕动脉、

由海绵窦下动脉发出小脑幕缘动脉、存在包膜动脉、副眼动脉自主干发出后经眶上裂入眶等。Krisht 认为海绵窦下动脉是窦内神经的主要供血来源，几乎全部动眼神经、远端的滑车神经及 80% 标本的近端滑车神经、展神经中远段、眼神经、近端的上颌神经由海绵窦下动脉供血，20% 标本的滑车神经近端由小脑幕动脉供血，展神经近端 1/3 由脑膜背动脉供血，远端的上颌神经由破裂孔动脉供血。

（2）海绵窦内的神经：在海绵窦内行走的脑神经有第 Ⅲ、Ⅳ、V$_{1,2}$、Ⅵ 对脑神经，其中动眼神经、滑车神经和眼神经在海绵窦外侧壁，按照其入口位置从上到下呈一列纵队。动眼神经、滑车神经的血供来源于海绵窦内颈内动脉的小脑幕支和（或）侧下干分支。三叉神经 V$_1$ 支的血供来源于侧下干分支，V$_2$ 支来源于侧下干分支或上颌动脉的分支。展神经血供来源于脑膜垂体动脉干基底部的斜坡背侧支。在磨除前床突外下缘时可能会损伤此神经，颈内动脉床突上段动脉瘤会压迫动眼神经，引起同侧动眼神经瘫痪。

交感神经丛附着于颈内动脉海绵窦段后升部，发出神经纤维随三叉神经和展神经进入不同的效应器。由于这些解剖上的特点，在进行海绵窦内的手术中触及这些神经时，患者可能会出现血压突然升高、心率突然变化等情况。

常用切开海绵窦外侧壁的方法有 3 种，分别是"十"字切口、Dolence 切口和 Parkison 切口。其中 Parkison 切口应用较多，此切口是在 Parkison 三角内，以动眼神经入口为前限，沿眼神经上缘向后作平行线。由于术中视野和出血等原因，以上切口不易精确定位，容易损伤海绵窦外侧壁脑神经。

（3）海绵窦内侧壁:海绵窦内侧壁实际上是由鞍膈发出的纤维构成的薄壁,内侧壁的纤维是在鞍膈走向隔孔的中途发出,即在垂体的周边发出,并走向蝶鞍底。它还构成前海绵间窦的后壁、后海绵间窦的前壁和下海绵间窦的上壁。左右海绵窦内侧壁即为垂体硬膜囊的两侧外侧壁,作为垂体和海绵窦的边界并将两者分隔开来。垂体囊与垂体的关系密切并与垂体外形相适应,其外侧壁并非为一矢状位垂直的硬膜壁,而是上下及前后卷曲的硬膜壁。Kawase 等研究了海绵窦的脑膜构筑,发现海绵窦的硬脑膜有 3 个与肿瘤浸润和扩散有关的部位:眶上裂周围的静脉丛;垂体周围的疏松组织;动眼神经和滑车神经的鞘膜袋。这些部位脑膜壁非常薄甚至缺如,易于肿瘤浸润和扩散。这提示垂体两侧的海绵窦内侧壁存在缺陷,可能是导致肿瘤侵犯海绵窦的原因。Dolenc 对鞍区的解剖研究发现,蝶鞍和鞍旁区之间存在一层薄薄的"窗帘",且明显不完整,常有小的缺口,并认为蝶鞍一侧或两侧的这种开口可以作为侵袭性垂体腺瘤从蝶鞍至鞍旁发展的通道。王海军等报道,海绵窦内侧壁有缺口,垂体突入海绵窦腔内,而垂体腺瘤向海绵窦内生长后很少再突出窦外,可能与垂体腺瘤组织学良性特点和海绵窦外侧壁远较内侧壁为坚厚有关。

由于海绵窦事实上可能是一个鞍旁静脉丛,颈内动脉与之只是毗邻关系,并不真正穿越静脉腔,海绵窦的手术是在动脉和静脉管道之外进行,切开海绵窦并没有进入静脉窦的管腔。因此,可以利用海绵窦内侧壁薄弱这一特点,借助神经内镜等辅助工具,经内侧壁较安全切除甚至全切除生长于海绵窦内的垂体腺瘤。

3. 垂体与视神经、视交叉　视神经可分颅内段和颅外段,颅外段为视乳头至视神经管内口,颅内段指神经管内口中至视交叉前缘。颅内段长度为 5～19mm,左右视神经间距国外平均 14mm,国内平均 12mm。两侧视神经间有视交叉沟和鞍结节。

视神经中,来自两眼鼻侧半视网膜的纤维行左右交叉,而颞侧半视网膜的纤维不交叉,其共同组成视交叉。在视交叉前方,左右视神经内侧缘延长线相交形成的角为视交叉角,视交叉角一般 50°～80°。根据视交叉与鞍结节、垂体的关系,视交叉的位置可分为:正常位、前置位和后置位,以正常位居多。正常情况下,鞍结节至视交叉前缘的距离为 2～6mm,垂体前部不被视交叉覆盖。前置位时,视交叉前缘与鞍结节的距离小于 2mm。后置位时视交叉前缘与

鞍结节的距离平均为 7mm,视交叉可部分或全部位于鞍背上方。视交叉前置位时,鞍区肿瘤经额下入路手术中显露困难(图 18-5)。

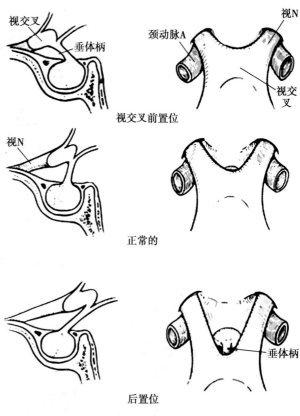

图 18-5　视交叉位置(摘自 Rhoton AL)

视神经的血供来自颈内动脉眼动脉的分支。大脑前动脉和前交通动脉的分支供应视交叉的前上方和中部,视交叉的前外侧部由眼动脉分支供血,颈内动脉、大脑后动脉和后交通动脉分支供应视交叉的中段和后上下方。

4. 垂体腺瘤病理生理　腺垂体:细胞排列成团索状,细胞间质由毛细血管窦和结缔组织构成。HE 染色可分为嗜酸性细胞、嗜碱性细胞和嫌色细胞。电镜免疫细胞化学技术发现,各种腺细胞均具有分泌蛋白类激素的结构特点,根据细胞质中分泌颗粒数量的多少可分为致密颗粒和稀疏颗粒细胞,而各类腺细胞细胞质内颗粒的形态结构、数量及所含激素的性质存在差异。

（1）嗜酸性细胞:呈圆形或椭圆形,胞质内含嗜酸性颗粒。嗜酸性细胞分两种:①生长激素细胞(somatotroph):可合成和释放生长激素,能促进体内多种代谢过程。在幼年时期,生长激素分泌不足可致垂体侏儒症,分泌过多引起巨人症;成人则表现为肢端肥大症(图 18-6)。②泌乳素细胞(prolactin):女

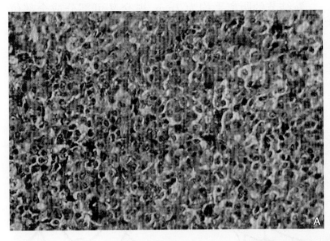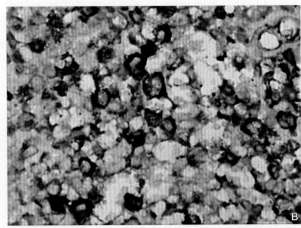

图 18-6 GH 腺瘤病理表现
A. HE 染色胞浆嗜酸性(200×);B. GH 抗体呈强阳性(免疫组织化学染色,400×)

性含量较多。生理情况下,胞质内分泌颗粒的直径<200nm;在妊娠和哺乳期,分泌颗粒的直径可>600nm,分泌的泌乳素能促进乳腺发育和乳汁分泌。

(2) 嗜碱性细胞:呈椭圆形或多边形,胞质内含嗜碱性颗粒,含糖蛋白类激素。嗜碱性细胞分三种:①促肾上腺皮质激素细胞(adrenocorticotropin,ACTH),呈多角形,胞质内的分泌颗粒大,可分泌促肾上腺皮质激素和促脂素(lipotropin 或 lipotrophic hormone,LPH)。前者促进肾上腺皮质分泌糖皮质激素,后者作用于脂肪细胞,使其产生脂肪酸。②促性腺激素细胞,呈圆形或椭圆形,可分泌卵泡刺激素(follicle stimulating hormone,FSH)和黄体生成素(luteinizing hormone,LH)。卵泡刺激素在女性促进卵泡的发育,在男性则刺激生精小管的支持细胞合成雄激素结合蛋白,促进精子的发生。黄体生成素在女性促进排卵和黄体形成,在男性则刺激睾丸间质细胞分泌雄激素。③促甲状腺激素细胞:呈多角形,分泌的促甲状腺激素(thyrotropin 或 thyroid stimulating hormone,TSH)能促进甲状腺激素的合成和释放。

(3) 嫌色细胞(chromophobe cell):细胞数量多,体积小,呈圆形或多角形,胞质少,着色浅,细胞界限不清楚。电镜下,部分嫌色细胞胞质内含少量分泌颗粒,因此认为这些细胞可能是脱颗粒的嗜色细胞,或是处于形成嗜色细胞的初期阶段。其余大多数嫌色细胞具有长的分支突起,突起伸入腺细胞之间起支持作用。

下丘脑视前区和结节区(弓状核等)的一些神经元具有神经内分泌细胞功能,细胞合成的多种激素经轴突释放进入漏斗的第一级毛细血管网,经垂体门静脉输至远侧部的第二级毛细血管网。这些激素调节远侧部各种腺细胞的分泌活动,包括对腺细胞分泌起促进作用的释放激素,对腺细胞起抑制作用的释放激素(图 18-7)。下丘脑通过所产生的释放激素和释放抑制激素,经垂体门脉系统,调节腺垂体内各种细胞的分泌活动。目前已知的释放激素有:生长激素释放激素(GRH)、催乳激素释放激素(PRH)、促甲状腺激素释放激素(TRH)、促性腺激素释放激素(GnRH)、促肾上腺皮质激素释放激素(CRH)及黑色素细胞刺激素释放激素(MSRH)等。释放抑制激素有:生长激素释放抑制激素(或称生长抑素,SOM)、催乳激素释放抑制激素(PIH)和黑素细胞刺激素释放抑制激素(MSIH)等。

视上核和室旁核的神经内分泌细胞合成抗利尿素(antidiuretic hormone,ADH)和缩宫素(oxytocin),分泌颗粒沿轴突运送到神经部储存。抗利尿素的主要作用是促进肾远曲小管和集合管重吸收水,使尿量减少;抗利尿素分泌若超过生理剂量,可导致小动脉平滑肌收缩,血压升高,故又称加压素。

二、流 行 病 学

1. 患病率

(1) 尸检资料:Ezzat 等报道,垂体腺瘤的患病率为 16.7%,尸检为 14.4%,影像学 22.5%,其中泌乳素腺瘤占 43%、促肾上腺皮质激素腺瘤 4.9%、促性腺激素腺瘤 1.4%、生长激素腺瘤 2.8%、促甲状腺激素腺瘤 0.7%。Buurman 等报道,3048 例标本中发现 316 个有垂体腺瘤(10.4%),泌乳素腺瘤 39.5%、无功能腺瘤 22.5%、嗜酸性腺瘤 9.3%、促

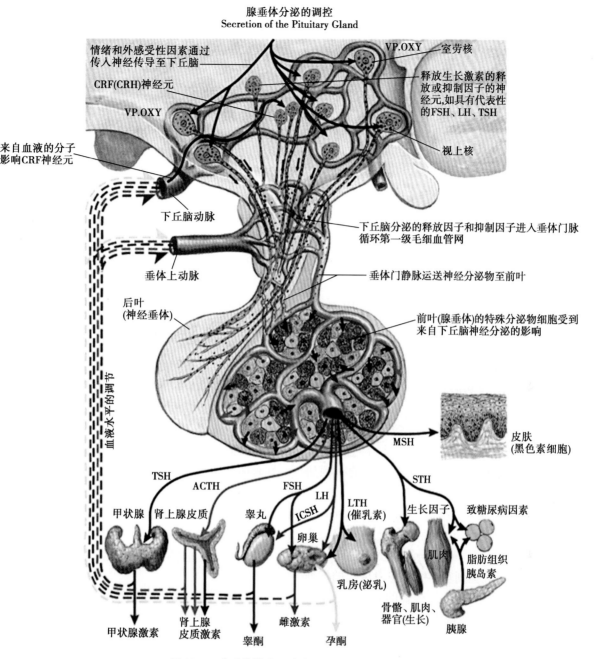

腺垂体分泌的调控
Secretion of the Pituitary Gland

情绪和外感受性因素通过传入神经传导至下丘脑

VP.OXY　室劳核

CRF(CRH)神经元

释放生长激素的释放或抑制因子的神经元,如具有代表性的FSH、LH、TSH

VP.OXY

视上核

来自血液的分子影响CRF神经元

下丘脑动脉

垂体上动脉

下丘脑分泌的释放因子和抑制因子进入垂体门脉循环第一级毛细血管网

后叶(神经垂体)

垂体门静脉运送神经分泌物至前叶

前叶(腺垂体)的特殊分泌物细胞受到来自下丘脑神经分泌的影响

血液水平的调节

MSH

皮肤(黑色素细胞)

TSH　ACTH　FSH　LH　LTH(催乳素)　STH

甲状腺　肾上腺皮质　睾丸　ICSH　生长因子　致糖尿病因素

卵巢

肌肉

脂肪组织胰岛素

乳房(泌乳)

骨骼、肌肉、器官(生长)

胰腺

甲状腺激素　肾上腺皮质激素　睾酮　雌激素　孕酮

图18-7　腺垂体的生理功能(摘自 Rhoton AL)

肾上腺皮质激素腺瘤 13.8%、促性腺激素腺瘤 6.6%、生长激素腺瘤 2.1%、GH-PRL 混合腺瘤、2 例促甲状腺激素瘤、Ⅰ型多激素分泌腺瘤 5 例、Ⅱ型多激素分泌腺 4 例瘤、不能分类腺瘤 6 例、包含 α 亚基的腺瘤 2 例;腺瘤直径小于 0.1mm 占 43.1%,76 例(22.7%)直径大于 3mm,3 例直径超过 10mm,肿瘤的平均直径为 1.97mm。

(2)肿瘤研究中心资料:Molitch 等总结 Central Brain Tumor Registry of the United States 的 18 902 例垂体标本,垂体腺瘤的患病率为 10.7%,考虑影像学分析所选取的样本不规范,未对影像学研究进行

分析。1999 年 Surawicz 等总结 Central Brain Tumor Registry of the United States 的数据,垂体腺瘤的年发病率为 8/10 万人,占脑、中枢神经系统肿瘤的 9.1%。2009 年 Daly 等报道,脑和中枢神经系统原发肿瘤的患病率为 130 ~ 230/10 万人,其中垂体腺瘤为 5% ~ 20%,20 ~ 34 岁成年人中垂体腺瘤占 20%。综合所有数据后,垂体腺瘤占中枢神经系统原发肿瘤的 10% ~ 15%。

(3)人口调查:1999 年,Clayton 等人口调查报道垂体腺瘤总体的患病率为 19 ~ 28/10 万人。2006 年,Daly 等抽样调查 71 972 人,垂体腺瘤年患病率

为94/10万人(1:1064),催乳素瘤(66.2%)无功能腺瘤(14.7%)生长激素瘤(13.2%)促肾上腺皮质激素瘤(5.9%),这项报道所提到的患病率远比之前的研究高3~5倍,比癌症登记系统的数据高6~11倍。2010年,英国样本量为81 149的一项流行病学调查发现63名垂体腺瘤患者,患病率为77.6/10万人(催乳素瘤57%,无功能腺瘤28%,生长激素瘤11%,促肾上腺皮质激素瘤2%无法分类的腺瘤2%)。各组织类型垂体腺瘤中位年龄分别为催乳素瘤32岁,无功能腺瘤51.5岁,生长激素瘤47岁,促肾上腺皮质激素瘤57岁,催乳素瘤在低于60岁的患者最常见,其中0~20岁中,占75%,20~60岁占61%,大于60岁的患者无功能腺瘤占57%。男性发病率最高的为无功能腺瘤57%,对应泌乳素瘤在女性患者中占76%。垂体卒中患病率为6.2/10万人。最近的以1992—2007年芬兰北部人口发病率为目标的回顾性研究中发现,PA的年发病率为4/10万,其中,PRL为2.2/10万,NFPA为1.0/10万,GH为0.34/10万,ACTH为0.17/10万,TSH为0.03/10万。男性与女性的发病率分别为2.2和5.9/10万,同时当调查结束时,人口的总患病率为68/10万人。虽然年发病率呈现上升趋势,但作者认为,主要是因为影像学诊断水平的进步。2009年瑞士的一项研究中,发现垂体腺瘤患病率为80.5/10万人。

2. 家族性孤立性垂体腺瘤(Familial Isolated Pituitary Adenomas)　所谓家族性孤立性垂体腺瘤指发生于同一家族中,相同或不同组织类型的垂体腺瘤。尽管早期的研究提到垂体腺瘤患者后代的标准化发病率与普通人群并没有显著的差异,但随着FIPA这个概念的提出,使得家族性垂体腺瘤占垂体腺瘤类型中的5%,涉及家族性垂体腺瘤的研究对相关基因研究更有意义,研究结果显示在RR(Relative risk)值在第一代和第三代亲属中明显升高,分别为2.83和1.63。在Ciccarelli发表于2005年的一项研究中显示,在FIPA中催乳素瘤占41%,生长激素瘤占30%,无功能腺瘤占13%,催乳素生长激素瘤占7%,促性腺激素瘤占4%,促肾上腺皮质激素瘤占4%,促甲状腺激素细胞瘤占1%,在firstdegree中,患垂体腺瘤的病例,占75%,FIPA发病时间比自发性垂体腺瘤早4年,且在自发性垂体腺瘤中不常见的大腺瘤占FIPA中的63%。

3. 垂体腺瘤与其他肿瘤相关性研究　在2007年一项研究提示:上一代患皮肤癌,白血病与子代垂体腺瘤发病率有相关性,分别为1.60和1.90(慢性淋巴细胞白血病为2.59,可能通过microRNA作用)。而联系最为密切的是血管外皮细胞瘤SIR为182,相关的研究还有生长激素瘤患者的父母中,甲状腺癌3%、宫颈癌3%、子宫内膜癌3%、结肠癌2%的发生率比正常人群升高。

4. 垂体癌的患病率　垂体癌患病率较低,占垂体肿瘤的0.2%。

5. 偶发瘤的预后　偶发瘤定义为偶然发现的,无任何临床相关症状的肿瘤。在维基百科上给出垂体腺瘤的相关解释,强调相关内分泌水平并无明显变化,包括TSH,PRL,IGF-1,adrenal function以及性激素水平。在涉及偶发瘤3~5年的跟踪研究中发现,12.5%的偶发瘤生长为大腺瘤,5.7%存在实性变,3.3%发展为小腺瘤,0.05%为囊性变,造成垂体卒中和视野缺损的病例并不常见。在另一篇类似研究中,提示0.6%的患者会出现垂体卒中,0.6%出现视野缺损,0.8%出现内分泌功能紊乱,且垂体卒中发生率随腺瘤大小而改变。

以上为涉及垂体腺瘤主要流行病学研究,其中尸检可作为分析垂体腺瘤组织类型的最佳方法,人群调查对发病率和患病率研究的准确性最高,不过并没有人群调查相关的meta分析。FIPA作为家族性垂体腺瘤为基础研究提供了更佳的选择,如果能够追踪到临床上FIPA的家系,对基因相关研究有促进。国内对于垂体腺瘤的流行病学研究尚待完善。

三、垂体腺瘤分类和临床表现

1. 垂体腺瘤的分类

(1) 按肿瘤细胞内分泌功能分为:泌乳素腺瘤、生长激素腺瘤、促肾上腺皮质激素腺瘤、促甲状腺素腺瘤、促性腺激素腺瘤、混合激素腺瘤、无内分泌功能腺瘤。

(2) 按肿瘤大小分为:肿瘤小于1cm为微腺瘤,肿瘤大于1cm为大腺瘤,大于4cm为巨大腺瘤。

2. 临床表现　垂体腺瘤主要有肿瘤增大后引起的神经压迫症状和功能性腺瘤分泌过多激素所引发的内分泌功能紊乱的临床症状。主要有两个方面:

(1) 功能性腺瘤激素分泌过多:引起一系列的代谢紊乱和脏器损害。如泌乳素腺瘤引起女性月经紊乱、闭经、泌乳、不孕,男性性功能减退、阳痿、不育等;生长激素腺瘤引起肢端肥大症或巨人症;促肾上腺皮质激素腺瘤引起的Cushing病,表现为向心性肥胖,下腹部、腰背部和臀部等处紫纹,可伴有高血压、糖尿病等;促甲状腺素腺瘤引起甲状腺功能亢进;促性腺激素腺瘤引起闭经、不育、性功能减退、阳痿等。

（2）肿瘤压迫症状

1）头痛:垂体腺瘤增大后鞍内压增高,压迫周围正常组织结构,如肿瘤压迫垂体周围硬脑膜致头痛,头痛主要位于前额或两颞部;肿瘤出血、坏死后鞍内压急性增高,头痛可急性起病或剧烈头痛。

2）视野缺损、视力下降:肿瘤压迫视交叉、视神经引起视野缺损、视力下降。典型者可表现为双颞侧偏盲;肿瘤偏侧生长可有单眼颞侧偏盲或象限盲;肿瘤大或病程长者可引起视力严重下降甚至双眼近全盲,常有视神经萎缩,术后视力恢复困难;大或巨大肿瘤不伴有视力下降和视野缺损,提示视交叉前置位或后置位。

3）垂体功能低下:肿瘤增大后正常垂体组织受压,引起垂体功能低下,导致相应靶腺功能障碍。

4）其他:肿瘤压迫或侵犯海绵窦导致海绵窦内Ⅲ、Ⅳ、V_1、Ⅵ神经受压引起眼睑下垂、眼球运动障碍等。肿瘤增大向后上方发展压迫垂体柄和下丘脑可出现尿崩症和下丘脑功能障碍,肿瘤压迫第三脑室、室间孔和中脑导水管引起颅内压增高、梗阻性脑积水。肿瘤侵及额叶产生精神症状、向颅中窝生长产生颞叶症状。肿瘤向下突破鞍底骨质和硬脑膜,向鼻腔生长,产生脑脊液鼻漏甚至颅内感染,临床可见于泌乳素腺瘤经溴隐亭治疗后肿瘤缩小者。

四、内分泌检查

1. 常规内分泌检查　性激素六项（血清卵泡刺激素、促黄体生成素、泌乳素、雌二醇、血清黄体酮、血清睾酮）,生长激素,甲状腺功能五项（T_3、T_4、TSH、fT_3、fT_4）,血清促肾上腺皮质激素（ACTH）,血清皮质醇（8am、12pm、4pm）,24小时尿游离皮质醇（UFC）。

2. Cushing病的内分泌检查

1）对疑为ACTH腺瘤患者:测定血浆ACTH,正常人上午8～10时平均值为22pg/ml,晚上10～11时平均值9.6pg/ml,ACTH不稳定,进入血浆中很快分解,含量甚微。血浆皮质醇及尿游离皮质醇大于100μg有临床诊断意义。

2）垂体源性Cushing病:血浆ACTH中度增高或正常,血浆皮质醇升高、且昼夜节律消失,24小时尿游离皮质醇升高,小剂量地塞米松抑制试验不能抑制,大剂量地塞米松抑制试验能抑制,对明确诊断有特殊意义。

3）肾上腺素瘤或肾上腺癌:血浆ACTH不升高,血浆皮质醇明显增高、节律消失,大小剂量地塞米松抑制试验均不能抑制。

4）异位源性库欣综合征（肺癌、支气管类癌）:血浆ACTH明显增高,节律消失,大小剂量地塞米松抑制试验均不能抑制。

5）对诊断困难可行ACTH刺激试验、胰岛素低血糖诱发试验,双侧岩下窦采血、颈内静脉或下腔静脉采血对诊断有帮助。

3. 肢端肥大症或巨人症的内分泌检查

1）口服葡萄糖耐量试验后GH（growth hormone）谷值大于2.5μg/L（口服葡萄糖75g,分别于服葡萄糖前、服糖后30分钟、服糖后60分钟、服糖后90分钟、服糖后120分钟抽血测GH）。

2）胰岛素样生长因子1（Insulin-like growth factor 1,IGF-1）水平至少超过性别、年龄相匹配正常值上限。

3）心肺功能及腹部B超等检查。

五、影像学检查

1. X线片　可见蝶鞍底等处局部骨质吸收、破坏,蝶鞍扩大,鞍背和后床突向后移位,鞍底双边征等。

2. CT　是诊断垂体腺瘤常用的方法。目前高分辨率薄层扫描,蝶鞍区的冠状位和矢状位重建,提高了垂体微腺瘤的检出率。同时,蝶鞍区轴位、冠状位和矢状位图像的对经蝶手术准确定位有重要参考价值。

垂体微腺瘤的CT影像:①直接征象:鞍内低密度影,少数为高密度影;②间接征象:垂体高度大于10mm,垂体上缘局部饱满或膨隆,垂体柄偏移。鞍底局部骨质变薄、塌陷。

垂体大腺瘤的CT影像:鞍内和（或）鞍上等密度或高密度影,增强后肿瘤内不均匀强化,向鞍上生长,可有"雪人征"、"束腰征"等征象,视交叉可受压移位,鞍上池、三脑室可变形、闭塞,两侧可推压海绵窦或包绕颈内动脉。

3. MRI　是诊断垂体腺瘤重要方法。包括T_1加权像和T_2加权像的平扫和增强扫描,随着1.5T和3.0T MRI的广泛应用,对垂体微腺瘤早期诊断已非难事,垂体动态强化扫描可增加垂体微腺瘤的检出率。MRI可清楚显示肿瘤与视交叉、海绵窦、颈内动脉、鞍上池、三脑室等周围结构的关系。①垂体微腺瘤：T_1像呈低信号或等信号，T_2像高信号，可有鞍膈不对称膨隆、垂体柄偏移等间接征象。②垂体大腺瘤：T_1像呈低信号或等信号，T_2像高信号，增强后腺泡颗粒样强化为典型征象。

4. 其他　PET-CT对了解垂体功能和正常垂体位置需积累资料。血管造影（CTA、MRA和DSA）对单纯诊断垂体腺瘤较少应用，对鉴别蝶鞍区血管性疾病可酌情选用。

六、垂体腺瘤的诊断

垂体腺瘤的诊断根据临床表现、内分泌检查、影像学检查三个方面结合确诊。

临床症状、内分泌及影像学检查典型者，诊断垂体腺瘤并不难，如闭经、泌乳或性功能减退，血泌乳素增高，影像学有鞍区肿瘤，可诊断为垂体泌乳素腺瘤；如患有肢端肥大症状，血清生长激素和胰岛素样生长因子1增高，生长激素腺瘤诊断可明确；如视力障碍、视野缺损，影像学有鞍内肿瘤，而内分泌激素检查正常，应重点考虑无功能腺瘤。临床症状不明显或轻微，内分泌及影像学检查支持，诊断上亦无困难。

功能性垂体腺瘤的内分泌学指标：血清PRL（泌乳素）>200μg/L，GH谷值>2.5μg/L，24小时尿游离皮质醇（UFC）>100μg/L，上午血清促肾上腺皮质激素（ACTH）>20pg/ml，TSH、游离T_3和游离T_4高于正常值上限，对明确诊断有意义。

垂体腺瘤患者的早期症状往往非特异性、不典型，容易漏诊或误诊。如老年无功能性垂体腺瘤导致的垂体功能低下，视力下降；儿童及青春期垂体瘤出现视力下降；男性泌乳素腺瘤所致阳痿；女性泌乳素腺瘤所致月经紊乱、不孕；肢端肥大症患者的症状缓慢发展。这不仅需要神经外科、内分泌科医生重视，而且需眼科、妇产科等相关科室医生的重视，其中MRI和内分泌激素检查是提高垂体腺瘤早期诊断的重要手段。

仅有临床表现或内分泌检查异常，垂体影像学检查未能明确，应排除垂体以外的其他病变，并进行随诊观察。对于磁共振发现蝶鞍区占位病变的病例，应做全面的内分泌检查及详细询问病史，与其他病变如淋巴细胞性垂体炎、垂体脓肿、甲状腺功能低下所致的垂体增生、拉克氏囊肿等相鉴别；同时应与

鞍区生殖细胞瘤、颅咽管瘤、脑膜瘤等相鉴别。这些病变的具体治疗方案及手术入路的选择与垂体腺瘤有区别，故在术前尽可能地做出正确诊断。

七、需与垂体腺瘤鉴别的鞍区其他病变

1. 颅咽管瘤　多见于儿童或青春前期。有内分泌功能低下、视力下降、视野缺损、发育迟缓等表现，约1/3患者有尿崩。X线或CT可有鞍区骨质破坏，囊性者囊壁呈环形强化，鞍内或（和）鞍上出现钙化斑块，囊壁呈蛋壳样钙化是颅咽管瘤的特点（图18-8）。实质性颅咽管瘤有时难与无功能垂体腺瘤鉴别，需病理检查才能确诊。

2. 脑膜瘤　可有头痛、视力视野改变，内分泌症状不明显。多为实性，囊变较少。CT或MRI T_1像呈低信号或等信号，T_2像稍高信号，增强后均匀强化，可伴有硬脑膜尾征（图18-9）。影像学上肿瘤形态不规则、边界不清，周围脑水肿明显，邻近骨质受侵蚀破坏，增强CT肿瘤无强化或不均匀强化，提示肿瘤有侵袭生长倾向。

3. Rathke囊肿　起源于Rathke囊残余部分，多数位于鞍内，可向上生长突破鞍膈达鞍上。临床症状主要是由囊肿压迫周围组织结构所引起，如内分泌功能改变和视觉功能损害的临床表现，与鞍内型颅咽管瘤、无功能性垂体腺瘤临床表现相似。CT上为低密度影，增强后无强化征象，病灶边缘清楚。MRI为长T_1、长T_2信号，增强后无强化征象（图18-10）。

4. 垂体增生　垂体增生包括生理性增生和病理性增生。青春发育期、妊娠哺乳期可引起垂体生理性增生。病理性增生多种垂体细胞异常肥大或（和）分泌异常，如PRL腺瘤、GH腺瘤和无功能腺瘤等。甲状腺功能低下或肾上腺皮质功能低下反馈造成垂体促甲状腺激素分泌细胞和促肾上腺皮质激素细胞增生，治疗精神病药物诱发垂体增生。生理性增生不需要特殊处理，病理性增生则需治疗干预（图18-11）。

5. 垂体细胞瘤　垂体细胞瘤（pituicytoma）十分罕见，是起源于成年人神经垂体或者垂体柄神经胶质细胞的良性实体性梭形星形细胞肿瘤。作者单位确诊2例，加文献报道共30例。

垂体细胞瘤是起源于成年人神经垂体或垂体柄神经胶质细胞的实体性良性梭形星形细胞肿瘤，属WHO I级。构成神经垂体和垂体柄的神经胶质细

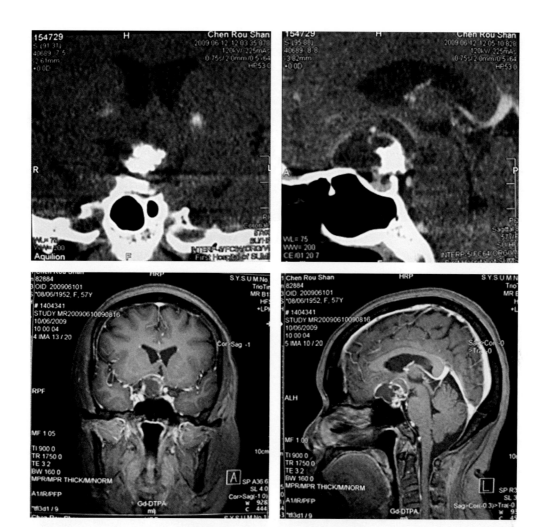

图 18-8　颅咽管瘤 CT 及 MR 表现

CT 示病灶内密度不均,有多个囊变区及斑片状钙化影,呈不均匀强化,MRI 示肿瘤呈囊性、囊壁环形强化,肿块信号不均,T_1WI 呈稍低信号混杂稍高信号,T_2WI 为高信号混杂低信号,T_2WI 水抑制序列仍为不均匀高信号

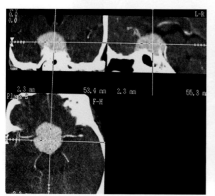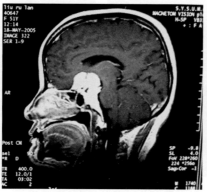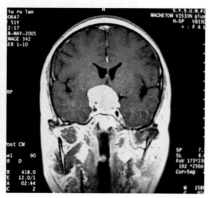

图 18-9　脑膜瘤的 CT 和 MRI 影像

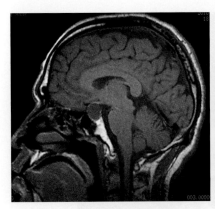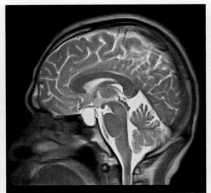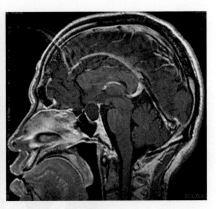

图 18-10 Rathke 囊肿 MR 表现

MRI T₁WI 呈低信号，T₂WI 呈高信号，增强扫描囊壁可见强化，囊内未见强化

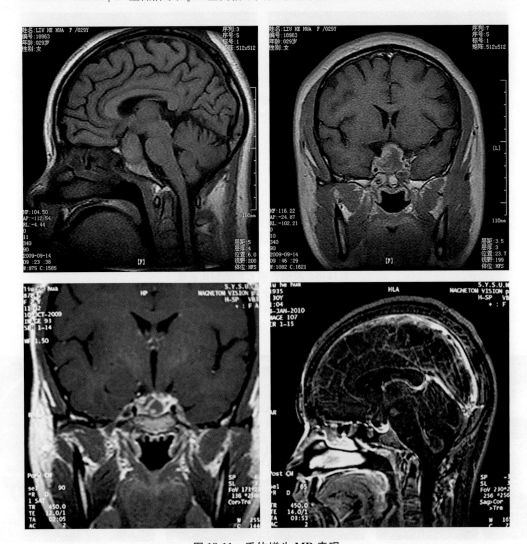

图 18-11 垂体增生 MR 表现

甲状腺功能低下致垂体增生，左甲状腺素三周后明显缩小治疗 4 个月后垂体形态恢复正常

胞包括主细胞（major cell）、暗细胞（dark cell）、嗜酸瘤细胞（oncocytic cells）、室管膜细胞（oncocytic cells）和颗粒细胞（granular cell）5 种，垂体细胞瘤被认为起源于前两种细胞或其前体细胞。该概念由 Brat 等于 2000 年首先提出，在 2007 年 WHO 中枢神经系统肿瘤分类法中得到认可。过去所提及的颗粒细胞瘤（granular cell tumors）、迷芽瘤（choristomas）、毛细胞星形细胞瘤（pilocytic astrocytomas）和颗粒细胞成肌细胞瘤（granular cell myoblastomas）等也被包含在垂体细胞瘤范围内，此外，还包括"神经垂体星形细胞瘤"（posterior pituitary astrocytoma）和起源于垂体柄的"漏斗瘤"（infundibuloma）。

目前，垂体细胞瘤被明确定义为是不同于上述肿瘤的星形细胞肿瘤，其同义词"漏斗瘤"不再使用，也不再与神经垂体星形细胞瘤混用。WHO 工作组认为："垂体细胞瘤"有助更清楚地对起源于神经垂体和垂体柄的肿瘤进行临床分类。

临床表现：文献中临床症状依次为：视力、视野损害，性欲减退，头痛，全身乏力，少数患者表现为记忆减退、恶心、眩晕、精神异常、尿崩、肿瘤卒中、腺垂体功能低下、泌乳素增高、促肾上腺皮质激素增高和男性乳房发育等症状。作者单位 2 例表现为视力、视野损害，头痛和视物模糊。

影像学特征：文献中主要表现为鞍内、鞍上肿物；CT 为等密度类圆形实体性肿块，呈明显均匀强化，未发现钙化、瘤组织坏死、周围骨组织破坏等。MRI 上肿瘤表现为实体性肿块，边界清楚，T_1 为等信号，T_2 大多为轻、中度高信号，绝大多数病例表现为均匀一致的明显强化，非均质强化和囊性变少见。作者单位 2 例表现为鞍内、鞍上肿物，肿瘤边缘清晰，增强肿瘤密度较均匀，见斑片状低密度未强化影（图 18-12）。

病理学特点：肿瘤主要由呈胶质纤维束状或席纹状排列的纺锤状或胖圆状的双极梭形细胞构成，血管网丰富，细胞含较丰富的嗜酸性胞质，边界清楚。主要特点包括：梭形细胞肿瘤，免疫组织化学

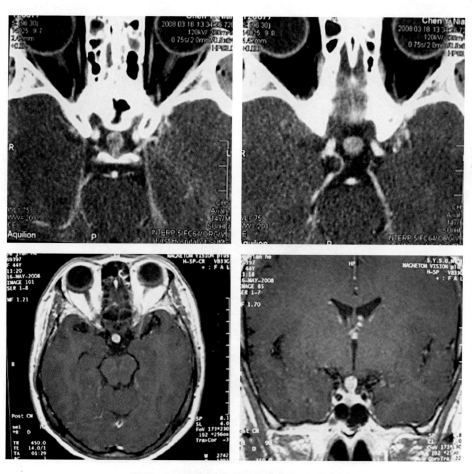

图 18-12　垂体细胞瘤的 CT 和 MRI 影像

CT 增强扫描，大小 9mm×7mm×6mm，肿瘤呈均一增强；术前 MRI 轴位和冠状位增强，强化强度与垂体一致，肿物与垂体柄及垂体漏斗分界不清

GFAP(+),免疫组织化学 S-100(+)和 Vimentin(+),MIB-1 小于 2%(图 18-13)。

临床治疗方法:手术切除肿瘤是主要治疗手段。手术方式包括经颅和经蝶入路。本组 1 例经蝶全切除、1 例经颅全切除,术后分别随访 3 年和 2 年,肿瘤均无复发。文献中 28 例患者,仅 12 例肿瘤全切除,其余为次全切除或部分切除,未能全切除主要原因是肿瘤血供丰富。化疗和放疗有待总结。

6. 脊索瘤 起源于胚胎残留的脊索组织,在胚胎期间,脊索上端分布于颅底的蝶骨和枕骨,部分达到颅内面;脊索的下端分布于骶尾部的中央及旁中央等部位。脊索瘤好发蝶枕部和骶尾部。头痛为最常见的症状,约 70% 的患者有头痛,头痛与缓慢持久的颅底骨浸润有关。蝶鞍区脊索瘤可有垂体功能低下、视力减退、视野缺损等表现;鞍旁脊索瘤可有Ⅲ、Ⅳ、Ⅵ脑神经麻痹,以展神经受累较为多见;斜坡脊索瘤可有脑干受压症状,如步行障碍、锥体束征、第Ⅵ、Ⅶ脑神经功能障碍(图 18-14)。

7. 空蝶鞍综合征 可有先天性和继发性,CT 或 MRI 可确诊。无症状者不需要处理,有脑脊液漏或进行性视力视野障碍可手术治疗。

8. 垂体脓肿 垂体脓肿包括原发性脓肿和继发性脓肿。脓肿病因可有来自邻近的感染病灶,如上颌窦、筛窦、蝶窦、额窦、乳突、中耳的炎症直接波及;目前隐源性脓肿有增多趋势。典型脓肿可有发热、血白细胞升高等表现,临床上很少见;乏力、食欲减退、头痛等为非特异表现。术前难与 Rathke 囊肿、垂体腺瘤囊性变等鉴别。影像学上无特异性,脓液沉积后可有分层排列(图 18-15)。

9. 朗格汉氏组织细胞增生症(Langerhans 细胞增生症) 增生的组织压迫神经垂体和下丘脑可引起尿崩症、垂体功能低下等表现。化疗对本病有一

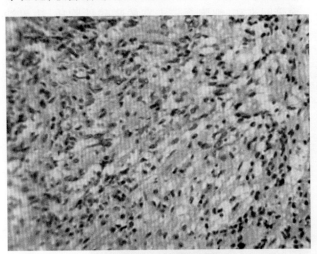

HE 梭形细胞异型性不明显

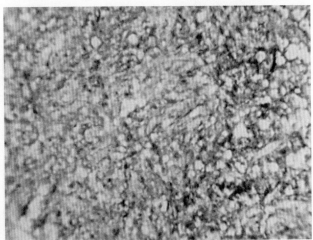

梭形细胞S-100呈强阳性

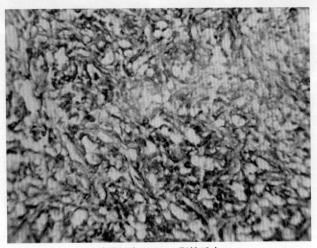

梭形细胞Vimentin阳性反应

图 18-13 垂体细胞瘤的病理学特点

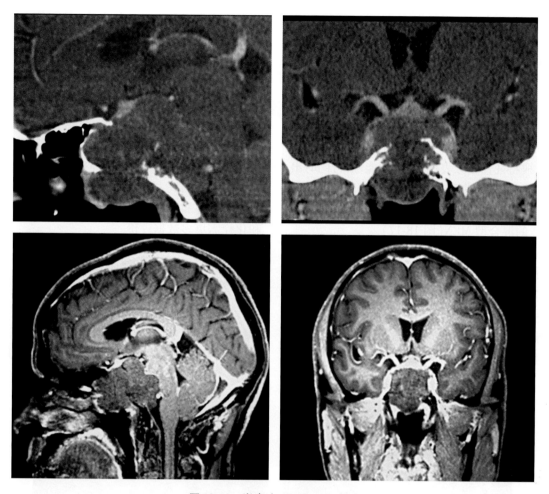

图 18-14　脊索瘤 CT 及 MR 表现

CT 上增强扫描呈轻度不均匀强化,边界清楚,肿瘤周围骨质破坏。MRI 表现为 T_1WI 呈不均匀等信号伴稍低信号、T_2WI 不均匀高信号,注射 Gd-DTPA 后肿块呈不均匀性轻度强化,伴有蝶窦、斜坡周围骨质破坏,髓质骨高信号区消失

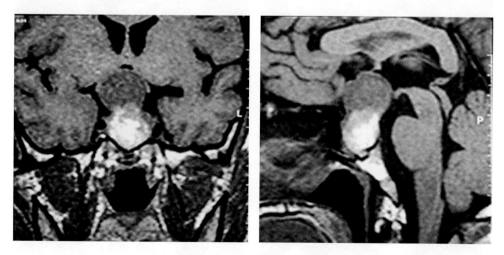

图 18-15　垂体脓肿 MR 表现

垂体脓肿脓液沉积后可有分层排列

定疗效。MRI 表现垂体柄明显增粗,垂体柄位置居中,向上轻度推移视交叉;垂体形态饱满,信号欠均匀,T₁WI 后叶残存细条状高信号影。T₁WI 呈等信号,T₂WI 大部分呈等信号,内见少量高信号,注射 Gd-DTPA 后可见逐渐明显强化(图 18-16)。

10. 多发内分泌腺瘤 多发性内分泌腺瘤病(multiple endocrine neoplasia,MEN)为遗传性多种内分泌组织发生肿瘤综合征的总称,有 2 个或 2 个以上的内分泌腺体病变。肿瘤可有功能性(分泌活性激素并造成特征性临床表现)或无功能性,可同时出现或先后发生,间隔期可长短不一。MEN 可分为两种类型:MEN 1 及 MEN 2,还有不能归属于 MEN 1 或 MEN 2 的混合型 MEN(图 18-17)。

11. 异位松果体瘤 典型者可有性早熟、尿崩等。内分泌功能正常或低下。有时要依靠病理诊断(图 18-18)。

12. 淋巴细胞性垂体炎 淋巴细胞性垂体炎可局限于腺垂体或腺垂体,发病机制不清楚,目前认为是一种自身免疫性内分泌疾病。MRI 上垂体增大,明显大致均匀的强化,垂体柄常不偏移,神经垂体短 T₁ 信号消失,周围硬脑膜可明显受累。蝶鞍压迫症状主要是头痛和视觉功能异常,并不都出现腺垂体功能低下症状,可有神经垂体受累——尿崩症状。激素治疗可有一定疗效。

13. 视交叉胶质瘤 可有视力视野改变,常为低级别的毛细胞型星形细胞瘤,多见于儿童,占儿童鞍旁肿瘤的 25%。MRI 上 T₁ 低信号,T₂ 高信号。

14. 垂体癌 原发性垂体癌患病率较低,占垂体肿瘤的 0.2%。继发性垂体癌常见的原发灶为乳腺、肺和前列腺。垂体癌的临床表现无特异性,术前难与垂体腺瘤鉴别。垂体癌以手术治疗为主,放疗和化疗需更多数据评价。

八、垂体腺瘤的治疗

1. 手术 手术是治疗垂体腺瘤的主要方法,包括经蝶窦入路、神经内镜和内镜辅助经蝶窦入路、翼点入路、额下硬脑膜外和硬脑膜下入路、眶上锁孔入

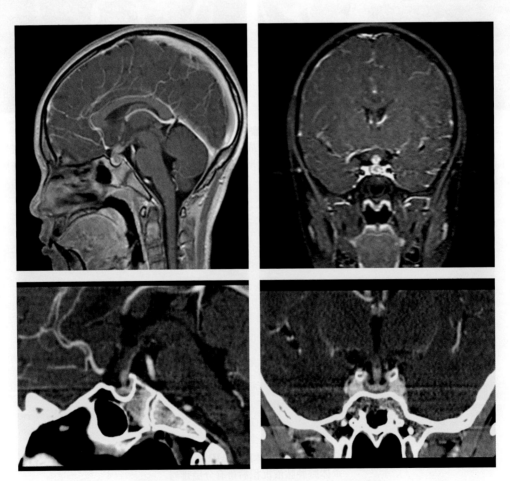

图 18-16 Langerhans 细胞增生症 CT 及 MR 表现
化疗 6 个疗程后垂体柄和垂体明显缩小、尿崩症改善

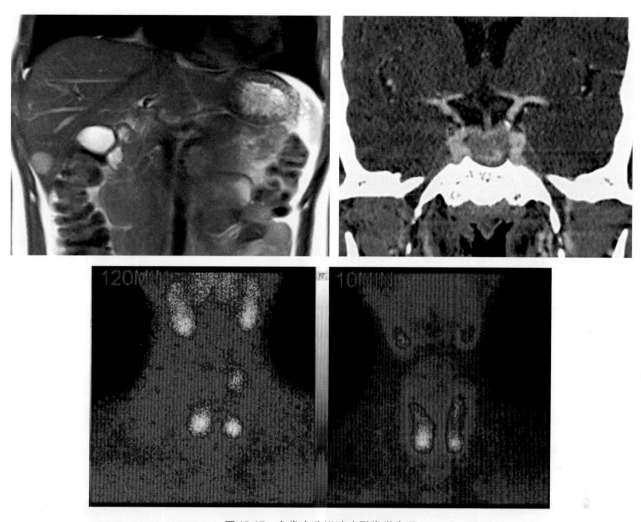

图 18-17　多发内分泌腺瘤影像学表现
胰尾部和胰颈结节肿块,肝 S4 见 2 个、S5 见 1 个结节,垂体 GH 腺瘤,甲状腺左叶
下极内后方结节,结合临床符合多发内分泌腺瘤(胰岛细胞瘤)

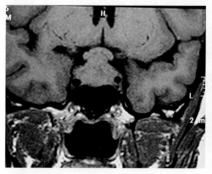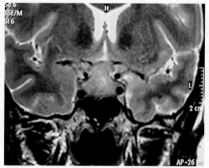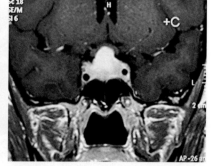

图 18-18　异位松果体瘤 MR 表现

路等手术方式,以经蝶窦入路为首选,本节以经蝶窦手术为例。

2. 术前准备

(1) 影像学检查:了解蝶窦发育情况、肿瘤大小、生长方向、肿瘤与周边结构的关系、肿瘤有无囊变和出血等。MRI 可清楚显示病变范围及肿瘤对海绵窦、蝶窦和斜坡的侵犯程度。CT 可发现病变钙化和颅底骨质破坏,鞍区薄层扫描和三维重建对垂体腺瘤定位有帮助。

(2) 眼科检查:包括视力、视野、眼底检查。

(3) 内分泌检查:常规行内分泌激素检查,包括生长激素、催乳素、促肾上腺皮质激素、甲状腺刺激素、尿促卵泡素、黄体生成素、血尿皮质醇等。

(4) 药物准备:肾上腺皮质功能不全者应于围术期补充氢化可的松、甲泼尼龙等。伴有甲状腺功能低下者术前应补充甲状腺素。手术前 3 日鼻腔内开始滴入抗生素溶液,术前 1 天剪除鼻毛并清洗鼻腔。

(5) 特殊情况准备:Cushing 病、GH 型腺瘤患者合并高血压、高血糖应予以控制;TSH 腺瘤伴甲状腺功能亢进应予以纠正;垂体腺瘤伴电解质紊乱术前应予以纠正。

3. 术中处理

(1) 体位与切口:采用仰卧位,上半身抬高 20°~30°,头后仰 15°~30°。单鼻孔蝶窦入路适合大多数病例,鼻孔过小、大及巨大肿瘤或肿瘤侵袭海绵窦者选用唇下切口或扩大经蝶入路。根据条件可选用术中 C 臂 X 线机、神经内镜、导航系统或术中 MRI(图 18-19)。

(2) 切除肿瘤:了解骨窗与鞍结节、斜坡等结构的位置关系。先切除鞍内后方和两侧肿瘤,然后切除侵入鞍旁和海绵窦部分,最后切除鞍上肿瘤。随着鞍内部分肿瘤的切除,视野外鞍上部分肿瘤会逐渐进入鞍内。术区渗血用止血材料压迫常能止

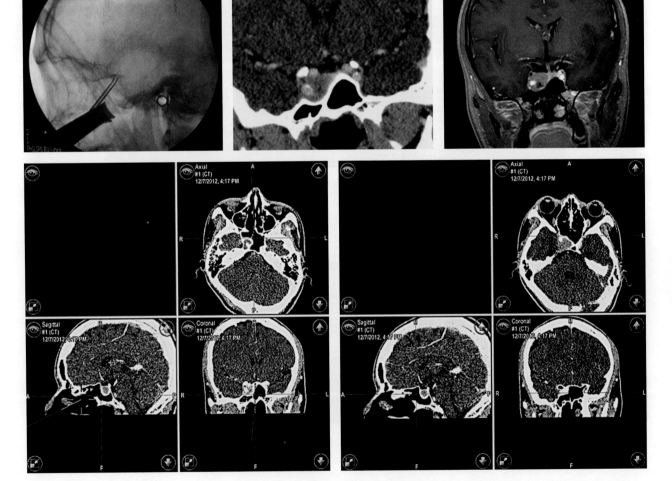

图 18-19 术中 X 线定位及导航定位

定位示肿瘤偏侧生长

血。术中有少数病例的颈内动脉祥可进入蝶窦内，先保护好颈内动脉，再切除颈内动脉外侧肿瘤。切除蝶窦、蝶鞍及鞍膈上肿瘤时，应注意中线两旁的重要神经血管结构，如视神经、颈内动脉及海绵窦等。在蝶鞍内操作时需注意保护肿瘤周围的残留垂体组织，勿损伤垂体柄，以免术后垂体功能低下或尿崩。为减少术后脑脊液漏发生，术中应尽量避免进入蛛网膜下腔。肿瘤侵犯海绵窦可选区用扩大经蝶入路，辅以神经内镜可扩大侧方视野。

（3）术中：如蛛网膜破裂，瘤腔可填塞脂肪，生物蛋白胶封闭鞍底，骨性鼻中隔重建鞍底，术后辅腰大池引流，以减少脑脊液漏发生。

（4）该入路也可切除中上斜坡病变。

4. 术后处理

（1）抗生素：选用第三代头孢菌素，用药 3～7 天，出现脑脊液漏者，酌情延长抗生素使用时间。

（2）激素替代治疗：可选用氢化可的松、甲泼尼龙等，术后 48～72 小时，根据血皮质醇、尿皮质醇结果和临床症状调整药物用量或停用；伴有甲状腺功能低下者，补充皮质激素后可加用甲状腺素。术前有垂体功能低下或肿瘤急性卒中者，术后需系统内分泌激素替代治疗。

（3）注意：视力和视野变化。

（4）术中：有蛛网膜破裂按脑脊液鼻漏处理。

（5）记录：每小时尿量和 24 小时出入液体量，尿崩者应酌情补液和用药物治疗尿崩，定期复查电解质。

（6）鼻腔内填塞物：于术后 3 天左右取出，唇下入路可术后 5 天取出。

（7）术后复查：根据垂体腺瘤病理类型，复查相关激素水平，MRI 等检查根据患者具体情况安排。

5. 治愈标准

（1）GH 腺瘤：口服葡萄糖耐量试验后 GH 谷值小于 $1\mu g/L$，IGF-1 水平降至与性别、年龄相匹配正常水平。新的肢端肥大症治疗指南建议 GH 谷值小于 $0.4\mu g/L$ 为治愈标准。

（2）PRL 腺瘤：没有多巴胺受体激动剂治疗情况下，女性 PRL 小于 $20\mu g/L$，男性 PRL 小于 $15\mu g/L$。

（3）ACTH 腺瘤：血 ACTH 水平、血皮质醇、尿皮质醇水平正常。

（4）TSH 腺瘤：TSH、游离 T_3 和游离 T_4 水平恢复正常；甲状腺接受放射性核素治疗者，每 6 小时服用甲状腺素 $25\mu g$、持续 10 天以上，TSH 水平正常。

（5）无功能腺瘤：术后 3 至 6 个月 MRI 检查无肿瘤残留。

对于功能性腺瘤，一般要求术后激素水平恢复正常持续 6 个月以上为治愈基线。

6. 术后并发症

（1）尿崩症：尿崩与术中骚扰神经垂体或垂体柄有关，绝大多数尿崩是一过性，极少数为持续性尿崩。表现为口干、口渴、饮水多、尿多，24 小时尿量大于 4000ml，尿比重小于 1.005。常用去氨加压素（弥凝）治疗尿崩症，剂量每次 0.05～0.1mg、每日 2～3 次，剂量可根据每天尿量作相应调整，同时注意电解质变化。

（2）鼻出血：术后鼻出血多与鼻腔填塞拔除后鼻黏膜分离出血或蝶腭动脉分支出血。鼻黏膜出血量一般不多，多数可自行停止，出血多时可适当加用止血药物；出血量较多可能与蝶腭动脉分支结痂脱落有关，可在鼻内镜下止血处理，多数病例内镜下也未能有明确出血点，可用碘仿纱或膨胀海绵填塞。蝶腭动脉分支或颈内动脉海绵窦段分支破裂，可表现为出血凶猛、出血量大，甚至形成颈内动脉海绵窦漏（图 18-20），可按颈内动脉海绵窦漏处理。

病灶 T_1WI 以混杂等信号为主、T_2WI 压脂以混杂低信号为主，病灶内可见小斑片样 T_1WI 高信号影，病灶与右侧颈内动脉虹吸段关系密切。T_1WI 高信号区未见明显强化。病灶向后上延伸。MRA 和 DSA 证实术区假性动脉瘤并附壁血栓形成，病灶与右侧颈内动脉相通。

（3）脑脊液鼻漏：多见于肿瘤与鞍膈蛛网膜粘连紧密、蛛网膜菲薄者，部分肿瘤可突破鞍膈蛛网膜向脑内生长。脑脊液鼻漏多数发生于术中，术后也可因用力不当、打喷嚏、便秘或增加腹压等情况发生。患者头低位后可有清水样液体滴出，收集漏液作生化检查，若含有糖即可确诊脑脊液漏。头颅 CT 或 MRI 检查提示蛛网膜下腔或脑室内积气量增加，表明蛛网膜下腔与外界持续相通，也提示有脑脊液漏存在。

对于术中鞍膈蛛网膜破裂者，除术中修补鞍底外，术后可常规放置腰大池引流，术后一周左右拔除，可减少术后脑脊液鼻漏发生。术后出现脑脊液鼻漏者，可半卧位息，广谱抗生素预防感染，避免打喷嚏、便秘等引起颅内压增高，同时放置腰大池引流，多数可治愈。对于经非手术治疗不愈者，可选择显微镜下鼻内入路修补术和内镜下修补术等术式。一次手术未治愈者可再次手术。脑脊液鼻漏形成张

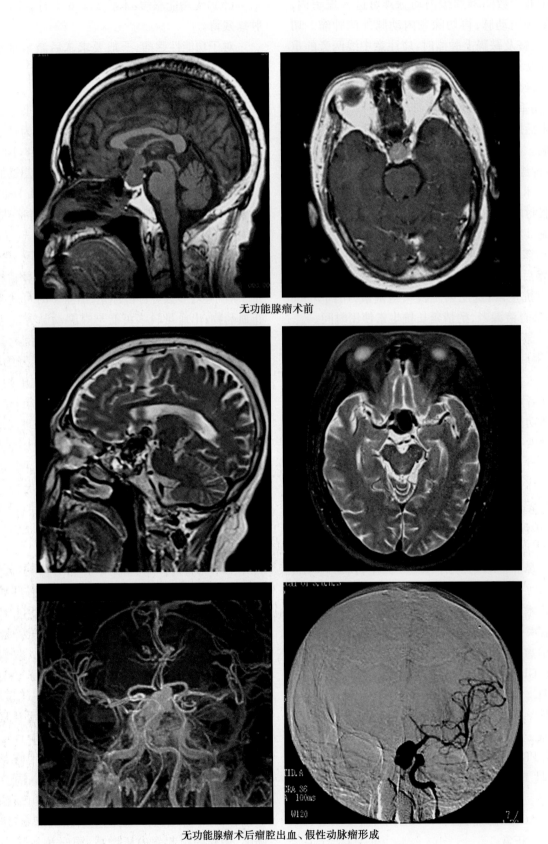

无功能腺瘤术前

无功能腺瘤术后瘤腔出血、假性动脉瘤形成

图 18-20 无功能腺瘤术前术后影像学表现

466

力性气颅者,在修补漏口时应行气颅钻孔引流术(图18-21)。

(4) 术后视力下降:大多数患者经蝶术后视力、视野得到不同程度的改善,少数患者术后视力下降。主要原因有:①术中损伤视神经管;②术中操作时突破鞍膈,伤及视神经或视交叉;③瘤腔出血或鞍内填塞物过多、过紧而压迫视交叉及视神经;④较大鞍上肿瘤与视交叉有粘连,术中强行分离引起损伤;⑤较大肿瘤切除后,鞍膈塌陷引起视交叉移位或扭

曲,导致视交叉卒中或视交叉综合征。术后视力下降原因大多数与手术操作有关。术中应熟悉相关解剖,勿损伤视神经、视交叉及其血管,鞍内填塞物松紧要适度。对于视交叉卒中或视交叉综合征,在排除出血情况下,可用扩张血管、溶栓药物。瘤腔出血,可原切口入路血肿清除,若为瘤腔渗血,止血处理后多数可治愈(图18-22)。

7. 经蝶窦手术评价

(1) 显微镜经蝶窦手术:自1889年Horsley经

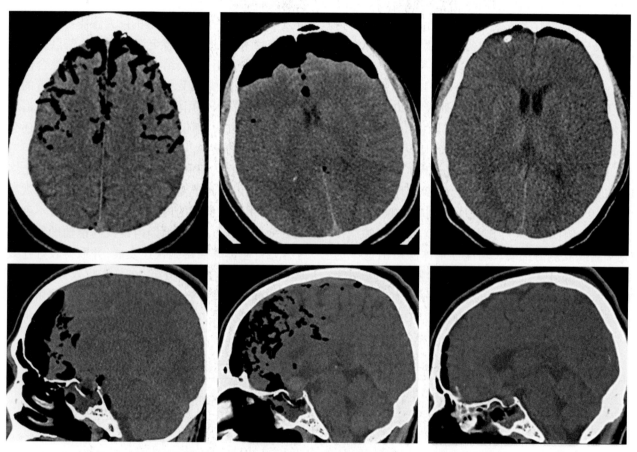

图18-21　无功能腺瘤术后脑脊液鼻漏形成张力性气颅

术后脑脊液鼻漏气颅、气颅渐增多形成张力性气颅、行钻孔引流术后第一天气颅明显好转

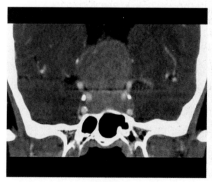
术前

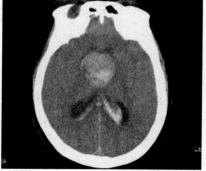
术后瘤腔出血

图18-22　术后瘤腔出血影像学表现

额下入路切除第一例垂体腺瘤以来，经 Schloffer、Cushing、Dott、Guiot、Hardy 等前辈们的临床实践，垂体腺瘤手术方式经历经蝶窦入路兴起、经颅入路占主导地位、经蝶窦入路复兴等发展阶段。经过几代人的努力，经蝶窦入路显微手术由于对垂体柄、下丘脑、视神经干扰小，死亡率及严重并发症发生率低，手术时间短、术后恢复快等优点，是垂体腺瘤首选的治疗方式。手术的主要适应证包括：功能性腺瘤（泌乳素腺瘤可首先药物治疗），大或巨大垂体腺瘤伴有视觉功能障碍或垂体功能低下，治疗或随访期间肿瘤增大，药物治疗无效或效果欠佳者，不能耐受药物不良反应者，拒绝长期服用药物治疗者，垂体腺瘤伴脑脊液鼻漏者，复发垂体腺瘤。

大样本研究报道（$n = 4050$），Hardy Ⅰ 级 406 例、Hardy Ⅱ 级 1823 例、Hardy Ⅲ 级 1620 例、Hardy Ⅳ 级 201 例。显微镜下 Hardy Ⅰ 级、Hardy Ⅱ 级、Hardy Ⅲ 级 和 Hardy Ⅳ 级 的全切除率分别为 97.3%、95.2%、90.4% 和 47.4%；1987 年前的病例总切除率为 87.6%，1987 年至 2003 年间总切除率为 96.9%。另一研究报道，1140 例垂体腺瘤中，大腺瘤 788 例（69.1%），其中 233（20.4%）例肿瘤侵犯一侧或双侧海绵窦。功能性垂体腺瘤治愈率为 504/762（66.1%），无功能性垂体腺瘤治愈率为 64.8%；微腺瘤和大腺瘤的治愈率分别为 78.9% 和 55.5%，肿瘤侵犯海绵窦的治愈率为 7.4%，死亡率 3/1140（0.26%）。说明经蝶窦手术是安全有效的。

20 世纪 90 年代以来，经唇下鼻中隔蝶窦入路得到进一步应用发展，出现经鼻-鼻中隔-蝶窦入路、经单鼻孔直接经蝶窦入路等术式，丰富了经蝶窦手术方式。随着手术器械改进和手术者经验的积累，经蝶窦手术适应证进一步扩大，如哑铃形腺瘤经蝶窦手术等。而扩大经蝶窦手术通过磨除鞍结节部分骨质、筛窦后壁及蝶骨平台、海绵窦腹侧骨质和斜坡肿瘤前方的骨质，可切除鞍结节、额叶底部、海绵窦、颞叶底部和中上斜坡的肿瘤，部分向前、中、颅后窝发展的肿瘤避免开颅手术，提高手术疗效，减少术后并发症。而一些向鞍上发展的巨大腺瘤可采用分次经蝶窦手术，以提高肿瘤全切除率。一些巨大侵袭性腺瘤可先采用手术、结合药物和放疗等综合治疗策略。当然，经蝶窦手术方式的选择，应以术者的经验和对本项技术应用的熟练程度为前提，盲目追求新技术和新方法，不仅不能达到预期效果，有时还会带来不必要的损伤。

（2）神经内镜和内镜辅助经蝶窦手术：近十多年来，神经内镜由于对病变组织及其周围结构观察清晰，可用不同角度的内镜观察显微镜下看不到的视野死角等优点，使得神经内镜或内镜辅助经蝶窦手术治疗垂体腺瘤得到快速发展，并取得较好疗效（表18-1）。综合文献分析，在总体疗效方面，神经内镜与显微镜在肿瘤全切除率和激素水平缓解率方面无统计学差异，内镜手术脑脊液鼻漏发生率低于显微镜手术。

表 18-1　神经内镜治疗功能性垂体腺瘤的手术疗效

病理类型	微腺瘤治愈率	大腺瘤治愈率	侵袭性腺瘤治愈率	合计治愈率
GH	45/53（85%）	73/109（67%）	20/37（54%）	138/199（69%）
ACTH	89/112（79%）	28/40（70%）	2/9（22%）	119/161（74%）
PRL	64/72（89%）	44/61（72%）	4/19（21%）	112/152（74%）
Overall	198/237（84%）	145/210（69%）	26/65（40%）	369/512（72%）

2009 年，Tabaee 首先报道 3-D 内镜手术治疗 13 例垂体大腺瘤，其中未侵犯海绵窦的 7/9 获得全切除，3-D 内镜在手术时间、住院时间等与 2-D 内镜无差异，术者主观的立体视觉效果明显好于 2-D 内镜。Vladimir 报道 3-D 内镜手术治疗垂体腺瘤 72 例，2-D 内镜手术治疗 43 例，平均手术时间 145 和 168 分钟，住院时间均为 5 天，功能性腺瘤治愈率分别是 20/30（67%）和 12/21（57%），脑脊液鼻漏修补率分别为 0/72（0%）和 3/43（7%），两者在脑脊液鼻漏修补方面有统计学差异，3-D 内镜可提高手术疗效。对于向鞍上发展的巨大腺瘤、向侧方生长或侵袭海绵窦肿瘤，神经内镜更易在直视下切除肿瘤，而术中脑脊液漏和出血限制内镜的运用。

内镜和内镜辅助经蝶窦手术目前病例数较少，且为回顾性数据，缺乏对照资料，需进一步积累经验，相信内镜在治疗垂体腺瘤方面会有更广阔的发展空间。

（3）术中 MRI、导航和超声在经蝶窦手术中的应用:神经影像学的飞速发展,使得术中超声、神经导航、术中 MRI 应用于垂体腺瘤手术,不仅提高肿瘤的全切除率,也能够最大限度的保留正常组织和减少并发症的发生。

1)术中 MRI:Theodosopoulos 等报告 27 例垂体腺瘤手术,术中估计 23 例全切除肿瘤(85%),术中 MRI 得到证实,4 例在参考术中 MRI 影像后有 3 例完全切除残余肿瘤,肿瘤全切除率达 96%。Wu 等报告 55 例垂体大腺瘤(Hardy's Ⅱ-Ⅳ级),术中 MRI(0.15 Tesla Polestar N20)发现有 17 例残留肿瘤,在参考术中 MR 影像后获得全切除,肿瘤全切除率从 58.2% 升至 83.6%。Pettersen 等报告 20 例垂体大腺瘤,肿瘤直径 11~41mm(平均 27mm),术中 MRI(0.5T)检查后有 8/20 例肿瘤获得全切除,再次手术后行术中 MRI 检查有 4/12 例肿瘤全切除,剩余病例中有 3 例行第三次手术、均未能切除肿瘤,肿瘤全切除率为 12/20(60%)。Berkmann 等报告 60 例垂体大腺瘤术中使用 MRI(0.15T),并与之前 32 例垂体大腺瘤作对照,术中 MRI 组肿瘤全切除率 85%、对照组 69%;术中 MRI 组不需要进一步治疗,对照组 13% 需治疗,垂体功能低下发生率术中 MRI 组与对照组分别为 29% 和 45%。研究认为,低磁场 MR 对估计鞍旁海绵窦内肿瘤残余量方面存在不足,低磁场 MR 可能会提供错误或不确切的影像信息而难以区分海绵窦内残余肿瘤和血液成分。近年来,国内外一些医疗单位采用 1.5T 或 3.0T 高磁场术中 MRI 辅助垂体腺瘤手术,取得较好效果。Hlavac 等报告 19 例大腺瘤或复发腺瘤术中使用 1.5T MRI,肿瘤全切除率从 62% 升至 85%。

然而,也有学者对术中 MRI 的效果提出质疑,即使 MRI 发现残留肿瘤,也不能直视下切除肿瘤,只有内镜才能在直视下看到术区内的肿瘤范围及其邻近的解剖结构,认为内镜技术比术中 MR 在提高肿瘤完整切除率方面作用更大。

2)神经导航:近年来,神经导航在经蝶窦手术得到广泛应用,导航可实时监控手术过程,定位精确,减少偏差,增加手术安全性、减少并发症,对经鼻蝶窦入路术后复发和甲介型蝶窦的垂体腺瘤更为合适。Xu 等报告,神经导航切除垂体腺瘤,术后复发病例肿瘤全切除 12 例,9 例肿瘤次全切除;侵袭性肿瘤 5 全切除,27 例肿瘤次全切除;30 例侵袭性生长激素腺瘤无一例内分泌治愈;45 例生长激素微腺瘤均全切除、其中 38 例激素水平正常;甲介型蝶窦各有 2 例肿瘤全切除和次全切除;研究认为神经导

航下垂体腺瘤手术是精确、安全和有效的,尤其适合复发病例和鞍底较复杂的病例,并可避免 X 线定位的放射损害。

3)术中超声:由于术中 MRI 和导航设备昂贵,使用费用高,术中超声也是近来发展的新技术。Suzuki 等报告 3 例巨大腺瘤和 2 例不规则腺瘤使用术中超声,术时在患者额部颅骨钻一孔,硬脑膜表面置入探头实时监测肿瘤切除,4 例肿瘤获得全切除。Ole 等报告 9 例垂体大腺瘤术中应用带侧面高频探头的二维高分辨率超声,术中获得高清图像,能分辨周围神经血管和正常垂体,对指导肿瘤切除有益;Ole 建议开发可弯曲的探头直接经蝶窦进入手术区来获得图像,将使超声在经蝶窦术中发挥更大作用。

综上所述,经过一个多世纪的发展,经蝶窦手术治疗垂体腺瘤的手术疗效取得了可喜成绩,神经影像及神经内镜也在蝶窦手术中得到广泛应用。而对于侵袭海绵窦的肿瘤、巨大肿瘤和质地韧的垂体腺瘤,无论采取何种治疗手段,疗效仍不尽人意。需要强调的是垂体腺瘤手术应由经验丰富的治疗团队来完成,才能更好地结合患者的实际情况,选择合适的治疗方式,以期达到最佳的手术疗效和尽可能减少手术并发症。

8. 药物治疗　药物治疗部分病例有一定的疗效。如多巴胺受体激动剂溴隐亭,半合成的麦角肽衍生物如培高利特、喹高利特和卡麦角林治疗 PRL 腺瘤;生长抑素(奥曲肽、兰瑞肽、奥曲肽 LAR 和生长激素受体阻滞剂)治疗 GH 腺瘤或 TSH 瘤;赛庚啶、美替拉酮治疗 ACTH 腺瘤;药物治疗可不同程度缓解症状,但不能根本治愈,停药后症状会复发,瘤体可能会继续增大。

9. 放射治疗　适用于手术后肿瘤残留、患者体质差或合并有其他系统疾病不能耐受手术者,尽管放射治疗垂体腺瘤有一定的疗效,但临床上对其剂量、疗效以及对垂体功能低下,视交叉视神经、周围血管神经结构等的损害尚待进一步研究。

10. 随诊观察　并不是所有的垂体腺瘤都需要手术切除,直径小于 1cm 的垂体无功能性瘤、临床上无明显症状者可观察定期复查。

九、不同病理类型垂体腺瘤

1. 泌乳素腺瘤(PRL 腺瘤)　多见于女性,男性约占 15%,以 20~30 岁年龄段多见。女性患者临床典型症状为闭经-溢乳-不孕三联症(Forbis-Albright

症），一些病例并不完全具备此三种症状，患者就诊时常诉乳头有分泌物或乳汁样物质，就诊检查时有溢乳；其他症状可有性欲减退、流产、肥胖等症状。男性患者 PRL 增高后可引起血睾酮生成和代谢障碍，血睾酮降低，或抑制下丘脑促性腺激素释放激素的释放，导致精子生成障碍，数量减少，活力降低，形态异常；临床上出现性功能减退、阳痿、不育、睾丸缩小，可伴有毛发稀少、肥胖、乳房发育等女性第二性征。男性病例大腺瘤多见，肿瘤增大向鞍上、鞍旁生长，可伴有视力下降、视野缺损。PRL 腺瘤溴隐亭治疗后肿瘤缩小后可出现脑脊液鼻漏（图 18-23）。

2. 垂体 PRL 微腺瘤

（1）随诊观察：月经周期正常、性功能正常、泌乳轻、不准备妊娠者，可随访观察。随诊期间定期复查 PRL 水平，血清 PRL 水平高于两倍基础值时应加药物治疗。

（2）药物治疗：溴隐亭可使 80%～90% 患者的泌乳素水平或恢复正常月经周期，大部分患者泌乳减少或消失。半合成的麦角肽衍生物，如卡麦角林、培高利特和喹高利特等，疗效优于溴隐亭，但需更多临床数据。少部分患者药物可以治愈。

（3）经蝶窦手术治疗：手术是最根本的治疗方法，适合不能耐受药物副作用或多巴胺激动剂耐药者。对于有经验的经蝶窦手术专家，手术严重并发症发生率很低。

3. 垂体 PRL 大腺瘤

（1）药物治疗：泌乳素大腺瘤患者可以首选药物治疗，对有占位效应的患者也可选用药物治疗；药物敏感者肿瘤可缩小，血清 PRL 水平下降，月经恢复、泌乳消失（图 18-24）。溴隐亭治疗期间，应根据血清 PRL 水平增加或减少溴隐亭的剂量，调整至长期维持治疗剂量。对于有生育要求者，应在妊娠后停用溴隐亭，孕期定期复查 PRL 水平，直至产后再恢复溴隐亭治疗。有临床数据证明，新生儿的致畸率和智力障碍发生率与孕期服用溴隐亭无相关性。

（2）手术治疗：药物治疗无效或治疗后视力视野障碍无改善的患者应行手术治疗。视力视野障碍严重或伴有卒中患者应首选手术治疗。垂体大腺瘤合并轻微 PRL 升高，可能是无功能腺瘤，对此需要进行手术治疗。对于肿瘤边界清楚的大腺瘤或微腺瘤，也可首选手术治疗，手术治愈率高，可避免长期服药和药物相关副作用。

（3）放射治疗：单纯放射治疗很少使 PRL 降至正常水平，放疗是 PRL 腺瘤的辅助手段，用于手术后肿瘤残留者。

4. 生长激素腺瘤（GH 瘤） GH 分泌过多可引起代谢紊乱，软组织、骨骼及内脏过度生长，在青春期前因骨骺未闭合，表现为巨人症，成年后表现为肢端肥大症。促生长作用是 GH 通过肝脏所产生胰岛素样生长因子 1（IGF-1）作用于含有 GH 受体的各种细胞来完成的。由于肿瘤本身引起的压迫症状，生长激素对代谢影响（糖尿病、高血压），胰岛素样生长因子 1 对躯体生长的影响，以及由此产生的并发症（关节炎、心律失常、呼吸睡眠暂停综合征、恶性肿瘤），使得肢端肥大症患者死亡率和致残率比正常人群高 2 位以上，患者中位数生存年龄约 50 岁。

肢端肥大症的早期症状主要有：额骨增宽变长、鼻唇肥厚、颧骨突出、皮肤粗糙，手指脚趾变粗大、手指伸屈幅度下降、易疲劳，记忆力下降，晨起时手指小关节僵硬、双手麻木，手指不灵活，鞋码逐渐变大，

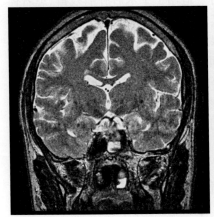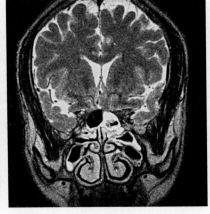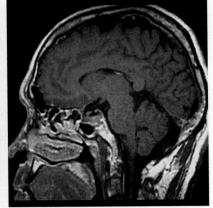

图 18-23 PRL 腺瘤溴隐亭治疗后影像学表现

PRL 腺瘤溴隐亭治疗后脑脊液鼻漏，蝶窦、双侧筛窦、双侧上颌窦内脑脊液
信号影，矢状位鞍底前方有小漏口

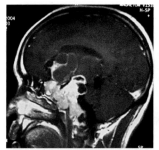
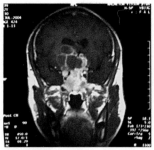
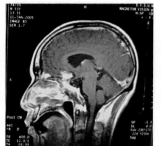
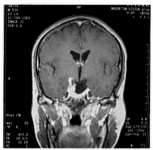

A. PRL 腺瘤溴隐亭治疗前　　　　　　　　　　　　　　　　治疗6个月

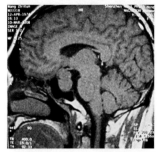
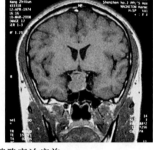
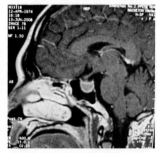
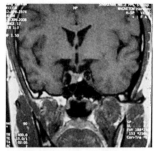

B. PRL 腺瘤溴隐亭治疗前　　　　　　　　　　　　　　　　治疗3个月

图 18-24　PRL 腺瘤溴隐亭治疗前后影像学表现

女性患者可有月经紊乱、闭经及不孕等症状,男性患者可有性功能减退、阳痿等。值得注意的是这些症状缓慢发展,从发病到诊断的平均时间为 6～10 年,且是非特异性症状,不易被患者和长期生活在一起的亲属注意。晚期则有全身乏力、记忆力减退、注意力不集中、头痛及全身疼痛等。少数病例可有多汗、突眼性甲状腺肿等。部分病例伴有血清 PRL 增高,可能为下丘脑控制失调或为 GH-PRL 混合性腺瘤。本病易并发糖尿病、高血压、关节炎、心律失常、呼吸睡眠暂停综合征等并发症,如不及时治疗可因代谢并发症、心血管疾病、呼吸系统疾病而死亡。

肢端肥大症治疗目标是完全切除垂体腺瘤或减少肿瘤体积,抑制 GH 过多分泌,使 IGF-1 恢复至与年龄、性别相匹配的正常水平。手术、药物和放射是治疗肢端肥大症的三种方法。

经蝶窦神经外科手术切除垂体腺瘤,是绝大多数肢端肥大症患者首选的治疗方法,手术能迅速减少 GH 和 IGF-1 分泌,手术的死亡率和严重并发症发生率低,是安全有效的。对于有经验的经蝶窦神经外科专家,微腺瘤的一次手术治愈率在 90% 上下,而大腺瘤手术能使 50%～70% 患者的 IGF-1 水平正常化,而对于肿瘤侵袭海绵窦者,手术治愈率为 15%～49%。

目前,治疗肢端肥大症的药物有三类,即多巴胺受体激动剂、生长抑素类似物(奥曲肽、长效奥曲肽和兰端肽)、GH 受体拮抗剂。生长抑素类似物(so-matostatin analogues,SSA)能使 60% 以上肢端肥大症患者的 GH 和 IGF-1 水平正常化,且能减轻临床症状。SSA 能缩小肿瘤体积,大约 75% 的肢端肥大症患者 SSA 治疗后肿瘤体积缩小超过 20%(体积缩小中位数是 50%)(图 18-25)。特别是大腺瘤,理论上来讲瘤体缩小后更容易获得根治性切除。对于手术前 SSA 治疗能否提高手术治愈率方面的研究仍有争议,一些研究认为术前 SSA 治疗能提高手术治愈率,而另一些则认为与手术前未用药者相比无差异。

γ 刀治疗肢端肥大症患者 5 年缓解率为 29%～60%,而 γ 刀在选择病例时通常包括诸多微腺瘤的患者,治疗结果易产生偏倚。在其他治疗措施安全前提下,放射治疗存在的主要问题是安全性。放疗后 5～10 年,患者垂体功能低下发生率>50%,普通放疗和立体定向放疗在垂体功能低下发生率方面相近,大约 5.5% 患者有潜在视觉功能损害的危险。普通放疗由于放射性血管病变、存在继发其他肿瘤事件的风险,这些风险仍需要长期随访数据。因此,放疗通常作为治疗肢端肥大症的三线方案,偶尔用作二线治疗,很少用于一线治疗。

5. 促肾上腺皮质激素腺瘤(ACTH 瘤,Cushing病)　肿瘤细胞分泌过多的 ACTH 导致肾上腺皮质增生,分泌过多的糖皮质激素引起多种物质代谢紊乱。因脂肪代谢紊乱可引起头、面、颈及躯干的脂肪增多,四肢相对瘦小,即向心性肥胖,脸呈圆形(满月脸),背颈交界处有肥厚的脂肪层(水牛背)。因蛋

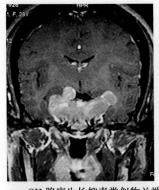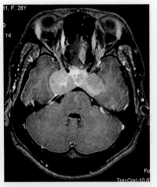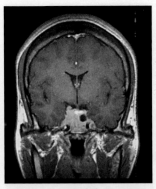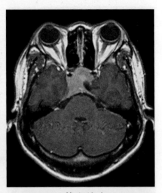

GH腺瘤生长抑素类似物兰端肽治疗前,治疗4个月,治疗前(68mm×37mm×35mm),治疗后(35mm×35mm×32mm),体积缩小54.5%

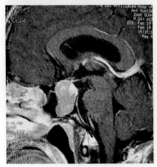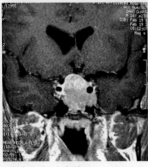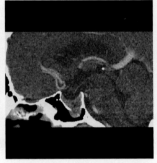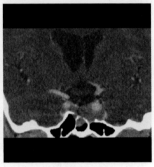

GH腺瘤生长抑素类似物兰端肽治疗,治疗前(20mm×29mm×31mm),治疗4个月后(17mm×16mm×13mm),体积缩小80.3%

图18-25 GH腺瘤生长抑素类似物兰端肽治疗前后影像学表现

白质代谢紊乱可导致皮肤、真皮处成胶原纤维断裂,皮下血管暴露,在下腹、股、臀及上臂等处产生"紫纹";骨质疏松导致腰背酸痛、佝偻病、病理性骨折,儿童可影响骨生长;血管脆性增加可导致皮肤瘀斑、伤口不易愈合等。因糖代谢紊乱,部分病例可产生类固醇性糖尿病。因电解质代谢紊乱患者产生血钾、血氯降低,引起低钾、低氯性碱中毒,可出现顽固性低钾血症。因垂体促性腺激素的分泌受抑制,女性患者可出现闭经、不孕及不同程度男性化(乳房萎缩、毛发增多、痤疮等),男性患者出现性欲减退、阳

痿、睾丸萎缩等。约85%患者有高血压,晚期可导致左心室肥大、心力衰竭、脑卒中及肾衰竭。因患者抗体免疫功能降低,使溶酶体膜稳定性增加而不利于消灭抗原,导致细菌性或真菌性感染经久不愈。

促肾上腺皮质激素腺瘤(ACTH瘤,Cushing病)由于较早出现向心性肥胖、满月脸、水牛背及在下腹、股、臀及上臂等处产生"紫纹"等症状;临床上多数为ACTH微腺瘤时就能得到确诊。本病常合并糖尿病、高血压及顽固性低钾血症,建议尽早行经蝶窦手术治疗(图18-26)。药物治疗,如赛庚啶、美替拉

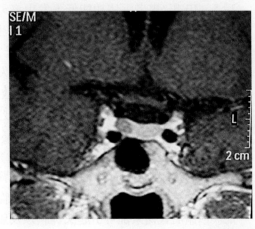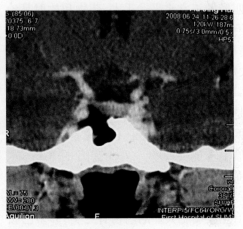

图18-26 促肾上腺皮质激素微腺瘤治疗前后影像学表现
冠状位增强,红色箭头所示

酮等,疗效有待于进一步评价。放射治疗(如γ刀)由于起效较慢,不易对ACTH瘤所产生的糖尿病、高血压及顽固性低钾血症等症状早期得到有效控制,在诊断为Cushing病后不建议首选。

6.促甲状腺激素腺瘤(TSH瘤)　此类型肿瘤少见,患者TSH、T_3、T_4均增高,可出现突眼、性情急躁、易激动、双手颤抖、多汗、心动过速、食欲亢进、消瘦等甲状腺功能亢进症状;甲状腺局部可扪及震颤、闻及血管杂音。首选手术治疗。有报道生长抑素(奥曲肽、兰瑞肽、奥曲肽LAR和生长激素受体阻滞剂)治疗TSH瘤,疗效有待评价(图18-27)。

7.促性腺激素腺瘤(FSH/LH瘤)　临床上较为罕见,血FSH增高、睾酮降低,男性早期可无性功能改变,晚期可有性欲减退、阳痿、睾丸缩小、不育等。女性有月经紊乱或闭经。

此类型肿瘤多数确诊时肿瘤已为大腺瘤或巨大腺瘤,建议尽早行经蝶窦手术治疗,以减轻对视交叉的压迫,避免视力恶化。对于侵入海绵窦或包绕颈内动脉部分肿瘤,术中不能完全切除者,术后可行放射治疗。

8.混合性腺瘤　按肿瘤细胞分泌的激素不同,可产生相应的症状,可有GH+PRL,GH+ACTH,PRL+

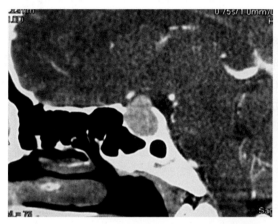
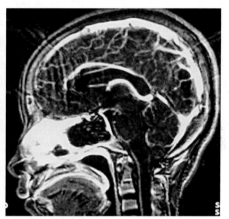

图18-27　促甲状腺素腺瘤术前后影像学表现
术前大腺瘤矢状位增强,术后1个月矢状位增强减影后,肿瘤已完全切除,患者
皮质醇正常,术前高血压、糖尿病治愈,术后血糖、血压降至正常

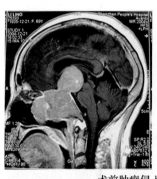
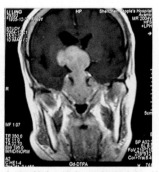
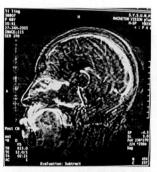
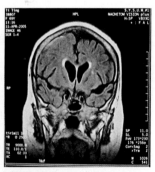

术前肿瘤侵入鼻腔、筛窦、蝶窦、双侧海绵窦、第三脑室、侧脑室及丘脑,术后3个月肿瘤已切除

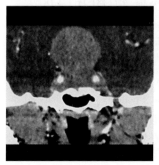
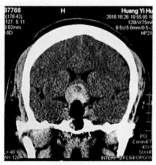
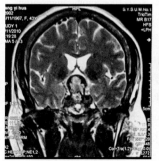
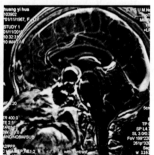

术前冠状位CT增强扫描,术后CT和MR不能排除肿瘤残留,MR减影无肿瘤残留

图18-28　无分泌功能腺瘤术前后影像学表现

ACTH，PRL+FSH/LH，临床以 GH+PRL 瘤最为多见。临床上较为少见，以经蝶窦手术治疗为首选。

9. 无分泌功能腺瘤 临床无明显内分泌功能紊乱症状，主要是肿瘤增大后引起压迫症状及产生垂体功能低下的临床表现，例如肿瘤压迫鞍底硬脑膜产生头痛、视交叉受压引起视野缺损，垂体功能低下可表现为少汗、疲劳、乏力、精神萎靡、食欲减退、嗜睡及第二性征变化等。多数确诊时肿瘤已为大腺瘤或巨大腺瘤。首选手术治疗（图 18-28）。

10. Nelson 症 患 Cushing 综合征行双侧肾上腺切除后，有 10%～30% 患者可发生垂体腺瘤，其原因多为当初 Cushing 综合征即为 ACTH 微腺瘤所致，因肿瘤微小检查未能发现，或未能作进一步检查；双侧肾上腺切除后，因缺少皮质醇对下丘脑所释放的 CRH 的负反馈作用，CRH 得以长期刺激垂体产生肿瘤或使原有微腺瘤增大而产生症状。年轻妇女及术后妊娠者易发。临床有全身皮肤、黏膜等处色素沉着，部分肿瘤有侵袭性生长。大腺瘤以经蝶窦手术为首选，术后补充皮质激素。

推荐书目

1. 王忠诚. 王忠诚神经外科学. 武汉：湖北科技出版社，2005.
2. 周良辅. 现代神经外科学. 上海：复旦大学出版社，2001.

参考文献

1. Rhoton, AL. The Sellar Region. Neurosurgery, 2002, 51 (4)：S1-335-374.

2. 王海军，王涤宇，徐杰. 蝶窦的应用解剖学研究. 解剖学研究，2003，25 (2)：130-132.

3. Rhoton AL. Anatomy of the pituitary gland and sellar region, in Thapar K, Kovacs K, Scheithauer BW, Lloyd RV (eds)：Diagnosis and Management of Pituitary Tumors. Totowa, Humana Press Inc, 2000, 13-40.

4. Krisht AF, FACS, Kadri P A. Microsurgical anatomy of the cavernous sinus. Neurosurgery, 2003, 8：199-203.

5. Reisch R, Vutskits L, Filippi R, et al. Topographic microsurgical anatomy of the paraclinoid carotid artery. Neurosurg Rev, 2002, 25：177-183.

6. 许在华，章翔，魏学忠，等. 颈内动脉海绵窦段分支及分布的显微解剖. 中国临床解剖学杂志，1999，17 (4)：343-344.

7. Mariniello G, Annecchiarico H, Sardo L, et al. Connections of sympathetic fibres inside the cavernous sinus：a microanatomy study. Clin Neuro Neurosurg, 2000, 102 (1)：1-59.

8. Tuccar E, Uz A, Tekdermir I, et al. Anantomical study of the lateral wall of the cavernous sinus, emphasizing dural construction and neural relations. Neurosurg Rev, 2000, 23 (1)：45-48.

9. Parkinson D. Carotid cavernous fistula：direct repair with preservation of the carotid artery. J Neurosurgery, 1973, 38：99-106.

10. 王海军，王涤宇，徐杰. 海绵窦内侧壁的应用解剖学研究. 解剖学研究，2004，25：130-132.

11. Vernooij MW, Ikram MA, Tanghe HL, et al. Incidental findings on brain MRI in the general population. N Engl J Med, 2007, 357：1821-1828.

12. Daly, A. F., M. A. Tichomirowa and A. Beckers, The epidemiology and genetics of pituitary adenomas. Best Pract Res Clin Endocrinol Metab, 2009. 23：543-554.

13. Ezzat, S., et al., The prevalence of pituitary adenomas：a systematic review. Cancer, 2004. 101：613-619.

14. Buurman, H. and W. Saeger, Subclinical adenomas in postmortem pituitaries：classification and correlations to clinical data. Eur J Endocrinol, 2006. 154 (5)：753-758.

15. Molitch, M. E., Pituitary tumours：pituitary incidentalomas. Best Pract Res Clin Endocrinol Metab, 2009. 23：667-675.

16. Fernandez, A., N. Karavitaki and J. A. Wass, Prevalence of pituitary adenomas：a community-based, cross-sectional study in Banbury (Oxfordshire, UK). Clin Endocrinol (Oxf), 2010. 72：377-382.

17. Raappana, A. Incidence of pituitary adenomas in Northern Finland in 1992-2007. J Clin Endocrinol Metab, 2010. 95：4268-4275.

18. Fernandez-Balsells, M. M. Natural history of nonfunctioning pituitary adenomas and incidentalomas：a systematic review and metaanalysis. J Clin Endocrinol Metab, 2011. 96：905-912.

19. Colao A, Ferone D, Marzullo P, et al. Systemic complications of acromegaly：epidemiology, pathogenesis, and management. Endocr Rev, 2004, 25：102-152.

20. Wilson CB. A decade of pituitary microsurgery. J Neurosurgery, 1984, 61：814-833.

21. 张熠丹，王任直. 国际垂体腺瘤手术百年简史与进展. 中华医学杂志，2011，91：213-216.

22. Sivakumar W, Chamoun R, Nguyen V, et al. Incidental pituitary adenomas. Neurosurg Focus, 2011, 31 (6)：E18.

23. Shou XF, Li SQ, Wang YF, et al. Treatment of pituitary adenomas with a transsphenoidal approach. Neurosurgery, 2005, 56：249-256.

24. Mortini P, Losa M, Barzaghi R, et al. Results of transsphenoidal surgery in a large series of patients with pituitary adenoma. Neurosurgery, 2005, 56：1222-1233.

25. 毛志钢，何东升，王海军. 经蝶显微手术治疗哑铃形垂体腺瘤. 中国神经精神疾病杂志，2005，31 (5)：376-378.

26. 王任直，任祖渊，苏长保，等. 采用扩大经蝶窦入路方法切除鞍区和斜坡巨大肿瘤. 中华医学杂志，2004，84：

1693-1697.

27. Couldwell WT, Weiss MH, Rabb C, et al. Variations on the standard transsphenoidal approach to the sellar region, with emphasis on the extended approaches and parasellar approaches：surgical experience in 105 cases. Neurosurgery, 2004, 55：539-550.

28. Saito K, Kuwayama A, Yamamoto N, et al. The transsphenoidal removal of nonfuncting pituitary adenomas with suprasellar extensions：the open sellar method and intentionally staged operation. Neurosurgery, 1995, 36：668-675；discussion 675-676.

29. Buchfelder M. Management of aggressive pituitary adenomas：current treatment strategies. Pituitary, 2009, 12：256-260.

30. Dorward NL. Endocrine outcomes in endoscopic pituitary surgery：a literature review. Acta Neurochir, 2010, 152：1275-1279.

31. Hofstetter CP, Shin BJ, Mubita L, et al. Endoscopic endonasal transsphenoidal surgery for functional pituitary adenomas. Neurosurg Focus, 2011, 30（4）：E10.

32. Tabaee A, Anand VK, Fraser JF, et al. Three-dimensional endoscopic pituitary surgery. Neurosurgery, 2009, 64 ［Ons Suppl 2］：288-295.

33. Vladimir D, Nelson O. A comparative outcome analysis of three-dimensional（3D）and two-dimensional（2D）endoscopic transsphenoidal surgery in the treatment of pituitary adenomas in a series of 115 patients. Skull Base 2011；21：SUPPL. 1.

34. Komotar RJ, Starke RM, Raper DM, et al. Endoscopic endonasal compared with microscopic transsphenoidal and open transcranial resection of giant pituitary adenomas. Pituitary, 2012, 15（2）：150-159.

35. Theedosoponlos PV, Leach J, Kerr RG, et al. Maximizing the extent of tumor resection during ummsphenoidal surgery for pituitary macmadenomas：can endoscopy replace intraoperative magnetic resonance imaging? J Neurosurg, 2010, l 12：736-743.

36. Wu JS, Shou XF, Yao CJ, et al. Transsphenoidal pituitary macroadenomas resection guided by polestar n20 low-field intraoperative magnetic resonance imaging：comparison with early postoperative high-field magnetic resonance imaging. Neurosurgery, 2009, 65：63-71.

37. Pettersen JR, Johnsen JB, Hol PK, et al. Intraoperative MRI facilitates tumour resection during transsphenoidal surgery for pituitary adenomas. Acta Neurochir, 2011, 153：1367-1373.

38. Berkmann S, Fandino J, Müller B et al. Intraoperative MRI and endocrinological outcome of transsphenoidal surgery for non-functioning pituitary adenoma. Acta Neurochir, 2012, 154：639-647.

39. Hlavac M, Seitz K, Schmidt T, et al. Multimodal navigation and intraoperative high-field magnetic resonance imaging in transsphenoidal surgery for complex pituitary adenomas. J Neurol Neurochi Psychia, 2011, 12：368-371.

40. Jane JA. Endoscopy versus MR imaging. J Neurosurg, 2010, 112：734, discussion 735.

41. Xu ZQ, Su CB, Wang RZ, et al. Clinical application of neuronavigation in transsphenoidal microsurgery of pituitary adenomas. Zhonghua Wai Ke Za Zhi, 2011, 49：707-711.

42. Suzuki R, Asai JI, Nagashima G, et al. Transcrnial echoguided transsphenoidal surgical approach for the removal of large macroadenomas. J Neurosurg, 2004, 100：68-72.

43. Ole S, Tormod S, Lasse L, et al. Intrasellar ultrasound in transsphenoidal surgery：a novel technique. Neurosurgery, 2010, 66：173-186.

（毛志钢　王海军）

第二节　海绵窦区肿瘤

一、海绵窦脑膜瘤

　　脑膜瘤可原发于海绵窦或继发累及海绵窦。症状与受累的神经血管结构有关。最常见的是动眼神经障碍-上睑下垂、复视、瞳孔不等大或完全性眼肌瘫痪。三叉神经功能障碍可表现为面部麻木或疼痛。肿瘤压迫视神经可导致视野缺损，颈内动脉受压造成缺血性神经功能缺损。

　　1. 影像学　大多数海绵窦脑膜瘤起源于外侧壁，但有时也可以完全位于海绵窦内。脑膜瘤通常在各种MRI序列中均呈低或等信号（相对于灰质而言），并且明显强化，钙化表现为肿瘤内部的低信号区。常可见硬膜尾征自肿瘤周边向外延伸，通常累及同侧小脑幕。脑膜瘤还可以造成颈内动脉管腔的狭窄。脑膜瘤可以侵入海绵窦、Meckel腔，再经三叉神经孔（porous trigeminus）进入桥前池，这种表现与三叉神经鞘瘤相似。CT可显示相关的骨质增生。

　　2. 治疗　由于海绵窦内有颈内动脉及眼球运动神经，视神经及垂体也毗邻，想要全切肿瘤，难免会造成神经功能缺损。因此，以往一直被看作是无人区。如何成功的治疗海绵窦脑膜瘤仍然存在争议。是全切肿瘤,还是术后没有神经功能缺损而部分切除。

对于海绵窦脑膜瘤,主要有三种治疗选择:随访观察,显微手术切除和立体定向放射外科(伽马刀及直线加速器)。

随访观察适用于脑膜瘤长时期处于静止状态或生长非常缓慢。对于无症状或症状轻微的患者可以观察。

海绵窦脑膜瘤在间断多次影像学检查若发现其生长,或症状进行性发展,则需要治疗。这些情况是显微手术切除的主要指征。这样的患者及无症状的患者也可以行 SRS。

在某些情况下,手术切除优于 SRS,例如,肿瘤在海绵窦外的部分较多,造成神经压迫相关症状。肿瘤压迫视神经、视交叉或视束应该考虑手术,避免放射性视神经病变。肿瘤与视束间 2mm 的间隙是安全边缘,可以将放射性视神经病变的风险最小化。肿瘤超过 3~3.5cm,也不适用于 SRS。

由于肿瘤一般不破坏蛛网膜平面,所以利用这些蛛网膜平面来保护正常结构是很关键的。在初次手术或放疗后,这些平面就会形成瘢痕而消失,因此,初次手术是全切肿瘤的最佳时机。通常,肿瘤与颈内动脉及海绵窦内的神经有蛛网膜平面分割。但是,当蛛网膜平面消失,则残留少许粘连紧密的肿瘤。受累及的硬膜要切除,不能切除则给予尽可能的电凝。受累及的骨质或骨质增生给予磨除。侵入蝶窦的肿瘤也要切除。在颅底重建时,要非常仔细的修补蝶窦缺损。

但是,手术只适用于切除海绵窦外部分的肿瘤,手术切除海绵窦内的肿瘤不仅不能显著增加肿瘤的控制率,而且还会造成明显的脑神经损害。有学者也不建议早期对残留肿瘤进行放疗,因为早期放疗并不能增加肿瘤控制率,除非是不典型脑膜瘤。当肿瘤再次生长时,才考虑放疗。

二、海绵窦神经鞘瘤

海绵窦内的神经鞘瘤可以起源于三叉神经、动眼神经、滑车神经及展神经。其中动眼神经鞘瘤、滑车神经鞘瘤及展神经鞘瘤,都比较罕见,常常是神经纤维瘤病的一部分。而三叉神经鞘瘤通常累及海绵窦。

三叉神经鞘瘤占颅内肿瘤的 0.07%~0.36%,占颅内神经鞘瘤的 0.8%~8%。发病高峰在 40 岁。

女性略多于男性。初始症状为面部麻木、疼痛、感觉异常;角膜反射消失;咀嚼无力、咬肌、颞肌萎缩。部分患者有听力下降,可能与肿瘤压迫 Meckel 腔底部的咽鼓管有关。面瘫,可能与肿瘤压迫 Meckel 腔周围的岩浅大神经及面神经管有关。肿瘤可以起源于三叉神经根、三叉神经节及三大分支颅内段。根据肿瘤的生发部位,可以分为颅中窝型、颅后窝型及中颅后窝型。部分肿瘤可经圆孔或卵圆孔长入颞下窝。50% 具有典型的哑铃形状,肿瘤主体位于 Meckel 腔及桥前池,缩窄的腰部位于三叉神经孔(porous trigeminus)。相反,它也可以仅累及 Meckel 腔。肿瘤可呈实性或含有各种囊性或出血成分,偶尔含有液平。小肿瘤倾向为均质的,而大肿瘤常常质地不均。肿瘤在 T1 相呈等或低信号,大多数 T2 相呈高信号,有强化。一个重要的诊断线索是肿瘤沿着起源神经的走行方向生长。CT 上常见岩尖骨质破坏,边缘光滑。手术可全切肿瘤,但侵入海绵窦部分的肿瘤容易残留,术中不易发现。如果术中海绵窦出血,可以抬高头位,并用吸收性明胶海绵填塞止血。

神经鞘瘤也可以起源于海绵窦内其他脑神经,特别是动眼神经。临床表现为眼球运动障碍,复视,三叉神经第一支分布区感觉障碍。肿瘤可经眶上裂侵入眼眶,造成眼球凸出及视力障碍。磁共振上表现为长 T_1 长 T_2,均匀强化等神经鞘瘤的典型表现。对于不明原因的缓慢进展性眼肌麻痹,应进行多次 MRI 检查,以免行不必要的斜视矫正手术,高分辨率的 MRI 有助于微小病灶的检出。

三、海绵窦海绵状血管瘤

海绵窦海绵状血管瘤(cavernous Angiomas,CA)是脑血管畸形的一种类型,由大小不等的海绵状血管窦构成,其血管壁由胶原纤维及内皮细胞层构成,缺乏肌层及弹性纤维层,组织内不含神经组织。颅内 CA 可分为脑内及脑外两种,脑内 CA 主要表现为癫痫及反复出血的症状,脑外者少见,绝大多数位于颅中窝底硬膜外(鞍旁),源于海绵窦,其他部位仅见个案报道。

鞍旁海绵状血管瘤占海绵窦肿瘤的 0.4%~2.0%,多见于中年,女性患者占明显优势,男女比例约为 1:5,妊娠可加重病情,肿瘤雌激素受体阳性率高,推测本病发病可能与雌激素水平有关。由于其位于海绵窦内,与脑内 CA 不同,临床上很少出现癫痛及出血,多表现为局部占位效应,如头痛、眼痛及Ⅲ、Ⅳ、Ⅴ、Ⅵ脑神经麻痹症状,如向鞍内生长可出现垂功能低下、泌乳、月经紊乱等内分泌症状,向前生长可压迫视神经出现视力减退、视野缺损。

海绵窦 CA 的影像特点较明显,表现为鞍旁类哑铃状、外侧大内侧小的肿块,CT 呈等密度或略高密度,通常无骨质增生及钙化,可有骨质破坏,瘤周无含铁血黄素环,无水肿,MRI T_1 呈低或稍低信号,T_2 呈明显均匀的高信号,增强扫描呈较均匀明显强化,病灶边界清楚,通常没有血管流空现象,DSA 一般不显影,常无典型的供血动脉和引流静脉。最具特征性的 MRI 表现为 T_2 像呈显著均匀的高信号,增强后出现十分明显的较均一的强化,这个特点可使其与大多数鞍旁脑膜瘤、神经鞘瘤及动脉瘤相鉴别。如与 T_2 呈高信号的脑膜瘤鉴别困难时可行氢质子波谱检测,脑膜瘤表现为 Cho 波增高,CA 则无。

海绵窦 CA 的治疗上可选择手术、放疗及立体定向放射外科治疗。一般认为手术切除是本病的首选方法,手术方式多采用额颞开颅经翼点硬膜下或硬膜外入路,术中须控制血压。但海绵窦 CA 富含血窦、位置深在、与颈内动脉等重要血管神经结构关系十分密切,术中常出现难以控制的汹涌出血,手术全切率低、病残率高。

有学者对海绵窦海绵状血管瘤的显微解剖进行了深入研究,发现该肿瘤起源于海绵窦内,而肿瘤表面有完整的假包膜;Ⅲ、Ⅳ、Ⅵ脑神经位于海绵窦外侧壁的硬膜内,所以它们往往受到肿瘤推挤而位于肿瘤表面;由于假包膜的存在,肿瘤与其表面的神经、硬膜之间有潜在的分离平面。沿该平面分离,可以明显减少出血,并降低脑神经损伤风险,肿瘤全切率也明显提高。周良辅院士提出,根据肿瘤表面形态和有无纤维假包膜,可把海绵窦 CA 分成 2 型。①海绵状型:有完整假包膜,肿瘤表面光滑,触之囊性感。全身降低血压或穿刺肿瘤抽血后肿瘤张力可明显降低,瘤体可缩小,血压回升或停止抽血后瘤体张力很快恢复原状,并可见针眼处出血。②桑葚状型:假包膜不完整或缺如,肿瘤外观结节状,触之实质感,肿瘤张力常不受血压等影响。并提倡经硬膜外入路,在翻开海绵窦壁外层硬脑膜时,切忌打开肿瘤的假包膜,多能安全地在三叉神经表面把硬脑膜翻开。应设法找到肿瘤的供血动脉-脑膜垂体干(常在肿瘤后内侧或前内侧间隙),用双极电凝后切断,可显著减少肿瘤的张力和出血,利于进一步游离。

大量实践已经证实:放射线对海绵窦 CA 有明显的疗效,不能全切除的病例术后可辅以放疗或伽马刀治疗。伽马刀可有效减小海绵窦 CA 的体积,改善患者症状,因此对于体积巨大的 CA 也可以先行放疗,使其体积缩小,然后再行手术切除,可以降低直接手术的风险,手术全切率也提高。

（于春江）

第十九章　颅底肿瘤

第一节　前颅底肿瘤

颅底手术解剖复杂,涉及颅底的重要神经血管,手术风险大,并发症多。随着显微外科技术的飞速发展,神经外科与眼科、耳鼻喉科及头颈外科的合作,颅底手术已取得了良好的效果。颅底手术需要熟悉颅底解剖,术前了解影像学资料,制订正确的手术方案;术中充分利用颅底的解剖标志,最大限度地减少并发症和完整切除肿瘤。本章节仅对前颅底常见肿瘤作以概述。

摘要

前颅底解剖结构相对简单,主要由额骨、筛骨和蝶骨组成,涉及额叶脑组织。前颅底硬膜和骨质的主要血供为筛动脉和脑膜中动脉额支。其病理来源主要为脑膜瘤和嗅神经母细胞瘤,而鼻部和眼部的肿瘤突入前颅底不在此叙述。临床表现主要包括两方面:一是高颅压症状,二是局部压迫定位症状,包括额叶精神症状、嗅觉障碍或视力下降等。鉴于其解剖和病变性质,根据具体情况,本区域的手术入路常采取冠状切口经额下入路和额颞开颅经翼点入路。

一、局部解剖学

前颅底即颅底内侧面,支持额叶眶部的大部、嗅球和嗅束。其后部突出到颅中窝上方。额骨眶部构成前颅底的大部,其间为筛骨和筛板,鸡冠位于两侧筛板之间,筛板外侧为筛窦顶。鸡冠前缘基底两侧为额骨内骨板,后缘基底水平线为额骨眶板与蝶骨体的结合部。前颅底后缘由蝶骨平台和蝶骨小翼组成,以视神经管为界。筛板上有筛孔为嗅神经根丝穿行之处,视神经管内有视神经和眼动脉走行。前颅底面对额叶直回和外侧的眶回,以及大脑前动脉分支和外侧的大脑中动脉的分支(图19-1)。

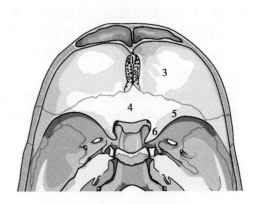

图19-1　前颅底范围
1. 鸡冠　2. 筛板　3. 眶板　4. 蝶骨平台
5. 蝶骨小翼　6. 前床突

鼻根点至前颅底后界的距离约为50(49.7~51.3)mm,只要距鼻根点不超过44mm,可避免误入颅中窝。鞍结节位于垂体窝前缘,距鼻根点约为55mm,据此可定位垂体前界。

二、常见前颅底肿瘤

累及前颅底的肿瘤包括来源鼻窦腔肿瘤、颅骨病变和颅内肿瘤。鼻窦腔肿瘤以鼻咽癌多见;颅骨肿瘤包括软骨肉瘤、骨纤维结构不良等;颅内肿瘤则以脑膜瘤和嗅神经母细胞瘤最为常见。其中脑膜瘤据起源部位不同,主要分为嗅沟脑膜瘤和蝶骨平台脑膜瘤,而蝶骨嵴脑膜瘤则在其他章节介绍。

（一）嗅沟脑膜瘤

嗅沟脑膜瘤（olfactory groove meningioma,OGM）是常见的前颅底脑膜瘤,属于良性肿瘤,发病率女性略多于男性,约占颅内脑膜瘤的 8%～13%。起源于前颅底中线筛骨筛板部位的硬脑膜,一侧多见,呈非对称生长,双侧发病率几乎均等。肿瘤多呈球形膨胀性生长,沿着前颅底一侧或双侧发展,可向上侵及额叶底面和额极等脑组织,向后可达鞍区,影响视神经、颈内动脉等重要结构,并可突入到筛窦,向下可延伸至鼻腔。肿瘤的主要供血动脉来自穿经前颅底的筛前动脉及眼动脉。

1. 临床表现　由于肿瘤压迫额叶下部和中央部,多为功能"哑区",且肿瘤生长缓慢,当患者出现症状时往往肿瘤体积已较大。其主要临床症状包括:

（1）局灶性症状:嗅沟脑膜瘤的首发症状多为精神障碍、视觉障碍或癫痫发作,并非嗅觉的缺失,因为对侧嗅神经往往可以代偿。精神症状主要包括记忆力减退、性格改变、行为异常或自制力减退、丧失等,常被误诊为"神经症"而延误诊治;视觉障碍主要包括视力下降和视野缺损,主要因为肿瘤直接生长向后压迫视神经,或肿瘤体积较大导致颅内压升高而引起视神经萎缩和视乳头水肿。

（2）颅内压增高症状:由于肿瘤生长缓慢,且额叶症状早期不明显,易被忽视,直至肿瘤体积较大出现明显颅内压增高时才被重视。主要包括头痛、恶心、呕吐、视乳头水肿导致视觉障碍等。

临床上若出现精神症状、前额部疼痛、视觉障碍、嗅觉障碍等应高度重视,需考虑到嗅沟脑膜瘤的可能,进行下一步 CT 或 MRI 检查。

2. 影像学表现　嗅沟脑膜瘤具有脑膜瘤的一般影像学特征。CT 平扫示位于额部的圆形或类圆形占位性病变,均匀等密度或略高密度,边界清;若肿瘤内部出现坏死、囊变、钙化或出血等,也可表现为混杂密度;周围正常脑组织常被受压推移,增强扫描可见明显强化,坏死囊变部位无强化;CT 骨窗相可显示肿瘤基底处骨质变化。MRI 平扫 T_1WI 呈等或稍低信号,T_2WI 呈等或稍高信号,增强扫描后明显均匀强化,出现典型的脑膜尾征;在 T_2WI 像上可见肿瘤周围存在环状低或高信号影,低信号影为肿瘤周围受压的硬脑膜,高信号影为肿瘤周围受压的蛛网膜下腔中的脑脊液（图 19-2）。DSA 可显示肿瘤组织的供血情况,多为穿经前颅底的筛前动脉和眼动脉供应肿瘤组织。CT 在显示肿瘤组织钙化、出血等表现时具有一定优势,而 MRI 在显示肿瘤组织起源、与周围血管和神经的关系方面更具优势,所以诊断时应同时结合 CT 和 MRI 的特点。

3. 鉴别诊断　典型嗅沟脑膜瘤根据临床表现,影像学特点诊断并不困难,主要应与嗅神经母细胞瘤鉴别。嗅神经母细胞瘤是神经源性的恶性肿瘤,MRI 呈长 T_1 长 T_2 改变,增强扫描后明显强化,可不均匀。嗅沟脑膜瘤与之可从以下三方面鉴别:

（1）嗅沟脑膜瘤具有脑膜瘤的典型生长特点,与前颅底以阔基底相连。

（2）嗅沟脑膜瘤属良性肿瘤,呈膨胀性生长,与周围正常组织界限清楚,主要造成压迫性损害。

（3）嗅沟脑膜瘤附着处常可导致骨质的破坏。

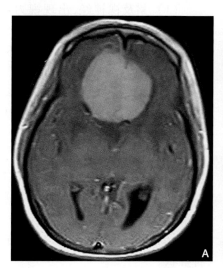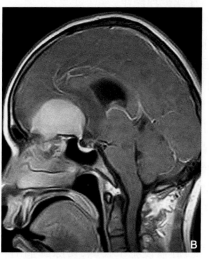

图 19-2　嗅沟脑膜瘤 MRI（Woo-Youl Jang,2012）
A. 轴位增强扫描示前颅底类圆形占位病变;B. 矢状位示肿瘤基底附着于前颅底

4. 治疗

（1）外科治疗：嗅沟脑膜瘤确诊后首选的治疗方法仍是手术治疗。手术的原则是：在尽可能保全正常神经血管和脑组织结构的基础上最大限度切除肿瘤。恰当手术入路的选择是手术成功的关键。经典的手术入路主要包括：经额下入路和经翼点入路。经额下入路多选择冠状切口，根据肿瘤生长是否对称，选择单侧或双侧额部骨瓣；经翼点入路可以尽早切除肿瘤后极，直视下分离与视神经、脑血管的粘连。此外，应根据肿瘤的生长部位、生长方向和体积大小来选择手术入路，在标准化的基础上力求个体化。

（2）放射治疗：放射治疗作为辅助手段对于降低术后脑膜瘤复发具有明确作用。嗅沟脑膜瘤多属生长缓慢的良性肿瘤，对射线敏感性较低，放射治疗的目的并不是快速消灭瘤体，而是使肿瘤细胞受到一定照射，降低其增殖活性，最终使肿瘤缩小甚至消失。具体放疗方式包括普通全脑放疗、γ-刀、立体定向放射外科治疗和三维适形放疗等。

（3）化学治疗：虽然化学治疗并不作为脑膜瘤的首选治疗措施，同时其疗效也并不令人满意，但有学者使用羟基脲结合钙离子通道拮抗剂化疗，显著抑制了肿瘤的增殖，这使得化学治疗成为嗅沟脑膜瘤手术及放疗失败后值得考虑的一种辅助治疗措施。

（4）术后并发症及处理

1）脑脊液鼻漏：切除肿瘤基底部筛板硬膜或开颅时额窦开放处理不当所致，应嘱患者绝对卧床，将床头摇高15°~30°，利于脑脊液引流，不封堵鼻腔，禁止经鼻腔进行诊疗或护理操作。

2）癫痫发作：手术牵拉额叶或术区渗血等刺激额叶引起癫痫发作，包括肢体抽搐、兴奋、多语、幻觉等精神症状。术后患者应常规使用抗癫痫药物预防癫痫发作，一旦出现癫痫发作应积极抗癫痫处理，终止发作，保护脑组织。

3）高热：若手术牵拉出血、水肿损伤下丘脑，患者易出现中枢性高热。中枢性高热以物理降温为主，使用冰帽、冰袋、冰毯或持续温水擦浴等措施，还可以使用冬眠药物如氯丙嗪、异丙嗪等。若由于术后感染所致体温升高，对症降温的同时还应积极抗感染治疗。

4）电解质紊乱：肿瘤侵犯下丘脑，切除肿瘤后会出现严重的水电解质紊乱。对这样的患者应密切观察其意识变化及生命体征变化，检测血液生化指标、尿常规指标、体温及血糖变化，记录24小时出入量，及早发现电解质紊乱。

（二）蝶骨平台脑膜瘤

蝶骨平台脑膜瘤（planum sphenoidale meningioma，PSM）属于鞍上肿瘤，临床上常将其与起源于鞍结节、前床突、鞍膈的脑膜瘤统称为鞍结节脑膜瘤，多属良性肿瘤。约占颅内脑膜瘤的4%~10%，同样女性发病率略高。由于其位置深在，周围毗邻重要的神经血管结构，如视神经、颈内动脉、海绵窦等，故手术全切肿瘤难度较高（图19-3）。

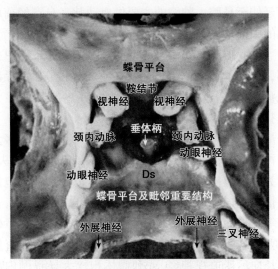

图19-3 蝶骨平台及毗邻重要结构
（Tekin Oczen，2010）

1. 临床表现 蝶骨平台脑膜瘤的临床表现主要取决于肿瘤生长方向，肿瘤周围毗邻重要神经血管结构，如视神经、颈内动脉、海绵窦等，早期即可出现较明显临床症状。

（1）累及视神经，出现视力视野改变，表现为视力下降、视野缺损。

（2）肿瘤向眶内及眶上生长，压迫眼静脉回流，导致眼球凸起。

（3）累及海绵窦，动眼、滑车、展神经，表现类似海绵窦综合征，患者眼球位置固定，瞳孔光反射消失，眼球运动障碍等。

（4）肿瘤生长累及垂体柄时，可引起明显内分泌功能改变，包括闭经、泌乳、垂体功能低下等。

（5）肿瘤向后生长累及下丘脑时，可导致中枢性高热、多饮多尿及电解质紊乱等严重临床表现。

（6）肿瘤压迫或侵犯额叶，导致癫痫发作或精神症状。

（7）当肿瘤呈膨胀性生长，体积明显增大时，可能导致颅内压更高的症状出现，如头痛、头晕、恶心、呕吐、视乳头水肿等。

2. **影像学表现** 蝶骨平台脑膜瘤的 CT 扫描可以显示肿瘤的体积、大小、生长方向及是否存在侵蚀破坏颅骨,平扫可见以蝶骨平台为中心的均匀等或低密度影,增强扫描可见明显强化,存在骨质破坏或骨质增生等表现,三维重建能更加清晰地显示颅骨破坏和增生的程度。MRI 平扫 T_1WI 像为均一的等或低信号,T_2WI 为高信号,肿瘤内若存在粗大血管、钙化、囊变坏死等则表现为条形或点状低信号影,增强扫描后明显均匀强化,具有典型的"脑膜尾征"。DSA 或 MRA 可显示肿瘤的供血血管及其与周围重要血管结构的关系,多数肿瘤除颈内动脉供血,前颅底脑膜动脉亦有供血,可见颈内动脉床突上段拉直后移,大脑前动脉各分支略向对侧移位,大脑中动脉的各分支向后上移位。通过对影像学检查的具体分析,不仅可明确肿瘤生长部位,与周围神经血管等结构的关系,还可推测肿瘤的血供、质地及性质。若肿瘤明显均匀强化,则说明肿瘤血供丰富;若 T_2WI 信号越高,则肿瘤含水越多,质地越软,相对容易切除;若肿瘤呈侵袭性生长,侵犯颅骨、颞肌、脂肪等,则提示肿瘤呈恶性可能性较大(图 19-4)。

3. **治疗**

(1)外科治疗:对于脑膜瘤,手术治疗是其首选的也是唯一确实有效的治疗方法。手术入路的选择是手术成功的关键。经典的手术入路主要是经额下入路和经翼点入路。经额下入路适用于向前生长的脑膜瘤,当肿瘤体积<3cm 时可选择单侧额下入路,当肿瘤体积>5cm 时应采用双侧额下入路,当肿瘤体积介于 3~5cm 之间时可根据患者年龄、术前基础身体条件选择手术方式。经翼点入路适用于生长偏向一侧的脑膜瘤,能够较好的保护嗅神经,且对脑组织牵拉较小,易切除对侧肿瘤。目前尚可根据具体情况选择改良翼点入路、扩大翼点入路、经额颞入路等。切除肿瘤时应首先离断肿瘤基底,减少后续术中的出血;注意肿瘤与周围血管的关系,防止大血管的误伤,尤其是颈内动脉、大脑前动脉;若肿瘤突入到海绵窦,应注意保护颈内动脉床突上段及海绵窦内的神经(图 19-5)。

(2)放射治疗:随着立体定向放射外科的发展,放射治疗已成为术后防止肿瘤复发的首选辅助

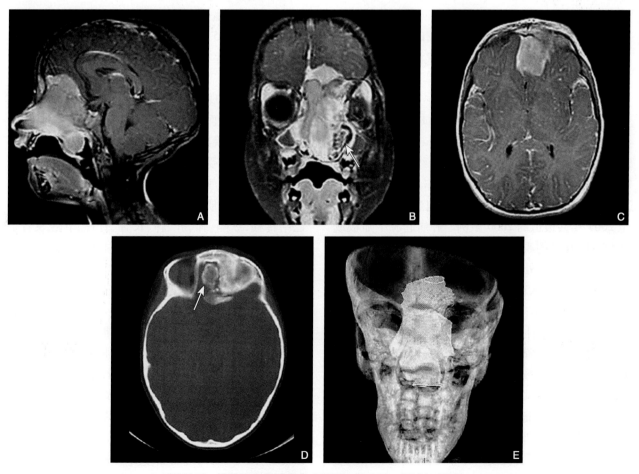

图 19-4 蝶骨平台脑膜瘤的 MRI 及 CT(Alex Mohit,2003)

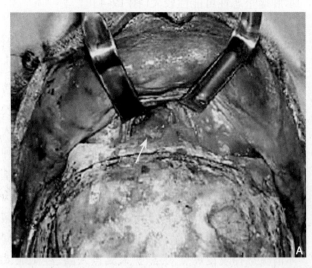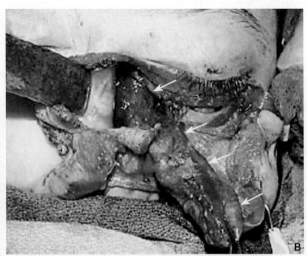

图 19-5 经额下入路蝶骨平台脑膜瘤切除术术中所见（Alex Mohit,2003）

治疗方法;对于体积较小的蝶骨平台脑膜瘤亦可以首选 γ-刀治疗。

（3）化学治疗:化学治疗对于脑膜瘤目前没有确切及明显的作用,但是作为手术治疗及放射治疗都失败后的治疗方法,抑制肿瘤生长,延长患者生存时间,仍不失为一种选择。

（4）其他治疗方法:蝶骨平台脑膜瘤其他治疗方法主要有通过抑制肿瘤血管生成的靶向治疗,针对 Bcl-2 的基因治疗,以及抗孕激素治疗等,但其远期疗效仍需大宗病例的随访和观察。

（三）嗅神经母细胞瘤

嗅神经母细胞瘤（Olfactory neuroblastoma,ONB）,又被称为成感觉神经细胞瘤（Esthesioneur oblastoma,ENB）,是神经外胚层来源肿瘤,约占鼻腔肿瘤的 3% ~5%,颅前窝恶性肿瘤的 16.7% 左右。1924 年 Berger 等首次以成感觉神经母细胞瘤进行了报道,至 2007 年共报道约 2000 多例。肿瘤起源于筛板或鼻腔嗅区黏膜的嗅神经细胞,多发生于鼻腔顶部或近中鼻甲外侧壁处,呈侵袭性生长,极易侵犯邻近器官和组织,如侵入前颅底则称为侵袭颅内嗅神经母细胞瘤,是本章节主要讨论对象。

肿瘤可以发生在任何年龄,以 20 ~30 岁和 60 ~70 岁为两个发病高峰。男性略多于女性。嗅神经母细胞瘤具有沿颅底孔、管、裂、缝和神经向颅内侵犯形成沟通性肿瘤或随血管、淋巴管转移至颅内的特性。大部分肿瘤常侵入单侧或双侧筛窦、上颌窦;向外可破坏筛窦外侧壁纸样板侵入眼眶,累及视神经;经眶上裂和破裂孔侵入海绵窦;肿瘤垂直向上蔓延破坏筛板或沿嗅神经通过筛孔向颅内蔓延,侵犯

前颅底及脑实质。除了眼眶和颅前窝外,肿瘤向后下可侵及翼腭窝和颞下窝。

肿瘤分期:改良 Kadish 分期:A 期:肿瘤局限于鼻腔;B 期:肿瘤侵及鼻窦;C 期:肿瘤超出鼻腔和鼻窦范围（包括侵及眼眶、颅内）,D 期:肿瘤转移至颈淋巴结或远处。ONB 侵及颅内均属于 C、D 期肿瘤。

五年生存率:本病的预后与病理分级有关,分级越高预后越差,5 年生存率平均为 60%,Kadish C 期侵及颅内者 5 年生存率为 41%,有远处转移者预后更差。

1. 临床表现 早期无明显症状,随着病变进展,可出现鼻出血、鼻塞、嗅觉下降或丧失等,类似于慢性鼻窦炎。晚期侵及周围器官结构可产生相应的临床症状,眼球受累往往会伴有眼眶区疼痛、前突及过度流泪;累及颅内可出现视力障碍、呕吐等颅高压症状,浸润脑实质可产生额叶刺激症状;晚期有颈淋巴结转移,纵隔、肺、肝、脾、长骨、脊柱、乳腺及肾上腺等远处转移。大多数患者就诊时往往是病变进入进展期,出现晚期肿瘤症状。

2. 病理学特点 肉眼观呈灰红色、息肉状,质地稍软、脆,肿瘤血供丰富,触之易出血。光镜下,肿瘤细胞为大小一致的小圆或卵圆形细胞,被富含毛细血管的纤维结缔组织分隔成片状或条索状,瘤细胞间可见嗜酸性纤维样背景,部分病例可见 Homer-Wright 菊形团和 Flexner 菊形团及神经丝分化（图 19-6）,NSE、S-100、CgA 对诊断嗅母神经细胞瘤具有较高的特异性。电镜下肿瘤细胞超微结构特点:瘤细胞胞浆或突起内可见散布的致密核心神经内分泌颗粒、神经原纤维和神经微管,以及瘤细胞胞浆形成

轴突样和树突样突起,彼此平行或交错排列。

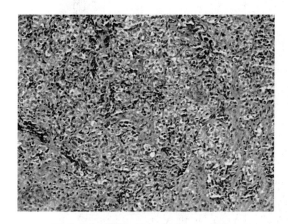

图 19-6　嗅神经母细胞瘤(HE 染色)

3. 影像学表现　CT:病变呈团块状密度欠均匀影,其内可见点状高密度影,边界尚清,增强后病变为不均匀强化。颅前窝底(双侧筛板、蝶骨体、双侧蝶骨小翼)骨质破坏(图 19-7)。

MRI:平扫肿瘤边界不清,形态不规则,肿瘤多呈实性,T_1 呈稍低信号或等低混合信号,T_2 呈稍高信号,部分肿瘤内可见囊变,脂肪抑制像不被抑制,病变侵及双侧筛窦及蝶窦,增强扫描可见明显不均匀强化。肿瘤体积较大侵入前颅底会累及脑组织,肿瘤周围脑实质多有明显的水肿,部分脑实质会出现囊性变(图 19-8)。

4. 鉴别诊断　嗅神经母细胞瘤诊断主要依靠临床表现和影像学特点,但容易误诊。嗅神经母细胞瘤主要与发生于鼻腔、鼻窦及颅前窝底的肿瘤相鉴别:嗅神经母细胞瘤沿嗅神经走行生长,引起颅前窝底骨质破坏,位置偏前,且鼻咽后顶壁黏膜完整;MRI 示瘤体信号不均匀,强化也不均匀,且鼻腔内肿

物累及颅前窝者瘤体呈"蘑菇"状。需要同下列疾病鉴别:

(1) 鼻咽癌:常累及颅底,但一般位置偏后,常引起斜坡骨质破坏,且可见鼻咽后顶壁黏膜线不连续,以 MRI 显示较为清楚;

(2) 鼻腔淋巴瘤:可见瘤体明显均匀强化,但一般位于鼻腔前部,骨质破坏轻且局限;

(3) 颅前窝侵袭性脑膜瘤:强化均匀而且明显,但累及鼻腔少见;

(4) 嗅沟脑膜瘤:中年女性多见,肿瘤呈圆形或卵圆形,中心位于颅前窝底,以广基与前颅底相连,边界清晰,注射造影剂后呈均匀明显强化,邻近骨质常有反应性增生。

5. 治疗策略与选择　由于 ONB 的低发病率,目前仍没有一个广泛被接受的治疗方案。对于侵入颅内的 C、D 期肿瘤,广泛认可手术结合放射治疗的综合治疗。但 ONB 经治疗后再度复发率仍达到 46% ~60%,且时间较长,平均为 6.2 年,最长达 13 年;复发后再行治疗仍可有效,故要求对患者的随访时间延长,目前推荐终身随访。

(1) 显微外科手术:由于 ONB 呈侵袭性生长,肿瘤波及的范围较大,血供丰富,原则上要求整块或大块切除,手术范围应达到无瘤边界。需五官科医师和神经外科医师协同进行。多采取双额开颅硬膜下入路,侵及眼眶可行扩大额下入路。但此入路无法有效处理鼻腔内肿瘤,需二期手术。内镜经颅内外联合入路,即鼻内镜辅助下的额底入路。具有深部解剖结构暴露清晰,视野开阔,一期切除病变,全切率高,损伤小,并发症少,无面部瘢痕的优点。肿瘤切除术后常遗有颅底硬脑膜和骨质缺损,

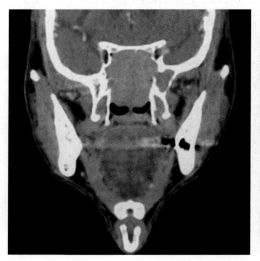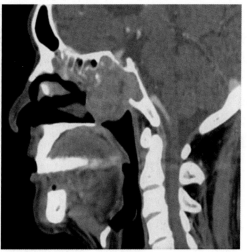

图 19-7　嗅神经母细胞瘤 CT 影像

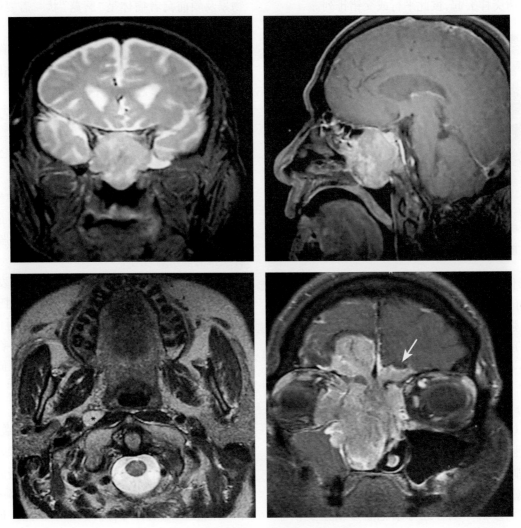

图 19-8　嗅神经母细胞瘤 MRI 影像

导致脑脊液漏、脑膜脑膨出及颅内感染等严重并发症,因此,术后颅底缺损重建被认为是颅底肿瘤手术的关键环节。

（2）放疗:ONB 对放射治疗有较好的敏感性,一般采用剂量 60～65Gy。由于肿瘤靠近眼眶、脑干等重要结构,大剂量放疗会带来严重的后遗症,如视力下降、骨坏死、脑软化、痴呆等,年轻患者不宜行大剂量放疗。

（3）化疗:一般不被作为一线治疗手段,多用于晚期患者的辅助治疗和复发及转移患者的挽救性治疗,首选药物是顺铂。

三、前颅底肿瘤手术入路

（一）额下入路

额下入路是 Cushing 提出的探查鞍区肿瘤的开颅方法,一直沿用至今,尤其适用于前颅底及鞍区占位性病变。手术步骤:

1. 体位　仰卧位,头向对侧偏 10°～15°,头略过伸用头架固定。

2. 头皮切口为冠状切口（图 19-9）　这样可将额部切口瘢痕藏在发际以内。额底入路的切口一定

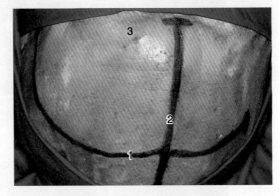

图 19-9　额下入路头皮切口
1. 皮线　2. 中线　3. 眉弓

要尽量低,以便开颅后避免过分牵拉脑组织即可抬起额底面向前颅底探查(图19-10)。为此,第一孔应在关键孔处,当额窦较大时,术中钻孔可能会将额窦钻破,因此应先钻其余三孔,额部正中孔最后钻破,以防已污染之钻头造成污染的散播。

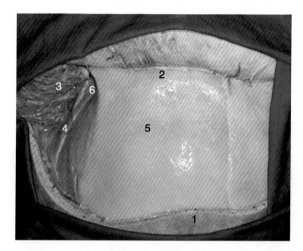

图19-10 显露颅骨
1. 中线 2. 眉弓 3. 颞肌 4. 颞骨
5. 额骨 6. 关键孔

钻孔取下骨片后,将残余的骨片上的额窦内黏膜刮除,以骨蜡封闭额窦骨壁缺损。术毕脑膜缝合后再翻转头皮的帽状腱膜瓣将额窦破口彻底封闭。处理额窦黏膜的器械不应继续在术中使用(图19-11、12)。

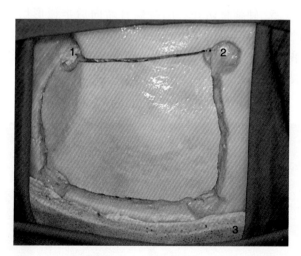

图19-11 颅骨钻孔
1. 关键孔 2. 鼻根部 3. 中线

硬脑膜可采用"U"形切口翻向中线处的皮层流向矢状窦的引流静脉;也可作平行骨瓣前缘的直切口,切口外缘稍向前后延长1.0cm即可,悬吊硬脑膜于头皮上。先探查侧池裂,在手术显微镜下用锐器

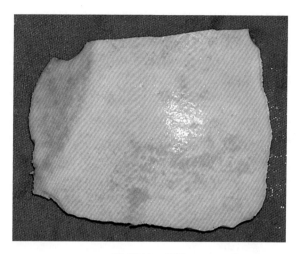

图19-12 骨瓣

打开侧池裂,缓慢充分地放除脑脊液,使脑组织自然回缩,待有充分空间后,沿侧池裂向中线探查,找到视神经为解剖标志。额底面覆盖棉条,避免造成脑损伤。

额底入路牵拉脑组织,应注意以下几点:

1)不可用力强拉,要待脑脊液充分放出,脑压下降后,自脑底牵开。

2)不可反复置入、取出脑压板,否则易造成脑挫伤。为此可使用自动脑压板。当脑压不高时将自动脑压板放在适当的位置固定好,不要再移动。

3)脑压板不可过深,脑压板的顶端不应超过视交叉后方,以防损伤下视丘和垂体柄。另外,脑压板顶端不能超过棉条所铺的位置,避免损伤额叶底面。

嗅神经处理:额底入路时有嗅神经被拉断的可能,可事先电灼嗅神经,将筛板出血处压以海绵。也可先将嗅神经自额底面游离后保护之,唯此法较费时,且手术过程也可能会将其损伤。

(二)额颞开颅经翼点入路

翼点入路也称额颞入路,该入路最先(1972)由Krayenbuhl等人报告250颅内动脉瘤夹闭的显微外科技术时提出;1975年Yasargil和Fox报告505例采用翼点入路手术治疗颅内动脉瘤。该入路与Dandy所描述的前额颞开颅夹闭颅内动脉瘤基本相似。但是,目前的翼点入路强调以翼点为中心做较小的骨瓣,咬除蝶骨嵴和分开侧裂获得前、中颅凹交界内侧的视交叉区,这可避免过多的牵拉脑组织,防止该部位脑损伤而出现的术后神经缺损。

1. 体位 仰卧位,头高于胸,后仰10°~15°,向非手术侧旋转30°~45°,向对侧肩部倾斜约15°,使额骨颧突位于最高点和术野中心,从而使术者视线能垂直沿蝶骨嵴达鞍旁。Mayfield头架固定头部,单钉位于手术侧耳廓顶点后方、乳突上方;双钉之一位于对侧额结节下方,双钉之二位于颞上线处。头钉尽量与颅骨板垂直,以免滑动,螺旋固定力量为270~360N。

2. 切口 始于颧弓上缘,耳屏前0.5~1cm处,止点是向后横过颞区,弯曲向上,经顶结节前或后方,弯向前达额部发际与中线交点处。根据手术暴露特殊需要,额底要求暴露较多时,切口可过中线多延长些,如果需要颞部暴露较多时,可把切口偏向颞后部弧度加大些(图19-13)。

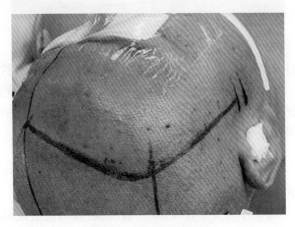

图 19-13 翼点入路切口

3. 游离头皮、浅筋膜和颞肌 在切口处自颞肌筋膜浅、深层之间分离或在颞肌前1/4处切开颞肌筋膜的浅层、连同其深面的脂肪层向前下分离,这样可以保护面神经的颞支及颧支。至颧弓眶后缘和颧弓上缘时,皮瓣向前、向下翻起,然后沿颞上线下方5mm处切断颞肌筋膜和颞肌,残端保留在颞上线上备用,用骨撬将肌肉、骨膜等一起向下剥离且翻起(图19-14)。

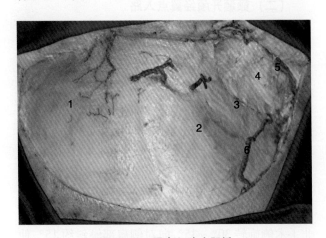

图 19-14 翼点入路皮肌瓣
1. 额骨骨膜 2. 颞肌 3. 颞浅筋膜 4. 颞深筋膜
5. 面神经分支 6. 颞浅动脉分支

4. 骨瓣 以翼点为中心做菱形游离骨瓣,颅骨上钻孔四处:第一骨孔位于额骨颧突后方、翼点的前方,也称为Mactarty关键孔,该孔的上半应显露硬脑膜,下半部应显露眶骨膜;第二骨孔在第一骨孔之前3~4cm,距眶缘1~2cm处的额骨上;第三骨孔位于顶骨的颞线上;第四骨孔在颞骨鳞部,蝶颞缝之后,第三骨孔之下约4cm处。如有必要,可在平行于颧弓水平,横行切开颞肌,以利于显露。第一至四孔间的蝶骨嵴骨质用咬骨钳咬除或磨钻磨除,其余骨孔间的颅骨用线锯锯开(图19-15)。

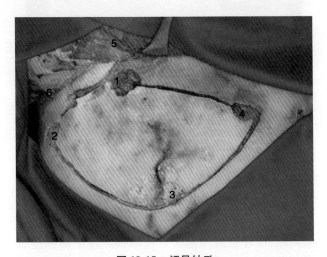

图 19-15 颅骨钻孔
1. 第一骨孔 2. 第二骨孔 3. 第三骨孔 4. 第四骨孔 5. 颞肌 6. 眶上神经

5. 硬脑膜切开 围绕蝶骨嵴向后半弧形切开硬脑膜,下至颞底,后方的硬脑膜放射状切开并悬吊,从而显露了以蝶骨嵴为中心的额叶、颞叶及外侧裂(图19-16)。

6. 翼点入路注意事项

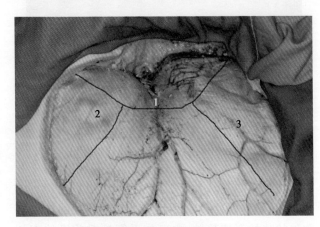

图 19-16 硬膜切开
1. 侧裂 2. 额叶硬膜 3. 颞叶硬膜
红线为硬膜剪开线

（1）颞浅动脉的保护：切皮瓣时可以用手指感受到颞浅动脉的搏动，尽可能避开颞浅动脉主干。切口不要太深，达颞浅筋膜后，用止血钳在颞浅动脉后侧将颞浅筋膜分至颞深筋膜，将颞浅动脉主干拨至前方或后方，然后将整个皮瓣翻向前方。

（2）避免面神经额支损伤：面神经额支支配额肌运动，行走在帽状腱膜和颞浅筋膜之间，该神经支术中很难见到，一般多在分离皮肤和颞肌切开时过度牵拉和分离颞浅腱膜层时损伤。切开头皮时应避免过多的分离前部的帽状腱膜和颞肌筋膜，同时也要尽可能保护颞浅动脉和动脉主要分支，防止术后颞肌萎缩，影响患者咀嚼及面容。

（3）要根据肿瘤的位置设计骨瓣，磨除蝶骨嵴，更充分显露深部术中结构。

（4）颞叶前部自动脑板可使前引流蝶顶窦桥静脉撕裂出血，要避免额叶脑板过多牵拉额底内侧，造成鞍旁显露不佳，同侧嗅束断离和对侧嗅束挫伤出血，术后患者嗅觉丧失。同时应防止过重的自动脑板压迫脑组织和过多的变动脑板位置，造成术后脑水肿和出血。

7. 翼点入路的优点及缺点　翼点入路利用外侧裂作为自然解剖间隙，以对脑组织的最小牵拉，可对鞍区、前颅凹、中颅凹以及上斜坡等广泛颅底部位进行探查。翼点入路与额下入路相比有如下优点：

（1）由骨窗至前床突的距离为所有相关入路中路径最短，视野角度最大，能够充分利用脑的自然解剖间隙进行操作，可达到鞍旁、鞍后等部位。

（2）配合显微手术，可在直视下保护鞍区各重要结构，如视神经、视交叉、颈内动脉及各穿通支。

（3）经此入路可充分利用鞍区的前述4个解剖间隙，最大限度地切除肿瘤，不易残留。

（4）容易保留嗅神经。

（5）翼点入路接近颅底中央，不需过多牵拉脑组织，就能较好地显露鞍区的血管神经结构。由于鞍区肿瘤常向后上方侵及第三脑室前部，并向鞍后及鞍旁延伸，为了更好地利用间隙3和间隙4，经翼点-终板入路和经翼点-颞前入路目前应用较多。

翼点入路的缺点：

（1）手术操作角度倾斜，经验不足导致肿瘤残留或重要结构损伤。

（2）第一间隙操作时容易出现视神经下方肿瘤残留。

（3）不可避免的脑组织牵拉。

（4）颅外损伤重，令患者颞肌萎缩，导致张口困难。

参 考 文 献

1. Sergio T, Luciano C, Roberta G, et al. The posterior approach for the microsurgical removal of olfactory groove meningiomas. Neurosurgery, 1999, 45（4）:824-826.

2. Sayed E G, El E H, Khamis K. Olfactory groove meningioma: techniques and pitfalls. Surg Neurol, 2000, 54（4）:415-417.

3. Lagares A, Lobato RD, Castro, et al. Meningioma of olfactory groove: Reviews of a series of 27 cases. Neurocirugia, 2001, 12（4）:374-375.

4. Spektor S, Valarezo J, Fliss DM, et al. Olfactory groove meningioma from neurosurgical and ear, nose, and throat perspectives: approaches, techniques and outcomes. Neurosurgery, 2005, 574（4）:268-280.

5. Bassioun H, Asgari S, Stolke D. Olfactory groove meningioma: functional outcome in a series treated microsurgical. Acta Neurochir（Wien）, 2007, 149（2）:109-121.

6. Nakmura M, Struck M, Roser F, et al. Olfactory groove meningioma: clinical outcome and recurrence rate after the tumor removal through the frontolateral and bifrontal approach. Neurosurgery, 2008, 62（6）:1224-1232.

7. Welge Lucssen A, Temmcl A, Quint C, et al. Olfactory function in patient with olfactory groove meningioma. J Neurosurg Psychiatry, 2001, 71（2）:218-221.

8. Tekin Oczen, Selcuk Yilmazlar, et al. Surgical limits in transnasal approach to opticocarotid region and planum sphenoidale: an anatomical cadaveric study. Neurosurgery, 2010, 73（4）:326-333.

9. Jeremy N. Ciporen, Kris S. Moe, et al. Multiportal endoscopic approach to the central skull base. World Neurosurgery, 2010, 73（06）:705-712.

10. Ashish Sonig, Anil Nanda. Transorbital approach to the anterior cranial skull base. World Neurosurgery, 2012, 06（27）: 1-3.

11. Arai H, Sato K, Okuda. Transcranial transsphenoidal approach for tuberculums sellae meningioma. Acta Neurochir, 2010, 142:751-757.

12. Kaptain GJ, Vincent DA, Sheehan JP, et al. Transsphenoidal approach for the extracapular rescection of midline suprasellar and anterior cranial base lesion. Neurosurgery, 2001, 49: 94-101.

13. Derime P. The transbasal approach to tumor invading the base of the skull. New York, Grune and Station, 1982, 357-379.

14. Mohit A. Grant G. . Stevenson K. A Large Planum sphenoidale Meningioma with Sinonasal Extension in a Child. Pedi-

atr Neurosurg,2003,39(5):270-274.

15. 于春江译. 颅底外科手术学. 沈阳:辽宁教育出版社,1999.

16. Veronica Perez Garcia. Radiation-induced olfactory neuroblastoma:a new etiology is possible. Oral Maxillofac Surg,2011,15:71-77.

17. Seema Gupta et al. Esthesioneuroblastoma chemotherapy and radiotherapy for extensive disease:a case report. World Journal of Surgical Oncology,2011,9:118-120.

18. Jill C. Wooff,et al. Calretinin Staining Facilitates Differentiation of Olfactory Neuroblastoma From Other Small Round Blue Cell Tumors in the Sinonasal Tract. Am J Surg Pathol,2011,35:1786-1793.

19. L Capelle and H Krawitz. Esthesioneuroblastoma:A case report of diffuse subdural recurrence and review of recently published studies. Journal of Medical Imaging and Radiation,2008,52:85-90.

20. Leong-Perng Chan et al. Huge sphenoid sinus olfactory neuroblastoma:a case report. Kaohsiung J Med Sci,2009,25:87-92.

21. L. V. Zollinger et al. Retropharyngeal Lymph Node Metastasis From Esthesioneuroblastoma:A Review of the Therapeutic and Prognostic Implications. AJNR, 2008, 29: 1561-1563.

22. 于春江. 颅底外科训练教程. 北京:清华大学出版社,2005.

23. Gonzalez LF,Crawford NR,Horgan MA,et al. Working area and angle of attack in three cranial base approaches:pterional,orbitozygomatic,and maxillary extension of the orbitozygomatic approach. Neurosurgery,2002,50(3):550-557.

第二节　颅中窝底肿瘤

一、蝶骨嵴脑膜瘤

蝶骨嵴脑膜瘤是起源于蝶骨大、小翼上的脑膜瘤,内始自前床突,外抵翼点。早年 Cushing 将蝶骨嵴脑膜瘤分为内、中、外三个部位。近年 Watts 建议将此传统的定位分类方法简化为二型,即内侧型和外侧型。

(一)发生率

蝶骨嵴脑膜瘤占全部脑膜瘤的 10.66%。男女比为 1∶1.06。内侧型蝶骨嵴脑膜瘤占 60.0%,外侧型占 40.0%。

(二)临床表现

蝶骨嵴脑膜瘤的临床表现取决于肿瘤的部位。肿瘤可向颞部、额部和额颞交界处生长。其中内侧型早期症状明显。如肿瘤起源于前床突,早期可出现视神经受压表现,视力下降,其中近 1/3 患者失明。由于肿瘤向眼眶内或眶上裂侵犯,眼静脉回流受阻,近五分之一患者有眼球突出。内侧型早期还可出现海绵窦综合征,如瞳孔散大,光反射消失,角膜反射减弱及眼球运动障碍等。精神症状和嗅觉障碍多为肿瘤向前颅凹底生长者。

外侧型蝶骨嵴脑膜瘤症状出现的较晚,早期仅有头痛而缺乏定位体征。约 24.3% 的患者早期可有癫痫发作,主要表现为颞叶癫痫。如肿瘤侵犯颞骨可出现颞颞部骨质隆起。

上述两型的肿瘤生长较大时,均会引起对侧肢体肌力减弱和颅内压增高。

(三)诊断

蝶骨嵴脑膜瘤 CT 表现明显,以蝶骨嵴为中心的球形生长的肿瘤为例,边界清晰,对比增强后肿瘤明显增强。如肿瘤压迫侧裂静脉,其周围脑水肿明显。

MRI 可以显示肿瘤与蝶骨翼和眼眶的关系,骨质破坏情况等。尤其是内侧型蝶骨嵴脑膜瘤,MRI 可以提示肿瘤与颈内动脉的关系,有时肿瘤将颈内动脉包绕,或肿瘤贴附在海绵窦上,这些对手术切除肿瘤均有重要的参考价值。当然,增强后的 MRI 图像会更清晰(图 19-17)。

脑血管造影可显示肿瘤的供血动脉、肿瘤与主要血管的毗邻关系。内侧型蝶骨嵴脑膜瘤的供血动脉主要来自眼动脉分支,如肿瘤向前颅凹发展可见筛前动脉供血。同时可见颈内动脉虹吸弯张开,有时颈内动脉受肿瘤直接侵犯,表现为管壁不规则。外侧型蝶骨嵴脑膜瘤的血液供应主要来自颈外动脉分支,如脑膜中动脉。可以出现典型的放射状肿瘤血管,肿瘤染色在静脉期比动脉期还明显。因肿瘤压迫,侧位相可见大脑中动脉被抬高。在脑血管造影同时,见到颈外动脉供血者,可同时行供血动脉栓塞术,为手术提供减少出血的便利条件。

(四)手术

1. 术前准备　脑膜瘤可以引起邻近脑组织的水肿和肿胀,多见于白质,并可以引起脑室系统的变形,阻塞,及占位效应从而引起颅内压增高。术前予患者激素、甘露醇降颅压。术中可给予静脉甘露醇

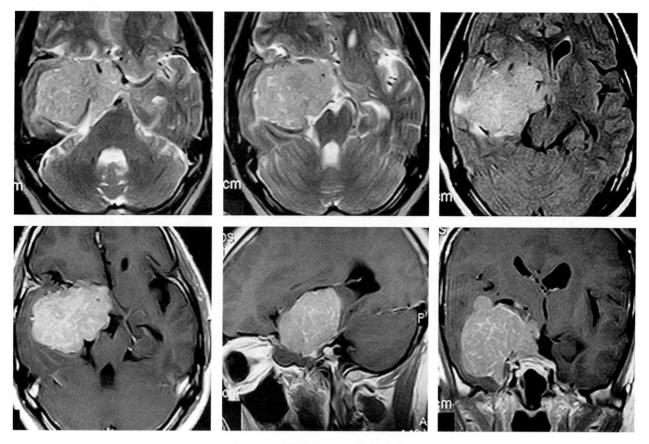

图 19-17　左侧蝶骨嵴内侧型脑膜瘤 MR

滴注,15 分钟内 1 ~ 2g/kg。过度换气减少呼吸末 PCO_2。术中在缝合硬脑膜前应用抗癫痫药。特别是当术前存在癫痫术后可能发生癫痫的病例,术后应服用抗癫痫药 3 个月至半年。

2. 手术方法和操作技巧

(1) 体位和切口:体位取仰卧,头部头架固定。头部应高于右心房以降低静脉压,并向肿瘤对侧旋转 30° ~ 45°,使颧弓与地面平行。头顶向下 15° ~ 30°倾斜使颞叶可以充分从颅中窝中塌下,以减少牵拉脑组织。同侧肩下垫高。下肢袖带间断加压,可以减少术中及术后深静脉栓塞。

皮瓣取决于肿瘤的大小。翼点开颅弧形皮肤切口,一般大于肿瘤范围。切口在耳前 5mm 发迹内,低于颧弓或刚刚高于颧弓,可以避免损伤颞浅动脉及面神经的分支,向前至发迹内中线处。

(2) 切开头皮、分离颞肌、保护面神经额支:翻开头皮,在皮切口对应处切开颞筋膜肌肉到颅骨,并把带筋膜的肌肉向下翻,留一点筋膜在颞上线,用于骨瓣复位后缝合肌肉,减少术后肌肉的萎缩。将皮瓣和肌肉用橡皮筋固定在手术单上,并尽可能的向下,以提供进入颅底的空间。

(3) 游离骨瓣,必要时联合颅-眶-颧手术入路:将骨瓣用高速颅钻和开颅器游离,在颞鳞后下钻孔时,因有肌肉覆盖应小心。避免损伤硬脑膜表面的脑膜中动脉。骨瓣应覆盖整个翼点区域,根据肿瘤大小可延至顶骨和额骨。骨瓣应包括肿瘤的基底。对于床突的变化,肿瘤膨胀生长可累及前床突,海绵窦,向后累及斜坡。常规翼点入路,必须暴露颅前窝和颅中窝底,为此,骨瓣游离后,用高速钻将蝶骨嵴靠近眶上裂的中下部扩大磨除,直至肿瘤基底部。用骨蜡封闭骨缘的渗血。

为达颅底的更底部位,可以切断颧弓术后复位固定,皮肤切口应达耳屏以下、下颌关节前颧弓后部的骨膜。骨膜下的切开应向前经过颧弓的外面和内侧面,以避免损伤面神经的分支。在颧弓的下面,应切开颞下颌关节囊的后部,小心不要撕裂,以减少术后关节痛和颞下颌关节的功能丧失。然后在前后将颧弓锯下。这样可以更容易的接近肿瘤的基底部和血运区,并扩大肿瘤的暴露,减少颞叶脑部的回缩。

如果需要切开眶部,应在骨膜下暴露眶缘和整个额骨的颧突。在额骨的颧突后钻一小孔。另一个孔应在眉间,接近眶的内角。如果进入额窦,应从后壁钻孔,以利开颅器的应用。取下骨瓣,应清除窦内黏膜,填以肌肉,并用骨膜封闭。为了避免累及眶周,当切开眶缘时,用脑板压下眶内容物。用线锯向前锯开骨瓣。应用锯可将眶下神经从其切迹中游离出来,并不累及滑车神经。颧弓突被切开,开颅器向后切开额骨及颞骨及向下达颞窝底部以后,可将骨瓣拿开,骨瓣包括眶缘,眶顶的前部及眶外侧壁的上部。

对于翼点肿瘤,若肿瘤侵及硬膜或骨质本身,会影响骨瓣翻起,硬脑膜损伤难以避免,在掀骨瓣时避免脑膜中动脉断裂,应尽快将骨瓣从硬脑膜或肿瘤上游离下来,以减少血液的流失。对于累及骨质的肿瘤来说,掀骨瓣时是危险的;应在受累骨质的周围钻孔,连接骨孔,掀骨瓣时可将受累的骨质留在肿瘤上。

(4)硬脑膜的处理:对翼点脑膜瘤,应将受累的硬脑膜一并切除。对于其他肿瘤,硬脑膜切开应呈曲线形,并使硬脑膜切口下缘达到一定宽度以防止血液流入术野。用易于缝线将硬脑膜固定于肌肉上。术中经常调节自动牵开器。

(5)肿瘤的显露和切除:分开外侧裂,寻找肿瘤。找到肿瘤的基底以阻断血供。对于外1/3蝶骨嵴脑膜瘤,暴露比较容易,多数情况手术比较顺利。肿瘤分块切除。对于中内1/3蝶骨嵴脑膜瘤,肿瘤的大小是一个十分重要的问题,若血运不丰富,应分块切除。在显露肿瘤、阻断血供和分块切除时可采取三个不同的步骤:

1)在沿颅中窝底颞叶下进行,对于颞叶底部生长的脑膜瘤,将所有的桥静脉电凝,防止断裂出血。

2)对于向外侧和上边生长至颞叶和侧裂区的巨大肿瘤应采取外侧裂入路,根据需要将侧裂打开以暴露肿瘤。

3)对于局限的床突脑膜瘤,可选择直接沿蝶骨小翼入路,早期即可看到视神经及颈内动脉。

纤维型脑膜瘤质韧而不能用超吸切除时,只能分块切除。为可以避免对周围组织的过度损伤。不能行肿瘤的囊内全切。若术前影像学显示(尤其是MRI、MRA、DSA),肿瘤包绕颈内动脉或其分支,则在分块切除进行到深部时应十分小心。这种情况多见于内1/3蝶骨嵴脑膜瘤,此型多生长于Willis环的分支周围。有报道称,术后出现颈内动脉自发血栓形成。对于这一型肿瘤,首先在肿瘤外部行分块切除和分离其基底。打开外侧裂以暴露肿瘤的表面并行囊内切除。开始时不应在颅底沿蝶骨小翼进

行,以避免损伤视神经及邻近颈内动脉,因这些结构可能被肿瘤包绕。减少肿瘤的体积可以更好地看到这些解剖结构,在手术后期分离包埋的结构。肿瘤包绕的颈内动脉的分支多数是大脑中动脉的分支,这些分支应仔细地寻找;一旦找到,应沿其找到颈内动脉主干将血管从肿瘤上分离下来,难易程度取决于粘连的程度。然而,多数情况下动脉周围可以找到一层蛛网膜,使分离比较容易。因这些血管供血区的重要性,应仔细保护好每一根动脉,特别是从大脑中动脉、大脑前动脉及后交通动脉发出的穿通支;如果血管根部撕裂,出血很难控制,若出现大的脑血管撕裂,应行血管重建。应用显微持针器和10-0线缝合裂口。双极电凝在分离动脉时应十分仔细,并持续冲洗,以避免因直接接触或热传导导致立即或迟发的血栓形成。在血管造影的帮助下,术者可以判断是否有血管被肿瘤包绕。应十分仔细地处理肿瘤的内侧面,因其靠近下丘脑及颅底结构和视神经,视神经因肿瘤压迫而变细。掏空肿瘤内部,瘤壁会塌陷。将包膜烧灼,使其很容易地从周围脑组织中分离出来。

手术最后处理前床突,颈内动脉,和视神经周围的肿瘤。脑膜瘤经常长入颈动脉和视神经的间隙处。手术不能伤及神经和神经表面的小血管。同样,如果肿瘤长入颈动脉的后面,应找出第三对脑神经并保护好,即使只是轻微的损伤,也会造成术后长时间的瘫痪。即使动眼神经被肿瘤包绕,多数情况下也会被分离出来。分离滑车神经则比较困难。滑车神经走行于小脑幕缘,沿小脑幕切除肿瘤很容易伤及此神经。展神经走行于海绵窦的后下面,小心不要伤及它。如果肿瘤向后生长,长入岩部的顶部,则会累及三叉神经及其半月神经节硬脑膜腔内的神经节。尤其在岩骨被侵蚀时,在此结构的外侧及稍偏下可以看到颈内动脉的岩骨段。

当海绵窦被肿瘤侵及时,在中颅凹底内侧应十分仔细防止进入窦内。由于肿瘤的侵蚀,窦的外侧壁多不易区分,所以继续向内过多切除会损伤第三,四脑神经。由于肿瘤的侵蚀,窦不易出血。如果出血,则用Surgicel止血。多数情况下穿过鞍旁的脑神经的术后取决于以下两方面:肿瘤对海绵窦及其壁的侵及程度,手术切除的范围。动眼神经被完整的保留下来,术后瘫痪多是短暂的,多数患者至少可以获得部分恢复。滑车神经由于太细且走行路径太长,则手术较危险;但是第四脑神经瘫痪对患者影响较小。对于海绵窦受累但无症状的患者,多数人主

张对海绵窦这一肿瘤行保守治疗。如果准备全切，术前应将颈动脉颈部或颅内岩部段暴露，以获得术中对它的控制。如果需要切除受累颈动脉，术前应用充气气囊进行栓塞试验，如果患者不能耐受，则应在颈动脉岩部行大隐静脉搭桥术。在颈动脉内侧，将肿瘤与垂体柄，上部的漏斗及下丘脑分离开来。伤及其血供会对这些结构造成损伤。

（6）肿瘤基底硬脑膜或颅骨的处理：脑膜瘤过度生长可累及硬脑膜和颅骨。表现骨质增厚，正常结构破坏。肿瘤向眶内生长和（或）视神经管及眶上裂变窄会引起眼球突出，视力下降，动眼神经麻痹，需彻底的切开骨质才能切除肿瘤。锯掉眶的顶部及外侧壁以清除硬脑膜外肿瘤，如果肿瘤沿蝶骨小翼朝前床突方向生长，最后掀开视神经管顶部及眶上裂，才可以清除掉眶内及硬脑膜内肿瘤及受累的硬脑膜。应避免进入蝶骨体内侧靠近前床突的气窦，而引起术后脑脊液漏。

肿瘤完整切除后，应仔细的清洗瘤床及细心检查出血点。术中不需要诱导性低血压，手术后应使动脉压接近术前水平，以检查止血情况。

（7）颅底重建：肿瘤切除后，常在颅底产生不同大小的硬脑膜缺损。因术中切开骨质及可能存在肿瘤对骨质的破坏，术后可能引起脑脊液漏。所以需行颅底重建，并保证硬脑膜缺损处不漏脑脊液。可利用骨膜，额部及颞部筋膜，或从大腿获得的阔筋膜张肌修补。纤维蛋白胶可以封住硬膜及筋膜的边缘。其他的非自体硬膜替代物应避免使用，以防止感染及免疫反应。骨质重建也应用自体骨，以减少感染。

骨瓣用 10 号丝线固定，并系好中央处的悬吊线。用 3-0 线缝合颞肌及其筋膜。同样方式缝合帽状腱膜和皮肤。

二、颅中窝脑膜瘤

颅中窝前界为蝶骨嵴，后方以颞骨岩部与颅后窝相隔，窝的中央为蝶骨体，在这一区域有眶上裂，圆孔和卵圆孔等重要脑神经通路。但如果患者早期即出现眼球突出和眶上裂综合征，提示肿瘤原发于蝶骨嵴内侧，通常归于蝶骨嵴脑膜瘤。本文所述及的中颅凹脑膜瘤是指发生于蝶骨大翼内侧中颅凹底部的脑膜瘤。

（一）发生率

中颅凹脑膜瘤占颅内脑膜瘤的 2% ～ 3.2%。

男性与女性发病率相差不大，为 1∶1.6，平均年龄44岁。三分之一的患者发病一年后就诊，病史最长的一例长达 20 年。肿瘤绝大多数呈球形。呈扁平形生长者不及十分之一。

（二）临床表现

经中颅凹出颅的脑神经较多，故中颅凹底脑膜瘤往往早期临床表现即很明显，而且有定位意义，临床询问病史时应予重视。

三叉神经的二、三支经卵圆孔和圆孔入颅，典型的中颅凹底脑膜瘤早期多发生三叉神经痛，可高达38.0%。除表现为三叉神经痛外，还表现为一侧面部痛觉减退和麻木，一侧动眼神经麻痹也可以是本病的早期表现。

肿瘤生长较大时，可向前发展影响海绵窦或眶上裂，患者可出现眼球活动障碍，眼睑下垂、复视。患侧视力下降，多见于肿瘤较大且向中颅凹前部生长，肿瘤向后发展，可表现第Ⅶ、Ⅷ脑神经损害。

肿瘤压迫视束可以出现同向性偏盲。另外部分患者可以发生颞叶癫痫。这主要是肿瘤侵犯颞叶内侧面所致。颅内压增高常见，多见于肿瘤大于3.0cm 或小脑幕切迹旁影响脑脊液循环者。

（三）诊断

1. CT 和 MRI　中颅凹脑膜瘤在 CT 的表现为边界清楚的较高密度影像，注药对比后明显增强。少部分患者表现为混杂密度区，如肿瘤有钙化，CT 显示为极高密度。MRI 均可见长 T_1 短 T_2 信号，肿瘤边界清楚（图 19-18）。

2. 脑血管造影　表现为颞部占位征。如颈内动脉被肿瘤压迫，颅内血管常充盈不良。由颈内动脉海绵窦前发出的脑膜支增粗显影为本病的特征，但少见。因此，使用一般的脑血管造影技术，多数病例肿瘤染色不明显，数字减影脑血管造影有助于弄清肿瘤内的血管走行。

（四）手术

中颅凹脑膜瘤往往起源于窦孔，蝶骨翼后部以及中颅凹底，并常常向斜坡，岩骨及蝶骨翼侵袭。中颅凹肿瘤主要利用 MRI 诊断，脑血管造影的作用不大。诊断及治疗此类肿瘤较为困难，手术治疗指征是，患者出现严重的进展性的神经系统症状，如癫痫，或毗邻部位的脑水肿。

手术入路可根据肿瘤位置采取翼点入路或颞部入路，无论何种入路，手术切口均应够低，以充分暴露中颅凹底部。翻开骨片后，电灼或结扎脑膜中动脉，对减少手术出血是有帮助的。

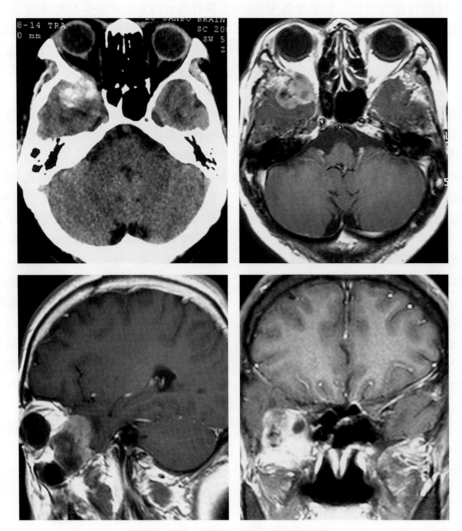

图 19-18 中颅底脑膜瘤 CT 及 MR
肿瘤向颞下窝方向生长

切开硬脑膜后,部分病例肿瘤可能被颞叶覆盖,如牵拉颞叶仍不能充分暴露肿瘤,可将颞下回切除一部分。对于 Labbe 静脉应注意保护,特别是在优势半球,以防止术后脑水肿和失语发生。肿瘤的切除方法可参照蝶骨嵴脑膜瘤的手术方法。

如肿瘤位于硬脑膜外也可行硬脑膜外探查,剥离肿瘤和颅底间的粘连,可减少出血。如肿瘤侵犯中颅凹底硬脑膜或中颅凹底骨质也应一并切除,并行颅底重建术。分离是应尽量保护可以见到的三叉神经分支。

对球形生长的中颅凹脑膜瘤多能手术全切,呈扁平生长者全切多有困难。手术未能全切的主要原因是肿瘤将颈内动脉包裹。

(五) 预后

手术全切中颅凹脑膜瘤都能取得较好疗效。一组 31 例随访 1.4～10 年,仅 1 例术后 4 年复发。近年随着颅底外科和显微手术的发展,本病的手术效果不断提高,手术死亡率已很低。

三、颅底软骨性肿瘤

软骨肿瘤包括软骨瘤、骨软骨瘤、软骨母细胞瘤、软骨肉瘤。发生于鞍旁颅中窝底多见,约占 70% 左右,女性多于男性。软骨瘤多见于中青年,软骨肉瘤多见于中老年。临床表现:头痛、视力及视野的改变、海绵窦内脑神经障碍的表现,如复视及面部麻木等。有时软骨肿瘤可伴有全身一些特殊表现,如 Ollier 病和 Maffucci 综合征。肿瘤的 CT 表现:肿瘤为低密度或混杂密度,肿瘤均有钙化,钙化没有规律;MR 示肿瘤边界规则清楚,一般呈均匀长 T_1、长 T_2。当肿瘤内存在破坏的骨质和钙化成分时呈不均匀长 T_1、长 T_2。增强后肿瘤,大多数为不均匀强化,

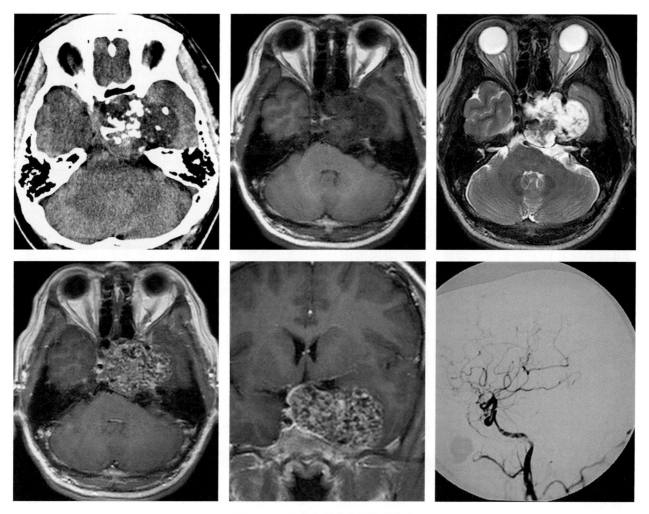

图 19-19 颅底软骨肿瘤影像学表现
CT:可见肿瘤实质部分为低密度,可见散在点状钙化,MRI:可见肿瘤呈混杂长 T_1、T_2 信号,不均匀强化,
亦呈现"蜂窝煤样"强化,DSA:颈内动脉 C5 段向前移位,未见肿瘤染色

蜂窝样,也可以是肿瘤的内均匀的强化,有的可见肿瘤的边界呈环形强化(图 19-19)。

颅底软骨肿瘤起源于颅底骨缝中,均位于硬膜外,软骨性肿瘤多为胶冻样半透明,质地多较软脆,其间有钙化及夹杂碎骨片,肿瘤血运丰富,与脑神经及颅内动脉等大血管粘连紧密,全切困难,良性软骨瘤预后较好,软骨肉瘤预后差。

（于春江 张明山）

第三节 颅后窝底肿瘤

一、颅后窝底解剖

颅后窝底由斜坡、颞骨岩部后面和枕骨基部构成。斜坡上起鞍背上缘,下抵枕大孔前缘,上部宽22mm,中部宽42.7mm,全长45.0mm,承托脑桥和延髓。斜坡分为 3 个区:上斜坡(鞍背上缘至两侧内耳孔下壁连线);中斜坡(两侧内耳孔下壁连线至两侧颈静脉结节上缘连线);下斜坡(两侧颈静脉结节上缘至枕大孔边缘)。颅后窝底最厚处是颈静脉结节和枕髁前部,最薄处是枕大孔后缘。枕大孔前外缘有舌下神经管内口,舌下神经由此出颅。颞骨岩部后面是内耳孔,第 Ⅶ、Ⅷ 脑神经由此通过。第 Ⅸ 至 Ⅺ 脑神经及颈静脉则由内耳孔下方的颈静脉孔出颅。颈静脉孔呈三角形,右侧大于左侧。颈静脉孔区有一层结缔组织隔,介于硬脑膜和颅底外结缔组织之间。

二、颅后窝底肿瘤分类

颅后窝底肿瘤病理性质,多数为良性,如脑膜瘤,神经鞘瘤,胆脂瘤;低度恶性肿瘤,如脊索瘤;少数为高级别恶性肿瘤或转移瘤。依据肿瘤与硬脑膜关系,可分为硬脑膜外和硬脑膜下肿瘤。

1. 颅后窝底硬脑膜外肿瘤 颅后窝底硬脑膜外肿瘤发生于颅底的骨性、软骨性结构或其他硬脑膜外组织。这些肿瘤包括脊索瘤,软骨肉瘤,骨肉瘤等。侵袭性垂体瘤向鞍区后下发展,可侵及斜坡。起源于颈静脉球的化学感受器细胞瘤常累及颈静脉孔区及岩斜区。岩骨尖部的胆固醇肉芽肿,鼻咽癌、鼻窦癌及颞骨恶性肿瘤也可侵犯颅后窝底。

2. 颅后窝底硬脑膜下肿瘤 颅后窝底的硬脑膜下肿瘤包括脑膜瘤,听神经瘤,三叉神经鞘瘤及表皮样囊肿等良性肿瘤,转移瘤等恶性病变少见。部分肿瘤呈浸润性生长,可发展至颅外。此类肿瘤多可在术前明确定性诊断。

根据肿瘤发生的部位,通常将颅后窝底肿瘤分为四个区:

(1) 岩骨斜坡区:脑膜瘤、神经鞘瘤、胆脂瘤。

(2) 桥小脑角区:听神经瘤、脑膜瘤、胆脂瘤、颞骨肿瘤。

(3) 颈静脉孔区:神经鞘瘤、颈静脉球瘤、脑膜瘤、转移瘤。

(4) 枕大孔区:脑膜瘤、脊索瘤、转移瘤、神经源性肿瘤。

三、颅后窝底肿瘤的手术入路

颅后窝底病变经常位于脑干及延颈交界区的腹侧、鼻咽的后部,少有直接到达此部位的入路;侧方入路被颞骨及其周围结构所限制;脑组织的牵拉进一步限制了肿瘤清除的彻底性及安全性。因此理想的手术入路应暴露充分,路径短,不损伤脑干和重要血管为原则。为暴露充分,尽量切除非重要部位颅骨以获得手术操作空间;同时还可利用腰椎穿刺、脑室穿刺,开放脑池释放脑脊液等脑回缩技术,及静脉应用脱水药,过度换气等措施,使脑组织体积缩小,以减少对脑组织的牵拉。

颅后窝底肿瘤的手术入路较多,需根据患者具体情况灵活运用。当肿瘤侵袭范围较广,常用的入路不能解决问题时,可对基本入路稍加改良或采用联合入路。采用联合入路时,最好由耳鼻喉科,神经外科和整形外科医师组成手术小组,有利于改进术野暴露和完成颅底重建。对复杂的大手术,可分期处理硬脑膜外与硬脑膜内肿瘤,尽量缩短手术时间,减少术后脑脊液漏和感染的发病率。几种常用颅后窝手术入路(表19-1)。

表 19-1 颅后窝底肿瘤常用手术入路

手术入路	经硬脑膜外、下	暴露区域
前方入路		
扩大经额下	外	蝶窦,中、上斜坡
扩大经蝶	外	蝶窦,上、中、下斜坡
经口咽入路	外/下	中、下斜坡和上颈髓
侧方入路		
经侧裂	下	上斜坡,后床突
经颞下	下/外	上、中斜坡
乙状窦前	下	上、中斜坡,幕缘,CPA
枕下乙状窦后	下	中斜坡,幕缘,CPA,颈静脉孔
枕下远外侧	下	颈静脉孔、中、下斜坡、枕大孔腹侧、上颈髓
后方入路		
枕下后正中	下	枕大孔后缘(背/外侧型枕大孔脑膜瘤)

1. 扩大经额下入路 扩大经额下入路采用扩大的双额开颅,取下眶上缘、眶顶和筛窦;双侧视神经硬膜外完全减压后,磨除蝶骨平台暴露蝶窦至海绵窦,深方暴露斜坡。全过程均在硬膜外操作,该入路尤其适用于伴骨破坏的斜坡和蝶窦的肿瘤。用骨膜瓣和游离脂肪重建颅底,不需重建斜坡。

移走眶上缘可以为额下入路多提供2cm的操作空间,可充分显露深部肿瘤,可以很好地观察对侧靠近或附着于海绵窦内侧面的肿瘤。该入路需常规磨除后筛房,会导致嗅觉丧失,还可能损伤颈内动脉。这种入路可以暴露枕骨大孔前缘,鞍背和后床突为术野盲区。岩骨、海绵窦段颈内动脉、第6和12脑神经的存在,使该入路不适于切除向中线两侧发展的肿瘤。当肿瘤向侧方发展达到颈内动脉颅内段时,应联合外侧入路以控制颈内动脉。当肿瘤侵入咽、鼻或上颌窦时,还应辅以经面入路。

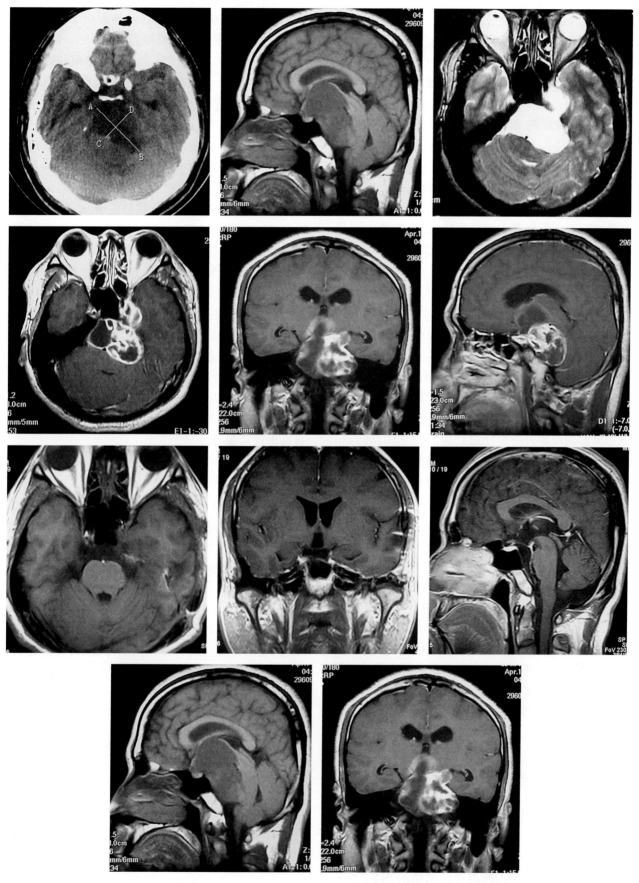

图 19-20　颞枕开颅经小脑幕入路切除 C 型三叉神经鞘瘤术前/后 MR 影像

495

2. 颞下、乙状窦前入路 乙状窦前入路位于迷路后,包括颞部开颅、颅后窝开颅,及迷路后乳突切除。打开颞部和乙状窦前硬膜,切开小脑幕以暴露肿瘤。如患者耳聋,磨除同侧迷路可扩大骨窗。磨除迷路后岩骨的好处是可缩短到达肿瘤的距离。如术前 DSA 显示两侧血液沟通良好,可结扎一侧乙状窦。颈静脉球较高,肿瘤向下发展低于该水平时,结扎乙状窦对肿瘤暴露有帮助。这种入路显露充分,适于斜坡、岩斜、小脑幕中线处肿瘤;缺点是开颅较为繁琐、易发生脑脊液漏。由于肿瘤本身所创造的手术通道,结合良好的脑回缩技术,目前乙状窦前入路多被颞下经小脑幕入路所取代,如许多跨中颅后窝生长的三叉神经鞘瘤可以单纯经颞下经小脑幕入路全切除(图 19-20)。

3. 远外侧经枕骨髁入路 该入路为颅后窝开颅,并在颈后三角行颈椎椎板切除,磨除 C1 的后弓,部分或全部切除枕髁,注意椎动脉入颅处、寰枕关节、颈静脉球和后组脑神经的保护。入路的关键是移动椎动脉,切除椎动脉前方的肿瘤前,必须完全敞开椎动脉入颅处的硬膜,从Ⅸ、Ⅹ、Ⅺ脑神经间隙切除肿瘤。颈静脉球过大时,会妨碍中线到该处肿瘤的切除。当硬膜外肿瘤压迫使颈静脉球闭塞时,结扎乙状窦和颈静脉后可以打开颈静脉球增加显露。该入路可以使内耳门水平与上颈髓水平间、脑干前方区域暴露良好。枕髁部分切除不会影响寰枕关节的稳定性。当完全切除寰枕关节的 1 或 2 个关节面时,需做关节稳定手术,以免因关节不稳定而引起术后痛性斜颈。

4. 颅底重建 手术暴露颅底病变,不论切除多少肿瘤,都可能破坏脑保护屏障、颅骨和硬膜缺损、颅底受气道或鼻窦污染、无效腔形成、颅内积液积气。用带蒂组织片修补颅底,使颅腔与其他体腔独立开来是颅底重建的关键。后颅底肿瘤手术颅底重建的目的是将暴露的鼻窦及咽腔与蛛网膜下腔和脑大血管隔离。隔离的失败可导致严重的并发症,如动脉破裂,脑脊液漏或感染等,还应当考虑美容及功能性因素。重建的方法包括:填充游离脂肪,筋膜或肌瓣;局部旋转皮瓣,直至复杂的带微血管的游离皮瓣。

四、听 神 经 瘤

听神经瘤(acoustic neuroma)是发生于位听神经的桥小脑角肿瘤,约占颅内神经鞘瘤的 91%,桥小脑角肿瘤的 80%。由于其多来自前庭神经,严格命名应为前庭神经施万细胞瘤(vestibular schwannoma, VS),俗称为听神经瘤。神经纤维瘤病 2 型(NF-2)伴双侧听神经瘤占全部听神经瘤的 5%。Brackman 和 Bartels(1980)报告 1354 例脑桥小脑角肿瘤,91% 为听神经瘤,3% 为脑膜瘤,2% 为原发性胆脂瘤,4% 为其他类型肿瘤。

(一)发病率

听神经瘤约占颅内肿瘤的 6%,美国每年新发生听神经瘤约 3000 例。好发于 40~60 岁,女性多发,约为男性的 1.5 倍。国内报道约占颅内肿瘤的 6.8%~11.48%,女性稍多。主要分两种类型,散发型及 NF-2,前者为单侧性,占全部听神经瘤病例的 95%,年发病率为 30~40/10 万;NF-2 型为罕见疾病,大多为双侧性,仅 2% 的 NF-2 型病例为单侧性,年发病率为 1/10 万。听神经瘤的发生与 22 对染色体长臂的肿瘤抑制基因突变相关,散发病例是常染色体突变,而 NF-2 是由遗传或是新的基因突变转给后代。

(二)临床表现

临床依据肿瘤大小及相应症状分四阶段:

1. 内耳道内阶段 肿瘤直径<1cm,局限于内耳道内,出现前庭及耳蜗神经刺激症状如眩晕、耳鸣,进而出现耳聋等。

2. 脑池内阶段 肿瘤约达 2cm,突出内耳道,压迫面神经及三叉神经,面神经耐受力较大,可仅有轻微不完全性面瘫;三叉神经受压可致角膜反射减退或消失,患侧面部感觉减退。胆脂瘤多见面部疼痛。

3. 脑干及邻近脑神经受压阶段 肿瘤约达 3cm,出现后组脑神经、小脑及脑干受压症状,如饮水呛咳、声音嘶哑及共济障碍等。

4. 脑积水阶段 肿瘤>3cm,出现步态不稳,头痛加重泛化,视力下降,后组脑神经功能受损如声音嘶哑、饮水呛咳、吞咽困难等,肩部无力,舌肌无力,长束症状,导水管、第Ⅳ脑室及环池受阻引起梗阻性脑积水,颅高压症状明显,可发生小脑扁桃体疝导致呼吸停止(表 19-2,19-3)。

表 19-2　131 例听神经瘤的症状

症状	百分比	症状	百分比
听力丧失	98%	面部力弱	10%
耳鸣	70%	复视	10%
平衡障碍	67%	耳痛	9%
头痛	32%	味觉改变	6%
面部麻木	29%		

表 19-3　131 例听神经瘤体征（除听力丧失外）

体征	百分比
角膜反射异常	33%
眼震	26%
面部痛觉减退	26%
面肌麻痹	12%
眼球活动异常	11%
视乳头水肿	10%
巴宾斯基征	5%

　　Samii（1997）根据肿瘤大小和延伸范围将听神经瘤分为四级：T_1：肿瘤位于内耳道内；T_2：肿瘤位于内耳道内/外；T_{3a}：肿瘤充满脑桥小脑角；T_{3b}：肿瘤达到脑干；T_{4a}：肿瘤压迫脑干；T_{4b}：肿瘤使脑干严重移位并压迫第Ⅳ脑室（图 19-21）。

　　（三）诊断和鉴别诊断

　　1. 诊断　根据患者首发耳鸣听力障碍、缓慢进展病程和相继出现三叉神经、面神经、小脑及后组脑神经障碍等症状，尽早行影像学检查获得早期诊断。行电测听及语言分辨率检查、CT 检查（显示内听道扩大），和 MRI 检查桥小脑角区肿瘤，肿瘤多为实性，也可有囊变。钙化少见。

　　2. 鉴别诊断　听神经瘤约占脑桥小脑角肿瘤的 80%，其余 20% 为脑膜瘤、胆脂瘤、三叉神经鞘瘤和转移性肿瘤及脑干、小脑肿瘤等。要注意与非肿瘤病变相鉴别。

　　（1）前庭神经病变：VS 早期眩晕症状应与前庭神经炎、迷路炎、Méniere 病及药物性前庭神经损害区别。前庭神经炎常有感冒史，迷路炎有中耳炎史，Méniere 病为发作性真性眩晕，药物性眩晕有相关用药史等。

　　（2）耳蜗神经损害：VS 引起耳聋应与耳硬化症、药物性耳聋等鉴别，听神经瘤常伴患侧前庭功能消失或减退。

　　（3）桥小脑角脑膜瘤：早期听觉或前庭功能正常，内听道正常，CT 呈均一性强化。如临床上难以区分需手术证实。

　　（4）桥小脑角上皮样囊肿（胆脂瘤）：系先天性

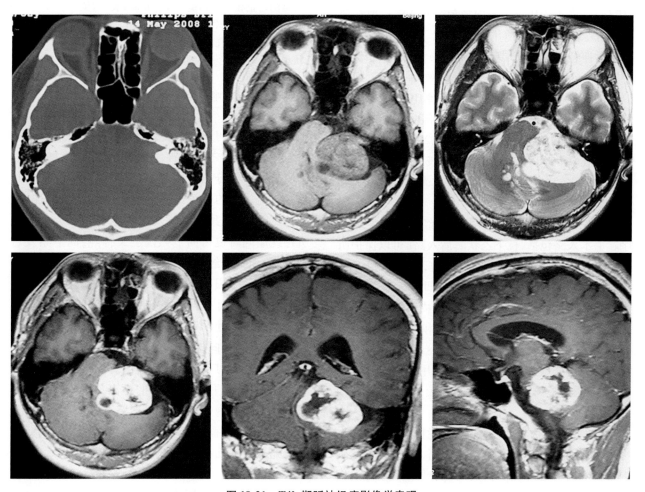

图 19-21　T4b 期听神经瘤影像学表现

肿瘤,发病者多为青壮年。40 岁前约占 65%,病程长。首发症状常为面部疼痛,听力障碍不明显,病程晚期可出现轻微前庭症状;CSF 蛋白不增高,CT 显示内耳道正常,肿块呈低密度(瘤内含脂肪),病变分叶并蔓延到周围脑池,无增强效应。MRI 可见类 CSF 的 T_1WI 低信号、T_2WI 高信号。

(5) 其他如桥小脑角区小脑前下动脉瘤,蛛网膜囊肿、粘连性蛛网膜炎、小脑半球外侧血管肉芽肿、巨大蛇形颅底动脉(megadolichobasilar artery)等。根据症状出现顺序不同,CSF 蛋白增高不明显、肿物影像学及内听道正常,可资鉴别。

(四) 治疗和预后

1. 治疗选择

(1) 随访观察:早期肿瘤小、无临床症状,可以定期复查,通过 CT、MRI,观察病情发展情况,必要时放射治疗和手术治疗。

(2) 立体定向放射外科治疗适应证:①肿瘤小,不能耐受手术的老年人;②观察随访肿瘤不增大,无临床症状;③肿瘤次全切除术后复发;④患者伴其他疾病不允许手术治疗或风险很大。Leksell(1971)首先报告用立体定向放射治疗 VS,γ-射线放射外科疗法(γ-刀),适用于 3cm 以下肿瘤,特别是双侧听神经瘤患者。瑞典 Karolinska 医学院 95 例治疗报告(平均随访 4 年)显示,有效率 91%(缩小49%、停止增大 42%),面神经保留率 100%,听力保留率 75%。美国匹兹堡大学 26 例报告,有效率100%(缩小 42%、停止增大 58%);20 例随访 2 年,95% 有效(缩小 35%、停止增大 60%),术后保留实用听力 100%,6 个月为 50%,1~2 年为 45%,2 年后面神经功能 90% 保留。

(3) 手术治疗:绝大多数听神经瘤首选手术治疗。手术入路包括,枕下乙状窦后入路(可以保护听神经);经迷路入路(难以保护听力,但可以较好保留面神经);颞下硬膜外入路(中颅凹入路)。

1) 迷路入路:适用于肿瘤位于内听道者。手术入路优点:面神经保留率高。小脑和后组脑神经没有损伤。基本上是颅外入路。缺点:易损伤听神经,常在听力丧失或其他入路受限时使用。术中暴露受限,不能很好显露肿瘤。手术时间较长,可有术后脑脊液漏。

2) 枕下乙状窦后入路:通常能保留听神经,也可以保护面神经。不利的是比迷路入路死亡率高,很难切除内听道外侧隐窝内的部分听神经瘤,损伤面神经危险性增大。

3) 颞下硬膜外入路:仅限于局限在内听道外侧较小的肿瘤,面神经损伤率较高(膝状神经节损伤),保护听力机会大。

4) 其他手术入路有:经迷路和幕切开联合入路,经迷路枕下入路,经乙状窦前入路。

枕下乙状窦后入路手术要点:枕部直切口,显露枕鳞和乳突外侧,上缘至上项线以上。显露寰椎,上到横窦,外侧到乙状窦外缘,暴露小脑半球外 2/3。乳突和骨缘封好骨蜡,防止脑脊液漏。乳突开放较大者应用腹部脂肪封闭。放射状"X"剪开硬膜。腰穿引流或术中放出枕大池脑脊液可扩大桥小脑角区的手术暴露。向内侧牵开小脑半球放出桥小脑角池脑脊液后,即可见到肿瘤,辨认覆盖在肿瘤表面的蛛网膜。蛛网膜内的血管多是供血到耳蜗,与功能有关,需注意保护。岩静脉在肿瘤的上方应给予分离。肿瘤和小脑之间的界线可能是脑干。有时也可有面神经。这种特征有助于确定面神经在脑干部位的发出部位(表 19-4)。

表 19-4　面神经的发出部位解剖标志

面神经起源于桥延沟外侧。听神经后约 1~2mm
桥延沟终止在第四脑室侧孔(Lushka 孔)内侧
脉络丛一般从舌咽和副神经后面和面神经下面第四脑室侧孔(Lushka 孔)穿出
从小脑外侧隐窝发出的绒球突起至桥小脑角,位于面、听神经后面
面神经是位于舌咽神经向上 4mm 和前部 2mm

从后外侧切开肿瘤囊,做囊内减压,肿瘤囊缩小后外牵囊壁,使之与面神经分离,最终将囊壁切除。肿瘤与面神经分离最困难,部分是面神经进入内听道开口处。大的听神经瘤肿瘤可能与脑干粘连,该部分可能残留,其肿瘤复发率约 10%~20%。大的听神经瘤同时也可向上累及三叉神经,向下累及舌咽、迷走和副神经。后位脑神经一般情况下在与囊壁分离时免于损伤,可用棉片保护好。在肿瘤内听道部分切除后,内听道上的硬膜切开,钻开内听道可切除肿瘤。该处没有明显的显微解剖标记。一些作者认为,内听道向外约 1cm 处有横嵴位于前庭和耳蜗神经之间,不应打开。有些作者提出术前从头颅CT 测量内听道开口到迷路的距离。不应向外侧开放 1~2mm 的内听道。如果迷路开放,应用骨蜡和肌肉充填,如果面神经无移位,不要做面神经移植,用骨蜡覆盖在面神经上即可。

2. 术后并发症和术后护理

(1) 颅后窝开颅常见的并发症:脑膜炎(5.7%)、

脑脊液漏（4%～27%）、脑血管痉挛（0.7%）、脑积水（约6.5%）。

（2）脑神经麻痹：术后面神经麻痹，近期不能恢复或同时伴有眼感觉缺失，可做眼睑缝合术。如果面神经术中离断，应在术后3个月内行面舌神经吻合术。如果面神经术中解剖学保留，面神经术后1年无恢复者，也可做神经吻合术。前庭神经术后受损是最常见的症状，表现为恶心，呕吐。同时颅内积气也可出现该症状。共济失调术后可很快恢复，但因脑干受累所致则多恢复缓慢或呈永久性。脑干功能失调可因分离脑干附着处肿瘤引起，可出现共济失调，对侧偏瘫，有些可以恢复，一些可成为永久性损害。

（3）脑脊液漏：脑脊液漏可出现手术切口。鼓膜破裂位外耳道流出，经咽鼓管从鼻腔漏出，也可向下经咽喉壁从喉流出。脑脊液漏多有下列通路：经鼓室盖或咽鼓管漏出；脑脊液经后半规管、骨迷路的前庭处；迷路周围开放至乳突前庭；开颅时乳突开放。脑脊液漏多发生在术后1周之内，最常见是内听道顶部开放引起。脑脊液漏合并脑膜炎者约5%～25%。并多出现在脑脊液漏发生的前几天之内，脑积水有促进脑脊液漏的发展。

（4）脑积水：手术和立体放疗的患者治疗后都可以出现脑积水，多数在治疗以后较长时间出现。脑压增加可诱发脑脊液漏。

3. 脑神经麻痹（表19-5，19-6）

1）面神经（Ⅶ）：按House和Brackmann面神经功能分级，面神经功能在1～3级为可恢复级。有报告对小于2cm的肿瘤手术后面神经功能全部保留。大于4cm的肿瘤面神经功能保留为29%。术中监测面神经功能保留率上升。如果面神经解剖学保留，术后部分面神经功能可恢复。但需要一年左右的时间，约有17%的患者不能解剖学面神经保留，放射治疗3cm直径以上的肿瘤约有15%的患者暂时性面瘫。18%的患者三叉神经暂时性功能障碍。

2）前庭耳蜗神经（Ⅷ）单侧听神经瘤患者，在大组病例报告中，有Ⅰ～Ⅱ级听力者为12%，听力的保留主要因素为肿瘤的大小，直径大于1.5cm很难保留听力。术中用脑干听觉诱发电位监测可有利于听力的保护。大组病例报告，小于1.5cm的肿瘤术后听力保存率35%～71%。如果术后无听力，很少在以后时间恢复。用立体放射治疗，小于3cm的肿瘤听力保存率为26%，在62例术前听力<90dB的报告中，听力丧失随着肿瘤的增大而增多。前庭功

能术后没有保留。单侧听神经瘤多能通过对侧前庭神经代偿。术后共济失调多于脑干受损或肿瘤累及脑干引起。

3）三叉神经（Ⅴ）术后暂时性三叉神经功能障碍为22%，永久性三叉神经功能障碍为11%，与放射治疗相似。

4. 肿瘤复发　肿瘤的复发与否取决于手术切除肿瘤的程度，一般来说肿瘤全切后不应有肿瘤复发，如果肿瘤近全切除，在术后多年会有肿瘤复发。

表19-5　House & Brackmann 面神经功能分级

分级	程度	面神经情况
1	正常	所有面部各部分功能正常
2	轻度功能异常	A. 肉眼看面肌略有力弱，非常轻的面部联带活动 B. 静止时面部对称，肌张力正常额纹有轻度到中度运动 C. 活动 　用力可完全闭眼 　口角略有不对称
3	中度面功能不全	A. 明显但不是变形性不对称。仔细观察没有严重联带活动 B. 运动 （1）额纹有轻微或中度活动 （2）用力可完全闭眼 （3）口角用力时稍有力弱
4	中度到严重功能不全	A. 肉眼看有明显力弱或相对面不对称 B. 运动 （1）额纹无活动 （2）不能闭眼 （3）用最大努力口仍不对称
5	严重功能不全	A. 只能感觉有活动 B. 静止时面部不对称 C. 运动 （1）额纹活动不对称 （2）不能闭眼
6	全麻痹	面部无任何活动

表19-6　经枕下乙状窦后入路听神经瘤切除术后面听神经功能保留结果

肿瘤大小	神经功能保留	
	面神经	听神经
<1cm	95%～100%	57%
1～2cm	80%～92%	33%
>2cm	50%～76%	6%

所有的患者都应术后用 MRI 和 CT 随访。对近全切除患者局部放疗可减少肿瘤复发。有随访 15 年的术后报告,手术全切后 15 年随访,94% 无术后复发。

放射治疗:有利于控制术后肿瘤复发,但对长期生存的良性肿瘤局部放疗后可能出现并发症。

5. 显微外科手术与放射治疗比较 有报告直径小于 3cm 的肿瘤,短期随访 124 个月,显微手术组面神经保留率为 97%,立体放疗组为 94%。然而对良性肿瘤长期随访很重要,长期随访观察,高剂量的局部放疗多有较高的放射性并发症。放疗早期能较好的控制肿瘤生长。对于放疗不能控制肿瘤生长而选择手术的病例,术后面神经损伤的概率明显升高。

五、岩斜坡区脑膜瘤

1980 年 Yasargil 根据术中观察肿瘤的基底侵犯部位,将颅后窝脑膜瘤进行分类,首次提出岩斜脑膜瘤这一概念,它是指起源于岩上,下窦之间的岩骨斜坡的脑膜瘤,随肿瘤逐渐增大,向上可侵及岩尖、小脑幕切迹、Meckel 氏囊、鞍旁及海绵窦,向下外可累及内听道甚至颈静脉孔;向中线可累及脑干及椎基底动脉,肿瘤体积巨大时可累及一侧的第 Ⅲ ~ Ⅺ 对脑神经。

(一)发病率

本病较少见,约占颅底脑膜瘤 12%,占颅后窝脑膜瘤 23%,占岩斜区肿瘤 43%,女性居多,男女比为 1:4。年龄从 23 ~ 62 岁,平均 49 岁。

(二)临床表现

1. 头痛 是本病的常见症状,本组一半以上患者有头痛史。常以颈部和枕部疼痛为主。

2. 多组脑神经损害 常见第 Ⅴ 脑神经损害,患者出现面部麻木、颞肌萎缩和角膜反射消失。一半患者一侧听力障碍。约 1/3 患者面神经麻痹。肿瘤位于斜坡下方时,患者可有饮水呛咳。约有 1/3 患者以吞咽困难为主诉就诊。患者可有前庭功能障碍,步态不稳、眩晕等症状。神经系检查可出现锥体束征;咽反射消失、腭垂不能上抬;共济失调等。

3. 颅内压增高 患者常有视乳头水肿。

(三)诊断

病史较长,临床上先后出现 Ⅴ ~ Ⅹ 脑神经损害,小脑体征,脑干受压的锥体束征和颅内压增高,应考虑斜坡脑膜瘤。头颅 CT 可见骨质增生,偶见瘤内钙化。MRI 不同层面扫描能清楚显示肿瘤,T_2 加权图像上呈中等或稍高信号,肿瘤明显均匀强化,可在岩骨背侧、岩尖、小脑幕缘处见典型"脑膜尾征"。本病应注意与斜坡脊索瘤相鉴别。斜坡部位的脊索瘤多有斜坡颅骨的严重侵蚀,影像学多见骨质破坏。瘤内钙化较脑膜瘤多见。

(四)治疗和预后

1. 颞枕开颅,颞下经小脑幕入路切除岩斜坡区脑膜瘤 颞枕开颅颞下经小脑幕入路适用于后床突脑膜瘤或中颅后窝骑跨性生长、颅后窝肿瘤下极不低于颈静脉孔水平的岩斜坡区脑膜瘤。是否需要磨除岩嵴,取决于颅后窝肿瘤的侵及范围,如果肿瘤位于上斜坡或内耳门水平以上,一般不需要磨除岩嵴,若肿瘤下极低于内耳门水平,累及下斜坡、向对侧或桥小脑角池或小脑延髓池生长,则视情况需磨除岩嵴内侧部、中间部和外侧部。

肿瘤切除的原则是尽可能早期离断血供,并作充分的瘤内减容,再分离肿瘤与脑干、神经、血管之间的粘连。一般先沿岩嵴切断肿瘤基底,阻断其血供,再切除鞍旁、鞍后肿瘤,最后切除颅后窝肿瘤。切除肿瘤上极时应避免损伤动眼神经和滑车神经。三叉神经一般位于肿瘤的外上方,面听神经位于肿瘤的后外侧。充分的瘤内减容、沿蛛网膜界面解剖分离,对避免损伤肿瘤周围的神经血管结构极为重要。由肿瘤下极分离后组脑神经时,手法应轻柔,避免因刺激迷走神经而引起血压下降和心率减慢。分离与脑干粘连的肿瘤时应注意保护脑干的穿支动脉及其表面的回流静脉。少数脑膜瘤与脑干之间缺乏蛛网膜界面,甚至有供应脑干的血管分支供血,这可以在术前 MRI 上反映出来,如果肿瘤难以分离,可酌情残留小片肿瘤于脑干一侧。侵及 Meckel's 腔、海绵窦后部的肿瘤需沿肿瘤侵袭方向切开海绵窦,切除肿瘤(图 19-22)。

2. 枕下乙状窦后入路切除岩斜坡区脑膜瘤 枕下乙状窦后入路适用于主体位于颅后窝、少部分向 Mekel's 腔侵犯,基底位于岩骨背侧和斜坡,未向颅中窝、幕上或对侧生长的岩斜坡区脑膜瘤。对于侵及 Meckel's 腔、海绵窦的肿瘤,需磨除内听道上嵴予以切除,磨除内听道上嵴时,注意保护迷路、面听神经、三叉神经和颈内动脉岩骨水平段。

枕下乙状窦后入路主要经三叉神经与面听神经之间、面听神经与后组脑神经之间的间隙切除肿瘤,术中可借助神经电生理监测确认面神经。基底动脉

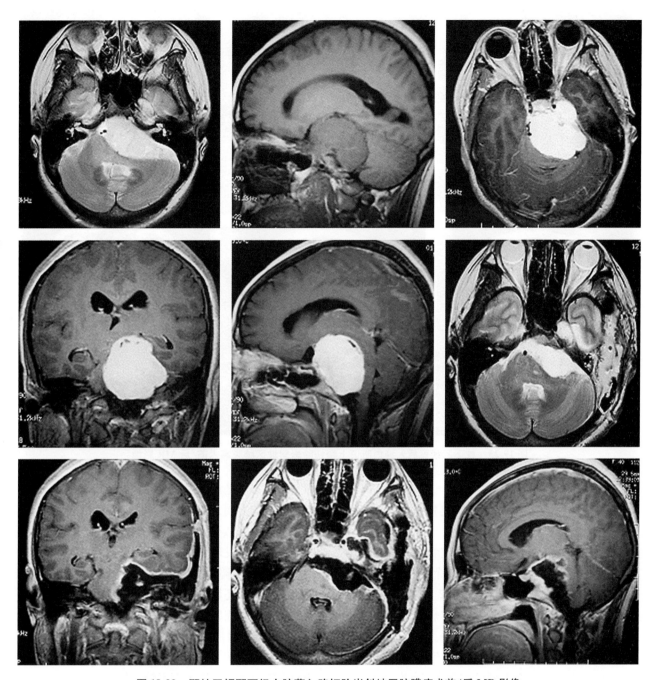

图 19-22　颞枕开颅颞下经小脑幕入路切除岩斜坡区脑膜瘤术前/后 MR 影像

的重要分支可能经过肿瘤表面发出分支供应肿瘤，此时应注意分辨"供血动脉"和"过路动脉"，分离进入肿瘤的分支血管数毫米，轻轻牵拉瘤壁，在靠近肿瘤侧用低功率双极电凝、剪断。肿瘤上极可能通过小脑幕裂孔向上生长，与小脑上动脉粘连紧密，需切开小脑幕增加显露，切开小脑幕时注意勿损伤肿瘤上极的滑车神经。肿瘤的下极可能于颈静脉孔内侧向枕骨大孔方向生长，逐渐游离肿瘤表面的蛛网膜，保护后组脑神经。对于向内听道内生长的肿瘤，需磨开内听道后壁彻底切除肿瘤（图 19-23）。

3. 预后　术后主要的并发症有脑神经暂时性或永久性麻痹；基底动脉分支或穿支损伤引起的肢体瘫痪、长期昏迷，甚至死亡；脑干的直接或间接损伤；脑脊液漏等。岩斜坡区脑膜瘤的外科治疗，应当强调基于降低术后残疾率和复发率来确定手术的目标和综合性治疗方案，笔者对于与重要神经血管及脑干粘连紧密的肿瘤组织，通常不予强行切除，残留薄片肿瘤，给予电凝失活，临床随诊观察，必要时行立体定向放射外科治疗，死亡率 0%，术后无明显脑神经缺失症状，长期随访效果满意。

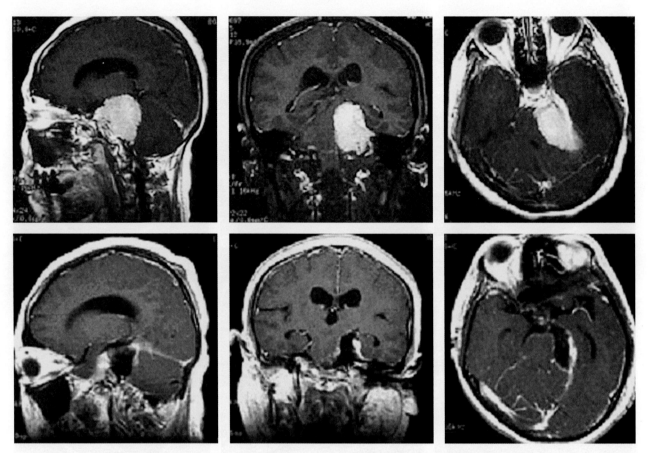

图 19-23　枕下乙状窦后入经内听道上嵴切除岩斜坡区脑膜瘤术前/后 MR 影像

六、枕骨大孔脑膜瘤

枕骨大孔脑膜瘤是指发生于枕骨大孔四周的脑膜瘤,其中多数发生于枕骨大孔前缘,常造成对延髓的压迫。肿瘤可向下延伸到颈 2 水平。1938 年 Cushing 在他的脑膜瘤一书中,将本病按解剖位置分为颅脊髓型(craniospinal)和脊髓颅型(spincranial),前者起自下斜坡和枕骨大孔,位于延髓腹侧和腹外侧,向枕骨大孔生长至上颈段椎管内;后者起自上颈段椎管内,位于脊髓背侧和背外侧,向枕骨大孔颅内生长至小脑延髓池。

（一）发生率

枕骨大孔脑膜瘤并不常见,占颅内脑膜瘤的 1.8%,占颅后窝脑膜瘤的 6.6%,居第四位。占颅颈交界区良性肿瘤的 74%。大多于中青年发病,男女比为 1:3.4。平均年龄 36.5 岁。

（二）临床表现

本病临床发展缓慢,来院就诊平均病程 2.5 年 (从 5 个月～2.5 年)。最常见的早期表现是颈部疼痛,往往发生于一侧,几个月后方出现其他症状。手

和上肢麻木也是常见的症状。肿瘤压迫延颈髓,患者会出现肢体力弱,多出现于双上肢,占 1/3。双上肢和一侧下肢力弱较少见。病程较长者可出现肢体肌肉萎缩。检查可发现肢体腱反射低下。患者如出现步态不稳、平衡功能障碍,常表明肿瘤生长已影响至小脑。神经系统检查还可发现痛觉或温度觉的减退或丧失,其中 1/4 患者临床表现酷似脊髓空洞症。脑神经损害以第 V 和第 XI 脑神经的损害为常见。其中第 V 脑神经的损害与脑干内的下行感觉传导束受压有关。当临床只有第 XI 脑神经损害而无第 X 脑神经损害时,说明肿瘤位置较低,可以排除颈静脉孔区肿瘤。当肿瘤压迫形成梗阻性脑积水时,患者可以出现颅内压增高。

本病临床过程与颈椎病、多发硬化、脊髓空洞、寰枕畸形、颈髓内肿瘤相似,但经 CT 或 MRI 检查后,鉴别诊断多不困难的。

（三）诊断

MRI 是诊断颅后窝和上颈段肿瘤的最佳手段。增强 MRI 扫描,几乎全部枕大孔区脑膜均能得以确诊,表现为均匀明显强化的实性占位,有典型"脑膜尾征"。

（四）治疗和预后

一经确诊应考虑手术治疗。肿瘤位于枕大孔背

侧和背外侧者,可采用颅后窝正中开颅。术中将颈1、颈2后弓咬开,充分暴露肿瘤,并切除下疝的小脑扁桃体得以减压。因肿瘤占位,枕大孔和颈1~2处硬脊膜饱满张力高,当咬除枕大孔和颈1~2后弓时,要避免压迫颈髓和延髓,以防影响呼吸。因肿瘤基底均附着在硬脑膜上,而肿瘤与颈髓延髓之间有蛛网膜相隔。手术显微镜下分离时要注意保护脑脊髓组织。先将瘤内分块切除,得到充分的空间后,方可将肿瘤向外方牵引分离,直至沿基底处电灼切下肿瘤,应注意保护延颈髓。若手术未能全切除肿瘤,患者又同时合并脑积水,可行侧脑室腹腔分流术。

肿瘤位于枕大孔腹侧时,需采用远外侧入路切除肿瘤。强调根据具体的病变个体化的选择开颅显露的范围,笔者的经验基础远外侧入路可以满足绝大多数枕大孔腹侧脑膜瘤的切除,应当尽量避免不必要的手术操作,如切除枕髁、移位椎动脉、过分电凝椎静脉丛等。

枕骨大孔腹侧及腹外侧脑膜瘤使脑干向背侧及对侧挤压移位,舌咽神经、迷走神经、副神经和舌下神经根丝贴附在肿瘤表面,常被拉伸、变色。术中应避免脑干和重要脑神经的直接损伤,还要注意勿损伤重要的血管穿支,以免术后出现脑干梗死和脑神经缺血

性功能障碍。切除肿瘤的操作都在狭窄的神经间隙中进行,因此尽量先从肿瘤基底开始,断开肿瘤基底,肿瘤血供减少,质地变软,再分块行瘤内切除,避免盲目推挤压或过分牵拉瘤体造成延髓、颈髓及重要神经血管损伤。充分瘤内减容后,肿瘤一般与延髓、颈髓及重要神经血管的粘连可自然松解。切到肿瘤腹侧时应注意保护椎动脉和小脑后下动脉及其分支,肿瘤常常将其包绕易损伤,在处理肿瘤表面的血管时,应根据血管的形态和走行仔细辨别"供血动脉"和"过路动脉",对于同时向肿瘤和脑干或神经供血的血管,应尽可能贴近瘤壁切断供血动脉,避免损伤延髓或脊髓的穿支血管。若肿瘤与脑干或血管粘连紧密,可以保留薄片肿瘤,也不必勉强切除。若有动脉痉挛时,可用罂粟碱盐水冲洗,达到解痉作用。

枕骨大孔区脑膜瘤的治疗结果和预后取决于肿瘤的位置、质地、切除程度和术中对脑干、后组脑神经、椎动脉是否损伤及损伤程度。手术后神经功能的恢复很大程度上取决于术前神经功能状态及损害持续的时间。术后主要的并发症有脑神经损伤、脑干损伤、椎动脉损伤及继发吸入性肺炎等。早期确诊,及时手术对提高枕大孔脑膜瘤的手术效果尤为重要(图19-24)。

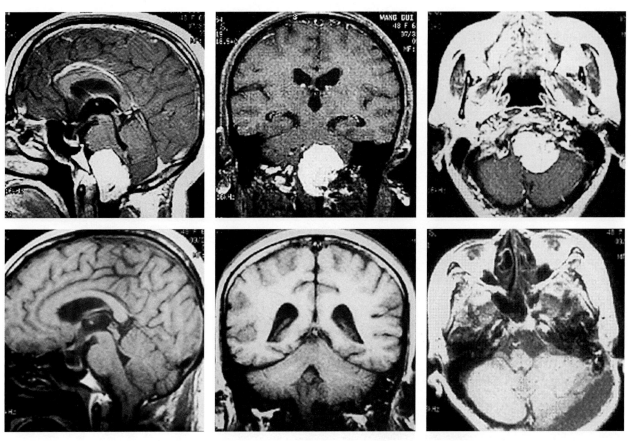

图 19-24　远外侧入路切除枕骨大孔区脑膜瘤术前/后 MR 影像

七、颈静脉孔区神经鞘瘤

（一）发生率

颈静脉孔区神经鞘瘤非常罕见，占颅内肿瘤的
0.1%～0.2%。Samii 等（1995）报道 16 例颈静脉孔
神经鞘瘤，女性 5 例，男性 11 例（但一般女性较多），
平均年龄 43 岁；自出现症状至诊断 0.5～20 年，平
均 5 年。北京天坛医院统计 17 年病例仅发现 21
例，占同期所有施万细胞瘤的 1.44%，年龄从 20～
70 岁不等，平均 36 岁。

（二）临床表现

临床可见颈静脉孔综合征，如吞咽困难、进食呛
咳、声音嘶哑及构音障碍，患侧声带麻痹、斜方肌、胸
锁乳突肌萎缩等，约半数病例出现视力障碍或复视、
听力降低等，小脑受压出现小脑性共济失调，脑干受
压出现对侧锥体束征，影响高位颈髓出现脊髓压迫
症，影响脑脊液循环时出现颅内压增高症状。舌下
神经虽经舌下神经孔出颅，但因位置邻近，所以肿瘤
将舌下神经孔扩大，颈静脉孔也被侵，除有舌偏斜
外，颈静脉孔脑神经障碍也比较突出。所以把舌下
神经孔神经鞘瘤也列入颈静脉孔区肿瘤的范畴。

根据肿瘤所占距的位置，通常将颈静脉孔区神
经鞘瘤人为分成 3 种类型。A 型：肿瘤位于颅内。B
型：肿瘤呈哑铃形，颅内多，骨孔内少。C 型：骨管内
多于颅内部分肿瘤。A 型：临床表现为听力障碍、共
济失调、眩晕等。B 型和 C 型颈静脉孔内肿瘤出现
后组脑神经症状早，而表现颈静脉孔综合征。

（三）诊断

早期认识颈静脉孔区肿瘤的临床表现十分重
要，当怀疑有肿瘤存在时应及时行 CT 及 MRI 检查，
诊断并不困难。CT 骨窗像检查，两侧颈静脉孔可做
鲜明比较，而且能观察肿瘤对岩骨的破坏程度，与颈
静脉球及颈内动脉的关系。肿瘤因颈静脉孔的作
用，呈哑铃状或伴鼠尾征。也有一部分肿瘤只表现该
区域占位病变，无特殊征象。单纯平扫 CT 会将病变
漏诊。MRI 检查是诊断此病的最佳方法，能够正确诊
断部位、性质、及与周围神经、血管及脑干的关系。肿
瘤呈稍长 T1、长 T2 信号，常有囊变，增强后呈混杂信
号或周边呈高信号，中心呈低信号或混杂信号。

颈静脉孔区神经鞘瘤需与听神经瘤相鉴别：CT
骨窗像未见内听道扩大，而颈静脉孔可见明显扩大，
或骨质破坏；肿瘤主体位于小脑延髓池，比听神经瘤
位置低；部分病例以后组脑神经症状首发。

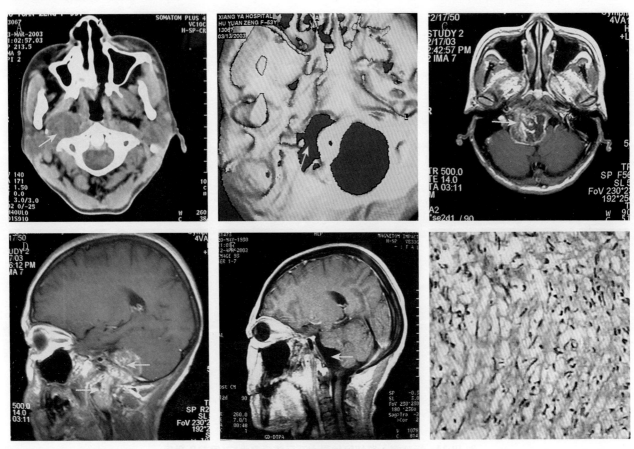

图 19-25 右侧颈静脉孔神经鞘瘤术前/后影像及术后病理

（四）治疗和预后

颈静脉孔神经鞘瘤治疗首选手术治疗,初次手术争取全切,注意保护延髓、后组脑神经及椎动脉。由于肿瘤可包裹第Ⅸ、Ⅹ、Ⅺ脑神经,很难鉴别来自哪根神经,肿瘤全切和不遗留Ⅸ、Ⅹ脑神经障碍较困难,部分残留则可能复发。A、B 型局限于小脑延髓池的颈静脉孔神经鞘瘤,枕下乙状窦后入路即可满足肿瘤显露切除,并且全切的概率大。C 型肿瘤往往需行枕下远外侧经枕髁入路切除肿瘤,肿瘤累及咽旁间隙时需联合入路,或分次手术。预后良好(图 19-25)。

（于春江 任铭）

第四节 颅颈交界区肿瘤

颅颈交界区是指由枕骨大孔、寰椎及枢椎构成的漏斗状空间,主要包括延髓下部,颈延交接区及颈髓上部。该区域通过大量韧带及关节维持其较大的活动范围。该区域肿瘤因其相对少见及症状多变,临床诊断较困难,又因其毗邻重要神经及血管结构,手术治疗难度较大,因此本章单独介绍。

一、局部解剖学

（一）骨性结构

1. 枕骨 枕骨包括枕大孔后方和上方的鳞部、枕髁及位于前方的斜坡三部分。枕骨鳞部在颅颈交界区后正中入路中是最常暴露的部位,其上缘通过人字缝与顶骨相连,下缘通过枕乳缝与颞骨的乳突部连接,其外侧面有多个作为肌肉附着点的突起,手术时可以帮助确定中线以及静脉窦的位置。最大的隆起为枕外隆凸,位于鳞部中央,内侧矢状窦和横窦汇合点的下方。向外有两条平行的骨嵴:较细的骨嵴是位于上方的最上项线,其下方是更为突出的是上项线。枕外嵴为一垂直骨嵴,自枕外隆凸向下延伸,其中点向外侧延伸形成下项线。其内侧面中央附近一隆起为枕内粗隆,其向上为上矢状窦沟,向下为枕内嵴,向外侧为横窦沟,右侧横窦沟通常较左侧粗大。横窦沟上下分别容纳枕极及小脑。

成对的枕髁位于枕大孔的两侧前部,与寰椎形成关节,其大小及形状各异,但多为肾形,面向下外侧(50°~60°),长轴指向前内侧(平均30°),每侧枕髁内侧面的结节供齿状突翼状韧带附着,两侧枕髁间距前后端平均为 21mm 与 41.6mm。舌下神经管向前外侧走行穿过枕髁(45°),其内有舌下神经通过。颈静脉突为四边形骨瓣,从枕髁的后半向外侧延伸,形成颈静脉孔的后界,为枕髁连接鳞部的部位,颈静脉孔位于枕髁前半的外侧上方,前界和上界为颞骨岩部的颈静脉窝。

斜坡自枕骨基底部呈45°向前上延伸,其在蝶枕软骨结合处与蝶骨相连(16 岁以前),平均长度为 4.5mm(枕骨 3.1),但枕颈部发育畸形的患者中差异较大(图 19-26)。

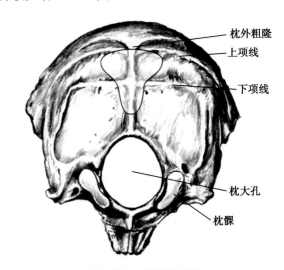

枕外粗隆

上项线

下项线

枕大孔

枕髁

图 19-26 枕骨外面观

2. 寰椎（C1） 寰椎由两侧块及前后弓组成,无椎体、棘突及椎间盘,其特殊结构对于维持颅颈交界区的稳定及头部活动有重要意义。前弓较短,凸向前方,后弓较长,凸向后方。其前后正中各有一结节。前结节通常被作为解剖及影像上的标志点,前弓内侧面与枢椎齿状突相连,后弓上外侧面的外侧部有椎动脉沟通过,第一颈神经也行于其内。后结节距椎动脉沟的距离平均 15mm。两侧的侧块于其上下的结构形成四个关节,上方关节面为卵圆形关节面凹,面向上内侧,与枕骨髁相关节,下方为环形,轻度凹陷的关节面,面向下内侧并轻微向后,与枢椎的上关节面相关节。侧块内侧面的小结节为寰椎横韧带的附着点。横突孔位于横突与侧块之间,内有椎动脉通过(图 19-27)。

3. 枢椎 枢椎由椎体及齿状突构成,通过齿状突与寰椎前弓相关节。椎体通过椎弓根与侧块相连。位于上下关节面之间的侧块又称为关节间部,其最窄部为峡部,但通常将关节间部成为峡部,其横

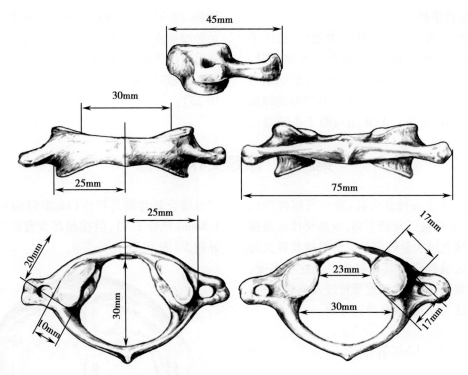

图 19-27 寰椎的立体结构及各部位的平均长度

突较小,尖端由于前结节,横突孔的形状及大小各异,面向上外侧,其椎板与其以下颈椎节段的椎板大体相同,但厚度最大,其棘突通常分叉。齿状突的直径在其基底部较中间部位窄(9/11mm),长度 1.0 ~ 1.5 cm,后倾 64°左右。其前端与寰椎前弓后部形成关节(图 19-28)。

(二) 关节与韧带

该部位复杂的关节及韧带结构构成了人体最复杂的运动部位之一,该部位的手术对其稳定性的影响难以避免。主要包括寰枕关节、寰枢关节及相应韧带。

寰枕关节由枕髁、寰椎上关节面以及周围的关

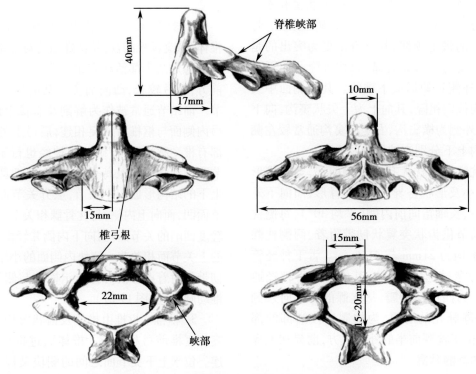

图 19-28 枢椎的立体结构及各部位的平均长度

节囊及寰枕前后筋膜组成,主要为屈与伸活动。寰枕前筋膜上方附着于枕大孔前缘,下方附着于寰椎前弓的上缘,外侧附着于寰枕关节的关节囊。寰枕后筋膜上方连于枕骨大孔后缘,下方止于寰椎后弓上缘,外侧游离。

寰枢关节主要由四个关节组成,包括寰枢正中关节与寰枢外侧关节各一对。前后正中关节分别位于寰椎前弓后部、齿状突及寰椎横韧带之间。寰椎横韧带在齿状突的后方呈弓状跨过寰椎。寰椎和枢椎被十字韧带、前纵韧带和后纵韧带等结构相连。寰枢外侧关节有寰椎下关节面与枢椎上关节面,以及周围的关节囊与韧带构成(图19-29)。

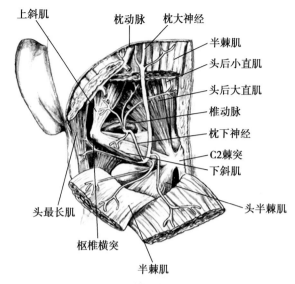

图19-30A　枕颈交界区后部肌肉示意图

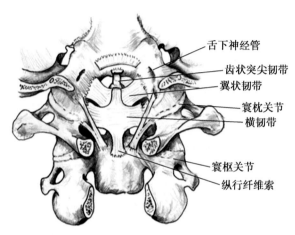

图19-29　颅颈交界区关节与韧带示意图

（三）肌肉

多组肌肉附着于枕骨与上颈椎,主要有三个作用:稳定头部的位置、实现头颈部的复杂活动以及保护该区域的重要结构。

其后部浅部肌肉主要包括斜方肌、半棘肌、胸锁乳突肌和头夹肌等。其深部的肌肉在颅颈交界区活动中起重要作用。寰椎通过头后小直肌,上斜肌与枕骨相连。枢椎通过下斜肌与寰椎相连,通过头后大直肌与枕骨相连。

其前方的肌肉包括成对的头前直肌将寰椎与斜坡相连,头外侧直肌从枕骨的颈静脉突至寰椎的横突。头长肌从枕骨斜坡至下颈椎的横突,本组肌肉主要起稳定作用(图19-30A-C)。

（四）血管

颅颈交界区有关的主要动脉包括椎动脉、小脑后下动脉、椎动脉的脑(脊)膜支,颈内动脉及颈外动脉(图19-31)。

椎动脉一般起自锁骨下动脉,经上六个颈椎的横突孔上升,经过寰椎侧块的后方、枕髁的后部进入

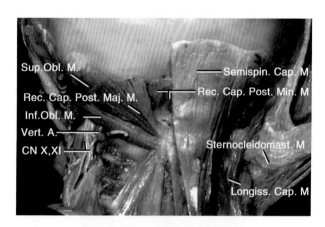

图19-30B　枕颈交界区后部肌肉
解剖图(Rhoton,2000)

Sup. Obl. M.:上斜肌;Rec. Cap. Post. Maj. M.:头后大直肌;Inf. Obl. M.下斜肌;Vert. A.:椎动脉;Semispin. Cap. M.:头半棘肌;Sternocleidomast. M.:胸锁乳突肌;Longiss. Cap. M.:最长肌

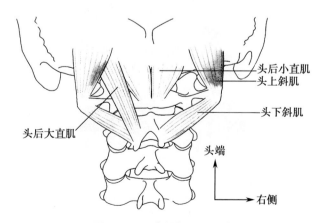

图19-30C　寰枕部深层肌肉

硬膜内。在延髓前方汇合为基底动脉。脊髓后动脉通常起自椎动脉的后内侧面硬膜外部分，因此在打开硬膜时注意保护该动脉。进入硬膜后，向内下走行，在延髓下部形成升支和降支。升支供应延髓部分区域，降支向下行于后根与齿状韧带之间，供应颈段脊髓背侧半的浅部。小脑后下动脉为椎动脉的最

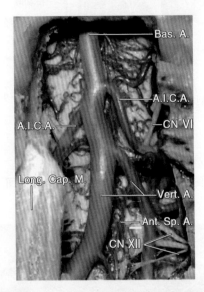

图19-31A　前路切除斜坡及颈椎前部后显露椎动脉、基底动脉及小脑前下动脉走行（Rhoton，2000）
Bas. A.：基底动脉；A. I. C. A.：小脑前下动脉；CN. Ⅵ.：第六脑神经；Vert. A.：椎动脉；Ant. Sp. A.：脊髓前动脉；CN. Ⅻ.：第十二脑神经

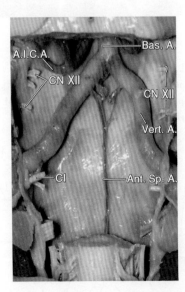

图19-31B　后路切除部分脊髓后显露椎动脉及脊髓前动脉，可见 C1 神经同椎动脉共同穿出硬膜（Rhoton，2000）
A. I. C. A.：小脑前下动脉；Vert. A.：椎动脉；Ant. Sp. A.：脊髓前动脉；CN. Ⅻ.：第十二脑神经

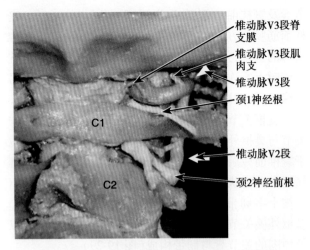

图19-31C　后路保留骨质结构：C1、C2 神经根与椎动脉的走行关系

大分支，通常起自硬膜内部分，枕大孔水平的上下均有可能。脊髓前动脉由成对的脊髓前腹侧动脉汇合而成，多数汇合点位于橄榄下方及枕大孔水平上方附近，供应锥体和锥体交叉、内侧丘系等重要结构。该处的硬膜血供多来自于椎动脉脑膜后动脉和脑膜前动脉分支，咽升动脉和枕动脉的脑膜支。

颅颈交界区的静脉结构主要由三组构成：硬膜外静脉、硬膜内静脉及硬膜静脉窦。硬膜外组静脉由颈内静脉及椎静脉丛引流，静脉窦包括环窦、枕窦、乙状窦、岩下窦和基底静脉丛（图19-32）。

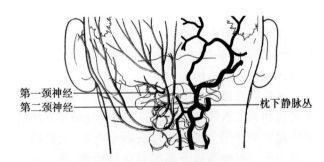

图19-32　颅颈交界区的静脉结构
1：枕下静脉丛；2：第二颈神经；3，第一颈神经

（五）神经结构

该区域的神经结构主要包括延髓，小脑及第四脑室、上颈髓、后组脑神经及高位颈神经根。

脊髓与延髓没有明显的分界线，大致在 C1 神经根上极的水平延续为延髓，因此枕大孔部的神经组织主要为延髓。延髓的前面由延髓锥体构成，与斜坡、枕大孔的前缘和齿状突的背侧相对。侧面为下橄榄，后面与第四脑室底、小脑下脚相连。小脑的枕下面位于枕大孔的后缘和外侧缘上方，仅有由扁桃

体,二腹小叶构成的半球下部以及由小结、蚓垂和蚓锥体构成的下蚓部与该区相关。副神经是唯一经过枕大孔的脑神经,由颅侧部和脊髓部组成。每个颈神经根的背侧部及腹侧部都有 6~8 个根丝组成。各自独立的经过蛛网膜下腔并穿过硬膜,在椎间孔附近汇合成脊神经(图 19-33)。

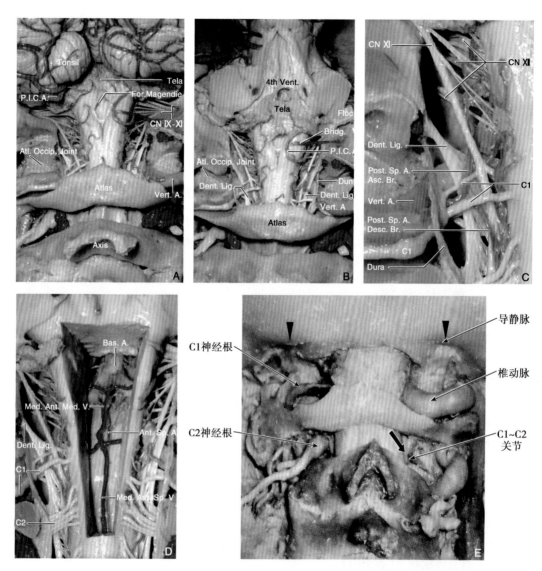

图 19-33 寰枕交界区的神经结构(Rhoton,2000)

A:小脑扁桃体,正中孔和第四脑室的下部位于枕大孔上方。椎动脉在枕大孔下方穿入硬膜,在齿状韧带和副神经的前方上行穿过枕大孔。颈静脉孔位于枕大孔前半的外侧,舌咽神经、迷走神经和副神经穿过此处;B:切除小脑,椎动脉经枕大孔到达延髓的前面;C:左侧半颅颈交界区的放大观,椎动脉经过寰枕关节的后方的下方,穿过硬膜,舌下神经在椎动脉后方经过,进入舌下神经管,脊髓后动脉起自椎动脉穿经硬膜时,发出升支和降支;D:切除延髓和第四脑室底部的纵行条带,暴露椎基底动脉交界处,脊髓前动脉、延髓前中央动脉和脊髓前中央动脉和静脉的起源;E:切除肌肉后保留枕骨、寰枢椎及相应的血管神经结构,并可见 C1~C2 关节

二、流行病学特点

颅颈交界区的肿瘤相对罕见,缺少大宗的病例报道,无详细的流行病学统计资料可查,一般认为髓外硬膜下肿瘤最常见,主要包括脑(脊)膜瘤、神经纤维瘤或神经鞘瘤。硬膜外肿瘤居于第二位,主要为转移瘤及脊索瘤。髓内肿瘤相对少见,包括星形细胞瘤、室管膜瘤、血管网状细胞瘤及海绵状血管瘤等。天坛医院神经外科三病区 2007—2012 收治了87 例颅颈交界区肿瘤,最常见的为神经鞘瘤、脊膜瘤及室管膜瘤,肿瘤组织学类型比例(见图 19-34),发病年龄高峰为 30~50 岁。

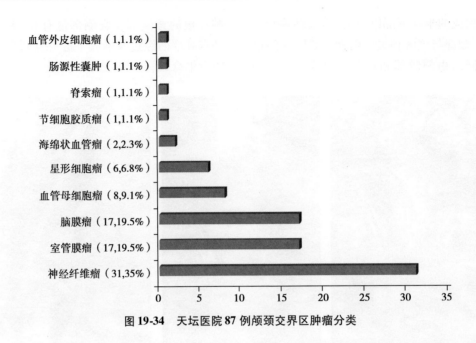

图 19-34 天坛医院 87 例颅颈交界区肿瘤分类

三、临床表现

颅颈交界区肿瘤相对少见,症状无明显特异性,鉴别诊断时容易误诊。颈椎椎管内空间较大,因此多数患者发现症状时,肿瘤体积已经较大。其临床症状与脑干、后组脑神经、高颈髓以及高位颈神经根受影响有关,其作用机制可能与直接压迫、颅颈结构失稳或者血供异常有关。一般情况下,症状缓慢发展,可因外伤或者肿瘤卒中急性加重,甚至死亡。其典型症状为同侧的上肢症状向下肢发展,或者是对侧下肢的症状向上肢发展,但相对少见。其常见症状包括:枕颈部麻木疼痛,后组脑神经功能障碍,上肢的无力和肌肉萎缩,步态不稳等。大小便的功能障碍相对少见,偶可见尿频尿急的患者。其具体症状见(表 19-7)。

表 19-7 颅颈交界区肿瘤侵犯不同部位引起的常见症状

侵犯部位	症 状
脑干	呼吸暂停、共济失调、步幅不稳、眼球震颤
脑神经	听觉障碍、吞咽困难、面肌无力、舌肌无力及萎缩、耸肩无力
高颈髓	偏身无力、下肢轻瘫、四肢轻瘫、感觉异常、小便异常
血管	晕厥、眩晕、意识模糊、短暂性失明

四、分 类

颅颈交界区肿瘤按照其组织来源不同可分为神经组织来源肿瘤(神经鞘瘤、神经纤维瘤、星形细胞瘤)与其被覆组织来源(脑/脊膜瘤、蛛网膜囊肿),骨或其他组织来源(脊索瘤、骨瘤、转移瘤等)常见肿瘤见(表 19-8)。

表 19-8 颅颈交界区常见肿瘤

部位	常 见 肿 瘤
髓外硬膜下	脊膜瘤、神经纤维瘤、神经鞘瘤
髓内	血管网状细胞瘤、脂肪瘤、星形细胞瘤、室管膜瘤
硬膜外	血管瘤、转移瘤、脊索瘤、骨嗜酸性肉芽肿、骨软骨瘤、骨样骨瘤、成骨细胞瘤、动脉瘤样骨囊肿、骨巨细胞瘤、骨肉瘤、Ewing 肉瘤等

五、髓外硬膜下肿瘤

(一)脑(脊)膜瘤

有文献报道脑(脊)膜瘤是颅颈交接区最常见的髓外硬膜下肿瘤,文中统计 133 例该区域髓外肿瘤,75 例为脑(脊)膜瘤,13 例为神经纤维瘤。影像学表现同其他部位该肿瘤基本相同(图 19-35)。手术全切除是该肿瘤的最佳治疗方案。有人认为,脊膜瘤相比颅内脑膜瘤具有更好的预后和较低的复发率。全切除率在报道中可达到 82% ~ 97%。非典型性脊膜瘤、间变脊膜瘤在颅底和脊柱相对少见。对于一般情况不能耐受手术、部分切除、高级别或者复发肿瘤的患者,可考虑放疗。传统立体定向放疗

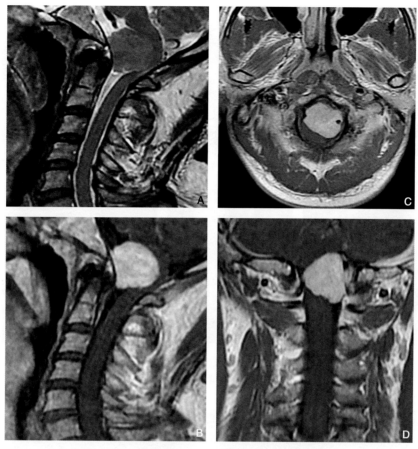

图 19-35 颅颈交界区脊膜瘤的磁共振表现

T₂ 像等信号（A），增强明显，于硬膜有基底（B，D），轴位像可见血管穿入肿瘤内部（C）

难以应用于脊髓肿瘤，目前无框架的立体定向放疗（Cyberknife 射波刀）可应用于枕大孔下部的肿瘤，并取得了一定效果。

（二）神经纤维瘤

此肿瘤在该部位发生率仅次于脑（脊）膜瘤，可占所有此类肿瘤的 15%。神经纤维瘤可单发，但有近 60% 的患者来自于神经纤维瘤病患者。症状突然加重及肿瘤体积的快速进展，提示可能存在肿瘤恶变。若手术指征明确，在电生理监测下尽可能全切除是最佳选择，但有时不切断载瘤神经而达到全切较困难。因此术前应与患者充分沟通。

（三）神经鞘瘤

可单发于颅颈交界区，也可见于 NF-2 患者。体积较小或中等的肿瘤，可沿边界完整切除，但若体积较大，或向椎间孔突入，可先瘤内切除，后再尽可能全切除病变。对于单束神经起源的神经鞘瘤，载瘤神经多数可被分离后而保留，这一过程可在电生理监测下完整切除肿瘤，术后没有任何神经功能障碍。若神经分离困难，肿瘤残余在所难免，一般在多年以后复发。通常可以切断颈 1 或颈 2 载瘤神经，确保

肿瘤全切除，术后枕部可能出现轻微感觉缺失，无其他功能障碍。但是 NF-2 患者的复发率较高，应特别注意随访（图 19-36）。

（四）恶性周围神经鞘瘤

原发于颅颈交界区恶性神经鞘瘤罕见，但可见其他肿瘤侵犯此区域。无明显种族及性别差异。可见于任何年龄段，但 30～40 岁和 70 岁为高发年龄段。部分见于肿瘤放疗后患者。治疗方案为尽可能的手术切除联合术后的辅助治疗。术后放疗证明有一定作用，化疗效果不明显。复发率较高，远隔转移可见于肺、肝、脑、淋巴结、皮肤等组织。单发患者五年生存率可达到 50%，但 NF-1 患者中该比例可低至 10%。

六、髓内肿瘤

（一）血管网状细胞瘤

血管网状细胞瘤可单发，也见于 VHL 综合征患者。绝大多数边界清楚，偏一侧生长，并伴有脊髓空洞，易于全切除（图 19-37）。手术中处理好供血动

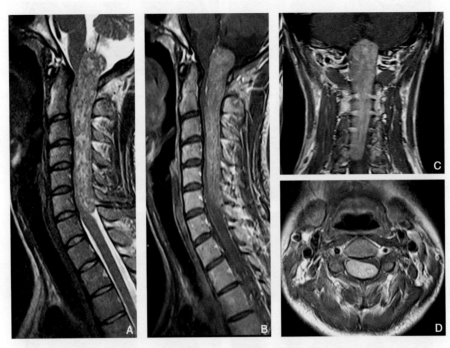

图 19-36 颅颈交界区长节段神经鞘瘤（延髓-C6）

T_2 像示瘤内混杂信号（A），增强可见不均匀强化（B、C、D）

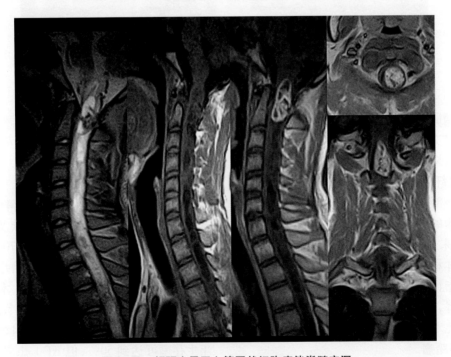

图 19-37 颅颈交界区血管网状细胞瘤伴脊髓空洞

脉是全切除肿瘤并减少出血的关键。次全切或部分切除后容易复发。保留供血动脉强行切除肿瘤会导致严重出血。因此术前栓塞和术中荧光造影成为一种可尝试的方法。但若肿瘤具有多支动脉供血，尤其是肿瘤腹侧的血供，栓塞及荧光造影较难全部发现，但可起到减少血流量的重要作用（图 19-38）。对于复发、次全切或不能

手术的肿瘤，可尝试立体定向放疗。大多数患者预后良好，获得治愈。

（二）星形细胞瘤

该部位星形细胞瘤通常以低级别多见，多数为颈部的星形细胞瘤侵犯延颈交界区，且男性多见。肿瘤多数边界不清，呈侵袭性生长（图 19-39）。保留神经功能的全切除难以达到。有时严格的肿瘤内

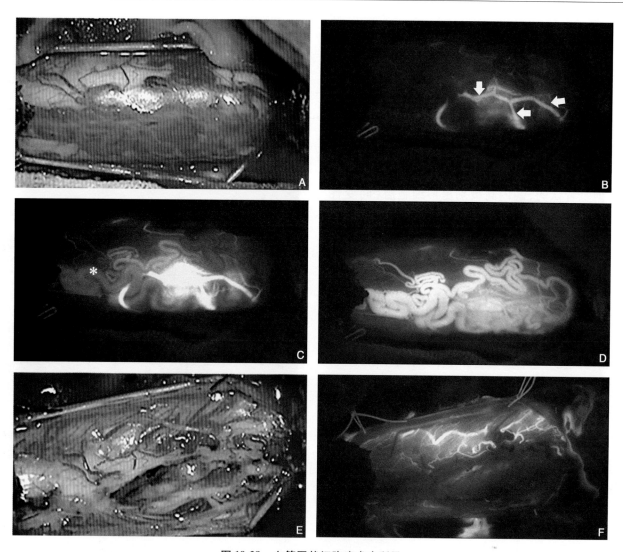

图 19-38 血管网状细胞瘤术中所见

A:后正中入路剪开硬膜后暴露肿瘤所在节段,可见血管迂曲畸形,脊髓明显增粗。B、C、D:术中荧光造影不同动静脉期影像表现,可见位于脊髓表面的多支供血动脉。E、F:阻断供血动脉后切除肿瘤,镜下及再次荧光造影表现

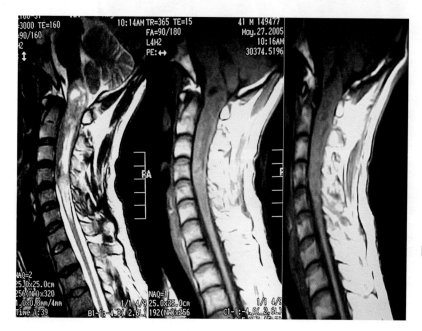

图 19-39 颅颈交界区星形细胞瘤 MR
可见脊髓弥漫增粗,肿瘤边界不清,内部信号不均匀,局部伴囊变及坏死

切除甚至活检,也可能造成严重的神经功能障碍。对于低级别的肿瘤,是否积极的进行肿瘤的切除一直存在争议,更积极的切除可能造成严重的功能障碍,因此术中肉眼或辅助技术的帮助下对肿瘤边界的判断显得格外重要。对于未能完全切除的低级别胶质瘤是否进行放疗也存在争议。因此术后的严格复查显得格外重要。对于高级别的星形细胞肿瘤,预后不佳。多数人建议手术以活检与减压为主,但笔者认为,髓内高级别星形细胞瘤(间变性或胶母变)通常血运丰富,部分切除或活检出血难止,有时大部或近全切除到相对胶质增生边界更安全,激光刀的应用可以使切除更加安全(图19-40)。

（三）室管膜瘤

延颈区室管膜瘤较为常见,病程相对缓慢,主要症状以感觉异常与肢体力弱为主,大小便功能障碍相对少见。室管膜瘤起源于中央管室管膜上皮,呈中心性生长,与脊髓间通常有明显界面,常伴有脊髓空洞,生长过程中易突发加重,系肿瘤出血所致。绝大多数肿瘤在 MRI 表现明显均匀强化,有时表现信号呈混杂,提示肿瘤囊变或出血。相比于星形细胞瘤,室管膜瘤通常边界清楚,增强明显。手术一般可达到全切除,术后一般不需要进行放化疗。肿瘤复发或残余,可考虑二次手术,预后良好(图19-41)。

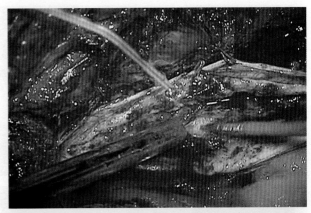
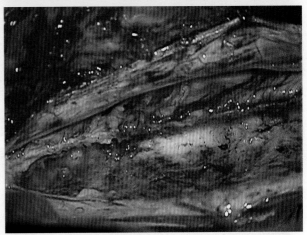

图19-40　星形细胞瘤术中所见
术中应用可接触式激光刀切除星形细胞瘤(上图),
近全切除后镜下影像(下图)

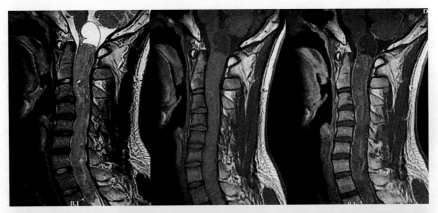
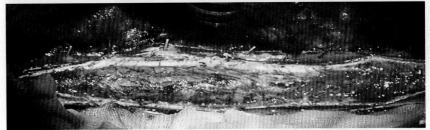

图19-41　室管膜瘤 MRI 影像及术中切开脊髓后暴露肿瘤图片

七、硬膜外肿瘤

（一）血管性肿瘤

发生在颅颈交界区的椎管内硬膜外的海绵状血管瘤发生率较低,通常生长缓慢,主要对脊髓产生压迫而引发症状,可沿椎间孔向椎旁生长。肿瘤通常血运丰富,MRI通常表现强化明显均匀,与脊膜瘤很难鉴别。手术完整切除,减少出血,预后良好。如肿瘤波及椎体或椎间孔,不易全切除,易复发。

（二）转移瘤

乳腺癌、肺癌和前列腺癌是脊柱转移瘤中最常见的来源。相应节段转移的比率与其长度相关。颈椎只占10%左右,起始症状一般为疼痛,数周或几月后出现神经功能障碍。治疗方法包括手术治疗联合放化疗,对于血管丰富的肿瘤,尚需术前栓塞。早期发现、早期治疗可以帮助更好的缓解症状,保留神经功能,提高生活质量,但最终结果与全身状况有关。颅颈交界区的转移瘤容易对该部位的稳定性产生影响,因此术后的结构重建显得至关重要,视具体情况需要行枕颈内固定术。

（三）脊索瘤

属于该部位硬膜外肿瘤的常见肿瘤。症状通常为后组脑神经损害所致吞咽困难呛咳、头痛以及脊髓或脊神经受压症状。虽然脊索瘤组织学上属于良性肿瘤且生长缓慢,但因其侵袭性生长与易复发的特点,治疗较困难。完整切除作为最佳治疗方案但通常难以达到,因其侵袭性生长与骨质破坏较常见,且与周围脑神经及其他神经结构粘连紧密。对于部分切除与复发的患者,可尝试其他放疗、化疗等方法,预后较差(图19-42)。

八、外科治疗

手术治疗是颅颈交界区肿瘤重要的治疗方法,其目的包括活检、减压、切除以及内固定。肿瘤的部位以及与周围结构的关系,决定手术是否进行及手术入路的选择。手术可能造成结构的不稳定,有时尚需结构的重建。

（一）手术入路的选择

颅颈交界区肿瘤手术入路最常采用后方或前方入路,较少采用侧方入路。后方入路通常用于颅颈交界区背侧占位性病变,对于大多数硬膜下病变,后方入路是较好的选择。采用后正中切口,双侧枕下颅骨切除及上颈椎椎板切除术,可用于颈椎上部、枕大孔以上的后方后外侧区的病变。如病变向脑干的前外侧及前方生长,朝向颈静脉孔或CPA区生长,可用曲棍球杆状切口操作入路、单侧枕下颅骨切除和上颈椎椎板切除术。前方入路通常用于颅颈交界区腹侧硬膜外病变,包括斜坡和上颈椎

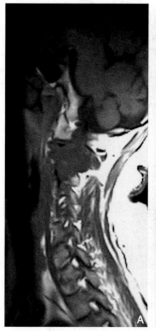
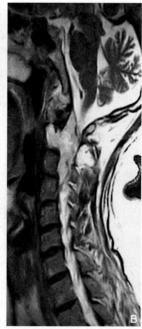
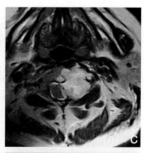
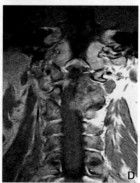

图19-42 颅颈交界区脊索瘤MR
可见肿瘤侵袭性生长与骨质破坏

前方硬膜外病变,其中经口入路适用于累及枕大孔前方的硬膜外病变。在选择经口咽部切开硬膜的前方入路以前,应认真考虑能否可以采用后方入路替代,因为经口咽入路,术后脑脊液漏、脑膜炎及假性脑脊膜膨出的发生明显增加。经颈前入路的优点是经颈部的深筋膜平面到达枕大孔区,然而此入路深度大、时间长,不直接通过中线到达枕大孔区,较少用。远外侧方入路可用于脑干外侧或前方病变,尤其是病变累及或紧邻颞骨及斜坡时(图19-43)。

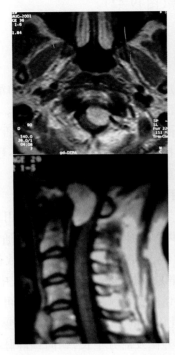

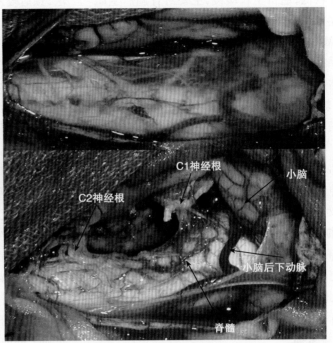

C2神经根　C1神经根　小脑　小脑后下动脉　脊髓

图 19-43　远外侧入路切除颅颈交界区脊膜瘤
肿瘤位于延髓前侧方,术中充分暴露肿瘤并完全切除

(二) 手术入路

1. 后方入路　颅颈交界区病变多采用后正中切口,切口长度应该足够完成枕大孔上方的颅骨切除术及寰椎或寰枢椎椎板切除术,枕外隆凸附近的皮下组织从下方的筋膜表面分离以提供足够的操作空间,使下方的肌肉切口呈 Y 形。Y 形的上肢起自上项线水平枕外隆凸外侧,于其下方几厘米处汇合。沿上项线留下一个肌肉筋膜瓣便于关颅时肌肉的缝合;Y 形的下肢向下沿中线延伸。操作中主要风险是沿寰枢椎后弓的外侧部走行的椎动脉一段损伤,如切口严格按中线走行一般不会伤及椎动脉,如肌肉切口偏向外侧或从后弓的外侧剥离肌肉时,可能在枕下三角底壁伤及此段椎动脉。如椎静脉丛和导静脉开放应迅速闭塞。如病变向脑干的前方或前外侧生长,朝向颈静脉孔或 CPA 时可选用曲棍球杆形切口。皮切口起自乳突沿上项线至枕外隆凸,再沿中线向下。沿上项线时需留下一附着其上的肌肉袖套,便于术毕时缝合(图19-44)。

位于腹侧的硬膜下病变,多选用后正中线切开

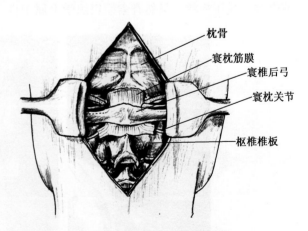

枕骨　寰枕筋膜　寰椎后弓　寰枕关节　枢椎椎板

图 19-44　后方入路示意图

硬膜,肿瘤易于和脑脊髓表面分离,但也有可能与神经根及脊髓粘连,操作应轻柔,避免损伤脊髓及相应神经根。向上生长经小脑延髓裂附着于下髓帆、脉络丛或第四脑室底部者,可开放脉络组织和下髓帆以助于肿瘤的充分暴露。

位于椎管两侧的肿瘤可能附着于椎动脉硬膜内的起始端或动脉周围的厚硬膜袖套,该硬膜袖套内

还包含脑膜后动脉、脊髓后动脉、C1 神经根、副神经和齿状韧带。利用远外侧入路处理较易。切断 C1 上部齿状韧带附着点的三角形突起有助于前方病变的暴露。向上沿延髓外侧可能遇到如下结构：PICA、舌咽神经、迷走神经、副神经及舌下神经。其中舌咽神经、迷走神经、副神经和椎动脉延颈髓外侧方的肿瘤最难切除，应在充分仔细分离肿瘤后，在最大限度保护神经及脊髓组织的情况下，切除肿瘤。对于囊性占位，应在充分切吸囊内容物的前提下，仔细分离囊壁与脑干脊髓及神经根；脑干前外侧病变应特别小心，这些肿瘤有可能包裹椎动脉及 PICA 的某一段。如直接缝合硬膜会束缚小脑扁桃体或延颈交界区，可用人工硬膜扩大修补。

2. 前方入路 前方入路主要用于脑干、脊髓腹侧硬膜外病变。该入路最大优势是直接暴露病变；其缺点是污染手术野、脑脊液漏、假性脑膜膨出及脑膜炎。前方入路常用于切除寰椎、枢椎和斜坡肿瘤。

经口入路需经过口腔及咽后壁，将软腭牵开并在咽后壁的中线上作纵向切口，以达到寰椎和枢椎的前部。利用骨膜下分离将黏膜和椎前肌作为一层抬起并向两侧牵开。为暴露斜坡，常需要在中线上将软腭劈开。覆盖在上表面的黏膜应避免牵开，避免切开。根据病变的范围利用磨钻和咬骨钳切除斜坡、寰椎前弓、齿状突、C_2、C_3 椎体。枕髁之间斜坡暴露范围在 2~2.5cm 宽和 2.5~3.0cm 长，操作中应避免对于术野周围的第六至十二对脑神经、颈内动脉、颈内静脉和岩下窦的损伤(图 19-45)。

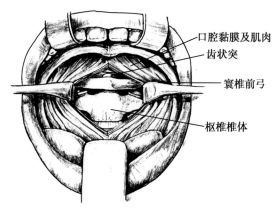

口腔黏膜及肌肉
齿状突
寰椎前弓
枢椎椎体

图 19-45 前方入路示意图

经颈部入路由 Stevenson 等采用，需经颈部的筋膜平面至枕大孔区。它避免了口咽部的黏膜开放。由于手术部位较深且不直接暴露中线结构，较少运用。T 形的皮肤切口包括下颌下从乳突尖端至下颌联合，以及从下颌下切口的中点经胸锁乳突肌向下的延伸。暴露的方法是沿胸锁乳突肌的前缘进行，在外侧的颈动脉鞘与内侧的食管与气管之间，到达位于咽部和椎前肌肉之间的筋膜平面，向两侧牵开椎前筋膜和肌肉，暴露斜坡和寰枢椎腹侧面，需从下方向上方切开以增加暴露的结构包括咽升动脉、甲状腺上动脉、喉外神经、喉内神经、舌动脉、舌下神经、茎突舌骨肌、二腹肌肌腹、舌咽神经、茎突咽肌及茎突舌肌。可切除寰椎前弓、齿状突及部分斜坡。

九、结 论

颅颈交界区肿瘤的诊断与治疗是神经外科医生面临的一项挑战，诊断治疗技术的发展，使越来越多的神经外科医师关注此部位的肿瘤，并寻求治疗方法。目前，各种手术的入路的发展可以让神经外科医师暴露该部位的任何区域，但是手术方案的选择和治疗效果与肿瘤性质密切相关。手术有时不仅起到治疗作用，还起到诊断作用。部分切除肿瘤后还需放化疗等辅助治疗。部分患者还需要内固定手术。通过恰当的术前诊断，合理的手术入路选择及仔细的显微外科操作，该部位的肿瘤能得到有效地治疗。

参 考 文 献

1. Ayoub, B. The far lateral approach for intra-dural anteriorly situated tumours at the craniovertebral junction. Turk Neurosurg,2011,21(4):494-498.

2. Cavalcanti, D. D, N. L, Martirosyan, et al. Surgical management and outcome of schwannomas in the craniocervical region. J Neurosurg,2011,114(5):1257-1267.

3. Denaro, L, R. Pallini. Osteosarcoma of craniovertebral junction. The Lancet Oncology,2005,6(12):1000.

4. Dhaliwal, P. P, R. J. Hurlbert. Intraoperative magnetic resonance imaging and neuronavigation for transoral approaches to upper cervical pathology. World Neurosurg,2012,78(1-2):164-169.

5. Dodd RL,Ryu MR,Kamnerdsupaphon P,et al. CyberKnife radiosurgery for benign intradural extramedullary spinal tumors. Neurosurgery,2006,58(4):674-685.

6. Ghosh BC,Ghosh L,Huvos AG,et al. Malignant schwannoma：a clinicopathologic study. Cancer,1973,31(1):184-190.

7. Iacoangeli, M, A. Di Rienzo. Endoscopic endonasal approach for the treatment of a large clival giant cell tumor complicated by an intraoperative internal carotid artery rupture. Cancer Manag Res,2013,5:21-24.

8. Kawashima, M, N. Tanriover. Comparison of the Far Lateral

and Extreme Lateral Variants of the Atlanto-occipital Transarticular Approach to Anterior Extradural Lesions of the Craniovertebral Junction. Neurosurgery,2003,53(3):662-675.

9. Menezes, A. H. Craniovertebral junction database analysis:incidence, classification, presentation, and treatment algorithms. Childs Nerv Syst,2008,24(10):1101-1108.

10. Menezes, A. H. Craniovertebral junction neoplasms in the pediatric population. Childs Nerv Syst,2008,24(10):1173-1186.

11. Mohindra, S, S. K. Gupta. Ventrally placed craniovertebral junction arachnoid cysts in children:a report of 2 cases and literature review. Surg Neurol,2007,68(1):85-88.

12. Mouchaty, H, P. Perrini. Craniovertebral junction lesions:our experience with the transoral surgical approach. Eur Spine J, 2009,18 Suppl 1:13-19.

13. Parlato, C, E. Tessitore. Management of benign craniovertebral junction tumors. Acta Neurochir (Wien), 2003, 145 (1):31-36.

14. TODD T. KINGDOM, M, RUSS P, et al. Transoral-transpharyngeal approach to the craniocervical junction. OTOLARYNGOL HEAD NECK Surg Neurol I,1995,(13):393-400.

15. Visocchi, M, G. M. Della Pepa. Video-assisted microsurgical transoral approach to the craniovertebral junction:personal experience in childhood. Childs Nerv Syst, 2011, 27 (5): 825-831.

16. Visocchi, M, F. Doglietto. Endoscope-assisted microsurgical transoral approach to the anterior craniovertebral junction compressive pathologies. Eur Spine J, 2011, 20 (9):1518-1525.

（王贵怀）

第二十章 颅内转移瘤

摘要

颅内转移瘤(intracranial metastasis)是最常见的颅内肿瘤之一,随着人口老龄化以及癌症患者生存期的延长,颅内转移瘤的发病率有增高趋势。多种肿瘤均可发生颅内转移,其中肺癌和乳腺癌是最常见的转移瘤类型。由于多数肿瘤系通过血行播散的方式转移至颅内,因此具有空间上的多发性和时间上的延续性,容易在颅内产生多发性病灶,脑主要动脉终末端的灰、白质交界区是最易于产生转移瘤病灶的区域。通常颅内转移瘤患者的病程短,症状较重,临床表现主要为两方面:一是占位病变和脑水肿引起的颅内压增高症状,二是局灶性定位征象。鉴于颅内转移瘤患者病情和病灶分布的复杂性,在治疗上需要根据具体情况,制订合理的治疗方案,并采取以手术切除为主的综合处理方法,有望改善颅内转移瘤患者的临床预后。

思维导图

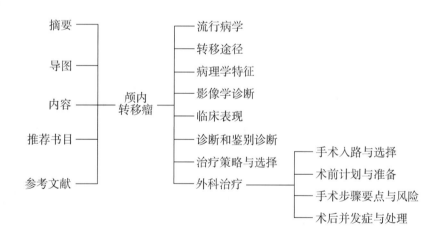

第一节 流行病学特点

颅内转移瘤是最常见的颅内肿瘤之一,人群年发病率约为 8.3~11/10 万人口。随着人类寿命的延长,癌症患者生存率的提高以及诊疗手段的发展,颅内转移瘤的发生率也会相应增加。

1. 年龄分布 约 2/3 的颅内转移瘤患者发病年龄在 40~60 岁之间,公认的肿瘤来源位居前三位的分别是肺癌、乳腺癌和黑色素瘤。在肿瘤发生脑转移的几率方面,Barnholtz-Sloan 等通过 30 年的统计,发现肿瘤原发病灶发生脑转移的总发生率为 9.6%,其中肺癌发生脑转移的概率最高(19.9%),其次为黑色素瘤(6.9%)、肾癌(6.5%)、乳腺癌(5.1%)和大肠癌(1.8%)。儿童的颅内转移瘤不同于成年人,其实体性肿瘤的颅内转移率仅为成人的 1/4~1/2。好发于颅内转移的原发肿瘤依次为白血病、淋巴瘤、骨源性肿瘤、横纹肌或平滑肌肉瘤、类癌瘤、肾肉瘤及卵巢癌等。

章翔等对 1990～2010 年西京医院收治的 943 例颅内转移瘤患者进行统计,结果见表 20-1。

表 20-1　943 例颅内转移瘤患者临床资料

原发肿瘤	病例数	性别比 （男:女）	颅内转移瘤 发生率(%)
肺	456	321:135	48.4
乳腺	156	0:156	16.5
肾脏	72	37:35	7.6
大肠	68	41:27	7.2
子宫	38	0:38	4.0
黑色素瘤	35	24:11	3.7
恶性淋巴瘤	27	15:12	2.9
其他原发肿瘤	41	23:18	4.4
来源不明	50	24:26	5.3
总计	943	485:458	100.00

2. 性别差异　颅内转移瘤的发病率男性多于女性,性别之比为 2.1:1。男性以肺癌发生脑转移的概率最高,黑色素瘤也容易发生脑转移。女性以原发性乳腺癌发生脑转移的概率最高(图 20-1)。

3. 生存期　颅内转移瘤患者的中位自然病程为 1 个月,使用激素治疗能延长至 2.5 个月,接受手术治疗的患者生存期为 10.9～16.4 个月,手术加全脑放疗(whole brain radiotherapy,WBRT)的患者生存期可达 1～2 年。放射治疗协作组(Radiation Therapy Oncology Group,RTOG)通过多中心的大规模回顾性分析,发现预后最好的一组患者中位生存期为 7.1 个月,预后良好的因素包括 KPS 评分≥70 分、年龄<65 岁、原发病灶控制良好;KPS 评分≤70 分,年龄≥65 岁或原发病灶控制不理想的患者,其中位生存期为 4.2 个月。多项临床研究显示,单纯以 KPS 评分来判断预后,KPS<70 分的患者预后最差,其中位生存期仅为 2.3 个月。

总结上述流行病学有如下特点:

1. 不同类型肿瘤　发生颅内转移的概率有明显差别。

2. 颅内转移瘤类型　有明显的年龄、性别和种族差异,因此对于疑似颅内转移瘤病例要根据患者的年龄、性别和种族特点进行针对性排查。

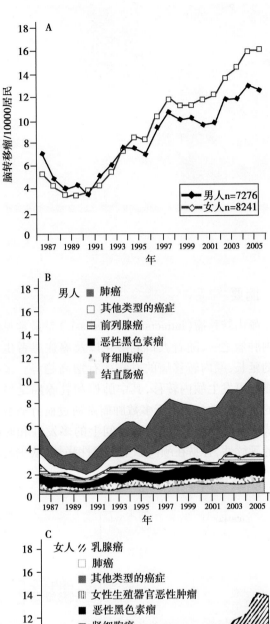

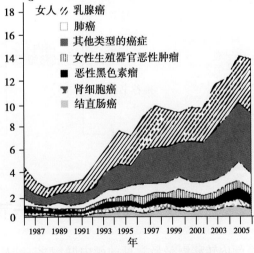

图 20-1　瑞典 1987—2005 年颅内转移瘤
收治情况(每 100 000 人)

第二节　转　移　途　径

血行播散、直接浸润、脑脊液或淋巴转移,是3条主要的颅内转移途径。

1. 血行播散　是肿瘤细胞向颅内转移的主要途径。原发恶性肿瘤生长到一定体积后,肿瘤细胞浸润入小血管,随血液回流至心脏,再经颈动脉和椎动脉系统向颅内播散。由于瘤细胞是通过血行播散的方式转移至颅内的,因此具有空间上的多发性和时间上的延续性特征。较为常见的经血液转移原发性肿瘤为肺癌、乳腺癌、绒毛膜上皮癌、黑色素瘤、消化道癌和肾癌等。

2. 直接浸润　主要来源于头颅外周和邻近器官的恶性肿瘤。肿瘤组织直接浸润、破坏颅骨、硬脑膜、软脑膜,或经颅底的孔隙进入颅腔内。瘤细胞侵入颅内后,或在蛛网膜下腔随脑脊液流动播散,或深入脑内的大血管周围间隙侵入脑实质。常见的有鼻咽癌、视网膜母细胞瘤或骨肉瘤等。

3. 脑脊液或淋巴转移　一些脑和脊髓恶性肿瘤、尤其是室管膜瘤或分化较差的胶质细胞瘤,可沿蛛网膜下腔播散而种植性生长,常发生在肿瘤切除或活检术后。

第三节　病理学特征

一、转移瘤的部位

1. 脑实质　转移瘤大多数发生在大脑中动脉供血区的皮质与白质交界处,大约80%的病灶位于大脑半球,病灶的分布与各脑叶的体积及血流相关。最常见的转移部位为额叶、依次为顶叶和颞、枕叶,可同时累及2个以上脑叶,甚或累及双侧大脑半球。这是由于大脑中动脉为颈内动脉的自然延续、管径较粗、血供较丰富的缘故,因而转移性癌栓容易进入大脑中动脉的供血范围。鉴于脑实质的供血动脉在皮质-白质交界处突然变细,转移性癌栓大多被阻于此,而易于在此转移性生长。经椎-基底动脉系统转移的大多见于小脑半球(15%),也可至脑干(5%)。临床上常见来自于肺、子宫等部位的恶性瘤组织。

2. 软脑膜和蛛网膜　常见于急性白血病、非霍奇金氏淋巴瘤、乳腺癌等的转移。基底池、侧裂池区域最常受累,表现为蛛网膜增厚,呈灰白色不透明,有点状出血和瘤结节散布。有时脑室内脉络丛和脑室壁上也可见瘤细胞沉积。

3. 硬脑膜　常见于前列腺癌、乳腺癌、恶性淋巴瘤、黑色素瘤等的转移。由于硬脑膜与颅骨解剖上紧密毗邻,故常有相应处的颅骨转移,局部常有骨质增生或破坏。当硬脑膜转移灶累及较大的静脉窦或脑脑神经时,可以出现明显的临床症状,此系儿童期转移瘤的常见类型。

4. 头皮与颅骨　头皮与颅骨转移瘤常见于肺、肝、乳腺、子宫、消化道、肾及前列腺等器官。多系血行转移,少数可为淋巴转移。多数患者可能合并脊椎、骨盆或长骨的转移。

二、转移瘤的病理学特点

脑转移瘤大多为多发性,呈多结节状,依其病理学特点可分为以下两大类:

1. 结节型　是最常见的类型,病灶体积差异较大,又可分为单发和多发。肺癌、黑色素瘤、乳腺癌等容易产生多发性转移病灶,大肠癌、肾癌以及来自盆腔和腹腔的肿瘤易发生单一病灶(图20-2)。肿瘤常呈球形,边界较为清晰,质地软、硬不等,血运不甚丰富;可呈紫色,也可为灰黄或灰红色;肿瘤较小时常呈实体性。若瘤组织长大、且生长快,常有中心部分囊性变甚至出血,囊腔内含有黄色、淡红色或咖啡色液态样物,少数呈脓样物质。肿瘤周边水肿明显,致使其边界相对清晰,但水肿与肿瘤的恶性程度没有明显关系。显微镜下肿瘤组织之间边界不清,瘤细胞巢常沿血管外膜及脑组织向四周浸润,周围可见组织水肿、软化及胶质增生。其组织形态与原发瘤的特点基本相一致,但在分化程度较低者并不能明确原发病灶的来源。此外,转移瘤也有不同于原发瘤的病理特点者,如癌细胞常单个散在于正常神经细胞、炎症灶或凝固性坏死的背景之中,边界较清,核增大、有异型性,核浆比值增加,核膜明显,核仁变大,染色质呈网状,胞质内还可出现空泡等改变。

2. 弥漫型　较为少见。可单独或与结节型同

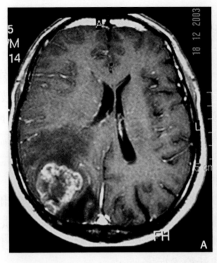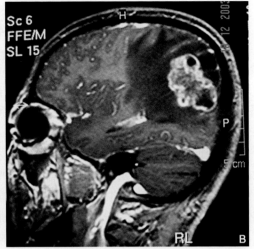

图 20-2 直肠癌脑转移,MRI 增强扫描

时存在,常为全身系统性疾病所致。表现为脑膜广泛种植,累及软脑膜、蛛网膜,使之普遍增厚呈灰白色、且不透明,有时有点状出血和瘤结节散布,显微镜下可见硬脑膜上有瘤细胞浸润。

第四节 影像学诊断

头颅 X 线片、CT 和 MRI 是诊断颅内转移瘤最常用的影像学检查方法,由于不同来源的转移瘤影像学特点有所差异,因此结合多种影像学检查方法有助于提高转移瘤的诊断率。

1. 颅骨 X 线检查 能发现转移瘤侵犯颅骨引起的溶骨或骨质硬化,若发现颅骨出现多发性溶骨或出芽性病灶,则强烈提示有转移性肿瘤。若能结合 CT 骨窗扫描,常有助于减少假阳性的发生。肺癌和乳腺癌的转移最容易侵犯颅骨;多发性骨髓瘤引起的溶骨性破坏表现为散在性的小病灶;出芽性转移瘤可见于原发性前列腺癌或接受治疗的乳腺癌患者;来源于原发性的腺癌、骨肉瘤、肺癌和乳腺癌的转移灶可呈现钙化现象。

2. CT 扫描 转移瘤大多位于脑皮质或皮质下区域,为圆形或类圆形,呈现低密度、等密度、高密度或混杂密度。也可系囊性肿块,囊腔内可有结节,伴有出血时可显示为高密度影或液平面。若肿瘤生长较快,可显现出瘤中心的部分坏死及囊性变(图 20-3)。病灶周围伴有明显的低密度指状水肿,丘脑及脑干的转移瘤常无明显的脑组织水肿。邻近脑池受压变小或消失,同侧侧脑室受压变形及移位等。位于颅后窝者,常引起较明显的梗阻性脑积水。增强扫描显示肿瘤呈环状均匀或团块状强化。对于无法进行 MRI 检查的患者,可以采用显影剂增加和延迟扫描的方法,用以提高转移瘤的检测率。有硬脑膜外转移者,可见沿颅骨内板下呈梭形或新月形高密度、等密度病变。弥漫型转移者可见基底池、脑桥-小脑角池等部位的高密度影。另外,不同病理类型的转移瘤有其特有的 CT 表现,如肺腺癌和小细胞未分化癌的转移,通常为高密度结节性或环状病变,多系均一强化,水肿较为明显。鳞癌通常为类圆形低密度肿块,并有较薄的环状强化,半数为单发病灶。CT 骨窗位可较为清楚地显示颅骨受累情况。

3. MRI 扫描 典型的转移瘤表现为等信号,或长 T_1、长 T_2 信号,周边为更长信号的水肿带。有些转移瘤的 T_2 加权像上可表现为等信号或略低信号,

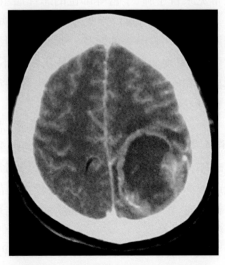

图 20-3 乳腺癌脑转移 CT 增强扫描

由于 T_2 加权像上水肿常呈明显的长 T_2 信号,因而较之 T_1 加权像更易于发现病变。瘤内有出血者,可显示不同时期出血的特有 MRI 表现。由于血-脑脊液屏障的破坏,转移瘤可表现为明显的强化(图 20-4)。增强 MRI 扫描是检查肿瘤脑膜转移的最好方法。对于多发性脑转移瘤,该法的检出率很高,可清晰地显示肿瘤的部位和大小不一的瘤子形状(图 20-5)。

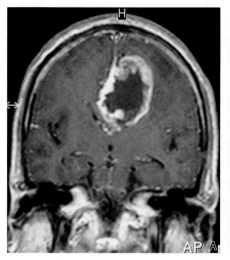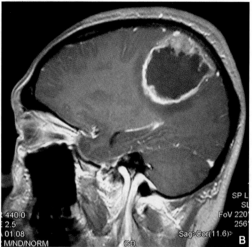

图 20-4　肺癌脑转移 MRI 增强扫描

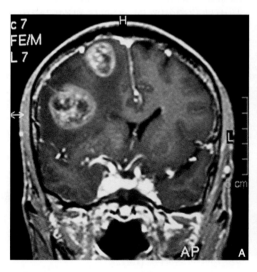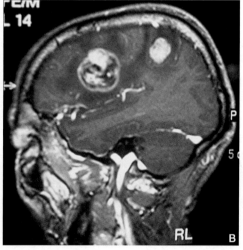

图 20-5　淋巴癌多发性脑转移 MRI 增强扫描

4. 核素扫描　典型颅内转移瘤表现为颅内多发性高活性区域,但是其敏感性和特异性较低,在颅内转移瘤诊断方面并不优于 CT 或 MRI。因此该法目前不作为颅内转移瘤的常规检查方法。

第五节　临床表现

约有 2/3 的颅内转移瘤患者会产生临床症状,其表现与其他颅内占位性病变基本相似,通常分为一般症状和定位征两部分。

1. 起病方式　急性起病占 40% ~ 60%,常见首发症状有癫痫、运动障碍和感觉异常等。患者起病后病情迅速进展并恶化,一般病程较短者,多见于绒毛膜上皮癌、黑色素瘤脑转移伴发出血,或癌栓塞,以及多发性转移瘤和转移灶位于重要功能区者。慢性进展性起病者约占 50%,常见临床征象包括头痛、呕吐、视物模糊、记忆力减退、精神障碍或局灶性神经功能缺失等症状。

2. 临床症状和体征

（1）颅内压增高症状：头痛为最常见的症状，也是多数患者的早期表现，多发病灶的患者出现头痛的概率较高。此症常出现于晨间，开始为局限性头痛，多位于病变侧（与脑转移瘤累及的硬脑膜有关）。以后发展为弥漫性头痛（与脑水肿和肿瘤毒性反应有关），此时头痛剧烈并呈持续性，伴恶心与呕吐。由于脑转移瘤引起的颅内压增高发展较迅速，因此头痛和伴随的智力改变、脑膜刺激症及视乳头水肿等均较明显。

（2）癫痫发作：见于约 40% 的患者，多发性脑转移易于出现癫痫症状，其发作形式为多样性，但以全身强直性阵挛发作和局灶性癫痫多见。早期出现的局灶性癫痫具有定位意义，如局灶性运动性癫痫往往提示病灶位于运动区，局灶性感觉发作则提示病变多累及感觉区。局灶性癫痫可连续发作，随病情发展，部分患者表现全身强直性阵挛发作，伴随肢体无力、谵妄、幻视及思维紊乱等症状。

（3）精神症状：见于 1/5～2/3 患者，特别是有额叶和脑膜弥漫性转移者。部分可为首发症状，表现为韦尼克-科尔萨科夫综合征（Wernicke-Korsakoff Syndrome，W-KS）、痴呆或攻击行为等。

（4）脑膜刺激征：多见于弥漫性脑转移瘤的患者，尤其是脑膜转移和室管膜转移者。有时因转移灶出血或合并炎症反应也可出现脑膜刺激征。

（5）常见体征：根据脑转移瘤所在的部位和病灶的多少而出现不同的体征。常见的有偏瘫、偏身感觉障碍、失语、脑神经麻痹、小脑性共济失调、脑膜刺激征、视乳头水肿等。其中对侧肢体无力的发生率仅次于头痛，居第 2 位。体征与症状的出现并不同步，一般前者晚于后者，定位体征多数在头痛等颅高压症状出现后的数天至数周后开始出现。

第六节　诊断要点和鉴别诊断

一、诊 断 要 点

1. 对已有颅外肿瘤病史　近期又出现颅内压增高及局灶性神经症状者，应高度怀疑颅内转移瘤，需行头颅 CT 或 MRI 扫描。若在灰白质交界处发现增强的多发病灶，周围水肿明显，则应考虑颅内转移瘤诊断的可能性。

2. 对于无颅外肿瘤病史　年龄在 40 岁以上，出现颅内压增高症状和神经系统定位体征，并且症状进行性加重者，应想到有颅内转移瘤。在行头颅 CT 或 MRI 扫描后宜注意寻找原发病灶，以便进一步明确诊断。

3. 颅外原发病灶的寻找　胸部 X 线检查，必要时行支气管镜检和胸部 CT 扫描，腹部 B 超或 CT 检查，消化道钡餐、直肠镜检，妇科盆腔 B 超，全身骨扫描或 PET 检查等，以尽可能早期发现原发癌瘤。

二、鉴 别 诊 断

1. 脑胶质细胞瘤　该瘤无颅外肿瘤病史，可发生于脑组织的任何部位。在影像学上肿瘤形状不规则，低级别胶质细胞瘤伴随脑水肿较轻，而高级别肿瘤者脑水肿常较重。多形胶质母细胞瘤有时难以与颅内转移瘤相鉴别，需要仔细询问病史、细致的查体及多方式的影像检查进行甄别。

2. 脑脓肿　患者可有感染病史，CT 显示脓肿为低密度病变，可为单发或多房性，晚期病灶边界较清晰，有环状强化。囊性转移瘤无上述病史，可有颅外肿瘤病史。根据病史和必要的辅助检查不难与脑转移瘤相鉴别。但少数情况下癌症患者可因下列因素发生脑脓肿，在诊断时需要引起注意：①癌症患者全身抵抗力差，且因长期使用激素导致免疫功能下降，易发生细菌或真菌感染。②颅内或颅底转移瘤因放疗或手术治疗造成颅内外交通，便于病菌入侵。③原发或继发性肺癌者常有支气管阻塞，易引起肺脓肿而继发脑脓肿。

3. 脑梗死或脑出血　尸检发现 15% 全身癌肿患者可伴有脑血管疾病。单纯从临床和 CT 表现来区别转移瘤和脑卒中，有时较困难（图 20-5），特别是转移瘤内出血，如黑色素瘤、绒毛膜上皮癌、支气管肺癌和肾上腺癌瘤的出血者。由于出血常来自小血管，血肿沿神经纤维纵向扩展，产生占位效应致脑移位与组织破坏作用，如及时清除血肿，神经功能障碍可望恢复。手术不仅可以挽救患者的生命，而且能明确诊断，因此对临床诊断不明确者，应及时采取外科处理措施。

第七节　治 疗 策 略

颅内转移瘤的治疗主要包括手术切除、WBRT、立体定向放射外科（stereotactic radiosurgery，SRS）及化疗等。与中枢神经系统原发性肿瘤相比,颅内转移瘤存在病理类型、转移部位、病灶数量等多方面的差异,因而要根据患者的具体情况选择合适的治疗方式,目前临床常采用以手术切除为主的综合治疗方法,以便提高颅内转移瘤治疗的临床疗效。主要有三方面因素需要缜密筹划:

1. 治疗顺序问题 根据病程和病情确定是先治疗颅内转移瘤还是原发肿瘤。

2. 个体化手术治疗 结合患者一般情况及颅内转移瘤病灶,确定是否适合手术切除治疗。如能够进行手术切除:要根据病灶部位、数量等颅内情况合理设计手术路径。

3. 综合治疗方案 根据病理学诊断,选择术后综合治疗方案,对于复发病例,应考虑多种因素,制订合理的治疗方案。

主要治疗原则包括:

1. 重视一般治疗 为手术和放疗等为主的综合治疗提供条件。本病患者多数病程较短、且伴有明显的脑水肿,因此应用药物缓解颅内压增高症状在转移瘤的治疗中具有重要意义。临床常用 20% 甘露醇和激素进行对症治疗。地塞米松是最常用的激素类药物,一般能在 72 小时内减轻瘤周水肿。

2. 控制可见病灶 颅内转移瘤的治疗不仅要采用有效的方法消除或控制影像学上已有的病灶发展,而且要采取有效方法尽量防止新病灶的形成,从而最大限度地提高颅内转移瘤的临床疗效。

3. 采用综合疗法 综合治疗优于单一治疗,有助于提高疗效,延长生命。

美国 NCCN 中枢神经系统肿瘤治疗指南对颅内转移瘤的治疗进行了较详细的说明(图 20-6 ~ 图 20-9)。

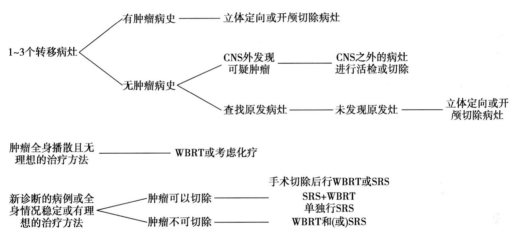

图 20-6 颅内转移瘤新诊断病例的治疗原则(颅内病灶数量为 1 ~ 3 个)

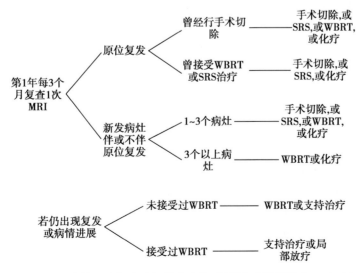

图 20-7 颅内转移瘤复发病例的治疗原则(颅内病灶数量为 1 ~ 3 个)

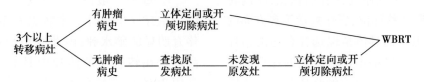

图 20-8 颅内转移瘤新诊断病例的治疗原则(颅内病灶数量为 3 个以上)

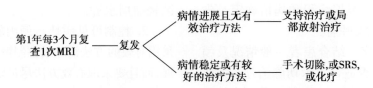

图 20-9 颅内转移瘤复发病例的治疗原则(颅内病灶数量为 3 个以上)

一、手术治疗

开颅手术切除颅内转移瘤可延长患者生命,因此应创造条件,积极有效地施行肿瘤切除术。手术切除适用于对于放疗不敏感的那些转移瘤,如黑色素瘤、肾细胞瘤、甲状腺癌以及来源于胃肠道的肿瘤脑转移。对放疗中度敏感者如乳癌及非小细胞性肺癌,有条件能手术者应尽量进行手术,尤其对危及生命的转移瘤更应行手术治疗。但是对放疗敏感者如淋巴瘤及小细胞性肺癌一般不选择手术切除治疗。患者有下列情况应首选手术治疗:

1. 位于可切除部位的单个孤立性病变,预计术后不会引起明显的并发症者;

2. 患者全身情况较好,能耐受开颅手术,且无其他手术禁忌证者;

3. 颅内压增高症状明显,或因瘤卒中等引起患者神经功能障碍,甚至病情危笃,需行开颅手术以减轻严重颅内高压所带来的危急情况;

4. 不能明确诊断者,需采用立体定向活检或开颅手术,用以确定诊断。

二、WBRT

由于颅内转移瘤多以血行播散转移为主,其瘤栓可能较广泛地存在于脑血管或脑实质内,WBRT 可进一步杀灭这些瘤栓,因此一度被作为颅内转移瘤的标准治疗方法。例如 WBRT 加化疗对非小细胞性肺癌来源的颅内转移瘤病灶具有较好的敏感性。对于多发性转移病灶者,WBRT 加放射增敏剂治疗较之单用 WBRT 在延长患者生存期方面效果要好。若为单一病灶采用手术切除有一定困难者,WBRT 加 SRS 比单

纯使用 WBRT 在延长患者生存期方面效果更好,但若为多发性病灶则差别不甚明显。常规的治疗方案为:每次 3Gy,每周连续治疗 5 天,持续 2 周,共治疗 10 次,总剂量为 30Gy。70% ~90% 的患者在接受 WBRT 治疗后临床症状有所缓解,约 60% 以上的患者会出现完全或部分反应。由于颅内转移瘤患者生存期较短,因此 WBRT 引起的长期不良反应尚无大宗病例报道。放疗期间可应用脱水药物及激素治疗,用以减轻放疗的反应。WBRT 适用于下列情况:

1. 多发性转移瘤病灶,不适合采用手术切除或 SRS 治疗者;

2. 患者全身情况较差,不能耐受开颅手术,或病灶位于重要脑功能区,预计手术可能引起严重并发症者;

3. 作为手术切除和 SRS 的补充治疗方式。

三、SRS

放射治疗学的应用和发展进一步拓宽了颅内转移瘤的治疗手段(表 20-2)。对于单发病灶,SRS 加 WBRT 能使患者生存期延长 4.9 ~6.5 个月。对于多发病灶,虽然对患者的生存期无明显影响,但是能改善患者的神经功能(图 20-10)。但是由于 SRS 本身的局限性,一般选择直径在 3 ~4cm 以下的实质性肿瘤,囊性病变者可先穿刺抽吸囊液后再行治疗(图 20-11)。SRS 适用于下列情况:

1. 患者全身情况较差,不能耐受开颅手术者;

2. 转移瘤位于重要脑功能区,手术会造成严重并发症、影响生存质量者;

3. 多个转移瘤无法一次手术切除,或开颅将主要转移瘤切除,对不易同时切除的瘤体进行辅助性治疗;

表 20-2　单纯应用 SRS 治疗颅内转移瘤疗效分析

作者及参考文献	研究类型	患者例数	病灶数目	起始的局部控制率(%)	1 年局部控制率(%)	2 年局部控制率(%)	平均生存期(月)	中枢性死亡率(%)
Aoyama et al. ,2006	PRCT	67	1～4	NR	72.5	NR	7.5	19.3
Lutterbach et al. ,2003	PO	101	1～3	92	91	79	7.6	NR
Williams et al. ,2009	PO	273	1～2	76	NR	NR	10.3	NR
Chitapanarux et al. ,2003	PO	41	1～4	NR	68	NR	10	12
Gerosa et al. ,2002	R	804	1～3	93	NR	NR	13.5	15.6
Kihlstrom et al. ,1993	R	160	1～5	94	NR	NR	7	9.7
Hasegawa et al. ,2003	R	172	1～4	87	79	75	8	16.5
Flickinger et al. ,1994	R	116	1	85	NR	67	11	NR
Petrovich et al. ,2002	R	458	1～5	NR	90	NR	9	32.6
Elliott et al. ,2011	R	109	1～3	93	93	89	13.8	11.9

　　PRCT (prospective,randomized controlled trial),前瞻性随机对照试验；PO (prospective observational trial),前瞻性观察研究；R (retrospective series),retrospective series；NR (not reported),未报道；LC (local control),局部控制。

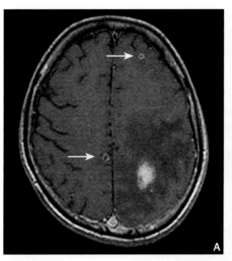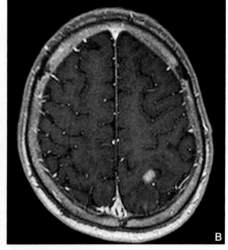

图 20-10　非小细胞性肺癌多发脑转移
A:γ-刀治疗前；B:γ-刀治疗 3 个月后

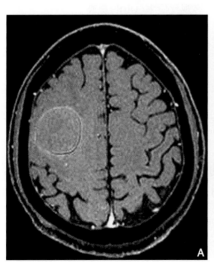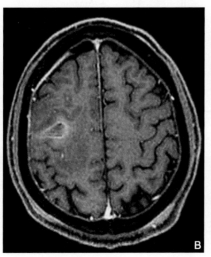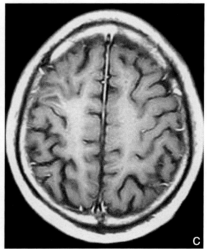

图 20-11　囊性颅内转移瘤抽吸后行 γ-刀治疗
A:囊液抽吸前；B:囊液抽吸后；C:γ-刀治疗 6 个月后

4. 对 WBRT 不敏感的病灶或不适用手术切除的肿瘤类型，如淋巴瘤、小细胞性肺癌等脑转移；

5. WBRT 或手术切除后，再次出现新的病灶，不适于继续使用 WBRT 或手术切除治疗者。

四、化　疗

由于血-脑脊液屏障的作用，化疗不是一种有效的手段，现有临床证据未发现单纯使用化疗药物对延长患者生存期有显著效果者。而采用放、化疗可优于任何单一的治疗措施。通常情况下，放疗可影响血-脑脊液屏障，使 BBB 开放为化疗药物进入脑组织打开了一条通道，进而提高了肿瘤区域有效的药物浓度，从而改善了疗效及患者预后；另一方面，化疗可杀灭颅外原发癌瘤器官的亚临床病灶，能有效地控制可见肿瘤病灶的发展，它与放疗协同作用，更进一步改善了患者的预后（表 20-3）。

表 20-3　替莫唑胺加 WBRT 治疗颅内转移瘤疗效分析

作者及参考文献	肿瘤组织	临床试验分期	病例数	剂量/用药方案	治疗反应
Mikklsen et al. ,2010	实体瘤	Ⅰ/Ⅱ	17	95mg/m² WBRT 30Gy	3 例部分缓解（18%） 10 例病情稳定（59%） 6 个月 PFS 18%；平均 PFS 2.4 个月
Kouvaris et al. ,2007	实体瘤	Ⅱ	33	60mg/m² D1~15 WBRT 36Gy	7 例完全缓解（21%） 11 例部分缓解（33%） 5 例病情稳定（15%） 平均生存期 12 个月
Addeo et al. ,2008	乳腺癌,非小细胞肺癌	Ⅱ	27	75mg/m² D1~10 q21~28d WBRT 30Gy	2 例完全缓解（7%） 11 例部分缓解（41%） 平均 PFS 6 月,生存期 8.8 月
Verger et al. ,2005	实体瘤	Ⅱ*	82	±75mg/m² WBRT 30Gy	随机±TMZ PFS 或生存期无差异 TMZ 可降低中枢性死亡（69% vs 41%）
Addeo et al. ,2007	实体瘤	Ⅱ	59	75mg/m² D1~10 WBRT 30Gy	5 例完全缓解（8%） 21 例部分缓解（36%） 18 例病情稳定（31%） TMZ 可提高生存质量
Antonadou et al. ,2003	实体瘤	Ⅱ	43	±75mg/m² D1~5 WBRT 40Gy	客观反应率（ORR）提高 治疗 2 月后激素使用率降低（67% vs 91%）
Mergolin et al. ,2002	黑色素瘤	Ⅱ	31	75mg/m² 每日×6 周 WBRT 30Gy	1 例完全缓解（3%） 2 例部分缓解（6%）

* 随机Ⅱ期临床试验（Randomized phase Ⅱ trial）；PR（partial response）,部分缓解；CR（complete response）,完全缓解；SD（stable disease）,病情稳定；ORR（objective response rate）,客观反应率；PFS（progression free survival）,无进展生存期；OS（overall survival）,总生存时间

五、局部放化疗

将化疗药物或放射性物质直接放置于瘤腔,能提高对瘤细胞的有效杀伤力,同时可减轻全身的毒副作用。但是对此方案目前尚缺乏大宗病例的临床试验验证。

第八节　外科治疗

一、手术入路选择

鉴于颅内转移瘤分布广泛,且易出现多发病灶,因此要根据术前头颅 CT、MRI 合理设计手术入路,力争以最小的创伤、以达到最大限度地切除病灶。多数颅内转移瘤位于大脑半球灰白质交界处,一般对于距脑皮质1cm 左右的肿瘤可选择经皮质入路,如果肿瘤位于运动区或肿瘤距皮质 1.5cm 以上,可选择经脑沟入路,以减少对脑皮质的损伤。但经脑沟入路一般显露的视野有限,对于较大的肿瘤可采用经皮质、脑沟相结合的入路方式;也可以依据病灶的不同位置,选择适宜的入路方式进行手术切除。

二、术前计划与准备

1. 影像学　明确转移瘤病灶的部位、体积、数量,有助于制订合理的手术路线,确定手术方式。

2. 一般准备　颅内转移瘤患者由于颅内高压以及原发肿瘤等对全身的影响,易于出现营养不良、身体衰弱等问题,因此术前需要纠正这些内环境的紊乱。

三、手术要点与随访

脑转移瘤多属于快速膨胀式生长方式,与脑胶质细胞瘤等原发肿瘤生长方式有所不同:它们的边界稍显清楚,瘤周的水肿带可形成假性包膜。但研究表明,距转移瘤边界5~10mm 左右仍有瘤细胞的侵袭与浸润,因而手术宜沿肿瘤边界5~10mm 的假性包膜内或包膜外进行分离,尽可能完全地切除肿瘤。这样做可以减少瘤细胞播散及早期复发。但位于脑重要功能区附近的肿瘤常难以做到这一点。体积较大的肿瘤多有囊性变,术时可打开囊壁,吸除囊液之后肿瘤随即塌陷,继之行完全切除(图 20-12)。

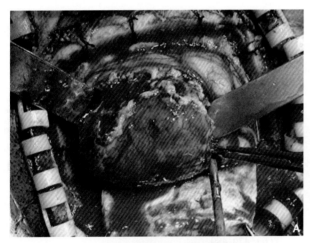
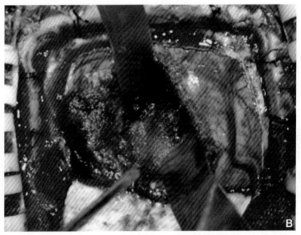
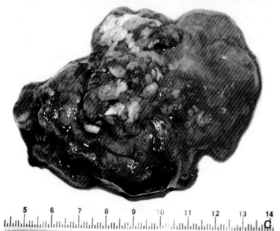

图 20-12　脑转移瘤的手术
A. 术中显露肿瘤;B. 肿瘤切除后的瘤腔;
C. 肿瘤标本

对于位置较深的肿瘤,术中可通过 B 超或神经导航等方法行精确定位,精细地施行切除术,以减少对脑组织的损伤。若累及邻近的脑重要结构,则不宜强行地施以切除术,对于残余的瘤组织,术后可行 SRS 或化疗,并进行定期随访及影像学复查,以了解疗效或跟踪治疗(图 20-13)。

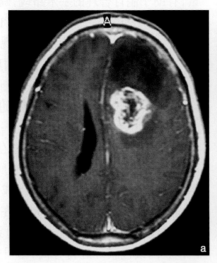 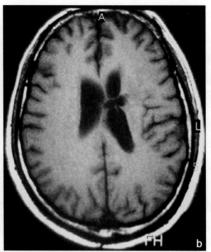

图 20-13 左额顶区单发性脑转移瘤 MRI 扫描
a. 手术前;b. 术后随访、肿瘤消失、无复发

四、术后并发症与处理

与原发性脑肿瘤的手术相比,颅内转移瘤病灶的手术切除并发症较少,这与病灶本身血供较少的特点有一定关系。常见术后并发症包括:

1. 颅内出血 与患者凝血机制障碍或手术操作有关,随着监测手段、手术显微镜的应用以及手术操作技术的提高,此并发症已较少发生。采取术中随时监测血液情况,肿瘤切除后创面仔细止血,关颅前反复冲洗,见无活动性渗血后进行切口缝合,即可减少或避免术后颅内的出血。

2. 脑水肿及术后颅内高压 可用脱水药物降低颅内压以及糖皮质激素减轻脑水肿。对于病变范围广泛、或恶性程度高的肿瘤,应尽可能多地予以切除,也可以将非功能区的脑组织行适当切除,同时去除骨瓣,施行内、外减压术。

3. 神经功能缺失 与肿瘤切除后血供障碍或手术操作有关,术中尽可能细致地操作,避免对大的血管造成损害。若有发生可作相应的治疗,尽量减少或避免严重并发症。

推 荐 书 目

1. 王忠诚. 王忠诚神经外科学. 武汉:湖北科学技术出版社, 2005.

2. 章翔. 临床神经外科学. 北京:人民军医出版社, 2006.

3. 吴承远,刘玉光. 临床神经外科学. 北京:人民卫生出版社, 2001.

参 考 文 献

1. Zhang X, Zhang W, Cao WD, et al. A review of current management of brain metastases. Ann Surg Oncol, 2012, 19 (3):1043-1050.

2. Olson JJ, Paleologos NA, Gaspar LE, et al. The role of emerging and investigational therapies for metastatic brain tumors: a systematic review and evidence-based clinical practice guideline of selected topics. J Neurooncol, 2010, 96 (1):115-142.

3. Peacock KH, Lesser GJ. Current therapeutic approaches in patients with brain metastases. Curr Treat Options Oncol, 2006, 7 (6):479-489.

4. Davies MA. Targeted therapy for brain metastases. Adv Pharmacol, 2012, 65 (1):109-142.

5. Liepa Z, Auslands K, Apskalne D, et al. Initial experience with using frameless image-guided radiosurgery for the treatment of brain metastases. Exp Oncol, 2012, 34 (2):125-128.

6. Lu-Emerson C, Eichler AF. Brain metastases. Continuum (Minneap Minn), 2012, 18 (2):295-311.

7. Xu Z, Elsharkawy M, Schlesinger D, et al. Gamma Knife Radiosurgery for Resectable Brain Metastasis. World Neurosurg. DOI. 10. 1016/j. wneu. 2012. 03. 021.

8. Cochran DC, Chan MD, Aklilu M, et al. The effect of targeted agents on outcomes in patients with brain metastases from renal cell carcinoma treated with Gamma Knife surgery. J Neu-

rosurg. 2012,116(5):978-983.

9. Lo SS,Sahgal A,Ma L,et al. Advances in radiation therapy of brain metastasis,2012,25:96-109.

10. Koay E,Sulman EP. Management of brain metastasis: past lessons,modern management,and future considerations. Curr Oncol Rep,2012,14(1):70-78.

11. Mut M. Surgical treatment of brain metastasis: a review. Clin Neurol Neurosurg,2012,114(1):1-8.

12. Scoccianti S,Ricardi U. Treatment of brain metastases: re-view of phase Ⅲ randomized controlled trials. Radiother On-col,2012,102(2):168-179.

13. Yoo H,Jung E,Gwak HS,et al. Surgical outcomes of hemor-rhagic metastatic brain tumors. Cancer Res Treat,2011,43(2):102-107.

14. 朴颖哲,刘群,李鹏,等. 手术治疗多发脑转移瘤 25 例分析. 中华神经外科杂志,2006,22(9):547-549.

（章翔　程岗）

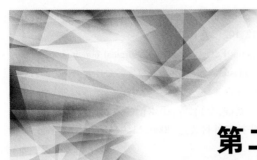

第二十一章 累及 CNS 的其他系统肿瘤

该类肿瘤主要是指起源自颅底骨以外的,累及颅底、颅内的各种良恶性肿瘤。解剖上,前、中、颅后窝颅底均与鼻、咽、耳关系密切,是由鼻、鼻窦、咽、耳以及眶上壁构成。发生于这些部位侵及颅底和进入颅内的肿瘤种类繁多,往往需要神经外科、耳鼻喉科、头颈外科及整形外科等多学科合作诊治。

第一节 颅外肿瘤侵入颅底的途径

颅底外的肿瘤通常经由颅底骨孔及侵蚀颅底骨质两种途径进入颅内(图 21-1 ~ 图 21-6)。

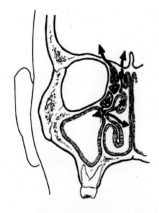

图 21-1 通过筛板和筛孔侵入颅前窝底
(Paul J. Donald,1998)

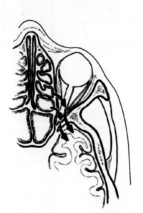

图 21-2 源于筛窦后份的肿瘤经过眶尖侵入
颅中窝底(Paul J. Donald,1998)

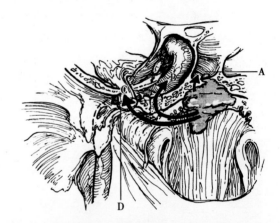

图 21-3 鼻咽癌侵入颅底的途径(Paul J. Donald,1998)
A. 侵蚀斜坡;B. 破裂孔;C. 卵圆孔;
D. 侵蚀岩尖进入颅内

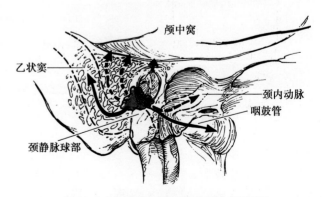

图 21-4 多种通过颞骨侵入颅内的途径
(Paul J. Donald,1998)

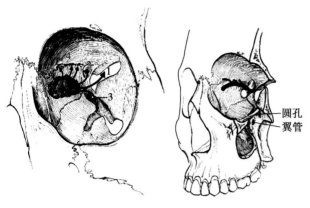

图 21-5　通过眶尖的骨孔向颅内侵入（**Paul J. Donald,1998**）
左图:肿瘤经过眶尖入颅的通路。1. 眶上裂;2. 视
神经管;3. 眶下裂;4. 筛血管所经骨孔。右图:切除
部分眶外侧壁和上颌窦后壁的矢状切面

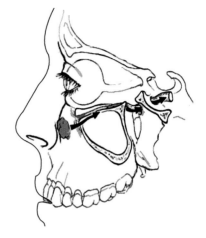

图 21-6　面部肿瘤沿眶下神经至上颌神经,
通过圆孔进入颅中窝（**Paul J. Donald,1998**）

第二节　源自颅底外累及颅底的各种良恶性肿瘤

1. 副神经节瘤　副神经节瘤（Paraganglioma）可发生于颈动脉球体、中耳（迷走神经的耳分支及舌咽神经鼓室支—副神经节成分）、颈静脉球及迷走神经节。鼓室球瘤限于鼓膜之后,可使鼓膜紧张并使之变薄变宽,晚期为红色或紫色包块,触之易出血。颈静脉球瘤可引发第Ⅸ~Ⅺ脑神经麻痹,也可导致第Ⅻ神经麻痹。鼓室或颈静脉球瘤常伴有面神经麻痹。颈静脉球瘤常向颅后窝生长,伴有颈静脉孔扩大及颈静脉与颈动脉间嵴受侵蚀。约 4% 的肿瘤存在转移情况,局部扩展是致死致残的主要原因。中耳内肿瘤可手术切除,颈静脉孔肿瘤亦可彻底切除,较广泛者彻底切除不易。放疗可减缓或抑制其生长。迷走神经节瘤多发于迷走神经结状神经节处束膜的副神经节细胞,其发生率较鼓室、颈静脉球瘤多位于高颈区,生长缓慢,迷走神经多受累,引发声嘶,晚期可发生咽痛、波动性耳鸣,采用手术切除。

2. 横纹肌肉瘤　横纹肌肉瘤（Rhabdomy Osarcoma）最常见于儿童及青年,约 44% 发生于头颈部,亦可发生于泌尿生殖系统和腹膜后。头颈部肿瘤多发于 12 岁以下,男性多于女性。绝大多数发生于眼眶,发生于颅底及近颅底者多位于鼻咽及乳突区,可破坏颞骨、蝶骨、骨迷路及鞍背。肿瘤易局部复发,放射、多种化疗效果较好。肿瘤有 4 种类型:胚胎型、葡萄状胚胎型、小泡型、多形型。发生于头颈部者多为胚胎型。

3. 横纹肌瘤　横纹肌瘤（Rhabdomyoma）组织学上分成年型、胚胎型和生殖型。成年型常发于 46 岁以上,男性稍多,多发于头颈部,常见于喉、咽、口底、舌根,少发于鼻咽部。胚胎型较少见,易发于头颈区特别是耳后,多发于新生儿~3 岁幼儿,男性明显多于女性。胚胎型是由分化期不同的未分化的中胚层细胞及骨骼细胞组成,未分化细胞多位于瘤中区,分化较好的细胞多位于肿瘤周区。此种肿瘤易与胚胎性横纹肌肉瘤或婴儿型纤维瘤混淆。完全切除可治愈,偶有复发者。

4. 血管外皮瘤　血管外皮瘤（Hemangiopericytoma）可发生于身体各部,约 16%~25% 发生于头颈部,包括眼眶、舌、鼻、鼻咽和鼻窦。高发于 50~60 岁,发病时间常较短,阵发性疼痛。X 线示软组织包块、血管丰富有色素性变。转移率约 10%,复发率为 40%,放化疗效果不明显。肿瘤质地软至橡皮状,为灰白或褐色结节状包块。侵袭性肿瘤可有局灶性出血或坏死,亦可浸润附近组织。大的肿瘤有丝分裂活跃、坏死、出血,细胞多退行性变,常有转移。

5. 血管外皮样病变　血管外皮样病变（Hemangiopericytoma-like Lesion）好发于鼻上部和鼻窦,多发于 60~70 岁,表现为鼻内息肉样物,有鼻阻塞和鼻出血,与血管外皮瘤相似,但无细胞多形性和有丝分裂活跃。

6. 骨纤维性发育不良　骨纤维性发育不良

（Fibrous Dysplasia）是正常骨发生慢性纤维性变，结果形成脆弱的纤维性骨，多发于颅盖骨和上颌骨、颅底骨、眼眶、鼻窦及颅孔均可发生。颞骨单发性纤维性变，可引发胆脂瘤。曾有报道放疗可引发骨肉瘤。

7. 炎性假瘤　炎性假瘤（Inflamatory Pseudotumor）是慢性炎症引发的包块，多发于肺部，发生于颅底者多由眶部病变引发，原发于斜坡、蝶窦、颞下窝及颞骨者均有报道。此种病变易侵袭腐蚀骨质引发神经病变。

8. 鼻咽血管纤维瘤　鼻咽血管纤维瘤（Nasopharyngeal Angioma），是鼻咽部最常见的良性肿瘤，发病率约为0.02%，占头颈部肿瘤的0.5%，发生于鼻后孔侧壁的翼腭孔区。可有反复鼻出血，局部扩展可累及腭、鼻窦、眶、上颌窦、翼腭窝及颅腔。肿瘤呈息肉状，灰红色，表面光滑，覆以黏膜上皮，无包膜，上皮下可见明显舒张血管。质地软或软硬不一，依纤维组织和血管的含量与成分而定。肿瘤可反复出血，有时较重。切除后复发及出血导致死亡或残疾，死亡率为3%。鼻咽血管纤维瘤分级：

（1）Stage Ⅰ：限于鼻咽和（或）鼻腔内；

（2）Stage Ⅱ：扩展入蝶窦和（或）翼腭窝；

（3）Stage Ⅲ：肿瘤超出Ⅱ级范围而累及以下结构之一：上颌窦、筛窦、眶、颞下窝、颊或腭；

（4）Stage Ⅳ：肿瘤侵入颅内。根据分级情况采用适当的手术入路切除肿瘤。

9. 纤维瘤病　纤维瘤病（Fibromatosis）是分化好的纤维组织增生。此处所论为腹外或侵袭性纤维瘤，起于筋膜和肌肉内结缔组织。临床上发生于头颈部的腹外纤维瘤约为9.5%～12.0%，发生于10～80岁，多发于50岁之前，男女比为3:2。最易发生于颈部，为无痛性包块，少发于鼻及鼻窦。最易复发致死（70%），必须广泛切除。婴儿型纤维瘤病多发于5岁以下的儿童，常发于2岁以内，头颈部骨骼肌、舌、下颌及乳突是最常发部位。大体上腹外纤维瘤切面为白色，韧有小梁，重复切除与瘢痕组织难以区分，绝大多数肿瘤为5～10cm或更大，向周围组织如肌肉、骨、筋膜及皮下组织浸润，无局限性。显微镜示分化好的纺锤形细胞形成长而弯曲束，核无异型性，有丰富典型胶质。婴儿型的组织图像变异甚大，纺锤形细胞位于网状纤维及黏液质内，排列杂乱。肿瘤细胞多含成纤维细胞，难与纤维肉瘤区分。

10. 滑膜肉瘤　滑膜肉瘤（Synoval Sarcoma）约9%发生于头颈部，易发于咽后及咽旁区。多发于15～35岁，男性稍多于女性，X线示较微密的软组织包块。约有1/3的瘤内有钙化。多钙化者生存率可增长，总的生存率为25%～57%，多5年后转移。滑膜肉瘤因其甚似滑膜而得名，表面似滑膜但非真正滑膜。镜下特征为双向性即上皮及纺锤形细胞。上皮部分形成坚密巢或索、囊或腺样间隙内含黏液性物体；纺锤细胞部为有序的匀称细胞。两者均为有丝分裂。纺锤细胞分泌透明质酸。单向只为纺锤或上皮细胞（很少见），很难与纤维肉瘤及癌区分。肿瘤小于4cm或5cm并有广泛钙化者预后好，低分裂与双向预后好，低分化瘤预后差。首选是彻底切除。

11. 骨瘤　骨瘤（Osteoma）是常发于鼻窦的良性肿瘤，较少发于鼻腔。生长缓慢，好发于青年，成年后可有停止发展现象。发生原因：①发生于胚胎残余软骨，故多发于额骨（膜成骨）和筛骨（软骨成骨）交界处；②外伤炎症引起鼻窦壁骨膜增生；③过度发育的筛窦气房扩展至其他窦内，形成骨黏膜泡使炎性分泌物滞留，结缔组织增生和骨化而成。骨瘤分为：

（1）致密骨瘤：质坚硬，生长慢，有蒂，多发于额窦内，亦可见于鼻骨；

（2）松质型（海绵型）：质松软，由骨化纤维组织形成，根基广，生长快，有时中心液化成囊腔，表面为质较坚硬的骨壁，多见于筛窦；

（3）混合型：外硬而内松，常发于额窦内，此外还有纤维骨瘤、血管骨瘤，后者易出血。骨瘤多发于额窦（70%），次发于筛窦（25%），上颌窦、蝶窦最少，发于鼻腔者（鼻中隔、下鼻甲、鼻底、中道）极少。骨瘤多发于30岁以上的男性，生长缓慢，病程可达10余年。根据骨瘤的发生部位和范围采用适当的手术入路切除。

12. 鼻咽癌　鼻咽癌（Nasopharyngeal Carcinoma）以鼻咽恶性肿瘤最常见。我国广东发病率占全身恶性肿瘤的32.6%。鼻咽癌组织学类型按分化程度分为：未分化、低分化（包括大圆形细胞癌多形细胞癌、梭形细胞癌、混合型细胞癌等）和较高分化癌（鳞状细胞癌Ⅰ～Ⅱ级及腺癌等）。未分化癌约占54.5%，低分化癌占30.8%，高分化癌占11.0%，其他占3.7%。扩展与浸润：颅外扩展，可向翼腭窝、咽旁及眶内发展。颅内发展：①在鼻咽顶直接破坏颅骨入颅内；②经翼腭窝至翼下颌窝、颞下窝侵犯蝶骨大翼区破坏骨质及卵圆孔，累及三叉神经下颌支并进一步至三叉神经半月节；③通过破裂孔、颈内动脉管入颅。颅底骨质破坏占 73.0%、卵圆孔 61.0%、岩尖 53.6%、斜坡 39.0%、翼突 20.0%、棘孔 4.6%。

治疗以放疗为主。手术指征：①放疗后局部不完全消失或复发；②鼻咽病变已控制而颈部转移放疗未完全消退。

13. 颞骨恶性肿瘤　颞骨恶性肿瘤可有鳞状细胞癌、基底细胞癌、腺癌、腺样囊性癌、恶性黑色素瘤及肉瘤，以鳞状细胞癌最多。颞骨癌：①源自外耳道经鼓膜侵及中耳；②源自耳廓侵及颞骨；③源自鼻咽经咽鼓管侵及中耳；④转移癌，以递减顺序为肾、乳腺及前列腺。中耳癌多扩展较快，破坏鼓膜、中耳结构并侵及颞骨各部，自内耳、乳突到岩尖，咽鼓管、岩鼓裂到颞下窝；经外耳道累及下颌关节及腮腺；经鼓室、乳突天盖到颅中窝及经乙状窦至颅后窝等，当肿瘤向前扩展累及下颌关节时，常有腮腺及面神经区淋巴转移，而后至茎二腹肌区淋巴结约有 30%。治疗：手术加放疗。

14. 鼻癌、鼻窦癌　鼻癌、鼻窦癌是鼻腔、鼻窦常见的恶性肿瘤。文献报道其发病率分别为上颌窦 75%～80%，鼻腔 16.5%～19.5%，筛窦 3.8%～5.6%，蝶窦 2.5% 及额窦 1.0%。鼻及鼻窦癌易经筛骨凹及筛板入颅内，前者最薄，后者有筛孔并有嗅神经通过。后筛肿瘤腐蚀眶尖骨质或经眶上裂侵入中颅凹，向后可经发育良好的气房侵入颅后窝。上颌窦癌可经眶下裂及腐蚀蝶骨大翼侵入颅中窝。

15. 嗅神经母细胞瘤或感觉神经母细胞瘤　嗅神经母细胞瘤或感觉神经母细胞瘤(Olfactory Neuroblastoma and Esthesio Neuroblastoma)是发生于嗅黏膜上皮的肿瘤。发生于鼻中隔上 1/3，筛板下表面和上鼻甲内侧面嗅黏膜。Silva 将之分为真性神经母细胞瘤(Neuroblasfoma Proper)和神经内分泌癌(Neuroendocrine Carcinoma)。真性神经母细胞瘤多发于 20 岁左右年轻人，神经内分泌癌多发于 50 岁左右。前者具有侵袭性，易转移，而后者多于局部生长。临床表现为鼻塞、鼻腔上部包块、鼻出血、双侧伴嗅觉消失、晚期伴头痛。真性神经母细胞瘤可转移至颈淋巴、肺及骨，多呈息肉状，灰色或粉红

色，质脆。病理易与小细胞癌混淆。CT 示鼻腔上部高密度包块及骨质破坏，边缘无硬化。冠状位扫描可判定是否有颅内侵犯。治疗：手术配合放、化疗。

16. 恶性黑色素瘤　恶性黑色素瘤(Malignant Melanoma)是黑色素细胞恶性过度生长所致。常见于皮肤、上呼吸道黏膜近颅底区。最多发生于鼻腔的鼻中隔、侧壁及下鼻甲。为无蒂或息肉状，淡红色、棕色或黑色，常有黏膜溃疡。治疗采用手术切除、放化疗及免疫等综合治疗。5 年生存率为 10%～45%。

17. 腺样囊性癌　腺样囊性癌(Adenoid Cystic Carcinoma)最多发生于小唾液腺，亦可发生于鼻窦、口腔及大唾液腺。生长缓慢，切除后有时 10～15 年复发，具有循神经周间隙扩散特点，可循三叉神经及卵圆孔扩展至三叉神经半月节。淋巴转移少，血行转移高(约 40%)，多见于肺及骨转移。

18. 淋巴瘤　淋巴瘤(Lymphoma)发生于头颈部的淋巴结或淋巴组织。由于组织移植采用免疫抑制剂治疗或因病毒感染而免疫低下，致中枢神经系统的原发淋巴病有所增加。淋巴瘤可经 3 个途径累及颅底，依其发生率递减分别为：①鼻腔、鼻窦淋巴瘤直接侵及颅底；②中枢神经系统淋巴瘤直接侵及；③颅底原发淋巴瘤。

19. 鼻窦黏液囊肿　鼻窦黏液囊肿(Mucocel of Paranasal Sinus)，国内统计发生于筛窦最多，额窦次之，上颌窦又次之，蝶窦最少。这些囊肿长大后都会累及颅底及颅内，特别是额窦、筛窦和蝶窦，囊肿长大后都会突入颅内。蝶窦囊肿增大，压迫蝶鞍底部、海绵窦或眶，压迫视神经及眶上裂，可引发眼球运动、感觉及视力障碍，称眶尖综合征。压迫垂体致内分泌失调。巨大囊肿可致鼻咽顶下垂。

20. 转移瘤　远隔肿瘤可经淋巴或血道转移到颅底。Mickel 等报道最常见于前列腺及肺部，其他为胰腺、肾、甲状腺、乳腺及结肠。源自胃、输卵管及肝者亦有报道。患者常有脑神经或其他局部症状，但无原发瘤症状。多于活检后始能确诊。

参 考 文 献

1. FARRAG T Y, LIN F R, KOCH W M. The role of pre-operative CT-guided FNAB for parapharyngeal space tumors. Otolaryngol Head Neck Surg, 2007, 136:411-414.

2. Schmalfuss IM, Camp M. Skull base: pseudolesion or true le-

sion? Eur Radiol,2008,18(6):1232-1243.

3. Chamoun RB,DeMonte F. Management of skull base metastases. Neurosurg Clin N Am,2011,22(1):61-66.

4. Boyle JO. Craniofacial resection for malignant neoplasms of the skull base:an overview. J Surg Oncol,1998,69(4):275-284.

5. Casselman JW. The skull base:tumoral lesions. Eur Radiol, 2005,15:534-542.

6. Paul J,Donald. Surgery of the Skull Base. Lippincott-Raven, 1998.

（王翦 陈忠平）

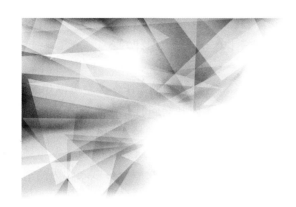

第二十二章　多发肿瘤

摘要

颅内原发性多发肿瘤是指颅内同一时期内不同位置生长的两个及以上的原发性肿瘤,据统计,原发性多发肿瘤约占颅内肿瘤的0.4%。颅内多发肿瘤一般分为同一组织类型和不同组织类型两种,前者临床更多见,如多发性胶质瘤、多发性脑膜瘤等;后者则较少见,其中一部分系神经纤维瘤病,伴发脑膜瘤或胶质瘤。非神经纤维瘤病的不同组织类型的颅内原发性多发肿瘤在临床上相当罕见,Miyagi A 统计约100例左右。

关于颅内原发性多发肿瘤的病因和机制目前尚未明确,主要有以下几种学说:

1. 多发肿瘤是由颅内同时存在的不同残余胚胎组织衍化而来。

2. 多发肿瘤来源于多发中心,经同步或间断性发展而成,多发肿瘤系由粘聚性低或离散度高的肿瘤细胞,通过神经联合或者其他途径(如沿脑脊液、静脉窦播散,肿瘤局部浸润转移等)自行播散扩延而来。

3. 肿瘤发生与先天性发育异常及遗传因素有关,许多遗传综合征,如 VonHippl-Lindau 综合征常常有颅内和颅外其他器官系统同时发生的多个原发肿瘤。

4. 致癌因素刺激不同组织类型的细胞引起结构和功能的改变,也可能导致不同组织类型肿瘤的发生。

早期由于医疗条件所限,颅内多发肿瘤诊断困难。近20年来,随着现代化诊断手段的发展,特别是 CT 和 MRI 应用于临床后,此类疾病的早期确诊率业已大大提高。当然,CT 和 MRI 也并非准确无误,特别对相邻的多发肿瘤。如对于脑膜瘤周围水肿与低级别胶质细胞瘤即便利用 MRI 增强扫描也很难鉴别。这时活检则显得尤为重要。

除多发脑膜瘤外,颅内原发性多发肿瘤治疗起来非常棘手,死亡率高,预后极差。治疗上应遵循以下原则:

1. 如果肿瘤位置毗邻,应力争一次切除全部肿瘤,若相隔较远,无法单次切除,可考虑分期手术。

2. 应先切除导致主要症状体征或恶性程度较大的肿瘤,再分期切除另外肿瘤。

3. 在切除较大的肿瘤后,如其他部位肿瘤较小又无明显临床症状和体征者,可不急于切除,定期复查。

4. 对于体积较小的胶质瘤和脑膜瘤,可运用立体定向技术内放疗或立体定向放射外科(如 X 刀、γ 刀)治疗。

5. 放疗和化疗是整个治疗过程中的关键步骤。因脑恶性肿瘤的生物学特性决定了其即便是所谓的解剖学上的完全切除也不等同于根治,所以放疗和化疗应该尽早实施。

第一节　多发性胶质瘤

多发性胶质瘤指在脑内不同部位原发生长的两个或两个以上的胶质瘤病灶,多个病灶可同时也可先后出现。

一、流 行 病 学

多发性胶质瘤较少见,约占神经胶质瘤总数的

1%～10%。1880 年 bradley 报道了第 1 例真正意义上的多发性胶质瘤。以后陆续有报道,2003 年 Salviti 等人报道了 25 例多中心性胶质瘤,是目前为止最大宗的报道。

二、病因与发病机制

目前关于多发性胶质瘤的病因尚不清楚。1963 年 Batzdorf 和 Malamud 将脑多发性胶质瘤分为多灶性胶质瘤和多中心性胶质瘤,并分别给出明确的定义。多灶性胶质瘤是指通过白质纤维束(如胼胝体、前后联合、穹隆、锥体束等)和(或)脑脊液种植播散而形成的多发胶质瘤,在肿瘤病灶之间的脑组织内可见肿瘤细胞浸润;而多中心性胶质瘤则是指肿瘤病灶分别位于两个脑叶,甚至位于两侧大脑半球,在肿瘤灶之间的脑组织内并无肿瘤细胞浸润,或多个肿瘤先后发生。有学者认为多灶性胶质瘤在继发于恶性肿瘤或有肿瘤家族史的人群中高发,同时也可能与 P53 基因突变有关。

三、临床表现

多发性脑胶质瘤的临床表现较为复杂,但多有以下特点:

1. 病程较短,进展较快。
2. 多有明显的颅内压增高的症状和体征。
3. 如肿瘤发生在同一功能区,常常表现为局灶性损害的症状和体征;如发生于脑室内时,则无明显的定位体征,仅仅表现为颅内压增高的症状和体征。
4. 病灶位于不同功能区时有多部位定位体征。

四、病理与影像学

病理学上多灶性胶质瘤的组织学类型可以相同,也可以与其他多种颅内肿瘤同时存在,Kan 等曾报道了少突胶质细胞瘤和毛细胞型星形细胞瘤并存的病例。Miyagi 等曾报道了多发胶质母细胞瘤并发垂体瘤及脑膜瘤的病例。多灶性胶质瘤常常表现为高级别,偶尔也可表现为低级别。尽管青少年毛细胞型星形细胞瘤常常表现为小脑或视神经通路上的单一病变和低增殖活性,但它表现为多灶性胶质瘤时,则侵袭性增加。在一项共纳入 90 例原发和复发性毛细胞型星形细胞瘤的研究中,11 例有多中心扩散,在随后的随访中,7 例患者病情稳定或缓解,4 例患者死亡,位于下丘脑的肿瘤多中心扩散的几率为其他区域的 23 倍。其他报道的关于多灶性胶质瘤为低级别胶质瘤的病例为多形性黄色星形细胞瘤,当完全切除时有良好的预后。多中心胶质瘤最为常见的组织学类型是多形性胶质母细胞瘤,其次则为星形细胞瘤和室管膜瘤,并且两个病灶的组织学类型多相同,Salviti 等人的病例中仅两个肿瘤的组织学类型不同。

影像学上多发性脑胶质瘤,无论是多中心性还是多灶性胶质瘤在影像上均表现为颅内多发病灶,病灶内散在坏死、出血、囊变、钙化而显示不均匀。增强扫描各病灶强化方式和强化程度可不相同。一般而言;低级别胶质瘤因恶性度较低,血供不丰富,其很少破坏血-脑脊液屏障,所以强化少见;而高级别胶质瘤恰好相反,因瘤内血管众多,血供较丰富,早期即破坏血-脑脊液屏障,所以强化明显,又因生长不均匀,瘤内多有坏死,所以强化不均匀(图 22-1)。

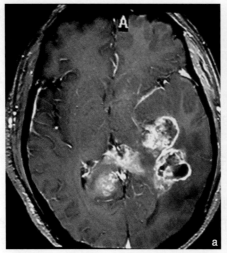
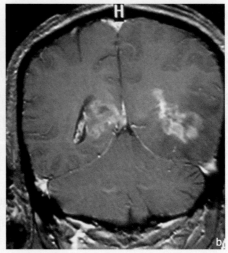

图 22-1 颅内多发胶质瘤 MR

五、诊断与鉴别诊断

对于有以下表现者患多发性脑胶质瘤的可能性大：

1. 起病较急,病程较短,进展较快,有明显的颅内压增高的症状和体征．短期内出现双侧大脑半球体征或幕上、下双重体征。

2. 症状和体征用单一颅内占位病变无法解释。

3. 切除一个部位的胶质瘤后,短期内又出现其他功能区的定位症状和体征。CT 和 MRI 检查多发性胶质瘤,既可精确的作出定位诊断,又可观察肿瘤的大小,有无出血、坏死、囊变及瘤周水肿等,MRI 显示病灶特征更为清楚、更为全面,可以为临床治疗提供更多帮助。

鉴别诊断应包括转移瘤、淋巴瘤等。以下几点有助于与转移瘤的鉴别：

1. 脑转移瘤多有原发肿瘤病史。

2. 脑转移瘤多发于皮层,而胶质瘤多为皮质下。

3. 转移瘤灶周水肿明显,表现为小病灶大水肿,而脑胶质瘤水肿较轻。

4. 转移瘤表现为散发的多个大小不等的结节状或环状强化,信号和密度相似,无融合趋势,而多发性胶质瘤的大小和密度可以明显不同。高级别星形细胞瘤和淋巴瘤的普通影像学表现相似,鉴别诊断困难。功能影像学有助于鉴别诊断,高脑血容量(rCBV)支持高级别星形细胞瘤的诊断;相反,低 rCBV 则支持淋巴瘤和转移瘤的诊断。近年来 Stuckey 等发现不论是多中心性胶质瘤还是多灶性胶质瘤病灶邻近的皮质区常在 T2FLAIR 序列上出现高信号且无强化,而转移瘤和淋巴瘤等常无此表现,认为据此征象诊断多发性胶质瘤的敏感性达 100%,特异性达 63%,原因不明。多发性脑胶质瘤与其他疾病的鉴别诊断,有时较为困难,最后确诊仍有赖于病理检查。

六、治疗策略与选择

多发性脑胶质瘤的治疗主要是以手术切除病灶为主,尽可能最大限度地切除病灶,手术入路以损伤脑功能最小,有利于最大限度切除全部或主要病灶为原则,术后同单发胶质瘤一样辅以放、化疗。

第二节　多发性脑膜瘤

在临床上多发性脑膜瘤是脑膜瘤中一种罕见的类型,系颅内出现的两个或两个以上相互不连接的脑膜瘤,Anfimov 等于 1889 年首次对其进行了描述。Heuer 和 Dandy 于 1916 年首次对该疾病的成功手术作了报道,Cushing 等于 1938 年对其作了明确定义。

一、流　行　病　学

随着 CT 和 MRI 的普及应用,其检出率明显增高,文献报道日益增多,Sheehy 等人报道了 1948 ~ 1982 年间 566 例脑膜瘤,其中多发性脑膜瘤有 10 例,在 CT 应用前后的发生率分别为 1.1% 和 8.8%,国内王忠诚等报道发生率为 0.9% ~ 8.9%。

二、病因与发病机制

多发性脑膜瘤的病因与发病机制目前尚不清楚,有关学说较多,总结如下：

1. 雌激素及其受体学说　其机制为蛛网膜绒毛细胞具有形成肿瘤的潜能,受到雌激素的刺激而形成肿瘤结节。近年来研究表明雌激素及其受体在脑膜瘤的发生发展的过程中起着重要作用,该学说较好地解释了脑膜瘤患者多见于女性的原因。

2. 单克隆起源学说　Larson 等对 4 例患者的共 17 个脑膜瘤进行分子生物学相关研究发现同一患者的多个脑膜瘤具有同克隆起源并同时有双亲 X 染色体失活的特点,为一个祖细胞发生了特异性的遗传改变,从而它可选择性生长,子细胞沿蛛网膜下腔播散而形成肿瘤。

3. 多中心来源学说　Turgut 等认为多发性脑膜瘤为多中心来源,各个脑膜瘤间各自独立生长。不同组织学类别的脑膜瘤同时发生在同一患者,提示肿瘤的来源是相互独立的。

4. 继发于手术或放疗　手术引起肿瘤细胞的局部播散或通过血液及脑脊液循环播散种植,放疗后蛛网膜绒毛细胞发生突变,从而导致多中心灶肿瘤。

5. 染色体或基因缺陷学说 部分多发性脑膜瘤发生 22 号染色体部分缺失,可能与神经纤维瘤病Ⅱ型有相同的抗癌基因。

6. 顿挫学说 lusins 等学者认为所有的多发性脑膜瘤都为神经纤维瘤病的变型,是神经纤维瘤病的顿挫型,提示多发性脑膜瘤-脑膜瘤病-神经纤维瘤病有可能是同一疾病在不同病程阶段的表现。

7. 多胚层起源学说 对于多发性脑膜瘤合并其他颅内肿瘤的组织学来源有两种解释:①局部刺激学说,一般认为生长缓慢的良性肿瘤刺激诱发了恶性肿瘤的产生,如脑膜瘤刺激诱发胶质瘤的产生;②单个原始的多能分化细胞分化为不同类型的细胞,进而形成了不同部位不同性质的肿瘤。

8. 遗传因素 国内陈立一等报道了 1 例母亲、儿子及女儿同时患有多发性脑膜瘤的家庭聚集现象,从而考虑此病与遗传因素有关,为第 22 号染色体的完全或部分缺失。

三、临 床 表 现

多发性脑膜瘤的临床表现因肿瘤的形态、部位、大小及数量而异,症状复杂多样,无特异性。其主要临床表现取决于较大肿瘤所在的部位,同时,由于多个肿瘤自身的占位效应及周围脑水肿的形成,病程往往较单发性脑膜瘤短,头痛、恶心、呕吐等颅内增高症状常见,且出现较早。另外,由于影响的部位不同,可出现多种神经受损症状和体征。有报道其癫痫的发生率要低于单发的脑膜瘤。

四、病理与影像学

尽管在部位和数量上多发,但多发性脑膜瘤的影像学表现和病理特点与单发性脑膜瘤并无明显区别在多发性脑膜瘤中,最常见的类型为内皮型肿瘤,其次是过渡型及纤维型肿瘤,表明多发性脑膜瘤与单发脑膜瘤两者的病理分型无差异。CT 平扫多呈等或稍高密度,由于血供丰富,增强扫描肿瘤明显强化,脑膜瘤常引起邻近局部颅骨的反应性增生或侵蚀性破坏,CT 扫描能准确发现颅骨的改变。MRI T_1 加权病灶呈等信号或略低信号,T_2 加权呈等或高信号,增强扫描后均一强化,并可见肿瘤附着区的硬脑膜明显强化。由于 MRI 具有多方位、多参数、多平面成像的优点,能弥补 CT 对颅后窝和颅顶部等部位显示欠佳的缺点,不至于遗漏较小病灶,能更好的显示肿瘤的解剖位置和生长方向(图 22-2)。

五、诊断与鉴别诊断

多发性脑膜瘤的诊断主要依据影像学以及其症状学表现,CT 及 MRI 的临床普及应用使得一些无症状及症状轻微的患者及时得到发现。其诊断标准需符合以下几点:患者存在一个以上的脑膜瘤;脑膜瘤之间互不相连;排除神经纤维瘤病。诊断多发性脑膜瘤还需排除复发性脑膜瘤,对手术后在术野附近出现的脑膜瘤,诊断为肿瘤的复发而非新近出现的脑膜瘤。只有在远离术野的区域发现新的脑膜瘤病灶,并排除了恶性脑膜瘤的转移后,多发性脑膜瘤的诊断才能成立。

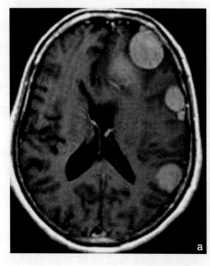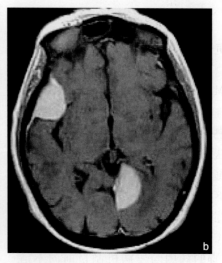

图 22-2 颅内多发脑膜瘤 MR

多发性脑膜瘤需与神经纤维瘤病、原发性中枢神经系统淋巴瘤和转移瘤等相鉴别。神经纤维瘤病是一种罕见的显性遗传病,排除神经纤维瘤病,可依靠家族史和MRI与之鉴别。当淋巴瘤发生于脑表面时,多呈类圆形,瘤周水肿不明显,囊变坏死罕见,增强扫描后均匀强化,但其强化程度不如脑膜瘤。脑转移瘤有原发肿瘤病史,以血行转移多见,多位于皮髓质交界处,转移瘤周水肿明显,表现为小病灶大水肿。术后多发性脑膜瘤应与复发性脑膜瘤进行鉴别,术后多发性脑膜瘤为首次手术时只有1个脑膜瘤,在完全切除肿瘤后再次发现2个以上互不相连的脑膜瘤,复发性脑膜瘤CT平扫时密度一般比原发病灶低,多呈不均匀强化,生长范围更广,形态更不规则,部分边界不清,瘤周水肿较轻,肿瘤较大,常深

入脑部,但占位效应不显著。

六、治疗策略与选择

同单发性脑膜瘤一样,多发性脑膜瘤大多属于良性肿瘤,手术切除为首选治疗方法,应根据肿瘤的部位、大小、数目和临床症状制订合理的手术方案。手术主要原则是先大后小、先幕下后幕上、先表浅后深在。首先切除体征明显及对脑组织影响严重的肿瘤,同时兼顾其余肿瘤的切除;不同部位的多发性脑膜瘤可以分期手术,一般先切除大肿瘤,未引起临床症状和体征的可暂不手术,定期复查随访,动态观察肿瘤体积的变化,必要时放射治疗或伽马刀治疗。

第三节　神经纤维瘤病

多发神经纤维瘤病(neurofibromatosis,NF)是由于基因功能缺陷导致神经嵴细胞的发育异常而引起多器官、多系统损害的常染色体显性遗传病。根据分子遗传学研究发现,可将NF分为两种类型:即神经纤维瘤病Ⅰ型(NFⅠ)和Ⅱ型(NFⅡ)。

一、流　行　病　学

NFⅠ约占神经纤维瘤病的85%～90%,发病率约为1/3000～1/4000,可累及神经、内分泌、循环、泌尿等多个系统;NFⅡ发病率约为1/50 000,多伴有双侧听神经瘤。

二、病因与发病机制

NF的发病机制现已明确与常染色体显性突变基因异常有关,基因呈完全外显。1987年,美国国立卫生研究所(NIH)将NF分为两类:*NF*Ⅰ型基因定位在17q11.2;*NF*Ⅱ型基因定位在22q12,它们均属抑癌基因,异常时出现染色体的易位及断裂等。

*NF*Ⅰ基因定位于17q11.2,其发病机制可能与*NF*Ⅰ基因突变或缺损,和其表达产物神经纤维蛋白(Neurofibromin)的畸变有关。据报道,大约有50%的*NF*Ⅰ基因可以发生新的自发性突变。

*NF*Ⅱ基因定位于22q12,它编码的蛋白质是merlin,后者具有抑制肿瘤的作用。*NF*Ⅱ基因突变及其编码蛋白质的断裂,可导致NFⅡ的发生。

三、临　床　表　现

NFⅠ的特征性病变包括全身多发的皮肤色素沉着(牛奶咖啡色斑)、神经纤维瘤、虹膜黑色素错构瘤(Lisch结节),其他病变如中枢神经系统肿瘤、脑积水、骨骼畸形、嗜铬细胞瘤、纤维性结构不良、内分泌异常、肾病和心肌病、高血压、心理缺陷、学习认知障碍等。

在NFⅡ患者中发生双侧听神经瘤的可能性为95%,发生听神经瘤、脑膜瘤、室管膜瘤、脊髓神经鞘瘤和玻璃体混浊中的任何两种疾病的可能性为50%。因而NFⅡ的临床症状与听神经瘤表现极为相似,但其病程较长,从发病到住院平均约4.9～5.2年。最常见的临床表现是耳鸣,其次为双侧听力进行性下降,其他还有眩晕、站立不稳、面瘫及三叉神经分布区域感觉障碍,疾病晚期可有颅内压增高的症状和体征。NFⅡ的临床表现有两种:WisharT形,早期发病(<20岁),症状重且伴椎管内肿瘤;Gardner型,晚期发病(>20岁),症状较轻且局限于颅内。

四、病理与影像学

肿瘤通常呈纺锤形或球状,质地软,剖面上呈乳白色。显微镜下细胞分布紊乱,胞核呈纺锤形,细胞内无栅状或漩涡状排列,特殊染色可见细小神经纤

维穿过肿块。

NF-Ⅰ型的中枢神经系统影像学表现有以下几种：

（1）视神经胶质瘤：累及双侧视神经和视交叉或局限于单侧视神经。MRI 在 T_1WI 上呈低信号，T_2WI 上呈高信号，Gd-DTPA 增强后部分强化；CT 上表现为视神经增粗，界线清楚，增强扫描后轻、中度强化。

（2）其他脑实质胶质瘤：MRI 表现为 T_1WI 上呈低信号，T_2WI 上呈高信号，信号欠均匀，瘤周围可见水肿；CT 上表现为低密度灶。

（3）基底核区病变：MRI 在 T_1WI 上呈高信号，无占位效应、水肿或强化表现；CT 表现常为阴性。

（4）其他脑白质病变：MRI 表现为在 T_2WI 上呈白质内高信号病灶，在 T_1WI 上为等信号，无占位效应；CT 上表现为低密度灶，增强后无明显强化。

NF-Ⅱ型的中枢神经系统影像表现有以下几种：

（1）双侧听神经瘤：CT 可表现为内听道扩大或正常，桥小脑角区类圆形或圆形肿块，密度较均匀，增强扫描后部分强化明显；MRI 上表现为 T_1WI 低或等信号，T_2WI 稍高信号，出现囊变、出血信号可不均匀，增强扫描后明显强化。小听神经瘤易漏诊，应常规行 MRI 增强扫描，增强后表现为听神经束增粗，强化明显（图 22-3）。

（2）多发脑膜瘤：颅内任何位置都可发生，大多与硬脑膜呈宽基底相连，也可发生在脑室内。CT 表现为等或高密度肿块，增强后明显强化；MRI 表现为 T_1WI 上呈等信号，T_2WI 上呈等或略高信号，增强后明显强化。有明显占位效应，瘤周围可有不同程度的水肿。

（3）其他脑神经瘤：表现为受累神经呈结节样或梭形增粗，增强后明显强化。

五、诊断与鉴别诊断

依据美国国家卫生研究会（NIH）提出的 NF-Ⅰ

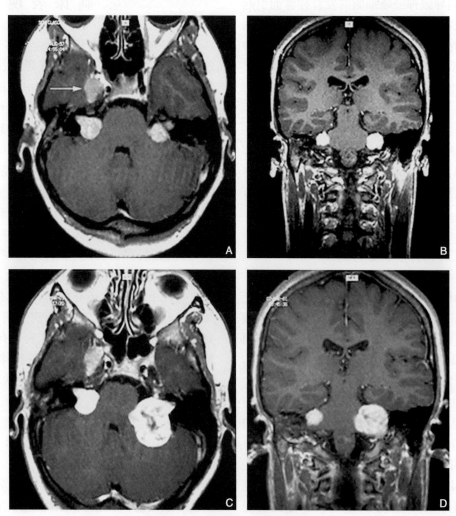

图 22-3　NF-Ⅱ 双侧听神经瘤 MR

型和 NF-Ⅱ型的诊断标准,符合下列两条及两条以上者即可诊断为 NF-Ⅰ型:①6 个及 6 个以上牛奶咖啡斑,青春期前最大直径>5mm,青春期后>15mm。②2 个及以上的神经纤维瘤或 1 个丛状神经纤维瘤。③腋窝或腹股沟区雀斑。④视神经胶质瘤或其他脑实质胶质瘤。⑤2 个及以上 Lisch 结节。⑥特征性骨损害,包括蝶骨发育不良,假关节或长骨骨皮质变薄。⑦一级亲属中有 NF-Ⅰ型患者。有以下任何一种异常者即可诊断为 NF-Ⅱ型:①影像学显示双侧听神经瘤。②一级亲属患 NF-2 型伴一侧听神经瘤或至少有以下病变中的 2 个:神经纤维瘤、脑膜瘤、胶质瘤、施万细胞瘤(神经鞘瘤)及青少年晶状体后包膜下混浊。

NF 同时须与以下肿瘤鉴别:①脑内转移瘤:转移瘤灶周水肿明显,表现为小病灶大水肿,强化形式多样,可呈不规则环形、结节状或团块样强化。②颅内其他肿瘤:颅内胶质瘤发生在脑实质常见,无特殊病因及临床皮肤表现。

六、治疗策略与选择

NF Ⅰ 合并视神经胶质或其他脑实质胶质瘤患者,应当依据肿瘤部位、大小以及严重程度争取早期施行手术切除;对于 NF Ⅱ 的治疗主要是针对颅内肿瘤病变,尤其是听神经瘤的治疗。手术应该遵循的原则为:尽量切除肿瘤、尽可能保留一侧耳的有效听力、防止发生双侧面瘫。

人工耳蜗植入可提高唇语阅读以及对周围环境声音的辨认,但植入术的时机应当严格掌控。

立体定向放射治疗是对 NF-Ⅱ 有价值的微侵袭治疗方式,对大部分患者而言,可以控制肿瘤生长,延缓进行外科手术的时间。NF 是一种基因遗传疾病,最终还需要通过基因治疗手段才能有望治愈。

第四节 多发性原发中枢神经系统淋巴瘤

原发性中枢神经系统淋巴瘤(PCNSL)是指淋巴细胞起源,且在中枢神经系统以外无淋巴瘤的中枢神经系统淋巴瘤。

一、流 行 病 学

该肿瘤约占中枢神经系统肿瘤的 1% ~ 3%,可发生于中枢神经系统的任何部位,但大多数发生在幕上,约50%的 PCNSL 发生在大脑半球,颅后窝者约占 10% ~ 30%。国内综合报道单发灶为82.18%,多发灶为 17.82%,与国际报道相反,可能与选择性对单发灶病例进行手术或穿刺活检有关。近年来,随着免疫低下及免疫缺陷性疾病的增多,以及免疫抑制剂的使用和检查技术的快速发展,原发性中枢神经系统淋巴瘤的发病率有逐年升高的趋势。

一般情况下免疫力正常的患者常为单发,而免疫低下或有免疫缺陷病的患者可为多发,其发生的部位多位于大脑深部。

二、病因与发病机制

由于在中枢神经系统无内在的淋巴组织或淋巴循环,因此,目前对于本病的发病机制主要有以下几种学说:①感染或炎性反应过程导致非肿瘤性淋巴细胞在中枢神经系统反应性积聚,进而演变成肿瘤。②淋巴细胞被激活发生并间变而成为肿瘤,随血液迁入中枢神经系统而成为淋巴瘤。③近来有学者认为它是起源于脑内血管周围未分化的多潜能干细胞,因而病理特点表现为肿瘤细胞嗜血管现象,形成具有诊断意义的肿瘤细胞在小血管鞘内生长的特有结构。④有学者用重组 DNA 技术在 AIDS 者脑淋巴瘤内发现了 EB 病毒,提示与 EB 病毒有关。免疫低下或免疫缺陷症(AIDS)及接受器官移植者、特殊病毒感染、长期用免疫抑制剂治疗者被视为发病危险人群。其原因多为此类人群主要发挥细胞免疫的 T 淋巴细胞系统受到抑制,从而引起 B 淋巴细胞增生和向肿瘤性转化。而多发者,被认为是病变在颅内播散所致。

三、临 床 表 现

临床表现与其他颅内肿瘤无明显差异,常见的症状是头痛、恶心、呕吐及视乳头水肿等颅内压增高的症状和体征。局灶性神经功能障碍如性格改变、感觉障碍、步态异常或癫痫发作,症状和体征一旦出现,常进行性加剧,病程短,发展快,可在短期内出现瘫痪加重和意识障碍。使用激素能使症状在短期内有明显缓解。

四、病理与影像学

瘤体主要由 B 淋巴细胞性非霍奇金氏恶性淋巴瘤组成。镜下示弥散性的肿瘤细胞浸润,远远超出大体边界,细胞致密,核分裂象多见,有时瘤细胞呈袖套状向血管周围排列,有时在肿瘤周围的脑组织内可见呈巢灶状分布的肿瘤细胞,甚至在远隔肿瘤的脑组织内也可见散在或成簇状分布的肿瘤细胞,

这可能是肿瘤多中心性的基础。CT 典型表现为脑内深部的等密度或高密度病灶,强化后明显均匀增强。瘤体内钙化、出血和坏死少见。MRI 典型表现为 T_1WI 呈等、低信号;T_2WI 呈等或稍高信号。在 MRI 强化图像上出现特征性的"缺口征"、"尖角征"对诊断较有帮助。"缺口征"表现为在一个强化的断面上,圆形、类圆形或团块状实质灶的边缘有一到两个脐样、勒痕状或啃噬状缺损。"尖角征"是指在一个强化的断面上,不规则的病灶朝向某一方向呈尖角状凸出,形如手枪(图 22-4)。

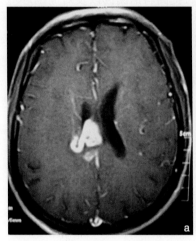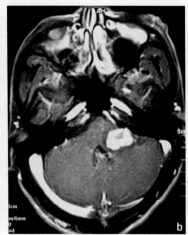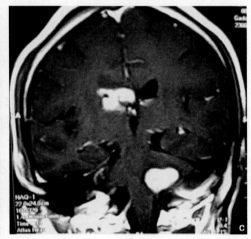

图 22-4 右侧脑室旁及左侧桥小脑角区淋巴瘤 MR

五、诊断与鉴别诊断

本病如无细胞学和组织学资料,诊断将十分困难,病理学检查是唯一确诊的方法。目前,立体定向穿刺活检技术已成为确诊 PCNSL 的首选方法,国外报道有 80% 的患者通过此技术确诊。但尚未进行立体定向活检时应当避免用激素,这是因为淋巴瘤对激素及其敏感,激素治疗后肿瘤会缩小消退,将给诊断带来一定困难。本病需与胶质母细胞瘤、转移瘤、脑膜瘤及多发性硬化相鉴别。胶质母细胞瘤周围多为中重度水肿,而淋巴瘤以轻、中度水肿较多,胶质母细胞瘤瘤内坏死较常见,出现"缺口征"、"尖角征"也很少。脑转移瘤多位于大脑半球灰、白质交界区,而 PCNSL 好发于大脑半球深部白质、基底核和胼胝体或近脑表面,结合原发肿瘤病史及 PET-CT 全身检查结果可以鉴别。脑膜瘤多位于脑表面邻近脑膜部分,呈类圆形,边界清楚,增强后可见"脑膜尾征"。多发性硬化成年女性多发,症状和体征常常缓解和复发交替出现,病变多位于侧脑室周围及深部

白质区,呈长 T_1 长 T_2 信号,急性期病灶可完全强化,"直角脱髓鞘征"较具有特征性。

六、治疗策略与选择

目前主要治疗原则为手术、化疗和放疗等综合治疗。开颅手术并非首选,手术切除肿瘤或立体定向活检术后大剂量 MTX 化疗加全脑照射是目前公认的有效治疗方法,能明显改善患者的生存率,但长期毒性发生率明显增多。

参 考 文 献

1. 王忠诚.王忠诚神经外科学.武汉:湖北科学技术出版社,2005.

2. 张良文,朱树干,吴承远.多发性脑膜瘤 32 例报告.中华外科杂志,2004,42:166-168.

3. 陈立一,张纪,赵革岭.一组四人家族遗传多发性脑膜瘤.中华神经外科杂志,1996,6:330.

4. 沈毅,孙坚,李军,等.1 型神经纤维瘤病的多学科计划性手术治疗.组织工程与重建外科杂志,2010,6:265-268.

5. Giannopoulos S,Kyritsis A P. Diagnosis and management of

multifocal gliomas. Oncology,2011,79:306-312.

6. Salvati M,Caroli E,Orlando ER,et al. Multicentricglioma:our experience in 25 patients and critical review of the literature. Neurosurg Rev,2003,26:275-279.

7. FaddaMT,GiustiniSS,VerdinoGC,et al. Role of maxillofacial surgery in patients with neurofibromatosis type I. J Craniofac-Surg,2007,18:489-496.

8. 武刚,高晓龙,黄丙仓,等.神经纤维瘤病的影像学研究.同济大学学报(医学版),2011,32:76-79.

9. Ammoun S,Schmid MC,Zhou L,et al. Insulin-like growth factor-Bind-ingprotein-1(IGFBP-1)regulateshuman schwannoma proliferation,adhesion and survival. Oncogene,2012,31: 1710-1722.

10. 李明洙,罗力,高乃康,等.原发性颅内淋巴瘤分型及治疗.中华神经外科杂志,2006,22:259-260.

（游潮　刘艳辉　梁若飞）

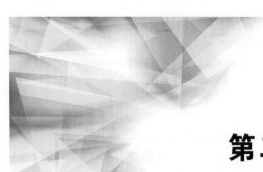

第二十三章　类肿瘤样病变

摘要

类肿瘤样病变是指具有或不具有颅内占位效应，引起颅内压增高或神经功能损害的一类非肿瘤性病变。这类病变在病理上不具有组织异型性和细胞异型性，但在临床表现上却与肿瘤性的颅内占位有着一定的相似性。颅内类肿瘤样病变包括假性脑瘤、脑结核瘤、脑脓肿及脑寄生虫病等，本章讲述这类颅内类肿瘤样病变与颅内肿瘤的差异性，以供鉴别。

第一节　假　性　脑　瘤

假性脑瘤（Pseudotumor cerebri，PTC）是一组无明确病因的特发性颅内压增高综合征，故亦称为良性颅内压增高。在 1897 年 Quincke 最先对其进行了描述，并沿用至今。表现为以下五个特点：①颅内压增高；②神经影像学检查显示脑室系统基本正常；③无颅内占位性病变；④脑脊液常规及生化检测正常或仅有轻度蛋白含量异常；⑤视乳头水肿是由颅内压增高引起，排除其他因素所致。

一、流行病学特点

假性脑瘤患者的年龄分布很广泛，儿童发病率较低，发病者年龄在 30 岁左右居多。女性多发，男女发病率在 1∶2 至 1∶8 之间，男性虽然发病率较低，但多为进展型，需要手术治疗的可能性较大。假性脑瘤的发病率在世界各国存在很大的差异性，在一般人群中，为 0.9/100 000，在美国，正常人群中的发病率约为 1/100 000，而在肥胖青年女性中则上升到 8/100 000 至 19/100 000，而在另外一些国家的肥胖人群中，假性脑瘤的发病率却较低，其原因尚不清楚。

二、病理生理学

过去许多学者认为假性脑瘤为脑组织间质性水肿，但多年尸检研究中并未发现脑水肿的证据。MRI 检测脑间质含水量的结果也否定了间质性水肿的假说。目前探索假性脑瘤产生机制的研究主要集中在脑脊液的生成、吸收调节和静脉压三个方面：

1. 脑脊液产生过多　其原因可能是神经内分泌调节紊乱，5-羟色胺、去甲肾上腺素降低引起脉络丛分泌增加。

2. 吸收阻力增高　可能是蛛网膜颗粒吞饮功能下降所致。

3. 颅内静脉高压　这可能是由于静脉回流受阻导致静脉压力升高，从而引起颅内压增高。

三、病　因　学

基于假性脑瘤的病理生理学特点，许多学者研究了相关的病因可能（如：内分泌代谢障碍、大脑静脉引流系统的梗阻或者损伤、外源性药物、停药反应和全身疾病等）。

1. 内分泌和代谢障碍　内分泌疾病和代谢障碍的患者可以伴有假性脑瘤，正如人们以往注意到的假性脑瘤患者中女性肥胖患者居多，还可以伴有月经异常。但目前尚未发现假性脑瘤患者中有特异的内分泌功能紊乱。

假性脑瘤有时发生于妊娠期间,一般在妊娠2个月至妊娠7个月间出现。这些患者一般不影响围生期,其视力缺失症状的发生率与非妊娠患者间无显著差别。

2. 颅内静脉系统的梗阻和损伤　颅内静脉系统的非代偿性梗阻可引起颅内压的增高和视乳头水肿而无脑室的扩大,同时脑脊液生化及常规检查正常。这种梗阻常因压迫或栓子引起。最常见的受累血管为上矢状窦和横窦。影响上矢状窦的肿瘤常为一些中线的占位性病变,如脑膜瘤等。横窦易被脑膜瘤、听神经瘤及转移瘤所压迫。转移瘤中常见的是肺癌和乳腺癌。在压迫横窦的肿瘤中,除肺癌外,均是女性多见。动静脉瘘也能引起颅内静脉系统回流障碍,这些患者中,在通向动静脉瘘的静脉窦远端常有狭窄或者血栓形成。

急性和慢性中耳炎可引起横窦脓性栓塞。中耳炎患者,感染通过乳突空隙影响邻近的静脉窦。这种情况下,视乳头水肿发生较早,且通常是双侧对称的。上矢状窦脓性栓塞中的情况也与此类似,但全身症状少。海绵窦脓性栓塞也可引起视乳头水肿,但发生较晚。

非脓性栓塞常发生于非成对的静脉窦。上矢状窦最常受累。在这些病例中,常有头部视网膜及结膜血管的异常充盈及视乳头水肿。在这些患者中,许多存在因原发血液系统异常所致的凝血功能障碍,如蛋白 C 和蛋白 S 缺乏、抗磷脂综合征,原发性血小板增多症;或有全身性系统改变,如肾脏疾病、妊娠、肿瘤;或有全身性免疫及感染性疾病,如系统性红斑狼疮、结节病等。

一侧颈静脉结扎或者双侧颈静脉结扎可引起视乳头水肿。在大多数病例中,颈静脉的闭塞是因为手术切除颈部肿瘤时所致。在另一些病例中,是因为内置导管所致。在这些病例中,视乳头水肿一般在 1~2 周后出现,通常为双侧且较为严重。2~3个月后,因侧支循环的形成,症状可能会缓解。

四、临床表现

头痛是假性脑瘤患者最常见的症状,发生率在90% 以上。头痛多为弥漫性的,昼重夜轻,眼球运动或某些增加胸腔压力的动作(如咳嗽、打喷嚏等)时加重,可伴有呕吐、颈项僵硬、眩晕和耳鸣等。局灶性的神经体征很少见,如出现,则需考虑其他诊断。

视觉症状发生率为 35% ~80% 之间,表现为一过性视力模糊或黑蒙,持续时间一般少于 30 秒,这可能由暂时性的视乳头微循环灌注障碍引起,与视乳头水肿和视力下降严重程度无关;因点状出血、片状表皮样改变、视网膜脱落、脉络膜皱裂、视网膜新生血管形成和视乳头水肿等所致的视力缺失;因一侧或双侧展神经麻痹所致的水平方向复视。视力障碍发生在严重的视乳头水肿和视野缺损出现以后,也可在发病初期出现并呈进行性加重,多不会自行好转,如果患者同时患有高血压或者低血压,则视力障碍出现较早,恶化更快,严重者可致盲。

视乳头水肿的发生可能是缓慢的,通常是双侧对称发生,但也有不对称发生的病例,甚至是单侧发生。视乳头水肿程度与患者的年龄、种族、体重等无相关性。经积极治疗后,患者视乳头水肿可以消失并不会引起视觉后遗症。但未经治疗或者治疗不彻底的患者可以引起视神经萎缩。当然由于个体因素的存在,也有患者长期存在视乳头水肿,但并不出现视神经萎缩。视乳头水肿引起的视神经萎缩多为双侧对称的。

搏动性颅内杂音发生率为 60% ,多伴发眩晕和听力障碍,常为一侧性。腰穿后或压迫同侧颈动脉时,杂音可以暂时消除。一般认为是颅内动脉搏动通过脑脊液传导到压力增高的静脉窦壁上,引起静脉湍流所致,也有人认为是搏动直接传导到了内耳,从而产生杂音。

五、临床诊断和鉴别诊断

假性脑瘤的诊断主要包括以下三点:①神经影像学检查提示患者脑室正常或者缩小,无颅内占位病变。②脑脊液压力增高。③脑脊液无细胞学异常,生化检查示蛋白及糖含量正常。因此,神经影像学的检查和腰椎穿刺是必不可少的,眼底检查也是十分必要的。

神经影像学检查应在腰椎穿刺前进行,CT 能显示脑室的大小及形态,蛛网膜下腔是否增宽,并能发现一些颅内占位病变,眶部薄层扫描可以发现视神经鞘是否增粗,但对静脉栓塞的敏感度不如 MRI。MRI 检查发现 64% 的假性脑瘤患者存在不同程度的空蝶鞍,通过脂肪抑制技术显示眶内视神经鞘蛛网膜下腔增宽。尤其对临床症状不典型的患者进行MRI 平扫及增强扫描很有必要,不但可以排查脑积水和眶内微小的血管畸形,还可以用来鉴别不典型假性脑瘤,如淋巴瘤、脑胶质瘤病、蛛网膜下腔播散的髓母细胞瘤等。

腰椎穿刺对诊断假性脑瘤是必不可少的。假性脑瘤的脑脊液压力诊断标准是侧卧位腰穿时 P>2.45kPa（P>250mmH$_2$O），如果压力在 1.96～2.45kPa（200～250mmH$_2$O）之间应高度怀疑假性脑瘤，需反复行腰穿测压力，并在操作中排除其他可以增高颅内压的因素，如患者的下肢未放松，存在腹压增高的因素，疼痛引起肌肉紧张等。脑脊液检查无细胞学异常，蛋白及糖含量正常或轻微异常。

眼科检查也是十分必要的。最重要的检查是眼底检查，其可以判断视乳头水肿的程度及排除其他容易混淆的眼科疾病，如视乳头炎、假性视乳头炎和缺血性视神经炎等。视乳头水肿是诊断假性脑瘤的一个重要标准，其严重程度与视力下降并不同步，长期严重的视乳头水肿会导致视神经萎缩，引起严重的视力障碍。因此，如果仅以视力损害作为手术标准可能错过最佳手术时机，目前多数学者赞同在保守治疗过程中出现进行性视力下降，则必须采取手术治疗以挽救视力。由此可见，视力检查不能作为制订治疗方案的主要依据和疗效评价的标准。

经神经影像学检查及腰穿检查诊断为假性脑瘤后，仍需进一步寻找病因，尤其对非肥胖女性患者及男性患者，因为这部分患者患原发性假性脑瘤的可能性很小。详细的病史，特别是有无全身感染或炎性疾病，并行颅内外静脉系统的详细检查（包括MRI、MRV、CT、DSA）都是很重要的。如果发现明确病因，可诊断为假性脑瘤。

六、治疗策略与选择

假性脑瘤的主要治疗目的降低颅内压、保护视力。统计结果表明，假性脑瘤的发生与肥胖有一定相关性，对肥胖的假性脑瘤患者而言，减肥是显而易见的一种治疗方法。当减去 7%～10% 的体重时，大部分患者的脑脊液压力可以正常，视乳头水肿可以好转甚至消失。因此，通过营养师和严格的饮食控制、有氧运动等综合措施降低体重，当这些方法不能奏效或患者过于肥胖时，可以采用胃的旁路手术减肥。

腰椎穿刺不仅是诊断假性脑瘤的重要手段，还有明显的治疗作用。每次腰穿时放出 20ml 以上的脑脊液可以明显降低颅内压，缓解头痛症状。但是对于肥胖患者来说，反复腰穿有一定的难度，还可能遗留腰背部疼痛症状，患者不易接受。

症状轻微、无明显眼科问题的患者可以进行长期的药物治疗，这是目前广泛采用的方案，主要包括碳酸酐酶抑制剂和脱水剂。其中，最有效的药物是乙酰唑胺，它可以通过抑制碳酸酐酶，减少脉络丛上皮的钠离子转运，而减少脑脊液的生成，进而降低颅内压。乙酰唑胺可以从 1g/d 开始，分 2～4 次服用。若控制情况不理想，可加量至 4g/d，但长期大剂量服用可产生明显的副作用（如：肢体麻木感、昏睡、性欲下降、口干、异味感等）。此外，各种脱水剂均可用于假性脑瘤的治疗，如呋塞米（速尿）、依他尼酸（利尿素）和氯噻酮等，通过减少全身的水分来降低颅内压，作用较弱。一般不主张使用渗透性利尿剂。另外，皮质激素短期应用有效，但因其存在增加体重、反跳等副作用，其使用存在争议。

手术治疗只在出现严重的视神经病变且其他治疗方法无效时才采用。手术治疗的指征：①药物治疗无效，患者仍有进行性视野缩小或视力下降。②如果初诊时已经存在严重的视力障碍，明确诊断后应首选手术治疗。③如果患者视野进行性缩小，同时合并高血压或低血压，则视力损害可能会迅速加重，故应积极选择手术治疗。手术治疗的主要目的是保护视力，神经鞘膜开窗减压术，常能使同侧的视乳头水肿缓解，偶尔也能缓解对侧的症状，大部分外科医生采用中央入路或外侧入路。通过在视神经鞘膜上开窗或切几个开口，使脑脊液留出，从而降低作用于视神经上的压力，但并不降低颅内压力。Kaye 等检测双侧视神经鞘膜开窗减压术前后的脑脊液压力并进行对比，未发现颅内压明显降低。这说明减压术后，视力恢复和视乳头水肿消失是局部减压的结果，而非颅内压下降所致。脑脊液分流术也可用来降低颅内压，对缓解难治性头痛等症状有一定的帮助。但假性脑瘤患者的脑室无明显扩大，因此脑室-腹腔分流术不作首选，目前多采用枕大池-腹腔分流术，大多数患者术后症状有不同程度的缓解，但可能出现分流术的并发症（如堵管、低颅压、感染、神经根病和导管移位引起的躯体疼痛等）。

第二节　脑结核瘤

脑结核瘤亦称颅内结核性肉芽肿，是脑实质或脑膜的一种局灶性结核，多数为身体其他部位的结核病灶播散到颅内形成的肉芽肿性病变，少数为弥散性结核性脑膜炎残留感染所致。临床上脑结核瘤分二型：

1. 全身型 伴有其他器官活动性结核,如肺、淋巴结甚至全身粟粒样结核,常伴有结核性脑膜炎,全身情况差,一般预后差。

2. 局限型 临床主要表现为癫痫发作、颅内高压症状,手术治疗效果较好。

一、流行病学特点

结核病广泛分布于世界各地,是一种严重危害人民健康的慢性传染病,目前全球有约 20 亿人被感染,每年新出现结核病患者约 800 万 ~ 1000 万,每年因结核病死亡人数约为 200 万 ~ 300 万。目前我国结核病年发患者数约为 130 万,因结核病死亡人数每年达 13 万,超过其他传染病死亡人数的总和。我国是全球 22 个结核病流行严重的国家之一,同时也是全球 27 个多耐药结核病流行严重的国家之一。结核病是我国重点控制的重大疾病之一。近年来,由于生活水平和卫生条件的改善,结核病的发病率呈现下降趋势。脑结核瘤多为结核菌播散至颅内所致,据京、津、沪等地的统计资料显示,脑结核瘤大约占同期颅内肿瘤的 1% ~ 2.5%。多见于青少年和儿童,男女比例无明显差异。

二、发病机制

神经系统结核是由于 M. 结核分枝杆菌感染造成,它是一种需氧菌,基因序列已经被完全破译。这种细菌可以通过气溶胶吸入传播,1 ~ 10 个细菌即可致病。结核菌感染人体后,可以在肺泡和吞噬细胞内繁殖,从而激活细胞免疫,产生肉芽肿样反应,进而形成结核性干酪样肉芽肿。细菌可通过血行播散至身体的其他部位,当然也包括中枢神经系统,脑内结核病灶的分布与血管分布有关,多累及皮质和髓质交界处及脑室周围区域,可以产生免疫反应从而引起血管炎症和水肿。

三、病 理 学

结核病常继发于肺部、骨或者泌尿系统结核。结核菌经血液播散至颅内,引起一系列的发展过程(包括:局灶性结核性脑炎、结核瘤、结核性脑脓肿)。其中,结核瘤是孤立的病灶,由许多结核结节组成,中心是干酪样坏死组织,外周由成纤维细胞、上皮样细胞、朗罕巨细胞和淋巴细胞组成。在脑结核瘤的核心部位的周边及核心位置常存在钙化,是 CT 较为特征性的改变。

结核瘤可发生于颅内任何部位,多数位于大脑或小脑半球的浅皮质内,表面呈结节状或较硬质肿块,血供少,偶见于脑干。单发多见,小儿幕下发生率高,常合并结核性脑膜炎,成人则以幕上多见。

四、临 床 表 现

由于脑结核瘤经常表现为潜在的结核感染灶,所以患者通常没有活动性结核的症状。临床上将脑结核瘤患者分为全身型和局限型两类：

1. 全身型 患者同时有其他脏器活动性结核病灶,如肺、淋巴结甚至全身粟粒性结核。主要特点：①咯血、咳嗽、发热、盗汗、消瘦等结核征象；②伴骨与关节结核,胸壁与颈淋巴结核慢性脓瘘等表现或结核性脑膜炎表现；③颅内压增高征象及小脑功能失调症状:患者有头痛,呕吐及视乳头水肿,局限性脑损害症状,眼震、肢体共济失调等表现。

2. 局限型 只有颅内结核瘤而无其他器官结核病表现,易被诊断为脑肿瘤。主要特点：①表现有低热、盗汗、消瘦、血沉快等结核征象。②幕上结核瘤的首发症状常为头痛和癫痫,然后出现进行性颅内压增高症状和局灶症状。幕下结核瘤常以颅内压增高为首发症状,继而出现小脑症状,严重时可出现小脑性强直发作。

五、临床诊断与鉴别诊断

据统计,发展中国家有约 10% 的颅内占位病变是脑结核瘤。因此,当颅内占位患者同时合并结核病的危险因素时,应警惕脑结核瘤的可能性。危险因素包括:患者来自结核流行地区、有原发的结核病史、与结核病高发病人群接触。另外,无危险因素的患者也不能完全排除结核病的可能性,脑结核瘤的患者只有不到一半有结核病史。

实验室检查有助于结核病的诊断,但特异性和敏感性都是中等程度,特别是存在免疫抑制的患者。免疫功能正常的患者 85% 可以有结核菌素试验阳性。过敏体质的患者最好选用纯度高的蛋白衍生物。部分患者红细胞沉降率加快。脑脊液检查压力可有不同程度的升高,蛋白高而糖正常,其他指标多正常或轻微改变。结核菌的培养较困难,往往需要几天甚至几周的时间。结核菌素实验阴性并不能排除结核瘤,只能表示其可能性较小。

影像学资料对于神经系统结核的诊断很重要。结核瘤可能出现神经系统的任何部位,10%~25%是多发的病灶。结核瘤在CT上的表现,一定程度上依赖于结核瘤的成熟程度。其分期及结果如下:

(1)早期即炎症反应期:胶原纤维少,呈等密度,不显示肿块,周围为低密度水肿,在额叶呈"漏斗状",在颞枕区呈"三手指状",强化不均匀。此期容易与低分化胶质瘤、梗死、胆脂瘤等相混淆。

(2)中期即炎症消退期:胶原组织增殖,内含干酪样物质,呈小盘状高密度,周围是低密度脑水肿,呈明显环状强化。

(3)晚期即结核瘤钙化结节期:病变呈圆形或卵圆形,平扫为高密度影,无脑水肿,增强后环形强化影包绕着中心结节状钙化或者增强的病灶,这是典型的结核瘤的表现。

(4)硬脑膜结核瘤可以导致颅骨过度骨化,易与脑膜瘤相混淆。

(5)结核性脑脓肿,当干酪样坏死的核心液化时,就会形成结核性脓肿,结核性脓肿常较大,比结核瘤更易形成水肿。结核性脓肿与化脓性脓肿相类似,在CT上表现为低密度和环形强化,但结核性脓肿的侵袭性更强,其水肿和占位效应也更加明显。

MRI检查提示,典型的结核瘤T_1加权像呈等信号或者略低信号(与灰质相比),T_2加权像上多为信号不均,呈低信号,等信号或略高信号。包膜在T_1加权像上呈等或略高信号,在T_2加权像上呈低信号,结核性脑脓肿与化脓性脑脓肿相似。结核性脓肿在CT和MRI影像学上表现的多样性,使得在部分病例中难以与肿瘤、化脓性脓肿以及其他肉芽肿性疾病如结节病、脑囊虫并和弓形虫病相鉴别(图23-1)。

由于部分脑结核瘤和其他病理的鉴别存在一定困难,推荐使用CT引导下立体定向脑活检。临床上,如果患者进行6~8周的正规经验性抗结核治疗仍然没有疗效,就可以进行立体定向活检。成熟的结节瘤通常会有很坚硬的纤维囊壁,使用较钝的立体定向设备很难穿透。在这些病例中可以对结核瘤周围的脑组织进行替代性的脑活检。随着立体定向技术的逐步发展,CT引导下的脑活检将成为有助于诊断脑结核瘤的一种安全有效的方法。结核的确诊对于治疗和病情的预后都有非常重大的意义。

六、治疗策略与选择

脑结核瘤的首选治疗方案为保守治疗。目前,多数学者均主张在获得临床诊断的基础上,首先试用正规抗结核药物治疗4~8周,并采用CT或者MRI随诊复查,如症状不改善,脑结核瘤不缩小,再考虑活检以确定诊断或外科手术切除。一线的抗结核药物是异烟肼、利福平、乙胺丁醇、吡嗪酰胺。二线药物包括链霉素、卡那霉素、卷曲霉素、环丙沙星、乙硫异烟肼、环丝氨酸。标准的三联疗法,常用的药物包括异烟肼、利福平、乙胺丁醇,如果治疗后症状减轻,3个月后改为二联疗法即异烟肼和利福平,继续使用15~18个月。脑结核瘤有明确的占位效应,并有明显的水肿,所以激素治疗非常重要。肾上腺皮质激素具有减轻脑水肿、抗炎、溶解渗出物等作用,故可以与抗结核药物合用。

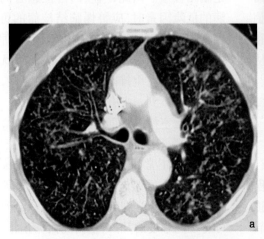
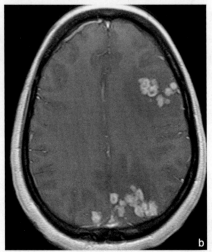

图23-1 粟粒性肺结核和颅内多发脑结核

虽然脑结核瘤选择保守治疗多数有效,但是其会产生占位效应,导致中线移位和脑积水。因此外科手术治疗适用于对药物治疗无反应的结核瘤,或者巨大的孤立的病灶。因此脑结核瘤的手术指征是有严重的颅内压增高症状、视力减退或者威胁生命者,在 CT 或 MRI 上提示巨大孤立的病灶,且为成熟的结核瘤,抗结核药物治疗不易取得效果者。在行手术治疗前需要行抗结核治疗,因此手术治疗分为两个阶段:①术前准备,病情允许时,术前应用抗结核药物治疗 2 周,以减少术后发生结核性脑膜炎的可能性。据报道,在抗结核治疗前行手术治疗,病死率升至 35%~85%,其主要死因为术后的脑水肿和脑膜炎。②手术治疗,应争取完整摘除结核瘤,分块切除易造成结核分枝杆菌的扩散并发结核性脑膜炎;对于多发性脑结核瘤,只切除引起颅内高压的主要病变;对位于重要功能区的结核瘤可做部分切除或仅做活检,残余的病灶可用抗结核药物治疗,但应根据患者病情做充分的减压,手术结束时用稀释的链霉素溶液彻底冲洗,并可保留少许链霉素溶液于瘤床内(链霉素溶液的浓度为 0.5mg/ml)。

脑结核脓肿的临床进展常比脑结核瘤更快,所以它的治疗主要是早期的手术切除和足够疗程的抗结核治疗。第二种方式就是立体定向抽吸并进行抗结核治疗,尤其是对于病变位置较深,手术难以切除的患者很重要。部分结核脓肿可能为多个病灶或者脓肿本身的脓液再次增多,所以往往需要多次的抽吸。

第三节　脑　脓　肿

脑脓肿是指化脓性细菌侵入颅内引起的化脓性脑炎、脑化脓及脑脓肿包膜形成,少部分也可由真菌及原虫侵入脑组织而致脑脓肿。由于脑组织直接遭到严重破坏,所以这是一种严重的颅内感染性疾病。

一、流行病学特点

在经济落后,卫生条件差的国家和地区,脑脓肿的发生率明显增高。随着社会经济发展、人民生活水平的提高,全球脑脓肿的发病率有所降低。但近年来由于条件感染(如获得性免疫缺陷、器官移植、恶性肿瘤化疗等)的增多,脑脓肿的发病率又有增高趋势。在发展中国家,脑脓肿占颅内占位病变的 8%,在欧美等发达国家仅为 1%~2%。

二、病　原　学

引起脑脓肿常见的致病菌为金黄色葡萄球菌、变形杆菌、大肠埃希菌和链球菌。血源性感染者以金黄色葡萄球菌最常见;鼻源性感染以咽峡炎链球菌多见;耳源性感染以厌氧链球菌、变形杆菌、肠杆菌多见;外伤性感染以金黄色葡萄球菌和肠杆菌最多见。部分患者甚至为混合感染,致病菌常常因感染源的不同而异。

三、感　染　途　径

根据细菌感染途径可将脑脓肿分为五大类:

(1) 耳源性脑脓肿,其发病率最高,约占脑脓肿的 2/3。常继发于慢性化脓性中耳炎、乳突炎。感染经过两种途径:炎症侵蚀鼓室盖、鼓室壁,通过硬脑膜血管、导血管扩延至脑内,脓肿常发生在颞叶,少数发生在顶叶或枕叶;炎症经乳突小房顶部,岩骨后侧壁,穿过硬脑膜或侧窦血管侵入小脑。

(2) 鼻源性脑脓肿,常由邻近鼻窦化脓性感染(如额窦炎、筛窦炎、上颌窦炎或蝶窦炎)侵入颅内所致,感染经颅底导血管蔓延至颅内,脓肿多发生于额叶前部或底部。

(3) 血源性脑脓肿,约占脑脓肿的 1/4。细菌栓子多来自身体其他部位感染,经动脉血行播散到脑内而形成脑脓肿。原发感染灶常见于肺、胸膜、支气管化脓性感染、先天性心脏病、细菌性心内膜炎、膈下脓肿、胆道感染、牙周感染、皮肤疖、痈、骨髓炎、腹腔及盆腔脏器感染等。由于血流动力学因素,脑脓肿多分布于大脑中动脉供应区、额叶、顶叶,脓肿多发生于脑白质或者白质与皮质的交界处,而且常为多发性小脓肿。

(4) 损伤性脑脓肿,多继发于开放性脑外伤,尤其战时的脑穿透性伤或清创手术不彻底者。致病菌经创口直接侵入或经异物、碎骨片带入颅内而形成脑脓肿。致病菌毒力高则伤后早期发病,若致病菌毒力低,伤后数月、数年才出现脑脓肿的症状。

(5) 隐源性脑脓肿,原发感染灶不明显或隐蔽,机体抵抗力弱时,脑实质内潜伏的细菌逐渐发展为脑脓肿。隐源性脑脓肿实质上是血源性脑脓肿的隐蔽型。此类脑脓肿在脑脓肿中所占的比例有逐步增高的趋势。

四、病　理

脑脓肿的病理过程一般包括三个阶段：

1. 急性脑膜炎、脑炎阶段　致病菌侵入脑实质后，患者表现明显全身感染反应和急性局限性脑膜炎、脑炎的病理变化。病变部位有炎性细胞浸润，部分小血管发生脓毒性静脉炎，动脉被感染性栓子阻塞，从而导致局部脑组织中心部逐渐软化、坏死，出现多个小液化区，周围脑组织水肿。病灶部位浅表

时可有脑膜炎症反应。

2. 化脓阶段　脑炎软化灶坏死、液化区域逐渐扩大并融合形成脓腔，周围为薄层不规则的炎性肉芽组织。若融合的小脓腔有间隔，则成为多房性脑脓肿，周围脑组织水肿。

3. 包膜形成阶段　一般在感染后1~2周，脓肿外围的肉芽组织同血管周围结缔组织及神经胶质细胞增生而逐步形成脓肿包膜。4~8周后脓肿包膜完全形成。包膜形成的快慢与致病菌种类和毒性以及机体抵抗力与对抗生素治疗的反应速度有关。

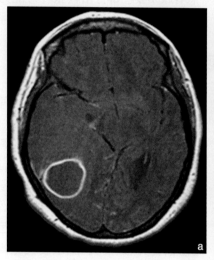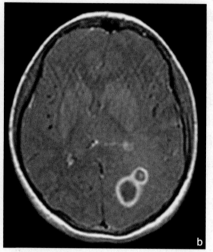

图 23-2　颅内多发脑脓肿 MR

五、临床表现

患者的临床表现取决于机体对炎症防御能力、脓肿大小及部位、病原菌毒力等因素。

（1）急性感染症状，患者有畏寒发热、头痛、呕吐、全身乏力、肌肉酸痛、脉搏频速、食欲缺乏、嗜睡倦怠等表现。颈强阳性或脑膜炎症，由于应用广谱抗生素，这些症状大多数在2~3周内好转或消失。

（2）颅内压增高症状，随着脑脓肿形成和增大，患者出现颅内压增高症状，患者有不同程度的头痛，呈持续性并可阵发性加剧，伴有喷射性呕吐，尤以小脑脓肿呕吐频繁，严重者可出现脉搏缓慢，呼吸变慢，血压升高，脉压增宽等 Cushing 反应征象。患者还可伴有不同程度的精神和意识障碍，半数患者有视乳头水肿。

（3）局灶性症状，脑脓肿位于额叶常出现性格改变，表情淡漠、记忆障碍、运动性失语（优势半

球）、局限性或全身性癫痫发作、对侧肢体瘫痪等。颞叶脓肿常表现为感觉性或命名性失语（优势半球）、对侧偏盲及轻度偏瘫等。顶叶脓肿可有深浅感觉障碍或皮层感觉障碍，优势半球病变可有失语、失写、失认症或计算不能等。脓肿位于小脑可出现强迫头位，水平性眼球震颤，步态不稳，共济失调和同侧肢体肌张力减低等。

（4）脑疝形成和脓肿破溃，均可导致颅内压增高，严重致脑疝，患者昏迷，呼吸衰竭而死亡。颞叶脓肿容易引起颞叶钩回疝，小脑脓肿易引起枕骨大孔疝。脓肿接近于脑表面或脑室，自动或穿刺破裂入蛛网膜下腔或脑室，则病情迅速恶化，表现突然高热、昏迷、全身抽搐，甚至角弓反张，血常规和脑脊液白细胞剧增，如不及时救治则迅速死亡。

六、临床诊断和鉴别诊断

脑脓肿的诊断主要依据病史及临床表现，并借

助各种辅助检查来帮助诊断。

1. 病史　患者是否有化脓性感染源(如慢性中耳炎,乳突炎,鼻窦炎,肺部感染);是否有开放性颅脑损伤、先天性心脏病及身体其他部位感染源史;是否有全身感染症状。仔细询问有无脑膜炎病史,是否有颅内压增高征象。

2. 腰椎穿刺　脓肿的占位效应多导致脑脊液的压力增高,如有视乳头水肿者腰穿应列为禁忌。在急性脑炎阶段,脑脊液细胞数常增多,糖和氯化物可在正常范围内或降低。但脓肿形成后,细胞数逐渐减少,甚至正常,但脑脊液中蛋白定量仍多数增高。

3. 头颅 X 线片　有助于发现脓肿原发灶,如耳源性脑脓肿可见颞骨岩部和乳突气房的骨质硬化或破坏。鼻源性脑脓肿多见额窦、筛窦或上颌窦的炎症性改变。外伤性脓肿可见颅内碎骨片或异物的残留。慢性脑脓肿还可见颅内压增高征象及钙化的松果体移位,偶可见钙化脓肿壁。

4. CT 检查　脑脓肿的 CT 扫描因病变的发展阶段表现各异。急性脑炎阶段,病变为低密度病灶,边缘模糊,且增强扫描低密度区不发生强化。化脓阶段,非增强扫描仍表现为低密度病灶,而增强扫描在低密度区的周围可轻度强化(即轻度环形强化)。脓肿成熟阶段,平扫有 5% 的患者可在低密度水肿区内见到脓肿壁,注药增强后可见完整、边界清楚、厚度均一的明显环状强化。若合并有厌氧菌感染时尚可见脓腔内形成气液平面,有明显占位效应时可见脑室系统的扩大或受压移位。

5. MRI 检查　其诊断脑脓肿,因脓肿形成的时间不同,MRI 表现不同。在包膜未形成时,仅表现为边界不清、水肿带明显的长 T_1 长 T_2 信号影,有明显的占位效应,需结合病史与胶质瘤、转移瘤鉴别。在包膜形成以后,T_1 像显示边界清楚、信号均等的类圆形低信号或等信号影像,T_2 像显示高信号,增强扫描可见边界清楚的薄壁环状强化,脓肿壁内缘多无突出的结节影。

6. 脑血管造影　根据正常血管移位的情况和脓肿区无血管分布可做定位诊断,但是需结合病史才能定性。

7. 脓腔的造影　对病情危重者可在 CT 引导下行穿刺抽脓术,同时注入碘油或碘苯脂以观察脓肿的大小范围。

8. 超声波检查　位于大脑半球的脓肿可以发现中线波向对侧偏移,有时甚至可见脓肿波。小脑半球脓肿可有侧脑室对称性扩大,可以出现脑室波。

目前,虽然选择多种手段可提高对脑脓肿的诊断,但同时也要注意结合病史及各项检查结果与化脓性脑膜炎、硬膜外及硬膜下脓肿、颅内静脉窦栓塞、耳源性脑积水、化脓性迷路炎、脑肿瘤等相鉴别。

七、治疗策略与选择

脑脓肿的处理原则是:在脓肿尚未完全局限以前,应采用抗生素、控制脑水肿和降低颅内压等治疗。脓肿包膜形成后可行手术治疗。

1. 抗感染　根据临床经验,针对不同种类脑脓肿的致病菌,选择相对应的细菌敏感的抗生素。原发灶细菌培养尚未检出或培养阴性者,则依据病情选用抗菌谱较广又易通过血-脑脊液屏障的抗生素。常用青霉素、氯霉素及庆大霉素等。

2. 降颅压治疗　因脓肿占位效应及周围脑水肿易引起颅内压增高,常采用 20% 甘露醇等高渗溶液快速、静脉滴注。激素应慎用,以免削弱机体免疫能力。

3. 手术治疗　手术时机的选择有 2 种不同的意见,一是脓肿一旦被确诊即应立即手术,另一种主张使用敏感抗生素治疗 1~2 周,待包膜完全形成后手术,目前多数学者倾向于选择后一种方案,但病情进展时,则应立即手术。

(1) 穿刺抽脓术:此法简单、安全、易行,对脑组织损伤小。适用于脓肿较大,脓肿壁较薄,脓肿深在或位于脑重要功能区,婴儿、年老或体衰难以忍受手术者,以及病情危急,穿刺抽脓作为紧急救治措施者。但不适用于多发性或者多房性脓肿或脓肿腔内有异物,穿刺后应尽量将腔内脓液彻底抽净,并注入抗生素,还应行脓腔造影,以作为观察或者再次抽吸的标志。

(2) 导管持续引流术:通常用于脓肿壁较厚的单发性脓肿,估计通过一次性穿刺抽脓无法解决的患者。为避免重复穿刺或炎症扩散,在首次穿刺脓肿时,脓腔内留置一内径为 3~4mm 软橡胶管,定时抽脓、冲洗、注入抗生素或造影剂,以了解脓腔缩小情况,一般可留管 7~10 天。目前,CT 立体定向下穿刺抽脓或置导管引流技术更有其优越性。

(3) 切开引流术:外伤性脑脓肿,伤道存在感染,脓肿切除困难或颅内有异物残留,常常予以引流脓肿同时摘除异物。

(4) 脓肿切除术:最有效的手术方法,但一般要在脓肿的包膜完全形成后进行。其适用条件:对脓肿包膜形成完好,位于非重要功能区者;多房或多发性脑脓肿;外伤性脑脓肿含有异物或碎骨片者。

脑脓肿切除术的操作方法与一般脑肿瘤切除术相似,术中要尽可能避免脓肿破溃,减少脓液污染。

第四节　脑寄生虫病

脑寄生虫病是全身性寄生虫病的一部分,是由寄生虫虫体、虫卵或幼虫侵入脑内引起过敏炎症、肉芽肿形成或脑血管阻塞的脑病。随着我国人民生活的提高和生活环境的改善,脑寄生虫的发病率有下降的趋势。脑寄生虫在临床上可表现为急性脑膜脑炎,或为局限性癫痫发作或伴有定位体征的颅内高压症,亦可为智能衰退或精神障碍。脑寄生虫病容易产生颅内多发病变,极易误诊为颅内多发血肿及转移瘤。对于颅内多发病变且有疫区生活史的患者,要高度怀疑脑寄生虫病的可能性。在我国,较为常见的脑寄生虫病主要有脑猪囊虫病、脑肺吸虫病、脑棘球蚴病和脑型血吸虫病等。

一、脑囊虫病

脑囊虫病是人体感染了猪绦虫的幼虫(囊尾蚴)并侵入脑组织内所致的疾病,是我国最常见的中枢神经系统寄生虫病,其临床表现具有多样性,常引起严重病变,甚至危及生命。

1. 流行病学　脑囊虫病发病率较高,约占囊虫病的60%~80%。囊虫病分布于世界各地,国外的流行集中在亚欧、南美洲地区;在我国,主要流行于华北、东北、云南等地区,长江以南地区发病率较低。患者是唯一的传染源。患者排出的虫卵对自身及周围人群均有传染性。

2. 感染途径　囊虫是猪绦虫的幼虫(囊尾蚴),除寄生于脑组织外,还可见于皮下肌肉,眼眶,心脏等组织或器官内。其主要感染方式有三种:

(1)内在自身感染,即患者肠道发生逆向蠕动,使肠内绦虫的妊娠节片回流于胃内而至感染,绦虫卵经过小肠的消化作用,六钩蚴穿破囊壁而进入肠壁,并随着血液循环到达体内组织,逐渐发育成囊尾蚴;

(2)外源性异体感染:即食入被猪肉绦虫感染的猪肉及被其虫卵污染的食物;

(3)外源性自身感染,即患者手指污染猪肉绦虫卵,自己吞食而被感染。一般认为自身感染是主要的感染途径,但也有认为外来感染的发病率较高。当虫体存活时周围脑组织仅见少量成纤维细胞与神经胶质细胞,而炎症反应较轻。虫体死亡后释放大量抗原物质,引起周围脑组织的剧烈炎症反应,有明显的粒细胞、淋巴细胞及浆细胞浸润,随之有不同程度的纤维增生。

3. 病理学　脑囊虫病的病理变化根据脑内囊虫病的数目、发育期及分布部位,分为脑实质型、脑室型和脑池蛛网膜下腔型。

(1)脑实质型:是最为常见的一型,囊虫数目及大小均不定。光镜下可见囊虫壁分三层:内层为纤维结缔及囊虫的体壁;中层为炎性细胞;外层有胶质细胞增生,血管内膜增生与淋巴细胞浸润。

(2)脑室型:常为单发,且较大,直径可达1~3cm。囊虫多在脑室内游动,可与脑室壁相连,引起室管膜下胶质及结缔组织增生,从而阻塞脑室系统。

(3)脑池蛛网膜下腔型:常为多发,存在于脑底池和蛛网膜下腔的软脑膜上,可引起蛛网膜炎,从而导致蛛网膜的粘连及增厚,产生梗阻性脑积水。

4. 临床表现　脑囊虫病进展缓慢,病程多在5年以上,个别可达20年。本病因其所在部位不同,其临床表现也有所不同。主要临床表现有癫痫发作、脑局限性症状、精神症状、颅内压增高征及脑膜刺激征等。

(1)脑实质型:其按症状可分为三个亚型①癫痫型:其以反复发作的各种癫痫为特征,其中约半数左右表现为单纯大发作。此外,其他发作形式还有失神、发作性幻视、视物变形、幻嗅、神经运动性兴奋及各种局限性抽搐和感觉异常等发作形式。②脑瘤型:此型以较大的囊虫病灶引起周围脑组织脑水肿,可导致颅内高压,从而出现相应的体征及表现。③精神障碍型,此型患者可存在进行性加重的精神异常和痴呆,脑实质内有密集的囊虫包囊。

(2)脑室型:此型患者的病变多位于第四脑室,囊虫沉着于脑室壁或漂浮于脑脊液中,可阻塞正中孔造成脑脊液循环障碍,可表现为间断性剧烈头痛、呕吐、眩晕发作,常因体味改变而诱发,称为活瓣综合征,即布伦斯综合征(Bruns syndrome)。

(3)脑池和蛛网膜下腔型:其根据症状可以分为三个亚型:①颅内压增高型,因囊虫阻塞脑池或蛛网膜下腔导致交通性脑积水和慢性颅内压增高。

②脑膜炎型,其以急性或亚急性脑膜刺激征为特征,症状持续或反复发作。起病时发热,体温一般在38℃左右,持续3~5天,脑脊液可呈炎症改变,压力增高,细胞数增高(以淋巴细胞为主),蛋白质增高,糖含量大多正常,易于结核性脑膜炎相混淆。③脑神经受损型,因囊虫侵犯部位而不同,引起相应的脑神经损害。

5. 临床诊断 脑囊虫病的诊断较为复杂,需要综合考虑流行病学、临床表现、实验室检查及影像学检查等多种因素。

(1) 病史中注意有无不洁饮食史、大便或呕吐物内是否见到绦虫节片,有无头痛、恶心、呕吐、视物模糊及反复的癫痫发作。病程中是否有时好时坏的缓解期。

(2) 查体:注意有无皮下结节,活检可证实是否为囊虫。

(3) 实验室检查:血常规示嗜酸性粒细胞增多,超过正常值的20%则应高度警惕寄生虫感染;脑脊液检查示蛋白增高,细胞数增多,有时可见嗜酸性细胞;粪便内可检出绦虫节片或虫卵;血清、脑脊液囊尾蚴抗体补体结合试验和皮内试验阳性,酶联吸附试验阳性。

(4) 影像学检查:头部X线摄片可显示颅内压增高征象,偶可见囊虫钙化斑。头部CT或MRI,可显示出单发或多发的囊性病变的边界、形态、大小、数量及分布范围等。在MRI上常可看到脑室内囊虫的头节,据此可以做出较为准确的定性诊断。

6. 治疗策略和选择 由于囊尾蚴的死亡会引起较为剧烈的炎症反应,导致患者症状加重,甚至出现脑疝危及生命。因此,驱虫治疗必须在严密的监护下住院治疗。

(1) 药物治疗:目前,我国常用的驱虫药物为吡喹酮、阿苯达唑、丙硫咪唑等吡喹酮是治疗囊虫病的重要药物,作用强而迅速,其不但对皮肤囊虫病疗效确切,对脑囊虫病也有很好的作用。阿苯达唑是一种广谱抗寄生虫药,根据病情使用2~3个疗程。阿苯达唑的不良反应较吡喹酮轻,但也可出现头痛、发热、癫痫、视力障碍等副作用。

(2) 手术治疗:脑实质囊虫病患者若存在严重的组织反应,广泛的脑水肿,根据颅内压增高的程度决定是否行手术治疗。

颞肌下减压术:脑实质内多发性囊虫病,多无法摘除,如并发严重颅内压增高,危及患者生命或影响视力且药物治疗无效时,可根据病情行一侧或双侧颞肌下减压术。

分流术:对于脑池和蛛网膜下腔型病例出现交通性脑积水者,可按病情行三脑室或者终板造瘘术和侧脑室腹腔分流术。

囊虫摘除术:脑室内囊虫或脑实质内单发的囊虫可以行囊虫摘除术,根据囊虫的部位可选择行内镜囊虫摘除术或开颅摘除。

二、脑棘球蚴病

棘球蚴病亦称包虫病是由棘球绦虫的幼虫引起的一种慢性人畜共患寄生虫病,多累及肺部和肝脏,脑棘球蚴病约占包虫患者的1%。本病流行有较强的地域性,多在一些少数民族流行。

1. 流行病学 本病为自然疫源性疾病,分布广泛,遍及世界各地,主要流行于畜牧区。我国主要分布在新疆、西藏、内蒙古、青海四大牧区。人群对本病普遍易感,患者以儿童多见,男性发病率较女性为高。

2. 感染途径 犬是本病最重要的传染源,主要通过消化道、呼吸道摄入虫卵而感染。

3. 病理学 包虫囊分内外两层,内囊为包虫囊,外囊为脑组织形成的一层纤维包膜。棘球蚴在颅内形成占位效应,可以压迫脑室系统,导致颅内压增高,并可以引起脑实质损害造成癫痫发作及局部神经功能障碍。椎管内棘球蚴病以占位压迫为主要病理改变,若侵犯神经根则可引起剧烈疼痛。

4. 临床表现 脑棘球蚴病临床上无特征性的表现,常见的表现为癫痫和颅内高压的症状。此外,根据包囊所在的部位尚可产生偏瘫、偏盲、偏身感觉障碍、失语、痴呆等症状。若包囊压迫、侵犯颅骨则可出现颅骨隆突。椎管内棘球蚴病根据包囊部位不同可引起相应平面以下的运动、感觉、括约肌功能障碍,并可伴有神经根疼痛。

5. 临床诊断 患者若为来自牧区的儿童或年轻人,并有进行性加剧的颅内压增高症状或不明原因的癫痫,均应高度怀疑脑棘球蚴病的可能性。

实验室检查:约50%的患者血常规中可出现嗜酸性粒细胞计数增高的表现。皮内试验可检测特异性的抗体,阳性率约85%。血清学检查中的免疫电泳、酶联免疫吸附试验亦通过检测患者血清中的特异性抗体帮助诊断。

影像学检查:头颅X线片可发现颅骨是否被破坏,并可发现颅骨为局限或广泛的多囊或单囊形态的膨胀性病变。头颅CT可见脑内圆形或类圆形囊肿,边界锐利。囊肿占位效应明显但囊周无明显水肿带,无周边强化。MRI 扫描可见囊内液体信号同脑脊液相似。含有较大子囊的包虫囊肿,因子囊液较母囊液密度低,可显示出母囊内子囊的数量和排列情况。CT 及 MRI 是诊断脑棘球蚴病的最佳方法(图 23-3)。

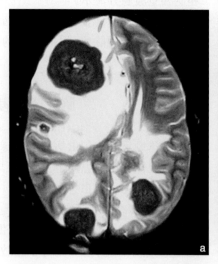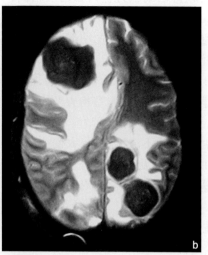

图 23-3　颅内多发脑包虫,术后证实为泡状棘球蚴

6. 治疗策略及选择　目前尚无杀灭包虫的特效药物,因此,手术为根治的唯一疗法。手术目标为完整摘除包囊,严防囊液外溢引起复发。术前应根据 CT、MRI 或血管造影,必要时使用神经导航来精确定位,必要时可以采用漂浮法切除(即将患者头放低,用洗疮器轻轻插入分离囊壁四周,关注大量生理盐水,使包囊漂浮起来)。如果术中囊液溢出污染伤口,则应用过氧化氢冲洗术野。手术残腔过大时,可在腔内留置一根硅胶管,在关闭硬脑膜前,注满生理盐水,防止术后脑移位及颅内积气,从而造成不良后果。术后应用吡喹酮或阿苯达唑继续治疗,以防止种植病灶的出现。

三、脑型血吸虫

血吸虫病是由血吸虫寄生于人体静脉系统所引起的疾病,全世界有超过 2 亿人感染血吸虫,是世界卫生组织重点防治的疾病之一。人体感染血吸虫后,当血吸虫逸出门脉系统沉积于脑、脊髓等处,则引起脑型血吸虫病。

1. 流行病学　血吸虫病多发生在亚洲和热带地区,在我国流行的血吸虫为日本血吸虫,主要分布于长江中下游、长江三角洲平原,血吸虫患者中有 2% ~4% 出现脑部症状。

2. 感染途径　本病传染源为患者和保虫宿主,人因接触含尾蚴的疫水而感染,皮肤和黏膜是主要的入侵途径。人对血吸虫普遍易感,感染后仅有部分免疫力,重复感染经常发生。

3. 病理学　虫卵肉芽肿是本病的基本病理变化。脑部血吸虫卵肉芽肿病变多见于顶叶与颞叶,主要分布在大脑灰质与白质交界处,周围组织可以伴有胶质增生及轻度脑水肿。

4. 临床表现　本病在临床上可分为急性和慢性两型,均多见于年轻人。急性型多在感染后 6 个月左右发病,表现为脑膜脑炎症状,如发热、瘫痪、意识障碍、抽搐、脑膜刺激征、锥体束征等。慢性型多见于慢性早期血吸虫病患者,主要症状为癫痫发作,以局限性癫痫多见;也有患者以颅内压增高伴定位体征为主要变现。脑型血吸虫患者的内脏病变一般不明显,粪便检查可找到虫卵,如能及早诊断和治疗,不需要手术且预后较好。

5. 临床诊断　临床上,对在流行区有居留史的癫痫患者均应考虑本病的可能,尤其是疫水接触史有重要的诊断价值。

实验室检查:粪便涂片检查虽然简单易行,但部分患者检出率不高。免疫学检查皮内试验及多种血清学免疫学试验(如间接荧光抗体试验、尾蚴膜试验、酶联免疫吸附试验等)均有较高的敏感性及特异性,但与其他吸虫病存在一定的交叉反应,故不能作为单独的确诊依据。

影像学检查:CT 检查在急性期主要为脑水肿,脑实质内可见大小不一、程度不等的低密度水肿区,边界模糊,无明显强化表现。慢性型则表现为局限性肉芽肿,有占位效应,呈等或稍高密度影,边界不清,周围水肿,增强扫描可见病灶有强化表现。

6. 治疗策略和选择 目前治疗血吸虫普遍使用锑剂,多采用小剂量长程疗法为宜,或从小剂量开始逐渐增加至足量。用药期间应注意肝肾功能。

手术治疗的适应证为:颅内肉芽肿有明显占位效应,并导致颅内高压,且有明显的临床症状者,可行开颅手术切除。对急性颅内压增高,有脑脊液循环阻塞或脑疝形成,而脱水降颅压无效时,可根据病情行一侧或双侧颞肌下减压术,术后仍需锑剂治疗。

四、脑型肺吸虫

肺吸虫感染后,主要侵入人体肺部,脑组织占第二位。据报道,脑型肺吸虫约占活动性肺吸虫病的15%。

1. 流行病学 肺吸虫主要流行于日本、中国、朝鲜及菲律宾。我国主要流行于东北三省、江浙、山西、四川、湖南、湖北、江西等地区。流行区脑型肺吸虫患者约占2%~5%,以儿童和青少年多见。

2. 感染途径 人和其他动物为肺吸虫的主要宿主,肺吸虫虫卵经宿主的痰液和粪便排出,到水中为毛蚴,寄居与第一中间宿主淡水螺,发育为尾蚴后进入第二宿主(蝲蛄)内变为囊蚴,此时为传染期。当人生食这些带有肺吸虫囊蚴的蝲蛄后,即可被感染。

3. 病理学 本病的病理过程可分为三期:一是浸润期(组织破坏期),虫体在脑组织内移行造成机械性破坏和出血;二是肉芽肿期(囊肿期),被虫体破坏的脑组织逐渐产生炎症反应,在肉芽肿周围形成包膜,其中心坏死液化形成青灰色的黏稠液体,其内可有虫体和虫卵;三是纤维瘢痕期,此时虫体已经死亡或移行到其他脏器,囊液被吸收,肉芽组织逐渐纤维化或钙化。由于虫体的迁移,在脑组织内可发现不同时期的病理改变同时存在。

4. 临床表现 感染肺吸虫后最早出现的是腹部症状(如腹痛、腹泻等),大约在2个月至5年后才发现脑部病变,其病情凶险,需要及时处理。按临床表现可分为四型:

(1)脑膜炎型:急性起病,以发热、头痛及剧烈呕吐为主要症状,脑膜刺激征阳性。

(2)脑瘤型:其为脑组织中虫体及虫卵沉积形成的肉芽肿所产生的占位效应,表现为局限性瘫痪、

偏瘫、偏身感觉障碍等。

(3)癫痫型:本病可有多种癫痫形式发作,其中以部分性发作和全身大发作多见,早期癫痫的发生为虫体迁移所致,晚期与脑组织坏死、神经胶质细胞增生有关。

(4)萎缩型:主要表现为智力减退,精神症状等。

5. 临床诊断 病史中是否有生食溪蟹、蝲蛄的情况,是否有咳嗽、咯铁锈色痰,随之出现不明原因头痛、呕吐、癫痫及肢体瘫痪等症状。

实验室检查:血常规示白细胞及嗜酸性粒细胞常增加。痰、粪以及其他体液和组织活检标本中可发现肺吸虫的成虫、幼虫或虫卵均为诊断依据。免疫学检查(如皮内试验、酶联免疫吸附试验、补体结合试验等)阳性率可高达98%,特异性也较强,但对其他吸虫也有一定的交叉反应。脑脊液的补体结合试验对本病有较特异的诊断价值。

影像学检查:CT平扫在急性期主要为脑水肿,脑实质中可见到大小不一、程度不等的低密度水肿区域。在肉芽肿囊肿形成期,出现高密度的占位效应,钙化期可见钙化斑。

6. 治疗策略和选择 药物治疗:吡喹酮、阿苯达唑对脑型肺吸虫病均有确切的疗效。但有严重肝病、肾病和心脏病的患者应暂缓应用。另外,硫氯酚对肺吸虫也有一定的疗效。

手术治疗:若病变有显著的占位效应,并有颅内高压,可根据病情实施一侧或双侧颞肌下减压术。若CT示病灶局限或囊肿和肉芽肿已经形成包膜,则可行开颅病灶切除术。

参 考 文 献

1. H. Richard Winn, Michel Kliot, L. Dale Lunsford。尤曼斯神经外科学,第5版(第1卷神经外科导论与肿瘤学). 王任直译. 北京:人民卫生出版社,2009.

2. 杨树源. 神经外科学. 北京:人民卫生出版社,2008.

3. 王忠诚. 王忠诚神经外科学. 武汉:湖北科学技术出版社,2005.

4. 周良辅. 现代神经外科学. 上海:复旦大学出版社,2001.

5. Corbett JJ. Problems in the diagnosis and treatment of pseudotumor cerebri. Can J Neurol Sci,1983,10:221-229.

6. Thurtell MJ, Wall W. Idiopathic Intracranial Hypertension (Pseudotumor Cerebri):Recognition, Treatment, and Ongoing Management. Current Treatment Options in Neurology,2013, 15:1-12.

7. 刘春生,黄楹,祖广智等. 颅内结核瘤的诊断与治疗. 中华

结核与呼吸杂志,1996,19:155-157.

8. Thwaites G, Fisher M, Hemingway C, et al. British Infection Society guidelines for the diagnosis and treatment of tuberculosis of the central nervous system in adults and children. Journal of Infection,2009,59:167-187.

9. Desai K, Nadkarni T, Bhatjiwale M, et al. Intraventricular tuberculoma. Neurol Med Chir,2002,42:501-503.

10. Adam NM. William GO, John FF, et al. Nocardial Brain Abscess: Treatment Strategies and Factors Influencing Outcome. Neurosurgery,1994,35:622-631.

11. Bernardini GL. Diagnosis and management of brain abscess and subdural empyema. Current Neurology and Neuroscience Reports,2004,4:448-456.

12. 罗毅男,付双林,许寿水等.巨大泡样脑囊虫临床诊断与治疗.中华神经外科杂志,1999,15:251-252.

13. 彭红罗,朱达斌,易哲生等.脑型血吸虫病的CT诊断与分型.临床放射学杂志,1992,11:36.

14. 宋家仁,胡国庆,夏玉成等.脑棘球蚴病的诊断和外科治疗.中华神经外科杂志,1994,5:290-229.

15. 姚凯华,李得福.6例脑棘球蚴病的诊断与外科治疗.青海医药杂志,2006,36:33-34.

16. 刘纪伯,罗兴仁.四川省肺吸虫病感染及临床表现.实用寄生虫病杂志,1995,4:167-170.

(游潮 毛庆 范英俊)